SIGNALE
DES KÖRPERS
RICHTIG
DEUTEN

SIGNALE DES KÖRPERS

Ein Symptomführer von A-Z

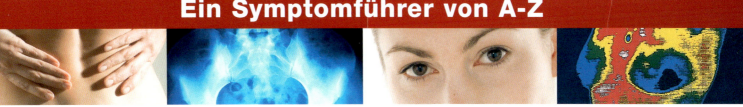

RICHTIG DEUTEN

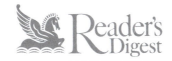

DEUTSCHLAND · SCHWEIZ · ÖSTERREICH

Autoren:
Dr. Jürgen Bennemann, Dr. Martin Bennemann,
Ingrid Fritz, Prof. Dr. Werner Hansen, Felicitas Holdau,
Dr. Ingeborg Lackinger Karger, Dr. Arne Schäffler,
Dr. Christine Schottdorf-Timm, Dr. Martina Steinröder,
Barbara von Wirth

Fachbegutachtung:
Dagmar Reiche, Dr. Barbara Weitz

Dieses Buch entstand in Zusammenarbeit zwischen
Reader's Digest Deutschland, Schweiz, Österreich –
Verlag Das Beste GmbH
und der ADAC Verlag GmbH, München

© 2005 Reader's Digest Deutschland, Schweiz,
       Österreich – Verlag Das Beste GmbH
© 2004 ADAC Verlag GmbH, München

Reader's Digest
Redaktion: Falko Spiller (Projektleitung)
Grafik: Cornelia Hammer
Bildredaktion: Christina Horut
Prepress: Andreas Engländer
Produktion: Andreas Schabert

Ressort Buch
Redaktionsdirektorin: Suzanne Koranyi-Esser
Redaktionsleiterin: Dr. Renate Mangold
Art Director: Rudi K. F. Schmidt

Operations:
Leitung Produktion Buch: Norbert Baier

ADAC Verlag
Projektleitung: Dr. Hans Joachim Völse
Redaktion: Adriane Andreas, Christian Berndt
Redaktionelle Mitarbeit: Martina Gast, Fritz Jensch,
Ulrike Kriegel, Christine Pitzke, Dagmar Reiche,
Dr. Christian Timm

Bildredaktion: Renate Hausdorf
Herstellung: John C. Bergener, Renate Hausdorf
Satz: BuchHaus Robert Gigler GmbH, München

Grafische Gestaltung: Carsten Tschirner, München
Repro: Fotolito Longo, Bozen
Druck und Bindung: Partenaires Fabrication,
Malesherbes, France

Das Werk einschließlich aller seiner Teile ist urheber-
rechtlich geschützt. Jede Verwendung außerhalb der engen Grenzen des Urheberrechtsgesetzes ist ohne Zustimmung der Verlage unzulässig und strafbar. Das gilt
insbesondere für Vervielfältigungen, Übersetzungen,
Mikroverfilmungen und die Einspeicherung und Verarbeitung in elektronischen Systemen.

Gebrauchsnamen, Handelsnamen, Warenbezeichnun-
gen und dergleichen, die in diesem Buch ohne besondere Kennzeichnung aufgeführt sind, berechtigen nicht
zu der Annahme, dass solche Namen ohne weiteres von
jedem benutzt werden dürfen. Vielmehr kann es sich
auch dann um gesetzlich geschützte Warenzeichen
handeln.

Die in diesem Buch enthaltenen medizinischen Informationen sind kein Ersatz für eine ärztliche Diagnose
und Behandlung. Der Verlag empfiehlt allen Patienten
mit Krankheits- bzw. Schmerzsymptomen, sich an
einen Arzt zu wenden. Das vorliegende Buch ist sorgfältig erarbeitet worden. Dennoch erfolgen alle Angaben
ohne Gewähr. Weder Autoren noch Verlag übernehmen
eine Haftung für eventuelle Nachteile oder Schäden, die
aus den im Buch enthaltenen praktischen Hinweisen
resultieren.

IE 0105/IC

Printed in France

ISBN 3-89915-227-1

VORWORT

Gesundheit ist unser wichtigstes Gut. Doch zunehmend bestimmen Kostenaspekte den Erhalt oder die Wiederherstellung der Gesundheit. Patient und Arzt leiden gleichermaßen an dieser Situation. Die Zeit für informierende Gespräche, für Beratung wird immer knapper. Die Selbstverantwortung des Einzelnen für seine Gesundheit gewinnt daher stark an Bedeutung. Um selbstverantwortlich zu handeln, ist jedoch auch ein entsprechendes Wissen um Gesundheit und Krankheit erforderlich. Den Körper richtig zu verstehen ist eine wesentliche Voraussetzung, um Krankheiten vorzubeugen und um bei chronischen Erkrankungen, wie der Zuckerkrankheit oder dem Bluthochdruck, lange beschwerdefrei zu leben.
Beschwerden sind dabei die wichtigsten Alarmsignale des Körpers. Sie weisen darauf hin, dass eine Krankheit neu auftritt oder sich eine chronische Erkrankung verschlechtert. Das rechtzeitige Erkennen von gesundheitlichen Problemen ermöglicht eine frühzeitige Behandlung. Und nur so kann die Heilung schnell eintreten, und Komplikationen können vermieden werden.

„Signale des Körpers richtig deuten" rückt Ihre eigene Gesundheit in den Mittelpunkt. Sie erfahren, wie Sie Krankheiten rechtzeitig erkennen können: Ob Schmerzen, Übelkeit oder Hautausschlag – der Körper macht sich mithilfe von Beschwerden bemerkbar, wenn irgendetwas nicht stimmt. Dieses Buch hilft, die Sprache des Körpers besser zu verstehen. „Signale des Körpers richtig deuten" zeigt, wie Sie harmloses Unwohlsein von einer bedrohlichen Krankheit unterscheiden können. Die ausführliche, gut verständliche Beschreibung von 1000 Symptomen ermöglicht es, Krankheiten zu erkennen und zu deuten. Erfahrene Ärzte zeigen, worauf es bei der Feststellung von Erkrankungen ankommt, wann Beschwerden selbst behandelt werden können und wann Sie unbedingt Ihren Arzt aufsuchen müssen. Erklärt wird auch, welche wichtigen Untersuchungen Ihr Arzt durchführt, um zu einer sicheren Diagnose zu kommen. Sie können beruhigt in die Sprechstunde gehen, denn Sie haben jetzt alle notwendigen Informationen über Ihre Beschwerden und sind auf das Gespräch mit Ihrem Arzt gut vorbereitet. Die Fragen des Arztes werden verständlicher, und als Patient können Sie Ihren Arzt besser informieren. Dadurch werden dem Arzt die richtige Diagnose und die Wahl der Behandlung erleichtert. Der Arzt ist nicht mehr der Halbgott in Weiß, sondern Partner und Ratgeber des Patienten. Dabei kann und will das Buch den Arzt nicht ersetzen, denn die Diagnose und insbesondere die Wahl der richtigen Behandlung erfordern umfassende Kenntnisse und Erfahrungen. Aber gerade Ihr Wissen darüber, wie es Ihnen wirklich geht, trägt wesentlich zum Behandlungserfolg bei.

Dieser moderne und übersichtliche Ratgeber erleichtert das Verstehen auch komplexer gesundheitlicher Zusammenhänge. Anschauliche Diagramme geben dem Leser einen Überblick über mögliche Erkrankungen, Symptome sind klar gegliedert und leicht auffindbar. Ein alphabetisch geordnetes Verzeichnis wichtiger Krankheiten ermöglicht das gezielte Nachschlagen.
„Signale des Körpers richtig deuten" lässt den Leser am Wissen der Ärzte teilhaben. Die Autoren – erfahrene Ärzte – helfen Ihnen, den Körper und seine Sprache besser zu verstehen. Kompetenz und fachliches Wissen machen das Buch zu mehr als einem normalen Ratgeber: Es ist ein unentbehrliches Nachschlagewerk. Medizinische Zusammenhänge werden den Lesern leicht verständlich erschlossen und selbstverantwortliches Handeln für die eigene Gesundheit erst möglich gemacht.

Die Redaktion

INHALT

Vorwort 5
Inhalt 6
Über dieses Buch 8

Gesund durchs Leben 10

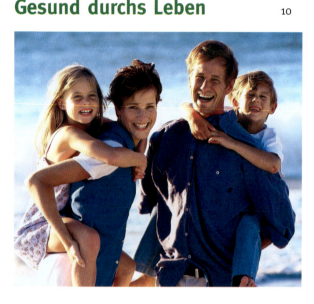

GUT LEBEN, GESUND BLEIBEN 12

GESUNDHEITSVORSORGE 25

BESCHWERDEN ERNST NEHMEN 32

MEDIKAMENTE 38

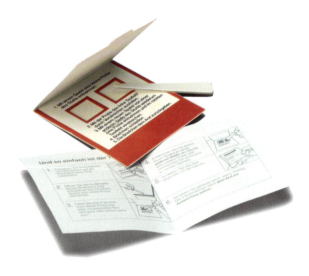

Symptome von A bis Z 44

ARME UND HÄNDE 46

ATMUNG 52

AUGEN 59

BAUCH 68

BEINE UND FÜSSE 77

BEWUSSTLOSIGKEIT, OHNMACHT 89

BRUST 94

BUSEN, WEIBLICHE BRUST 99

ESSEN UND TRINKEN, GEWICHTSPROBLEME 104

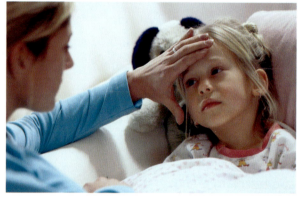

FIEBER 111

FRAUENBESCHWERDEN 115

FRIEREN 132

HALS UND RACHEN 134

HARNWEGE, BLASE UND NIEREN 142

HAUT, HAARE UND NÄGEL 152

HERZ UND KREISLAUF 171

KOPF UND GESICHT 180

Inhalt

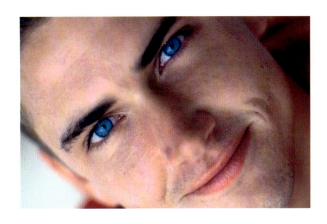

KRÄMPFE, ZITTERN, ZUCKUNGEN	185
MÄNNERBESCHWERDEN	189
MÜDIGKEIT UND SCHWÄCHE	196
MUND UND ZÄHNE	198
NASE	209
NERVENSYSTEM UND GEHIRN	213
OHREN	223
RÜCKEN UND NACKEN	230
SCHLAFSTÖRUNGEN	238
SCHMERZEN	241
SCHULTER	246
SCHWANGERSCHAFT	251
SCHWITZEN	257
SEELISCHE STÖRUNGEN	260
ÜBELKEIT UND ERBRECHEN	268
VERDAUUNGSSYSTEM	275
VERLETZUNGEN	287

Krankheiten von A bis Z   292

Rund 380 Krankheiten und Beschwerden

von A wie **ABHÄNGIGKEIT**

bis Z wie **ZYSTENNIEREN**

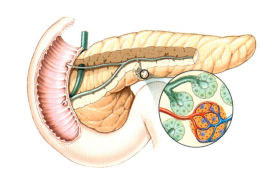

Register	472
Bildnachweis	480

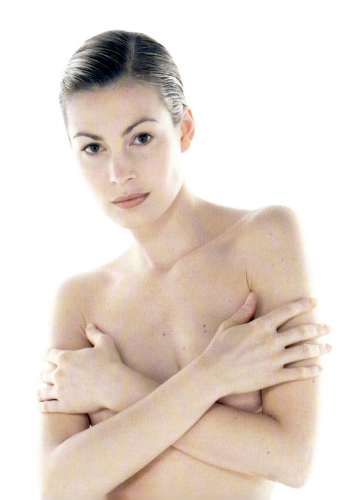

ÜBER DIESES BUCH

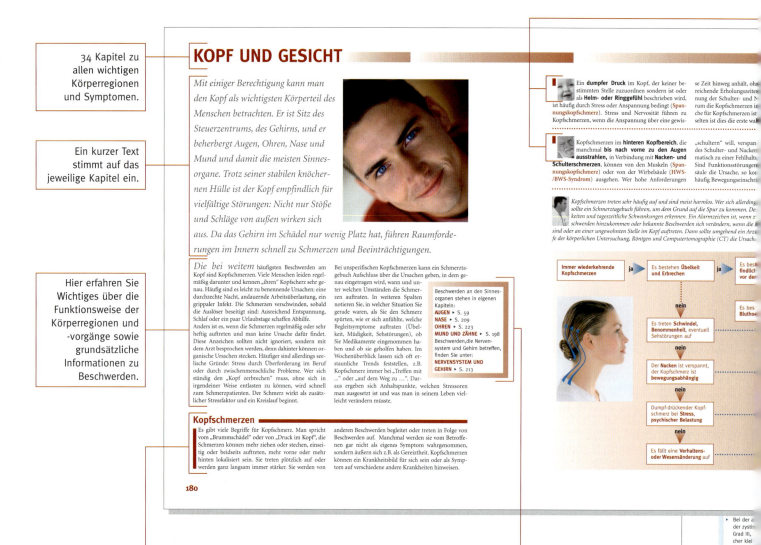

- 34 Kapitel zu allen wichtigen Körperregionen und Symptomen.
- Ein kurzer Text stimmt auf das jeweilige Kapitel ein.
- Hier erfahren Sie Wichtiges über die Funktionsweise der Körperregionen und -vorgänge sowie grundsätzliche Informationen zu Beschwerden.
- Das Leitsymptom führt Sie in einem ersten Schritt zu Ihren Beschwerden. Eine erste Eingrenzung findet statt, und Sie können sich leicht und schnell orientieren.
Alle diese Leitsymptome finden Sie auch übersichtlich alphabetisch geordnet im vorderen und hinteren Einbanddeckel.
- Nicht immer kann man Beschwerden und Symptome sicher einer einzigen Körperregion zuordnen. In diesem Kasten finden Sie Informationen, in welchen anderen Kapiteln die gesuchten Beschwerden auch zu finden sein könnten.

Wie dieses Buch funktioniert

Nach dem ausführlichen einleitenden Kapitel **GESUND DURCHS LEBEN** (grün) folgen die beiden großen Hauptkapitel dieses Buches, die Sie leicht an den Farben erkennen: Das Kapitel **SYMPTOME VON A BIS Z** (rot) ist in 34 Unterkapiteln geordnet. Hier finden Sie die wichtigsten Körperregionen, an denen Beschwerden auftreten können, oder aber – wenn Vorgänge oder Beschwerden im Organismus nicht nur einer Region zuzuordnen sind – die wichtigsten Vorgänge im Körper. Innerhalb dieser Unterkapitel werden Symptome zu Leitsymptomen zusammengefasst und diese wiederum anhand von begleitenden Beschwerden oder Krankheitszeichen genau ausdifferenziert, um zu einer ersten Einschätzung kommen zu können, was für eine Krankheit hinter den Beschwerden stecken könnte.
Im dritten, lexikalisch gegliederten Hauptteil – **KRANKHEITEN VON A BIS Z** – werden schließlich alle im zweiten Teil aufgeführten Krankheiten genau beschrieben.

Über dieses Buch

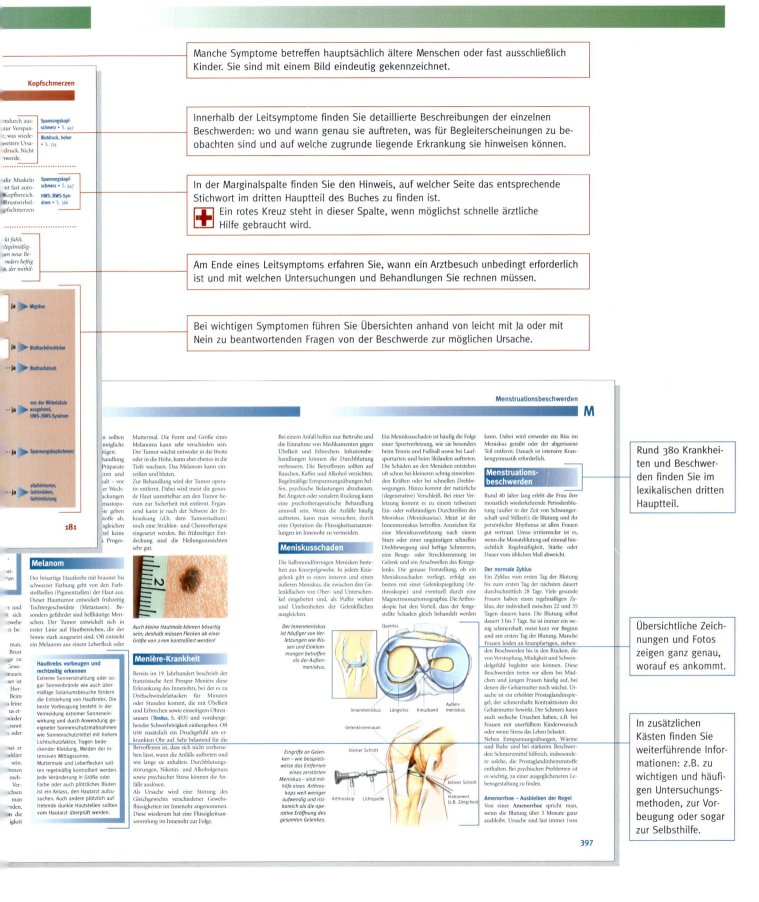

Manche Symptome betreffen hauptsächlich ältere Menschen oder fast ausschließlich Kinder. Sie sind mit einem Bild eindeutig gekennzeichnet.

Innerhalb der Leitsymptome finden Sie detaillierte Beschreibungen der einzelnen Beschwerden: wo und wann genau sie auftreten, was für Begleiterscheinungen zu beobachten sind und auf welche zugrunde liegende Erkrankung sie hinweisen können.

In der Marginalspalte finden Sie den Hinweis, auf welcher Seite das entsprechende Stichwort im dritten Hauptteil des Buches zu finden ist.
Ein rotes Kreuz steht in dieser Spalte, wenn möglichst schnelle ärztliche Hilfe gebraucht wird.

Am Ende eines Leitsymptoms erfahren Sie, wann ein Arztbesuch unbedingt erforderlich ist und mit welchen Untersuchungen und Behandlungen Sie rechnen müssen.

Bei wichtigen Symptomen führen Sie Übersichten anhand von leicht mit Ja oder mit Nein zu beantwortenden Fragen von der Beschwerde zur möglichen Ursache.

Rund 380 Krankheiten und Beschwerden finden Sie im lexikalischen dritten Hauptteil.

Übersichtliche Zeichnungen und Fotos zeigen ganz genau, worauf es ankommt.

In zusätzlichen Kästen finden Sie weiterführende Informationen: z.B. zu wichtigen und häufigen Untersuchungsmethoden, zur Vorbeugung oder sogar zur Selbsthilfe.

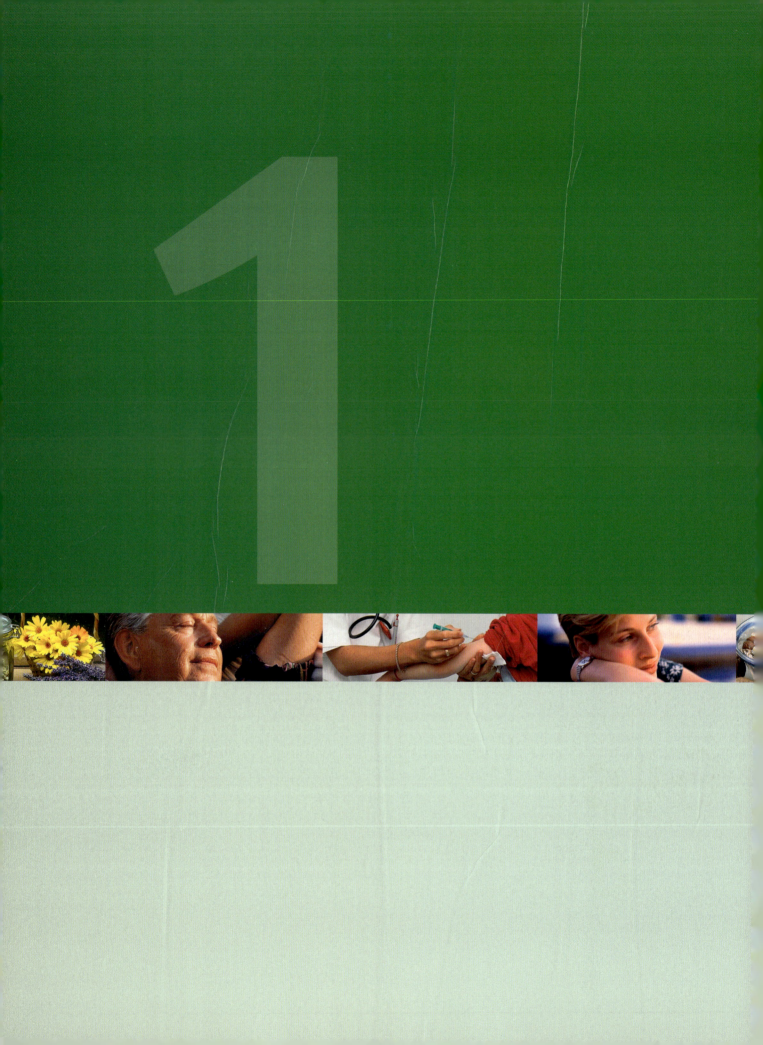

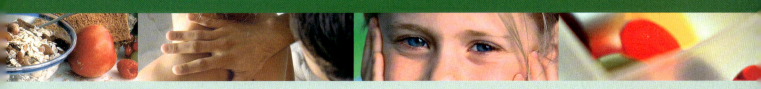

Gesund durchs Leben

GUT LEBEN, GESUND BLEIBEN

Was ist eigentlich Gesundheit: Die Weltgesundheitsorganisation WHO definiert sie als „Zustand vollständigen körperlichen, geistigen und sozialen Wohlbefindens und nicht nur die Abwesenheit von Krankheit und Gebrechen". In diesem Kapitel geht es um Ihre Gesundheit, nämlich wie Sie sie im Alltag pflegen und erhalten können. Schließlich ist es wesentlich sinnvoller und angenehmer, Beschwerden vorzubeugen, als Krankheiten zu behandeln.

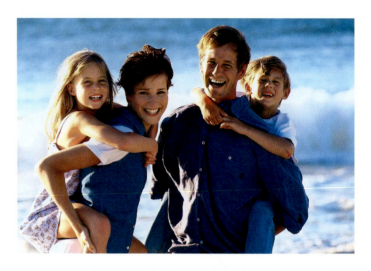

Vorbeugung wird von den meisten Menschen nicht gerade groß geschrieben. Solange sie gesund sind und auch im Familien- und Freundeskreis niemand krank ist, leben viele Menschen sorglos in den Tag hinein, als seien sie unverwundbar und immun gegen Krankheit. Man hat zwar schon mal etwas von Vorbeugung gehört, aber das betrifft doch meistens nur die anderen, die ohnehin immer über Beschwerden klagen …
So lässt man zwar das Auto regelmäßig warten, tankt den richtigen Sprit, wäscht, wachst und poliert es; die Pflanzen werden liebevoll gepflegt und gedüngt; uns selbst aber behandeln wir oft sehr stiefmütterlich. Körper, Seele und Geist müssen einfach von selbst funktionieren. Dass sich ihre Energiereserven und Selbstheilungskräfte auf Dauer erschöpfen, wird uns erst bewusst, wenn sie sich „beschweren".
Dieses Buch soll Ihnen dabei helfen, diese Beschwerden zu deuten. Es wäre aber sicher viel besser, wenn Sie es kaum brauchen. Denn wenn Sie vorbeugen und auf sich selbst achten, können Sie viele gesundheitliche Probleme vermeiden.

Der kluge Mensch baut vor

Gesundheit ist keine reine Glückssache. Was wir essen und wie wir leben, wie sorgsam wir mit uns umgehen, Tag für Tag, ist die Basis für Gesundheit oder Krankheit.

Die ganzheitliche Sicht

Wenn dem Organismus etwas fehlt, wird er krank. Körper, Seele und Geist arbeiten im Team: Wenn es einem von ihnen nicht gut geht und seine Beschwerden keine Beachtung finden, machen sich die anderen auch bemerkbar, um der Beschwerde Nachdruck zu verleihen. So schlagen beispielsweise Magen-Darm-Beschwerden auf die Psyche, oder Stress manifestiert sich in körperlichen Beschwerden.
Um den Ablauf aller Körperfunktionen reibungslos zu gewährleisten, braucht der ganze Mensch Energie in Form von Nahrung und Anregung, denn er verfügt nicht über unerschöpfliche Energiereserven. Zwar kann er vieles lange Zeit ausgleichen, und ein Mangel an Vitalstoffen, Bewegung oder Freude macht sich nicht sofort bemerkbar. Aber auf Dauer geht dem Menschen dabei die Puste aus. Alle drei – Körper, Seele und Geist – brauchen deshalb immer wieder Zuwendung. Und mit ein paar Vitamintabletten aus dem Supermarkt ist es dabei nicht getan.

Sechs „Säulen" der Gesundheit

▶ **Essen und Trinken** hält Leib und Seele zusammen: Das bedeutet nicht nur, dass der Körper, sondern auch Geist und Seele bestimmte Nähr- und Vitalstoffe brauchen, um funktionstüchtig und gesund zu bleiben.
▶ **Körperpflege** unterstützt die wichtigen Funktionen von Haut und Zähnen und wehrt Krankheitskeime ab.
▶ **Bewegung** hält uns aufrecht und in Gang. Für Muskeln und Knochen, Herz-Kreislauf-System und Verdauung genauso wie für geistige Aktivität und seelisches Wohlgefühl ist Bewegung ein unentbehrlicher Motor.
▶ **Entspannung** ist der notwendige Ausgleich zu Anspannung und Stress. Ein Muskel, der ständig angespannt ist, verspannt sich und schmerzt auf Dauer. Auch Geist und Seele brauchen inneres Loslassen und Muße.

Der kluge Mensch baut vor

- **Kontakte** im weitesten Sinne haben große Auswirkung auf unsere Gesundheit. Beziehungen zu anderen Menschen, körperliche Berührung, alles, was wir mit unseren Sinnen wahrnehmen, beeinflusst uns mehr oder weniger wohltuend. Alles Wohltuende stärkt nicht nur Geist und Seele, sondern auch unser Immunsystem.
- **Lebenssinn** im Alltag zu finden, das eigene Tun als sinnvoll zu erleben, ist wichtig für die Zufriedenheit – und damit für die Gesundheit. Denn unzufriedene, unglückliche Menschen werden eher krank als glückliche.

Was ist das Richtige?

Nun gibt es zu jedem dieser Bereiche die verschiedensten Tipps, Methoden und Ideologien, was das Richtige sei. Ratgeber füllen ganze Regalwände, jeden Monat wird eine neue Ideal-Diät und das ultimative Fitness-Training vorgestellt.

Menschen sind verschieden

Entscheidend ist: Was tut Ihnen persönlich gut? Hier beginnt bereits die Selbstdiagnose. Um Krankheitssymptome richtig einschätzen zu können, müssen Sie in der Lage sein, genau zu beobachten, wie Sie sich fühlen, wo, wann und wie Beschwerden auftreten. Ihr alltägliches Wohlbefinden ist ein weites Übungsfeld für diese Fähigkeit.

- Der erste Schritt in eine gesunde Zukunft: Beobachten Sie sorgfältig, welche Lebensmittel Ihnen gut bekommen und welche nicht, wann Sie am besten einschlafen und aufste-

Finden Sie heraus, was Ihnen persönlich gut tut, was Körper, Seele und Geist nährt und stärkt. Sich wohl zu fühlen ist die ideale Basis für eine dauerhafte Gesundheit.

Alles eine Frage des Typs

Was für den einen gut ist, muss für den anderen noch lange nicht richtig sein! Lange Zeit wurde diese einfache Regel in der modernen westlich geprägten Medizin nicht beachtet. Streng wurden Gesundheit und Krankheit einfache Ursache-Wirkung-Prinzipien zugrunde gelegt, denen mit genauso einfachen Behandlungsschemata begegnet wurde, ohne dabei die individuellen Unterschiede der Menschen hinreichend zu berücksichtigen.

Fremde Medizinsysteme wie der indische Ayurveda oder die Traditionelle Chinesische Medizin (TCM) stellen den einzelnen Menschen viel stärker in den Mittelpunkt der Betrachtung: Unterschiedliche Menschen haben auch unterschiedliche Bedürfnisse! Aufgrund von Beobachtung und Erfahrung wurden z.B. im Ayurveda so genannte Konstitutionstypen gegeneinander abgegrenzt, die individuell unterschiedlich behandelt und beraten werden: Empfohlen wird, was der jeweilige Typ aufgrund seiner Veranlagung und Lebenssituation verträgt, was ihn persönlich stärkt und fit hält.

So sollte man auch vorgehen, wenn es um eine gesunde Lebensweise und Ernährung geht: Beobachten Sie genau, was Ihnen gut tut und was nicht, und folgen Sie nicht einfach der Empfehlung eines anderen. Wenn jemand auf Rohkost schwört, kann das für ihn optimal sein, ein anderer hingegen braucht gekochtes, warmes Essen, um sein Energiekonto wieder aufzufüllen.

hen, welche Bewegungsform Ihnen gut tut, welche Menschen Sie froh stimmen und welche Ihnen unangenehm sind, was Sie glücklich macht und was Sie belastet. Bei dieser Beobachtung hilft ein Wohlfühl-Tagebuch, das Sie zum Beispiel eine Woche lang konsequent führen.

- Der nächste Schritt: Versuchen Sie, sich mehr Wohltuendes zu gönnen und Belastendes nach und nach abzubauen.
- Wenn Sie bestimmten Ratschlägen, etwa für gesündere Ernährung, folgen wollen, dann probieren Sie aus, wie Sie sich dabei fühlen. Ganz im Sinne der Selbstdiagnose sollten Sie herausfinden, was Ihnen gut bekommt, was Sie stärkt oder schwächt, was Verdauungsprobleme bereitet. Tun Sie nichts, nur weil es angeblich gesund ist. Menschen sind verschieden, und was für den einen richtig ist, muss es für den anderen noch lange nicht sein.

Das rechte Maß

Studien an über 100-Jährigen haben ergeben, dass es kein Patentrezept für ein langes, glückliches Leben gibt. Was allerdings allen vitalen 100-Jährigen gemeinsam zu sein scheint: Sie haben in jeder Hinsicht maßvoll gelebt. Zwar haben sie

GUT LEBEN, GESUND BLEIBEN

durchaus hart gearbeitet, aber sie haben sich auch ausgeruht. Sie haben Alkohol getrunken, aber nur ein Gläschen pro Tag. Sie haben gegessen, was ihnen bekommt, und das andere weggelassen. Eigentlich ganz einfach …

Bequemlichkeit besiegen

Die meisten Menschen wissen ganz genau, was für eine Ernährung für die Gesundheit gut und was für eine weniger gut ist; dennoch sind die meisten Menschen zu bequem, um lieb gewordene Gewohnheiten zu ändern. Dass die fehlende Fitness und das immer mehr zunehmende Gewicht auch auf genau diese Bequemlichkeiten zurückzuführen sind, ist hinlänglich bekannt: aber wenn es gut schmeckt, einfach und ohne großen Aufwand geht, ist natürlich jede Veränderung lästig. Selbst nach einer überstandenen Krankheit und besten Vorsätzen rutschen viele schnell wieder in ihren alten Lebensstil, weil er so einfach und eben gewohnt ist. Obwohl die meisten schon begriffen haben, wie wichtig zum Beispiel eine ausgewogene Ernährung wäre, siegt meist die Bequemlichkeit. Denn alles Gesunde, ob Ernährung, Sport oder Entspannungsübungen, fordert etwas mehr Zeit und Engagement. Die müssen für Arbeit und Familie schon reichlich aufgewendet werden, da bleibt nicht mehr viel Energie übrig. Nehmen Sie sich deshalb nicht zu viel vor – aber fangen Sie an! Das Schöne daran: Der Lohn folgt auf dem Fuße, denn Sie fühlen sich einfach wohler.

Änderung in kleinen Schritten

Sie können dies Kapitel lesen und alles sehr einleuchtend finden. Wenn Sie das eine oder andere aber nicht ausprobieren, werden Sie zwar neues Wissen gewonnen haben, aber keine überzeugende Erfahrung. Nur die motiviert zu Veränderung. Sie müssen Ihr Leben nicht von heute auf morgen total umstellen. Große Ziele erreicht man am besten Schritt für Schritt.

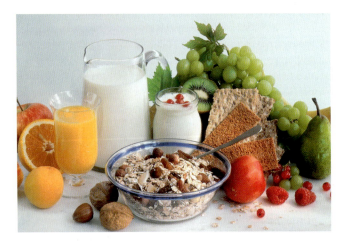

Der optimale Energieschub für einen starken Tagesbeginn: ein Frühstück mit Obst, Getreide, Nüssen und Milchprodukten.

Neue Gewohnheiten etablieren

Wenn Sie sich zum Beispiel vorgenommen haben, vormittags Obst zu essen oder sich nachmittags eine Viertelstunde zu entspannen, kann es gut sein, dass Sie das immer wieder vergessen oder zu umständlich finden, einfach weil es so ungewohnt ist. Leichter wird es, wenn Sie das Obstessen oder Entspannen an eine bestehende Gewohnheit koppeln, also das neue Ritual mit einem alten verknüpfen. Kleben Sie sich zum Beispiel einen Hinweiszettel auf die Spülmaschine, auf Ihre Wiedervorlagemappe im Büro – wo auch immer Sie zu einem bestimmten Zeitpunkt sicher hinschauen. Das hilft!

Ernährung, die gut tut

Der Mensch isst, um satt zu werden. Fürs Gesundsein reicht aber nicht ein voller Bauch, es geht um Sättigung in einem weiteren Sinne – mit all den Stoffen, die Körper und Gehirn brauchen, um zu funktionieren, die u.a. die Verdauung, den Stoffwechsel und die Produktion von Hormonen anregen.

Was wir nicht brauchen

Die moderne Ernährung nimmt auf die wesentlichen Bedürfnisse des menschlichen Organismus nur wenig Rücksicht. Heute geht es häufig in erster Linie um Zeitersparnis: Tiefkühlkost, Fertiggerichte, Konserven, Imbissbuden und Heimlieferdienste – die Industrie der so genannten Convenience-Produkte boomt (convenience = Bequemlichkeit, Annehmlichkeit).
Auch in der heutigen Landwirtschaft geht es um Kosten- und Zeitoptimierung: Deshalb ist konventionell angebautes Obst und Gemüse oft nicht richtig gereift und enthält bei weitem nicht so viele Biostoffe wie natürlich Sonnengereiftes.
Die Nahrungsmittelindustrie stellt Lebensmittel möglichst kostengünstig her, und das Ergebnis sind häufig nährstoffarme „Attrappen", die zwar schön aussehen, aber auf Dauer eher schaden als nützen.
Wir essen daher immer mehr, da unser Körper den Vitamin- und Mineralstoffmangel als Unterernährung interpretiert und nach mehr verlangt – und werden immer dicker. Und ob die künstlichen Geschmacks-, Farb- und Konservierungsstoffe in größeren Mengen für unseren Organismus schädlich sind, ist in den meisten Fällen überhaupt noch nicht geklärt.

Was wir brauchen

Damit der Körper gesund, der Geist fit und die Seele fröhlich ist, braucht der Mensch viele Nähr- und Vitalstoffe. Nur hochwertige Lebensmittel bieten diese ganze Palette. Ob Vitamintabletten und die ganze Bandbreite der neuen so genannten Nahrungsergänzungsmittel tatsächlich Mängel ausgleichen, ist sehr umstritten. Einig sind sich die Wissenschaftler

Ernährung, die gut tut

und Ernährungsfachleute darin, dass eine ausgewogene Ernährung die beste Vorbeugung gegen Krankheit ist. Die Konsequenz: selbst den Kochlöffel schwingen, gute Zutaten verwenden – und beim Essen auf genüssliche Weise Gesundheitsvorsorge betreiben.

Ausgewogen, frisch und vollwertig

Nutzen Sie die Vielfalt der Lebensmittel. Je mehr Verschiedenes auf Ihrem Speiseplan steht, desto größer ist die Wahrscheinlichkeit, dass Sie Ihren Nährstoffbedarf voll abdecken.

Obst und Gemüse nach der Devise „Fünf am Tag"

Mit ausreichend Vitaminen, Mineralstoffen und sekundären Pflanzenstoffen sowie Ballaststoffen (wichtig für die Verdauung!) sind die Grundlagen für eine gesunde Ernährung gelegt: Um eine ausreichende Menge davon zu gewährleisten, essen Sie zu jeder der drei Hauptmahlzeiten und zu zwei Zwischenmahlzeiten eine Hand voll Obst oder Gemüse oder trinken Sie

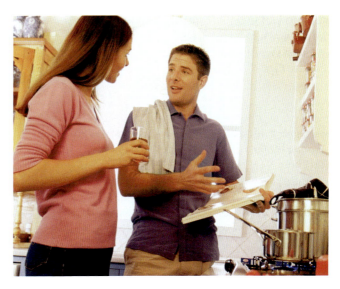

Neue Rezepte ausprobieren, entdecken, wie gut gesundes Essen schmecken kann – gemeinsam macht das noch mehr Spaß.

0,2 l frischen Saft, insgesamt sollten es pro Tag 600 g sein. Oder anders gesagt: Ernähren Sie sich zu etwa 50 % von Obst und Gemüse.

Getreide und Hülsenfrüchte – Kraft aus vollem Korn

Vollwertreis, -getreide, -brot und -nudeln, Hülsenfrüchte und Kartoffeln sind reich an Kohlenhydraten, Ballast-, Nähr- und Vitalstoffen. Sie sollten etwa ein Viertel Ihrer Ernährung ausmachen. Getreide, Hülsenfrüchte, Nüsse und Samen sind wichtige Eiweißlieferanten – und Eiweiß ist einer der unentbehrlichen Grundbausteine unseres Körpers.

Hin und wieder: Fleisch, Fisch und Eier

Nicht viel mehr als 20 % der Ernährung soll aus Fleisch, Fisch, und Eiern sowie aus Milch- und Milchprodukten bestehen.
Fleisch liefert u.a. Eiweiß, Eisen und B-Vitamine. Allerdings reichen 300 bis 600 g Fleisch (inklusive Schinken und Wurst) pro Woche völlig aus, um den Nährstoffbedarf zu decken. Zu viel tierisches Fett ist häufige Ursache für Übergewicht und einen erhöhten Cholesterinspiegel, und die Purine im Fleisch können die Entstehung von Gicht fördern.
Kaufen Sie Fleisch und Wurst möglichst aus artgerechter Tierhaltung aus der näheren Umgebung. Massentierhaltung und lange Transporte gelten nicht als artgerecht und sollten nicht auch noch unterstützt werden. außerdem muss davon ausgegangen werden, dass bei der industriellen Tierhaltung Medikamente und Hormone eingesetzt werden, die als Rückstände im Fleisch verbleiben und Einfluss auf die Gesundheit des Menschen haben.
Fisch liefert Eiweiß und lebenswichtige Fettsäuren. Essen Sie ein- bis zweimal pro Woche am besten Seefisch, der auch das wichtige Jod enthält.

Einkaufstipps

▸ Kaufen Sie Obst und Gemüse der Saison aus dem Umland. Nur Früchte, die in der Sonne ausreifen durften, enthalten alle gesunden Inhaltsstoffe. Kaufen Sie keine großen Vorräte, da Obst und Gemüse während der Lagerung laufend an Gesundkraft einbüßt.
▸ Ziehen Sie tiefgekühlte Waren herkömmlichen Dosenkonserven vor, sofern es sich um frisch und unbehandelt eingefrorene Lebensmittel handelt. Besonders komplette Fertiggerichte aus der Tiefkühltruhe sind aufgrund des Zubereitungsprozesses nicht besonders nährstoffreich und auch nicht frei von chemischen Zusätzen (beachten Sie dazu immer die Zutatenliste auf den Verpackungen).
▸ Vollwertig heißt nicht unbedingt vollkörnig. Vollwertig sind alle naturbelassenen Produkte, die nicht bis zur Unkenntlichkeit geschält, enthäutet, industriell „gereinigt" und damit ihrer wertvollsten Inhaltsstoffe beraubt wurden. Vermeiden Sie also alles Weiße, Raffinierte (besonders bei Mehl und Zucker) sowie alles, was solche Zutaten enthält. Bei derartigen Produkten wurde alles Gesunde entfernt, sie sind meist nur noch „leere" Füllstoffe.
▸ Ziehen Sie Produkte aus biologischem Anbau bzw. artgerechter Haltung vor. Sie sind hochwertiger, weniger mit Pestiziden bzw. Hormonen belastet und schmecken auch besser. In Deutschland hilft das staatliche „Bio-Siegel" zur besseren Orientierung oder Bio-Labels wie Demeter und Knospe in der Schweiz. Achten Sie auf Bezeichnungen wie biologisch, ökologisch, kontrolliert biologischer (ökologischer) Anbau (kbA).

15

GUT LEBEN, GESUND BLEIBEN

Eier liefern ebenfalls Eiweiß, Mineralstoffe und Vitamine, aber auch viel Cholesterin. „Jeden Tag ein Ei …" sollte deshalb nicht die Devise sein.

Fitmacher: Milch und Milchprodukte
Milch ist eines der hochwertigsten Lebensmittel überhaupt. Sie versorgt den Körper mit Eiweiß und vielen lebenswichtigen Stoffen. Milch und Milchprodukte sollten täglich auf Ihrem Speiseplan stehen. Es dürfen ruhig Vollfett-Produkte sein, denn nur sie enthalten auch die vollen Nährstoffe. Bevorzugen Sie Naturprodukte ohne Frucht- oder andere Zusätze. Wenn Sie Milch schlecht vertragen, muss dass nicht unbedingt an einer Lactoseunverträglichkeit liegen. Für viele Menschen ist nicht homogenisierte Biomilch die Lösung.

Die richtigen Fette und Öle
Jahrelang in Verruf, werden die Fette jetzt langsam rehabilitiert. Die entscheidende Erkenntnis: Fett ist nicht gleich Fett. Während tierische Fette nur begrenzt gesund sind und ein Zuviel immer im Zusammenhang mit der Entstehung von Übergewicht, Herz-Kreislauf-Erkrankungen und Krebs genannt wird, enthalten pflanzliche Fette und Öle vorwiegend ungesättigte, essentielle Fettsäuren, die für den Organismus lebenswichtig (essentiell) sind, den Stoffwechsel anregen und nicht dick machen. Vorausgesetzt, die Tagesmenge stimmt: Fachstellen für Ernährungs- und Gesundheitsfragen empfehlen 70 bis 90 g Fett pro Tag – einschließlich aller versteckten Fette in Wurst, Käse, Süßigkeiten und Fertigprodukten.
Wirklich gesund sind allerdings nur naturbelassene, kaltgepresste („native") Öle. Die preisgünstigeren, raffinierten Öle werden durch hohe Erhitzung oder chemische Extraktion gewonnen. Dabei gehen wertvolle Inhaltsstoffe verloren, und es entstehen neue, erwiesenermaßen schädliche Inhaltsstoffe.
Butter, am besten Sauerrahmbutter, und Sahne sind in Maßen zu empfehlen. Margarine nur, wenn sie aus kaltgepressten Pflanzenölen hergestellt wurde.
Kaltgepresstes Erdnussöl, Kokosfett, Olivenöl, Rapsöl, Sesamöl und High-Oleic-Sonnenblumenöl dürfen hoch erhitzt, also zum Braten, Kochen und Backen verwendet werden.

Zucker, Salz und Gewürze im rechten Maß
Hier und da ein bisschen Zucker schadet nicht; er verfeinert den Geschmack, und etwas Süßes kann auch der Seele gut tun – allerdings versteckt sich Zucker in größeren Mengen auch in vielen Fertigprodukten und vor allem in Erfrischungsgetränken. Er verursacht bekanntermaßen Karies und ist auch für Übergewicht mitverantwortlich. Süßen Sie zur Abwechslung auch einmal mit Honig, Ahornsirup, Rübendicksaft oder Birnel. Süßstoff hingegen ist ein indirekter Dickmacher, weil er den Hunger anregt.
Salz sollte man grundsätzlich sparsam verwenden. Ideal ist echtes Kristallsalz oder unraffiniertes Meersalz, weil es lebenswichtige Mineralstoffe enthält.

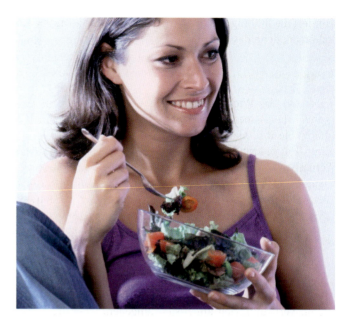

Mehr vom guten Essen hat, wer sich Zeit dafür nimmt. In Ruhe zu genießen fördert das Wohlbefinden – und eine gute Verdauung.

Wenn Sie großzügig mit Gewürzen und (am besten frischen) Kräutern würzen, schmecken nicht nur die Speisen vielfältiger, Sie essen auch gesünder. Denn die Gewürze und Kräuter enthalten viele wichtige Biostoffe.

Trinken macht schön und schlank

Trinken Sie mindestens 1,5 Liter Flüssigkeit täglich. Viel zu trinken unterstützt auch beim Abnehmen. Wasser, Kräutertee, grüner Tee, Saftschorlen sind das Richtige. Kaffee und Schwarztee entziehen dem Körper Flüssigkeit – mehr als 2 bis 3 Tassen pro Tag sind deshalb nicht empfehlenswert. Alkoholische Getränke sollten Sie sich nur gelegentlich und in kleinen Mengen gönnen (Männer 0,5 l Bier oder 0,25 l Wein pro Tag, Frauen die Hälfte).

Kochen mit Vergnügen

Auch wenn Kochen nicht gerade Ihre große Leidenschaft ist: Nehmen Sie sich viel Zeit für das Auswählen und den Umgang mit den Lebensmitteln, probieren Sie neue Rezepte aus, kochen Sie gemeinsam mit anderen, spannen Sie Ihre Kinder und Ihren Partner beim Einkaufen und Vorbereiten ein. So wird schon das Kochen an sich zum Vergnügen und ist nicht nur lästige Pflicht. Je bewusster, achtsamer und liebevoller Sie kochen, desto mehr Spaß macht es, und desto besser werden Ihre Gerichte auch schmecken.
Garen Sie die Speisen bei möglichst niedrigen Temperaturen, möglichst kurz, mit wenig Wasser und wenig Fett. Das erhält den natürlichen Geschmack, schont die Nährstoffe und ver-

Ernährung, die gut tut

hindert die Bildung schädlicher Stoffe. Richten Sie die Speisen schön an, denn das Auge isst mit.

Essen mit Genuss

Und nun das Wichtigste: Genießen Sie Ihre Essen in aller Ruhe. Je langsamer und achtsamer Sie essen, desto besser. Gestalten Sie Ihre Mahlzeiten als kleine Oasen im Alltagsstress. Ein schön gedeckter Tisch, keine Ablenkung wie Zeitung oder Fernseher, ein Moment der Besinnung vor dem Essen, viel Kauen, reichlich Zeit, kein Streit – all das dient nicht nur dem Genuss und Wohlbefinden, sondern auch der Verdauung. Wenn sie gut funktioniert, ist das die beste Voraussetzung für ein gesundes Leben.

... und regelmäßig

Essen Sie regelmäßig drei- bis fünfmal am Tag. Der Körper kann mit Regelmäßigkeit, moderaten Mengen und ausreichend Verdauungszeit am besten umgehen. Überfordern Sie ihn nicht mit zu kurzen oder zu langen Pausen oder mit Riesenportionen.

Beobachten Sie, mit welchen Lebensmitteln, welchen Essenszeiten und welchen Mengen es Ihnen gut geht: Wann fühlen Sie sich matt und energielos nach einer Mahlzeit, wann gestärkt und fit? Auch die Jahreszeiten sind ein wichtiger Aspekt, denn im Winter tun Ihnen vermutlich andere Speisen gut als im Sommer. Bei dieser „Selbstdiagnose" kann ein Ess-Tagebuch helfen, das Sie eine Weile konsequent führen.

Das Thema – Abnehmen und Diät

Vor allem Frauen verbinden Essen oft mit Schuldgefühlen. Es bedeutet für sie nicht, Energie und Freude zu tanken, sondern vor allem eine Gefahr für ihre Figur. Kaum eine Frau, die nicht mindestens eine Diät ausprobiert hat.

Wenn Sie sich zu dick fühlen, sollten Sie ernsthaft prüfen, was Ihre Lebensqualität stärker beeinträchtigt: die Fettpölsterchen oder der ständige Verzicht und das dauerhaft schlechte Gewissen. Gesundheitlich schaden ein paar Pfunde auf den Hüften überhaupt nicht, eher im Gegenteil. Negative Gefühle und einseitige Diätkost sind viel bedenklicher. Gesundheitlich relevant ist erst deutliches Übergewicht.

Ein zu hohes Gewicht ist problematisch für die Gelenke, das Herz-Kreislauf-System und kann Diabetes fördern. Nicht zuletzt kann es für Betroffene auch ein großes seelisches Problem sein. Wenn Sie dagegen etwas tun wollen oder müssen:

▸ Strenge, einseitige Diäten schaden mehr, als sie nützen. Der Körper erhält nicht alle notwendigen Nährstoffe und stellt sich auf „Notzeiten" ein: Er reduziert seinen Kalorienbedarf – und das auch über die Zeit der Diät hinaus: So entsteht der Jo-Jo-Effekt – Sie nehmen anschließend mehr zu, als Sie abgenommen haben, und der Körper lagert für Notzeiten neue Vorräte ein.

▸ Langsam und stetig – so funktioniert erfolgreiches Abnehmen. Ein bis zwei Pfund pro Woche sind ideal.
▸ Eine vollwertige Ernährung mit viel Gemüse und ohne „leere" Kalorien wie Weißmehlprodukte, Fertiggerichte, tierische Fette, Fast Food, Limonade, alkoholische Getränke usw. reguliert Ihr Gewicht auch ohne strenge Diät.
▸ Essen Sie abends wenig und möglichst vor 19 Uhr; was Sie danach essen, wandert mit Vorliebe in die Fettdepots.
▸ Bewegen Sie sich mehr! Das ist wichtig fürs Abnehmen und hilft, ein besseres Körpergefühl zu entwickeln. Bewegung und Entspannung gleichen Stress und unangenehme Gefühle aus, die sonst oft mit Essen wettgemacht werden.

Holen Sie sich Hilfe

Wenn es Ihnen schwer fällt, allein konsequent zu sein, wenden Sie sich an Ihre Krankenkasse, Volkshochschule oder an Fachstellen für Ernährung und Gesundheit.

Informationen zu Ernährung, Kursen und Adressen, auch zum Thema Übergewicht bei Kindern, erhalten Sie z.B.

▸ bei den Verbraucherzentralen bzw. unter www.vzbv.de
▸ bei aid infodienst, Friedrich-Ebert-Str. 3, 53177 Bonn, www.aid.de
▸ bei der Schweizerischen Gesellschaft für Ernährung, Effingerstr. 2, 3001 Bern, www.sge-ssn.ch

Wenn Essen, Diäten und Waage das Leben bestimmen und alle Gedanken ums Essen kreisen, wenn Sie sehr unter Ihrer Figur leiden, kann eine Essstörung vorliegen. Eine solche Krankheit ist allein nicht zu bewältigen. Informationen und Adressen finden Sie z.B. bei:

▸ Cinderella e.V., Westendstr. 55, 80339 München, www.cinderella-rat-bei-essstoerungen.de
▸ ANAD e.V., Seitzstr. 2, 80538 München, www.anad.de
▸ www.essprobleme.de
▸ AES, Postfach 1332, 8032 Zürich, www.aes.ch

Der Body-Mass-Index

Ob Sie sich um Ihr Gewicht Sorgen machen müssen, können Sie mit dem Body-Mass-Index (BMI) ausrechnen:

$$BMI = \frac{\text{Körpergewicht (in kg)}}{\text{Körpergröße (in m)}^2}$$

So berechnet sich z.B. der BMI einer 1,70 m großen und 65 Kilo schweren Frau: $65 : (1{,}70 \times 1{,}70) = 22{,}5$

Die Bedeutung der BMI-Werte

unter 19:   Untergewicht
19–25:   Idealgewicht
25–30:   leichtes Übergewicht
über 30:   Übergewicht, das gesundheitsgefährdend sein kann. Sprechen Sie mit Ihrem Arzt.

Körperpflege – Nahrung und Schutz von außen

Den eigenen Körper sorgsam zu pflegen beugt nicht nur verschiedenen Krankheiten vor. Achtsame, liebevolle Zuwendung und Berührung des Körpers tut auch der Seele gut – und damit dem Immunsystem. Sie verbessern auch die Selbstwahrnehmung und damit die Fähigkeit, Beschwerden klarer und frühzeitiger wahrzunehmen.

So pflegen und schützen Sie Ihre Haut

Die tägliche Reinigung der Haut und Hautfalten beugt Infektionen und damit Hauterkrankungen vor. Sie schützt aber auch die Gesundheit insgesamt. Mit übertriebener Reinlichkeit allerdings macht man mehr falsch als richtig.

Die Haut hat zahlreiche wichtige Funktionen: Sie ist Sinnesorgan, dient der Regulation der Körpertemperatur sowie der Atmung. Wie eine Barriere schützt sie den Organismus vor Austrocknung, dem Eindringen von Krankheitserregern und schädigenden äußeren Einflüssen. Zu diesem Zweck ist sie mit natürlichen Schutzmechanismen ausgerüstet:

▸ Der natürliche Wasser-Fett-Film (Hydrolipidfilm) der Hautoberfläche ist durch Substanzen aus Talg, Schweiß und Hornzellen leicht sauer. Gemessen wird dies mit dem so genannten pH-Wert, der bei der Haut zwischen 5 und 6 liegt. Der Hydrolipidfilm, der auch als Säureschutzmantel bezeichnet wird, hat die Aufgabe, Bakterien und Chemikalien abzuwehren.
▸ Haut und Schleimhaut sind mit schützenden Bakterien besiedelt. Diese natürliche Keimbesiedelung verhindert ebenfalls, dass sich krank machende Mikroorganismen ungehindert ausbreiten können.
▸ Schweiß enthält ein antibiotisch wirkendes Eiweiß, das schädigende Bakterien und Hefepilze auf der Haut abtötet. Diese wachsen am besten unter feuchtwarmen Bedingungen, also gerade wenn man schwitzt.

Um (haut)gesund zu bleiben, ist es wichtig, die äußere Schutzhülle gut zu schützen – mit der richtigen Pflege:

▸ Bei jedem Reinigen der Haut werden ihr Fett und Feuchtigkeit entzogen. Duschen Sie deshalb höchstens einmal täglich, und dann nur kurz. Baden Sie nicht zu heiß oder zu lange und verwenden Sie rückfettende Badezusätze.
▸ Normale Seife hat einen pH-Wert von 9 bis 12; er liegt also deutlich über dem der Haut. Dadurch wird der Säureschutzmantel angegriffen. Verwenden Sie besser so genannte Syndets mit einem pH-Wert von 5 bis 6. Sie sind alkalifrei und entsprechen dem Säurewert der Haut.
▸ Gehen Sie mit Reinigungsmitteln wie Duschgels grundsätzlich sparsam um, nehmen Sie auch mal nur Wasser.
▸ Verzichten Sie auf desinfizierende Mittel oder Zusätze, wie sie z.B. für den Intimbereich angeboten werden, da diese die natürliche Bakterienflora und damit die Selbstschutz- und Selbstheilungskräfte der Haut bzw. der Schleimhäute zerstören können.
▸ Trocknen Sie Hautfalten und die Zehenzwischenräume gründlich ab. Das beugt Pilzinfektionen vor.
▸ Passen Sie die Hautpflege Ihrem Hauttyp an, besonders bei Problemen wie etwa zu trockener oder schuppiger Haut.
▸ Bevorzugen Sie Pflegeprodukte mit natürlichen Inhaltsstoffen. Wie der Körper die Chemikalien in Kosmetika auf Dauer verkraftet, ist noch nicht ausreichend erforscht.

Ganz wichtig: Mund- und Zahnhygiene

Etwa 70 Jahre sollten sie möglichst halten und werden in dieser Zeit extrem strapaziert: Die Zähne haben wirklich Pflege verdient! Aber das ist vielen Menschen einfach zu lästig. Dabei sind die durch schlechte Pflege unvermeidlichen Zahnbehandlungen nun wirklich kein Zuckerschlecken.

Die Mundschleimhaut ist von Keimen besiedelt, deren Wachstum durch mangelhafte Pflege erheblich zunimmt. Mit unangenehmen Auswirkungen: Es bilden sich Bakterienbeläge (Plaques), die in verkalkter Form zu Zahnstein werden. Beides zusammen verursacht Zahnfleischentzündung (Parodontitis), die schlimmstenfalls zu Zahnverlust führt. Andere, Säure produzierende Bakterien in der Mundhöhle sind für die Entstehung von Karies verantwortlich.

Neuere Untersuchungen weisen darauf hin, dass chronische Parodontitis weit reichende gesundheitliche Folgen haben

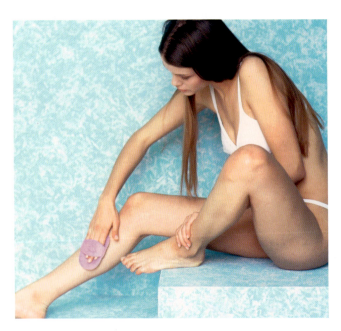

Richtige Körperpflege hält die Haut schön und gesund. Nutzen Sie die Gelegenheit, sich zugleich liebevolle Zuwendung zu schenken, die fürs Gesundbleiben und -werden sehr wichtig ist.

kann: Es besteht dann ein deutlich höheres Risiko, einen Herzinfarkt oder Schlaganfall zu erleiden. So haben Wissenschaftler in den Gefäßverschlüssen von Infarkt- und Schlaganfallpatienten die Bakterien festgestellt, die sonst nur im entzündeten Zahnfleisch zu finden sind. Außerdem scheint bei Menschen mit Parodontitis das Risiko für Arterienverkalkung um so größer, je länger die Zahnfleischentzündung besteht und je ausgeprägter sie ist.

Um Karies und Parodontitis zu vermeiden, sollte Prophylaxe groß geschrieben werden. Dazu zählen eine vollwertige Ernährung, die richtige Zahnpflege, genügend Fluor sowie regelmäßige Zahnarztbesuche.

So sieht eine optimale Zahnpflege aus

Putzen Sie Ihre Zähne dreimal täglich mindestens drei Minuten lang, in jedem Fall nach jeder Mahlzeit. Es sei denn, Sie haben etwas sehr Säurehaltiges gegessen oder getrunken (vor allem Obst, Säfte und Früchtetees). Dann warten Sie besser etwa eine Stunde mit dem Reinigen, denn die Säure macht den Zahnschmelz weicher, und die Zahnbürste würde Zahnschmelz abreiben. Den Mund mit Milch auszuspülen verkürzt die Wartezeit auf 20 bis 30 Minuten. Geht auch das zeitlich nicht, putzen Sie die Zähne einfach vor der nächsten Mahlzeit – Hauptsache, die Zahnbeläge werden überhaupt regelmäßig entfernt.

- Verwenden Sie am besten eine gute elektrische Zahnbürste. Ansonsten nehmen Sie ein Modell mit kurzem Kopf sowie kleinem, geraden Borstenfeld. Die Borsten (mit abgerundeten Enden) sollten nicht zu hart und aus Kunststoff sein.
- Putzen Sie mit kleinen kreisenden oder rüttelnden Bewegungen, immer „von rot nach weiß". Drücken Sie nicht zu fest, da sonst das Zahnfleisch verletzt werden kann. Zu kräftiges Schruppen kann den Zahnschmelz angreifen.
- Tauschen Sie Ihre Zahnbürste spätestens jeden dritten Monat aus, sonst bilden sich Bakterien in den Borsten.
- Zu einer optimalen Zahnreinigung gehört auch das Reinigen der Zahnzwischenräume. Verwenden Sie deshalb täglich Zahnseide, Interdentalbürstchen und möglichst eine Munddusche; vor allem, wenn Sie eine Zahnbrücke, -spange oder -prothese tragen.
- Benutzen Sie fluoridhaltige Zahnpasta. Sie stärkt den Zahnschmelz. Schädlich ist dagegen extraweiß machende Zahnpasta. Sie enthält zu große Schleifkörper.
- Antibakterielle Mundspülungen und fluoridierende Gels unterstützen die Karies-Prophylaxe.
- Wer über den Tag verteilt häufig Süßes nascht oder zuckerhaltige Getränke zu sich nimmt, belastet seine Zähne mit Säure und fördert so die Karies-Entstehung.
- Wenn Sie genascht haben oder sich nach dem Essen nicht die Zähne putzen können, dann gönnen Sie sich einen (zuckerfreien) Kaugummi. Durch das Kauen wird der Speichelfluss erhöht und so die Säure reduziert, die den Zahnschmelz angreift.

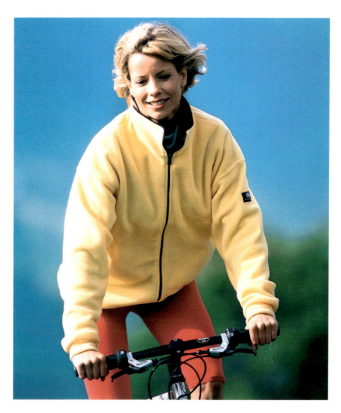

Den Körper stark und beweglich zu erleben ist eine positive Erfahrung. Bewegung, tiefes Atmen und Freude beim Sport fördern Gesundheit und Wohlbefinden gleichermaßen.

Lust auf Bewegung

Wir sitzen, stehen, liegen, sitzen: fahren zur Arbeit und zum Einkaufen mit dem Auto, sitzen im Büro und abends vor dem Fernseher. Dabei brauchen wir Bewegung, um uns gesund, energiegeladen und lebendig zu fühlen.

Regelmäßig Sport – was bringt das?

Bewegung ist das größte Geschenk, das wir uns selbst machen können, denn regelmäßige körperliche Aktivität
- regt den Stoffwechsel an, d.h. die Umwandlung der Nahrung in die Nährstoffe, die der Körper braucht.
- beugt der Entstehung oder dem Fortschreiten zahlreicher Krankheiten vor. So schützt moderater Ausdauersport vor Bluthochdruck, Arteriosklerose, Diabetes und Herz-Kreislauf-Erkrankungen.
- versorgt das Gehirn mit mehr Sauerstoff. Das wirkt sich nicht nur günstig auf das Denkvermögen aus.
- lässt das Atemvolumen und die Leistungsfähigkeit der Lunge zunehmen. Dadurch gelangt mehr Sauerstoff ins Blut, und der Körper wird damit besser versorgt.
- baut Muskeln auf, strafft den Körper und baut Fett ab.

GUT LEBEN, GESUND BLEIBEN

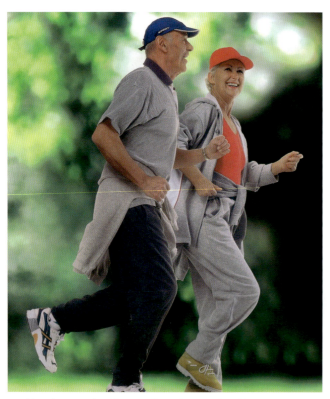

Mäßig, aber regelmäßig: Um fit und gesund zu bleiben, ist nicht Leistungssport gefragt, sondern Ausdauer und vor allem Spaß an einer Ihnen gemäßen Bewegung.

fahren, Skilanglauf und Schwimmen. Auch schnelles Spazierengehen, etwa eine Stunde täglich, bringt viel. Wenn Sie intensivere körperliche Anstrengung bevorzugen und älter als 45 Jahre sind, sollten Sie zuvor mit Ihrem Arzt sprechen.
Wenn Sie beim Sport Fett verbrennen wollen, dürfen Sie sich nicht zu sehr anstrengen. Je höher der Puls, desto mehr Kohlenhydrate und weniger Fett verbraucht der Körper zur Energiegewinnung. Je entspannter Sie Sport treiben, desto eher nehmen Sie ab.

Das individuell Richtige finden

Wenn Sie noch unentschieden sind, probieren Sie aus, welche Sportart Ihnen Spaß macht und einen guten Ausgleich zum Alltag bietet. Das kann ebenso Tanzen oder Gartenarbeit sein! Vielleicht ist der Anreiz für Sie größer, wenn Sie in einer Gruppe oder im Verein Sport treiben. Oder Sie starten Ihre sportlichen Aktivitäten mit dem Partner, der Familie bzw. Freunden. Doppelt gesund ist dabei Sport an der frischen Luft. Über den aktivierten Kreislauf gelangt dann nicht nur vermehrt Sauerstoff zu den Zellen, auch der Psyche tut die Bewegung in der Natur gut.
Wenn Sie bereits gesundheitliche Probleme haben, sollten Sie diese berücksichtigen. Bei Knieproblemen ist Schwimmen oder Radfahren besser als Joggen, bei Bluthochdruck sollte man nicht im Hochsommer im Gebirge wandern, und bei Herzproblemen empfiehlt es sich ebenfalls, nicht zu joggen.

- stärkt den Bewegungs- und Stützapparat. Kraft- und Beweglichkeit sollten bereits bei Kindern gefördert werden, denn körperliche Aktivität fördert den Mineralstoffgehalt der Knochen. Damit wird schon in der Kindheit der Osteoporose im Alter vorgebeugt. Aber auch Frauen in den Wechseljahren, die regelmäßig Aerobic oder Krafttraining machen, können sich so vor einer Entmineralisierung ihrer Knochen und damit vor Brüchen schützen.
- stimuliert das Immunsystem und schützt vor Infektionen.
- baut Stresshormone ab und setzt Glückshormone (Endorphine) frei. Auf diese Weise werden das seelische Gleichgewicht und das allgemeine Wohlbefinden gestärkt.
- verbessert das Körpergefühl.

Nicht nur Sport ist Bewegung – lassen Sie keine Gelegenheit aus, sich zu bewegen. Benutzen Sie die Treppe statt des Fahrstuhls, machen Sie Besorgungen zu Fuß statt mit dem Auto.

Wie viel Sport sollte sein?

Um in den Genuss aller gesundheitlichen Vorteile zu kommen, sind Zeit und Regelmäßigkeit gefragt. Ideal ist 3-mal pro Woche ein 30-minütiges Ausdauertraining, bei dem Puls und Atmung leicht beschleunigt sind. Bewährt haben sich Wandern, Walking, Nordic Walking (mit Stöcken), Jogging, Rad-

> **Achten Sie auf Ihre Herzfrequenz**
>
> Nur innerhalb eines bestimmten Herzfrequenzbereichs wird Fett verbrannt. Liegt Ihr Puls viel zu hoch, ist Bewegung nicht mehr gesund. Es gibt eine Formel, mit der man seine ideale Herzfrequenz bestimmen kann:
>
> - 220 minus Alter = Maximal-Puls (MP)
> - 60–70 % des MP = optimale Fettverbrennung
> - 70–85 % des MP = gut zum Konditionsaufbau
> - 85–100 % des MP = Vorsicht: Überlastung!

Sport im höheren Alter

Es ist nie zu spät, sich sportlich zu betätigen. Selbst mit 60 oder 70 Jahren macht es Sinn, (wieder) anzufangen. Bewegungstraining hilft, Kraft und Gelenkigkeit zu erhalten sowie Herz und Kreislauf zu stärken. Die Koordinationsfähigkeit wird geübt, und das schützt vor Stürzen.
Auch der Kopf profitiert: Untersuchungen haben gezeigt, dass ältere Menschen, die schwimmen, joggen oder Tennis spielen, im Gegensatz zu inaktiven Altersgenossen nicht nur körperlich fitter, sondern auch geistig reger sind. Reaktionsvermögen und Kurzzeitgedächtnis funktionieren deutlich besser.

Entspannen Sie sich

Stress – wer hat den heute nicht? Die meisten klagen über zu viel Hektik und Druck. Zeit für Muße und Entspannung scheint in der heutigen schnelllebigen Zeit kaum vorhanden zu sein.

Stress macht krank

Prinzipiell ist Stress sogar sinnvoll. Er hält geistig und körperlich fit, denn er trainiert die Anpassungsfähigkeit von Körper, Seele und Geist. Doch wird das Ausmaß des Stresses zu groß, hält die Belastung zu lange an, wird aus dem positiven Stress (Eustress) ein echter Krankmacher: Disstress nimmt nicht nur Lebensfreude, er macht vor allem krank.

Bei Stress werden das Nervensystem und der Hormonhaushalt aktiviert. Zahlreiche Botenstoffe, unter anderem die Stresshormone Adrenalin und Kortisol, sorgen dafür, dass der Organismus für den Notfall – in grauer Vorzeit ging es dabei um die Vorbereitung für Kampf oder Flucht – gewappnet ist: Die Herzkranzgefäße erweitern sich, die Erregbarkeit des Herzmuskels nimmt zu. Das Herz schlägt schneller und mit größerer Kraft, Blutdruck und Puls steigen. Um die Verdauung zu drosseln, zieht sich die Muskulatur von Magen und Darm zusammen. Zuckerreserven der Leber werden freigesetzt und zirkulieren im Blut für eine rasche Energieversorgung.

Nach einer solchen Stressphase, in welcher der gesamte Körper in einen Alarmzustand versetzt wird, ist dringend Ruhe geboten, damit sich der Organismus wieder beruhigen kann. Besteht dazu nicht die Möglichkeit, bleibt der Kortisolspiegel weiterhin hoch – und schädigt den Körper. Menschen, die unter anhaltendem Stress stehen, sind z.B. infektanfälliger, und es steigt das Risiko, an einem Magengeschwür oder Bluthochdruck zu erkranken oder gar einen Herzinfarkt oder Schlaganfall zu erleiden.

Typische Stress-Symptome

Wenn Sie im Zusammenhang mit Stress unter einigen dieser Symptome leiden, sollten Sie nach Möglichkeiten suchen, Belastungen zu reduzieren und mehr innere Ruhe zu finden:

▸ Spannungskopfschmerz
▸ Muskelverspannungen und Rückenschmerzen
▸ Magen- und Darmbeschwerden
▸ Kreislaufstörungen, Herzstiche, Engegefühl in der Brust
▸ Kurzatmigkeit
▸ vermehrtes Schwitzen
▸ wiederkehrende Infekte
▸ innere Anspannung, Nervosität, Überempfindlichkeit
▸ Konzentrationsstörungen, Vergesslichkeit, Denkblockaden, eingeengte Wahrnehmung, Leistungsabfall sowie Fehlerzunahme bei der Arbeit.

Die richtige Balance finden

Negativer Stress kann von außen kommen, etwa durch ständigen Erwartungs- und Zeitdruck, Mobbing, Familien- und Partnerprobleme, er kann aber auch von innen kommen. „Selbst gemachter" Stress entsteht oft durch so genannte Glaubenssätze und innere Antreiber wie: „Du musst alles unter Kontrolle haben! Sei besser als die anderen! Mach ja keine Fehler! Verlass dich nicht auf andere! Beeil dich! …" Kennen Sie den einen oder anderen Satz nur zu gut? Machen Sie sich bewusst, dass diese und andere innere Regeln nur in Ihrem Kopf existieren und unnötigen Druck erzeugen. Glauben Sie ihnen nicht mehr! Ohne sie wird es Ihnen viel besser gehen.

Überlegen Sie sich in Ruhe, wie Sie äußere Stressoren abbauen können.

▸ Gehen Sie sorgsam mit Ihrer Zeit um: Beenden Sie überflüssige Aktivitäten oder suchen Sie nach Möglichkeiten, Tätigkeiten, die Ihnen keinen Spaß machen oder nichts nützen, zu delegieren.
▸ Auch Sie dürfen mal „Nein" sagen! Das Leben wird letztlich leichter – für Sie und die anderen –, wenn Sie sagen, was Sie wirklich wollen oder sich wünschen.

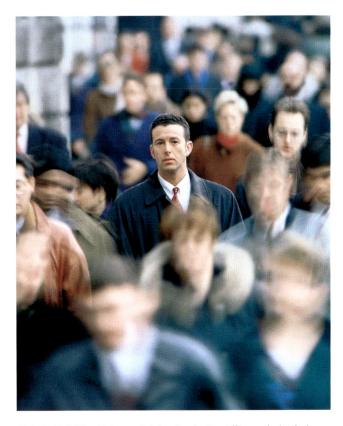

Hektik, Reizüberflutung, Erfolgsdruck: Der Alltag scheint keine Gnade zu kennen. Der Körper ist irgendwann an seiner Grenze angelangt, und wer die Alarmzeichen ignoriert, wird krank.

GUT LEBEN, GESUND BLEIBEN

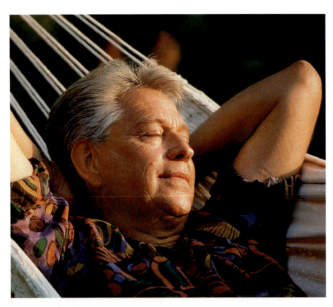

Äußerlich und innerlich zur Ruhe zu kommen, Zeit für Muße zu finden, ist die beste Medizin gegen Stress. Je konsequenter Sie kleine Inseln der Ruhe in den Alltag einbauen, desto weniger kann Ihnen „der ganz normale Wahnsinn" anhaben.

- Suchen Sie bei (lange schwelenden) Konflikten in Beruf, Familie oder Partnerschaft professionelle Hilfe, etwa bei einem Mediator, in einer Eheberatung, oder nehmen Sie psychotherapeutische Hilfe in Anspruch.
- Werfen Sie Ballast über Bord: „Entrümpeln" Sie Wohnung und Arbeitsplatz. Bringen Sie Unerledigtes zum Abschluss. Auch der Abschied von destruktiven oder wenig wohlmeinenden „Freunden" und Bekannten zählt hierzu.
- Entlasten Sie auch Ihren Körper: Ernähren Sie sich mit leichter Vollwertkost, reduzieren Sie Ihren Konsum von Fett, Zucker, Kaffee, Alkohol und Nikotin.
- Reduzieren Sie Ihren Fernsehkonsum. Das bringt Ihnen nicht nur zusätzliche Zeit; auch Reizüberflutung ist ein Stressfaktor. Deshalb sollten Sie sich auch nicht ständig mit Musik berieseln lassen.
- Bewegen Sie sich möglichst viel an der frischen Luft. Beim Sport werden Stresshormone im Körper abgebaut.
- Suchen Sie sich Ihre persönlichen Energiequellen. Dazu zählt alles, was Ihnen Freude bereitet. Probieren Sie Neues aus. Nehmen Sie Dinge in Angriff, die Sie schon lange tun wollten. Gestalten Sie Ihr Leben abwechslungsreich. Greifen Sie alte Hobbys wieder auf.
- Gönnen Sie sich und Ihrem Partner gemeinsame Zeit. Das tut Ihrer Partnerschaft gut und damit auch Ihnen!
- Sorgen Sie für Rückzugsmöglichkeiten; entspannen Sie sich ganz bewusst. Planen Sie täglich kleine Pausen ein – in Ihrem Terminkalender, als fixe „Dates" mit sich selbst. Gehen Sie spazieren, hören Sie bewusst Ihre Lieblingsmusik, lesen Sie mal wieder ein gutes Buch, streicheln Sie Ihre Katze ausführlich, tun Sie einfach mal eine Viertelstunde lang gar nichts ... Suchen Sie sich kleine Inseln im Alltagsstress, statt alles auf den nächsten Urlaub zu verschieben.
- Hilfreich kann es sein, eine Entspannungstechnik zu erlernen, z.B. Autogenes Training, Muskelrelaxation nach Jacobson, Taiji, Qigong oder Yoga. Konzentration, bewusste Wahrnehmung des Körpers und vertiefte Atmung führen zu innerer Ruhe und Gelassenheit. Vielleicht möchten Sie eine Form der Meditation erlernen.
- Sorgen Sie für ausreichenden und erholsamen Schlaf – er ist ein absolutes Muss und die wichtigste Maßnahme, um Körper, Seele und Geist zu regenerieren.

Aber: Auch das Entspannen kann schon zum Stress führen – wenn mit Gewalt die halbe Stunde in den Terminkalender gepackt wird oder wenn das Erlernen einer Technik nicht schnell genug zum Erfolg führt! Wenn Sie die eine oder andere Anregung in die Tat umsetzen und ansonsten mehr auf die Signale Ihres Körpers und Ihrer Seele achten, sind Sie schon auf dem richtigen Weg.

Die kleinen Laster des Alltags

Um mit Stress besser fertig zu werden, greift manch einer gern zur Zigarette oder zum Schokoriegel – als Trost, als Energiekick, als Beruhigungsmittel. Ein „Stress-Esser" versucht, seine Nerven mit Süßigkeiten zu beruhigen. Oder er isst zu hastig – denn er hat ja keine Zeit. Dadurch kann der Körper nicht mehr signalisieren „Ich bin satt". Die Folge ist, dass zu viel gegessen wird.

Auch Kaffee- und Nikotinkonsum steigen mit zunehmendem Stress. Ein paar abendliche Gläser Alkohol dienen nicht selten der Entspannung. Und viele Menschen glauben, nur noch mit Beruhigungs- oder Schlafmitteln über die Runden zu kommen. Stress trägt außerdem dazu bei, dass man sich und seinem Körper zu wenig bzw. die falsche Entspannung gönnt, etwa durch langes abendliches Fernsehen.

Die pseudoberuhigende Wirkung hält allerdings nie lange vor – im Gegenteil: Süßigkeiten, Nikotin, Alkohol, Beruhigungsmittel, auch Fernsehen führen auf Dauer in eine Sucht, die mehr schwächt als stärkt, abhängig und letztlich krank macht.

Versuchen Sie unbedingt, den Konsum dieser Dinge zu reduzieren. Überlegen Sie, was Sie in stressigen Situationen statt dessen tun könnten. Was tut Ihnen wirklich gut, hilft Ihnen loszulassen, gibt Ihnen Ruhe und Kraft? Wichtig ist auch, ein ungutes Gefühl mal zu akzeptieren und nicht gleich wegzuschieben! Es vergeht bald von allein.

Holen Sie sich gegebenenfalls Hilfe: z.B. bei Ihrem Arzt, der Bundeszentrale für gesundheitliche Aufklärung (www.bzga.de), der Krebsliga Schweiz (www.letitbe.ch) oder bei Suchtberatungsstellen.

Wohltuende Kontakte

Menschen sind nicht autark – sie brauchen Kontakt auf geistiger, emotionaler und körperlicher Ebene. Ein Baby, das zwar richtig ernährt, aber nicht berührt wird, stirbt innerhalb kurzer Zeit. Isolationshaft gilt als eine der schlimmsten Formen von Folter. Jeder Mensch ist abhängig von Berührung, Begegnung und Austausch: mit anderen Menschen und mit unserer Umwelt im weitesten Sinne.

Freude tanken mit allen Sinnen

Mit den Sinnen nehmen wir Kontakt auf. Allerdings sind unsere Sinne durch die allgegenwärtige Reizüberflutung oft ziemlich abgestumpft. Wir sollten aber wieder lernen, genau hinzusehen, zuzuhören, zu riechen, zu schmecken und zu fühlen. Denn dann können wir eine wohltuende Wirkung ganz auskosten und dadurch viel Energie und Lebensfreude tanken. Wir bemerken auch ungute Einflüsse früher und können uns besser dagegen schützen.

- Gehen Sie wieder aufmerksamer durchs Leben, wie ein Kind, das in den kleinen Dingen die Welt entdeckt. Ein Schmetterling, ein Lächeln, ein feiner Duft – solche Dinge können viele kleine Glücksgefühle schenken. Und diese sind eine hervorragende Vorsorgemaßnahme, denn sie stärken erwiesenermaßen das Immunsystem. Ein Mensch, der sich an kleinen Dingen erfreuen kann, geht auch in schwierigen Situationen nicht so schnell unter. Es gibt eine schöne Übung dazu: Schreiben Sie doch mal auf, was heute alles gut gelaufen ist, was Sie gefreut hat, wo Sie erfolgreich waren, wer Sie angelächelt hat ... Sie werden erstaunt sein, wie viel da zusammenkommt.
- Achten Sie mehr darauf, welche Sinneseindrücke Ihnen gut tun und welche nicht. Versuchen Sie, negative und aggressive Eindrücke eher zu meiden. Sich z.B. täglich Schreckensbilder im Fernsehen anzusehen tut der Seele vermutlich nicht gut. Auch vor Dauerlärm sollten Sie sich schützen, denn selbst wenn Sie ihn irgendwann scheinbar nicht mehr hören, wirkt der Lärm im Unbewussten weiter und verursacht – wie alles Unangenehme – Stress.

Heilsame Berührung

Die Haut ist die Grenze und Kontaktzone des Körpers nach außen. Sie ist das größte Sinnesorgan, voller Sensoren, die jeden Kontakt direkt ans Gehirn melden. Schmerz, Angst, Entspannung, Erregung, Glück – unterschiedlichste Gefühle kann eine Berührung der Haut auslösen.

Verschaffen Sie sich möglichst oft den Genuss einer beglückenden, wohltuenden Berührung. Wenn Sie keinen Partner haben, der Ihnen das schenkt, gönnen Sie sich öfter mal eine entspannende Ganzkörper- oder Teilmassage. Das Geld ist bestens für Ihre Gesundheit angelegt! Aber auch Selbstmassagen der Füße, der Hände, des Kopfes oder des Bauches wirken sehr wohltuend.

Beziehungen pflegen

Menschen, die in einem intakten, zuverlässigen sozialen Netz leben, sind laut Studien in der Regel gesünder als einsame Menschen. Gute Freunde und liebevolle Verwandte geben Zuwendung und das Gefühl von Geborgenheit. Wir können ih-

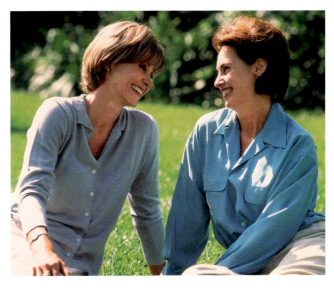

Ein gutes Gespräch, gemeinsam Spaß haben, sich wirklich aufeinander verlassen können, sich geachtet und geliebt fühlen – gute Beziehungen sind Anker und Energiequell im Leben.

nen das zurückgeben und fühlen uns dadurch wiederum angenommen und wichtig. Der Austausch von Gedanken, das Entwickeln neuer Ideen und Perspektiven im Gespräch mit anderen können inspirierend und beflügelnd wirken. Sich andererseits auch einmal vertrauensvoll aussprechen zu können, Rat und Hilfe zu holen – in schwierigen Situationen sind gute Beziehungen ein wichtiges und tragfähiges Netz.

In einer Partnerschaft machen viele den Fehler, nur noch traute Zweisamkeit zu leben und die Freunde zu vernachlässigen. Irgendwann steht man dann ziemlich allein da.

- Pflegen Sie Ihre Beziehungen sorgsam. Zeit ist kein Argument, sondern eine Frage der Prioritäten: Wenn etwas sehr wichtig ist, wenn man unter großem Druck steht, ernsthaft krank ist oder auch frisch verliebt, dann ist plötzlich die notwendige Zeit da ...
- Auch bei den lieben Mitmenschen ist es im Übrigen so, dass manche uns gut tun und andere eher nicht. Umgeben Sie sich mit Menschen, denen Sie vertrauen, von denen Sie sich angenommen, gestärkt und inspiriert fühlen.

GUT LEBEN, GESUND BLEIBEN

Sinn muss es machen ...

Menschen, die ihr Dasein als sinnvoll erleben, sind positiv gestimmt, beziehen aus dem Sinn Energie und Lebensmut. Sie können große Kraft entwickeln; ihre innere Stärke macht sie widerstandsfähiger in allen Lebenssituationen. Davon profitieren auch die körperlichen Abwehrkräfte. Wem aber der Sinn abhanden kommt, wird unzufrieden, unglücklich und kann so tief in die Krise geraten, dass es keine Lösung mehr zu geben scheint.

Was aber gibt dem Leben Sinn? Eine Aufgabe zu haben, die einen ausfüllt – etwa Kinder großzuziehen –, oder einen als sinnvoll empfundenen Beruf auszuüben. Oder etwas zu schaffen, das anderen hilfreich ist, Freude bereitet, Wertschätzung bringt. Die meisten Menschen empfinden das Leben als sinnvoll, wenn sie Zuwendung und Liebe erfahren und geben können – nicht nur in der Partnerschaft. In liebevollen Beziehungen kann sich die tiefe Sehnsucht nach Bedeutung erfüllen. Sinn geben kann auch der Wunsch, sich persönlich weiterzuentwickeln, tiefere Einsichten zu gewinnen und sein wahres inneres Wesen zu entfalten. Aus dieser Perspektive machen auch schwierige Erfahrungen, an denen man wachsen kann, Sinn. So gesehen kann man auch Krankheiten als Herausforderung und Chance annehmen. Leiden gibt einem Menschen die Möglichkeit, zu erfahren, was er alles bewältigen und dabei über sich selbst hinauswachsen kann.

Viktor Frankl, Begründer der Logotherapie, deren zentraler Blickpunkt die Sinnsuche des Menschen ist, erklärte sie als „dem Menschen zutiefst innewohnendes Bedürfnis, in seinem Leben oder besser gesagt in jeder einzelnen Lebenssituation einen Sinn zu finden – und hinzugehen und ihn zu erfüllen".

Lebenssinn finden

Es hilft nicht die Frage nach dem Was oder Wie (z.B. Geld verdienen, Erfolg haben), sondern nach dem Warum – nach dem Ziel und der Vision, die man in seinem Leben verfolgen möchte. Wichtig ist in diesem Zusammenhang auch, zu klären, ob die Ziele, die man bisher verfolgt hat, immer noch Sinn machen oder ob man von den bislang gestellten Aufgaben heute überfordert oder gelangweilt ist und sie deshalb nur zu Frustration führen.

Und was tun, wenn einem genommen wird, was bisher Sinn gab? Wenn zum Beispiel die Kinder aus dem Haus gehen und eine schmerzliche Leere einzieht? Wenn man sich plötzlich zutiefst überflüssig fühlt, weil durch Arbeitslosigkeit oder Rente der bisherige Hauptlebensinhalt wegfällt?

Aktiv neue Perspektiven suchen

Es geht darum, sich nicht länger als Opfer der Umstände zu fühlen. Ein wichtiger Schritt ist es, nicht so viel von anderen Menschen zu erwarten, sondern sich selbst, seine eigenen Ideen und Vorstellungen einzubringen. Indem man selbst aktiv eine neue Aufgabe anpackt oder die alte verändert, kommt die investierte Energie bald spürbar zurück.

▸ Sie erleben die Reaktionen, die Sie bei anderen hervorrufen. Wenn Sie z.B. Angst vor Abweisung haben, werden Sie sehr vorsichtig auf andere Menschen zugehen, dadurch die anderen verunsichern und damit einen Kontakt erschweren. Wer dagegen interessiert und freundlich auf andere zugeht, wird eine positive Reaktion bekommen.

▸ Oft stehen innere Überzeugungen im Weg, Glaubenssätze wie: „Ich muss perfekt sein!" oder „Das schaffe ich ja doch nicht!" Mit Methoden wie dem Neurolinguistischen Programmieren (NLP) können solche hinderlichen Glaubenssätze gezielt in hilfreiche Aussagen verwandelt werden.

Sinn finden heißt, die eigene Perspektive zu erweitern: den Fokus von Leid und innerer Leere zu verschieben auf ein neues Ziel, auf andere Menschen, auf die Weiterentwicklung seiner eigenen Persönlichkeit. Es geht darum, zu begreifen, dass die Welt viel größer und vielfältiger ist, als wir sie in der Regel wahrnehmen, dass es immer einen anderen Weg, eine neue Aufgabe gibt, dass Leben Veränderung bedeutet. In der Natur kann man diese Dynamik andauernd beobachten. Auch die Menschen sind ihr unterworfen. Und obwohl die meisten Menschen ungewollte Veränderungen meist gar nicht schätzen, sind sie letztlich immer ein Schritt in eine neue Erfahrung, eine Erweiterung des Selbst und unserer Beziehungen – wenn wir die Chance nützen.

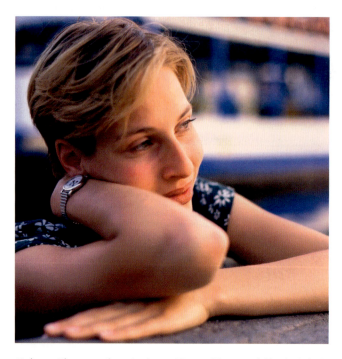

Es kann Phasen geben, in denen Verzweiflung und Sinnlosigkeit an der inneren Substanz nagen. Das macht auf Dauer krank – es sei denn, man findet neuen Sinn in anderen Perspektiven.

GESUNDHEITSVORSORGE

Je früher eine Krankheit erkannt wird, desto größer sind die Chancen, schnell wieder gesund zu werden. Nutzen Sie deshalb alle Möglichkeiten der Vorsorge – sich selbst zuliebe: Achten Sie auf sich und auf die Signale, die Ihnen Ihr Körper sendet, und wenn es nur ganz kleine Veränderungen sind, die in Ihrem Körper vorgehen. Führen Sie regelmäßig Selbstuntersuchungen durch und nehmen Sie Gesundheits-Check-up und Vorsorgeuntersuchungen beim Arzt in Anspruch!

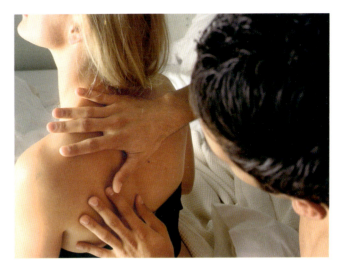

Früherkennung sollten Sie nicht nur in die Hände des Arztes legen. Nehmen Sie Ihre Gesundheit ernst! Durch einen wachen Blick, genaues Hinspüren und durch regelmäßige einfache Selbstuntersuchungen können Sie Warnzeichen rechtzeitig erkennen und eine umgehende Behandlung ermöglichen.

Selbstuntersuchung und Selbstbeobachtung

Natürlich sollte man nicht ständig auf der Suche nach Krankheitszeichen sein. Doch Veränderungen können auch ein Alarmzeichen sein: äußere Veränderungen des Körpers ebenso wie eine nachlassende Leistungsfähigkeit oder Beschwerden bei normalen Tätigkeiten. Bleiben diese bestehen, nehmen sie zu, oder sind Sie einfach beunruhigt, gehen Sie zum Arzt. Auch wenn sich die Beschwerden meist als harmlos herausstellen, sind Sie so auf der sicheren Seite.
Mit gezielten Selbstuntersuchungen können Sie viel für Ihre Gesundheit tun. So ist Krebsvorsorge nicht nur ein Thema für den Arztbesuch. Die regelmäßige Kontrolle von Haut, Brust, Hoden und Penis hilft, Warnzeichen rechtzeitig zu erkennen.

Beobachten Sie Ihre Haut!

Intensive Sonneneinstrahlung, begünstigt durch ein zunehmendes Ozonloch, ist die Hauptursache für die Entstehung bösartiger Hautveränderungen. Jeder Sonnenbrand und damit jede Überdosis UV-Strahlen führt zu einer dauerhaften Schädigung der Zellen; deshalb gilt:

- So wenig Sonnenbäder und UV-Strahlung wie möglich.
- Bei einem Aufenthalt in der Sonne ein dem Hauttyp entsprechendes Sonnenschutzmittel 30 Minuten vorher auftragen und nach dem Schwimmen erneut eincremen.
- Kinder besonders durch Kleidung und Sonnenmilch mit extrem hohem Lichtschutzfaktor schützen.

Doch nicht nur die Hautpartien, die vermehrt UV-Strahlen ausgesetzt sind, wie Gesicht, unbehaarter Kopf, Nacken, Ohren, Handrücken und Unterarme, sollten Sie unter die Lupe nehmen. Wer über 35 Jahre alt ist, tut gut daran, seine äußere Schutzhülle regelmäßig zu beobachten. Und nach dem Motto „Vier Augen sehen mehr als zwei" ist es am besten, Sie und Ihr Partner inspizieren sich gegenseitig und systematisch von Kopf bis Fuß. So ist es außerdem einfacher, schwer kontrollierbare Stellen wie Nacken und Rücken im Auge zu behalten. Alternativ können Sie auch einen Spiegel für schwer einsehbare Hautpartien verwenden.
Je nachdem, welche Zellen der Haut entarten – meist sind es die oberen Schichten –, spricht man von einem Basaliom, Spinaliom oder von einem malignen Melanom. Letzteres ist gemeinhin als schwarzer Hautkrebs bekannt.

Bei Leberflecken: Die ABCD-Regel anwenden

Wenn Sie Muttermale bzw. Leberflecken haben, sollten Sie diesen Ihre besondere Aufmerksamkeit widmen, denn Pigmenteinlagerungen können zu einem Melanom entarten. Zählen Sie die Male an Ihrem Körper: Je mehr es sind, desto größer das Risiko. Für die Früherkennung des schwarzen Hautkrebses gilt die so genannte ABCD-Regel:

- A = Asymmetrie: Ist der Fleck asymmetrisch, also ungleichmäßig gerundet, ist dies ein Warnzeichen.

GESUNDHEITSVORSORGE

- B = Begrenzung: Wenn das Mal unscharf abgegrenzt und sein Rand unregelmäßig ist, sollten Sie es am besten einem Arzt zeigen.
- C = Color (Farbe): Hat das Mal oder der Fleck verschiedene Farbtöne, kann dies ebenfalls ein Warnzeichen sein.
- D = Durchmesser: Wie groß sind die Pigmentmale? Bei einem Durchmesser von mehr als 2 mm sollten Sie den Fleck besonders im Auge behalten.

Richten Sie Ihre Aufmerksamkeit besonders auf neu entstandene, sehr dunkle Male. Dies sollte ebenso der Fall bei einer dunklen Verfärbung unter einem Finger- oder Zehennagel sein, denn auch dies kann ein Melanom sein.

Verändert sich ein Hautfleck nach Jahren in seiner Größe oder Begrenzung, beginnt er zu jucken, zu brennen, ist er ständig entzündet oder blutet er sogar, sollten Sie unverzüglich einen Hautarzt aufsuchen. Auch wenn sich die Bedenken als unbegründet erweisen, gilt dennoch grundsätzlich: Sobald Sie meinen, etwas entdeckt zu haben, gehen Sie bitte zum Arzt!

Brustkrebs rechtzeitig erkennen

Brustkrebs ist die häufigste Tumorart bei Frauen: Weltweit wird er bei schätzungsweise jeder zehnten Frau im Lauf ihres Lebens diagnostiziert. Acht von zehn Betroffenen entdecken den Knoten in ihrer Brust selbst. Bedenkt man, dass die Heilungschancen umso größer sind, je eher eine Behandlung beginnt, wird deutlich, wie wichtig die Selbstuntersuchung der Brust und die regelmäßige Vorsorgeuntersuchung sind.

Die Ursachen für die Entstehung von Brustkrebs sind nicht bekannt. Einige Faktoren erhöhen das Erkrankungsrisiko:
- Mit zunehmendem Lebensalter steigt die Wahrscheinlichkeit fehlerhafter Zellteilung. So steigt das Brustkrebsrisiko vom 30. bis zum 75. Lebensjahr kontinuierlich an.
- Familiäre Häufung: Frauen, deren Mutter, Großmutter, Schwester oder Tante an Brustkrebs erkrankt sind, sollten auf alle Fälle ihre Brust regelmäßig selbst untersuchen und auch untersuchen lassen.

Selbstuntersuchung der Brust

Orientieren Sie sich bei der Untersuchung der Brust an folgenden Fragen:
- Hat sich die Form einer Brust verändert?
- Sieht die Haut einer Brust anders aus – ist sie vorgewölbt oder eingezogen, gerötet oder zeigen sich vergrößerte Poren (Orangenhaut)?
- Fühlt sich eine Brust anders an?
- Ist eine Verhärtung oder ein Knoten zu ertasten?
- Ist eine Brustwarze eingezogen?
- Nässt eine Brustwarze bzw. sondert sie ein Sekret ab?
- Sind Lymphknoten unter der Achsel geschwollen?

Gehen Sie folgendermaßen vor:

Schritt 1: Stellen Sie sich vor einen Spiegel und sehen Sie Ihre Brust zunächst bei herabhängenden Armen genau an. Dann stützen Sie die Hände auf die Hüften und betrachten Ihre Brüste erneut.

Schritt 2: Heben Sie beide Arme mehrmals ganz langsam in die Höhe. Sind jetzt Veränderungen feststellbar? Beobachten Sie auch genau den unteren Verlauf beider Brüste.

Schritt 3: Nun tasten Sie mit flach aufliegender Hand die Brust im Stehen ab (a). Gehen Sie dabei systematisch vor: Unterteilen Sie die Brust gedanklich durch eine waagerechte und eine senkrechte Linie in vier gleiche Teile (Quadranten). Suchen Sie nun jeden Quadranten von außen nach innen ab, wobei Sie Ihre Finger mit leichtem Druck auf der Stelle kreisen lassen (b, c); untersuchen Sie jeweils mit der gegenüberliegenden Hand.

Schritt 4: Auch die Achselhöhlen untersuchen Sie mit der jeweils gegenüberliegenden Hand bei herunterhängendem Arm. Tasten Sie sie von vorn nach hinten und nach oben gegen den Brustkorb auf derbe Knoten ab.

Schritt 5: Wiederholen Sie das Abtasten von Brust und Achselhöhlen im Liegen. Vor allem die untere Hälfte der Brust lässt sich in dieser Position oftmals besser untersuchen.

Immer wenn Sie Veränderungen feststellen oder sich unsicher sind, sollten Sie Ihren Frauenarzt zurate ziehen!

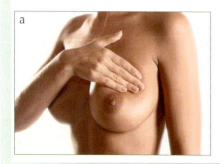
a

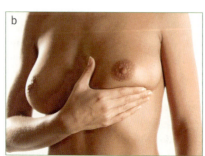
b

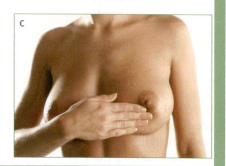
c

Selbstuntersuchung und Selbstbeobachtung

- Wer bereits eine bösartige Geschwulst der Brust hatte, ist gefährdet, dass die zweite Brust ebenfalls erkrankt.
- Frühes Einsetzen der Menstruation, späte Wechseljahre.
- Kinderlosigkeit bzw. späte Geburt (ab dem 31. Lebensjahr).

Die Mastopathie, eine gutartige Erkrankung der Brust, bei der es zu schmerzhaften, manchmal knotigen Verhärtungen des Brustdrüsengewebes kommt, ist in der Regel nicht mit einem erhöhten Risiko für die Entstehung von Brustkrebs verbunden. Nur bei der stärker ausgeprägten Form der Mastopathie, bei der es zu Zellwucherungen kommt (proliferierende Mastopathie), nimmt das Risiko zu.

Unabhängig von diesen genannten Faktoren sollte jede Frau einmal monatlich ihre Brüste und ihre Achseln abtasten, um etwaige Veränderungen frühzeitig zu erkennen. Weil sich die Brust während der Menstruation verändert, ist es sinnvoll, die Selbstuntersuchung etwa eine Woche nach der Monatsblutung durchzuführen. Nach den Wechseljahren sollte ein fester Tag im Monat eingeplant werden.

Auch Männer sollten auf sich achten

In der Familie sind meist die Frauen für alle Gesundheitsfragen zuständig. Männer haben in der Regel kein so ausgeprägtes Verhältnis zu ihrem Körper. Doch es gibt gute Gründe, warum auch Männer auf ihren Körper hören sollten.

Alles in Ordnung mit der Prostata?

Etwa ab dem vierzigsten Lebensjahr beginnt sich bei vielen Männern die Prostata (Vorsteherdrüse) zu vergrößern. Durch die so genannte benigne Prostatahyperplasie (BPH) wird die Harnröhre, die durch die Prostata hindurch verläuft, eingeengt. Die Folge sind Beschwerden bei der Blasenentleerung, angefangen von vermehrtem Harndrang, häufigem nächtlichem Wasserlassen und abgeschwächtem Harnstrahl bis zu Schmerzen beim Wasserlassen. Wird die Prostatahyperplasie frühzeitig erkannt, können Medikamente helfen. Ansonsten wird ein operativer Eingriff notwendig.

Ähnliche Symptome zeigt auch das Prostatakarzinom, das nach Lungenkrebs bei deutschen Männern die zweithäufigste Krebsart ist, allerdings sind die meisten Betroffenen über 60 Jahre alt. Prostatakrebs entwickelt sich meist über einen langen Zeitraum hinweg, daher sollte auf die Frühsymptome besonders geachtet werden.

Keine Chance dem Hodenkrebs!

Der Hodenkrebs zählt zwar insgesamt zu den seltenen Tumorerkrankungen, doch in der Altersgruppe der 15- bis 40-jährigen Männer ist er die häufigste bösartige Krebserkrankung. Wodurch Hodenkrebs entsteht, ist ungeklärt, jedoch erkranken Männer mit einem Hodenhochstand oder einem Pendelhoden häufiger. Betroffen ist dabei fast immer nur ein Hoden.

Wird die Erkrankung frühzeitig erkannt, d.h. bevor Tochtergeschwülste entstanden sind, liegt die Heilungsrate bei etwa 90

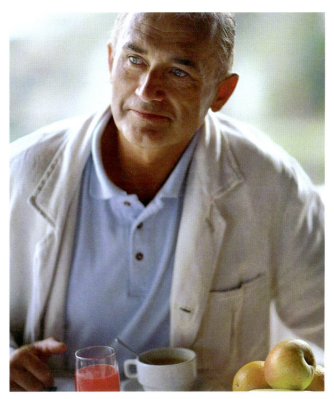

Vielen Männern fällt es schwer, über ihre Gesundheit und über auftretende Beschwerden zu sprechen; unangebrachte Scham sollte Sie nicht von einem notwendigen Arztbesuch abhalten!

Prozent. Aus diesem Grund sollten junge Männer bereits ab der Pubertät ihre Hoden monatlich inspizieren.

Die Selbstuntersuchung wird am besten während eines warmen Bades oder beim Duschen durchgeführt, denn durch die Wärme entspannt sich der Hodensack, und damit wird das Abtasten leichter. Und so gehen Sie vor:

- Rollen Sie die Hoden zwischen Daumen und Zeigefinger vorsichtig hin und her. Gibt es Verdickungen, Verhärtungen, Knoten? Ist ein Hoden schmerzlos vergrößert?
- Untersuchen Sie die Hoden auf sichtbare Veränderungen wie Knoten oder Schwellungen.

Stellen Sie eine Veränderung fest, suchen Sie einen Urologen auf! Dies gilt auch, wenn Sie ein Schweregefühl oder einen ziehenden Schmerz im Hoden bzw. in der Leiste spüren, wenn ein Hoden bei Berührung schmerzempfindlich ist, wenn Sie Blut im Samenerguss oder Ausfluss aus dem Penis feststellen.

Auch den Penis untersuchen

Im Rahmen der Hodenuntersuchung ist es sinnvoll, auch den Penis mit zu inspizieren. Peniskrebs kann sich als kleines, rotes Geschwür an Vorhaut oder Eichel bemerkbar machen. Auch Feigwarzen (Kondylome) lassen sich so frühzeitig erkennen; sie sind sexuell übertragbar und können bei der Partnerin Gebärmutterhalskrebs verursachen.

GESUNDHEITSVORSORGE

Gesundheits-Check beim Arzt

In jeder Lebensphase gibt es Beschwerden und Erkrankungen, die in genau dieser Zeit vermehrt auftreten können. Früherkennungs- und Vorsorgeuntersuchungen sollen helfen, Erkrankungen in einem möglichst frühen Stadium zu diagnostizieren und damit eine rechtzeitige Behandlung zu ermöglichen. Auf diese Weise ist die Chance eines Heilerfolges groß. Außerdem können Folgeschäden verhindert werden, die ein Fortschreiten der Erkrankung häufig mit sich bringt.
Sinnvoll sind allgemeine medizinische und zahnmedizinische Grunduntersuchungen sowie spezielle Gesundheits-Checks, die bestimmte Erkrankungen aufdecken sollen.

Vorsorgeuntersuchungen ab 35

Ziel dieser Untersuchungen ist es, häufig auftretende Erkrankungen wie Altersdiabetes (Diabetes mellitus), Herz-Kreislauf-Erkrankungen oder Nierenkrankheiten frühzeitig festzustellen. Den „Check ab 35" (in Deutschland) bzw. ähnliche Vorsorgeuntersuchungen sollte man alle zwei Jahre von einem Allgemeinmediziner oder Internisten durchführen lassen. Die Untersuchung sollte immer aus vier Bereichen bestehen:

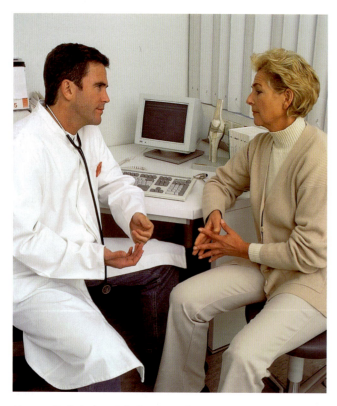

Nutzen Sie in jedem Fall die Gesundheits-Checks, die Ihnen die Krankenkasse zahlt. Erkrankungen, die im Frühstadium erkannt werden, haben beste Chancen auf Heilung!

- einem Gespräch (Anamnese), bei welchem die Familien-, Kranken- und Sozialgeschichte betrachtet wird
- der körperlichen Untersuchung, bei der sich der Arzt ein Bild vom gesundheitlichen Zustand des Patienten macht
- Labortests von Blut und Urin
- einer abschließenden Beratung über die Ergebnisse.

Krebsfrüherkennung beim Arzt

Obwohl die Angst vor Krebs groß ist und in der Regel jeder einen Menschen im Familien- bzw. Freundeskreis kennt, der daran erkrankt ist, werden die Maßnahmen zur Früherkennung nur sehr wenig in Anspruch genommen. Nur knapp jede zweite Frau nimmt die Möglichkeit der Krebsvorsorgeuntersuchung wahr. Bei Männern fällt die Bereitschaft zur aktiven Gesundheitsvorsorge noch bescheidener aus: Lediglich jeder siebte Mann geht zum Arzt, um Hoden, Prostata und Darm untersuchen zu lassen.

Krebsvorsorge für Frauen
- Ab dem 20. Lebensjahr sollte jede Frau jährlich einmal zur Krebsvorsorgeuntersuchung gehen. Dabei sieht sich der Gynäkologe die Genitalorgane an und nimmt von Gebärmuttermund und -hals einen Abstrich, der mikroskopisch untersucht wird.
- Bei Frauen ab dem 30. Lebensjahr werden zusätzlich die Brust und die Lymphknoten in den Achseln abgetastet.
- Ab dem 50. Lebensjahr kommen die rektale Untersuchung des Enddarms sowie ein Schnelltest auf verborgenes Blut im Stuhl hinzu. Damit soll eine Tumorerkrankung des Darms frühzeitig erkannt werden.
- Ab dem Alter von 56 können Frauen eine Darmspiegelung (Koloskopie) durchführen lassen.
- Zwischen dem 30. und 40. Lebensjahr sollte erstmals eine Mammographie (Röntgen der Brust) durchgeführt werden. Diese Basisaufnahme dient dem Arzt zum Vergleich mit späteren Aufnahmen. Uneinigkeit herrscht derzeit noch zwischen den Experten, ab wann und wie häufig Kontrollmammographien sinnvoll sind: Manche von ihnen befürworten sie ab dem 40., andere ab dem 50. Lebensjahr. Die einen halten eine jährliche Kontrolle für richtig, andere finden es ausreichend, wenn die Mammographie alle zwei Jahre durchgeführt wird.
- Eine weitere Methode zur Brustuntersuchung bietet die Ultraschalluntersuchung (Sonographie). Sie kann ergänzend zur Mammographie durchgeführt werden.

Krebsvorsorge für Männer
- Für Männer besteht ab dem 45. Lebensjahr die Möglichkeit der jährlichen Krebsvorsorge. Sie kann beim Urologen, Internisten oder einem Arzt für Allgemeinmedizin durchgeführt werden. Dieser untersucht die äußeren Genitalorgane und kontrolliert per Tastuntersuchung den

Gesundheits-Check beim Arzt

Vorsorgeuntersuchungen für Kinder

Die Leistungen der Krankenkassen umfassen auch die Gesundheitsvorsorge für Ihr Kind. Im Rahmen dieser Untersuchungen stehen die körperliche, geistige und soziale Entwicklung im Mittelpunkt. Denn gerade bei den Kleinen gilt: Je frühzeitiger eine Entwicklungsstörung oder ein gesundheitliches Problem, z.B. ein Hörschaden oder ein Sehfehler, erkannt und korrigiert bzw. behandelt werden, desto besser sind die gesundheitlichen, aber auch die allgemeinen Startchancen des Kindes.

In Deutschland sollten Sie deshalb 10 Termine unbedingt wahrnehmen:
- U1: Neugeborenenuntersuchung
- U2: 3. bis 10. Lebenstag
- U3: 4. bis 6. Lebenswoche
- U4: 3. bis 4. Lebensmonat
- U5: 6. bis 7. Lebensmonat
- U6: 10. bis 12. Lebensmonat
- U7: 21. bis 24. Lebensmonat
- U8: 43. bis 48. Lebensmonat
- U9: 60. bis 64. Lebensmonat
- J1: Jugendgesundheitsuntersuchung

In der Schweiz sind nach der Neugeborenenuntersuchung 12 Vorsorgetermine vorgesehen: in der ersten Lebenswoche, dem 1., 2., 4., 6., 12., 18. und 24. Lebensmonat sowie mit 4, 6 und 10 Jahren. Die abschließende Untersuchung soll zwischen dem 14. und 16. Lebensjahr stattfinden.

Bei der Untersuchung gleich nach der Geburt werden lebenswichtige Funktionen wie Atmung und Herzschlag kontrolliert, aber auch Muskeltätigkeit und Reflexe. Außerdem wird das Neugeborene auf Missbildungen hin untersucht. Mit dem weiteren Früherkennungsprogramm folgen dann Untersuchungen der Organfunktionen sowie der Sinnesorgane. Das Blut wird auf mögliche Hormon- und Stoffwechselstörungen getestet; die Hüftgelenke ebenso wie Gewicht und Wachstum werden kontrolliert. Es werden Motorik und das Nervensystem untersucht, die Sprachentwicklung und die geistige Entwicklung überprüft.

Bei den Jugendlichen nimmt der Arzt sowohl die körperliche als auch die seelische Entwicklung des Teenagers unter die Lupe. Darüber hinaus werden Themen wie Ernährung, Rauchen und Drogen angesprochen.

Wichtig sind außerdem die Zahnvorsorgeuntersuchungen (siehe unten) sowie die empfohlenen Schutzimpfungen.

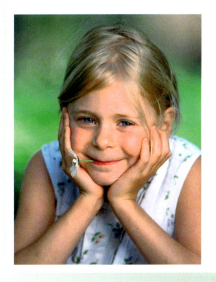

Enddarm und die Prostata. Mit einem Testbriefchen wird der Stuhl auf verborgenes Blut untersucht.
- Ab dem 50. Lebensjahr wird, ebenso wie bei Frauen, die Durchführung einer Darmspiegelung von einem Facharzt für innere Medizin empfohlen.

Regelmäßig zum Zahnarzt

Zahnvorsorge beginnt schon bei Kleinkindern, und zwar ab dem zweiten bis dritten Lebensjahr, wenn das Milchgebiss vollständig durchgebrochen ist. Dies dient nicht nur einer ersten Kontrolle; kleine Kinder lernen so frühzeitig, angstfrei zum Zahnarzt zu gehen. Außerdem berät der Zahnarzt über Karies-Prophylaxe, Mundhygiene und zahngesunde Ernährung. Darüber hinaus werden bei den Früherkennungsuntersuchungen (siehe Kasten oben) die Zähne, die Mundhöhle sowie die Kiefer auf Erkrankungen untersucht.

Zwischen dem 6. und 18. Lebensjahr sollte man zweimal jährlich die Zähne kontrollieren lassen. Für Erwachsene empfiehlt sich der Zahnarztbesuch mindestens einmal im Jahr.

Der Zahnarzt entfernt Zahnstein, um einer Entzündung des Zahnfleisches und damit langfristig dem Zahnausfall vorzubeugen. Er entfernt kariöse Stellen, bevor sie den Zahn zur Gänze zerstören, und erneuert defekte Füllungen. Darüber hinaus fluoridiert der Zahnarzt empfindliche Zahnhälse. Er untersucht den Zustand des Zahnfleisches und berät über die richtige Zahnpflege ebenso wie über zahngesunde Ernährung.

Wann und was zahlt man selbst?

Bei den in Deutschland gesetzlich geregelten Vorsorgeuntersuchungen handelt es sich um eine Art Basisprogramm, das von allen Krankenkassen erstattet wird.

Darüber hinaus gibt es jedoch ärztliche Untersuchungen, die nicht automatisch von den Kassen bezahlt werden, sondern nur dann, wenn ein begründeter Verdacht auf eine Erkrankung besteht. Sie sind in der Liste der „Individuellen Gesundheitsleistungen" (IGEL) verzeichnet, die von der Kassenärztlichen Bundesvereinigung (KBV) erstellt wird.

In der Schweiz werden von den Krankenkassen die Kosten für Vorsorgeuntersuchungen im Rahmen der entsprechenden Zusatzversicherungen übernommen. Wer Zweifel hat, ob die Kosten für gewisse ärztliche Untersuchungen, wie z.B. Lungenfunktionsprüfung oder Ultraschalluntersuchung der Brust, durch die Krankenversicherung gedeckt sind, sollte sich bereits im Vorfeld bei seiner Krankenkasse informieren.

GESUNDHEITSVORSORGE

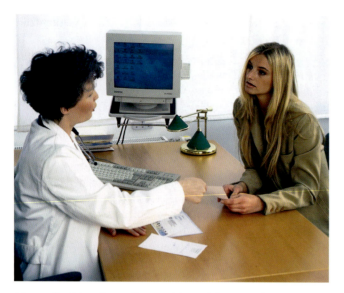

Wenn eine Erkrankung diagnostiziert wird, ist es oft sinnvoll, eine Untersuchung bei einem Facharzt anzuschließen. Entsprechende Überweisungen erhalten Sie von Ihrem Hausarzt.

Handelt es sich jedoch nicht um eine „Wunschleistung", sondern um eine aus medizinischer Sicht notwendige ärztliche Maßnahme, etwa wenn der Arzt einen begründeten Verdacht auf ein Glaukom hat, wird diese Leistung von der Krankenkasse übernommen.
Welche Untersuchungen Sie regelmäßig durchführen lassen sollten, hängt von Ihrer Krankengeschichte, der Ihrer Familie sowie von Ihrem Alter ab. Lassen Sie sich von Ihrem Hausarzt beraten.

Impfen – Schutz vor Erregern

Impfungen gehören mit zu den wichtigsten medizinischen Maßnahmen, um die Gesundheit zu schützen. Ziel einer Impfung ist es, dass das Immunsystem bestimmte krank machende Erreger vernichtet, sobald diese in den Körper gelangen. Dadurch ist nicht nur der Einzelne vor Erkrankungen geschützt, gegen die es möglicherweise keine ausreichende Therapie gibt. Auch die Übertragung auf andere und damit eine Ausbreitung der Krankheit wird so vermieden.
Manche schlimme Infektionskrankheit ist auf diese Weise eingedämmt worden. Bestes Beispiel hierfür ist die Kinderlähmung (Polio), an der bis vor rund 40 Jahren viele Kinder erkrankten und gegen die es bis heute keine Therapie gibt. Durch konsequente Impfprogramme konnten die Polioviren aus Europa verbannt werden. Wer heute allerdings keinen entsprechenden Impfschutz mehr hat und Urlaub in Ländern mit Poliogefahr macht, ist dort vor einer Infektion nicht geschützt!
Impfungen sind nur in einigen schweizer Kantonen noch verpflichtend, ansonsten freiwillig. Experten beklagen eine zunehmende Impfmüdigkeit. Viele Menschen sind verunsichert, weil immer wieder jemand vor der Schädlichkeit des Impfens warnt. Doch die Wahrscheinlichkeit von Nebenwirkungen ist bei den heutigen Impfseren gering – und sie steht vor allem in keinem Verhältnis zu den Gefahren, die beispielsweise Wundstarrkrampf oder Kinderlähmung mit sich bringen.

Kinderkrankheiten – kein Kinderspiel

Mit dem Begriff Kinderkrankheiten wird gemeinhin verbunden, es handle sich um eher harmlose Erkrankungen, die Kinder eben durchmachen. Kaum jemandem ist dabei aber bewusst, dass diese Erkrankungen vor allem deshalb im Kindesalter auftreten, weil sie so infektiös sind und das kindliche Immunsystem noch im Aufbau begriffen ist. Deshalb sind auch fast alle Kinder von ihnen betroffen.
Kinderkrankheiten sind dabei keineswegs harmlos: Sie verursachen unter Umständen ganz erhebliche und vor allem bleibende Schäden. So ist etwa Mumps die häufigste Ursache für eine nicht angeborene Ertaubung von Kindern, und Schwangere, die nicht immun gegen Röteln sind, können diese Erreger auf das ungeborene Kind übertragen, was zu schwersten Missbildungen führen kann.

Aktivierter Selbstschutz

Unterschieden wird die aktive und die passive Impfung. Bei der aktiven Schutzimpfung werden dem Körper mit dem Impfserum Bestandteile des Krankheitserregers in abgeschwächter Form verabreicht. Diese so genannten Antigene aktivieren die körpereigene Abwehr: Das Immunsystem wehrt sich, indem es spezielle Antikörper bildet, die genau diesen Erreger bekämpfen und dauerhaft im Körper verbleiben. Kommt es irgendwann nach der Impfung zu einer echten Infektion, stehen dem Organismus die Antikörper zur Verfügung, um den Erreger unschädlich zu machen, bevor die Krankheit ausbrechen kann. Je nach Art des Erregers bleibt der Impfschutz jahrelang oder sogar lebenslang bestehen.
Bei der passiven Impfung werden Antikörper, die schon von anderen gebildet wurden, z.B. von Tieren, oder künstlich hergestellte Gegengifte verabreicht. Vorteil dieser Impfung ist ihre sofortige Wirkung im Fall einer Infektion bzw. eines entsprechenden Verdachts, etwa nach dem Biss eines unter Tollwutverdacht stehenden Tieres. Allerdings hält dieser Impfschutz nur einige Monate an, da der Organismus die fremden Antikörper wieder abbaut.
Eine Kombination aus aktiver und passiver Impfung wird als Simultanimpfung bezeichnet, die z.B. bei einer Tetanusimpfung (Impfung gegen Wundstarrkrampf) möglich ist: Hat jemand eine Verletzung, der nicht geimpft ist bzw. dessen Impfung lange zurückliegt, kann hiermit die erste, schutzlose Phase überbrückt werden, und gleichzeitig wird der Körper zur Bildung von eigenen Antikörpern angeregt.

Impfen – Schutz vor Erregern

Aktuelle Impfempfehlungen

Die zuständigen Behörden und Impfkommissionen erstellen so genannte Impfkalender bzw. Impfpläne, in denen aktuelle Impfempfehlungen gegeben werden.
- Im zweiten Lebensmonat wird gegen Diphtherie, Tetanus und Polio (DTP), außerdem gegen Haemophilus influenzae Typ B und Keuchhusten, eventuell gegen Hepatitis B geimpft. Auffrischungen sollten zwischen dem 4. und 6. sowie zwischen dem 15. und 24. Lebensmonat erfolgen.
- Etwa im 12. Lebensmonat folgt eine Kombinationsimpfung gegen Masern, Mumps und Röteln, die zwischen dem 15. und 24. Lebensmonat aufgefrischt werden muss.
- Im Alter von 4 bis 7 Jahren muss der Impfschutz gegen Diphtherie, Tetanus und Keuchhusten erneuert werden.
- Zwischen dem 11. und 15. Lebensjahr erfolgt eine weitere Auffrischung für Diphterie und Tetanus.
- Jugendliche, die bis dahin keine ausreichende Impfprophylaxe gegen Masern, Mumps, Röteln und Hepatitis B erhalten haben, sollten diese Impfungen unbedingt nachholen!

Erwachsene sind nicht immer gegen Kinderkrankheiten gefeit, und oft verlaufen diese bei ihnen besonders schwer. Deshalb sollten auch sie auf ihren kontinuierlichen Impfschutz (z.B. Tetanus) achten. Werden die Auffrischungsimpfungen vergessen, besteht oft gar kein Impfschutz mehr!
- Im Fall von Polio gilt nach neuesten Empfehlungen der Ständigen Impfkommission des Berliner Robert-Koch-Institutes (STIKO) derjenige als lebenslang immunisiert, der insgesamt vier Polio-Impfungen hinter sich hat.
- Ab dem 60. Lebensjahr sollte man sich jährlich gegen Influenza (Virusgrippe) sowie alle 6 Jahre gegen Pneumokokken (Verursacher von Lungen- und Hirnhautentzündung) impfen lassen.

Bedarfsimpfungen werden für bestimmte Berufsgruppen (medizinisches Personal) sowie für Risikogruppen empfohlen, die ein erhöhtes Erkrankungsrisiko haben oder einem besonderen Infektionsrisiko ausgesetzt sind. Geimpft wird unter anderem gegen FSME (Frühsommer-Meningoenzephalitis), Influenza, Tollwut, Virushepatitis A, Virushepatitis B.

Nicht zu jeder Zeit impfen

Lassen Sie sich immer von Ihrem Hausarzt beraten, denn nicht immer sind Schutzimpfungen angezeigt. Dies gilt:
- während oder kurz nach einer Infektionskrankheit
- bei einem geschwächten Immunsystem
- wenn jemand Medikamente einnimmt, die die Abwehrkräfte unterdrücken (Immunsuppressiva)
- während einer Schwangerschaft
- im Fall einer Allergie gegen den Impfstoff oder die darin enthaltenen Zusatzstoffe; hier muss unter Umständen ganz darauf verzichtet werden.

Schutz auf Reisen in ferne Länder

Wenn Sie eine Fernreise vor allem in ein tropisches Gebiet planen, sollten Sie mindestens einen Monat vor Reiseantritt notwendige Impfungen durchführen lassen. Auskünfte über sinnvolle und erforderliche Impfungen für Ihr Reiseziel erhalten Sie bei Tropenmedizinischen Instituten oder bei Ärzten für Tropenmedizin, wo Sie sich auch impfen lassen können. Klären Sie bei dieser Gelegenheit, ob noch ausreichender Impfschutz gegen Tetanus und Kinderlähmung besteht.
Auch ein Schutz gegen Malaria ist in zahlreichen Ländern sinnvoll. Generell wird die Malariaprophylaxe durch die Einnahme von Medikamenten erreicht. Deren Wirkung hält allerdings nur so lange an, wie das Mittel eingenommen wird; und es muss damit bereits einige Zeit vor der Reise begonnen werden. Ein möglicher Impfstoff ist zurzeit noch in der Testphase.

Nicht alle Impfungen sind kostenlos

Die meisten der empfohlenen Standard- und Auffrischungsimpfungen werden von den Krankenkassen getragen oder in Deutschland auch von den Gesundheitsämtern zu bestimmten Impfterminen kostenlos angeboten. Auch bei Bedarf im akuten Krankheitsfall zahlt meist die Krankenkasse; doch das ist vom Einzelfall abhängig. Entsprechend den Vorschriften des Arbeitsschutzes werden Impfungen für bestimmte Berufsgruppen, z.B. gegen Hepatitis B, vom Arbeitgeber finanziert.
Die private Reiseprophylaxe (Impfberatung, Überprüfung des aktuellen Impfstatus, Durchführung der Impfungen) wird in Deutschland nicht von den gesetzlichen Krankenkassen bezahlt. Ansonsten ist die Erstattung vom gewählten Versicherungsschutz abhängig.

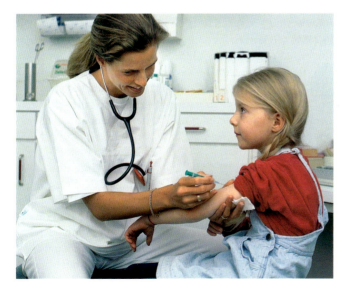

Impfungen in der Kindheit schützen vor vielen schweren Krankheiten. Einige Impfungen müssen im Erwachsenenalter aufgefrischt werden, z.B. die gegen Tetanus (Wundstarrkrampf).

BESCHWERDEN ERNST NEHMEN

Sich selbst, die Signale und Symptome seines Körpers wahrzunehmen, ist gar nicht so schwer – wenn man weiß, worauf man achten muss, welche „Sprache" Körper, Seele und Geist gewissermaßen sprechen und wie sich bestimmte gesundheitliche Störungen schon bemerkbar machen können, bevor sie wirklich Probleme bereiten. Kommt es erst zu echten Beschwerden und halten diese auch noch an, ist der nächste Schritt immer der baldige Arztbesuch.

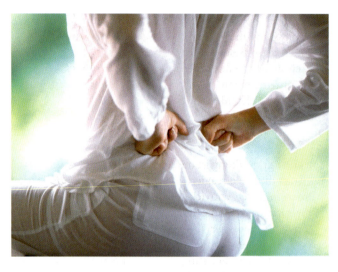

Das wichtigste Warnsignal des Körpers ist der Schmerz. Wäre man gegen ihn unempfindlich, würde man die Hände unter zu heißem Wasser waschen und sich verbrühen, Verletzungen sähe man erst durch die Blutung, einen gebrochenen Fuß würde man nicht schonen. Schmerz verschafft dem Körper auch die nötige Ruhe zur Regeneration, denn das, was Schmerzen verursacht, vermeidet man von selbst – oder sollte es zumindest tun.

Signale richtig einordnen

Alle Symptome, ob Schmerz, Völlegefühl, Schweißausbrüche, Übelkeit, Fieber, Zittern und vieles mehr, zeigen, dass im Körper irgendetwas anders abläuft als bisher. Diese Anzeichen können entweder Teil einer normalen körperlichen Veränderung (wie in den Wechseljahren) sein oder Zeichen einer Funktionsstörung, eines entzündlichen Prozesses oder einer Infektion. Aber auch seelische Belastungen und psychische Erkrankungen kommen in körperlichen Beschwerden zum Ausdruck.

Akute Beschwerden

Setzen die Beschwerden plötzlich und heftig ein und sind sie meist von kurzer Dauer, handelt es sich um akute Beschwerden. Diese können sowohl relativ harmloser Natur sein als auch auf einen schwerwiegenden, manchmal sogar lebensbedrohlichen Prozess hindeuten.
Jeder hat schon einmal akute Beschwerden gehabt, die er aus Erfahrung als nicht bedrohlich einschätzen kann: der plötzlich einsetzende Kopfschmerz bei Stress, die triefende Nase bei Schnupfen, das Halsweh und die Schluckbeschwerden bei einer Erkältung, das Völlegefühl nach einem zu üppigen Essen, um nur einige Beispiele zu nennen.
Es gibt jedoch akute Symptome, die sind völlig neu, manchmal besorgniserregend oder beängstigend: So können Entzündungen im Bauchraum, ein Blinddarmdurchbruch oder Darmverschluss, unter anderem heftigste Schmerzen, Übelkeit, Erbrechen und Kreislaufstörungen verursachen. Der Arzt spricht in diesem Fall von einem „akuten Bauch". Ein Herzinfarkt wiederum geht mit plötzlich einsetzenden Beklemmungs- und Angstgefühlen, kaltem Schweiß und Blässe sowie heftigen Schmerzen hinter dem Brustbein einher, die in Arme, Rücken und Kiefer ausstrahlen können.
Um so genannte akut-rezidivierende Symptome handelt es sich, wenn Beschwerden erneut auftreten, nachdem die Ursache und die Krankheitszeichen bereits abgeklungen waren. Dies ist häufig bei Atemwegsinfekten oder Entzündungen der Nasennebenhöhlen der Fall.

Chronische Beschwerden

Machen sich die Beschwerden ganz allmählich, sozusagen schleichend, bemerkbar, entwickeln sie sich langsam und bestehen dauerhaft, handelt es sich um chronische Krankheitszeichen. Beispielsweise werden Venenleiden, die auf einer nachlassenden Funktion der (für den Rücktransport des Blutes zum Herzen zuständigen) Venenklappen beruhen, als chronisch venöse Insuffizienz bezeichnet. Auch andere Krankheiten, die nicht ohne weiteres wieder völlig ausheilen, werden mit der Bezeichnung „chronisch" versehen, etwa die chronische Bronchitis oder die schwere Form des Gelenkrheumatismus, die primär-chronische Polyarthritis (pcP). Nehmen diese Beschwerden im Laufe der Zeit noch zu, verstärken sie sich in ihrer Intensität, spricht der Arzt von „chronisch-progredienten" Symptomen oder einem chronisch-progredienten Krankheitsverlauf.

Psychisch, somatisch oder psychosomatisch?

Von einer Erkrankung ist meist nicht allein der Körper betroffen, auch die Seele reagiert. Wer z.B. lange Zeit unter starken Schmerzen leidet, entwickelt unter der dauernden Belastung oftmals auch psychische Störungen bis hin zur Depression. Gleichzeitig dient der Körper als Sprachrohr der Seele für Stress oder innere Konflikte: Beispielsweise drücken sich anhaltende seelische Belastungen in schmerzhaften Muskelverspannungen oder Kopfschmerzen aus. In diesem Zusammenhang spricht man von psychosomatischen Störungen. Experten gehen davon aus, dass etwa 60 Prozent aller körperlichen Beschwerden, mit denen Patienten in die Praxis eines Allgemeinarztes kommen, ihren Ursprung nicht in organischen Störungen haben, sondern die Auswirkungen psychischer Belastungen sind.

Ebenso können psychische Erkrankungen Auslöser körperlicher Symptome sein oder zumindest an ihrer Entstehung beteiligt sein. Bei einer Depression stehen unter Umständen Herzjagen und -stolpern, stechende Herzschmerzen sowie Druck- und Engegefühl in der Brust so sehr im Vordergrund, dass sie den eigentlichen Auslöser – nämlich die Depression – völlig verdecken.

Einige Krankheiten haben eine stark ausgeprägte psychosomatische Komponente. Hierzu zählen u.a. Asthma bronchiale, Bluthochdruck, chronische Magen-Darm-Erkrankungen wie Morbus Crohn und Colitis ulcerosa, Heuschnupfen, Neurodermitis, rheumatische Erkrankungen, Rücken- und Kopfschmerzen, Schlafstörungen, Essstörungen, Schwindel und Ohrgeräusche (Tinnitus) sowie Zwölffingerdarmgeschwüre: Sobald man unter großem Stress steht, treten sie neu auf, bzw. ihre Symptome verstärken sich.

Führen Sie ein Beschwerden-Tagebuch!

Auf einen Arztbesuch sollten Sie sich vorbereiten, damit Ihnen in der Sprechstunde nicht auf einmal die wichtigsten Dinge nicht mehr einfallen: Das, was Sie tagelang geplagt hat, ist auf einmal wie weggeblasen und erscheint deshalb nicht mehr als wichtig. Auf dem Heimweg ärgern Sie sich dann, mit dem Arzt nicht genügend gesprochen, nicht die richtigen Fragen gestellt oder die richtigen Antworten gegeben zu haben. Für diese Fälle, aber auch um dem Arzt eventuell wichtige Hinweise zur Diagnosestellung geben zu können, ist es sinnvoll, eine Art Beschwerden-Tagebuch zu führen. Versuchen Sie Folgendes schriftlich festzuhalten:

- Welcher Art sind Ihre Beschwerden?
- Wo genau treten sie auf?
- Seit wann bestehen die Symptome?
- Wie häufig treten die Beschwerden auf? Sind sie ständig da, oder kommen sie periodisch wieder?
- Wie lange halten sie an?
- In welchen Situationen machen sich die Symptome bemerkbar:
    – morgens/mittags/abends/nachts?
    – in Ruhe oder in Bewegung?
    – im Sitzen, Stehen oder Liegen?
    – bei Kälte oder Wärme?
    – bei nasskaltem oder feuchtwarmem Wetter?
    – bei Stress, Hektik, Aufregung?
    – bei körperlicher Belastung?
    – vor oder nach dem Essen?
    – nach dem Genuss bestimmter Speisen oder Nahrungsmittel wie fetthaltige/fleischhaltige Kost, bestimmte Obstsorten, Fische/Schalentiere, Milch- und Milchprodukte, Käse, Süßigkeiten etc.?
    – nach Alkoholgenuss?
    – nach der Einnahme von Medikamenten?

Wichtig für den Arzt sind aber auch noch andere, möglichst detaillierte Informationen, etwa:

- Wie sieht es mit Ihrem Appetit aus? Haben Sie eine plötzliche Abneigung gegen bestimmte Speisen?
- Was verbessert oder verschlechtert die Beschwerden?

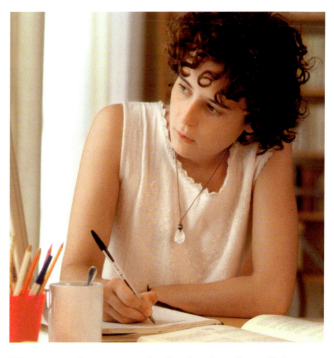

Wie, wann und wo genau treten Ihre Beschwerden auf? Eine Beschreibung hilft dem Arzt bei seiner Diagnose – und ein „Beschwerden-Tagebuch" hilft Ihnen, sich präzise zu erinnern.

BESCHWERDEN ERNST NEHMEN

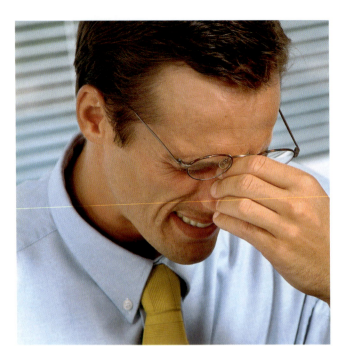

Schmerz ist ein Notruf des Körpers und sollte deshalb ernst genommen werden. Je genauer Sie den Schmerz beschreiben können, desto besser kann der Arzt Zusammenhänge erkennen.

- Leidet in Ihrer Familie jemand unter ähnlichen Symptomen (Eltern, Großeltern, Geschwister, Tanten, Onkel)?
- Wie steht es um Ihr Allgemeinbefinden? Fühlen Sie sich energielos, matt und müde? Frieren Sie schnell, oder ist Ihnen eher zu heiß?
- Schlafen Sie gut? Ist Ihr Schlaf tief und fest oder leicht und unruhig? Wachen Sie nachts auf? Wie viel Schlaf brauchen Sie? Fühlen Sie sich morgens frisch und erholt? Oder benommen, wie hinter einer Glaswand?
- Haben Sie eine geregelte Verdauung? Wie sieht diese aus? Haben Sie Veränderungen von Geruch oder Farbe des Stuhlgangs oder Urins festgestellt?
- Leiden Sie unter immer wiederkehrenden Erkältungen oder Entzündungen, unter Kopfschmerzen oder Migräne?
- Wie ist Ihre Stimmung? Fühlen Sie sich angespannt, unruhig, gereizt oder bedrückt? Fangen Sie leicht und schnell an zu weinen? Leiden Sie unter generellen Ängsten, und wenn ja, an welchen?

Schmerz ist nicht gleich Schmerz

Schmerz drückt immer aus: „Achtung, hier stimmt etwas nicht!" Er hilft, Krankheiten rechtzeitig zu erkennen und einzuschätzen, und sollte niemals ignoriert werden!

Auch wenn dieser Notruf des Körpers je nach Erkrankung unterschiedlich ist und nicht jeder Mensch Schmerzen gleich empfindet – beispielsweise ist die Schmerzintensität auch abhängig von der individuellen Schmerzschwelle –, gibt es dennoch aussagefähige Schmerzarten. So kann beispielsweise ein dumpfer, klopfender Schmerz Zeichen eines entzündlichen Prozesses sein, etwa einer vereiterten Zahnwurzel. Krampfartige Schmerzen wiederum sprechen möglicherweise für eine Kolik, also für Probleme in einem Hohlorgan. Brennende Schmerzen treten bei einer Gewebeverletzung auf, wie sie bei einem Sonnenbrand oder einer Schürfwunde entstehen.

Welcher Art Ihre Schmerzen sind, wann sie sich bemerkbar machen, wann sie sich verstärken oder nachlassen – alle diese Informationen geben wichtige Hinweise auf die mögliche Ursache. Deshalb ist es auch so wichtig, dass Schmerzen möglichst genau beschrieben werden können. Typische Schmerzen sind:

- an- und abschwellend
- brennend
- bohrend
- dumpf
- klopfend
- krampfartig
- schneidend
- reißend
- stechend
- ziehend

Manchmal tritt ein Schmerz nicht direkt am Ort des Geschehens auf, sondern strahlt aus. So können beispielsweise Schulterschmerzen unter Umständen Zeichen einer Entzündung der Gallenblase oder der Lunge sein.

Schmerz ist allerdings nicht immer nur ein Warnsignal. Er kann sich auch verselbstständigen und zu einer eigenen Krankheit werden. Dann spricht man von einem „chronischen Schmerzsyndrom".

> Wenn Sie gesundheitliche Probleme bei sich feststellen, ohne dass Sie diese einer harmlosen Ursache zuordnen können, wird es Zeit, einen Arzt aufzusuchen. Doch zuvor sollten Sie die Symptome ebenso wie Ihr allgemeines Befinden genau betrachten.

Und dann zum Arzt!

Jeder Versicherte kann seinen Arzt unter allen niedergelassenen und zugelassenen Ärzten und Zahnärzten frei wählen (manche Tarife in der Schweiz schränken diese Wahlfreiheit allerdings ein). Die meisten alternativmedizinischen Therapien sind nicht Bestandteil der Leistungskataloge der gesetzlichen Krankenversicherung in Deutschland bzw. der obligatorischen Grundversicherung in der Schweiz.

Den richtigen Arzt finden

Für den Erfolg einer Behandlung ist entscheidend, dass man sich bei seinem Arzt in guten Händen fühlt. Wenn es also um die Suche nach dem passenden Arzt geht, sollten Sie Ihre Bedürfnisse und Eindrücke überprüfen:

- Ist es wichtig, dass die Praxis in Ihrer Nähe liegt?
- Wie sieht es mit der Verkehrsanbindung aus?

Und dann zum Arzt!

- Wie günstig sind die Sprechstunden für Sie? Gibt es eine offene Sprechstunde, werden Termine vergeben, gibt es eine Spät- sowie eine Notfallsprechstunde?
- Ist es für Sie wichtig, dass der Arzt auch Hausbesuche macht und dass er am Wochenende erreichbar ist?
- Fühlen Sie sich in der Praxis wohl, gefällt Ihnen dort der Umgangston?
- Ist die Wartezeit akzeptabel?

Wenn Sie aufgrund dieser Kriterien eine Arztpraxis gefunden haben, müssen Sie sich fragen, ob Sie sich bei dem Arzt gut aufgehoben fühlen:

- Vertrauen Sie eher einem älteren oder jüngeren Arzt?
- Können Sie mit Ihrem Arzt alles offen besprechen?
- Nimmt sich Ihr Arzt Zeit für Sie?
- Erklärt er Ihnen auf verständliche Weise die Diagnose, Labor- und Untersuchungsergebnisse, Röntgenbilder?
- Berücksichtigt er die Zusammenhänge von Körper und Seele, und ist er (wenn es Ihnen wichtig ist) alternativen Heilmethoden gegenüber aufgeschlossen?
- Berücksichtigt er bei Therapievorschlägen Ihre persönlichen Anliegen und Ihre individuelle Lebenssituation?
- Weist er Sie auf Nebenwirkungen von Medikamenten hin?
- Ist er bereit, Sie zu einem Facharzt zu überweisen?

Wenn Sie unzufrieden sind

Hat Ihr Arzt nicht genügend Zeit für Sie, fühlen Sie sich missverstanden, haben Sie Zweifel an Diagnose und Therapie, sprechen Sie Ihre Kritik aus. Bei einem guten Arzt-Patienten-Verhältnis sollte es möglich sein, gemeinsam eine Lösung zu finden. Im Zweifelsfall haben Sie auch das Recht, Einblick in Ihre Krankenakte zu erhalten und sich die Meinung eines zweiten oder dritten Arztes einzuholen. Ist das Vertrauensverhältnis nachhaltig getrübt, können Sie den Arzt wechseln.

Für jedes Fachgebiet der richtige Facharzt

Algesiologe	Schmerzbekämpfung
Allergologe	Allergien
Anästhesist	Narkose
Androloge	hormonelle Störungen des Mannes, Unfruchtbarkeit, Erkrankungen der männlichen Geschlechtsorgane
Angiologe	Erkrankungen der Blut- und Lymphgefäße
Dermatologe	Haut- und Geschlechtskrankheiten
Diabetologe	Zuckerkrankheit (Diabetes)
Endokrinologe	Hormonkrankheiten und Stoffwechselstörungen
Gastroenterologe	Krankheiten der Verdauungsorgane
Geriater	Erkrankungen älterer Menschen
Gynäkologe	Frauenkrankheiten
Hämatologe	Erkrankungen des Blutes
Internist	Krankheiten der inneren Organe
Kardiologe	Herz- und Kreislauferkrankungen
Nephrologe	Nierenerkrankungen
Neurologe	Erkrankungen der Nerven, des Rückenmarks und Gehirns
Onkologe	Krebserkrankungen
Ophthalmologe	Augenerkrankungen
Orthopäde	Krankheiten des Bewegungsapparates
Pädiater	Kinderkrankheiten
Phlebologe	Venenerkrankungen
Pneumologe	Bronchial- und Lungenerkrankungen
Proktologe	Erkrankungen des Afters und Mastdarms
Psychiater/ Psychotherapeut	seelische und geistige Störungen bzw. Erkrankungen
Radiologe	Röntgenuntersuchungen
Rheumatologe	rheumatische Erkrankungen
Urologe	Erkrankungen des Harntraktes sowie der männlichen Geschlechtsorgane

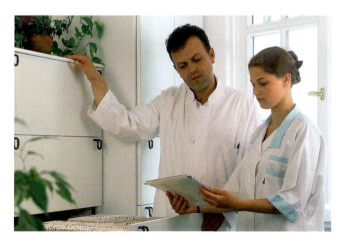

Vertrauen ist wichtig für den Behandlungserfolg. Wie man in der Arztpraxis mit Ihnen umgeht, ob Sie sich insgesamt gut behandelt fühlen, spielt dabei eine große Rolle.

Rücksprache mit der Krankenkasse über einen Wechsel ist nur erforderlich, wenn bereits besondere Behandlungspläne genehmigt worden sind. Informieren Sie den neuen Arzt über die bisher erfolgten Untersuchungen; er kann die Befunde beim vorherigen Arzt anfordern.

Wann zum Spezialisten?

Zum richtigen Arzt für Ihre Beschwerden bzw. Ihre Erkrankung kommen Sie am einfachsten über Ihren Hausarzt. Er kann Ihnen in der Regel einen Facharzt empfehlen und Sie zu einem Arzt mit einer besonderen therapeutischen Ausrichtung bzw. Qualifikation oder in eine Klinik überweisen.

BESCHWERDEN ERNST NEHMEN

Welcher Arzt für eine Behandlung infrage kommt, richtet sich nach der Art der Beschwerden. Häufige Erkrankungen wie Bluthochdruck, Herzschwäche oder Diabetes, selbst wenn sie chronisch sind, werden in der Regel vom Hausarzt behandelt. Bei selteneren chronischen oder fortschreitenden chronischen Erkrankungen ist man in der Regel bei einem Facharzt und ausgewiesenem Spezialisten, wie etwa einem Kardiologen oder Gastroenterologen, gut aufgehoben.

Alternative oder komplementäre Heilverfahren

Im Gegensatz zur reinen Schulmedizin, die oft lediglich Symptome kuriert, haben die meisten komplementären Verfahren das Ziel, den Beschwerden möglichst mit natürlichen Mitteln zu begegnen; wesentlicher Aspekt aller angewandten Verfahren ist es, die Selbstheilungskräfte zu aktivieren.

Ärzte für Naturheilverfahren

Naturheilverfahren umfassen u.a. physikalische Therapien, Pflanzenheilkunde, entspannungstherapeutische Maßnahmen und Methoden der Reflexzonentherapie. Die Kombination aus konventionellen und naturheilkundlichen Verfahren ist für Patienten interessant, die über die reine Schulmedizin hinaus auf natürliche Behandlungsweisen setzen. Sie eignen sich z.B. zur Behandlung von Befindlichkeitsstörungen ohne organischen Befund, von chronischen Erkrankungen wie Asthma, Hautleiden (Ekzeme, Neurodermitis, Psoriasis), Darm- und Gelenkentzündungen, Migräne, Tinnitus sowie von Bluthochdruck, Verstopfung oder Durchfall, chronischer Erschöpfung oder häufig wiederkehrenden Infekten.
Nicht immer werden naturheilkundliche Therapien von den Krankenkassen übernommen. Hier empfiehlt es sich, zuvor mit dem Arzt bzw. der Krankenkasse zu sprechen.

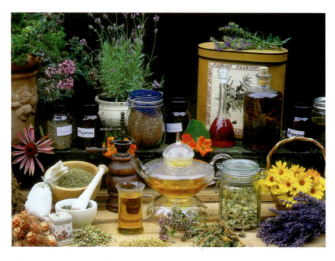

Die so genannten alternativen Heilmethoden basieren zumeist auf dem Erfahrungsschatz unserer Vorfahren, den vielfältigen, hochwirksamen und uraltbewährten Heilmitteln aus der Natur.

Heilpraktiker

Wer in Gesundheitsfragen – besonders bei funktionellen Störungen (Erkrankungen ohne feststellbare organische Veränderungen) sowie chronischen Erkrankungen – völlig auf ein alternatives Konzept setzen will, kann sich auch an einen Heilpraktiker wenden. Dieser darf, ebenso wie ein Arzt, Krankheiten diagnostizieren und therapieren, mit Ausnahme von Infektions- und Geschlechtskrankheiten.
Zu den Therapieverfahren, die Heilpraktiker anbieten, zählen u.a. Phytotherapie, klassische Homöopathie, Traditionelle Chinesische Medizin (TCM) mit Akupunktur, Ayurveda, außerdem Magnetfeldtherapie, Eigenblutbehandlung, ausleitende Verfahren (z.B. Schröpfen) sowie Neuraltherapie. Darüber hinaus werden weitere Verfahren angeboten, die allerdings nicht alle auch seriös sind. Manche der Methoden sind umstritten oder werden von der Schulmedizin sogar abgelehnt.
In ihrer Honorargestaltung sind Heilpraktiker frei. Teilweise können jedoch Gebührenverzeichnisse bzw. Honorarempfehlungen bei Krankenkassen oder Verbänden angefragt werden. Je nach Versicherungsschutz müssen die Kosten für eine Behandlung beim Heilpraktiker selbst übernommen werden.

Wohin bei psychosomatischen Beschwerden oder seelischen Nöten?

Im Fall psychisch bedingter Gesundheitsstörungen oder bei seelischen Problemen sollte man frühzeitig kompetente Hilfe bei einem qualifizierten Therapeuten suchen. Grundsätzlich zu unterscheiden sind Therapeuten mit einem medizinisch-fachärztlichen Hintergrund und Psychologen mit einer Zusatzqualifikation als Psychotherapeuten.

Fachärzte für Psychiatrie und Psychotherapie und Fachärzte für psychosomatische Medizin und Psychotherapie

Ihrem medizinisch-psychologischen Schwerpunkt entsprechend betrachten sie die Entstehung von gesundheitlichen Störungen sowohl unter körperlichen als auch seelischen und familiär-sozialen Gesichtspunkten. So umfasst ihre Behandlung neben medizinischer Diagnostik und Therapie auch psychotherapeutische Maßnahmen.
Wenn sich keine körperlichen Ursachen für bestehende Beschwerden finden lassen, bei seelisch-körperlichen Erschöpfungszuständen, wenn eine körperliche Erkrankung seelisch belastet, bei Schlafstörungen, Ängsten, Essstörungen, Süchten oder Depressionen mit körperlichen Symptomen (z.B. Herzbeschwerden) – hier können Sie die richtige Hilfe finden.

Psychotherapeuten

Ziel der Psychotherapie ist die Behandlung seelischer und psychosomatischer Leiden mit psychologischen Methoden. Bei psychischen Störung mit Krankheitswert, übernehmen die gesetzlichen Krankenkassen die Therapiekosten. Dies ist der Fall bei Angstzuständen, Zwangsstörungen (Waschzwang,

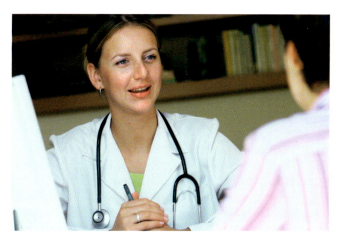
Bei der Behandlung psychosomatischer Erkrankungen sollte neben der körperlichen Therapie auch der Behandlung seelischer Probleme reichlich Raum gegeben werden.

Kontrollzwang), bei Depressionen, Essstörungen, Störungen der Persönlichkeit, bei psychosomatischen Störungen ebenso wie bei Verhaltensstörungen oder im Fall einer Sucht.
Entscheidend für den Erfolg einer Psychotherapie ist die gute Beziehung zwischen Patient und Therapeut. Nach den ersten Probesitzungen hat der Patient die Möglichkeit, sich auch gegen einen Therapeuten zu entscheiden und einen anderen zu konsultieren. Wichtig sind Fragen wie:
- Haben Sie das Gefühl, dass der Therapeut kompetent ist, Sie ernst nimmt und versteht?
- Beantwortet er Ihre Fragen ausreichend?

Um einen guten Psychotherapeuten zu finden, ist es sinnvoll, den Hausarzt um Rat zu fragen. Unter Umständen kann auch jemand aus dem Freundes- oder Bekanntenkreis einen Therapeuten empfehlen. Krankenkassen und Berufsverbände nennen ebenfalls Adressen:
- Psychotherapie-Informationsdienst (PID) des Berufsverbandes Deutscher Psychologinnen und Psychologen (www.psychotherapiesuche.de)
- Deutscher Psychotherapeutenverband e.V. (DPTV).
- Schweizer Psychotherapeuten Verband (SPV).

Unterstützung durch andere: Selbsthilfegruppen

Hilfreich kann es sein, sich an eine Selbsthilfegruppe zu wenden. Besonders dann, wenn man schwer erkrankt ist, etwa nach einem Herzinfarkt, im Fall einer Krebserkrankung, eines chronischen Leidens wie Asthma oder einer Suchterkrankung, kann der Austausch mit Leidensgenossen, mit Menschen, die sich in einer ähnlichen Situation befinden und die vielleicht schon über Jahre hinweg Erfahrung im Umgang mit der Erkrankung haben, viel Kraft spenden. Nirgendwo werden Sie besser verstanden. Außerdem erhalten Sie hier wichtige Tipps und Informationen – auch über Spezialisten und Behandlungsmethoden. Dies ist besonders dann wichtig, wenn Sie schon viele verschiedene Ärzte konsultiert haben und keiner Ihnen wirklich helfen konnte. Adressen von Selbsthilfegruppen können Sie bei Ihrer Krankenkasse erfragen oder bei
- NAKOS (Nationale Kontakt- und Informationsstelle zur Anregung und Unterstützung von Selbsthilfegruppen), Wilmersdorfer Str. 39, 10627 Berlin, selbsthilfe@nakos.de
- Stiftung KOSCH, Koordination und Förderung von Selbsthilfegruppen in der Schweiz, Laufenstr. 12, 4053 Basel, www.kosch.de

Krank im Urlaub

Wenn Sie bei einem Urlaub im fremdsprachigen Ausland ärztliche Hilfe benötigen, können Sie sich zunächst an die Rezeption Ihres Hotels oder an die Reiseleitung wenden. Im Notfall wendet man sich telefonisch in Deutschland an den Ambulance-Service des ADAC (+49 89/76 76 76). Hier gibt es rund um die Uhr Auskünfte über deutschsprachige Ärzte weltweit und Kliniken vor Ort. Außerdem kann man hier eventuell die internationalen Bezeichnungen von Medikamenten erfragen. Obwohl in erster Linie für Mitglieder gedacht, wird in dringenden Fällen Auskunft erteilt. In der Schweiz bieten die meisten Krankenkassen Soforthilfe und Auskünfte über eine 24-Stunden-Notfallnummer. Ist ein Rücktransport erforderlich, hilft die Schweizerische Rettungsflugwacht (www.rega.ch).
Je nach Reiseziel, den dortigen hygienischen Verhältnissen und der medizinischen Versorgungslage ist es allerdings sinnvoll, eine Reisekrankenversicherung abzuschließen, die auch einen Krankenrücktransport beinhaltet.

> ### Rechtzeitig Hilfe suchen!
>
> Bei akuten, lebensbedrohlichen Zuständen muss sofort ein Notarzt gerufen werden. Warten Sie aber auch sonst nicht zu lange mit dem Arztbesuch. Auch kleinere Beschwerden heilen nicht unbedingt von selbst, sondern können sich zu schwerwiegenden Erkrankungen ausweiten. Der Arzt kann nicht nur Ihr Wohlbefinden wiederherstellen, sondern auch Komplikationen verhindern. Gehen Sie bitte sofort zum Arzt, wenn …
> - selbst geringfügige Beschwerden nach spätestens drei Tagen nicht abgeklungen sind
> - Fieber oder anhaltender Durchfall und Erbrechen bereits drei Tage anhalten
> - die Beschwerden immer wieder auftreten oder schlimmer werden
> - die Beschwerden diffus, nicht genau zuzuordnen sind
> - die Beschwerden plötzlich auftreten und heftig sind
> - die Beschwerden Sie bedrücken, belasten oder Ihnen Sorgen bereiten.

MEDIKAMENTE

Ob Tabletten, Kapseln, Tropfen, Zäpfchen oder Spritzen – kaum ein Mensch, der nicht schon in irgendeiner Form Erfahrungen mit Medikamenten gesammelt hat. Medikamente sollen Krankheiten heilen, lindern oder verhindern. Aber es gibt auch eine Kehrseite: Die unkontrollierte Einnahme von Arzneimitteln ist mit Risiken verbunden, denn sie können unerwünschte Nebenwirkungen oder sogar Abhängigkeit verursachen.

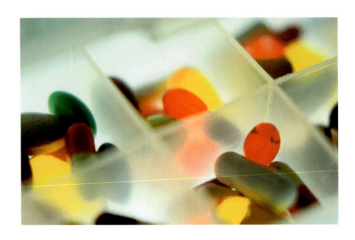

Unabhängig davon, ob man ganz selten eine Tablette etwa gegen Kopfschmerzen einnimmt, für kurze Zeit ein Medikament verschrieben bekommt oder ob man auf die regelmäßige Einnahme eines oder mehrerer Mittel angewiesen ist – im Umgang mit Medikamenten ist auf vieles zu achten.

Wirkung – aber auch Nebenwirkungen

„Keine Wirkung ohne Nebenwirkung" lautet ein pharmakologischer Grundsatz. Trotz aller medizinischen Fortschritte gibt es keine Medikamente ohne Nebenwirkungen. Und selbst bei pflanzlichen Mitteln – gemeinhin als harmlos, weil „natürlich" eingestuft – hat sich in den letzten Jahren gezeigt, dass auch hier mit Nebenwirkungen gerechnet werden muss.

Entscheidend: Die richtige Einnahme

Mit der optimalen Wirksamkeit und gleichzeitig mit den geringsten Nebenwirkungen kann nur rechnen, wer Medikamente genau der Verordnung entsprechend einnimmt.

- Verschriebene Arzneien darf man nicht zu früh absetzen; auch wenn die Beschwerden abklingen, muss man die verordnete Dauer einhalten, um einen Rückfall zu vermeiden.
- Die angegebene Einnahmezeit, z.B. vor oder nach dem Essen, ist wichtig, da davon die Wirkung und auch die Verträglichkeit eines Mittels abhängen.
- Die Menge ist entscheidend: „Viel hilft viel" ist mit Sicherheit das falsche Prinzip! Während die richtige Dosierung die Gesundheit fördert, können zu große Mengen den Körper schädigen.
- Die Einnahme eines Medikaments darf man nicht einfach vergessen, nur weil die Krankheit gerade keine Beschwerden verursacht. Besonders bei hohem Blutdruck und Diabetes ist die Regelmäßigkeit wichtig, um gesund zu bleiben und Folgeschäden zu vermeiden!

Warnung per Beipackzettel

Die Gebrauchsinformationen, die jedem Medikament beiliegen, sind mitunter sehr umfangreich und schwer zu verstehen. Viele Patienten sind nach dem Lesen des Beipackzettels verunsichert und fürchten die genannten Nebenwirkungen. Das hält sie möglicherweise davon ab, das verordnete Arzneimittel überhaupt zu nehmen.
Wichtig zu wissen ist, dass die in der Packungsbeilage aufgeführten Nebenwirkungen zwar theoretisch auftreten können, sie müssen es aber bei weitem nicht. Aus rechtlichen Gründen werden von den Firmen selbst Nebenwirkungen genannt, die sich nur in den allerseltensten Fällen gezeigt haben.

Sprechen Sie mit Ihrem Arzt!

Machen sich nach der Einnahme eines Medikamentes neue und andere Beschwerden bemerkbar, sollten Sie dies sofort Ihrem Arzt mitteilen, ohne jedoch das Arzneimittel eigenmächtig abzusetzen. Spontanes Absetzen kann sich manchmal, z.B. bei Kortison oder Herzmedikamenten, ungünstig auf den Körper auswirken, dies gilt ebenso für Antibiotika.
Wer starke Bedenken gegenüber einem Medikament hat, sollte dies schon vorher seinem Arzt mitteilen, sicher lässt sich gemeinsam eine Alternative finden.

Vorsicht, Abhängigkeit!

Werden Medikamente ohne medizinische Notwendigkeit zu lange oder in zu hoher Dosierung eingenommen, spricht man

Wirkung – aber auch Nebenwirkungen

von einem Arzneimittelmissbrauch. Die Grenze zur Abhängigkeit ist dabei schneller überschritten, als man denkt. Medikamentenabhängigkeit ist nach Alkoholmissbrauch die häufigste Sucht in Deutschland: Schätzungsweise 1,5 Millionen Menschen sind davon betroffen.

Individuelle Reaktionen

Jeder Mensch reagiert auf Arzneimittel anders. Die Wirkung eines Medikamentes hängt u.a. vom Geschlecht, vom Lebensalter und von bestimmten begleitenden Erkrankungen ab.

Kinder sind empfindlicher

Kinder sind keine kleinen Erwachsenen. Vor allem nicht, wenn es um Medikamenteneinnahme geht, denn ihr Stoffwechsel und ihr Immunsystem arbeiten anders. Dennoch ist es gängige Praxis, Kindern z.B. bei Kopfschmerzen eben mal ein Medikament aus dem Arzneischrank zu geben, das eigentlich für Erwachsene gedacht ist. Mit einer Halbierung der Dosis ist es nicht getan, denn viele Arzneimittel dürfen Kinder überhaupt nicht einnehmen. Sie sollten Medikamente deshalb nur in Absprache mit dem Kinderarzt erhalten. Bei leichteren Infekten oder Befindlichkeitsstörungen helfen in der Regel einfache Hausmittel und vor allem liebevolle Zuwendung.

Andere Wirkung mit zunehmendem Alter

Bei älteren Menschen verlangsamt sich der Stoffwechsel, Medikamente werden daher nur verzögert abgebaut und ausgeschieden. Dadurch kann es geschehen, dass sich Substanzen im Organismus anreichern und Nebenwirkungen bis hin zu Vergiftungen hervorrufen. Unter anderem besteht bei Digitalispräparaten diese Gefahr. Bei älteren Menschen kann außerdem eine gegenteilige Reaktion entstehen: So rufen bestimmte Schlafmittel oder Psychopharmaka statt der beruhigenden Wirkung Erregungszustände hervor.

Vorsicht während Schwangerschaft und Stillzeit!

Für Schwangere und Stillende ist bei Medikamenten besondere Vorsicht geboten! Sie sollten so wenig wie möglich einnehmen. Denn alles, was eine werdende Mutter zu sich nimmt, kann über die Plazenta oder die Muttermilch in den Blutkreislauf des Kindes gelangen; und gerade Arzneistoffe können bei Ungeborenen oder Säuglingen schwere Schädigungen hervorrufen. Zahlreiche Medikamente sind deshalb während der Schwangerschaft und Stillzeit überhaupt nicht zugelassen. Aus diesem Grund sollten auch Schwangere oder Stillende bei allen Fragen rund um Arzneimittel immer Rücksprache mit ihrem Arzt halten. Das gilt auch für vermeintlich harmlose, frei verkäufliche Medikamente.

Besser ohne Alkohol

Grundsätzlich sollten alkoholfreie Arzneimittel wie Tabletten, Kapseln oder Zäpfchen bevorzugt werden. In Tropfen und Tinkturen ist häufig Alkohol enthalten. Hier müssen Alkoholkranke bzw. Menschen mit Alkoholproblemen besondere Vorsicht walten lassen, da sie grundsätzlich keinen Tropfen Alkohol zu sich nehmen dürfen. Auch bei Kindern sollte man auf diese Präparate verzichten.

Risiko Mehrfachmedikation

Medikamente können sich beeinflussen und in ihrer Wirkung gegenseitig abschwächen, aber auch verstärken: Die schmerzhemmende Acetylsalicylsäure wirkt beispielsweise blutverdünnend. Wird nun schon ein Mittel zur Herabsetzung der Blutgerinnung genommen (etwa nach einer Thrombose), erhöht die Kombination der beiden Medikamente die allgemeine Blutungsneigung. Mittel gegen Husten mit dem Wirkstoff Acetylcystein wiederum können die Wirksamkeit einiger Antibiotika mindern. Und der Effekt von Herzmitteln wie Digitalis kann sich durch Abführmittel und einen damit einhergehenden Kaliummangel verstärken.

Immer wenn Sie ein neues Mittel verschrieben bekommen, ist es unerlässlich, mit Ihrem Arzt über die Medikamente, die Sie bereits regelmäßig einnehmen, zu sprechen.

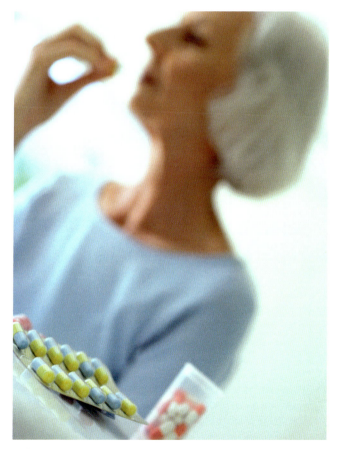

Nehmen Sie Medikamente genau nach Anweisung! Wenn Sie Nebenwirkungen bekommen, klären Sie gleich mit Ihrem Arzt, ob und wie Sie das Medikament weiternehmen sollen.

MEDIKAMENTE

Die Übersicht behalten!

Je mehr verschiedene Medikamente gleichzeitig eingenommen werden, umso höher ist die Wahrscheinlichkeit, dass sich Nebenwirkungen verstärken oder Wechselwirkungen auftreten. Gerade ältere Menschen bekommen häufig viele unterschiedliche Mittel verordnet, mitunter sogar von mehreren Ärzten. Um nicht die Übersicht zu verlieren, ist es hilfreich, eine Liste aller Medikamente anzufertigen, die man einnimmt, sodass man sie bei Bedarf dem Arzt oder Apotheker zeigen kann. Vitaminpräparate, Schmerzmittel oder andere frei erhältliche Medikamente sollten hier ebenfalls aufgeführt sein, denn auch sie können im Zusammenhang mit anderen Präparaten Wechselwirkungen hervorrufen.

Auch andere nichtmedikamentöse Substanzen wie Milch, Kaffee oder Alkohol können die Wirkung von Medikamenten erhöhen oder reduzieren. Insbesondere Alkohol verstärkt Nebenwirkungen. Deshalb sollten entsprechende Hinweise auf dem Beipackzettel unbedingt beachtet werden.

Aufbewahrung und Haltbarkeit

Damit sie ihre Wirksamkeit behalten, müssen Medikamente an einem trockenen, kühlen und lichtgeschützten Ort aufbewahrt werden. Zu warme oder feuchte Räume wie Bad oder Küche schaden ihnen. Es gibt sogar Arzneimittel, die im Kühlschrank gelagert werden müssen. Am besten geeignet für die Aufbewahrung ist ein spezieller, abschließbarer Arzneischrank, der für Kinder unerreichbar ist.

Überprüfen Sie mindestens einmal im Jahr Ihre Bestände: Arzneimittel, deren Mindesthaltbarkeitsdatum überschritten ist, können an Wirksamkeit verlieren oder unerwünschte Reaktionen hervorrufen. Geben Sie diese Medikamente nicht in den Hausmüll, sondern in der Apotheke ab, die sie kostenlos entgegennimmt und fachgerecht entsorgen lässt.

Rezeptpflichtige und rezeptfreie Medikamente

Die Zulassung für Medikamente erteilt in Deutschland das Bundesinstitut für Arzneimittel und Medizinprodukte (BfArM) und in der Schweiz das Schweizerische Heilmittelinstitut Swissmedic. Es wird zwischen rezeptpflichtigen, apothekenpflichtigen und frei verkäuflichen Mitteln unterschieden.

Mittel auf Rezept

Rezeptpflichtige Arzneimittel müssen immer vom Arzt verordnet werden. Damit soll garantiert werden, dass die Einnahme ärztlich überwacht wird, denn eine unkontrollierte Verwendung kann mit großen Risiken einhergehen.

Unter die Rezeptpflicht fallen alle stark wirksamen Arzneimittel wie Antibiotika, Kortisonpräparate, blutdrucksenkende

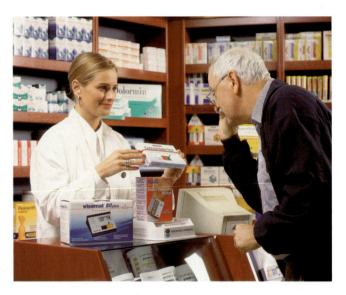

Je mehr Medikamente Sie gleichzeitig nehmen, desto größer ist die Gefahr von Nebenwirkungen. Klären Sie deshalb unbedingt mit Ihrem Arzt oder Apotheker die Neben- und Wechselwirkungen – und ob Sie wirklich alle Medikamente brauchen.

Mittel sowie starke Schmerzmittel. Zudem sind alle Wirkstoffe, die erstmals in den Handel kommen, zunächst verschreibungspflichtig, um so ihre Unbedenklichkeit bzw. mögliche Nebenwirkungen kontrollieren zu können.

Apothekenpflichtige Mittel

Bis auf wenige Ausnahmen sind alle vom BfArM bzw. der Swissmedic zugelassenen Arzneimittel apothekenpflichtig; zu ihnen gehören sowohl rezeptpflichtige als auch rezeptfreie Präparate, wie Kopfschmerztabletten oder Mittel gegen Erkältungen. Für die Selbstbehandlung gibt es Heilmittel, die zwar frei verkäuflich, aber nur in der Apotheke erhältlich sind.

Frei verkäufliche Mittel

Außerhalb von Apotheken dürfen nur ganz bestimmte freiverkäufliche Mittel vertrieben werden. Zu diesen gehören so genannte traditionelle Heilmittel wie Kamillenextrakt oder Knoblauchöl, deren gute Verträglichkeit belegt ist und die man auch in Reformhäusern und Drogerien erhalten kann.

Sonderfall Nahrungsergänzungsmittel

Seit einigen Jahren bieten auch Drogerie- und Supermärkte eine zunehmende Zahl von Präparaten an, die häufig wie Arzneimittel aussehen. Diese so genannten Nahrungsergänzungsmittel (Vitamin- und Mineralstoffpräparate etc.) haben eine Sonderstellung, und es gelten nicht die strengen Zulassungsvorschriften wie für Medikamente. Ob diese Mittel tatsächlich harmlos sind, ist allerdings umstritten. Besser wäre es, alle notwendigen Vitamine, Mineralien und Spurenelemente über eine gesunde, ausgewogene Ernährung aufzunehmen.

Wichtige Medikamentengruppen

Die im Folgenden aufgeführten Medikamentengruppen sind entweder in der Apotheke ohne Rezept erhältlich, oder sie finden sich häufig in der Hausapotheke, weil man sie irgendwann einmal verschrieben bekommen und nicht aufgebraucht hat. Der leichte Zugang sollte aber nicht zu unüberlegter Selbstbehandlung verführen; auch hier ist ein verantwortungsbewusster Umgang gefragt.

Abführmittel (Laxanzien)

Aus medizinischer Sicht gilt es noch als normal, wenn der Darm nur alle drei Tage entleert wird. Viele Menschen haben jedoch eine falsche Vorstellung von der normalen Stuhlfrequenz und greifen deshalb schnell zu Abführmitteln. Wer aber zu oft und zu viel davon nimmt, kann genau das Gegenteil erreichen – die Verstopfung verschlimmert sich.

- Quellmittel wie Lein- oder Flohsamen zur Förderung der Darmentleerung sind harmlos. Sie müssen allerdings mit viel Flüssigkeit genommen werden, da sonst ein Darmverschluss droht.
- Gegen die gelegentliche Anwendung von Gleitmitteln wie Glyzerinpräparaten oder einem Klistier ist aus medizinischer Sicht nichts einzuwenden.
- Kritisch zu sehen sind schleimhautreizende Mittel mit den Wirkstoffen Bisacodyl oder Natriumpicosulfat oder pflanzliche Laxanzien, wie Aloe, Sennesblätter oder Faulbaumrinde. Sie sind nur für den kurzfristigen Gebrauch bestimmt, etwa nach Operationen oder bei schmerzhaften Hämorrhoiden. Diese Mittel sollten nicht länger als eine bis maximal zwei Wochen lang eingenommen werden. Ein regelmäßiger Gebrauch reizt die Darmschleimhaut und führt zu Störungen im Mineral- und Wasserhaushalt. Die Folge: Es kommt zu einem Kaliummangel, der wiederum die Beweglichkeit des Darmes hemmt und dadurch die Verstopfung sogar noch verstärkt. Der Mineralverlust kann besonders gravierende Folgen haben, wenn gleichzeitig Herzmittel (Digitalis) oder entwässernde Präparate (Diuretika) eingenommen werden.

Antibiotika

Zur Behandlung von bakteriellen Infektionen werden Antibiotika eingesetzt, die die Vermehrung von Bakterien hemmen oder die Erreger abtöten. Sie sind sowohl innerlich (als Tabletten, Kapseln, Infusionen) als auch äußerlich (in Form von Salben) anwendbar. Gegen Viren und Pilze wirken sie nicht. Es existieren verschiedene Antibiotikagruppen, zu denen u.a. Penicilline und Sulfonamide zählen.

Antibiotika wirken allerdings nicht nur gegen fremde, sondern auch gegen körpereigene Bakterien, die zur normalen Keimbesiedlung der Schleimhäute von Mund, Darm, Scheide usw. gehören. Während der Einnahme können daher Magen-Darm-Störungen wie Durchfall und Übelkeit auftreten sowie allergische Reaktionen und Hautausschläge. Wegen möglicher Wechselwirkungen sollte man während einer Antibiotika-Therapie auf koffeinhaltige Getränke verzichten und die Tabletten nicht mit Milch einnehmen.

Auch wenn man sich oft schon wenige Tage nach Beginn der Einnahme wieder gesund fühlt und keine Symptome der Infektion mehr spürt, muss eine einmal begonnene Therapie bis zum Ende durchgeführt werden. Nur so werden die Keime restlos vernichtet, und es droht keine Resistenz.

Beruhigungs- und Schlafmittel

Zur Behandlung von Unruhe, Einschlaf- und Durchschlafstörungen werden Beruhigungs- und Schlafmittel eingesetzt.

Rezeptfreie Mittel

Viele pflanzliche Präparate mit Inhaltsstoffen von Baldrian, Hopfen, Melisse oder Passionsblume sind rezeptfrei erhältlich; bedeutende Nebenwirkungen sind nicht bekannt; sie helfen vor allem bei leichteren Störungen.

Zu den nicht verschreibungspflichtigen Wirkstoffen zählen außerdem Diphenhydramin und Doxylamin. Sie sind jedoch nicht als harmlos einzustufen. Man gewöhnt sich relativ rasch an diese Substanzen und kann schließlich nicht mehr ohne Medikamente einschlafen. Synthetische Schlafmittel stören darüber hinaus den normalen, gesunden Schlafverlauf, sodass man sich am Morgen oft wie zerschlagen fühlt. Sie können auch die Fahrtauglichkeit beeinträchtigen.

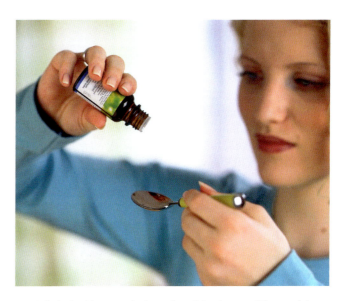

Der Inhalt der Hausapotheke sollte nicht dazu verführen, sich selbst unbedacht – ohne den Rat eines Arztes – verschreibungspflichtige Medikamente zu verordnen.

MEDIKAMENTE

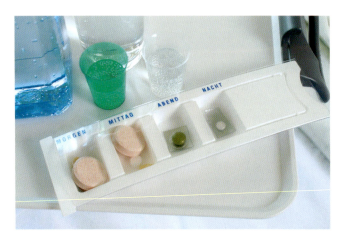

Wenn Sie verschiedene Medikamente zu bestimmten Tageszeiten einnehmen müssen, hilft eine Dosierhilfe (aus der Apotheke), den Überblick zu behalten.

Verschreibungspflichtige Mittel

Stärkere Schlafmittel sind rezeptpflichtig, da sie ein erhebliches Abhängigkeitspotenzial besitzen. Häufig werden Benzodiazepine (z.B. Valium®) verordnet. Sie wirken beruhigend, angstlösend sowie schlaffördernd und sind für den kurzzeitigen Einsatz bei der Behandlung von Angstzuständen oder schweren Depressionen gedacht. Oft werden sie zu häufig und zu lange als Beruhigungs- und Schlafmittel verwendet und lösen auch bei niedriger Dosierung eine Abhängigkeit aus. Wird das Mittel abgesetzt, können Entzugserscheinungen wie Schlaflosigkeit, Unruhe, Zittern, Schweißausbrüche und Angstzustände auftreten. Wer die Mittel regelmäßig einnimmt, muss mit Antriebsverlust sowie Tagesmüdigkeit rechnen, die auch mit einer Beeinträchtigung der Fahrtüchtigkeit einhergehen können.

Cholesterinsenker

Zeigen bei zu hohen Blutfettwerten Maßnahmen wie eine Ernährungsumstellung und körperliche Bewegung keine ausreichende Wirkung, müssen cholesterinsenkende Medikamente verordnet werden. Erhöhte Blutfettwerte gelten als Risikofaktor für Arteriosklerose und Herz-Kreislauf-Erkrankungen. Es stehen verschiedene Medikamentengruppen zur Verfügung:

- Statine senken den Cholesterinspiegel am stärksten. Mögliche Nebenwirkungen sind Magen-Darm-Beschwerden, Müdigkeit oder Hautreaktionen. Hinweise zu Wechselwirkungen mit anderen Medikamenten müssen unbedingt beachtet werden.
- Fibrate senken vor allem den Triglyzeridspiegel, indem sie den Fettstoffwechsel ankurbeln. Sie können leichte Magenbeschwerden hervorrufen.
- Anionenaustauscher hemmen die Aufnahme von Cholesterin aus dem Darm und können Darmbeschwerden verursachen. Außerdem stören sie die Resorption anderer Medikamente, die man deshalb 2 bis 4 Stunden nach den Anionenaustauschern einnehmen sollte.

Herz-Kreislauf-Medikamente

Während man niedrigem Blutdruck und gelegentlich auftretender Kreislaufschwäche am besten mit körperlicher Aktivität begegnet, ist bei Bluthochdruck und Herzschwäche in der Regel der Einsatz von Medikamenten erforderlich.

ACE-Hemmer

Bei Bluthochdruck und Herzschwäche verordnet der Arzt zuerst ACE-Hemmer. Wird das Nierenenzym ACE (Angiotensin Converting Enzyme) gehemmt, bleiben die Blutgefäße weit gestellt, was zur Blutdrucksenkung und zur Entlastung des Herzens führt. Gängige ACE-Hemmer sind Captopril und Lisinopril. Reizhusten, Geschmacksstörungen, Verstopfung und Hautausschläge sind mögliche Nebenwirkungen.

ASS (Acetylsalicylsäure)

Bekannt ist die Acetylsalicylsäure vor allem als Schmerzmittel. Darüber hinaus wirkt die Substanz gerinnungshemmend und wird bei Patienten mit erhöhtem Herzinfarkt- und Thromboserisiko in niedriger Dosierung eingesetzt.

Betarezeptorenblocker

Die kurz Betablocker genannten Mittel blockieren die Steigerung von Herztätigkeit und Blutdruck bei Erregung. Durch Wirkstoffe wie Metoprolol, Bisoprolol und Atenolol sinkt der Blutdruck, der Herzschlag wird verringert und die Schlagkraft des Herzens verbessert. Bei jungen Patienten mit hohem Blutdruck und Patienten mit koronarer Herzkrankheit sind Betablocker das Mittel der Wahl. Mögliche Nebenwirkungen sind Müdigkeit, Abgeschlagenheit, allergische Beschwerden, depressive Verstimmungen, Schwindel und Kopfschmerzen.

Digitalispräparate

Bei Herzschwäche (Herzinsuffizienz) stärken Digitalispräparate wie Digitoxin und Digoxin das Herz, indem sie seine Kraft und die Blutversorgung verbessern. Bereits bei geringer Überdosierung können allerdings heftige Nebenwirkungen auftreten wie Herzrhythmusstörungen, Verlangsamung des Herzschlags, Übelkeit, Erbrechen, Sehstörungen, Kopfschmerzen. In diesen Fällen muss sofort ein Arzt aufgesucht werden. Wechselwirkungen sind möglich mit Medikamenten, die zu einem Kaliummangel führen können, etwa Abführmittel und Diuretika.

Diuretika

Diese harntreibenden Arzneien werden auch als Entwässerungsmittel bezeichnet, z.B. Furosemid. Sie kommen zum Einsatz bei Wassereinlagerungen im Gewebe (Ödeme), Herz-

Wichtige Medikamentengruppen

schwäche und Bluthochdruck. Diuretika fördern die Wasser- und Mineralstoffausscheidung über die Niere, in deren Folge es zu einem erhöhten Harndrang kommt.
Durch die verstärkte Wasserausscheidung werden Ödeme ausgeschwemmt, der Blutdruck gesenkt und das Herz entlastet. Da Diuretika in den Mineralhaushalt eingreifen, kann sich ein Mangel an Kalium und anderen Mineralien entwickeln. Diuretika-Dosierungen dürfen auf keinen Fall eigenmächtig erhöht werden, da es zu einer Austrocknung des Körpers und zu einem erhöhten Thromboserisiko kommen kann.

Kalziumantagonisten
Die auch als Kalziumkanalblocker bezeichneten Medikamente wirken gefäßerweiternd und blutdrucksenkend. Zu den bekanntesten gehören Nifedipin, Verapamil und Diltiazem. Einsatzgebiete sind Bluthochdruck, Herzrhythmusstörungen und koronare Herzerkrankungen wie Angina pectoris. Als Nebenwirkungen können Kopfschmerzen, Müdigkeit, Kreislaufbeschwerden, Schwindel oder Hitzegefühle auftreten.

Kortikoide
Kortisol ist ein körpereigenes Hormon mit entzündungshemmenden Eigenschaften. In der modernen Medizin wird es vor allem bei Allergien, Hauterkrankungen, Bronchialasthma, rheumatischen Erkrankungen und Darmentzündungen eingesetzt. Neben Tabletten und Spritzen gibt es Kortison auch als Salbe für die Haut und bei Asthma als Spray zum Inhalieren. Nebenwirkungen treten nur bei Langzeitbehandlungen auf, nicht jedoch bei einer kurzzeitigen Gabe. Die heute gebräuchlichen Präparate und Dosierungen sind deutlich besser verträglich als früher. Bei längerer Anwendung können jedoch erhöhte Infektanfälligkeit, eine Steigerung des Appetits, Gewichtszunahme und Magen-Darm-Geschwüre auftreten.

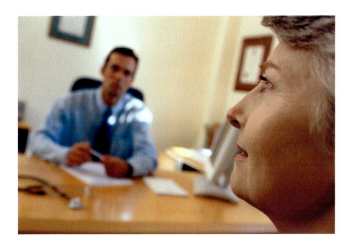

Lassen Sie sich die Wirkung Ihrer Medikamente erklären und auf mögliche Nebenwirkungen und Wechselwirkungen aufmerksam machen. So können Sie sich besser darauf einstellen.

Schmerzmittel
Sie gehören zu den meisteingenommenen Medikamenten überhaupt. Zur Schmerzbekämpfung gibt es zahlreiche wirksame Substanzen.

> Schmerzmittel sind für den kurzfristigen Gebrauch bestimmt, um akute Beschwerden zu lindern. Sie sollten ohne ärztlichen Rat nur eingenommen werden, wenn die Ursache der Schmerzen bekannt und vorübergehend ist. Bei rezeptfreien Schmerzmitteln wird die Gefahr eines Medikamentenmissbrauchs unterschätzt. Schmerzmittel können selbst Schmerzen hervorrufen (typisch: der medikamentenabhängige Dauerkopfschmerz). Wer übermäßig Schmerzmittel einnimmt, riskiert zudem Nierenschäden.

Rezeptfreie Schmerzmittel
Bei leichten bis mittelschweren Schmerzen stehen im Wesentlichen drei Wirkstoffe rezeptfrei zur Verfügung: Acetylsalicylsäure, Paracetamol und Ibuprofen. Anwendungsgebiete sind Kopfschmerzen, Migräne, Zahn-, Regel-, Rücken- und Gliederschmerzen sowie schmerzhafte Gelenkbeschwerden. Diese Mittel hemmen körpereigene Substanzen, die im Gewebe Schmerzen und Entzündungen hervorrufen. Werden sie regelmäßig eingenommen, können Magenbeschwerden bis hin zu blutenden Geschwüren sowie allergische Hautreaktionen auftreten.
Kinder vor der Pubertät sollten wegen einer sehr seltenen, aber schwerwiegenden, möglichen Nebenwirkung, dem so genannten Reye-Syndrom (einer Erkrankung des Gehirns), keine Acetylsalicylsäure bekommen.
Paracetamol wirkt schmerzlindernd und fiebersenkend, aber nur gering entzündungshemmend. Bei Kindern ist es das Mittel der Wahl gegen Schmerzen und Fieber.
Ibuprofen besitzt ähnliche Eigenschaften wie Acetylsalicylsäure, wirkt aber etwas stärker schmerzstillend. Es kommt häufig bei Menstruationsschmerzen zur Anwendung. Für Kinder ist es in Form von Saft erhältlich.
Von Kombinationspräparaten, die ein oder mehrere Schmerzmittel und zusätzlich Stoffe wie Koffein enthalten, wird wegen einer erhöhten Abhängigkeitsgefahr eher abgeraten.

Rezeptpflichtige Schmerzmittel
Zu den stark wirksamen Schmerzmitteln gehören Opiate wie Morphin oder Tramadol, die auch unter das Betäubungsmittelgesetz fallen. Sie sind verschreibungspflichtig und dürfen nur unter ärztlicher Kontrolle eingenommen werden. Sie werden zur Bekämpfung starker Schmerzen verordnet, z.B. nach Operationen, Unfällen und bei Krebspatienten. Opiate wirken direkt im Gehirn, weshalb eine erhöhte Gefahr der Abhängigkeit besteht.

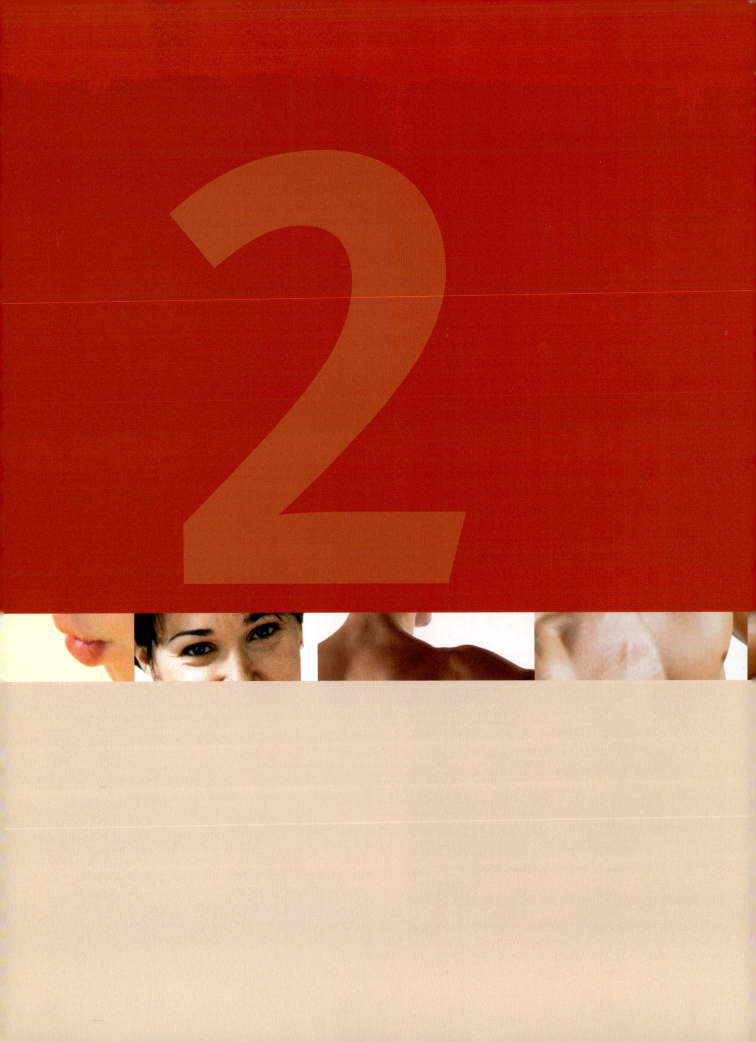

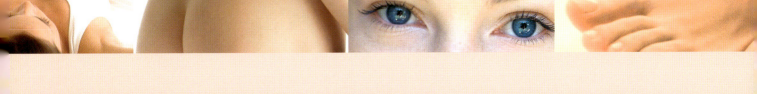

Symptome von A bis Z

ARME UND HÄNDE

Für den Menschen stellen Arme und Hände in ihrem ausgeklügelten Zusammenspiel äußerst vielseitige Werkzeuge dar. Sie sind in der Lage, feinste Bewegungen auszuführen, können aber auch kräftig zupacken. Die komplizierte Anordnung von einer Vielzahl großer, kleiner und kleinster Knochen mit ihren zugehörigen Muskeln und Sehnen gestattet einen großen Bewegungsspielraum. Dazu kommt die hohe Sensibilität des Tastsinns in den Fingerspitzen – alles zusammen verleiht der Hand ihre außerordentliche Geschicklichkeit.

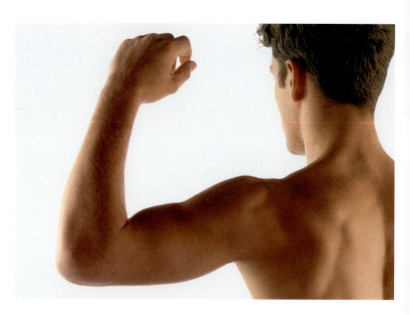

Der Oberarm besteht aus einem Knochen und reicht vom Oberarmkopf, der mit der Pfanne des Schulterblattes das Schultergelenk bildet, bis zum Ellenbogen. Der Unterarm besteht aus den zwei Knochen Elle und Speiche. Das Ellenbogengelenk setzt sich aus drei Einzelgelenken zusammen, dort wo Oberarm, Elle und Speiche zusammentreffen. Gemeinsam sind sie von einer Gelenkkapsel sowie festen Bändern umgeben. An den Unterarm schließt sich das Handgelenk mit den Handwurzelknochen an. Diese wiederum sind gelenkig mit den einzelnen Fingern verbunden. Muskeln und Sehnen ermöglichen zusammen mit den Gelenken die Beweglichkeit von Armen, Händen und Fingern. Kommt es hier zu Beschwerden, können diese durch einen harmlosen Muskelkater oder eine Zerrung verursacht sein. Vielleicht sind sie auch Zeichen einer degenerativen Gelenkveränderung oder Entzündung einer Sehne.

Möglicherweise steckt hinter Beschwerden am Arm aber auch eine Erkrankung in einem ganz anderen Körperbereich. So machen sich Verschleißerscheinungen an der Halswirbelsäule oftmals als Schmerzen im Arm bemerkbar, und bei einem Herzinfarkt können Schmerzen auftreten, die sich an der Innenseite des gesamten Armes entlangziehen.

Neben Schmerzen, Schwellungen und Missempfindungen kann es zu Bewegungseinschränkungen kommen, deren Ursache nicht immer klar zu lokalisieren ist. Lässt sich beispielsweise der Arm nicht richtig oder gar nicht mehr heben, kann dies auch ein Anzeichen für eine Verrenkung des Schultergelenks sein.

> Beschwerden, die Sie in diesem Kapitel nicht finden, können auch in folgenden Kapiteln stehen:
> **SCHULTER** ▶ S. 246
> **BRUST** ▶ S. 94
> **RÜCKEN UND NACKEN** ▶ S. 230
> **VERLETZUNGEN** ▶ S. 287

Schmerzen im Arm

Überbeanspruchung, Zerrungen, Prellungen sowie Entzündungen der Sehnenscheiden machen sich schmerzhaft im Arm bemerkbar. Armschmerzen können allerdings auch ganz andere Ursachen haben, wobei der Entstehungsort der zugrunde liegenden Störung entweder im Arm selbst oder aber fernab davon zu finden sein kann. Durch Verschleißerscheinungen an der Hals- oder Brustwirbelsäule kann Druck auf Nerven entstehen, die die Arme und Hände versorgen. Bei einem Herzinfarkt ist ein ausstrahlender Schmerz in den linken Arm typisch. Dies liegt daran, dass Nervenbahnen vom Herzen, die das Warnsignal Schmerz zum Gehirn weiterleiten, sich mit anderen Nervenbahnen überlagern. So kann es zu einer Reizübertragung kommen mit der Folge, dass die Schmerzen fern vom eigentlich betroffenen Körperareal wahrgenommen werden.

Schmerzen im Arm

■ **Ziehende Schmerzen nach ungewohnter Belastung** des Armes, die sich beim Anspannen der entsprechenden Muskeln verstärken, sprechen für einen **Muskelkater**. Dieser kann über ein bis zwei Tage hinweg in übermäßig strapazierten Muskeln auftreten. Ursache ist die Anreicherung von Stoffwechselprodukten im Muskelgewebe nach einer Überbeanspruchung. Die Beschwerden sind harmlos und klingen mit dem Abbau der Stoffwechselschlacken wieder ab. Unter Umständen kann auch ein kleiner **Muskelfaserriss** entsprechende Beschwerden verursachen. Kleine Risse der Muskelfasern entstehen oftmals bei plötzlichen, heftigen Bewegungen beim Sport. Eine Ruhigstellung des entsprechenden Körperteils fördert die Heilung.

Muskelkater ▶ S. 404

Muskelfaserriss ▶ S. 404

■ Kommt es zu **plötzlich einschießenden Schmerzen in einen Arm**, kann dies unter Umständen von einer falschen Bewegung herrühren. Möglicherweise liegt eine **Blockierung der Gelenke** im Hals- oder Brustwirbelbereich vor. Eine chirotherapeutische Behandlung („Einrenken") kann die Störung eventuell beheben.

HWS-/BWS-Syndrom ▶ S. 366

■ Bei **anhaltenden oder wiederkehrenden Schmerzen in einem Arm**, die diffus vom Nacken über die Schulter in den Oberarm und manchmal auch weiter bis in den Unterarm ziehen, handelt es sich eventuell um **Verschleißerscheinungen der Hals- oder Brustwirbelsäule** (Spondylarthrose, Osteochondrose). Diese degenerativen Veränderungen an Knochen und Knorpeln der Wirbelsäule treten meist bei Menschen im mittleren und höheren Alter auf. Ursache sind häufig chronische Fehlhaltungen, z.B. bei sitzenden beruflichen Tätigkeiten. Sie können zusätzlich zu Verspannungen der Rückenmuskulatur führen, sodass nebenher auch Rücken- und Kreuzschmerzen bestehen.

HWS-/BWS-Syndrom ▶ S. 366

Wirbelsäulen-Syndrome ▶ S. 467

Osteochondrose ▶ S. 417

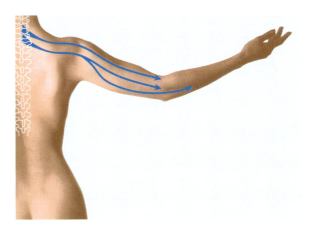

■ **Anhaltende Schmerzen** im Arm, die auch mit **Taubheitsgefühlen und Kribbeln** entlang des Armes, möglicherweise bis in die Finger, verbunden sind, können Symptome eines **Bandscheibenvorfalls** sein. Dabei rutscht der Kern der Bandscheibe aus seinem Lager, sodass ein Teil der Bandscheibe zwischen den Wirbelkörpern hervorquillt. Unter Umständen drückt diese dann auf die aus dem Rückenmark austretenden Nervenwurzeln, was die Beschwerden auslöst. Ein Bandscheibenvorfall im Bereich der Hals- und Brustwirbelsäule ist jedoch eher selten. Manchmal verschwinden die Symptome für längere Zeit, um dann wieder aufzutreten.

Bandscheibenvorfall ▶ S. 309

■ **Ziehende Schmerzen im Arm, die plötzlich nach einer übermäßigen Dehnung oder heftigen Bewegung** (etwa beim Sport) auftreten, bei denen es als weiteres Symptom zu einer Schwellung kommen kann, sind eventuell Zeichen einer **Muskelzerrung** oder auch eines **Muskelfaserrisses** bzw. **Muskelrisses**. Als erste Maßnahme empfiehlt sich ein kühlender Verband (Coldpack). Lassen die Beschwerden nicht innerhalb weniger Tage nach, sondern dauern an, sollte ein Arzt zurate gezogen werden. In der Regel wird dieser ein entzündungshemmendes Medikament und eventuell die Ruhigstellung des Armes anordnen.

Muskelzerrung ▶ S. 405

Muskelfaserriss ▶ S. 404

Muskelriss ▶ S. 405

■ Eine **abnorme Stellung des Armes**, Knirschgeräusche und schmerzhaft eingeschränkte Bewegung verursacht durch einen **festen Schlag auf den Arm oder einen Sturz** weisen auf einen **Knochenbruch** hin. Darüber hinaus treten häufig eine Schwellung und ein Bluterguss an der Bruchstelle auf. Außerdem kann es zu einer Verletzung des Gewebes gekommen sein. Bei einem Sturz auf den reflexartig ausgestreckten Arm kommt es häufig zum Bruch der Speiche in Handgelenksnähe. Klassisches Zeichen hierfür ist die so genannte Bajonettstellung der Hand. Sie ist mit einer Schwellung, mit Druckschmerz und deutlich schmerzhafter Bewegungseinschränkung verbunden. Bei einem offenen Bruch dagegen handelt es sich um eine Wunde, bei welcher der gebrochene Knochen zu sehen ist.

Knochenbruch ▶ S. 373

47

ARME UND HÄNDE

■ **Immer wiederkehrende starke und ziehende Schmerzen**, eventuell mit **Rötung** sowie **Erwärmung** der betroffenen Stelle, sprechen für eine **Sehnenscheidenentzündung**. Diese Erkrankung wird durch starke mechanische Überbeanspruchung, wie z.B. Computerarbeit, hervorgerufen. Zunächst treten die Beschwerden nur bei Belastung, später jedoch ebenso in Ruhe auf. Typisch ist ebenso ein Schmerz bei Überstreckung des Daumens. Je eher eine Behandlung erfolgt, desto rascher klingen die Beschwerden ab.

Sehnenscheidenentzündung
▶ S. 444

■ Ein **plötzlicher, schnappender Schmerz**, der vielleicht mit einer **eingeschränkten Beweglichkeit** und **Schwellung** einhergeht, kann Zeichen eines **Sehnenrisses** sein; vor allem dann, wenn die Beschwerden bei sportlicher Aktivität (z.B. Tennis) oder beim Heben eines schweren Gegenstandes auftreten. Reißt die Bizepssehne am Oberarm, ist dies deutlich an der Oberarmmuskulatur zu sehen, die dann „verrutscht".

Sehnenriss
▶ S. 444

■ Für die eventuell **schmerzhafte Schwellung** eines Armes (auch lange Zeit) **nach einer Operation der Brust** bzw. einer **Strahlentherapie bei Brustkrebs** ist wahrscheinlich ein so genanntes **Lymphödem** verantwortlich. Ursache hierfür ist die Beschädigung der Lymphgefäße, sodass der Lymphfluss im Arm behindert ist. Je eher ein Lymphödem behandelt wird, desto leichter ist seine Rückbildung. Die Behandlung besteht in der Kompressionstherapie – mittels Bandagen und medizinischem Kompressionsärmel wird für den Rückfluss der Lymphe gesorgt – sowie in Krankengymnastik und Lymphdrainage (eine sanfte Streichmassage).

Ödem ▶ S. 416

■ **Plötzliche Schmerzen an der Innenseite des linken Armes**, die mit **Herzbeklemmung, Atemnot, Übelkeit, Blässe** sowie **kaltem Schweiß** auftreten, sind Warnzeichen eines **Herzinfarktes**. Die Schmerzen werden dabei in der Regel ebenso in der Schulter, im Brustkorb und hinter dem Brustbein wahrgenommen. Ganz typisch ist, dass der Betroffene oft Todesangst (Vernichtungsgefühl) hat. Da es sich hierbei um einen lebensbedrohlichen Zustand handelt, kann allerschnellste ärztliche Hilfe lebensrettend sein.

Herzinfarkt
▶ S. 357

Sind Schmerzen im Arm nicht auf einen Muskelkater zurückzuführen und dauern sie über mehrere Tage hinweg an, sollte man auf jeden Fall einen Arzt aufsuchen, damit er die Ursache abklärt. Bei Bewegungseinschränkungen, die auf Verletzungen zurückzuführen sind, müssen gegebenenfalls Röntgenaufnahmen oder andere bildgebende Diagnosemethoden angewandt werden, um das genaue Ausmaß der Schädigung zu erkennen. Treten plötzlich Schmerzen besonders im linken Arm auf, sind diese verbunden mit Atemnot, Übelkeit, Schwächegefühl und Todesangst, handelt es sich um Warnsignale eines Herzinfarktes. Hier ist sofortige ärztliche Hilfe erforderlich.

Schmerzen im Ellenbogen

Das Ellenbogengelenk mit seinen drei Einzelgelenken ermöglicht das Beugen und Strecken des Unterarmes sowie die Drehung von Unterarm und Hand. Mit den hier ansetzenden Sehnen und Muskeln bestimmt der Ellenbogen nicht nur den Bewegungsablauf des Arms, sondern auch der Hand und der Finger mit. Treten hier Beschwerden auf oder kommt es zu Verletzungen im Bereich des Ellenbogens, können sich Schmerzen, Bewegungseinschränkungen und Schwellungen zeigen. Unter Umständen kommt es zusätzlich auch noch zu Auswirkungen auf die Beweglichkeit und Empfindungsfähigkeit der Hand sowie der Finger.

■ Anhaltende **Schmerzen im Ellenbogengelenk mit allmählich zunehmenden Einschränkungen der Beweglichkeit** können durch eine degenerative Erkrankung der Gelenkknorpel, eine **Arthrose**, bedingt sein. Häufig geht diese auch mit einer Schwellung des Gelenkes einher, und die vollständige Streckung und Beugung des Armes ist nicht mehr möglich. In Ruhe lassen die Beschwerden meist nach, während sie bei Belastung zunehmen. Der Gelenkverschleiß ist zumeist Folge früherer, in Fehlstellung verheilter Ellenbogenbrüche oder Gelenkentzündungen. Aber auch gleich bleibende Bewegungsabläufe über einen langen Zeitraum hinweg begünstigen die Entstehung. Darüber hinaus können **rheumatische Erkrankungen** die Beschwerden hervorrufen.
Tritt außerdem **Fieber** auf, liegt möglicherweise eine Infektion des Gelenkes vor – eine **infektiöse Arthritis**.

Arthrose ▶ S. 306
Arthritis ▶ S. 305
Rheuma ▶ S. 432

48

Schmerzen in der Hand

■ **Schmerzen an dem tastbaren äußeren bzw. inneren Höcker des Ellenbogens** (Epikondylen), die mitunter bis in die Hand ausstrahlen, treten nach **Überbeanspruchung der Unterarmmuskeln** auf, wie es beispielsweise beim Tennis- oder Golfspielen vorkommen kann. Es handelt sich hierbei um eine Entzündung der Sehnenansatzpunkte des Unterarms sowie der Hand (**Epikondylitis**), die mit den Epikondylen des Ellenbogens verbunden sind. Die Schmerzen werden durch lokalen Druck oder aber beim Strecken des Armes („Tennisarm") oder Beugen der Hand („Golferarm") gegen Widerstand ausgelöst. Die Beschwerden können zu einer starken Einschränkung der Bewegungsfähigkeit des Armes führen, sodass zeitweilige Ruhigstellung nötig ist.

Epikondylitis
▶ S. 331

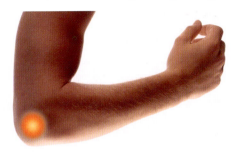

■ Eine **pralle, mit Flüssigkeit gefüllte, schmerzhaft gerötete Schwellung an der Außenseite des Ellenbogens**, die meist auf eine Verletzung, einen Stoß oder eine lang anhaltende Druckbelastung zurückzuführen ist und bei der der betroffene Ellenbogen nicht richtig gestreckt werden kann, wird in der Regel durch eine sehr schmerzhafte **Schleimbeutelentzündung** (Bursitis) verursacht. Eine chronische Entzündung des Schleimbeutels kann auch infolge von Gicht oder rheumatischen Erkrankungen auftreten.

Schleimbeutelentzündung ▶ S. 442

■ Tritt eine **wiederkehrende Blockierung** im Gelenk mit **messerstichartigen Schmerzen** auf und kommt es möglicherweise zu **Schwellungen**, spricht man von einer **Gelenksperre**. Diese kann durch einen gutartigen Tumor des Knorpelgewebes entstehen, der allmählich verknöchert (**Chondromatose**). Möglicherweise handelt es sich aber auch um eine **Osteochondrose**. Hierbei hat sich ein Knorpelstück samt darunter liegendem Knochen herausgelöst; in der Gelenkfläche ist ein entsprechend großer Defekt entstanden. Durch diese Veränderung in der Gelenkoberfläche verschlechtert sich zum einen das Gleitverhalten im Gelenk. Zum anderen kann das herausgebrochene Knorpel-Knochen-Fragment die Gelenkflächen reizen und beschädigen. In der Folge kommt es zur Entzündung der Gelenkinnenhaut mit Schwellung, Wärmeentwicklung und Schmerzen. Unter Umständen rutscht das Knorpel-Knochen-Stück in den Gelenkspalt und sorgt so für eine Blockade.

Gelenksperre
▶ S. 346

Chondromatose
▶ S. 320

Osteochondrose
▶ S. 417

■ Heftige Schmerzen nach einem **Sturz auf den ausgestreckten Arm**, die möglicherweise mit einer Fehlstellung der Knochen, einer örtlichen Schwellung sowie schmerzhaften Einschränkungen der Bewegung einhergehen, lassen an einen **Knochenbruch** im Bereich des Ellenbogens denken. In diesem Fall können sowohl Oberarm als auch Elle bzw. Speiche betroffen sein. Sind Gefäße und Nerven mit verletzt, treten unter Umständen Lähmungserscheinungen oder Taubheitsgefühle bei Bewegung des Handgelenks oder der Finger auf. Hier muss man sich unmittelbar in ärztliche Behandlung begeben.

Knochenbruch
▶ S. 373

 Da nicht oder zu spät behandelte Erkrankungen oder Schädigungen des Ellenbogengelenks seine Funktionsfähigkeit dauerhaft einschränken können und unter Umständen Auswirkungen auf die Beweglichkeit und Empfindungsfähigkeit des gesamten Armes, der Hand sowie der Finger haben, sollte bei Bewegungsstörungen und schmerzhaften Beschwerden eine Behandlung durch den Facharzt möglichst rasch erfolgen.

Schmerzen in der Hand

■ Die Hand ist äußerst kompliziert aufgebaut: 27 Knochen (8 Handwurzel-, 5 Mittelhand- und 14 Fingerknochen) geben ihr Form und Halt. 33 Muskeln sind an Hand und Fingern im Einsatz und sorgen für vielseitige Beweglichkeit. Jede Handfläche ist mit Tausenden von Fühlkörperchen ausgestattet, die es ermöglichen, Berührung, Bewegung und Temperaturunterschiede wahrzunehmen. Durch ihren ständigen Einsatz sind Hände und Finger extrem beansprucht und besonderen Verletzungsgefahren ausgesetzt. Entsprechend machen sich hier spezielle Beschwerden bemerkbar.

ARME UND HÄNDE

■ Bei **rasch zunehmenden, pochenden Schmerzen**, die mit einem entzündeten, **rötlich geschwollenen Nagelbett** einhergehen, handelt es sich um eine Nagelbettentzündung. Oftmals ist unter der Haut ein Eiterherd sichtbar. In diesem Fall sollte unbedingt eine ärztliche Behandlung erfolgen, da sich daraus möglicherweise eine eitrige Entzündung des gesamten Fingers (Panaritium) entwickelt. Erfolgt die Behandlung zu spät, kann ein Funktionsverlust des betroffenen Fingers oder sogar der Hand die Folge sein.

Nagelbettentzündung ▸ S. 408

■ **Schmerz bei Überstreckung des Daumens** sowie ziehende, starke Schmerzen und möglicherweise eine **Rötung sowie Überwärmung** der Innenseite des Handgelenks sprechen für eine Sehnenscheidenentzündung. Ein weiterer Hinweis ist, dass die Stelle auf Druck mit Schmerz reagiert. Eine Entzündung der Sehnenscheide wird durch anhaltende monotone manuelle Tätigkeit verursacht. Die Schmerzen treten anfangs nur bei Belastung, später jedoch auch in Ruhestellung auf.

Sehnenscheidenentzündung ▸ S. 444

■ Eine **Beuge- und Streckhemmung bis zum plötzlichen und schmerzhaften Schnappen eines oder mehrerer Finger** bezeichnet man als schnellenden Finger. Dieser Störung liegt eine Verdickung der Sehnen der Fingerbeugemuskulatur zugrunde, mit der Folge, dass diese nicht mehr reibungslos durch die Sehnenscheide gleiten können. Typisch für den schnellenden Finger sind die eingeschränkte Streckfähigkeit und eine tastbare Verdickung der Sehne. Meist wird in solch einem Fall ein operativer Eingriff notwendig, bei dem die Verengung der Sehnenscheide behoben wird.

Schnellender Finger ▸ S. 337

■ Kommt es in Zusammenhang mit einem Schlag oder Sturz an einem Finger zu einer **schmerzhaften Einschränkung der Beweglichkeit** und treten eine **Fehlstellung** oder **Verkürzung** auf, so kann es sich um den Bruch eines Fingerknochens handeln. Mögliche weitere Symptome sind Druckschmerz an der Bruchstelle sowie ein Bluterguss. Der Arzt wird zur Ruhigstellung eine Schiene oder einen Spezialverband anlegen.

Knochenbruch ▸ S. 373

■ **Schmerzen im Handgelenk** sowie **in allen Fingergelenken** (Grund-, Mittel- oder Endgelenken), die mit zunehmender **Bewegungseinschränkung**, **Gelenkschwellung** und -verformung verbunden sind, können in Verbindung mit Auftreibungen der Fingermittel- und -endgelenke Zeichen einer Arthrose sein. Treten zusätzlich **Deformierungen** sowie eine **Versteifung der Finger** auf, deutet dies auf entzündlich-rheumatische Erkrankungen wie die chronische Polyarthritis hin. In diesem Fall sind allerdings häufig auch andere Gelenke (z.B. Hüft- und Kniegelenke) befallen.

Arthrose ▸ S. 306
Polyarthritis ▸ S. 424

Beschwerden an der Hand können für deren Funktionsfähigkeit weit reichende Folgen haben. Werden Verletzungen und Erkrankungen rechtzeitig behandelt, können dauerhafte Folgeschäden häufig vermieden oder zumindest deutlich abgemildert werden. Deshalb ist es unbedingt wichtig, im Fall von Schmerzen, Schwellungen, Bewegungseinschränkungen oder anderen Symptomen an den Händen rechtzeitig einen Arzt zu konsultieren. Er wird mit Beweglichkeits- und Tastuntersuchungen und gegebenenfalls Röntgenaufnahmen der Hand eine Diagnose stellen und die entsprechenden Behandlungsschritte einleiten.

Missempfindungen in Armen und Fingern

Im Fall von Missempfindungen (Parästhesien) der Arme, Hände und Finger können die Ursachen sehr verschieden sein. Das Wahrscheinlichste ist, dass Taubheitsgefühle, Kribbeln, Brennen oder eine besondere Kälteempfindlichkeit nicht auf eine örtliche Veränderung zurückzuführen sind, sondern eine fernab liegende Grunderkrankung dafür verantwortlich ist. In vielen Fällen sind die Missempfindungen die Folge eines Verschleißes der Hals- oder Brustwirbelsäule, wo die Nervenbahnen in die Arme entspringen. Auch eine Nervenreizung oder -schädigung kann als Ursache infrage kommen oder die Spätfolgen einer Stoffwechselstörung wie z.B. Diabetes. Liegt eine Gefäßveränderung der Arterien zugrunde, kann sich diese mit Durchblutungsstörungen in den Armen bemerkbar machen.

Missempfindungen in Armen und Fingern

■ **Taubheitsgefühle** und **Kribbeln entlang des Armes**, möglicherweise bis hin zu den Fingern, in Verbindung mit **anhaltenden Schmerzen**, sind eventuell Zeichen eines **Bandscheibenvorfalls**, bei dem ein Teil der Bandscheibe zwischen den Wirbelkörpern hervorquillt und auf die Nervenwurzel drückt. Dadurch werden die Nerven gereizt, was die Beschwerden verursacht. Meist kann der Betroffene den Verlauf der Schmerzausstrahlung genau angeben. Unter Umständen sind die Symptome nicht ständig vorhanden, sondern treten nur sporadisch auf.

Bandscheibenvorfall ▶ S. 309

■ Sind die **Finger bei Kälte blutleer**, schmerzen sie und treten in ihnen **Missempfindungen** sowie **Taubheitsgefühle** auf, können das Zeichen der so genannten Weißfingerkrankheit (**Raynaud-Krankheit**) sein. Diese anfallsweise Durchblutungsstörung kann ohne erkennbare Grunderkrankung auftreten, wobei Frauen viermal häufiger betroffen sind als Männer. Die Symptome finden sich aber auch in Zusammenhang mit Arteriosklerose, rheumatischen Grunderkrankungen sowie verschiedenen Verletzungen und Vergiftungen.

Raynaud-Krankheit ▶ S. 430

■ **Nächtliches Kribbeln** mit **Taubheit** und **Schmerzen in der Daumenkuppe sowie den Spitzen von Zeige- und Mittelfinger** lassen auf den Beginn eines **Karpaltunnel-Syndroms** schließen. Ursache ist eine Schwellung im so genannten Karpaltunnel am Handgelenk (Bild), wodurch der Nerv, der durch diesen Kanal führt, unter Druck gerät. Nicht selten strahlen die Schmerzen auch ins Handgelenk, in den Unterarm bis hin zum Ellenbogen oder gar bis in die Schulter aus. Typisch ist, dass der Betroffene nachts aufwacht und sich die Hände reibt oder sie ausschütteln muss. Auf Dauer macht sich Kraftlosigkeit in der Hand bemerkbar, und sie kann dauerhaft geschädigt werden. Hilft eine lokale Kortisonspritze nicht, ist ein operativer Eingriff erforderlich.

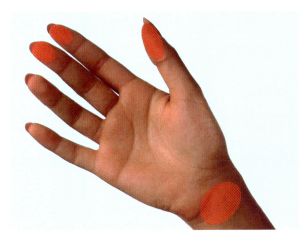

Karpaltunnel-Syndrom ▶ S. 369

■ Eine **gestörte Empfindung der Haut im Bereich der Arme, Hände und Finger** sowie andere Missempfindungen wie gelegentliche Taubheitsgefühle sind mögliche Zeichen einer Verschleißerscheinung der Brust- und Halswirbelsäule (**HWS-/BWS-Syndrom**). Durch die degenerativen Veränderungen an der Wirbelsäule werden Nervenwurzeln gereizt, die dort aus dem Wirbelkanal austreten und Arme, Hände sowie Finger versorgen.

HWS-/BWS-Syndrom ▶ S. 366

■ **Taubheitsgefühl**, **Kribbeln** („Ameisenlaufen"), **schmerzhafte Missempfindungen** und auch ein **brennendes Gefühl** an Armen und Händen können auf eine Nervenentzündung (**Polyneuropathie**) hinweisen. Als Ursachen sind hier vor allem Altersdiabetes sowie chronischer Alkoholmissbrauch zu nennen. Aber auch andere Nervengifte oder Vitaminmangelzustände kommen als Ursache infrage. Die Symptome beschränken sich in diesem Fall nicht nur auf die oberen Extremitäten, sondern treten ebenso an Beinen und Füßen auf.

Polyneuropathie ▶ S. 424

■ Im Zusammenhang mit **zu rascher Atmung bei Angstattacken** kann es zu **Missempfindungen** und **Kribbeln in beiden Händen** kommen. Ursache ist eine so genannte **Hyperventilationstetanie**. Der Betroffene sollte beruhigt werden und wenn möglich etwa zehn Minuten lang in eine Plastiktüte ein- und ausatmen. Dabei darf die Tüte nicht über den Kopf gezogen, sondern sie soll lediglich vor den Mund gehalten werden!

 Kommt es des Öfteren zu Missempfindungen an Armen oder Händen oder treten sie gar dauernd auf, empfiehlt sich die Abklärung der Ursachen durch den Arzt. Denn es ist zum einen wichtig, die Funktionstüchtigkeit der Hände und Finger zu gewährleisten bzw. diese wiederherzustellen, und zum anderen die ursächliche Erkrankung möglichst rechtzeitig zu erkennen und behandeln zu lassen.

ATMUNG

Durch die Atmung wird der Körper mit dem lebenswichtigen Sauerstoff versorgt, den er für alle Stoffwechselvorgänge benötigt. Wird die Sauerstoffzufuhr unterbrochen, kommt es schnell zu ernsthaften Problemen. Schon acht bis zwölf Sekunden Sauerstoffmangel im Gehirn führen zur Bewusstlosigkeit. Nach drei Minuten treten bereits erste Schädigungen der Gehirnzellen auf, und nach acht Minuten kommt es zu irreparablen Schäden.

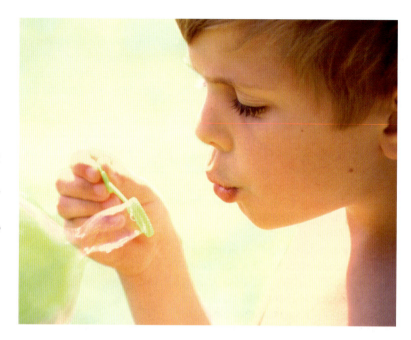

Beim Atmen gelangt die sauerstoffhaltige Luft über die Nase in die Luftröhre und über die Bronchien in die Lunge. Bevor sie dort anlangt, wird sie in der Nase für die Aufnahme vom Körper vorbereitet: Die feinen Härchen reinigen am Naseneingang die Atemluft von kleinen Fremdkörpern, über die Schleimdrüsen der Nasenschleimhaut wird die eingeatmete Luft angefeuchtet, und die Blutgefäße in der Nasenschleimhaut sorgen für eine Erwärmung.

Ein Atemzug besteht aus Einatmung (Inspiration), Ausatmung (Exspiration) und einer Atempause. Die Anzahl der Atemzüge pro Minute beträgt normalerweise bei Kleinkindern 25 bis 30 und bei Erwachsenen 16 bis 20. Eine Beschleunigung der Atmung ist bei Anstrengung ebenso wie bei Aufregungen ganz normal. Eine krankhafte Steigerung der Atemfrequenz ist bei Fieber und starkem Blutverlust zu beobachten bzw. bei verschiedenen Herzerkrankungen und bei einer Lungenentzündung. Während des Schlafes oder beim allgemeinen Ausruhen verlangsamt sich die Atmung. Eine Verringerung der Atemzüge pro Minute kann aber auch auf eine Vergiftung hinweisen. Zur Atmung gehören alle Vorgänge, die an der Aufnahme von Sauerstoff und der Abgabe von Kohlendioxid beteiligt sind.

Unterschieden wird zwischen der äußeren Atmung, die den Gasaustausch in der Lunge umfasst, und der inneren Atmung, bei der die roten Blutkörperchen Sauerstoff zu den Zellen transportieren und im Austausch Kohlendioxid mit zurücknehmen.

> Beschwerden, die Sie in diesem Kapitel nicht finden, können auch stehen unter:
> **NASE** ▶ S. 209
> **HALS UND RACHEN** ▶ S. 134
> **HERZ UND KREISLAUF**
> ▶ S. 171

Atembeschwerden

Ein erschwertes Luftholen beeinträchtigt, unabhängig von den Ursachen, das Wohlbefinden erheblich. Neben Erkältungskrankheiten in Verbindung mit Schnupfen und eventuell einer Nasennebenhöhlenentzündung lösen häufig auch klimatische oder jahreszeitlich bedingte Einflüsse (Pollenflug) und Luftverschmutzungen Beschwerden beim Atmen aus. Atembeschwerden und Atemnot können jedoch ebenso von einer eingeschränkten Lungen- oder Herztätigkeit ausgehen. Darüber hinaus macht auch ein hoher Blutdruck unter Umständen das Atmen schwer. Doch nicht nur organische Ursachen können dahinter stecken: Atembeschwerden können manchmal auch psychisch oder psychosomatisch bedingt sein.

Atemnot und Schmerzen beim Atmen

▌Zu einer **verstopften Nase** kommt es, wenn die Nasenschleimhaut entzündet und dementsprechend angeschwollen ist; dadurch verengen sich die Innenräume der Nasenhöhlen stark. Meist sondern die Drüsen der Nasenschleimhaut bei einem Schnupfen reichlich Sekret ab, was die Nase, vor allem wenn der Schleim dickflüssig ist, zusätzlich verschließt.

Schnupfen ▸ S. 443

▌Für eine **verstopfte Nase** können auch Nasenpolypen verantwortlich sein. Besonders wenn bei Kindern kein Schnupfen als Ursache infrage kommt, ist daran zu denken. Atmet ein Kind erschwert oder nur durch den Mund, sollte man von einem HNO-Arzt außerdem überprüfen lassen, ob sich nicht ein Fremdkörper in der Nase befindet.

Nasenpolypen ▸ S. 410

▌Atembeschwerden, die mit **Husten** einhergehen und bei denen **schleimiger Auswurf**, **Halsschmerzen** und **Fieber** auftreten, sind typisch für eine Erkältungskrankheit. Ist dieser Infekt besonders heftig oder sind die Atembeschwerden sehr stark, sollte der Hausarzt konsultiert werden.

Erkältungskrankheit ▸ S. 332

Bei anhaltenden Atembeschwerden ist ein Arztbesuch zur Abklärung der Ursache dringend angeraten. Zuerst wird die Lunge mit einem Stethoskop abgehört und eventuell der Brustkorb abgeklopft. Auch eine Überprüfung der Lungenfunktion kann zur Diagnosestellung dazugehören. Benutzt wird dazu ein Spirometer, in das kräftig hineingepustet wird. Ergänzt wird die Untersuchung durch eine Kontrolle der Blutwerte. Neben der allgemeinen Blutuntersuchung kann auch eine Blutgasanalyse vorgenommen werden. Des Weiteren ist unter Umständen eine Röntgenaufnahme der Lunge erforderlich. Treten bei Kindern Atembeschwerden auf, sollte der Kinderarzt aufgesucht werden.

Atemnot und Schmerzen beim Atmen

▌Kurzatmigkeit bzw. Atemnot verursachen das Gefühl von Lufthunger und werden als beängstigend empfunden. Bekommt man zu wenig Luft, sind die Folgen meist eine schnellere Atmung, vertiefte Atemzüge oder auch ein unregelmäßiger Atemrhythmus. An diesen Zeichen lässt sich auch von außen eine Atemnot erkennen. Am häufigsten kommt Atemnot bei Lungen- und Herzkrankheiten vor. Treten beim Atmen Schmerzen auf, ist dies immer ein Hinweis auf eine Erkrankung oder Verletzung der Lunge. Doch können Atemnot und Kurzatmigkeit auch ohne eine zugrunde liegende Erkrankung auftreten, nämlich dann, wenn man sich bei körperlicher Belastung zu sehr anstrengt bzw. seine Leistungsfähigkeit überschätzt.

▌Atemnot in Verbindung mit **Schluckauf** entsteht durch ein plötzliches Zusammenziehen des Zwerchfells. Der Schluckauf wird durch eine Reizung des Nervs, welcher das Zwerchfell versorgt, hervorgerufen. Da das Zwerchfell zum einen auch als Atemmuskel dient und zum anderen sich direkt unterhalb der Lunge befindet, kann ein länger anhaltender Schluckauf zu einer Behinderung der Atmung bis hin zur Atemnot führen.

Essen und Trinken ▸ S. 104

▌Atemnot, die **plötzlich beim Essen** auftritt, wird meist durch Speisebrocken, die in die Luftröhre geraten sind, verursacht. Reflexartig setzt durch das so genannte Verschlucken ein starkes Husten ein, um so den Fremdkörper wieder loszuwerden. Legt sich der Hustenreiz nicht nach kurzer Zeit und besteht weiterhin Atemnot, kann sich hinter diesen Symptomen aber auch eine Erkrankung der Speiseröhre verbergen. In diesem Fall sollten die Beschwerden durch einen Arzt abgeklärt werden.

Speiseröhrenerkrankungen ▸ S. 448

▌**Plötzliche Anfälle von Atemnot**, verbunden mit **Husten und Kurzatmigkeit**, können durch eine Überempfindlichkeit der Schleimhaut der Atemwege auf verschiedene Reize ausgelöst werden. Zu den Auslösern einer solchen Allergie zählen beispielsweise Pollen, Hausstaub und Tierhaare. Aber auch übermäßige körperliche Anstrengung, Entzündungen der Atemwege, Herzerkrankungen oder psychische Faktoren verursachen möglicherweise diese Symptome.

Allergien ▸ S. 300

53

ATMUNG

■ Tritt die Atemnot **wiederholt und anfallsartig** auf, ist dabei das **Ausatmen besonders erschwert** und geht die Atemnot mit **Erstickungsangst** einher, deuten diese Zeichen auf Asthma hin. Die Auslöser hierfür sind vielfältig. Es können sowohl Allergene (Pollen, Hausstaub u.Ä.) Asthmaanfälle hervorrufen als auch psychischer Stress und große körperliche Anstrengung. Asthma zählt zu den häufigsten Gründen für Atemnot. In Deutschland leiden 5% der Erwachsenen darunter. Da ein Asthmaanfall lebensbedrohlich werden kann, sollten die Betroffenen stets ein Notfallmedikament bei sich tragen, das mittels eines Dosieraerosols verabreicht wird (Bild).

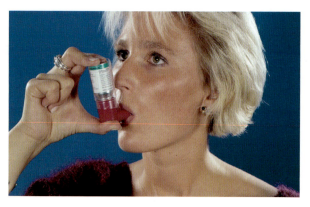

Asthma ▶ S. 307

■ Tritt Atemnot **bei körperlicher Anstrengung** auf, kann dies ein Hinweis auf eine beginnende Herzschwäche (Herzinsuffizienz) sein, das bedeutet eine ungenügende Pumpleistung des Herzens. Wird die Atemnot unter körperlicher Belastung stärker, muss man häufig nachts Wasser lassen und sind eventuell die Beine geschwollen, spricht dies für eine Zunahme der Herzschwäche, vor allem dann, wenn die Atemnot nach einiger Zeit auch ohne Belastung auftritt.

Herzschwäche ▶ S. 360

■ **Ständige Atemnot mit Blaufärbung der Lippen** weist auf eine fortgeschrittene Herzschwäche (Herzinsuffizienz) hin, die möglicherweise durch eine Herzerkrankung verursacht wird. Ein Arztbesuch ist nötig!

Herzschwäche ▶ S. 360

■ Kommt bei bekannter Herzschwäche **trockener Husten** hinzu, ist dies ein Hinweis auf ein weiteres Fortschreiten der Schwäche besonders des linken Herzens. Treten bei dieser so genannten Linksherzinsuffizienz weitere Symptome auf wie **plötzliche, extreme Atemnot**, die mit **Husten und blutig-schaumigem Auswurf** einhergeht, hat sich ein Lungenödem entwickelt. Bei diesen Anzeichen ist unverzüglich ein Arzt aufzusuchen!

Lungenödem ▶ S. 388

■ Bei **großer seelischer Belastung** oder **starker Angst** kann das Gefühl auftreten, nicht genügend Luft zu bekommen. Wenn krampfartige Schmerzen in der Brust einsetzen, verstärken sich die Angstgefühle noch zusätzlich. Diese Zeichen sprechen für einen seelisch bedingten Atemkrampf, der zu einer Überatmung, der so genannten Hyperventilation, führt. Trotz der heftigen Atmung bleibt das Gefühl der Luftnot allerdings bestehen. In extremen Fällen kann es sich sogar bis zur Erstickungsangst steigern. Bei Frauen ist dieses Hyperventilationssyndrom dreimal so häufig wie bei Männern. Als einfache Maßnahme wird in diesem Fall empfohlen, für wenige Minuten in eine Plastiktüte aus- und einzuatmen (nicht über den Kopf ziehen!).

Angststörung ▶ S. 304

■ **Anfallsartig auftretende Kurzatmigkeit** mit **Schmerzen hinter dem Brustbein** und **Herzstechen** sind Anzeichen für eine Angina pectoris. Die Ursache hierfür ist eine Verengung der Herzkranzgefäße. Da diese das Herz mit Blut versorgen, wird der Herzmuskel plötzlich schlechter durchblutet. Da diese Beschwerden Vorboten für einen Herzinfarkt sein könnten, ist eine ärztliche Behandlung dringend erforderlich.

Angina pectoris ▶ S. 304

■ **Plötzliche Atemnot** mit **heftigen Brust- oder Herzschmerzen vorwiegend links** ist Anzeichen für einen lebensbedrohlichen Herzinfarkt, bei dem Teile des Herzens plötzlich nicht mehr durchblutet werden. Die Schmerzen werden meist direkt hinter dem Brustbein oder in der linken Brusthälfte gespürt und strahlen in den linken Arm aus. Sie können aber auch in die Schultern, den rechten Arm, in den Hals, das Ohr sowie den Unterkiefer ausstrahlen oder sich im Rücken bemerkbar machen. Zusätzlich kann ein Beklemmungs- und Engegefühl auftreten („Stahlreif um die Brust") bis hin zu Todesangst („Vernichtungsgefühl"). Kalter Schweiß ebenso wie Übelkeit und Erbrechen sind weitere Anzeichen für einen Herzinfarkt.

Herzinfarkt ▶ S. 357

54

Husten

▎**Plötzlich auftretende Atemnot** verbunden mit **erschwertem Atmen**, einem **dumpfen Schmerz hinter dem Brustbein** und Angstgefühlen kann Anzeichen für eine Lungenembolie sein. Vor allem bei langer Bettlägerigkeit oder wenn eine Operation erst wenige Tage zurückliegt, ist die Emboliegefahr hoch. Aber auch für Menschen mit einer Venenentzündung oder einer chronischen Lungen- oder Herzerkrankung ist das Risiko erhöht, dass sich ein Blutgerinnsel in der Lunge festsetzt und zu einer Lungenembolie führt. Deshalb sind plötzliche Atemnot mit heftigen Brustschmerzen, die beim Einatmen stärker werden, sowie **Husten mit eventuell blutigem Auswurf** ernst zu nehmende Alarmzeichen.

Lungenembolie
▸ S. 385

▎**Schmerzen beim Atmen ohne eine vorausgegangene Verletzung** könnten, besonders wenn eine **Erkältungskrankheit vorausgegangen** ist und die Infektion sich bereits auf die Bronchien (Bronchitis) oder die Lunge (Lungenentzündung) ausgebreitet hat, Anzeichen für eine Brustfell- oder Rippenfellentzündung sein. Da diese sehr schmerzhaft sein kann, sollte baldmöglichst ein Arzt aufgesucht werden.

Rippenfellentzündung ▸ S. 433

▎Sind durch einen **Sturz oder Unfall Rippen gebrochen**, muss kontrolliert werden, ob dadurch auch die Lunge verletzt wurde. Gerät durch die Verletzung Luft zwischen die Lunge und das Lungenfell, fällt die Lunge in sich zusammen, und eine normale Atmung ist nicht mehr möglich. **Schmerzen bei der Atmung und Atemnot** sind Anzeichen für diesen auch Pneumothorax genannten Kollaps. Sie können allerdings in manchen Fällen auch fehlen. Daher ist eine Kontrolle durch einen Arzt unbedingt erforderlich.

Pneumothorax
▸ S. 423

Hinter einer anhaltenden Kurzatmigkeit und Atemnot können sich schwerwiegende Erkrankungen verbergen; es sollte unbedingt der Hausarzt aufgesucht werden. Die Untersuchung umfasst das Abhören der Lunge, die Überprüfung der Funktion des Herzens und des Kreislaufes mithilfe eines Belastungs-EKGs. Schmerzen beim Atmen sind immer ein Anzeichen einer schwerwiegenden Erkrankung oder Verletzung der Lunge oder des Brustfells. Tritt der Schmerz beim Atmen nach einem Sturz oder einem Unfall auf, kann durch gebrochene Rippen die Lunge verletzt sein. Ein Notfall, bei dem schnell ärztliche Hilfe gerufen werden muss.

Husten

▎Husten ist einerseits Schutzreflex, andererseits Anzeichen verschiedener Krankheiten. Husten auslösend wirken verschiedene Reize wie das Eindringen von Fremdkörpern in die Luftröhre („Verschlucken"), Staub, Zigarettenrauch, Pollen oder Krankheitserreger. Hat sich in den Atemwegen Schleim angesammelt oder sind Speiseteilchen in die Atemwege geraten, werden durch das Husten der Schleim oder die Speiseteilchen aus den Atemwegen nach außen befördert. Auf diese Weise verhindert der Körper, dass Schädigendes in die Lunge gerät und dort Entzündungen hervorruft, die lebensbedrohlich sein können. Husten ist nicht nur bei Erkrankungen der Atemwege zu finden, sondern auch ein Zeichen (Symptom), das bei vielen Erkrankungen des Herzens und des Herz-Kreislauf-Systems zu finden ist. Husten ist meist eine Begleiterscheinung bei Erkältungskrankheiten sowie bei Grippe.

▎Treten bei Kindern regelrechte **Hustenanfälle** auf, bei denen **kurze Hustenstöße** gefolgt sind von **krächzend-ziehendem Einatmen**, kann dies ein Zeichen für Keuchhusten sein. Durch die Atemnot kann sich das Gesicht verfärben, die Augen treten hervor, und häufig leidet es unter Erstickungsangst.

Keuchhusten
▸ S. 372

▎Tritt nach einer **vorausgegangenen Erkältung** plötzlich einsetzender schmerzender **Husten mit Auswurf** auf, unter Umständen begleitet von **leichtem Fieber**, sind dies typische Anzeichen für eine akute Bronchitis. Die Viren, die zunächst nur Schnupfen verursacht haben, sind weiter in die Atemwege eingedrungen und haben die Luftröhre sowie ihre Verzweigungen (Bronchien) befallen. Der Schleim ist bei einer akuten Bronchitis zu Beginn schleimig und zäh-glasig; später wird er gelb-eitrig und manchmal sogar blutig. Hält der Husten über Wochen an, hat sich eventuell aus der akuten eine chronische Bronchitis entwickelt.

Bronchitis
▸ S. 317

55

ATMUNG

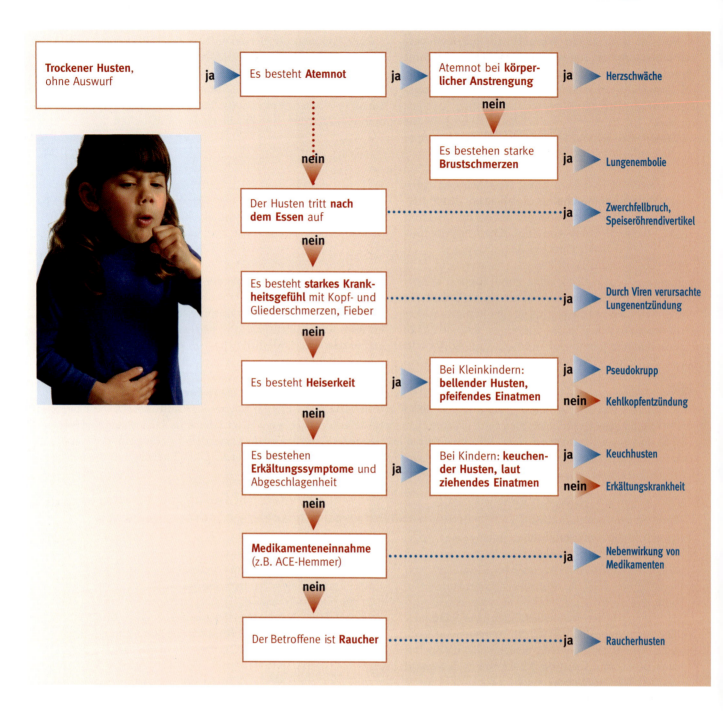

- **Ein tiefer, bellender Husten, eine heisere Stimme und ein pfeifendes Geräusch beim Einatmen** sind die typischen Symptome für die Pseudokrupp genannte Entzündung des Kehlkopfes, die besonders bei Kleinkindern im Alter von ein bis fünf Jahren auftritt. Verschlimmert sich besonders nachts die Luftnot so stark, dass Erstickungsangst besteht, sollte man nicht zögern, den Notarzt zu rufen.

  Pseudokrupp ▶ S. 427

- **Schmerzhafter Husten mit Auswurf und Fieber** weist darauf hin, dass sich Krankheitserreger (Bakterien) nach einem Infekt der oberen Atemwege in die Lunge ausgebreitet und dort eine Lungenentzündung (Pneumonie) verursacht haben. Besonders bei älteren oder geschwächten Menschen besteht bei einer Erkältung die Gefahr, dass die Erreger aus dem Nasen-Rachen-Bereich bis in die Lunge vordringen.

  Lungenentzündung ▶ S. 387

Husten mit blutigem Auswurf

Bei wiederholt auftretendem Husten **während oder kurz nach dem Essen** ist an eine Speiseröhrenerkrankung zu denken. So führen Ausstülpungen in der Speiseröhrenwand (Speiseröhrendivertikel) zu einem Fremdkörpergefühl mit Hustenreiz. Mithilfe einer Röntgenkontrastaufnahme oder einer Endoskopie kann die Speiseröhre untersucht und die Ursache der Beschwerden festgestellt werden.

Speiseröhrendivertikel ▸ S. 448

Husten bei körperlicher Anstrengung, unter Umständen mit **Atembeschwerden** verbunden, ist Hinweis auf eine Herzschwäche, insbesondere des linken Herzens (Linksherzinsuffizienz).

Herzschwäche ▸ S. 360

Trockener, schmerzhafter Reizhusten ohne Auswurf ist eine Reaktion auf unterschiedliche schädliche Reize wie **Rauch**, **Staub**, **Gase** oder **Chemikaliendämpfe**. Typisches Beispiel hierfür ist der Raucherhusten, der besonders morgens beim Aufstehen auftritt und meist mit einem anhaltenden Zwang zum Räuspern verbunden ist. Raucherhusten ist besonders dann störend und lästig, wenn regelrechte Hustenanfälle auftreten. Besteht der Reizhusten über einen langen Zeitraum hinweg, kann sich daraus eine chronische Bronchitis entwickeln. Hiervon betroffen sind vor allem starke Raucher, Beschäftigte, die ständig mit Staub in Berührung kommen, und Menschen, die unter einem allergischen Asthma leiden. Bei langjährigen Rauchern kann die Lunge so geschädigt werden, dass es zu einer unwiderruflichen Zerstörung des Gewebes kommt. Die Folge ist ein so genanntes Lungenemphysem. Ein **trockener Husten** kann auch bei der Einnahme von verschiedenen **Medikamenten** als Nebenwirkung auftreten, bekannt dafür sind beispielsweise ACE-Hemmer. Tritt Husten **gehäuft nachts** auf – besonders zwischen 2 und 4 Uhr morgens –, ist das typisch für Asthma.

Bronchitis ▸ S. 317

Lungenemphysem ▸ S. 386

Allergien ▸ S. 300

Asthma ▸ S. 307

Medikamente ▸ S. 38

Plötzlicher Husten mit **hohem Fieber** und **Atembeschwerden** sind die typischen Anzeichen für eine Lungenentzündung (Pneumonie). Ganz ähnliche Symptome verursacht die lebensbedrohliche Viruserkrankung SARS (schweres akutes respiratorisches Syndrom), die bisher nur in asiatischen Ländern und in Kanada aufgetreten ist. Vor allem Fieber über 38,0 °C ist ein wichtiger Hinweis auf diese akuten Atemwegskrankheiten.

Lungenentzündung ▸ S. 387

SARS ▸ S. 436

Husten, der mit **nächtlichem Schwitzen** (besonders in den frühen Morgenstunden), mit **Müdigkeit**, **Leistungsschwäche**, leicht **erhöhten Temperaturen**, **Appetitlosigkeit** und **Gewichtsverlust** einhergeht, kann Anzeichen für eine Lungentuberkulose oder Lungenkrebs sein. Der Husten kann bei diesen Erkrankungen auch in einen Bluthusten übergehen.

Tuberkulose ▸ S. 456

Lungenkrebs ▸ S. 388

Husten mit blutigem Auswurf

Bei einem Husten mit blutigem Auswurf muss zwischen dem Abhusten von reinem Blut oder von blutig gefärbtem Auswurf unterschieden werden. Das Blut kann dabei sowohl aus der Lunge stammen als auch aus dem Nasen-Rachen-Bereich oder dem Magen-Darm-Trakt. Bluthusten tritt bei verschiedenen schweren Erkrankungen der Atmungsorgane auf – dazu gehören neben der Lungentuberkulose auch Lungen- oder Bronchialkrebs und Lungenembolie mit Lungeninfarkt – sowie bei Gerinnungsstörungen des Blutes und Bronchiektasen (Erweiterungen der Bronchialäste).

Sind bei **Bluthusten mit Atemnot** auch **Schmerzen in der Brust** und eventuell ein **geschwollenes Bein** zu beobachten, kann das auf eine Lungenembolie mit einem Lungeninfarkt hinweisen. Weitere Symptome können Schweißausbruch, Angst, schneller Puls und bläuliche Verfärbung von Lippen und Fingernägeln sein.

Lungenembolie ▸ S. 385

Tritt **Husten mit blutigem Auswurf** zusammen mit **nächtlichem Schwitzen** auf, machen sich unter Umständen Schmerzen in der Brust bemerkbar und wird außerdem ein **Gewichtsverlust** beobachtet, kann eine Lungenkrebserkrankung oder eine Lungentuberkulose die Ursache sein. Ist der Bluthusten mit **chronischer Heiserkeit** verbunden, muss unter Umständen an Kehlkopfkrebs gedacht werden.

Tuberkulose ▸ S. 456

Lungenkrebs ▸ S. 388

ATMUNG

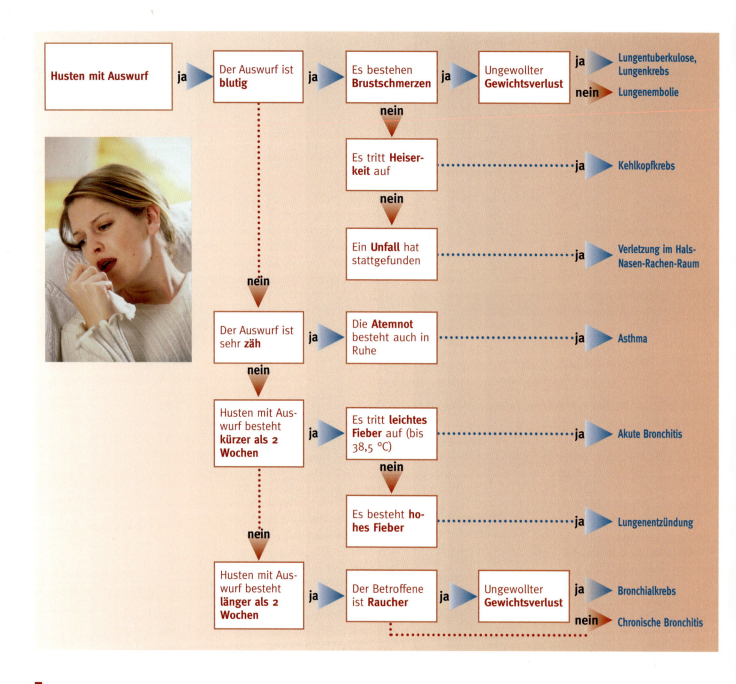

 Möglicherweise verursacht eine **Blutung im Nasen-Rachen-Raum** infolge einer **Verletzung** einen Hustenreiz. Dadurch wird das Blut abgehustet und zeigt sich so als Bluthusten. Falls nicht eindeutig eine harmlose Erklärung wie Nasenbluten vorliegt, ist beim Anzeichen eines Bluthustens unverzüglich ein Arzt aufzusuchen.

Verletzungen
▶ S. 287

Normalerweise verschwindet der Husten nach Ausheilung der Erkrankung. Heilt eine Infektion der Atemwege jedoch nicht richtig ab oder kommt es in kurzen Abständen immer wieder zu Neuerkrankungen, kann der Husten chronisch werden. Der Arzt wird die Lunge abhören und – je nach Befund – Medikamente, z.B. Antibiotika, verordnen. Bei quälendem Reizhusten kann der Arzt auch Präparate zur Hustenlinderung verordnen. Liegen Hinweise auf eine schwerwiegendere Ursache vor, wird ein Röntgen der Lunge erforderlich.

58

AUGEN

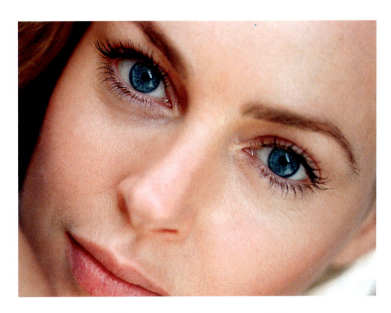

Das Auge ist eines der wichtigsten Sinnesorgane des Menschen. Es hat einen ganz wesentlichen Anteil an der Wahrnehmung und dem Erleben der Umwelt. Nur mit beiden Augen kann die Umwelt räumlich wahrgenommen werden; ist eines von beiden beeinträchtigt, geht das räumliche Sehen verloren, und das Bild wird flächenhaft. Von außen sind nur der vordere Teil des Augapfels sowie das Augenlid sichtbar. Verborgen sind die Tränendrüse und der Tränenkanal sowie der Augennerv, der die Verbindung zum Gehirn herstellt.

Die Lider schützen den Augapfel durch den Lidschlussreflex vor mechanischen Einwirkungen. Außerdem verhindern sie ein Austrocknen des Auges; dies geschieht durch den Lidschlag, bei dem die Tränenflüssigkeit aus der Tränendrüse auf der Augenoberfläche verteilt wird. Ohne sich dessen bewusst zu sein, blinzelt man etwa 10-mal in der Minute. Dadurch verteilt sich der Tränenfilm gleichmäßig, und kleine Fremdkörper werden weggespült. Es ist wichtig, dass die Binde- und Hornhaut des Auges immer gut angefeuchtet sind.

Alle Veränderungen an den Augen oder Beeinträchtigungen beim Sehen sollten von einem Augenarzt untersucht werden, denn die Augen sind nicht nur ein sehr wichtiges, sondern auch kompliziertes Organ, und die Ernsthaftigkeit einer Augenerkrankung kann nur von einem Augenarzt eingeschätzt werden. Eine zu späte Diagnose und Behandlung hat möglicherweise eine dauerhafte Schädigung des Auges mit schwerer Beeinträchtigung des Sehvermögens zur Folge. Augenärzte verfügen dazu über Untersuchungsgeräte, in die der Patient meist nur hineinschauen muss, ohne dass das Auge berührt wird. Empfehlenswert ist es auch, eine Bestimmung der Brillenstärke vom Augenarzt vornehmen zu lassen, da dieser dabei gleichzeitig den Augendruck kontrollieren und außerdem feststellen kann, ob wirklich nur eine Brille benötigt wird oder ob sich eine andere Erkrankung hinter dem unscharfen Sehen verbirgt.

> Beschwerden, die Sie in diesem Kapitel nicht finden, können auch im folgenden Kapitel stehen:
> **KOPF UND GESICHT** ▶ S. 180

Rötung und Tränen des Auges

Eine häufige Erscheinung ist die Rötung des Auges. Hierbei nimmt der weiße Augapfel eine rötliche Farbe an, und die Blutgefäße sind als kleine rote Linien deutlich zu sehen. Diese Veränderungen entstehen aufgrund einer verstärkten Durchblutung, die Ausdruck einer Reizung oder Entzündung ist. Treten bei einer Rötung des Auges weder eine Beeinträchtigung des Sehens noch Schmerzen auf, kann diese als weniger besorgniserregend angesehen werden.

Gerötete Augen und Juckreiz werden häufig durch Bildschirmarbeit, Klimaanlagen, Zugluft, Wind oder Zigarettenrauch hervorgerufen. Aber auch UV-Licht und hohe Ozonwerte führen durch eine *Reizung* zu geröteten Augen. Hier hilft nur, die auslösende Ursache herauszufinden und künftig zu meiden.

AUGEN

▪ Treten **plötzlich Tränen, Juckreiz und gerötete Augen** bei einem Spaziergang im Frühjahr oder Sommer oder bei Wind auf, sollte man nachsehen, ob nicht ein kleines Insekt, ein Sandkorn oder ein anderer Fremdkörper ins Auge geraten sind. Die Ursache kann jedoch auch eine noch nicht erkannte Pollenallergie sein.

Allergien ▸ S. 300

▪ Rötung mit **Juckreiz und Fremdkörpergefühl** (Sandkorn im Auge) tritt bei trockenen Augen auf. Infolge ungenügender Sekretion der Tränenflüssigkeit oder ihrer veränderten Zusammensetzung kommt es zu Benetzungsstörungen von Binde- und Hornhaut. Dies ist besonders mit zunehmendem Alter ein öfter vorkommendes Symptom. Bei Frauen kann die Einnahme der **Pille** (Ovulationshemmer) trockene Augen verursachen. Der Augenarzt kann Tropfen mit künstlicher Tränenflüssigkeit verschreiben.

▪ Gerötete Augen, **Juckreiz und Tränen** verbunden mit **leichten Augenschmerzen** treten relativ häufig als Begleiterscheinung bei grippalen Infekten auf und sind typische Anzeichen für eine Bindehautentzündung (Bild). Durch die Entzündung wird das Auge stärker durchblutet und rötet sich. Oft sind die Augenlider morgens durch die Absonderungen verklebt. Seltener verursachen eine Hornhautentzündung, eine Entzündung der Tränenwege oder eine Entzündung der Regenbogenhaut diese Symptome.

Bindehautentzündung ▸ S. 312
Hornhautentzündung ▸ S. 363

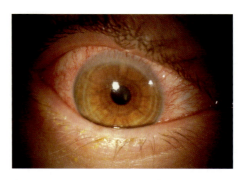

▪ Rötung mit **starker Tränenbildung** bei **Kontaktlinsenträgern** können Hinweise auf Schäden am Auge, Unverträglichkeit oder falsche Passform der Kontaktlinsen sein. Auch eine allergische Reaktion auf das Linsenpflegemittel ist möglich. Bedacht werden muss ebenso, ob das Pflegemittel zu lange verwendet wurde, sodass sich Krankheitserreger darin angesammelt haben, die die Ursache für eine Infektion des Auges sein könnten. Möglicherweise müssen andere Kontaktlinsen ausprobiert, oder das Linsenpflegemittel muss gewechselt werden.

Allergien ▸ S. 300

▪ Treten bei einem geröteten Auge **starke Schmerzen** sowie eine **plötzliche Sehverschlechterung** auf, kann dies Anzeichen für einen Glaukomanfall sein. Es kommt zu einem plötzlichen Anstieg des Augeninnendrucks (Grüner Star). In diesem Fall sollte unbedingt sofort ein Augenarzt aufgesucht werden.

Grüner Star ▸ S. 351

▪ Ein **Fremdkörpergefühl bei jedem Lidschlag**, heftiges Tränen, Rötung und Schmerzen eines Auges sind Zeichen eines Fremdkörpers im Auge, der schnell zu einer Verletzung der Hornhaut führen kann. Dies passiert besonders häufig bei Arbeiten, bei denen kleine Materialteilchen durch die Luft fliegen (Sägen, Hämmern, Meißeln). Daher sollte bei solchen Arbeiten stets eine Schutzbrille getragen werden. Man sollte solche Fremdkörper nur durch den Augenarzt entfernen lassen, der auch den Grad der Hornhautverletzung feststellt.

▪ **Tränenträufeln beim Kleinkind** kann auf eine Bindehautentzündung hindeuten. Unter Umständen ist aber auch eine Enge des Tränenkanals der Grund, in seltenen Fällen kann sogar ein angeborener Grüner Star dahinter stehen. In diesem Fall haben die Kinder „schöne große Augen", die durch einen erhöhten Augeninnendruck infolge einer angeborenen Abflussstörung der Augenflüssigkeit hervorgerufen werden. Hält das Tränen der Augen über mehrere Tage an, sollte man mit dem Kinderarzt darüber sprechen.

Bindehautentzündung ▸ S. 312
Grüner Star ▸ S. 351

▪ **Verklebte Augen am Morgen**, bei denen die **Augenlider geschwollen** und die **Lidränder gerötet** sind, sind wahrscheinlich Zeichen einer Entzündung der Bindehaut oder der Lidhaut. Die Ursache kann eine Infektion sein, aber auch eine allergische Reaktion, z.B. gegen Hausstaubmilben in Kissen und Bettdecken.

Bindehautentzündung ▸ S. 312
Allergien ▸ S. 300

60

Augenschmerzen

Gerötete Augen sind häufig eine harmlose Reaktion auf eine Reizung von außen. Treten sie jedoch in Verbindung mit Schmerzen und Sehstörungen auf, ist unverzüglich ein Augenarzt aufzusuchen, da die Symptome auch Anzeichen einer Verletzung oder schwerwiegenden Augenerkrankung sein können. Augenrötungen mit verstärktem Augentränen bei Säuglingen und Kleinkindern sollten immer dem Kinderarzt gezeigt werden.

Augenschmerzen

Schmerzen am Auge können sich ganz unterschiedlich äußern. Sie können oberflächlich als Fremdkörpergefühl im Auge oder aber tief im Augapfel als Druckgefühl empfunden werden. Schmerzen können darüber hinaus im Hautbereich, d.h. an den Augenlidern, oder in der Umgebung des Auges, z.B. an der Stirn oder der Schläfe, lokalisiert sein. In manchen Fällen treten sie beim Bewegen der Augen auf. Entsprechend unterschiedlich sind die Ursachen für diese Beschwerden.

▎ **Augenschmerzen**, die **mit Juckreiz und Brennen** einhergehen, können bei **trockenen Augen** auftreten, die durch so unterschiedliche Auslöser wie Klimaanlagen, Bildschirmarbeit oder hohe Ozonwerte entstehen. Häufig sind sie auch Zeichen einer **Bindehautentzündung**. Im Frühjahr zeigen diese Symptome unter Umständen den Beginn eines **Heuschnupfens** an.

Bindehautentzündung ▸ S. 312
Heuschnupfen ▸ S. 361

▎ Augenschmerzen, die **beim Bücken oder Kopfschütteln stärker** werden und **in Stirn und Wangen ausstrahlen**, sind eventuell Symptome einer **Entzündung der Nasennebenhöhlen**. Stirn- und Wangenbereich sind dabei meist druckempfindlich, und es bestehen Erkältungssymptome.

Nasennebenhöhlenentzündungen ▸ S. 409

▎ Augenschmerzen mit **Brennen** und einer **Verschlechterung der Sehkraft** können Anzeichen für eine **Hornhautentzündung** oder eine **Verletzung der Hornhaut** sein. In seltenen Fällen kann auch eine Entzündung der Regenbogenhaut oder des Sehnervs als Ursache für diese Symptome infrage kommen.

Hornhautentzündung ▸ S. 363

▎ Augenschmerzen, die mit einer **plötzlichen Verschlechterung der Sehkraft**, mit **Kopfschmerzen**, **Übelkeit** und **Erbrechen** einhergehen, sind typisch für einen so genannten **Glaukomanfall**. Dabei steigt der Augeninnendruck plötzlich stark an. Der als „dumpf" empfundene Schmerz tritt im betroffenen Auge und in der entsprechenden Gesichtshälfte auf. Er kann aber ebenso in den gesamten Kopf, die Zähne oder sogar den Bauch ausstrahlen. Bei diesen Symptomen ist unverzüglich ein Arzt aufzusuchen, da sonst der Verlust des Augenlichtes droht. Der Glaukomanfall ist die akute Form des **Grünen Stars**, bei dem es zu Sehstörungen kommt, die sich in Verschwommensehen oder im Sehen von farbigen Ringen um Lichtquellen äußern.

Grüner Star ▸ S. 351

▎ Augenschmerzen **morgens beim ersten Öffnen der Lider** können ein Zeichen für eine krankhafte **Veränderung an der Hornhaut** des Auges sein, z.B. eine Abschilferung der Hornhautoberfläche durch eine Verletzung. Bei diesen Anzeichen sollte man unbedingt einen Augenarzt konsultieren.

▎ Augenschmerzen **mit Kopfschmerzen und Flimmern vor den Augen** können zum einen Zeichen einer **Überanstrengung** der Augen z.B. durch zu lange Bildschirmarbeit sein. Zum anderen können sie aber auch Anzeichen einer **Migräne** sein, die sich zu Beginn eines Anfalls häufig mit Augenbeschwerden äußert (Aura).

Migräne ▸ S. 399

Schmerzen beide Augen, so ist zunächst an eine Reizung oder Überanstrengung zu denken. Schmerzt nur ein Auge, handelt es sich häufig um Verletzungen durch Fremdkörper. Augenschmerzen sind in jedem Fall ernst zu nehmen: Dauern sie über Stunden an, sollten die Ursachen stets von einem Augenarzt abgeklärt werden, da unbehandelte Erkrankungen das Risiko einer dauerhaften Schädigung der Sehkraft bedeuten.

61

AUGEN

Veränderungen an Augenlid und Augapfel

Die Lider bestehen aus verschiedenen Hautschichten. In ihnen befinden sich Drüsen, die das Sekret produzieren, welches die Augen feucht hält, Fremdkörper wegspült und Krankheitserreger abwehrt. Ihre Ausgangskanäle liegen an der vorderen Lidkante, wo sich die Wimpern befinden. Diese Drüsen können sich entzünden und so Erkrankungen am Auge verursachen. Die Augenlider schützen das Auge vor dem Eindringen von Fremdkörpern, und sie sorgen dafür, dass das Auge nicht austrocknet. Bei einem äußeren Reiz sorgt der Lidreflex dafür, dass die Augenlider unwillkürlich und blitzschnell geschlossen werden. Zusammen mit der Tränendrüse sorgen die Lider für eine gute Sehfunktion. Der Augapfel ist wie eine Kugel in der Augenhöhle gelagert. Ihm sind alle wichtigen Strukturen angegliedert, die für unser Sehen wichtig sind, etwa Bindehaut, Hornhaut, Regenbogenhaut, Linse, Netzhaut und Sehnerv. Der so genannte Glaskörper – eine gallertartige Masse im Inneren des Augapfels – dient der Erhaltung seiner Form. Veränderungen am Augapfel treten nicht nur bei Erkrankungen des Auges auf, sondern auch bei Infektionskrankheiten. Darüber hinaus können sich Erkrankungen innerer Organe auf das Aussehen des Augapfels auswirken.

■ Bei **Schwellungen beider Augenlider** und entzündlicher Rötung der Lidränder kann es sich um eine **allergische Reaktion** handeln. Ist die Schwellung vor allem morgens beim Aufwachen vorhanden, könnte es sich um eine Allergie gegen Hausstaubmilben im Bettzeug handeln. Aber auch nach einem Insektenstich oder als Unverträglichkeitsreaktion auf Kosmetika, Medikamente oder bestimmte Nahrungsmittel können Schwellungen der Augenlider und der sie umgebenden Bereiche auftreten, was als **Quincke-Ödem** bezeichnet wird.

Allergien ▶ S. 300

Quincke-Ödem ▶ S. 429

■ Bei einer **korngroßen Schwellung und Rötung am Lidrand** des Auges (Bild) handelt es sich meistens um ein so genanntes **Gerstenkorn**. Eine der im Lidrand sitzenden Drüsen hat sich mit Bakterien infiziert und entzündet. Ein Gerstenkorn wird am besten mit speziellen Augensalben behandelt, da sich ansonsten Eiter entwickelt, der weitere Drüsen infizieren könnte. Nur selten ist es nötig, das Gerstenkorn mit einem Schnitt zu eröffnen, damit der Eiter abfließen kann.

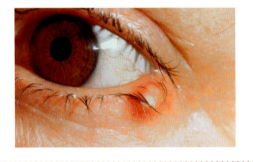

Gerstenkorn ▶ S. 348

■ **Entzündete Augenlidränder** bei Kleinkindern, die den Eindruck erwecken, das Kind habe gerade geweint, sind möglicherweise ein Hinweis auf einen **verengten Tränenkanal**. Hält dieser Zustand länger an, können sich hierdurch schwerwiegende Infektionen des Auges entwickeln. Der Augenarzt ist unbedingt aufzusuchen, damit die Verengung falls nötig mit einem kleinen Eingriff beseitigt wird.

■ Eine **Schwellung der Augenlider ohne Rötung**, die an beiden Augenlidern gleichzeitig zu beobachten ist, hat keine entzündliche Ursache. Es handelt sich um Einlagerungen von Flüssigkeit im Unterhautgewebe rund um das Auge. Sie kann als Begleiterscheinung einer **Herz- oder Nierenschwäche** auftreten. In beiden Fällen schafft es der Körper nicht, das Wasser im richtigen Maße aus dem Gewebe zu entfernen, entweder durch eine zu schwache Pumpleistung des Herzens oder durch eine zu schwache Reinigungsleistung der Nieren. Stattdessen lagert sich das Wasser im Gewebe ab, typischerweise auch in den Beinen.

Herzschwäche ▶ S. 360

Nierenversagen ▶ S. 415

Ödem ▶ S. 416

■ **Verklebte Augenlider**, besonders **morgens**, verbunden mit **Rötung und Juckreiz** sowie Druckgefühl oder Schmerzen sind typisch für eine fortgeschrittene **Bindehautentzündung**, bei der sich bereits Absonderungen bilden. Aber auch Lidrandentzündungen oder **Infektionen der Hornhaut** können als Grund infrage kommen. Infektionen am Auge, insbesondere mit Sekretabsonderungen, sollten immer ernst genommen werden, da sich daraus schwere Augenerkrankungen entwickeln können. Deshalb sollte bei diesen Symptomen zur Klärung der Ursache unbedingt ein Augenarzt aufgesucht werden.

Bindehautentzündung ▶ S. 312

Hornhautentzündung ▶ S. 363

Veränderungen an Augenlid und Augapfel

■ Eine **Schwellung eines oberen Augenlides** mit schmerzhafter **Druckempfindlichkeit** im äußeren Bereich könnte auf die Entzündung einer Tränendrüse zurückzuführen sein. Falls feuchtwarme Umschläge nicht helfen oder sich Sekret bildet, muss die Entzündung ärztlich untersucht werden.

■ **Knoten auf dem oberen Augenlid**, die nicht entzündet und schmerzfrei sind und oft wochenlang unverändert bleiben, werden als Hagelkörner bezeichnet. Ein solcher, auch als Chalazion bezeichneter Knoten ist etwa erbsengroß, und die darüber liegende Haut lässt sich verschieben. Kleinere Hagelkörner sind harmlos und verschwinden meist von selbst wieder. Da sich hinter jedem unklaren Knoten aber auch ein Tumor verbergen kann, sollte man ihn vorsichtshalber dem Augenarzt zeigen.

Hagelkorn ▶ S. 353

■ Ein **unwillkürliches Zucken eines oder beider Augenlider** ist sehr irritierend und lästig, aber normalerweise vollkommen harmlos. Es handelt sich um unwillkürliches Muskelzucken, wie es auch in anderen Körperregionen vorkommen kann. Der Auslöser ist eine nervöse Fehlregulation, die besonders in Zeiten von großem Stress, Überanstrengung oder Schlaflosigkeit auftritt und nach einigen Stunden oder bis zum nächsten Tag wieder verschwindet.
Verstärkt sich das Zucken bis zum **schmerzhaften Lidkrampf**, in Verbindung mit einem **geröteten Auge**, **Schmerzen** und **Lichtempfindlichkeit**, kann es sich dagegen um eine Entzündung der Hornhaut handeln.

Hornhautentzündung ▶ S. 363

■ Eine **Gelbfärbung** der Augenbindehaut sieht man besonders deutlich, wenn man den unteren Lidrand nach unten zieht: Das „Weiße" im Auge ist gelblich verfärbt. Wenn auch die Haut eine gelbliche Farbe annimmt, spricht man von Gelbsucht, die auf eine Erkrankung der Leber hinweist. Zusätzlich tritt in manchen Fällen am ganzen Körper Juckreiz auf. Ist auch die Körpertemperatur erhöht, liegt eventuell eine akute Leberentzündung (Hepatitis) vor. Da alle infrage kommenden Krankheitsursachen unbedingt behandelt werden müssen, sollte man baldmöglichst einen Arzt aufsuchen.

Hepatitis ▶ S. 355
Lebererkrankungen ▶ S. 382 f.

■ **Geplatzte Äderchen** auf dem Augapfel betreffen meist die kleinen Blutgefäße der Bindehaut. Sie können vereinzelt bereits bei körperlicher Anstrengung zerreißen und sind dann harmlos. Ist jedoch das ganze Auge davon betroffen (Bild), sollte man dies dem Augenarzt zeigen, da ernsthafte Erkrankungen dahinter stehen können. So könnte es ein Hinweis auf einen erhöhten Blutdruck sein. Bei Trägern insbesondere weicher Kontaktlinsen kann es bedeuten, dass das Auge nicht genügend Sauerstoff erhält.

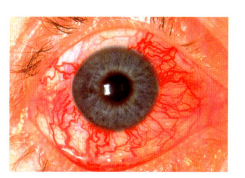

Blutdruck, hoher ▶ S. 314

■ Das starke **Hervortreten beider Augäpfel** ist ein typisches Zeichen für die so genannte Basedow-Krankheit. Ursache ist eine Fehlfunktion der Schilddrüse, durch die zu viel Schilddrüsenhormon gebildet wird. Die Diagnose stellt nicht der Augenarzt, sondern der Internist, indem die Menge der Schilddrüsenhormone im Blut gemessen und die Schilddrüse selbst untersucht wird. Ist **nur ein Auge** betroffen, muss an einen Tumor gedacht werden.

Basedow-Krankheit ▶ S. 310

Alle Veränderungen an den Augenlidern oder dem Aussehen des Augapfels sollten von einem Augenarzt überprüft werden. Eine zu späte Diagnose und Behandlung von Augenkrankheiten kann zu dauerhafter Schädigung mit schwerer Beeinträchtigung der Sehfunktion führen. Der Augenarzt kann an den Symptomen erkennen, ob es sich um eine Erkrankung der Augen handelt oder ob eine andere Krankheitsursache zugrunde liegt. Um dies festzustellen, untersucht der Arzt das Auge beispielsweise mit einer Spaltlampe und einem Augenspiegel, dem so genannten Ophthalmoskop. Diese Untersuchungen sind für den Patienten schmerzlos.

AUGEN

Fehlsichtigkeit

Rund 80 Prozent der täglichen Informationen werden über die Augen aufgenommen. Eine Verschlechterung der Sehkraft führt deshalb zu einer mehr oder minder starken Beeinträchtigung der Lebensqualität. Fehlsichtigkeit äußert sich auf vielfältige Art. Am häufigsten ist das unscharfe Sehen, das in der Regel durch eine Abweichung des Augapfels von der normalen Form verursacht wird. Der Augapfel kann dabei entweder zu lang sein, wodurch der Brennpunkt der Linse vor der Netzhaut liegt, oder er ist zu kurz. Dann liegt der Brennpunkt hinter der Netzhaut. Um scharf sehen zu können, müssen die Strahlen jedoch von der Linse genau auf die Netzhaut treffen.

▌ Bei **unscharfem Sehen in der Nähe** werden Menschen oder Objekte im direkten Umfeld nicht deutlich oder nur schemenhaft gesehen, während weit entfernte Gegenstände klar und deutlich wahrgenommen werden. Es kann sogar Probleme beim Treppensteigen geben, weil die Stufen nicht richtig gesehen werden. In diesem Fall liegt eine **Weitsichtigkeit** (Hyperopie) vor. Die Unschärfe entsteht hier, weil der Brennpunkt der Linse hinter der Netzhaut liegt. Der Ausgleich kann mit einer entsprechend angepassten Brille (Sammellinse) erfolgen, welche die Strahlen so bündelt, dass der Brennpunkt wieder auf der Netzhaut liegt.

Fehlsichtigkeit
▶ S. 335

▌ Beim **unscharfen Sehen in der Ferne** wird in der Nähe alles gut und deutlich gesehen. Je weiter weg Menschen und Gegenstände jedoch sind, desto verschwommener werden sie wahrgenommen. Es handelt sich hier um **Kurzsichtigkeit** (Myopie). Sie entsteht, wenn der Augapfel zu lang ist und der Brennpunkt der Linse vor der Netzhaut liegt. Eine Brille (Zerstreuungslinse) hilft, diese Fehlsichtigkeit auszugleichen.

Fehlsichtigkeit
▶ S. 335

▌ Wenn alles, was sich **direkt vor dem Auge** befindet, etwa eine Zeitung oder ein Buch bzw. Bild, nur **unscharf** wahrgenommen **und mit zunehmender Entfernung deutlicher** wird, handelt es sich um **Alterssichtigkeit** (Presbyopie). Diese altersbedingte Erscheinung beruht auf dem Verlust der Adaptionsfähigkeit, d.h. die Linse auf solche Objekte scharf einzustellen. Der Ausgleich erfolgt hier ebenso mit einer Brille (Sammellinse). In der Regel setzen ab Mitte 40 Veränderungen am Auge ein, die zur Alterssichtigkeit führen.

Fehlsichtigkeit
▶ S. 335

▌ Sehstörungen, die **nach der Verordnung und Anpassung einer neuen Brille** oder neuer Brillengläser auftreten, haben ihre Ursache häufig darin, dass die vorliegende **Sehleistungsschwäche nicht richtig ausgeglichen** wird. Hier sind die ermittelten Werte zu überprüfen. Sind sie korrekt, kann allerdings zu der Sehschwäche noch eine **Augenerkrankung** hinzugekommen sein.

Fehlsichtigkeit
▶ S. 335

▌ **Verschwommenes Sehen** der Umgebung oder von Schrift und Bildern kann verschiedene Gründe haben. Besonders dann, wenn zusätzlich **Kopfschmerzen** auftreten, sind häufig eine nicht ausgeglichene **Fehlsichtigkeit** oder **falsch angepasste Brillengläser** bzw. Kontaktlinsen die Ursache.

▌ Wird im Alter die Umwelt nur noch **unscharf, matt, verschleiert** oder **verzerrt** wahrgenommen, **verlieren die Farben ihre Leuchtkraft** und **blenden Gegenlicht** oder Sonneneinstrahlung stark, handelt es sich meist um eine Linsentrübung, den so genannten **Grauen Star** (Katarakt). Es ist möglich, die getrübten Linsen operativ zu entfernen und durch künstliche Linsen zu ersetzen.

Grauer Star
▶ S. 350

Eine Besserung von Sehfehlern durch Augentraining ist nicht möglich. Treten Probleme beim Erkennen von Gegenständen in der Nähe oder in der Ferne auf, sollte immer ein Augenarzt aufgesucht werden. In den meisten Fällen ist der Ausgleich des Sehfehlers durch eine Brille möglich. Da verschiedene Erkrankungen, die das Augenlicht gefährden, mit einer Beeinträchtigung des Sehens beginnen, sollte jede Sehverschlechterung von einem Augenarzt abgeklärt werden. Je eher diese Krankheiten erkannt werden, desto größer ist die Chance auf Heilung.

Sehstörungen

Außer der Fehlsichtigkeit, die durch eine Brille korrigiert werden kann, gibt es weitere Veränderungen, die das Sehen beeinträchtigen. Dazu gehören kleine, scheinbar im Auge schwimmende Partikelchen, die plötzlich im Blickfeld sind und das Bild stören. Diese Erscheinungen treten meistens mit zunehmendem Alter auf. Andere Sehstörungen äußern sich in plötzlichen Lichtblitzen, farbigen Ringen, Rauchschwaden, schwarzen Vorhängen, Doppelbildern oder Einengungen des Bildausschnittes. Die meisten dieser Sehstörungen sind Hinweise auf eine ernsthaftere Augenerkrankung und sollten immer Anlass sein, baldmöglichst einen Augenarzt aufzusuchen.

Als **Mückenschwärme im Auge** werden kleine Flecken oder Fäden bezeichnet, die mit zunehmendem Alter oftmals das Sehen stören. Es handelt sich hierbei um kleine Partikel, die im Glaskörper schwimmen und Schatten auf der Netzhaut verursachen. Mückenschwärme werden auch als Mouches volantes bezeichnet. Die Formen dieser schwebenden Teilchen können sehr unterschiedlich sein, etwa rund, eckig, länglich oval oder bizarr. Typisch für diese Glaskörpertrübungen ist, dass sie bei Blickbewegungen etwas verzögert mitschwimmen. Diese Beobachtung ist wichtig zur Abgrenzung von anderen, schwerwiegenderen Augenerkrankungen. Meist sinken die Mouches volantes im Laufe der Zeit nach unten, wirbeln aber bei heftigen Bewegungen mit dem Kopf wieder auf. Eine Behandlung gegen die zwar störenden, in der Regel jedoch harmlosen Partikel gibt es nicht.

Ein Schwarm **schwarzer Punkte**, **Rauchschwaden** oder ein scheinbar sich absenkender **Vorhang** bzw. eine aufsteigende Mauer vor dem zu betrachtenden Gegenstand sind weit schwerwiegender als die oben genannten „Mückenschwärme". Sie deuten auf eine Blutung im Glaskörper hin, die unbedingt behandelt werden muss.

Kommen zu den **schwarzen Punkten** noch **Lichtblitze** und **verschwommenes Sehen** hinzu, lassen diese Zeichen einen Netzhautriss oder eine Netzhautablösung vermuten. Diese Beschwerden sind sehr ernst zu nehmen, und es muss sofort der Augenarzt aufgesucht werden, da ein Verlust der Sehkraft droht!

Netzhautablösung ▸ S. 411

Tritt das Sehen von **Lichtblitzen** in Form von **leuchtenden Zackenmustern** (ohne schwarze Punkte) auf und geht es mit **Kopfschmerzen** einher, ist dies – besonders wenn zusätzlich Lichtempfindlichkeit und allgemeine Übelkeit auftreten – Anzeichen für den Beginn einer Migräne, die so genannte Aura.

Migräne ▸ S. 399

Das Sehen von **farbigen Ringen oder Höfen um Lichtquellen** (Bild) kann Zeichen für einen Grünen Star sein. Die Erkrankung beginnt zunächst ganz unbemerkt, lange vor diesen Anzeichen, mit einer Erhöhung des Augeninnendrucks. Sehstörungen treten erst auf, wenn die Krankheit bereits weit fortgeschritten ist. Daher ist ab dem mittleren Alter ein regelmäßiges Überprüfen des Augendrucks sinnvoll. Treten plötzlich heftige **Augenschmerzen, farbige Ringe und eine Sehverschlechterung** auf, handelt es sich eventuell um einen Glaukomanfall, der sofort behandelt werden muss.

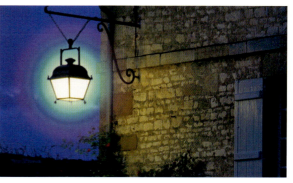

Grüner Star ▸ S. 351

Lichtempfindlichkeit und **Lichtscheu** sind häufige Begleiterscheinungen von Infektionskrankheiten. Wenn diese Anzeichen mit **rotem Hautausschlag** (manchmal kaum sichtbar) und **Fieber** einhergehen, handelt es sich meist um Symptome einer Masernerkrankung. Tritt die **Lichtempfindlichkeit** in Verbindung mit **Nackensteifigkeit, hohem Fieber** und weiteren schweren Krankheitszeichen auf, ist an eine Gehirnhautentzündung (Meningitis) zu denken.

Masern ▸ S. 394

Gehirnhautentzündung ▸ S. 343

65

AUGEN

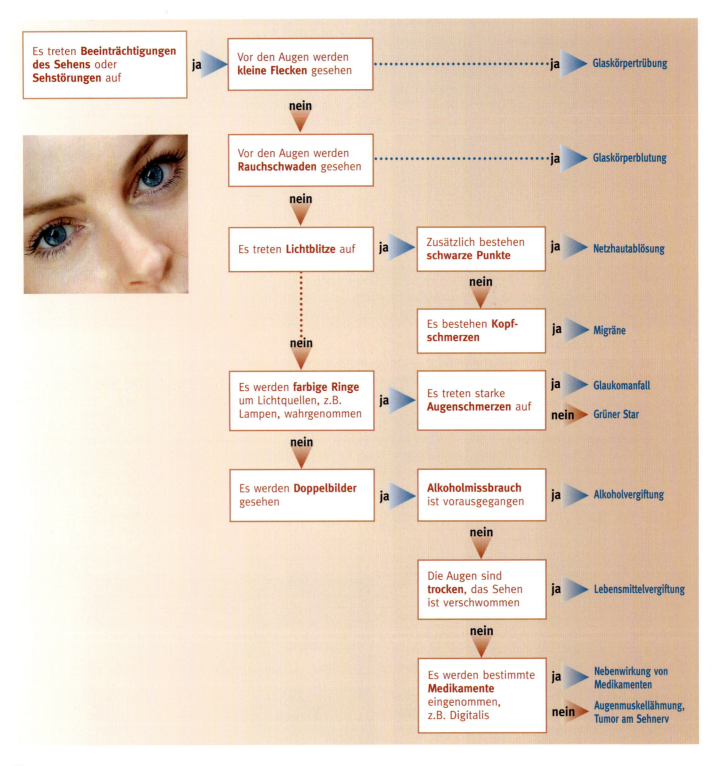

Eine **Verschlechterung der Sehfähigkeit**, das Sehen von **Doppelbildern** oder auch **Augenflimmern** können unter Umständen durch verschiedene Medikamente, wie etwa Antibiotika oder Herzmittel, ausgelöst werden. So kann es z.B. zu **Gelbsehen** im Fall der Überdosierung eines Digitalispräparats (Herzmittel) kommen. Wer im Zusammenhang mit der Einnahme von Medikamenten eine Veränderung seiner Sehfähigkeit bemerkt, sollte diese Nebenwirkung unbedingt dem behandelnden Arzt mitteilen, damit gegebenenfalls die Dosierung oder das Präparat geändert werden können.

Medikamente
▶ S. 38

Sehstörungen

■ **Doppelbilder** entstehen, wenn die Sinneswahrnehmungen beider Augen nicht mehr zu einem Bild zusammengeführt werden. Ursache hierfür ist häufig eine Vergiftung: Die bekannteste Folge sind Doppelbilder durch übermäßigen Alkoholgenuss (Alkoholvergiftung). Handelt es sich um eine Vergiftung mit Methylalkohol, wie er z.B. beim Selbstbrennen von Schnaps entsteht, droht im Extremfall sogar eine Erblindung. Kommt es außer Doppelbildern zu **verschwommenem Sehen** sind die **Pupillen erweitert** und liegt außerdem eine **verminderte Tränensekretion** vor, kann eine Lebensmittelvergiftung durch Botulinumtoxin (entsteht in unzureichend konserviertem Fleisch, Fisch und Gemüse) die Ursache sein. Wird der Augapfel durch einen Tumor verlagert oder kommt es zu einer Blutung, kann ebenfalls das Sehen von Doppelbildern die Folge sein.

Lebensmittelvergiftung ▸ S. 382

■ Das Sehen von **Doppelbildern**, die schräg übereinander stehen, zusammen mit neu aufgetretenem **Schielen**, kann ein Hinweis auf eine Augenmuskellähmung an einem Augapfel sein. Die Ursachen hierfür sind sehr unterschiedlich und reichen von Schädigung eines Hirnnerven über Diabetes bis zu Schlaganfall oder Tumoren. Ein Augenarzt stellt die Diagnose und überweist zu einem Facharzt zur Behandlung der Grunderkrankung.

■ Ausfälle in der Wahrnehmung, die nur einen Teilbereich des Blickfeldes betreffen, werden als **Gesichtsfeldausfall** bezeichnet: Bestimmte Bereiche werden nur noch verschwommen, unscharf bzw. verzerrt (verbogene Linien) gesehen. Auch kann in der Mitte des Gesichtsfeldes ein **großer dunkler Fleck** erscheinen. Manchmal ist der **Randbereich des Bildes** unscharf oder wird gar nicht mehr gesehen (verkleinerter Bildausschnitt). Ein Ausfall des Gesichtsfeldes ist Zeichen für eine Netzhautschädigung oder für eine Schädigung des Sehnervs.

Netzhautablösung ▸ S. 411

Netzhautdurchblutungsstörung ▸ S. 411

■ Ein **Gesichtsfeldausfall mit zunehmendem Alter**, der sich als Verzerrung besonders im Zentrum des Bildes oder als schwarzer Fleck im Zentrum zeigt, ist oftmals durch eine Zerstörung des Netzhautzentrums (Makula) bedingt, infolge einer Anhäufung von Stoffwechselprodukten. Man spricht hier auch von einer altersbedingten Makuladegeneration.

Makuladegeneration ▸ S. 392

■ Sehprobleme bei **Dämmerung** und **in der Nacht** werden als Nachtblindheit bezeichnet, die durch eine Störung des Anpassungsvermögens des Auges hervorgerufen wird. Diese Anpassungsfähigkeit an wechselnde Helligkeiten beruht auf besonderen photochemischen Eigenschaften des Sehpurpurs in den Stäbchen (Sinneszellen) der Netzhaut. Nachtblindheit kann angeboren sein oder durch einen Vitamin-A-Mangel entstehen, denn dieses Vitamin benötigt der Körper für die Regeneration des Sehpurpurs. Ein Mangel an Vitamin A wird entweder durch ungenügende Zufuhr ausgelöst oder durch eine Störung der Aufnahme von Vitamin A bei Magen-Darm- ebenso wie bei Lebererkrankungen. Darüber hinaus können verschiedene Augenkrankheiten, wie etwa eine erhebliche Trübung der Hornhaut bzw. der Linse und verschiedene Erkrankungen der Netzhaut oder des Sehnervs, zu Nachtblindheit führen.

Vitaminmangelzustände ▸ S. 463

Netzhauterkrankungen ▸ S. 411

Hinter den meisten Sehstörungen können sich sehr ernste Augenerkrankungen verbergen, bei denen der Verlust des Augenlichtes droht. Aus diesem Grund ist bei jeder Beeinträchtigung des Sehvermögens möglichst umgehend ein Augenarzt zur Klärung aufzusuchen. Eine schnell einsetzende Behandlung ist oft für den Erhalt der Sehkraft von großer Bedeutung, das gilt besonders bei einer drohenden Netzhautablösung.

BAUCH

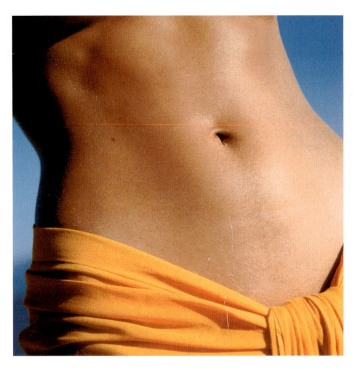

„Mir tut der Bauch weh!" – Ärzte hören diese Aussage häufig und besonders oft von Kindern und Menschen, denen es schwer fällt, ihr Unwohlsein genauer zu beschreiben. Oft drücken sie mit dem Wort Bauchschmerzen einfach aus, dass es ihnen ganz allgemein nicht gut geht. Das ist nicht verwunderlich, denn im Bauchraum liegt nicht nur der größte Teil der inneren Organe, sondern auch das so genannte Sonnengeflecht, das größte Nervengeflecht des Körpers. Die Redewendungen, dass „etwas auf den Magen schlägt" oder „eine Entscheidung Bauchweh verursacht", haben hier ihren realen Ursprung.

Der Bauchraum erstreckt sich von den unteren Rippenbögen bis hinunter zu den Leisten und enthält viele der lebenswichtigsten Organe wie Magen und Darm, Leber und Bauchspeicheldrüse, Milz und Harnblase. Aber auch Erkrankungen von Lunge, Herz, Nieren und Geschlechtsorganen können sich im Bauch bemerkbar machen. Bauchbeschwerden sind deshalb auch nicht sicher einem Organ zuzuordnen. Besonders bei Kindern kann sich hinter Bauchschmerzen im Bereich des Nabels nahezu alles von Schulproblemen bis zur Blinddarmentzündung verbergen.

Bauchbeschwerden sind vielfach harmlos und gehen von selbst wieder vorüber. Trotzdem sollte man versuchen, vor allem Schmerzen einem bestimmten Bereich des Bauches zuzuordnen, um feststellen zu können, worum es sich tatsächlich handelt.

Leichte Bauchschmerzen werden am häufigsten durch Blähungen, ungewohnte Nahrungsmittel, eine Magen-Darm-Grippe oder psychische Belastungen verursacht. Ruhe, eine Wärmflasche auf dem Bauch und leichte Kost bessern die Beschwerden rasch. Bleibt allerdings eine Besserung aus oder bestehen stärkere Schmerzen, können ernstere Erkrankungen vorliegen, bei denen ein zu später Behandlungsbeginn schwerwiegende Folgen haben kann. Für eine Diagnose ist es hilfreich, wenn die folgenden Punkte möglichst eindeutig beantwortet werden können.

▸ Der **Ort der Schmerzen** kann auf das betroffene Organ hinweisen, insbesondere wenn er genau abzugrenzen ist. An welcher Stelle sind die Schmerzen am stärksten, oben unter dem Rippenbogen oder eher in der Mitte des Bauches? Strahlen die Schmerzen aus, z.B. in den Rücken oder ins Bein? Gürtelförmige Schmerzen sind z.B. typisch für eine Entzündung der Bauchspeicheldrüse, Schmerzen im rechten Unterbauch für eine Blinddarmentzündung.

▸ Die **Art der Schmerzen** ist nicht leicht zu beschreiben, gibt aber einen wichtigen Hinweis auf die zu-

> Beschwerden, die mit dem Bauch in Zusammenhang stehen, finden Sie auch in folgenden Kapiteln:
> **ESSEN UND TRINKEN, GEWICHTSPROBLEME** ▸ S. 104
> **ÜBELKEIT UND ERBRECHEN**
> ▸ S. 268
> **VERDAUUNGSSYSTEM**
> ▸ S. 275
> **HARNWEGE, BLASE UND NIEREN** ▸ S. 142
> **FRAUENBESCHWERDEN**
> ▸ S. 115

Begleitsymptome von Bauchschmerzen

grunde liegende Störung. Sind Schmerzen z.B. sehr intensiv und werden dabei wellenförmig stärker und schwächer, ist das typisch für eine Kolik durch Steine in Niere oder Galle. Brennende Schmerzen können bei einer Entzündung der Harnblase auftreten, dumpfe Schmerzen bei einem Geschwür. Ziehende Schmerzen werden häufig von gynäkologischen Störungen oder durch einen Leistenbruch verursacht.

▶ **In welcher Situation haben die Schmerzen begonnen?** Der Zeitpunkt weist auf unterschiedliche Erkrankungen hin: Schmerzen können zu einer bestimmten Tageszeit anfangen, z.B. während oder nach dem Essen, und sprechen dann für Störungen von Magen, Dünndarm oder Gallenblase. Treten sie nur bei bestimmten Bewegungen auf, kann auch eine Erkrankung der Wirbelsäule die Ursache sein. Hilfreich ist auch, zu erfahren, ob sich die Beschwerden durch bestimmte Maßnahmen verringern lassen.

▶ Durch **weitere Beschwerden** lässt sich oft auch die zugrunde liegende Ursache weiter eingrenzen. Ist die Bauchdecke hart, oder treten Blähungen auf? Übelkeit, Brechreiz, Erbrechen begleiten häufig Erkran-

kungen von Gallenblase, Gallenwegen, Magen und Darm. Vermehrter Harndrang und Fieber sprechen für eine Entzündung von Nieren und Harnwegen, Ausfluss und Zyklusstörungen für eine Erkrankung von Gebärmutter oder Eierstöcken.

▶ **Bei Kindern** ist alles anders: Je kleiner Kinder sind, desto ungenauer werden bei einer Erkrankung die Angaben. Letztendlich tut immer der Bauch weh – auch wenn eine Erkältung, eine Mittelohrentzündung oder Kopfschmerzen vorliegen. Auch Spannungen und seelische Konflikte äußern sich bei ihnen nicht selten in Bauchschmerzen. Wichtig ist, einen Weg zu finden, bei dem keine körperliche Ursache übersehen wird, dem Kind aber auch keine unnötigen Untersuchungen zugemutet werden. Ein Kinderarzt sollte in jedem Fall hinzugezogen werden, wenn sich die Bauchschmerzen nicht schnell bessern, immer wiederkommen, oder wenn Begleitsymptome wie Fieber oder starke Unruhe auftreten. Die häufigsten organischen Ursachen bei Kindern sind Magen-Darm-Infekte, Blinddarmentzündung, Harnwegsinfekte und entzündliche Darmerkrankungen.

Begleitsymptome von Bauchschmerzen

Neben Bauchschmerzen können auch Beschwerden wie Übelkeit, Erbrechen oder Durchfall mit Erkrankungen der Bauchhöhle zusammenhängen. Im Vergleich zu der Vielzahl der Krankheiten, die dahinter stehen können, existieren nur wenige dieser Begleitsymptome. So ist es anhand der wichtigsten Symptome zwar möglich, erste Anhaltspunkte für die Ursache von Bauchschmerzen zu gewinnen, eine Diagnose der eigentlichen Krankheiten ist aber erst anhand weiterer Informationen möglich. Daher beziehen sich die Verweise in diesem Teil auf die ausführlicheren Abschnitte im Kapitel „Verdauungssystem“.

Blähungen sind in einem gewissen Rahmen natürlich. Zu übermäßigen Blähungen kommt es z.B. bei einer Umstellung der Ernährung, etwa auf einen höheren Getreideanteil bei Vollwertkost. Beschwerden im Zusammenhang mit zu viel Gas im Bauch sind überaus häufig. In den meisten Fällen dieses so genannten Meteorismus handelt es sich um harmlose Ernährungsursachen und daraus folgende Blähbeschwerden. Besonders häufig quälen diese Störungen Säuglinge in den ersten drei Lebensmonaten (Dreimonatskolik). **Starke Blähungen mit krampfartigen Bauchschmerzen** können aber auch auf eine Unverträglichkeit von bestimmten Nahrungsmitteln (z.B. Laktoseintoleranz), Darminfektionen oder eine Lebererkrankung hinweisen. Bedrohlich ist eher der umgekehrte Fall: ein Ausbleiben von Winden bei gleichzeitig angespanntem Bauch, weil sich so ein Darmverschluss äußern kann.

Blähungen und Völlegefühl
▶ S. 277

Blähungen und Bauchschmerzen sind sehr häufig begleitet von **Problemen mit dem Stuhlgang** wie Verstopfung, Durchfall oder ein Wechsel von beiden. Letzteres ist typisch für ein Reizdarm-Syndrom, kann unter Umständen aber auch auf einen Darmtumor hinweisen. Auch die **Beschaffenheit oder die Farbe des Stuhls** können sich ändern. So sind wässrige Stühle und krampfartige Bauchschmerzen typisch für Infektionskrankheiten des Magen-Darm-Traktes, wie Magen-Darm-Grippe oder Cholera. Breiige Stühle könnten ein Anzeichen für eine Bauchspeicheldrüsenerkrankung sein, sehr helle Stühle lassen an einen Verschluss der Gallenwege denken. Auch **Fremdbestandteile** sind manchmal im Stuhl zu finden. Dies können nicht nur schwer verdauliche Nahrungsbestandteile wie Obstkerne oder Maiskörner sein, sondern z.B. auch Parasiten, wie Würmer bei bestimmten Infektionskrankheiten.

Durchfall ▶ S. 280

Verstopfung
▶ S. 279

Veränderungen des Stuhls
▶ S. 285

BAUCH

Übelkeit und **Erbrechen** sind Begleiterscheinungen zahlreicher Erkrankungen, die unter Umständen nichts mit dem Verdauungstrakt zu tun haben. Treten sie jedoch zusammen mit Bauchschmerzen auf, so sind sie meist ein Zeichen von Krankheiten der Bauchorgane. Viele Erkrankungen des Magen-Darm-Traktes verursachen Übelkeit, allen voran die Magen-Darm-Grippe. Auch schwere Erkrankungen wie ein Darmverschluss gehen mit Übelkeit und Erbrechen einher. Wird Blut erbrochen oder ist das Erbrochene schwarz verfärbt, kann dies ein Hinweis auf eine Blutung im Magen-Darm-Trakt, z.B. bei einem Magengeschwür oder bei dem Einriss von Krampfadern der Speiseröhre (Ösophagusvarizen), sein. Wenn Kleinkinder erbrechen, besteht die Gefahr einer starken Austrocknung. Deshalb sollte der Kinderarzt frühzeitig aufgesucht werden. Übelkeit und Erbrechen haben aber durchaus ihr Gutes. Sie bezwecken bei Erkrankungen von Magen und Darm eine Entleerung der schädlichen Stoffe (Giftentfernung).

> Übelkeit ▸ S. 269
> Erbrechen ▸ S. 270

Ein **unerwarteter Gewichtsverlust** ist immer ein ernstes Zeichen. Häufig ist die Ursache eine Erkrankung des Magen-Darm-Traktes, z.B. ein Magengeschwür. Typisch sind dabei dumpfe Schmerzen im Oberbauch. Auch die Zerlegung der Nahrungsstoffe durch Bauchspeichel und Galle oder die Aufnahme der Nahrungsbausteine im Dünndarm können beeinträchtigt sein. Dies ist z.B. bei einer Bauchspeicheldrüsenentzündung, die mit starken Schmerzen im Oberbauch einhergeht, oder der Zöliakie der Fall, bei der es zu massigen, übel riechenden Durchfällen kommt. Schließlich ist ungewollter Gewichtsverlust auch eines der Anzeichen für einen bösartigen Tumor z.B. im Darm.

> Unerwünschter Gewichtsverlust ▸ S. 106

Eine **gespannte Bauchdecke** ist häufiges Begleitsymptom ernster Erkrankungen im Bauchraum, aber auch harmloser Blähungen. Ist die Bauchdecke bretthart, hat der Betroffene starke Schmerzen und nimmt er eine Schonhaltung mit angezogenen Beinen ein, liegt wahrscheinlich eine Bauchfellentzündung (Peritonitis) zugrunde. Diese kann entstehen, wenn Bakterien oder Sekret aus dem sonst geschlossenen Verdauungstrakt in die Bauchhöhle gelangen. Eine Bauchfellentzündung ist lebensgefährlich und bedarf sofortiger ärztlicher Behandlung. Beschränkt sich die Spannung der Bauchdecke eher auf Mittel- und Unterbauch, können eine Gebärmutterentzündung, eine Schwangerschaft außerhalb der Gebärmutter oder ein Harnverhalt vorliegen. Eine Blinddarmentzündung ist eher rechts lokalisiert, eine Divertikulitis linksseitig.

> ✚ Blähungen und Völlegefühl ▸ S. 277
> Schmerzen im Unterleib bei Frauen ▸ S. 125

Bauchschmerzen sind in den meisten Fällen von weiteren Beschwerden begleitet. Häufig handelt es sich um Blähungen oder Verdauungsbeschwerden, die einer harmlosen Ursache zuzuordnen sind. Ein Arztbesuch wird erforderlich, wenn zu den Bauchschmerzen plötzliche Veränderungen des normalen Stuhlgangs hinzukommen oder der Stuhl sich in der Farbe verändert. Ähnlich verhält es sich mit Erbrechen: Tritt es gehäuft auf oder sind Beimengungen von Blut zu erkennen, sollte ein Arzt aufgesucht werden. Einem ungeplanten Gewichtsverlust können ebenfalls eine ganze Reihe ernster Krankheiten zugrunde liegen, die meist dringend behandlungsbedürftig sind.

Schmerzen im Oberbauch

Es gibt kaum einen Menschen, der nicht gelegentlich im Oberbauch Beschwerden hat – sei es nach einer übergroßen Mahlzeit, sei es im Zusammenhang mit einem unangenehmen Erlebnis oder durch eine Krankheit. Der Oberbauch scheint der Körperbereich zu sein, in dem sich Kummer und Krankheiten vorzugsweise zeigen. Zwischen Rippen und Nabel liegen nicht nur Leber, Gallenblase, Magen, Bauchspeicheldrüse, der Zwölffingerdarm, der Dünndarm und Teile des Dickdarms. Dieser Bereich wird vom größten Nervengeflecht des Körpers, vom Solarplexus, dem so genannten Sonnengeflecht, versorgt, das seine Nerven fast in den gesamten Magen-Darm-Trakt verteilt.

Alle Beschwerden im Oberbauch können durch eine **Blinddarmentzündung** (Appendizitis) verursacht sein, die sich häufig unklar äußert. Aus diesem Grund sollte in allen Zweifelsfällen baldmöglichst ein Arzt aufgesucht werden. Auch Erkrankungen des Herzens oder der Lunge können Beschwerden verursachen, die sich scheinbar im Bereich des Oberbauchs äußern bzw. dorthin ausstrahlen.

> Blinddarmentzündung ▸ S. 313

Schmerzen im Oberbauch

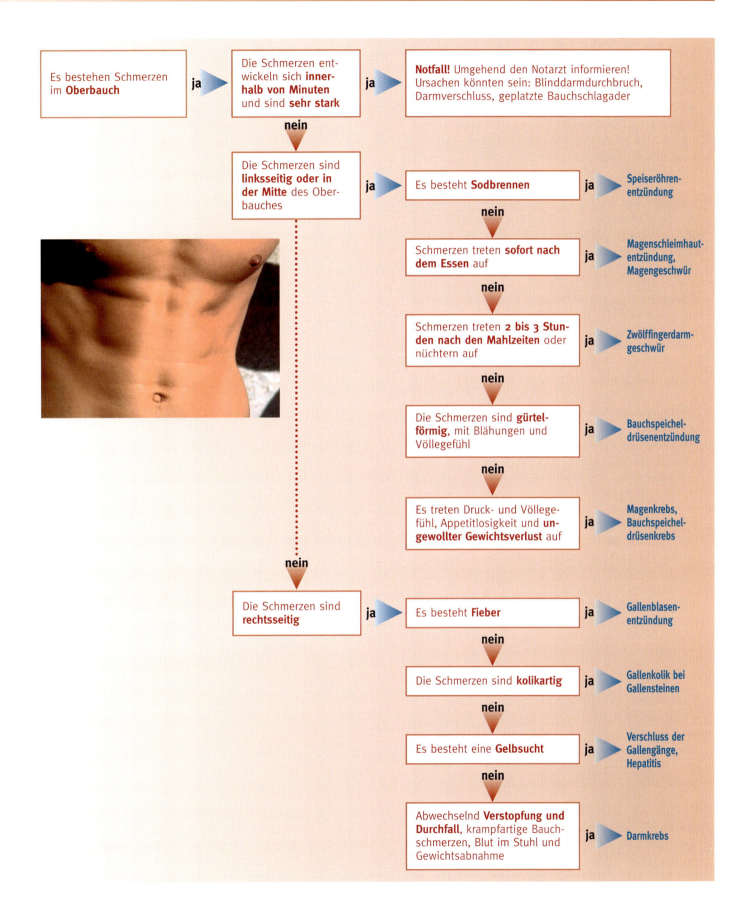

BAUCH

■ Sehr häufig treten Schmerzen **zwischen Brustbein und Nabel** auf, die **in den linken Oberbauch ausstrahlen**. Treten diese während oder **kurz nach dem Essen** auf und lassen später langsam nach, so besteht wahrscheinlich eine Magenschleimhautentzündung (Gastritis) oder ein Magengeschwür. Die geschädigte Magenwand wird durch die Nahrung gereizt.

Bestehen die Schmerzen **vor dem Essen** und bessern sich im Laufe der Mahlzeit, kann die Ursache eine Entzündung oder ein Geschwür des Zwölffingerdarms sein. Bei beiden Krankheiten sind außerdem Appetitlosigkeit, Völlegefühl und Brechreiz häufig. Magenschleimhaut- oder Zwölffingerdarmentzündungen lassen sich mit Medikamenten sehr gut behandeln.

Magenschleimhautentzündung ▶ S. 391

Magengeschwür ▶ S. 390

Zwölffingerdarmgeschwür ▶ S. 471

■ **Stetige, weniger starke Schmerzen** zwischen Brustbein und Nabel, die zusammen mit **Völlegefühl, Appetitlosigkeit** und **Gewichtsverlust** auftreten, können auch auf Magenkrebs hinweisen. Bei ständigen Beschwerden in der Mitte des Oberbauches sollte man so früh wie möglich den Hausarzt aufsuchen, um einen Magenkrebs auszuschließen oder zumindest frühzeitig behandeln zu können.

Magenkrebs ▶ S. 390

■ **Schmerzen rechts unter dem Rippenbogen**, die in die **rechte Schulter ausstrahlen** (Bild), werden häufig von der Gallenblase verursacht. Druckschmerz und Unwohlsein nach dem Genuss von fetten Speisen (v.a. gebratenes Fett) weisen auf Gallensteine hin, die auch überaus heftige Gallenkoliken hervorrufen können. Diese steigern sich allmählich im Verlauf von Minuten bis Stunden, und nehmen dann wieder ab. Häufige Begleiterscheinungen sind Übelkeit und Erbrechen, wobei nach der Entleerung des Magens ein Gefühl der Erleichterung entstehen kann. Mithilfe von krampflösenden Medikamenten bessern sich die Schmerzen sofort.

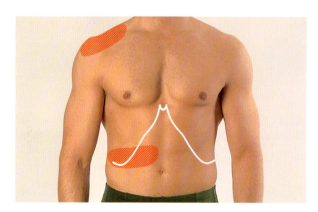

Gallensteine ▶ S. 339

■ **Schmerzen im rechten Oberbauch, Fieber, Schüttelfrost** und **Erbrechen** bestehen bei einer Gallenblasenentzündung. Krampflösende Medikamente, Schmerzmittel und Antibiotika lindern zunächst die akuten Beschwerden. Die Gallenblase muss in den meisten Fällen operativ entfernt werden.

Gallenblasenentzündung ▶ S. 339

■ **Rechtsseitige Oberbauchschmerzen** und eine **Gelbfärbung** der Haut (Gelbsucht) werden durch einen Verschluss der Gallengänge oder auch eine Leberentzündung (Hepatitis) verursacht. Der Gallengangsverschluss ist sehr häufig die Folge eines Gallensteins, der den Gallengang verschließt. Aber auch eine Gallengangsentzündung oder ein seltener Gallengangskrebs können einen Verschluss verursachen.

Hepatitis ▶ S. 355

Erkrankungen der Galle ▶ S. 339

■ **Plötzlicher, sehr starker Schmerz**, der sich **gürtelförmig um den Oberbauch** zieht, ist das Zeichen für eine Bauchspeicheldrüsenentzündung (Pankreatitis). Dabei bestehen Übelkeit und Erbrechen und ein praller, mit Luft gefüllter Bauch. Hauptursachen sind Gallensteinleiden, aber auch andauernder Alkoholmissbrauch kann dazu führen. Für mehrere Tage darf der Betroffene keine Nahrung zu sich nehmen, er wird künstlich ernährt. Außerdem werden schmerzstillende Medikamente und eventuell Antibiotika gegeben.

Bauchspeicheldrüsenentzündung ▶ S. 311

■ Schmerzen, die **vom Rücken ausgehend in den Oberbauch ausstrahlen** und von keinen weiteren Beschwerden begleitet werden, können durch Veränderungen der Brustwirbelsäule bei einem BWS-Syndrom verursacht werden. Die Schmerzen nehmen nachts im Liegen zu und lassen sich z.B. durch einen Hustenstoß hervorrufen. Treten **zusätzlich Verdauungsbeschwerden, Harndrang** und **Missempfindungen** im Bereich des Beckens und der Beine auf, kann auch eine Aussackung der Hauptschlagader (Aneurysma) im Bauch vorliegen.

HWS-/BWS-Syndrom ▶ S. 366

Aneurysma ▶ S. 303

Schmerzen im gesamten Bauch

■ **Nur gelegentlich auftretende, krampfartige Oberbauchschmerzen**, verbunden mit **Völle- und Druckgefühl**, Blähungen, Übelkeit und Appetitlosigkeit, können auf einen Reizmagen hinweisen. Die Beschwerden stehen oftmals im Zusammenhang mit beruflichem oder privatem Stress. Ein Zusammenhang mit den Mahlzeiten ist nur selten vorhanden. Bei den Untersuchungen lassen sich keine organischen Ursachen finden. Diese an sich harmlose Störung tritt sehr häufig auf. Blähende Speisen und kohlensäurehaltige Getränke sollten gemieden werden, oft bessern pflanzliche Medikamente die Beschwerden.

Reizmagen
▸ S. 431

Treten Schmerzen im Oberbauch plötzlich oder zusammen mit anderen Beschwerden auf, ist ein Arztbesuch ratsam. Je nach Verdachtsdiagnose helfen Blutuntersuchungen, Ultraschall, Spiegelung von Magen oder Darm sowie spezielle Untersuchungsmethoden weiter. Besteht Verdacht auf eine Magenschleimhautentzündung, ist oft eine Magenspiegelung erforderlich, um den Schweregrad zu bestimmen und sicherzugehen, dass kein Magenkrebs vorliegt. Dabei wird ein beweglicher Schlauch geschluckt, durch den der Arzt die Magenwand betrachten kann und Gewebeproben entnimmt. Diese werden mikroskopisch auf Krebszellen untersucht.

Schmerzen im gesamten Bauch

■ Beschwerden, die sich über den gesamten Bauchraum erstrecken, sich also nicht auf einen begrenzten Punkt beschränken, weisen meist auf eine Beteiligung des Darms oder auf eine Reizung des Bauchfells hin. Oft liegt eine ernsthafte Erkrankung zugrunde. Daher sollte bei starken Schmerzen und wenn sich die Beschwerden nicht zügig bessern, sicherheitshalber der Hausarzt aufgesucht werden.

■ **Leichte bis mäßige Schmerzen im gesamten Bauch**, die mal hier und mal dort auftreten, hängen häufig mit Blähungen zusammen. Normalerweise bessern sich diese Beschwerden von selbst. Bei häufigem Auftreten hilft oft eine Ernährungsumstellung. So sollten blähende Speisen (z.B. Hülsenfrüchte) und kohlensäurehaltige Getränke (z.B. Limonaden, sprudelnde Mineralwasser und Bier) gemieden werden. Hilfe bieten pflanzliche Mittel aus der Apotheke, bei stärkeren Beschwerden kann der Hausarzt Medikamente verordnen.

■ **Wechselnde Bauchschmerzen**, die **länger**, oft **über Jahre**, bestehen und in Verbindung mit **Verstopfung** und **Durchfall** vorkommen, können durch ein Reizdarmsyndrom (Colon irritabile) entstehen. Die Schmerzen treten nie nachts auf und bessern sich nach dem Stuhlgang. Der Reizdarm steht oftmals im Zusammenhang mit Stress oder in unerklärter Weise mit früheren Darminfektionen. Organische Ursachen sind nicht vorhanden. Kleine, ballaststoffreiche Mahlzeiten können die Beschwerden bessern. Oft ist jedoch eine Psychotherapie erforderlich.

Reizdarm
▸ S. 431

Psychosomatische Störungen
▸ S. 428

■ **Kolikartige Bauchschmerzen** mit **Übelkeit**, **Erbrechen**, **Fieber** und **Durchfall** sind oft durch eine Magen-Darm-Infektion (Enteritis) verursacht. Die Entzündung kann durch unterschiedliche Erreger herbeigeführt werden. Auch einige Vergiftungen, z.B. mit Blei oder Methylalkohol, rufen ähnliche Beschwerden hervor.

Magen-Darm-Infektion ▸ S. 390

■ Zunächst mäßige, **kolikartige Bauchschmerzen**, die im Verlauf von Stunden stark zunehmen, in Verbindung mit **Übelkeit** und **kompletter Verstopfung** können auf einen Darmverschluss hinweisen. Bei Verdacht ist die sofortige Einweisung in ein Krankenhaus erforderlich. Die Erkrankung lässt sich mit einer Röntgenuntersuchung des Bauches nachweisen. Ein Darmverschluss muss durch eine Operation beseitigt werden.

Darmverschluss
▸ S. 322

■ **Mäßige**, oft **länger andauernde Bauchschmerzen**, bei denen zusätzlich Durchfälle auftreten, deuten auf entzündliche Darmerkrankungen wie Colitis ulcerosa und Crohn-Krankheit hin. Bei der Colitis ulcerosa treten die Durchfälle sehr häufig am Tag auf und sind meist blutig. Da beide Erkrankungen schwer zu behandeln sind, sollte die Betreuung durch einen erfahrenen Spezialisten erfolgen.

Colitis ulcerosa
▸ S. 320

Crohn-Krankheit
▸ S. 321

73

BAUCH

▍**Plötzlich auftretende, sehr starke Schmerzen im gesamten Bauch** weisen meist auf eine schwere Erkrankung hin. Diese Beschwerden werden auch als „**Akuter Bauch**" bezeichnet. Durch die Erkrankung wird das sehr schmerzempfindliche Bauchfell gereizt. Neben den massiven Schmerzen ist der Bauch hart und gespannt, der Betroffene fühlt sich schwer krank mit **Schwäche**, **Schweißausbrüchen**, **flachem Puls** und eventuell einer **Ohnmacht**. Praktisch jede schwere Baucherkrankung kann den Beschwerden zugrunde liegen: Ein Blinddarmdurchbruch bei Blinddarmentzündung oder ein Magendurchbruch bei einem Magengeschwür können die Ursache sein. Auch ein Darmverschluss, Durchblutungsstörungen im Darmbereich, eine Bauchspeicheldrüsenentzündung oder Gallensteine können diese Beschwerden hervorrufen. Der Betroffene sollte nichts essen oder trinken, bis der Notarzt eintrifft.

Blinddarmentzündung ▸ S. 313

Magengeschwür ▸ S. 390

Darmverschluss ▸ S. 322

Hinter Schmerzen im gesamten Bauchraum verbergen sich meist ernste Krankheiten. Insbesondere wenn diese plötzlich auftreten oder weitere Symptome hinzukommen, sollte unverzüglich ein Arzt verständigt werden. Wichtig ist, dass der Betroffene nichts mehr isst oder trinkt, da die Beschwerden sich dadurch verschlimmern könnten. Unter Umständen ist die Einweisung in ein Krankenhaus nötig, um die Ursache der schweren, lebensbedrohlichen Beschwerden zu finden und die bestehende Krankheit zu behandeln.

Schmerzen im Unterleib

▍Schmerzen im Bauchraum unterhalb des Nabels sind meist durch Erkrankungen der Organe verursacht, die sich an dieser Stelle befinden. Das sind insbesondere Dickdarm mit dem Blinddarm, die Harnwege und bei Frauen die Geschlechtsorgane. Je nach Ursache sind die Schmerzen dumpf oder hell, stechend, pochend oder krampfartig und können z.B. in die Leiste oder den Rücken ausstrahlen. Häufig kommen auch andere Beschwerden wie Fieber oder Erbrechen hinzu.

▍Treten **bei Frauen ziehende Schmerzen im rechten oder linken Unterbauch** ohne weitere Beschwerden in der Mitte des Menstruationszyklus auf, so besteht ein harmloser so genannter Mittelschmerz. Er wird durch den Eisprung ausgelöst. Eine Therapie ist nicht erforderlich, Wärme bringt häufig Linderung. Ähnliche Symptome, nur etwas stärker, treten auch kurz vor und während der Monatsblutung auf.

▍**Plötzlich auftretende Schmerzen im rechten Unterbauch**, **Übelkeit** und **Erbrechen** und eventuell Fieber sind die klassischen Zeichen einer Blinddarmentzündung. Sie treten allerdings in sehr vielen unterschiedlichen Formen und Stärken auf. Da der Blinddarm bei jedem Menschen etwas unterschiedlich liegt, kann eine Blinddarmentzündung auch unklare Schmerzen im mittleren Bauchraum auslösen. Gerade bei kleinen Kindern sind die Beschwerden oft sehr untypisch. Eine Orientierungshilfe ist der so genannte McBurney-Punkt, der Hauptschmerzpunkt bei Blinddarmentzündung. Zieht man eine gedachte Verbindungslinie zwischen dem Bauchnabel und dem rechten Beckenknochen, so liegt er genau in der Mitte (Bild).

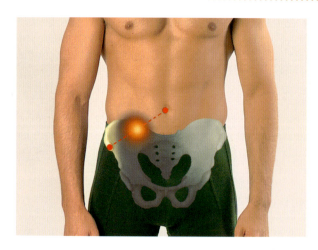

Blinddarmentzündung ▸ S. 313

▍**Ziehende Schmerzen bei Frauen im rechten oder linken Unterbauch** mit **Übelkeit**, **Erbrechen** und eventuell gelblich-grünlichem **Ausfluss** können auf eine Eierstockentzündung hinweisen. Die Unterscheidung zwischen Blinddarmentzündung und Eierstockentzündung ist gelegentlich nicht einfach. Meist ist die Diagnose anhand einer gynäkologischen Untersuchung oder durch eine Ultraschalluntersuchung der Eierstöcke möglich. Die Behandlung erfolgt mit schmerzstillenden und entzündungshemmenden Mitteln und Antibiotika.

Eierstockentzündung ▸ S. 328

74

Schmerzen im Unterleib

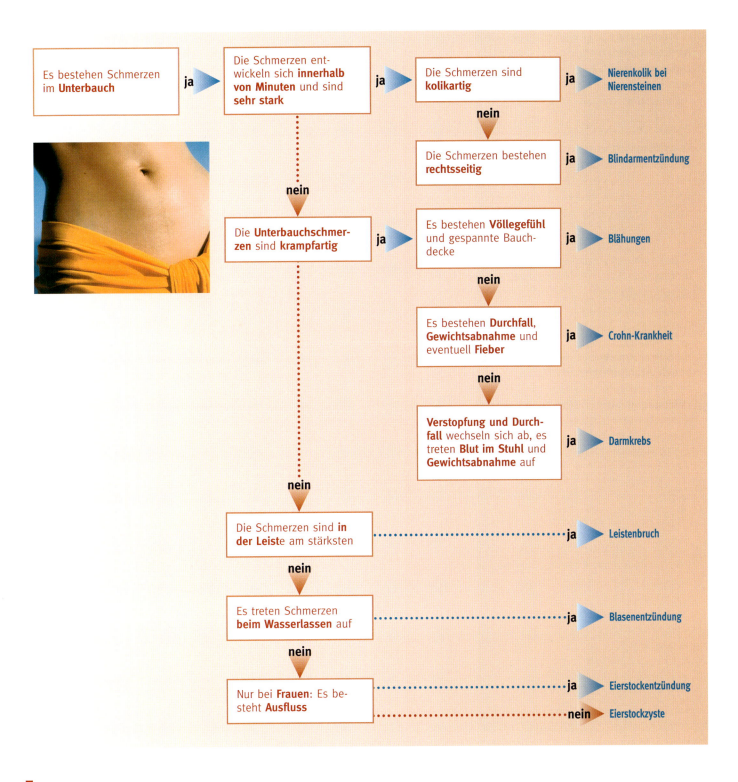

Plötzlich auftretende stärkste Schmerzen im Unterbauch bei **Frauen** können durch eine Schwangerschaft außerhalb der Gebärmutter z.B. im Eileiter oder in der Bauchhöhle (**Bauchhöhlen- oder Eileiterschwangerschaft**) verursacht werden. Das befruchtete Ei bleibt auf seinem Weg in die Gebärmutter im Eileiter stecken. Bei Erreichen einer kritischen Größe platzt der Eileiter. Die auftretenden heftigen Unterleibsschmerzen sind ein Alarmsignal, die Betroffene muss sofort in ein Krankenhaus. Eine solche Schwangerschaft außerhalb der Gebärmutter kann nicht ausgetragen werden.

Bauchhöhlen-/ Eileiterschwangerschaft ▶ S. 311

75

BAUCH

Krampfartige oder auch **andauernde Schmerzen** im **rechten Unterbauch**, häufige **Durchfälle** (3- bis 6-mal täglich), eventuell Fieber und Gewichtsverlust treten bei der Crohn-Krankheit auf. Die Erkrankung beginnt allmählich und verläuft in Schüben. Oft sind junge Erwachsene betroffen. Bei Verdacht ist eine umfangreiche Untersuchung, insbesondere eine Darmspiegelung in der Klinik erforderlich. Die Behandlung sollte durch erfahrene Spezialisten erfolgen.

Crohn-Krankheit ▸ S. 321

Anfallsweise auftretende, sehr **heftige Schmerzen in den Flanken**, die **in den Unterbauch ausstrahlen** und bis in die Hoden bzw. die Schamlippen und den Oberschenkel reichen, weisen auf eine Nierenkolik hin. Die Schmerzen sind meist von Übelkeit, Erbrechen und Blähungen begleitet. Ursache ist meist ein Harnstein, der sich verklemmt hat und so zu einem Rückstau von Urin in die Niere führt. Schmerzmittel und krampflösende Medikamente lindern die akuten Beschwerden.

Nieren- und Blasensteine ▸ S. 414

Ziehende oder **drückende Schmerzen in der Leistengegend** sowie eine **Vorwölbung in der Leiste** entstehen durch einen Leistenbruch (Leistenhernie). Durch eine Lücke in der Bauchwand stülpen sich Eingeweide in den Bruchsack. Wegen der Gefahr der Einklemmung des Darmes sollte eine Behandlung nicht aufgeschoben werden. Meist wird der Leistenbruch in einer kleinen, risikoarmen Operation verschlossen.

Hernie ▸ S. 355

Starke, kolikartige Schmerzen im linken Unterbauch, Stuhlunregelmäßigkeiten von der Verstopfung bis zu Durchfällen, begleitet von Fieber, deuten auf eine Entzündung kleiner Wandausstülpungen des Darms (Divertikulitis) hin. Die Erkrankung kann zu schweren Komplikationen führen wie unnormalen Verbindungswegen zwischen Darm und Blase (Fisteln) oder zu einem Darmverschluss. Ein Klinikaufenthalt ist häufig erforderlich. Die Erkrankung kann durch Röntgen- und Ultraschalluntersuchungen festgestellt werden. Nach Abklingen der akuten Beschwerden wird meist eine Darmspiegelung durchgeführt, auch um Darmkrebs auszuschließen.

Dickdarmdivertikel ▸ S. 326

Viele Beschwerden im Unterleib beruhen auf Erkrankungen des Dickdarms oder der weiblichen Geschlechtsorgane. Vor allem bei neu auftretenden Bauchschmerzen, die sich nicht in kurzer Zeit bessern, oder bei starken oder lang anhaltenden Bauchschmerzen sollte ein Arzt aufgesucht werden. Bei kolikartigen Schmerzen sollte man auch nicht zögern, einen Notarzt zu rufen. Je nach Verdachtsdiagnose werden neben der körperlichen Untersuchung auch Bluttests, Ultraschall, Röntgen und eine Spiegelung des End- oder Dickdarms durchgeführt. Bei einigen Krankheitsbildern ist zur Behandlung ein Klinikaufenthalt nötig.

BEINE UND FÜSSE

Um mit beiden Beinen auf dem Boden zu stehen und sich auf ihnen fortzubewegen, bedarf es neben Muskeln, Gelenken und Knochen auch des Gleichgewichtssinns. Voraussetzungen für den aufrechten Gang sind eine gute Durchblutung, eine ordnungsgemäße Versorgung durch Nerven und deren intakte Verschaltung – von den Rezeptoren in Haut und Muskeln, Augen und Ohren über das Rückenmark bis zum Gehirn. Dort müssen die Reize richtig verarbeitet und in Signale für eine sinnvolle Reaktion umgesetzt werden. Dann erst können sie von der Wirbelsäule und Hüfte, den Beinen und Füßen als koordinierte Bewegung ausgeführt werden.

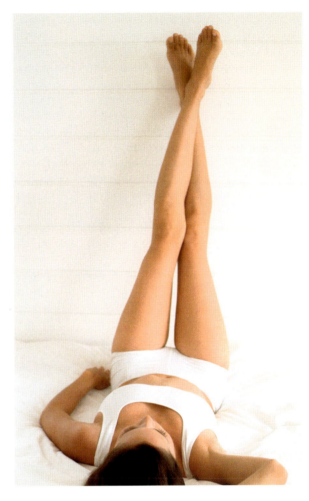

Die Beine bestehen aus Oberschenkel, Unterschenkel und Fuß. Sie sind über die Hüftgelenke mit dem Becken und damit der Wirbelsäule verbunden. Zu den Knochen des Beines gehört der Oberschenkelknochen, der längste und schwerste Knochen des Körpers. Nach oben liegt er mit seinem Kopf in der Hüftpfanne des Beckens, nach unten bildet er mit dem Schienbein und der Kniescheibe das Kniegelenk. Die beiden Unterschenkelknochen, das Wadenbein und das Schienbein, sind über die gesamte Länge mit einem straffen Band verbunden. Nach unten umfassen sie gemeinsam das Sprungbein und bilden so das bewegliche obere Sprunggelenk. Das untere Sprunggelenk wird von den Knochen des Fußes gebildet, die im Stehen die gesamte Körperlast tragen und deshalb besonders kompakt und durch Muskelzüge und Bänder verspannt sind. Der Fuß besteht aus Fußwurzel, Mittelfuß und den Zehen. Die Beinmuskeln sind sehr kräftig, da sie große Gewichte stabilisieren, halten und bewegen müssen. Viele Oberschenkelmuskeln entspringen im Hüftgelenk und reichen über das Kniegelenk hinaus. Die Unterschenkelmuskeln bewegen vor allem Füße und Zehen.

Bein- und Fußbeschwerden können von Muskeln, Sehnen, Bändern, Gelenken, Gefäßen und Nerven der Beine und Füße ausgehen oder sogar von der Hüfte oder der Wirbelsäule in die Beine ausstrahlen. Um ihre Ursache herauszufinden, müssen viele Einzelfragen zu einem vollständigen Bild zusammengesetzt werden:

▸ Wo genau treten die Beschwerden auf? Beschränken sich die Beschwerden nur auf bestimmte Stellen, ist das ganze Bein oder sind beide

> Beschwerden, die Sie in diesem Kapitel nicht finden, können auch in folgenden Kapiteln stehen:
> **RÜCKEN UND NACKEN**
> ▸ S. 230
> **NERVENSYSTEM UND GEHIRN** ▸ S. 213

77

BEINE UND FÜSSE

Beine betroffen? Gehen die Schmerzen vom Rücken oder der Hüfte aus, oder strahlen sie vom Bein in andere Körperbereiche aus?
- Was für Beschwerden treten auf? Handelt es sich um Schmerzen oder Schwellungen, schwere Beine oder Gangstörungen, Kribbeln oder Lähmungen, Wärme- oder Kältegefühl?
- Wann treten die Beschwerden auf und wann verschlimmern sie sich? Bei Hitze, bei bestimmten Arbeiten, bei langem Stehen, beim Gehen? In einer bestimmten Lage oder Haltung, zu einer bestimmten Tageszeit? Mit welchen Maßnahmen lassen sich die Beschwerden verringern?
- Treten Begleiterscheinungen auf? Weitere Symptome und Beschwerden weisen häufig auf die zugrunde liegende Ursache hin.
- Treten gleichzeitig andere Krankheiten auf? Außer orthopädischen Ursachen wie rheumatische Erkrankungen oder Veränderungen von Hüfte und Wirbelsäule können die Koronare Herzkrankheit, Diabetes, Bluthochdruck, Fettstoffwechselstörungen, Vitaminmangel, aber auch neurologische Krankheiten Beschwerden in den Beinen auslösen. Wichtig ist, ob regelmäßig Medikamente oder Hormonpräparate eingenommen werden, ob der Betroffene raucht, wie viel Alkohol er trinkt, welchen Beruf er ausübt oder ausgeübt hat, wie viel er steht oder sitzt oder ob Zeichen einer Bindegewebsschwäche wie z.B. Leistenbruch oder Hämorrhoiden bekannt sind.
- Gab es in der Vergangenheit Krankheiten oder Verletzungen im Bereich der Beine? Sind bereits Krampfadern aufgetreten, z.B. nach einer Operation, im Rahmen einer Hormontherapie, nach einer Schwangerschaft oder nach einem Beinbruch mit Gipsbehandlung? Sind schon Venenentzündungen (tastbarer schmerzhafter Strang am Bein), ein offenes Bein oder eine Venenthrombose (nach Operation oder Unfall) aufgetreten? Wurden diese bereits behandelt, z.B. mit Kompressionsstrümpfen, Medikamenten, Verödung oder Operationen?

Beschwerden im ganzen Bein

Ob die Beschwerden im Bein nur auf eine Stelle begrenzt sind oder ob sie das ganze Bein betreffen, gibt erste Hinweise darauf, was für ein Problem dahinter stecken könnte. So ziehen durch Bandscheibenprobleme bedingte Gefühlsstörungen und Schmerzen oft vom Rücken über Gesäß und Oberschenkel bis zum Fuß. Verschleißbedingte Schmerzen betreffen sehr häufig nicht nur ein Gelenk, sondern z.B. außer dem Knie auch das Hüft- und das Sprunggelenk. Bei manchen Erkrankungen treten ähnliche Störungen gleichzeitig auch in den Armen auf. Es ist also sinnvoll, die Art der Beschwerden genauer zu beobachten.

Missempfindungen in Beinen und Armen können vielfältige Ursachen haben. Sie treten entweder ohne auslösenden Reiz auf, z.B. als **taubes, pelziges Gefühl** oder **Ameisenlaufen** auf der Haut, oder aber ein harmloser Reiz, wie eine Berührung, wird als unangenehm oder schmerzhaft empfunden. Ein harmloses **Kribbeln** nach langem Sitzen oder Liegen ist häufig auf „eingeschlafene Füße" zurückzuführen und hört innerhalb kurzer Zeit nach Bewegung wieder auf.

Echte Missempfindungen können Komplikationen oder Spätfolgen eines Diabetes oder von Alkoholabhängigkeit sein. Darüber hinaus können Erkrankungen der Wirbelsäule, insbesondere ein Bandscheibenvorfall, andere neurologische Krankheiten, Medikamente, Drogenkonsum oder Vergiftungen, z.B. durch Schadstoffe, solche Gefühlsstörungen verursachen. Auch einige Hautkrankheiten können sich durch Missempfindungen oder Juckreiz äußern.

Diabetes ▶ S. 324
Abhängigkeit ▶ S. 294
Bandscheibenvorfall ▶ S. 309
Haut ▶ S. 152

Kinder und Jugendliche klagen häufiger über **vorübergehende, ziehende Schmerzen** in den Beinen, der auch in den Armen empfunden wird; in der Regel handelt es sich um harmlose Wachstumsschmerzen. Treten sie häufig auf oder werden sie von den Kindern als sehr stark beschrieben, sollte der Kinderarzt sicherheitshalber überprüfen, ob nicht eine ernstere Knochenerkrankung vorliegt.

Schmerzen in allen Beingelenken beim Aufstehen oder nach längerer Belastung sprechen für eine verschleißbedingte Erkrankung der Gelenke (Arthrose). Treten außerdem **Schwellungen** und eventuell **Rötungen** an den Fuß- und Zehengelenken auf, weist dies auf entzündliche Erkrankungen aus dem rheumatischen Formenkreis hin (Rheuma), die sich fast immer an mehreren Gelenken zugleich zeigen. Seltenere Ursachen sind Knochen-, Blut- oder Stoffwechselkrankheiten.

Arthrose ▶ S. 306
Rheuma ▶ S. 432

78

Gangunsicherheit und Gehstörungen

■ **Schwäche in den Beinen**, die sich auch als **schmerzloses Einknicken** in einem oder beiden Knien äußert, kann auf eine Multiple Sklerose zurückzuführen sein. Häufige Begleiterscheinungen sind in diesem Fall wechselnde, diffuse **Missempfindungen** in Armen und Beinen; außerdem können **Sehstörungen** auftreten.

Weitere Ursachen für Schwäche in den Beinen können verschiedene Muskelerkrankungen sein, die zu Muskelschwund führen, oder eine Polyneuropathie. Doch tritt Muskelschwund und eine damit verbundene Schwäche in den Beinen auch auf, wenn die Muskeln über längere Zeit nicht benutzt werden, z.B. bei Bettlägerigkeit.

Multiple Sklerose ▶ S. 402

Muskelschwund ▶ S. 405

Polyneuropathie ▶ S. 424

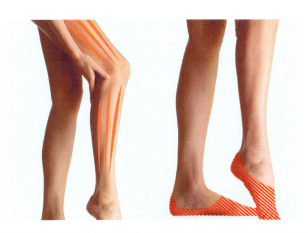

■ **Streifenförmig von oben nach unten ausstrahlende Schmerzen** mit Taubheitsgefühl und Schwierigkeiten beim Laufen (Bild links) können durch Erkrankungen der Wirbelsäule ausgelöst sein. So weisen wechselnde Schmerzzonen im Bein, Bewegungsschwäche sowie **Gefühlsstörungen, die socken- oder strumpfförmig** angeordnet sind (Bild rechts), auf ein Wirbelsäulensyndrom oder einen Bandscheibenvorfall hin.
Ein Abklingen der Schmerzen bei bestimmten Körperhaltungen – wie Vorbeugen, Hinsetzen oder Hinlegen – deutet auf eine Einengung des Wirbelsäulenkanals hin, die nicht genug Platz für die durchziehenden Nerven lässt (Spinalkanalstenose).

Wirbelsäulensyndrome ▶ S. 467

Bandscheibenvorfall ▶ S. 309

Spinalkanalstenose ▶ S. 449

 Beinbeschwerden, die nicht auf einen abgegrenzten Bereich des Beins beschränkt sind, können ihren Grund auch in Allgemeinerkrankungen haben, die gar nicht vom Bein ausgehen. Der Arzt wird in einem ausführlichen Gespräch nach weiteren Symptomen fragen, die ihm Hinweise auf die Ursache geben. Je nach Diagnoseverdacht wird er weitere Untersuchungen veranlassen oder zu einem entsprechenden Facharzt überweisen.

Gangunsicherheit und Gehstörungen

Für sicheres und harmonisches Gehen müssen Nerven, Muskeln, Bänder, Gelenke gut zusammenarbeiten, und eine einwandfreie Durchblutung muss gewährleistet sein. Neben Bein- und Hüftbewegungen tragen auch das Mitschwingen der Arme und das Halten des Gleichgewichts zum sicheren Gehen bei. Hinter Gangstörungen können sich eine Reihe unterschiedlicher Ursachen verbergen, die von all den Körperregionen ausgehen, die normalerweise für geordnete Bewegungsabläufe sorgen. Das sind in den meisten Fällen Beschwerden der Hüfte und der Gelenke, doch können auch Erkrankungen der Nerven und des Gehirns dahinter stehen.

■ Die **Gangunsicherheit bei älteren Menschen** hat verschiedene Ursachen. Der allgemeine Abbau von körperlichen Funktionen führt dazu, dass die körperliche Kraft nachlässt, die Knochen brüchiger und die Sinnesleistungen wie Hören und Sehen schlechter werden. Schränkt darüber hinaus Gelenkverschleiß (Arthrose) in Hüfte und Knien die Beweglichkeit ein, sind Muskelschwund, Gangunsicherheit und die Gefahr von Stürzen die Folge.

Schwindel und Gleichgewichtsstörungen oder **leichte Lähmungen eines Beines** sind häufig auf Durchblutungsstörungen des Gehirns bis hin zu leichten, kaum bemerkten Schlaganfällen zurückzuführen.
Kommt es neben **langsam zunehmenden Gangstörungen** auch zu **Armschmerzen**, **Missempfindungen** und **leichten Lähmungen** an Armen und Beinen, kann eine Einengung des Rückenmarkkanals, die so genannte Spinalkanalstenose, die Ursache sein.

Arthrose ▶ S. 306

Schlaganfall ▶ S. 441

Spinalkanalstenose ▶ S. 449

■ **Gehstörungen bei Kindern** können durch angeborene oder erworbene Fehlstellungen der Gelenke oder Beinachsen (O-Beine, X-Beine) bedingt sein. Fast immer harmlos ist das so genannte „Über-den-Onkel-Gehen" der Kleinkinder, das im Lauf der Entwicklung nachlässt. Doch manche Fehlstellungen oder Fußfehlformen (Plattfüße) müssen unbedingt behandelt werden, um Spätschäden zu vermeiden.

Fußfehlformen ▶ S. 338

BEINE UND FÜSSE

Hinken, also ein ungleichmäßiges Gangbild, kann verschiedene Ursachen und Ausprägungen haben:
Neigt sich der Oberkörper beim Gehen zu einer Seite, deutet das darauf hin, dass die Beine unterschiedlich lang sind oder die Beweglichkeit eines Beins z.B. nach einer Verletzung eingeschränkt ist (Verkürzungshinken). Ebenso ist das so genannte Schmerz- oder Schonhinken durch eine Seitwärtsneigung gekennzeichnet. Die betroffene Gliedmaße wird beim Gehen entlastet, und der Körper neigt sich zur kranken Seite. Dies ist meist die Folge einer Verletzung oder einer Erkrankung mit Belastungsschmerzen wie Arthrose oder Rheuma.

Das **Nachziehen eines Beines** kann durch eine Versteifung z.B. des Kniegelenks verursacht sein. Tritt es jedoch **plötzlich neu** auf, besonders bei älteren Menschen, kann es auch Zeichen eines unbemerkt verlaufenen leichten Schlaganfalls sein. In diesem Fall ist eine schnelle Behandlung erforderlich.
Tritt das **Hinken infolge von Schmerzen beim Gehen** auf und lassen die Schmerzen in Ruhe wieder nach, so handelt es sich wahrscheinlich um die so genannte Schaufensterkrankheit. Ursache ist eine Durchblutungsstörung, wodurch die Muskeln bei Bewegung nicht mehr ausreichend mit Blut versorgt werden.

Schlaganfall ▸ S. 441
Arthrose ▸ S. 306
Rheuma ▸ S. 432
Schaufensterkrankheit ▸ S. 437

Ein **Watschelgang**, bei dem der Körper nach rechts und links mitschwankt, kann auf eine Ausrenkung des Hüftgelenkes (Hüftluxation) oder eine Hüftgelenksarthrose hinweisen und tritt manchmal auch nach dem Einsetzen eines künstlichen Hüftgelenks auf. Er entsteht dadurch, dass das Becken zur Seite kippt, wenn der Betroffene das erkrankte Bein entlastet.

Hüftluxation ▸ S. 365
Hüftgelenksarthrose ▸ S. 364

Kleine, schlurfende Schritte mit vornübergebeugter Haltung und **mangelnder Mitbewegung der Arme** sind typisch für die Parkinson-Krankheit. Der Betroffene hat Schwierigkeiten, loszulaufen und wieder zu stoppen, und er stolpert leicht. Der Gang der Patienten bessert sich, wenn die medikamentöse Behandlung anschlägt, und dient dem Arzt daher auch dazu, die Therapie zu beurteilen und gegebenenfalls anzupassen.

Bestimmte **Medikamente** (Neuroleptika) können bei längerer Einnahme ähnliche Gangstörungen als Nebenwirkungen hervorrufen.
Kommt es zu einem **kleinschrittigen, langsamen Gang**, bei dem die Betroffenen zusätzlich wegen einer Muskelschwäche die **Knie steif** halten, kann dies auf eine Multiple Sklerose hinweisen. Begleiterscheinungen sind hier Missempfindungen und Sehstörungen.

Parkinson-Krankheit ▸ S. 419
Multiple Sklerose ▸ S. 402

Wird **ein Bein im Halbkreis nach vorne geschoben**, ist entweder aufgrund einer Verletzung das Knie versteift, oder es liegt eine Lähmung des gesamten Beines bzw. größerer Muskelgruppen vor. Im zweiten Fall kann eine Störung der Nervenversorgung der entsprechenden Muskeln, wie sie nach einem Schlaganfall oder als Folge eines Gehirntumors auftritt, die Ursache sein.

Schlaganfall ▸ S. 441
Gehirntumor ▸ S. 344

Besonders plötzlich auftretende Veränderungen des Gangbildes bei älteren Menschen sollten immer ein Grund sein, einen Arzt aufzusuchen, da ein unbemerkt verlaufener Schlaganfall die Ursache sein könnte. In diesem Fall muss sofort gehandelt werden, um bleibende Schäden zu vermeiden. Bei Gangstörungen geben dem Arzt ein ausführliches Gespräch, die beschriebene Art der Beschwerden und die körperliche Untersuchung Hinweise auf die zugrunde liegende Erkrankung. Daraufhin können sich weitere Untersuchungen anschließen wie Röntgenaufnahmen oder spezielle Diagnostik bei einem Facharzt für Neurologie.

Beschwerden von Hüfte und Oberschenkel

Das Hüftgelenk besteht aus der Gelenkpfanne im Becken und dem Gelenkkopf des Oberschenkelknochens. Die Pfanne ist eine Vertiefung, die zu etwa zwei Dritteln den halbkugeligen Kopf des Oberschenkelknochens umschließt. Das in alle Richtungen bewegliche Gelenk wird durch die Gelenkkapsel und einen Bandapparat sowie die umliegenden starken Muskeln von Oberschenkel, Rücken und Gesäß gesichert.

Die meisten Störungen in der Hüft- und Leistengegend sind orthopädischer Art. Sie sind entweder angeboren oder entwickeln sich im Laufe des Lebens durch Unfälle oder Verschleißerscheinungen. Am Anfang stehen oft nur die verminderte Beweglichkeit oder Gangstörung im Vordergrund, später kommen Schmerzen hinzu. Bei Kindern treten einige Erkrankungen typischerweise in bestimmten Altersgruppen auf.

Beschwerden von Hüfte und Oberschenkel

■ **Schmerzen in der Hüfte** und ein **leichter Schiefstand des Beckens** können Folge einer seit längerem bestehenden Beinlängendifferenz sein. Drei von vier Menschen in Deutschland besitzen unterschiedlich lange Beine, Beschwerden sind allerdings erst bei mehr als 1 cm Unterschied zu erwarten. Beinlängendifferenzen können auch nach einem Knochenbruch oder einer Operation zurückbleiben. Langfristig sind durch die Fehlbelastung Probleme mit Rücken, Knien und Füßen zu erwarten. Frühzeitiger Ausgleich ist sinnvoll, da schon Einlagen in den Schuhen oder unterschiedlich hohe Absätze Spätschäden verhindern können.

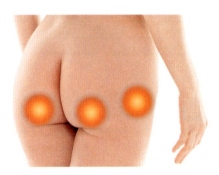

■ **Schmerzen in genau abgegrenzten Bereichen, aber ohne Bewegungseinschränkung** können bei mechanischer Reizung – zum Beispiel bei Sportlern durch Überbeanspruchung, aber auch im Rahmen einer Arthrose – auftreten und sind Zeichen einer Schleimbeutelentzündung (Bursitis). Häufige Schmerzpunkte liegen am großen Rollhügel des Oberschenkelknochens (unterhalb der Hüfte rechts und links außen, siehe Bild), an den beiden Sitzbeinhöckern (Bild) oder im Bereich der Leistenbeuge vorn.

Schleimbeutelentzündung ▶ S. 442

■ **Schmerzen mit Bewegungseinschränkung des Gelenks** in der Leiste, im Oberschenkel oder Gesäß, zunächst nur bei Belastung, später dann auch in Ruhe und nachts sind typische Zeichen einer Hüftgelenksarthrose. Die Schmerzen, die bei bestimmten Bewegungen wie Treppensteigen, Aussteigen aus dem Auto oder Anziehen von Strümpfen sowie bei Wetterwechsel auftreten, können auch in den Oberschenkel oder das Knie ausstrahlen. Wärme bessert die Beschwerden. Im Verlauf wird die Beweglichkeit immer schlechter, und das Hüftgelenk kann nicht mehr richtig ausgestreckt werden (fixierte Beugestellung). Durch die ständige Fehlbelastung treten als Folge zunehmend Beschwerden im Bereich der Lendenwirbelsäule auf. Ein Arztbesuch ist ratsam, um Entzündungen entgegenzuwirken und Therapiemöglichkeiten zu besprechen und rechtzeitig einzuleiten.

Hüftgelenksarthrose ▶ S. 364

■ Zunehmende **belastungsabhängige Schmerzen in der Leiste** zunächst ohne Bewegungseinschränkung im **mittleren Lebensalter**, eventuell auch mit Knieschmerzen und Hinken, könnten ein Hinweis auf eine so genannte idiopathische Hüftkopfnekrose sein, eine Form der Osteochondrose. Dabei kommt es infolge von Durchblutungsstörungen zum Absterben des Knochengewebes in der Hüfte. Zu den Risikofaktoren gehören Stoffwechselstörungen, Alkoholkonsum und eine frühere Therapie mit Kortison, die genauen Ursachen sind allerdings nicht bekannt.
Schmerzen in der Leiste können auch von Leistenbrüchen, Nierensteinleiden und gynäkologischen Erkrankungen hervorgerufen werden.

Osteochondrose ▶ S. 417

■ **Schmerzen des Hüftgelenks in Ruhe und bei Bewegung**, dazu **Rötung**, **Schwellung** und **Überwärmung** sprechen für eine Entzündung des Hüftgelenks, die bei rheumatischen Erkrankungen auftreten kann. Hat der Betroffene **starke Bewegungsschmerzen, Fieber** und ein ausgeprägtes Krankheitsgefühl, kann eine eitrige Arthritis, also eine Entzündung des Gelenks durch Infektion mit Bakterien, vorliegen. Die Erreger können – z.B. über das Blut, eine Wunde bei einem Unfall oder bei einer Operation – sogar bis in das Knochenmark einwandern und dort eine schwerwiegende Knochenmarkentzündung hervorrufen (Osteomyelitis).

Rheuma ▶ S. 432
Arthritis ▶ S. 305
Osteomyelitis ▶ S. 417

■ **Hüft- und Oberschenkelschmerzen bei älteren Menschen**, die sich mit Schmerzen bei bestimmten Bewegungsabläufen wie Treppensteigen und später auch in Ruhe äußern, sind meist Zeichen des Gelenkverschleißes (Hüftgelenksarthrose). Da die Knochenstruktur im Alter durch Osteoporose immer lockerer und dadurch brüchiger wird, vor allem bei Menschen, die sich wenig bewegen, sind nicht nur Schmerzen die Folgen. Ältere Menschen sind dadurch bei Stürzen besonders gefährdet für Knochenbrüche im Bereich des Oberschenkels und der Hüfte: Der Oberschenkelhalsbruch ist eine häufige Verletzung im Alter.

Hüftgelenksarthrose ▶ S. 364
Osteoporose ▶ S. 417

81

BEINE UND FÜSSE

 Liegen **Veränderungen der Hüfte beim Säugling und Kleinkind** vor, sind die frühzeitige Diagnosestellung und entsprechende Behandlung besonders wichtig, um Spätschäden vorzubeugen. Die beiden häufigsten Krankheiten sind die angeborene Hüftdysplasie sowie eine bakterielle Entzündung des Hüftgelenks. In Deutschland ist etwa jedes 30. Neugeborene von einer Hüftdysplasie betroffen. Beschwerden wie Hinken und Watschelgang treten zu Beginn des Laufens auf, Schmerzen infolge der Gelenkveränderungen meist erst nach mehreren Jahren.
Versucht ein Säugling entgegen seinem sonstigen Bewegungsdrang, **ein Bein still zu halten**, und liegen **Bewegungsschmerzen, Rötung, Schwellung** und **Überwärmung** vor, kann eine Entzündung der Hüfte (Arthritis) vorliegen, die durch Keime hervorgerufen wird. Diese können entweder über das Blut z.B. nach einer Infektionserkrankung oder nach einer Verletzung in das Gelenk einwandern. Eine schnelle Therapie ist äußerst wichtig, da sonst Wachstumsstörungen an Hüfte und Beinen zu befürchten sind.

Hüftdysplasie ▸ S. 365

Arthritis ▸ S. 305

 Plötzliche Hüft- und Knieschmerzen mit Schonhaltung und Bewegungseinschränkung bei Kindern im Anschluss an eine Grippe sind oft Zeichen für einen harmlosen so genannten Hüftschnupfen, der in der Regel nach 1 bis 2 Wochen ohne Folgen ausheilt.
Ebenfalls Schmerzen in Hüfte und Knien vor allem **beim Drehen des Beines** können besonders bei Jungen auf die so genannte Perthes-Krankheit hindeuten, eine Form
der Osteochondrose. Das Knochengewebe im Oberschenkelkopf stirbt zum Teil ab, sodass der Gelenkkopf zu flach ist und nicht mehr richtig im Gelenk sitzt. Die Jungen sollten bestimmte Sportarten meiden und durch Krankengymnastik, Schwimmen und Radfahren die Muskulatur gezielt stärken, damit das Gelenk nicht vorzeitig verschleißt. Nur in schweren Fällen ist eine Operation notwendig.

Osteochondrose ▸ S. 417

Bei **jungen Mädchen** kann bei Bewegung oder beim Sport ein **ruckartiges, manchmal schmerzhaftes** Springen eines Faserzugs über den Rollhügel des Oberschenkelknochens, wenn sich dieser zu stark vorwölbt, auftreten – das Phänomen der schnappenden Hüfte. Zugrunde liegt meist eine Bindegewebsschwäche oder eine ungewöhnliche Belastung der Muskulatur. Die schnappende Hüfte ist zwar unangenehm, im Allgemeinen aber harmlos. Durch gezielte Kräftigung der umgebenden Muskulatur werden die Beschwerden mit zunehmendem Alter geringer.

Hüftschnappen ▸ S. 365

Besonders bei Kindern ist eine frühzeitige Behandlung von Hüftbeschwerden wichtig, um Folgeschäden im Erwachsenenalter zu vermeiden oder zumindest hinauszuzögern. Der Orthopäde wird zunächst die Hüfte im Seitenvergleich untersuchen: Er schaut sich das Gangbild an und prüft, ob das Becken gerade ist und die Beine in der richtigen Achse stehen. Hüftgelenk und Becken werden abgetastet und durch verschiedene aktive und passive Bewegungen in ihrer Funktion geprüft. Häufig schließt sich dann die Röntgendiagnostik an. Je nach Ursache der Beschwerden werden orthopädische Hilfen, gezieltes Muskeltraining oder Medikamente zur Behandlung eingesetzt.

Kniebeschwerden

Das Kniegelenk ist das größte Gelenk des Menschen; es ist äußerst belastbar, sehr beweglich und gleichzeitig stabil. Seine Hauptfunktion ist die Beugung und Streckung des Beines; eine Drehung nach innen und außen ist im geringen Umfang möglich. Wichtige Teile des Kniegelenkes sind die Menisken, die zwischen den Gelenkflächen liegen und als Puffer dienen. Sie verringern den Druck, sind bei der Bewegung beteiligt und verhindern eine Reibung der Gelenkflächen aneinander, schützen also das Gelenk vor frühzeitiger Abnutzung. Das Knie wird durch seinen Bandapparat (Kreuzbänder, Seitenbänder und Kniescheibenband) sowie die Muskeln des Ober- und Unterschenkels besonders stabilisiert. Die Kniescheibe unterstützt die Kraftübertragung vom Ober- auf den Unterschenkel. Mehrere Schleimbeutel im Gelenk verringern die Reibung. Länger bestehende und wiederkehrende Kniebeschwerden wie Schmerzen, Schwellungen und Bewegungseinschränkung sind häufig durch sportliche Überbelastung, Verschleißerscheinungen und Unfälle bedingt. Sie betreffen meist den Bandapparat, die Kniescheibeoder die Menisken. Anlagebedingte Gewebeschwäche und Übergewicht beschleunigen den Verschleiß des Kniegelenkes.

Kniebeschwerden

Knie- und Beinschmerzen bei Schulkindern und Jugendlichen ohne weitere Symptome sind meist harmlose Wachstumsschmerzen und treten dann vor allem vor dem Einschlafen auf. Gerade bei Kindern muss man bei Kniebeschwerden aber auch immer an einen **Sturz** aufs Knie oder einen **Unfall beim Sport** denken. Tritt dann außerdem noch eine **Schwellung** am Knie auf, kann eine Verrenkung, Bänderzerrung oder Verletzung im Gelenk vorliegen. Als erste Maßnahme empfiehlt sich ein kühlender Verband, z.B. mithilfe eines Coldpacks, dann sollte vorsichtshalber ein Arzt das Knie untersuchen.

Verrenkung ▸ S. 462

Bänderzerrung ▸ S. 309

Gelenkverletzung ▸ S. 346

Immer **wiederkehrende Schmerzen** und **Schwellungen** im Bereich der Kniescheibe können bei Kindern und Jugendlichen auch auf eine eher seltene Erkrankung des Knochengewebes hinweisen, die so genannte Osteochondrosis dissecans. Ein kleines Knochen-Knorpel-Stück löst sich heraus und bereitet Schmerzen im Kniegelenk.
Kommen noch Entzündungszeichen wie **Rötung** und **Überwärmung** hinzu, könnte es sich um eine rheumatoide Arthritis des Kindesalters (Rheuma) handeln.

Osteochondrosis dissecans ▸ S. 417

Rheuma ▸ S. 432

Knieschmerzen bei Belastung treten sehr häufig im Rahmen einer Arthrose des Kniegelenks auf. Die Schmerzen sind oft wetterabhängig und gehen mit eingeschränkter Beweglichkeit und einer Schwellung des Knies einher. Die Beschwerden verschlimmern sich über die Jahre und bestehen später auch in Ruhe. Bis zum 50. Lebensjahr leiden bereits 50% der Bevölkerung in Deutschland an arthrotischen Veränderungen am Kniegelenk, ab dem 70. Lebensjahr betrifft es beinahe jeden. Bestehen die Beschwerden **verstärkt beim Treppensteigen** und **Sitzen mit angewinkelten Beinen**, könnte es sich um eine spezielle Form der Arthrose (Retropatellararthrose) handeln, die die Hinterwand der Kniescheibe betrifft, die ebenfalls relativ häufig ist.

Arthrose ▸ S. 306

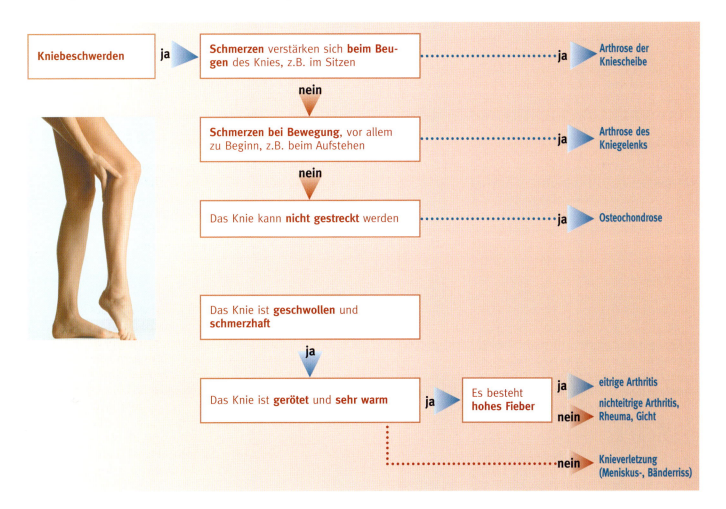

83

BEINE UND FÜSSE

■ **Schmerzen mit Schwellung** des Knies treten häufig als **Folge eines Unfalls** auf. Wenn der Betroffene darüber hinaus mit dem Bein **nicht auftreten** kann, deutet dies auf eine Verletzung im Gelenk hin, wie einen Meniskusschaden oder Bänderriss. Darüber hinaus muss auch immer ein Knochenbruch mit Beteiligung des Kniegelenks in Betracht gezogen werden.

Ist das Knie **ohne vorhergehenden Unfall** schmerzhaft geschwollen, dabei aber nicht gerötet und erwärmt, könnten solche Beschwerden auch durch einen Tumor verursacht sein, insbesondere durch das extrem seltene Osteosarkom, das bei Jugendlichen und jungen Erwachsenen auftreten kann.

Meniskusschaden ▶ S. 397
Bänderriss ▶ S. 309
Osteosarkom ▶ S. 418

■ **Plötzliche Schmerzen** und die **Unfähigkeit, das Knie zu strecken**, die nur kurze Zeit dauert, sind Zeichen einer Einklemmung von Gewebselementen im Kniegelenk. Das können Teile des Meniskus oder abgetrennte winzige Knochenstücke sein, etwa nach einer Verletzung oder bei einer Osteochondrose. Röntgenuntersuchungen helfen dem Arzt, die Diagnose zu sichern.

Osteochondrose ▶ S. 417

■ Schmerzen mit **Rötung**, **Schwellung** und **eingeschränkter Beweglichkeit** sind Zeichen einer Entzündung. Dazu fühlt sich das Knie überwärmt an. Es ist möglich, dass das Kniegelenk im Rahmen einer allgemeinen Infektion (z.B. bei Grippe, Salmonellose, Ruhr) mit betroffen ist. Mit der Infektion verschwinden dann auch die Beschwerden. Zum anderen wird das Kniegelenk auch typischerweise bei Rheuma befallen. Nur selten ist das Knie bei einer Gicht mit betroffen. Besonders stark ist der Bewegungsschmerz bei einer Gelenkentzündung (Arthritis), das Knie fühlt sich dann sehr warm an, und der Betroffene hat Fieber.

Gelenkinfektion ▶ S. 345
Rheuma ▶ S. 432
Arthritis ▶ S. 305

Der Orthopäde wird sich bei Kniebeschwerden den Gang, die Beinachsen und die Kniegelenke selbst anschauen. Eine Reihe verschiedener Beweglichkeitsuntersuchungen gibt ihm Hinweise darauf, welche Struktur des Gelenks betroffen ist. Zusätzliche Untersuchungen sind Röntgen und Kernspintomographie. Die Kniespiegelung (Arthroskopie) erlaubt in schwierigeren Fällen den Einblick in den Innenraum des Knies.

Unterschenkelbeschwerden

■ Die häufigsten Erkrankungen im Bereich des Unterschenkels betreffen nicht Knochen und Gelenke, sondern die Waden, und hier vor allem die Blutgefäße. Die typischen Beschwerden reichen von Schwellungen („dicke Beine") über Schmerzen und Wadenkrämpfe bis zu Hautverfärbungen. Sie gehen meist auf Veränderungen von Venen und Arterien zurück, die wiederum ihre Ursache in Allgemeinerkrankungen des Körpers haben. Eine Behandlung beschränkt sich daher normalerweise nicht nur auf das betroffene Bein, sondern auch auf die Grunderkrankung. Im Zuge dessen ist meist eine grundsätzliche Umstellung der Lebensweise mit mehr Bewegung, gesunder Ernährung und Gewichtsreduktion erforderlich.

■ **Wadenschmerzen nach langem Stehen oder Sitzen**, gelegentlich auch mit Schweregefühl und Schwellung der Beine, sprechen für eine Erkrankung der Venen. Meist sind hervorstehende Venen, die so genannten Krampfadern, sichtbar. Eine **Besserung beim Hochlegen** der Beine und beim Gehen ist typisch.
Bei Venenleiden schließen die Venenklappen nicht mehr richtig, und das Blut sackt nach unten ab, statt nach oben zurück zum Herzen transportiert zu werden. Dadurch kommt es auf die Dauer zur Ausweitung der Venen (Krampfadern) und zum Übertritt von Flüssigkeit ins Gewebe, was zur Schwellung (Ödem) führt.
Bei akuten Beschwerden hilft ein Hochlagern der Beine. Grundsätzlich unterstützen Bewegung und tägliches Gehen die Pumpfunktion der Wadenmuskulatur und damit den Blutfluss nach oben. Kompressionsstrümpfe drücken das Gewebe und die Venen zusammen, sodass die Venenklappen wieder besser funktionieren können, was auch die Beschwerden lindert. Auf die Dauer ist jedoch ärztliche Behandlung nötig.

Krampfadern ▶ S. 376
Ödem ▶ S. 416

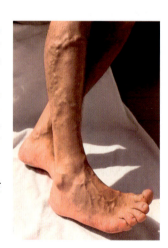

Unterschenkelbeschwerden

■ Eine **weiche, schmerzlose Beinschwellung mit Schweregefühl** („dicke Beine"), bei der typischerweise nach dem Eindrücken der Haut mit der Fingerspitze zunächst eine Delle zurückbleibt, ist die Folge von Wassereinlagerungen im Gewebe (Ödem).
Bei Frauen können Hormonschwankungen vor der Monatsblutung oder während der Schwangerschaft leichte Wassereinlagerungen verursachen. Ödeme weisen aber häufig auf ernsthafte Erkrankungen hin, wie Herzschwäche oder Venenleiden, daher sollte man sie nicht als Unpässlichkeit abtun, sondern der möglichen Ursache nachgehen.
Geht die Schwellung **vom Fußrücken aus**, sind die Zehen mit betroffen, und bleibt nach dem Fingerdruck keine Delle zurück, liegt eventuell ein Lymphödem vor.

Ödem ▶ S. 416
Herzschwäche ▶ S. 360

■ **Wadenkrämpfe**, die plötzlich, oft nachts und auch wiederholt auftreten, können sehr unterschiedliche Ursachen haben. Nach **starkem Schwitzen, entwässernden Medikamenten** oder **Abmagerungskuren** sowie in der **Schwangerschaft** kann es zu einem Mineralstoff- oder Vitaminmangel kommen. Insbesondere Magnesiummangel führt zu Muskelkrämpfen.
Bei **Alkoholkranken** oder **Diabetikern** können Wadenkrämpfe Zeichen einer Funktionsstörung der äußeren Nervenbahnen sein (Polyneuropathie), weitere Erscheinungen sind Missempfindungen und Taubheitsgefühle. Wadenkrämpfe können aber auch als Nebenwirkung von manchen Medikamenten auftreten oder ein Zeichen von Vergiftungen (z.B. mit Fluor) sein.

Mineralhaushaltsstörungen ▶ S. 399
Vitaminmangelzustände ▶ S. 463
Polyneuropathie ▶ S. 424

■ **Krampfartige Schmerzen beim Gehen** bereits nach einer relativ kleinen Strecke, die **beim Stehenbleiben** nach kurzer Zeit wieder aufhören, sind typisch für eine Durchblutungsstörung der Arterien in den Beinen. Die Schmerzen treten bei der so genannten Schaufensterkrankheit besonders in den Waden und den Oberschenkeln auf und können bis zum Gesäß ausstrahlen. Sie wird so bezeichnet wegen der kurzen Wegstrecken, die die Betroffenen häufig durch Stehenbleiben vor Schaufenstern überbrücken. Im Verlauf der Krankheit treten die Beschwerden auch in Ruhe auf; hier ist es ungünstig, wenn die Beine hochgelegt werden. Die auch pAVK (periphere arterielle Verschlusskrankheit) genannte Erkrankung kann eine Folgeerscheinung von Diabetes, vor allem aber von jahrelangem Rauchen sein. Unbehandelt kann sie zu dem gefürchteten Raucherbein führen.

Schaufensterkrankheit ▶ S. 437
Durchblutungsstörungen ▶ S. 327

■ **Kribbeln, Ziehen** und **Zucken** in den Beinen besonders **abends** und **in Ruhe** sind typische Anzeichen des Restless-legs-Syndrom. Diese Nervenerkrankung tritt vor allem nachts auf, aber auch immer dann, wenn der Betroffene zur Ruhe kommt wie im Kino oder beim Autofahren. Aufstehen und Bewegen bessern die Beschwerden oder lassen sie ganz verschwinden. Auch kalte Duschen und Massagen der Beine helfen. Das Krankheitsbild der „unruhigen Beine" tritt oft in der Schwangerschaft oder bei Diabetikern auf, nicht selten aber auch ohne erkennbare Ursache.

Restless-legs-Syndrom ▶ S. 431

■ Die **schmerzhafte Verdickung eines Venenstrangs**, mit Entzündungszeichen entlang des Verlaufs wie **Überwärmung** und **Rötung**, sind die typischen Beschwerden bei einer Venenentzündung. Diese entsteht meist bei Menschen, bei denen bereits ein Krampfaderleiden bekannt ist, wobei es zur Verlangsamung des Blutflusses kommt. Über das Blut verschleppte Krankheitserreger, die nicht abtransportiert werden, können so eine entzündliche Reaktion auslösen. Eine Venenentzündung sollte nicht nur der Schmerzen wegen behandelt werden, sondern auch um einer Thrombose, der Bildung eines Blutgerinnsels, vorzubeugen.

Venenentzündung ▶ S. 462

■ Die **bläuliche Verfärbung eines Beins**, dazu **Schwellungs- und Schweregefühl, Schmerzen** im Fuß beim Auftreten, Schmerzen im Bein beim Husten und **plötzliches, deutliches Hervortreten der Venen** sprechen für eine Thrombose einer der tiefen Bein- oder Beckenvenen. Dabei löst sich in einer Vene ein Blutgerinnsel und versperrt den Blutrückfluss. Die Beschwerden bessern sich, wenn die Beine hochgelegt werden. Der Betroffene muss sich hinlegen, und es sollte sofort ein Arzt gerufen werden, da die ernste Gefahr der Verschleppung des Blutgerinnsels und damit einer Lungenembolie besteht. Das Risiko für eine Thrombose erhöht sich durch Rauchen, Übergewicht, das Einnehmen der „Pille" und während langer Reisen im Bus oder Flugzeug ohne die Möglichkeit, sich zu bewegen. Zur Vorbeugung empfehlen sich spezielle Übungen mit Beingymnastik.

Thrombose ▶ S. 452

BEINE UND FÜSSE

■ **Plötzliche Blässe eines Beines** verbunden mit **starken Schmerzen** und **Kältegefühl** könnte auf eine arterielle Durchblutungsstörung infolge eines akuten Gefäßverschlusses hindeuten. Je nachdem wo dieser sitzt, können die Beschwerden vom Fuß bis zur Hüfte auftreten. Das betroffene Bein sollte nicht hoch-, sondern unbedingt tiefgelagert und warm gehalten werden. Da die Gefahr besteht, dass das betroffene Bein abstirbt, muss sofort ein Arzt verständigt werden.

Gefäßverschluss, akuter peripherer
▶ S. 342

■ **Verfärbungen** der Haut an den Beinen können verschiedene Ursachen haben:
Eine **scharf abgegrenzte, flächige Rötung** und Schwellung am Bein spricht für eine Wundrose (Erysipel), die durch eine bakterielle Infektion entsteht.
Eine **gelbbraune Verfärbung** eines oder beider Beine, eventuell mit nässendem oder schuppendem Ausschlag, kann auf eine chronische Durchblutungsstörung zurückzuführen sein.
Mehrere Jahre **nach einer Beinvenenthrombose** kann es zu bräunlichen Hautveränderungen und in der Folge zu offenen Wunden am Unterschenkel des betroffenen Beins kommen, die nur sehr schwer zuheilen (Unterschenkelgeschwür).

Erysipel ▶ S. 333
Durchblutungsstörungen ▶ S. 327
Unterschenkelgeschwür ▶ S. 461

■ **Zunehmende, krampfartige Schmerzen** direkt **nach sportlicher Betätigung**, die sich bei Dehnung, Anspannung und Belastung verstärken, können Zeichen für eine Muskelzerrung oder einen Muskelfaserriss sein. Das Bein sollte möglichst geschont und die schmerzenden Bereiche gekühlt werden.
Treten die Schmerzen mit **zeitlicher Verzögerung nach ungewohnter Belastung** auf und betreffen sie eher größere Muskelgruppen, liegt wahrscheinlich ein harmloser Muskelkater vor. Die Überbeanspruchung des untrainierten Muskelgewebes führt zu mikrofeinen Rissen, die sich aber innerhalb weniger Tage wieder regenerieren.

Muskelzerrung ▶ S. 405
Muskelfaserriss ▶ S. 404
Muskelkater ▶ S. 404

■ **Zunehmende Schwäche der Muskulatur**, mit Schmerzen und abnehmendem Umfang der Muskeln, kann Zeichen einer Muskelerkrankung sein. Muskelschwund ist nicht nur auf eine fehlende Belastung der Beine, z.B. aufgrund von Bettlägerigkeit, zurückzuführen. Diese Erkrankungen sind häufig vererbt und können verschiedene Altersstufen und Körperbereiche betreffen. Auch an eine Multiple Sklerose als Ursache muss gedacht werden. Eine neurologische Untersuchung durch einen Facharzt kann hier Klarheit bringen.

Muskelschwund ▶ S. 405
Multiple Sklerose ▶ S. 402

 Bei Beschwerden der Waden und Unterschenkel liegt zwar häufig eine Venenerkrankung zugrunde, doch das Spektrum weiterer möglicher Ursachen ist breit, und es können ernst zu nehmende Erkrankungen dahinter stecken. Deshalb sollte man bei wiederholten Schmerzen im Unterschenkel zum Arzt gehen. Venenschwäche und arterielle Durchblutungsstörungen können durch spezielle Ultraschalltests nachgewiesen werden. Muskuläre Störungen oder Stoffwechselerkrankungen lassen sich anhand der Symptome und der Vorerkrankungen stark eingrenzen.

Knöchel- und Fußbeschwerden

■ Knöchel und Füße müssen einiges aushalten: Sie tragen das gesamte Körpergewicht, helfen die Balance bei Bewegungen und Gewichtsverlagerungen zu halten und wirken als eine Art Stoßdämpfer, die Erschütterungen abschwächen. Jeder Fuß besteht aus 26 kleinen Knochen, 33 Muskeln und über 100 Bändern. Man sollte die Füße pfleglich behandeln, sie beweglich halten, aber nicht überbelasten, und ihnen ein Schuhwerk bieten, das trotz modischer Wünsche ihre Aufgaben unterstützt und nicht erschweren sollte.
Die meisten Fußbeschwerden treten durch chronische Fehlstellungen oder durch akute Unfälle auf. Doch auch Stoffwechselstörungen können als Folge Beschwerden in den Füßen herbeiführen.

■ **Kalte Füße** treten meist anlagebedingt auf und sind häufig die Folge von zu **niedrigem Blutdruck**. Sie sind zwar unangenehm, aber harmlos. Wechselfußbäder und regelmäßige Bewegung wirken hier ausgleichend. Wenn sie **neu auftreten**, könnten allerdings auch Erkrankungen zugrunde liegen, die sich zuerst an den Füßen zeigen. Infrage kommen arterielle Durchblutungsstörungen oder Funktionsstörungen der äußeren Nervenbahnen (Polyneuropathie), die häufig von Missempfindungen und Taubheitsgefühlen begleitet sind.

Blutdruck ▶ S. 315
Durchblutungsstörungen ▶ S. 327
Polyneuropathie ▶ S. 424

86

Knöchel- und Fußbeschwerden

▌**Schwellungen von Knöcheln und Füßen** insbesondere **nach langem Stehen**, **Gehen** oder **bei Hitze** sind häufig anlagebedingt. Ursache ist meist eine Schwäche der Venen bzw. ihrer Klappen. Schließen diese nicht richtig, sackt das Blut nach unten ab. Dies führt zu einer Dehnung der Venen (Krampfadern), was wiederum die Schwellung verstärkt.
Tritt die Schwellung **nur an einem Bein** nach einer **übermäßigen Belastung** auf, können Verstauchungen von Knöchel und Fuß die Ursache sein. In beiden Fällen hilft das Tragen von Kompressionsstrümpfen, die den Abtransport der angestauten Flüssigkeit aus dem Gewebe unterstützen, allerdings in der Größe genau angepasst werden müssen.
Treten neben Schwellungen **an beiden Knöcheln** auch **geschwollene Augenlider** und Abgeschlagenheit auf, muss auch an eine Herzschwäche oder in seltenen Fällen an ein Nierenversagen gedacht werden.

Krampfadern ▶ S. 376

Verstauchung ▶ S. 463

Herzschwäche ▶ S. 360

Nierenversagen ▶ S. 415

▌**Schwellungen**, die beim Druck mit der Fingerspitze **eine Delle hinterlassen**, sind von Wassereinlagerungen im Gewebe verursacht (Ödem). Bei Frauen liegen häufig Hormonschwankungen zugrunde: Geschwollene Knöchel treten während der Menstruation, der Schwangerschaft oder bei Einnahme der Antibabypille auf.
Treten sie **während der Schwangerschaft** am ganzen Körper auf und sind mit plötzlicher **Gewichtszunahme** und Zeichen des Bluthochdrucks wie **Kopfschmerzen** und **Rauschen im Ohr** verbunden, so muss an eine EPH-Gestose gedacht werden. Dann sollte auf jeden Fall der behandelnde Arzt aufgesucht werden.

Ödem ▶ S. 416

EPH-Gestose ▶ S. 330

▌**Bewegungs- und Belastungsschmerzen** besonders beim Aufstehen aus der Ruhe, unter Umständen mit **verdickten Gelenken**, sind typisch für eine Arthrose des oberen oder unteren Sprunggelenks, die vor allem in höherem Alter auftritt. Die Beweglichkeit ist eingeschränkt, später kann das Gelenk komplett versteifen. Häufig lag bei den Betroffenen in früheren Jahren eine Verletzung, eine Gelenkinfektion oder Bänderzerrung vor, wobei die Beschwerden erst Jahre später auftreten können.
Belastungsabhängige Schmerzen mit **wiederkehrenden Schwellungen** im Bereich des Sprunggelenkes können in selteneren Fällen auch die Folge einer Osteochondrose des Sprungbeins sein.

Arthrose ▶ S. 306

Osteochondrose ▶ S. 417

▌Ein **Unsicherheitsgefühl im Sprunggelenk**, **häufiges Umknicken** vor allem auf unebenem Boden, und eine Schwellneigung der Außenknöchel sprechen für eine chronische Instabilität des oberen Sprunggelenks. Dabei ist der Kapsel-Band-Apparat nicht mehr straff genug, um das Gelenk fest zu umfassen. Die Instabilität kann anlagebedingt oder Folge einer oder mehrerer Verstauchungen in der Vergangenheit, seltener auch einer chronischen Schwäche eines Fußmuskels (Außenrandheber) durch einen alten Bandscheibenvorfall sein.

Verstauchung ▶ S. 463

Bandscheibenvorfall ▶ S. 309

▌**Schmerzen unterhalb der Ferse**, die bei Belastung und Berührung auftreten, werden häufig durch einen Fersensporn verursacht (Bild). Durch Fehlbelastungen entsteht eine Entzündung, die wiederum zu Kalkablagerungen führt.
Bei jüngeren Frauen auftretende **Schmerzen an der Ferse beim Gehen** sind manchmal auf eine Verdickung der Weichteile am Ansatz der Achillessehne zurückzuführen. Die Stelle kann auch gerötet sein und später verknöchern. Ursache ist vermutlich eine ständige Druckreizung durch zu enge Schuhe.

Fersensporn ▶ S. 335

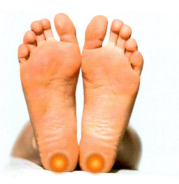

▌**Brennen der Fußsohlen**, **Kribbeln** und **Missempfindungen** können Zeichen einer Funktionsstörung der äußeren Nervenbahnen sein (Polyneuropathie). Später können Schwellungen und schlecht heilende Wunden dazukommen. Die Beschwerden treten in manchen Fällen zusammen mit Wadenkrämpfen und strumpfförmigen Gefühlsstörungen auf. Als Ursachen kommen verschiedene Stoffwechselstörungen infrage, unter anderem als Spätfolge eines Diabetes oder bei längerem Alkoholmissbrauch.

Polyneuropathie ▶ S. 424

87

BEINE UND FÜSSE

■ **Plötzliche, heftige Schmerzen im Bereich der Achillessehne**, die von der Ferse nach oben verläuft, deuten auf einen **Riss der Achillessehne** hin. Typisch ist der **komplette Kraftverlust** des betroffenen Fußes beim Zehenspitzenstand. Ungenügendes Aufwärmen vor dem Sport sowie durch Überlastung bedingte Vorschädigungen erhöhen das Verletzungsrisiko. Die Schmerzen können auch **chronisch auftreten** und dann – vor allem in der Abrollphase – das Gehen beeinträchtigen. Sie sind fast immer auf eine ständige **Überlastung der Achillessehne** beim Sport (z.B. Tennis, Jogging) zurückzuführen und sehr hartnäckig.

Sehnenriss
▸ S. 444

■ **Schmerzen im Sprunggelenk**, **Fuß** oder **Zehen** nach einem **Unfall** oder nach dem **Sport** sprechen für eine **Verletzung des Bandapparates, der Sehnen oder der Knochen** und gehen meist mit Schwellung, Bluterguss und Bewegungseinschränkungen einher.
Häufig sind Zerrungen oder Verstauchungen durch Umknicken des Fußes, bei denen auch eines der drei Außenbänder reißen kann (**Bänderzerrung**, **Bänderriss**).
Beim **Sturz** oder Sprung aus großer Höhe kann es zu einem **Knochenbruch** des Sprung- oder Fersenbeins kommen. Der Betroffene kann dann nur unter großen Schmerzen auftreten.
Brüche oder Ausrenkungen der Zehen kommen häufig vor und werden z.B. durch zu starken Druck oder Schlag gegen die Zehen verursacht.

Bänderzerrung, Bänderriss
▸ S. 309

Knochenbruch
▸ S. 373

■ **Fußbeschwerden bei Kindern** kommen vor allem durch **Fehlbildungen**, **Wachstumsstörungen**, **Überbelastung** bei Sport und Unfällen, seltener durch Entzündungen und Tumoren vor. Bei Kindern zwischen 8 und 16 Jahren, die viel Sport treiben, kann es durch die Überbelastung zu Schmerzen entlang der Fersenkanten kommen, manchmal zusätzlich zu Schwellungen in diesem Bereich. Durch Schonung bessern sich die Beschwerden.
Bei **angeborenen Fußdeformationen**, wie Plattfüßen, oder der angeborenen Verschmelzung von Fußwurzelknochen kann es infolge des chronischen Reizzustandes und falscher Belastung der einzelnen Fußstrukturen zu **Belastungsschmerzen** und Bewegungseinschränkungen kommen. Manche treten bereits im frühen Kindesalter, andere erst später auf. Je früher für Ausgleich, z.B. durch passende Einlagen, gesorgt wird, desto geringer sind die Spätfolgen im Erwachsenenalter.

Fußfehlformen
▸ S. 338

■ **Schmerzen im Bereich des Mittelfußes** treten meist chronisch auf und sind die Folge von angeborenen oder erworbenen Verformungen des Fußes wie **Plattfuß**, **Knickfuß**, **Senkfuß** oder **Spreizfuß**. Auch **zu enge Schuhe** können die Ursache sein. Durch die schlechte Verteilung der Druckbelastung gehen Verformungen von Füßen oder Zehen oft mit schmerzhaften Schwielen oder immer wiederkehrenden **Schleimbeutelentzündungen** einher. In jedem Lebensalter sind orthopädische Schuheinlagen das beste Mittel, um die Beschwerden zu lindern und Spätschäden vorzubeugen, allerdings müssen sie konsequent getragen werden.

Fußfehlformen
▸ S. 338

Schleimbeutelentzündung ▸ S. 442

■ **Schmerzen im Bereich der Zehen** sind meist Folge von Verformungen der Zehen. Dauerhaft **zu enges Schuhwerk** und **unbehandelte Fußdeformationen** können durch den ständigen Reiz zu schmerzhaften Hühneraugen oder einer Verdickung der Kleinzehe führen. Als Spätschäden können **Hammerzehen** oder ein verdickter Fußballen am großen Zeh, der so genannte **Hallux valgus**, auftreten. Betrifft eine akute, stark schmerzhafte Schwellung **nur die große Zehe**, vor allem nach reichhaltigem Essen und Trinken, ist das ein Zeichen eines akuten **Gichtanfalls**.

Hammerzehe
▸ S. 354

Hallux valgus
▸ S. 353

Gicht ▸ S. 349

■ **Grünlich-schwärzliche Verfärbungen** an den Zehen, vor allem bei Rauchern oder Diabetikern, sind ein Warnsignal für das Absterben von Gewebe (**Gangrän**) und müssen sofort ärztlich behandelt werden.

Gangrän ▸ S. 340

Verletzungen im Bereich von Fuß und Sprunggelenk sollte man nicht leicht nehmen, da sie unbehandelt in späteren Jahren zu Problemen wie Arthrosen und Versteifungen führen können, die dann nicht mehr rückgängig zu machen sind. Eine genaue Abklärung und eine sorgsame Behandlung sind deshalb unbedingt notwendig. Auch Fehlbildungen müssen nicht zu Folgeschäden führen, wenn frühzeitig ein Ausgleich geschaffen wird.

BEWUSSTLOSIGKEIT, OHNMACHT

Das Bewusstsein ist die oberste Kontroll- und Steuerinstanz des Menschen. Es umfasst das Wissen, dass „Ich es bin", der alles erlebt, erinnert, sich vorstellt und denkt. Gleichsam wie auf einer Bühne erscheinen immer neue Bewusstseinsinhalte und verschwinden mit den nächsten neuen Eindrücken. Das „Ich" wirkt dabei wie Zuschauer und Regisseur zugleich: Es beobachtet, bewertet, steuert und handelt. Die Wahrnehmung ist abhängig von der aktuellen äußeren Situation, den bisherigen Lebenserfahrungen und der individuellen Persönlichkeit des Menschen.

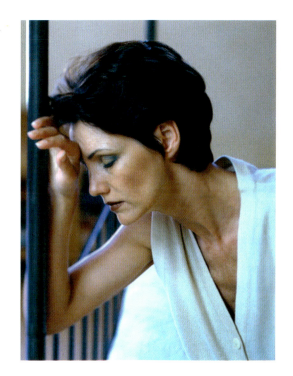

Diese Leistungen des Bewusstseins funktionieren nur im Wachzustand. Beim Dahindämmern während des Einschlafens und des Erwachens befindet man sich in einem Zwischenzustand. Während einer Bewusstlosigkeit ist – wie der Begriff sagt – das Wachbewusstsein ausgeschaltet. Man unterscheidet allerdings verschiedene Tiefen von Bewusstlosigkeit, die danach bewertet werden, wie schwer es fällt, den Betroffenen in den Wachzustand zurückzuholen.

▸ Bei abnormer Schläfrigkeit ist der Betroffene noch für kurze Zeit aufweckbar, kann aber auf Fragen nur noch mit Mühe antworten.

▸ Aus Bewusstlosigkeit kann der Betroffene nicht mehr geweckt werden, reagiert aber noch auf Schmerzreize. Sie kann nur Minuten bis Tage andauern.

▸ Ein Koma ist eine so tiefe Bewusstlosigkeit, dass der Betroffene auch auf Schmerz nicht mehr reagiert.

> Beschwerden, die Sie in diesem Kapitel nicht finden, können auch im folgenden Kapitel stehen:
> **NERVENSYSTEM UND GEHIRN** ▸ S. 213

Abnorme Schläfrigkeit, Bewusstseinstrübung

Die Bewusstseinstrübung oder Schläfrigkeit (Somnolenz) ist eine Stufe auf dem Weg in die tiefe Bewusstlosigkeit. Sie entwickelt sich oft schleichend und wird auch vom Patienten gar nicht als Realitätsverlust wahrgenommen. Deswegen ist es wichtig, Kopfverletzte nicht allein zu lassen, denn sie können ihre Situation oft nicht richtig einschätzen und entsprechend handeln. Bei einer fortschreitenden Bewusstseinstrübung kommt es zum so genannten Sopor, einem tiefschlafähnlichen Zustand: Der Betroffene ist noch in der Lage, auf laute Ansprache und intensives „Wachrütteln" zu reagieren, kann aber keine gezielten Aktionen mehr unternehmen.

Wenn Kinder **hohes Fieber** haben und dabei sehr schläfrig sind, reicht es meistens aus, den Kinder- oder Hausarzt zu befragen, da Kinder häufig mit sehr hohem Fieber auf Infektionen reagieren. Steigt das Fieber allerdings sehr stark an (über 40 °C) und wird die Schläfrigkeit ungewöhnlich tief, dann sollte der Arzt zum Hausbesuch gerufen werden, um die Ursache möglichst schnell zu behandeln.

Fieber ▸ S. 111

BEWUSSTLOSIGKEIT, OHNMACHT

■ Bei **Stürzen oder Unfällen** kann es zu Kopfverletzungen (Schädel-Hirn-Trauma) kommen, die von außen oft nicht erkennbar sind, weil der Schädelknochen ganz unversehrt ist. Das Gehirngewebe kann regelrecht erschüttert worden sein, es kann zu Gefäßverletzungen mit Blutungen innerhalb des Gehirns oder zur Hirnschwellung kommen. Bewusstseinstrübung oder gar Bewusstlosigkeit treten oft erst mit zeitlicher Verzögerung ein, wenn es im Kopfinnern durch die Schwellung oder Blutung zu eng geworden ist. Deshalb müssen Patienten nach Stürzen oder Schlägen auf den Kopf und mit offensichtlichen Kopfverletzungen zur Kontrolle immer längere Zeit (auch nachts) überwacht werden, am besten im Krankenhaus.

Schädel-Hirn-Verletzung ▶ S. 436

■ Die Gründe für eine **Bewusstseinstrübung** können direkt im Gehirn liegen. Bei Entzündungen und anderen Veränderungen des Gehirns und seiner Strukturen ist sie ein häufiges Symptom. Zu diesen Erkrankungen gehören die Gehirnhautentzündung (Meningitis), die Gehirnentzündung (Enzephalitis), Gehirntumoren, Gehirnblutungen und Krampfanfälle.

Gehirnerkrankungen ▶ S. 342 ff.

Krampfanfall ▶ S. 377

■ Bei allen **schweren Stoffwechselentgleisungen** können die Funktionen des Gehirns so beeinträchtigt werden, dass eine Bewusstseinstrübung entsteht. Dazu gehören beispielsweise hypoglykämische und hyperglykämische Krisen bei Diabetikern. Der Blutzuckerspiel ist entweder wesentlich zu hoch oder zu niedrig, was in beiden Fällen eine bedrohliche Situation für die Betroffenen bedeutet. Bei manchen Personen wird jedoch erst durch das Auftreten eines solchen Zustandes das Vorliegen eines Diabetes erkannt. Weitere stoffwechselbedingte Ursachen können Schilddrüsenerkrankungen, Nierenversagen, Leberversagen und Elektrolytentgleisungen (Störungen des Mineralstoffhaushaltes) sein.

Diabetes ▶ S. 324

 Unerklärliche Schläfrigkeit, bei der der Betroffene kaum in einen Wachzustand zurückgeholt werden kann, oder Benommenheit, bei der der Betroffene nur noch mit Mühe sprechen und auf Fragen antworten kann, sind immer ein ernstes Warnzeichen. Eine Abklärung durch den Arzt ist dringend erforderlich – kommt es zu einer vollständigen Bewusstlosigkeit, handelt es sich um einen Notfall, und es sollte ein Notarzt verständigt werden.

Kurze Bewusstlosigkeit, Ohnmacht

■ Eine Ohnmacht ist ein zeitlich begrenztes Aussetzen des bewussten Wahrnehmens, Denkens und Handelns. Sie kann unter Umständen so kurz sein – nur wenige Sekunden –, dass sie den Betroffenen oder Umstehenden gar nicht als solche auffällt. Viele Menschen erinnern sich nach dem Erwachen aus einer Ohnmacht an bestimmte Ereignisse vor oder während des „Hinweggleitens". Eine Bewusstlosigkeit kann verschiedene Ursachen haben. Allen gemeinsam ist, dass das Gehirn in seiner Funktion kurzfristig gestört war, sodass die Betroffenen in dieser Zeit durch Rütteln oder Ansprechen nicht mehr aufzuwecken sind.

■ Bei **raschem Aufstehen nach längerem Liegen** oder aus der Hocke kommt es insbesondere bei schlanken, großen Menschen gelegentlich zum **Schwarzwerden vor den Augen**. Durch die Lageveränderung fällt der Blutdruck kurzfristig ab und wird nur verzögert angepasst. Meistens ist das Bewusstsein dabei gar nicht richtig getrübt, allerdings nimmt der Betroffene seine Umgebung nicht mehr vollständig wahr. Vorbeugend hilft den Betroffenen, sich ein langsames Aufstehen anzugewöhnen: Aus dem Liegen erst den Oberkörper aufrichten, dann Beine auf den Boden setzen, unter Umständen den Kopf und Oberkörper kurz nach unten beugen und dann erst aufstehen.

Blutdruck, niedriger ▶ S. 315

■ In **warmen** oder **überfüllten Räumen** setzt bei manchen Menschen kurz das Bewusstsein aus, sie sacken in sich zusammen. Ursache dafür ist eine durch die Enge und Hitze gestörte Blutdruckregulation, was zu einer mangelnden Blutversorgung des Gehirns und damit zur Sauerstoffunterversorgung führen kann. Diese kurze Ohnmacht kann von starkem Herzklopfen begleitet sein. Das Herz versucht, den Blutdruckabfall durch schnelleres Pumpen auszugleichen.

Blutdruck, niedriger ▶ S. 315

90

Kurze Bewusstlosigkeit, Ohnmacht

▎Nach **langem Aufenthalt in der Sonne** oder **bei großer Hitze** fällt der Blutdruck. Das Herz reguliert durch häufigeres Pumpen (Herzklopfen) dagegen an. Dabei kommt es – verstärkt durch die Wärme – zu **Schwitzen, Schweißausbruch** und damit verbunden zu Flüssigkeitsverlust und weiterem Blutdruckabfall bis hin zur Ohnmacht. Wenn bei starker Sonneneinstrahlung die Sonnenstrahlen eine Reizung der Gehirnhäute bewirken, kommt es zum Sonnenstich. Typisch dafür sind **Kopfschmerzen, Übelkeit, Schwindel** und möglicherweise Bewusstseinsstörungen.
Gelingt dem Körper der Ausgleich zwischen Wärmezufuhr von außen und Abkühlung durch Schwitzen nicht, kommt es zu einem **Anstieg der Körpertemperatur** bis über 40 °C, zu **trockener, geröteter Haut, Verwirrtheit, Benommenheit** bis hin zur Ohnmacht. In diesem Fall handelt es sich um einen Hitzschlag.

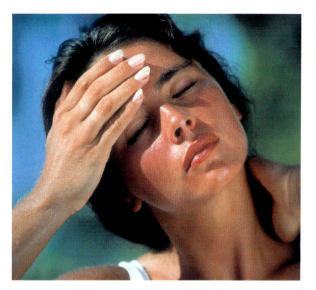

Sonnenstich
▸ S. 446

Hitzschlag
▸ S. 362

▎Eine kurze Ohnmacht mit **Weißwerden im Gesicht** kann durch eine Reizung des Vagusnervs, des wichtigsten Nerv für das vegetative Nervensystem, eintreten. Das kann zum Beispiel durch plötzliches Erschrecken oder bei Angst vor einer Spritze geschehen, bei langem Stehen oder bei starkem Schmerz. In manchen Fällen werden durch versehentliches ruckartiges Drehen des Kopfes der Karotissinus und der Vagusnerv gereizt. Dies bewirkt eine automatische Verlangsamung des Herzschlages, die ebenfalls zu einer kurzen Ohnmacht führen kann.

Karotissinus-Syndrom ▸ S. 369

▎Durch **übersteigerte, schnelle und oberflächliche Atmung** (Hyperventilation) wird vom Körper zu viel Kohlendioxid an die Atemluft abgegeben. Es ergibt sich ein Ungleichgewicht im Sauerstoffhaushalt, was Muskelkrämpfe in den Extremitäten und eine kurze Ohnmacht hervorrufen kann. Ursache sind häufig Aufregung, Angstzustände und Panik. Von außen erkennt man diese Art der Muskelkrämpfe an einer typischen „Pfötchenstellung" der Arme und Hände und an den ausgestreckten Beinen. Diese so genannte Hyperventilationstetanie ist für den Außenstehenden zwar erschreckend, aber nicht lebensgefährlich. Es ist wichtig, ruhig zu bleiben und den Betroffenen zu beruhigen, sodass er wieder normal atmet. Wenn möglich, lässt man ihn in eine Plastiktüte ein- und ausatmen (nicht über den Kopf ziehen!), dann legen sich die Krämpfe nach einigen Minuten wieder.

Angststörung
▸ S. 304

▎Bei **hochschwangeren Frauen** kann im Liegen durch die vergrößerte Gebärmutter eine große Vene im Bauchraum, die Vena cava, so abgedrückt werden, dass der Blutfluss ins Stocken gerät, das Gehirn zu wenig Sauerstoff erhält und die Schwangere bewusstlos wird. Hochschwangere sollten deshalb die Seitenlage wählen.

▎**Übermäßiger Alkoholkonsum** oder die Einnahme anderer **giftiger Stoffe** schädigen das Gehirn und können bewusstlos machen. Die verharmlosend „Rausch" genannte Alkoholvergiftung ist nicht zu unterschätzen: Je nachdem wie viel Alkohol jemand zu sich genommen hat, kann es zu ernsthaften Störungen kommen, die medizinisch genau überwacht werden müssen, unter Umständen auf der Intensivstation.

Abhängigkeit
▸ S. 294

▎Nach unsachgemäßer **Medikamenteneinnahme** oder bei Unverträglichkeitsreaktionen kann es zur Bewusstlosigkeit kommen, etwa durch eine übermäßige Wirkung eines blutdrucksenkenden Mittels. Je nach den Umständen kann die Bewusstlosigkeit nur kurz sein, falls sie länger andauert, muss von einem Arzt mit anderen Medikamenten gegengesteuert werden.

Medikamente
▸ S. 38

91

BEWUSSTLOSIGKEIT, OHNMACHT

▪ Bei einem **Sturz oder Schlag auf den Kopf** spricht man in leichteren Fällen von Gehirnerschütterung, in ausgeprägteren Fällen von einer Gehirnprellung. Beides kann mit einer kurzen Bewusstlosigkeit einhergehen, die Betroffenen können sich oft weder an das Ereignis noch an die Ohnmacht erinnern. Bei einer leichten Gehirnerschütterung reicht oft eine Beobachtung zu Hause aus, jedoch bei strenger Bettruhe. Bei einer Gehirnprellung muss der Patient stationär, je nach Schwere sogar auf der Intensivstation, überwacht werden, da eine Verletzung des Gehirns vorliegt.

Gehirnerschütterung, Gehirnprellung ▸ S. 343

▪ Bei einem **starken Blutverlust**, z.B. nach einem Unfall, bewirkt das verminderte Blutvolumen im Körper, dass der Blutdruck nicht mehr ausreichend aufrechterhalten werden kann. Es gelangt zu wenig Sauerstoff ins Gehirn, was zur Bewusstlosigkeit führen kann. Das Blutvolumen muss mit Infusionen schnellstmöglich ausgeglichen werden, was häufig bereits am Unfallort durch den Notarzt geschieht.

▪ **Unwillkürliche Muskelzuckungen** deuten auf einen Krampfanfall oder einen epileptischen Anfall hin, der von einer kurzen Bewusstlosigkeit begleitet sein kann. Nach einem solchen Anfall verfallen viele Patienten in einen ohnmachtähnlichen Schlaf (terminaler Nachschlaf); während dieser Zeit sollten sie in eine stabile Seitenlage gebracht werden.

Krampfanfall ▸ S. 377

Epilepsie ▸ S. 331

▪ Eine mit **halbseitiger Lähmung, Sprachstörungen** oder **Verwirrung** einhergehende Bewusstlosigkeit deutet immer auf eine schwerere Schädigung des Gehirns hin. Ursachen können z.B. ein Schlaganfall oder Einblutungen in bestimmte Hirnbereiche (Gehirnblutung) sein. Hier muss schnellstmöglich ein Notarzt verständigt werden. Je schneller eine Behandlung erfolgt, desto größer sind die Heilungschancen.

Schlaganfall ▸ S. 441

Gehirnblutung ▸ S. 342

Plötzliche Bewusstlosigkeit ist immer als ein Alarmzeichen zu sehen und bedarf, je nach den Umständen, der ärztlichen oder sogar notärztlichen Behandlung. Treten bei einem Betroffenen in Abständen wiederholt kurze Ohnmachten auf, so kann das auf Krankheiten hindeuten, die zwar nicht akut bedrohlich sind, aber dennoch vom Arzt abgeklärt und behandelt werden müssen.

Andauernde Bewusstlosigkeit, Koma

Bei einer tiefen Bewusstlosigkeit, die trotz ärztlicher Versorgung über längere Zeit anhält, spricht man vom Koma. Im Prinzip können fast alle schweren Krankheiten eine längere Bewusstlosigkeit hervorrufen. Neben Hirnverletzungen und Entzündungen der Gehirnhaut oder des Gehirngewebes kommen auch Vergiftungen, Stoffwechselentgleisungen oder Infektionskrankheiten infrage sowie Krankheiten, die eine Sauerstoffunterversorgung im Gehirn zur Folge haben. Erwacht der Betroffene aus einer Bewusstlosigkeit gar nicht mehr auf, spricht man von Dauerkoma. Der Patient ist nicht bei Bewusstsein, reagiert nicht auf Ansprache, kann nicht sprechen, sich nicht gezielt bewegen oder jemanden ansehen und erkennen. Im Koma sind nur die automatisch ablaufenden Funktionen gewährleistet wie Atmung, Stoffwechselregulationen und Ausscheidung.

Fällt der Patient in ein dauerhaftes Koma, erfordert das besondere pflegerische Maßnahmen. Da der Patient sich nicht selbst bewegen kann, muss er immer wieder umgelagert werden, und Gelenke und Muskeln müssen regelmäßig fachkundig bewegt werden.

Nach schwierigen Operationen werden manche Patienten absichtlich im so genannten künstlichen Koma gelassen, damit sie sich besser erholen. Dabei wird der Patient mit Medikamenten in einem schlafähnlichen Zustand gehalten, wenn ein Aufwachen noch zu viel Kraft kosten würde oder extreme Schmerzen zu erwarten sind.

▪ **Bei Erkrankungen von Leber und Niere** kann die Entgiftungsfunktion dieser beiden Organe dauerhaft gestört sein. Es sammeln sich giftige Abbaustoffe, die von Leber oder Niere nicht ausgeschieden werden können, im Körper und damit auch im Gehirn an und verursachen dort Funktionsstörungen, die bis zu Bewusstlosigkeit und Koma führen können, aus denen der Patient ohne Behandlung nicht mehr erwacht.

Lebererkrankungen ▸ S. 382 ff.

Nierenerkrankungen ▸ S. 413 ff.

Andauernde Bewusstlosigkeit, Koma

▌Nach einer **schweren Kopfverletzung**, z.B. durch einen Unfall, kann eine Bewusstseinsstörung (Koma) unterschiedlich lange andauern. Prognosen bezüglich der Heilung sind sehr schwierig. Bei manchen Patienten erholt sich das Gehirngewebe erstaunlich gut, sodass selbst nach langem Koma ein Wiedererwachen möglich ist. Allerdings gibt es dafür weder eine Gewähr, noch kann mit ausreichender Sicherheit vorhergesagt werden, ob und wie schnell sich der Patient erholt. Ebenso wenig lässt sich vorhersagen, ob der Patient nach dem Aufwachen noch dieselben geistigen und körperlichen Fähigkeiten besitzt wie zuvor. Vor allem bei Verletzungen im Stirnbereich können Patienten hinterher in ihrem Wesen sehr verändert sein.

Koma ▸ S. 375

▌Gelangt **zu wenig Sauerstoff ins Gehirn** (Hypoxie), fallen die Gehirnfunktionen mit der Zeit aus. Die häufigsten Ursachen sind: ein Mangel an Zufuhr von Blut in das Gehirn, z.B. durch den Verschluss einer zum Gehirn führenden Arterie oder eines wichtigen Gefäßes im Gehirn; ein Aussetzen der Atmung, z.B. bei einem Herzinfarkt; Blutgerinnsel, die aus anderen Körperbereichen ins Gehirn transportiert wurden. Das Gehirn kann nur ein bis zwei Minuten unbeschadet ohne Sauerstoffzufuhr auskommen. ansonsten ist mit irreversiblen Schäden zu rechnen. Im Extremfall kann es zur dauerhaften Bewusstlosigkeit (Koma) kommen.
Betrifft die Sauerstoffunterversorgung nur ein bestimmtes Hirnareal, wie es meist bei einem Schlaganfall der Fall ist, werden innerhalb von Wochen bis Monaten oft andere Hirnbereiche aktiviert, die die fehlenden Funktionen zumindest teilweise übernehmen können. Deswegen ist nach einem Schlaganfall das konsequente Trainieren der verloren gegangenen Fähigkeiten so wichtig.

Herzinfarkt
▸ S. 357

Schlaganfall
▸ S. 441

Thrombose
▸ S. 452

▌Bei **ausgeprägten Stoffwechselstörungen** kann es zum Koma kommen, wenn die komplizierte Regulation der beteiligten Hormone und biochemischen Stoffe durcheinander gerät, was unterschiedlichste Gründe haben kann. Entgleisungen des Blutzuckers mit Bewusstlosigkeit sind oft erstes Anzeichen einer Diabetes-Erkrankung. Wer schon länger an einem Diabetes leidet, sollte immer auf einen gut eingestellten Blutzucker achten. Tritt bei bekanntem Diabetes Bewusstlosigkeit auf, muss dem Notarzt die Krankheit mitgeteilt werden. Auch eine Schilddrüsenüberfunktion kann lange unauffällig bleiben und macht sich erst bei vermehrter Jodzufuhr, z.B. bei einer Untersuchung mit jodhaltigem Kontrastmittel, dramatisch mit dem Eintreten einer plötzlichen Bewusstlosigkeit bemerkbar.

Diabetes ▸ S. 324

Schilddrüsenüberfunktion ▸ S. 439

Das Gehirn reagiert sehr empfindlich auf die unterschiedlichsten Störungen. Allerdings ist die Schwere der Störung von außen nicht immer sofort erkennbar. Deshalb muss bei jeder Bewusstlosigkeit der Notarzt gerufen werden! Im Krankenhaus können verschiedene Untersuchungen durchgeführt werden wie: Röntgenaufnahmen des Schädels, Blutuntersuchungen und Untersuchungen von Rückenmarkflüssigkeit sowie Spezialaufnahmen mit dem Computer- (CT) oder dem Kernspintomographen (MRT).

BRUST

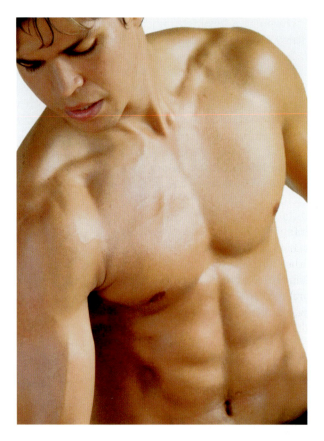

Im Brustkorb befinden sich lebenswichtige Organe wie Herz und Lunge: Sie sind dort durch einen robusten und dennoch flexiblen knöchernen Rahmen, der aus der Brustwirbelsäule, zwölf Rippenpaaren und dem Brustbein besteht, optimal geschützt. Diese bewegliche Konstruktion ermöglicht es der Lunge, sich bei der Atmung ausreichend zu dehnen. Dabei wird sie von der Brustmuskulatur und dem Zwerchfell unterstützt. Außerdem befinden sich hier die mit dem Herz verbundenen großen Blutgefäße (Schlagader und Hohlvene) sowie die Speiseröhre und die Luftröhre.

Damit sich Herz und Lunge innerhalb des Brustkorbes ausreichend bewegen können, sind sie von einer eigenen „inneren Haut", dem Brustfell (Pleura) bzw. dem Herzbeutel (Perikard) umgeben.
Brustbeschwerden können durch Erkrankungen aller sich im Brustkorb befindenden Organe und Körperstrukturen ausgelöst werden. Aber auch benachbarte Organe wie Magen oder Bauchspeicheldrüse können Brustbeschwerden verursachen. Beim Auftreten von Beschwerden im Brustraum ist daher eine genaue Selbstbeobachtung erforderlich. Für eine sichere Diagnose ist auch hier die Beantwortung der vier Standardfragen wegweisend:

▸ Wo treten die Beschwerden auf? Betreffen sie den gesamten Brustkorb, treten sie nur in der rechten oder linken Körperhälfte auf, oder ziehen sie sich gürtelförmig um den Brustkorb? Falls möglich, sollten die Schmerzen noch etwas genauer lokalisiert werden. Hilfreich ist es dabei, sich zu fragen: „Wo liegt der Ausgangspunkt des Schmerzes?" Falls die Schmerzen einseitig sind, können sie z.B. von rechts oben im Rücken- und Schulterbereich kommen oder von links unten, also eher aus der Nähe des Magens.
▸ Wie lange dauert der Schmerz an? Sind es nur wenige Sekunden, oder ist der Schmerz länger anhaltend? Ist er nur einmalig aufgetreten, oder wiederholt er sich öfter, und wenn, wie häufig?
▸ Welche Eigenschaften haben die Beschwerden? Sind die Schmerzen z.B. stechend, brennend oder drückend?
▸ Wodurch werden die Schmerzen ausgelöst? Treten sie nach oder bei bestimmten Bewegungen auf, z.B. wenn man den Arm nach hinten führt? Schmerzen können nach dem Essen auftreten oder nach körperlicher Belastung, z.B. nach Gartenarbeit oder beim Sport. Manche Schmerzen sind auch abhängig von der Atmung, d.h. sie verstärken sich beim tiefen Einatmen.

> Die häufigsten Ursachen von Brustbeschwerden sind Erkrankungen der Wirbelsäule, Erkrankungen der Lunge sowie Herzerkrankungen. Beschwerden, die Sie in diesem Kapitel nicht finden, können auch in folgenden Kapiteln stehen:
> **ATMUNG** ▸ S. 52
> **HERZ UND KREISLAUF** ▸ S. 171
> **RÜCKEN** ▸ S. 230

Brustschmerzen

Brustschmerzen gehören zu den häufigsten Beschwerden bei Erwachsenen. Sehr oft ist mit ihrem Auftreten die Angst vor einem Herzinfarkt verbunden. Aber Ursachen für Brustschmerzen gibt es viele. So können Beschwerden von Speiseröhre und Magen genauso Brustschmerzen auslösen wie Wirbelsäulenerkrankungen. Auch Erkrankungen der Lunge wie eine Bronchitis oder ein „Muskelkater" im Bereich der Brustmuskulatur, z.B. durch das Tragen schwerer Umzugskisten, können der Ausgangspunkt sein.

Auch wenn Brustschmerzen meist leicht zu behandelnde Ursachen zugrunde liegen, sollte man bei ausgeprägten Beschwerden zum Hausarzt gehen. Sind die Schmerzen stark, mit heftigen Angstgefühlen verbunden, oder ist bereits bekannt, dass eine Koronare Herzerkrankung besteht, zögern Sie nicht, sofort einen Arzt aufzusuchen. Auch Patienten mit einer Zuckerkrankheit (Diabetes mellitus) sollten beim Auftreten von Brustschmerzen vorsichtig sein, bei ihnen können bereits leichte Beschwerden auf eine ernsthafte Ursache hindeuten.

Bei **atemabhängigen Brustschmerzen**, die sich beim Einatmen verstärken, liegt meist eine Erkrankung der Lunge, der Wirbelsäule oder der Brustmuskulatur vor. Strahlen die Schmerzen vom Rücken in die Brust aus, können sie durch die Wirbelsäule verursacht sein, z.B. bei Fehlhaltung, bei mangelnder sportlicher Betätigung oder bei Altersverschleiß (HWS-/BWS-Syndrom).

Atemabhängige Brustschmerzen können auch bei einer Virusgrippe, Bronchitis oder einer Lungenentzündung auftreten, insbesondere bei häufigen Hustenattacken. Gelegentlich treten die Schmerzen aber auch erst auf, wenn die Erkrankung eigentlich schon vorbei ist. Sie entsprechen dann einem „Muskelkater" in der Brustmuskulatur und sind schmerzhaft, aber harmlos.

HWS-/BWS-Syndrom ▶ S. 366
Grippe ▶ S. 350
Bronchitis ▶ S. 317
Lungenentzündung ▶ S. 387

Gelegentlich können auch **atemabhängige Brustschmerzen an den oberen Rippenansätzen** auftreten, die vorn, kurz unterhalb der Schlüsselbeine zu spüren sind (Bild). Es handelt sich um das so genannte Tietze-Syndrom, das durch körperliche Überanstrengung im Arm- und Schultergürtelbereich hervorgerufen wird, z.B. durch das ungewohnte Tragen von Lasten. Gelegentlich sind dann an den Rippenansätzen auch Schwellungen zu beobachten. Die Beschwerden bessern sich meist von selbst, gegebenenfalls kann eine schmerzstillende Spritze durch den Arzt schnell Linderung bringen.

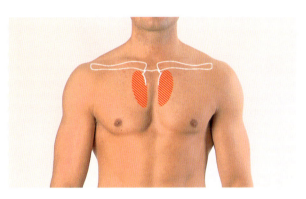

Tietze-Syndrom ▶ S. 453

Zusammen mit **Husten oder Reizhusten** auftretende Brustschmerzen weisen auf eine Erkrankung von Lunge oder Bronchien hin. Bei einer hartnäckigen Bronchitis kann es, bedingt durch den Husten, zu heftigen, quälenden Brustschmerzen kommen. Auch beim Asthma treten gelegentlich Husten und ein Druckgefühl in der Brust auf. Allerdings ist im Asthmaanfall die schwere Atemnot so stark, dass eine Verwechslung mit anderen Erkrankungen kaum möglich ist.

Bronchitis ▶ S. 317
Asthma ▶ S. 307

Brustschmerzen, die nachts und im Liegen stärker werden, sind meist ungefährlich. Gerade Erkrankungen der Wirbelsäule (HWS-/BWS-Syndrom) verursachen häufig in Ruhe Beschwerden. Sie verstärken sich nachts im Bett und sind deutlich lageabhängig. Auch ein meist ungefährlicher Zwerchfellbruch kann nächtliche Beschwerden verursachen. In diesem Fall kommt es oft zu zusätzlichen Beschwerden wie Sodbrennen oder Völlegefühl. Zur Feststellung der Ursache sollte ein Arzt aufgesucht werden.

HWS-/BWS-Syndrom ▶ S. 366
Zwerchfellbruch ▶ S. 471

Nach einem **Stoß oder Unfall** können eine Prellung oder ein Muskelfaserriss auch im Brustbereich auftreten. Bei einem heftigen Sturz auf den Brustkorb können Rippen brechen. Ein Rippenbruch ist sehr schmerzhaft, besonders beim tiefen Einatmen. Da die Organe im Brustkorb gut geschützt sind, treten ernste Verletzungen der inneren Organe meist nur bei sehr schweren Unfällen, z.B. bei einem Autounfall, auf.

Prellung ▶ S. 426
Muskelfaserriss ▶ S. 404

BRUST

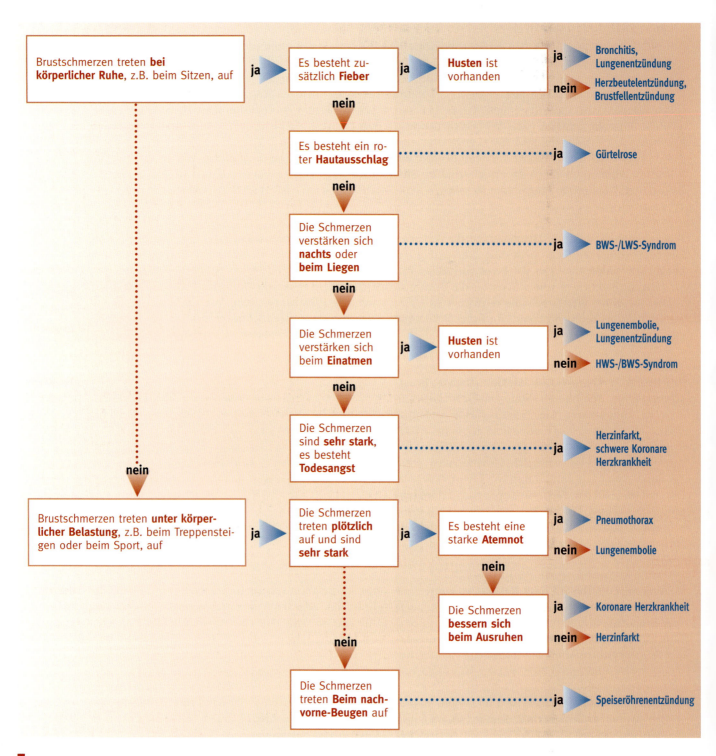

Bei Brustschmerzen, die **zusammen mit Rückenschmerzen** auftreten, wird unterschieden: Strahlen die Schmerzen vom Rücken nach vorne aus, werden sie oft durch Erkrankungen der Wirbelsäule ausgelöst (**HWS-/ BWS-Syndrom**). Strahlen die Schmerzen von der Brust in den Rücken aus, könnten sie durch eine Aussackung der Körperschlagader (**Aortenaneurysma**) verursacht sein. Die Unterscheidung aufgrund der Beschwerden ist schwierig. Mit der Ultraschalluntersuchung oder der Computertomographie wird das Aneurysma festgestellt. Auch eine **Bauchspeicheldrüsenentzündung** (Pankreatitis) kann heftige Schmerzen auslösen, die vom Oberbauch in den oberen Rücken ausstrahlen. Hier bestehen meist zusätzlich Übelkeit, Erbrechen oder Blähungen.

HWS-/ BWS-Syndrom ▶ S. 366
Aneurysma ▶ S. 303
Bauchspeicheldrüsenentzündung ▶ S. 311

Brustschmerzen

■ **Brennende Schmerzen, die beim Nach-vorne-Beugen zunehmen**, werden durch eine Entzündung verursacht, die entsteht, wenn Magensäure in die Speiseröhre zurückfließt. Es handelt sich um eine Speiseröhrenentzündung (Refluxösophagitis); zusätzlich tritt in der Regel Sodbrennen auf.

Speiseröhrenentzündung
▶ S. 448

■ Brustschmerzen, die nur auf einer **Körperseite zusammen mit Bläschenbildung** auftreten, sind typisch für die Gürtelrose, die von Herpes-Viren verursacht wird. Dabei treten heftige Schmerzen und Abgeschlagenheit in der Regel schon Tage vor der eigentlichen Bläschenbildung auf. Dadurch ist es auch für den Arzt oft nicht einfach, eine erstmals auftretende Gürtelrose von anderen Brustschmerzen zu unterscheiden.

Gürtelrose
▶ S. 352

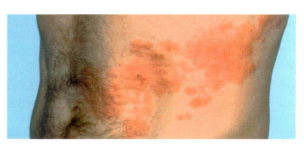

■ **Plötzliche, starke Brustschmerzen mit Atembeschwerden, Husten und Herzjagen** können durch eine große Luftansammlung in der Brusthöhle (Pneumothorax) ausgelöst werden. Diese Erkrankung kann ohne erkennbare Ursache entstehen, sie tritt aber auch nach Unfällen, z.B. Rippenbrüchen oder Stichverletzungen, sowie nach ärztlichen Eingriffen im Brustbereich auf. Die Beschwerden sind in diesem Fall so stark, dass man sofort einen Arzt hinzuziehen wird.

Pneumothorax
▶ S. 423

■ **Plötzliche, heftige Brustschmerzen, die beim Einatmen stärker werden und mit Husten** oder sogar Blutspucken verbunden sind, können die Folge einer Lungenembolie sein. Im Mittelpunkt der Beschwerden steht die plötzliche, starke Atemnot. Einer Lungenembolie gehen oft eine längere Bettlägerigkeit, Operationen, Entbindungen, lange Flugreisen oder eine Beinvenenthrombose voraus. Eine sofortige Behandlung im Krankenhaus ist erforderlich.

Lungenembolie
▶ S. 385

■ **Plötzliche, sehr starke Brustschmerzen und Fieber** bei einem starken Krankheitsgefühl deuten auf eine Brustfell- bzw. Rippenfellentzündung (Pleuritis) oder eine Herzbeutelentzündung (Perikarditis) hin. Häufig lassen die Brustschmerzen nach einiger Zeit nach oder verschwinden ganz. Man fühlt sich aber weiterhin krank und elend und sollte deshalb den Hausarzt um einen Besuch bitten.

Rippenfellentzündung ▶ S. 433

Herzbeutelentzündung ▶ S. 357

■ **Linksseitige Brustschmerzen** lassen schnell an einen Herzinfarkt denken. Verbunden mit Angstgefühlen, können sie jedoch auch im Zusammenhang mit psychischen Belastungen entstehen. Oft wird dann der Schmerz direkt im Bereich des Herzens empfunden, es besteht Herzrasen, das Angstgefühl ist oft stark. Auch HWS- und BWS-Syndrome können linksseitig lokalisierte Brustschmerzen verursachen, z.B. bei einseitiger Fehlhaltung. Hier fehlt dann jedoch das Angstgefühl. Bei einem Herzinfarkt ist der Schmerz meist nicht auf die linke Brust beschränkt, er strahlt oft in den linken Arm oder in den Unterkiefer aus. Verbunden ist dieser heftigste Schmerz mit massiven Angst- und Vernichtungsgefühlen, Übelkeit, Schweißausbrüchen und Luftnot. Diese Beschwerden müssen unbedingt sehr ernst genommen werden. Am besten ist es, sofort den Notarzt zu rufen oder den Hausarzt aufzusuchen. Auch die Vorstufe eines möglichen Herzinfarktes, die Koronare Herzkrankheit, kann die Ursache für linksseitige Brustschmerzen sein.

HWS-/BWS-Syndrom ▶ S. 366

Herzinfarkt
▶ S. 357

Koronare Herzkrankheit
▶ S. 375

Da Brustbeschwerden immer auch einen ernsten, in manchen Fällen sogar einen lebensbedrohlichen Hintergrund haben können, ist der rechtzeitige Besuch beim Arzt wichtig. Mit einem ausführlichen Gespräch, bei dem Sie nach der Art und der Häufigkeit Ihrer Beschwerden gefragt werden, mit einer Blutabnahme, einem EKG oder einer Röntgenaufnahme des Brustkorbs lassen sich die Ursachen häufig sicher feststellen. Die meisten Brustschmerzen haben gut zu behandelnde Ursachen. Nicht jeder Schmerz in der Brust deutet gleich auf einen Herzinfarkt hin, oft sind es auch „nur" die alltäglichen Sorgen.

BRUST

Beklemmungs- und Druckgefühl

Angst vor unbekannten Situationen, große Aufregung, Stress – für ein plötzliches Beklemmungsgefühl in der Brust gibt es viele Ursachen, die nicht unbedingt organische Ursachen haben müssen. Und fast alle Erkrankungen, die Brustschmerzen verursachen, können, wenn sie nur leicht ausgeprägt sind, lediglich ein unbestimmtes Druckgefühl in der Brust hervorrufen. Der Übergang zwischen Druck- und Beklemmungsgefühl auf der einen Seite und Brustschmerzen auf der anderen Seite ist fließend.

▌ Ein **Beklemmungsgefühl bei körperlicher Anstrengung** kann durch eine Erkrankung der Herzkranzgefäße (Koronare Herzkrankheit, KHK) verursacht sein. Oft sind die Schmerzen dann linksseitig und strahlen bis in den Arm aus. Mithilfe eines Belastungs-EKGs kann man schnell feststellen, ob eine KHK besteht. Auch mit Angst verbundene Situationen, z.B. Bergsteigen, wenn man nicht schwindelfrei ist, können zu Beklemmungsgefühlen führen.

Koronare Herzkrankheit
▸ S. 375

▌ Ein Druckgefühl in der Brust verbunden mit **Atemnot, Schwindel, Kopfschmerzen oder Sehstörungen** kann auch der Hinweis auf eine starke Erhöhung des Blutdrucks sein. Dann sollte umgehend ein Arzt aufgesucht werden. Ähnliche Beschwerden können auch bei Ungeübten auftreten, die neu mit einer Sportart, z.B. dem Joggen, anfangen. Ältere Menschen und Menschen mit bekannten Erkrankungen sollten sich daher vor dem Start mit einem Arzt beraten.

Blutdruck, hoher
▸ S. 314

▌ Ein gemeinsam mit **Husten und Atemnot** empfundenes Druckgefühl ist beim Asthma möglich. Diese Beschwerden können z.B. kurz vor dem Asthmaanfall auftreten, bei dem dann die schwere Atemnot ganz im Mittelpunkt steht. Bei der chronischen Bronchitis, die häufig bei Rauchern besteht, ist ein Engegefühl im Brustraum mit Atemnot bei Belastung häufig, dazu nächtliches Husten. Bei beiden Erkrankungen ist eine ausführliche Untersuchung durch einen Facharzt erforderlich. Ist im Sommer die Ozonkonzentration der Luft sehr hoch, können Beklemmungsgefühle nicht nur bei Menschen mit Atemwegserkrankungen, sondern auch bei Gesunden auftreten. Weitere Beschwerden sind gerötete Augen und Kopfschmerzen. Auf Sport im Freien sollte man daher bei erhöhten Ozonwerten verzichten.

Asthma ▸ S. 307

Bronchitis
▸ S. 317

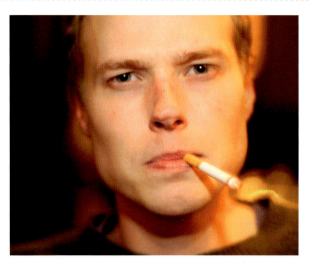

Gerade bei Druck- und Beklemmungsgefühlen in der Brust ist die Unterscheidung zwischen einer körperlichen Erkrankung und seelischen Belastungen nicht immer einfach. Besonders Angst und Trauer gehen häufig mit Beklemmungsgefühlen einher, z.B. wenn man sich gerade besonders allein fühlt oder vor einer kaum lösbar scheinenden Aufgabe steht. In diesen Situationen sollte man sich nicht scheuen, den Hausarzt um Rat zu fragen. Er wird ein offenes Ohr haben, gegebenenfalls ernsthafte körperliche Erkrankungen ausschließen und wenn erforderlich mit professioneller Unterstützung weiterhelfen.

BUSEN, WEIBLICHE BRUST

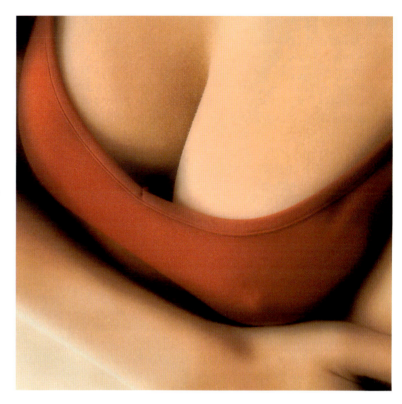

Ob klein oder üppig, fest oder weich – bei jeder Frau sind die Brüste anders. Und so wie das Gesicht bei keinem Menschen vollkommen symmetrisch ist, haben auch viele Frauen unterschiedlich große Brüste. Individuell verschieden sind ebenso die Brustwarzen. Sie können heller oder dunkler, stark ausgeprägt oder eher flach sein und einen großen oder kleinen Warzenhof haben. Die Haut der Brüste ist normalerweise glatt und zeigt keine Einziehungen, Rötungen oder Verdickungen. Treten solche auf, kann dies Hinweis auf eine Erkrankung sein.

Die Brüste bestehen aus Drüsen- und Fettgewebe, und sie durchziehenden Bindegewebssträngen, wobei das Verhältnis zwischen Drüsen- und Fettgewebe ihre Größe und Festigkeit bestimmt: Je höher der Anteil an Fettgewebe, umso weicher ist die Brust. Diesen Effekt kennen die meisten Frauen jenseits der Wechseljahre, denn dann nimmt das Drüsengewebe in der Regel zugunsten des Fettanteils ab. Mit der Folge, dass die Brüste schwerer und fast immer deutlich weicher werden.

Das Drüsengewebe der Brust ist für die Milchbildung zuständig, die gegen Ende einer Schwangerschaft einsetzt und über die Stillzeit hinweg andauert. Die Milchdrüsen haben die Form unzähliger, mikroskopisch kleiner Bläschen, die in ihrer Gesamtheit Weintrauben ähneln. Über feine Gänge sind die Drüsen mit den größeren Milchgängen verbunden, die wiederum in die Brustwarzen (Mamillen) münden. Das Drüsengewebe reagiert auf den Einfluss der Hormone. Vor allem Östrogene regen die Brustdrüsen zum Wachstum an. Gestagene bewirken bei vielen Frauen kurz vor der Periode Wassereinlagerungen im Gewebe, die mit einem entsprechenden Spannungsgefühl in der Brust verbunden sind. Wird die Brustwarze durch Berührung oder Saugen gereizt, zieht sie sich mit Hilfe feiner Muskeln zusammen und Milch kann aus der Mamille austreten. Die Berührung der Brustwarze beeinflusst außerdem die Freisetzung des Hormons Oxytocin. In der Stillzeit regt dieses nicht nur die Milchbildung an. Gleichzeitig sorgt es dafür, dass sich beim Stillen die Gebärmutter zusammenzieht. Auf diese Weise nimmt die Gebärmutter nach der Geburt allmählich ihre ursprüngliche Größe wieder an. Die Mamille ist von zahlreichen Talgdrüsen umgeben, die die Haut geschmeidig halten. Auch einzelne Haare können auf dem Warzenhof wachsen.

Die Brustdrüsen sind von Lymphgefäßen durchzogen, die die Lymphflüssigkeit in die Lymphknoten der Achselhöhlen transportieren. Entzündet sich das Drüsengewebe oder bilden sich entartete Zellen, so bekämpfen die Immunzellen des Lymphgewebes die Infektion bzw. die wuchernden Zellen. Während dieses Vorgangs schwellen die Lymphknoten in den Achselhöhlen manchmal schmerzhaft an.

> Beschwerden, die Sie in diesem Kapitel nicht finden, können auch in folgenden Kapiteln stehen:
> **SCHWANGERSCHAFT**
> ▶ S. 251
> **FRAUENBESCHWERDEN**
> ▶ S. 115

BUSEN, WEIBLICHE BRUST

Schmerzen in der Brust

Schmerzen in den Brüsten sind den meisten Frauen bekannt. Einige haben sie vor jeder Periode, andere hingegen leiden darunter nur ganz selten. In der Pubertät, wenn das Wachstum der Brüste einsetzt, sind schmerzende Brüste relativ häufig. Im Laufe der Zeit können sich diese dann jedoch „auswachsen"; die

Schmerzen treten allerdings manchmal in den Wechseljahren wieder auf. In jedem Fall sind diese Schmerzen unangenehm, oftmals beunruhigend, und ihre Ursache sollte stets im Rahmen der regelmäßigen Vorsorgeuntersuchungen abgeklärt werden.

Regelmäßig monatlich auftretende Schmerzen betreffen fast immer beide Brüste gleichermaßen. Sie sind meist kurz vor der Menstruation am stärksten und hören mit Einsetzen der Regelblutung auf. Häufig schmerzen die Brüste hierbei aufgrund einer vermehrten Wassereinlagerung im Gewebe, die als Schwellung spürbar und unter Umständen sogar sichtbar ist. Die Ursache für

diese Beschwerden sind normale zyklusbedingte Veränderungen des Hormonspiegels: Steigt vor der Periode der Gestagengehalt im Blut an, führt dies zu einem Rückhalt von Wasser im Gewebe – und das nicht nur in den Brüsten. Das prämenstruelle Syndrom (PMS), gemeinhin als „die Tage vor den Tagen" bekannt, ist zwar unangenehm, aber vorübergehend und harmlos.

Prämenstruelles Syndrom ▸ S. 425

Zyklusabhängige Schmerzen können aber ebenso Zeichen einer Mastopathie sein. Dieser schmerzhafte, aber gutartige Wachstumsprozess des Brustdrüsengewebes bzw. Bindegewebes der Brust wird in drei unterschiedliche Schweregrade eingeteilt. Grad I der Mastopathie ist zyklusabhängig. Schmerzen, die schon um die

Zyklusmitte beginnen, können durch Östrogene verursacht werden, weil zu diesem Zeitpunkt die Östrogenkonzentration im Blut am höchsten ist. Diese Hormone lösen harmlose Wachstumsprozesse in den Drüsenzellen aus, die als Mastodynie bezeichnet werden.

Mastopathie ▸ S. 395

Nicht zyklusabhängige Schmerzen einer oder beider Brüste sind in ihrer Ursache schwerer erkennbar. Gehen die Beschwerden mit einem **ausgeprägten Spannungsgefühl** in der gesamten Brust einher, ohne dass eine Pe-

riode bevorsteht, ist die Ursache meist eine Mastopathie des Schweregrades II oder III. Diese Veränderung des Brustgewebes ist zwar gutartig, meist aber durch seinen Dauerschmerz für die Betroffene sehr belastend.

Mastopathie ▸ S. 395

Schmerzen der Brust können außerdem in Verbindung mit der Einnahme bzw. dem Absetzen von **Hormonpräparaten** auftreten, etwa der „Pille" oder entsprechender anderer Präparate. Änderungen des Hormon-

haushaltes in den Wechseljahren sind ein weiterer sehr häufiger Grund. In beiden Fällen haben die Beschwerden mit den Auswirkungen eines veränderten Hormonspiegels auf das Gewebe zu tun.

Medikamente ▸ S. 38

Wechseljahresbeschwerden ▸ S. 464

Lokale (örtlich umschriebene) **Schmerzen nur einer Brust** mit oder ohne Hautrötung und Überwärmung haben manchmal schon äußerlich erkennbare Ursachen, etwa eine **Hautverletzung** oder einen unter der Haut tastbaren **Knoten**. In der Regel handelt es sich um Ursa-

chen gutartiger Natur, beispielsweise eine hormonell bedingte Zyste (Flüssigkeitsansammlung), eine Brustentzündung (Mastitis), oder um gutartige Bindegewebsbzw. Drüsenknoten (Adenome), die durch einen Frauenarzt behandelt werden können.

Zyste ▸ S. 471

Brustentzündung ▸ S. 318

Adenom ▸ S. 296

Eine **schmerzende Brustwarze** ist meistens auf offensichtliche mechanische Beanspruchungen zurückzuführen, beispielsweise durch ein saugendes, eventuell schon zahnendes Baby, durch Reibung infolge falsch sitzender

Kleidung oder zu heftige Berührung durch den Partner. Die Beschwerden sollten innerhalb von wenigen Tagen zurückgehen. Falls nicht, sollte man den Ursachen genauer nachgehen.

Ist die **schmerzende Brustwarze eingezogen, juckt** sie oder sondert **Sekret** ab, muss unbedingt ein Frauen-

arzt aufgesucht werden, damit dieser prüft, ob möglicherweise ein Brustkrebserkrankung vorliegen kann.

Brustkrebs ▸ S. 318

Veränderungen der Brustwarze

▌In **Schwangerschaft** und **Stillzeit** schmerzen die Brüste zunächst durch die hormonbedingten Wachstumsveränderungen. Nach der Entbindung treten vor allem durch den so genannten Milcheinschuss in den ersten Tagen Schmerzen auf. Auch die volle Brust kann kurz vor dem Stillen manchmal recht schmerzhaft spannen. Vorsicht ist jedoch geboten, wenn eine Brust auffallend **heiß, gerötet** und **geschwollen** ist (selten tritt dies beidseitig auf). Hierbei handelt es sich häufig um eine Brustentzündung (Mastitis).

Schwangerschaft
▸ S. 251

Brustentzündung
▸ S. 318

 Bei neu auftretenden Schmerzen der Brust, die nicht in Zusammenhang mit der Periode stehen, sollte immer ein Frauenarzt zu Rate gezogen werden. Vor allem nach den Wechseljahren ist Wachsamkeit wichtig, um eine bösartige Veränderung rechtzeitig zu erkennen. Der Frauenarzt wird die Brust zunächst abtasten und eventuell eine Mammographie oder eine Ultraschalluntersuchung durchführen.

Veränderungen an der Brustwarze

▌Die Haut der Brustwarzen (Mamillen) und der sie umgebenden Warzenhöfe ist normalerweise dunkler und weicher als die der übrigen Brust. In die mehr oder weniger stark hervortretenden Warzen münden die Milchgänge. Außerdem befinden sich hier Talgdrüsen, welche die Haut geschmeidig halten. Die Brustwarzen können sehr sensibel reagieren: Sie sind in der Wärme weicher und flacher, ziehen sich aber bei Kälte, Berührung, Erregung oder beim Stillen zusammen und treten hervor.

▌**Außerhalb von Schwangerschaft und Stillzeit** tritt normalerweise keine Flüssigkeit aus den Brustwarzen aus. Gelegentlich kann jedoch ein **durchsichtiges, helles Sekret** sichtbar werden. Tritt es **beidseitig** auf, handelt es sich möglicherweise um eine harmlose Störung im Hormonhaushalt. So kann beispielsweise das milchbildende Hormon Prolaktin bei anhaltendem Stress erhöht sein und die Sekretbildung hervorrufen.
Im Rahmen der Krebsvorsorge sollte man regelmäßig auch die Brustwarzen betrachten und prüfen, ob Flüssigkeit austritt (Bild). Ist dies der Fall, sollte die Ursache vorsichtshalber ärztlich geklärt werden.

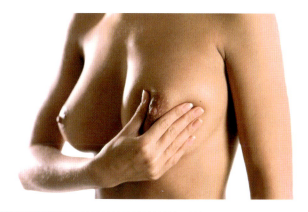

Selbstuntersuchung der Brust
▸ S. 26

▌**Ein weißlich-gelber Ausfluss** aus der Brustwarze während der **Schwangerschaft** und in der **Stillzeit** ist ganz normal, denn die erste Milch bildet sich – wenn auch nur in geringen Mengen – bereits während der Schwangerschaft. In diesem Fall besteht kein Grund zur Beunruhigung.

Schwangerschaft
▸ S. 251

▌Kommt es zu **gelblichem** oder **grünlichem Ausfluss** außerhalb von Schwangerschaft und Stillzeit vor allem **nur aus einer Brust**, und ist diese zusätzlich **gerötet**, erhitzt und **schmerzempfindlich** deutet dies auf eine Brustentzündung (Mastitis) hin. Häufig schmerzt und juckt dabei auch die Brustwarze.

Brustentzündung
▸ S. 318

▌**Eingezogene Brustwarzen** können von Geburt an bestehen und sind in diesem Fall als harmlos anzusehen. Zieht sich eine ursprünglich normale Bustwarze zunehmend ein (Bild), kann dies Zeichen einer **bösartigen Veränderung** in der Brust sein, das unbedingt ernst zu nehmen ist. Daher sollte die Betroffene baldmöglichst einen Frauenarzt aufsuchen, der feststellt, ob möglicherweise Brustkrebs vorliegt.

Brustkrebs ▸ S. 318

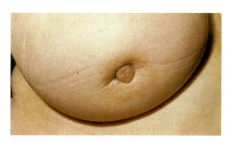

BUSEN, WEIBLICHE BRUST

Ein über mehrere Tage bestehender Ausfluss aus der Brustwarze, ohne dass eine Schwangerschaft vorliegt, sollte von einem Arzt überprüft werden. Sind die Brustwarzen in oder außerhalb der Stillzeit gerötet und schmerzhaft geschwollen, liegt vermutlich eine Entzündung zugrunde, die behandelt werden sollte. Eingezogene Brustwarzen sind häufig Zeichen einer ernsthaften Erkrankung, deren Ursache ein Gynäkologe unbedingt abklären muss.

Ungleich große Brüste

So wie kein Körperteil exakt dem entsprechenden Gegenstück gleicht, hat auch keine Frau vollkommen identische Brüste. Häufig ist eine der beiden von Natur aus etwas größer als die andere, bei Rechtshänderinnen ist es meist die rechte Brust. Möchte man die Größe der Brüste vergleichen bzw. kontrollieren, stellt man sich am besten gerade, mit locker herabhängenden Armen relativ nah vor einen Spiegel und sieht sich Form und Größe genau an. Dann nimmt man die Arme hoch, legt beide Hände in den Nacken und prüft das Aussehen noch einmal. Im Rahmen der Krebsvorsorge ist es sinnvoll, auf diese Weise alle ein bis zwei Monate festzustellen, ob sich etwas an Form und Aussehen des Busens verändert hat.

Seit der Pubertät bestehende Ungleichheiten in der Größe des Busens sind **harmlos**, gesundheitlich unbedenklich und auch für ein späteres Stillen spielt ein Größenunterschied keine Rolle. Nur wenn eine Brust im Wachstum völlig zurückbleibt, während sich die andere voll entwickelt, kann gemeinsam mit dem Arzt ein kosmetischer Brustaufbau in Erwägung gezogen werden.

Eine einseitige Größenzunahme der Brust, bei der die geschwollene Brust außerdem **gerötet** und **heiß** ist, deutet auf eine **Brustentzündung** (Mastitis) hin. Die geschwollene Brust ist dann besonders schmerzempfindlich. Eine Brustentzündung tritt öfter in der Stillzeit auf, ist aber auch zu anderen Zeiten möglich.

Brustentzündung ▸ S. 318

Ein neu auftretender Größenunterschied bedeutet, dass sich im Gewebe einer Brust etwas verändert hat. Da es sich sowohl um ein gutartiges (**Adenom**, **Lipom**) als auch um ein bösartiges Gewächs (**Brustkrebs**) handeln kann, sollte dies immer ein Anlass sein, die Brust vom Frauenarzt genauer untersuchen zu lassen.

Adenom ▸ S. 296
Lipom ▸ S. 385
Brustkrebs ▸ S. 318

Jede neu auftretende Größenveränderung der Brust sollte von einem Frauenarzt untersucht werden, da es sich hierbei nicht immer um eine eher harmlose Entzündung des Drüsengewebes, sondern auch um eine bösartige Erkrankung handeln kann. Der Arzt wird durch Abtasten und den Einsatz bildgebender Verfahren (Ultraschall, Mammographie) die Ursache klären, um dann die richtige Behandlung einzuleiten.

Hautveränderungen an der Brust

Zwar gleicht die Haut der Brust derjenigen am übrigen Körper, insgesamt ist sie jedoch etwas zarter, heller und auch sonnenempfindlicher. Da der Busen keine Muskeln besitzt, zeichnet sich das darunter liegende Gewebe leicht ab. Veränderungen der Haut selbst und der Strukturen darunter sind daher gut zu sehen.

Rötungen der Haut an einer Brust treten meist in Verbindung mit Schwellungen und Schmerzen auf. Falls sie nicht auf einen Stoß bzw. Unfall zurückzuführen sind, lassen sie an eine **Brustentzündung** (Mastitis) denken. Ein Besuch beim Frauenarzt ist notwendig, um die Entzündung richtig zu behandeln.

Brustentzündung ▸ S. 318

Einziehungen der Haut ebenso wie die Entstehung von **Orangenhaut** an einzelnen Stellen sind immer ein Warnsignal, da im Gewebe darunter offensichtlich Veränderungen stattfinden. Auch wenn der Anlass unbedeutend erscheint, sollte man nicht zögern, möglichst bald ein Frauenarzt aufzusuchen, um einen eventuellen **Brustkrebs** auszuschließen.

Brustkrebs ▸ S. 318

Knoten in der Brust

 Neu auftretende Veränderungen der Haut an der Brust können auf eine ernst zu nehmende Krankheit hinweisen. Es muss nicht immer Brustkrebs sein, aber auch eine Brustentzündung sollte ärztlich behandelt werden. Je rechtzeitiger die Diagnose beim Frauenarzt gestellt wird, desto eher kann eine entsprechende Therapie eingeleitet werden und desto größer sind die Heilungschancen.

Knoten in der Brust

Jede Frau sollte sich Zeit nehmen, um eine ausführliche Tastuntersuchung ihres Busens selbst vorzunehmen und dabei nach Veränderungen zu forschen (siehe dazu auch S. 26). Jede noch so kleine Änderung sollte dabei ihre besondere Aufmerksamkeit erregen. Veränderungen erkennt man allerdings nur, wenn man einen Vergleich hat: Deshalb muss die Selbstuntersuchung der Brust regelmäßig durchgeführt werden – am besten einmal im Monat nach der Periode. Der Busen ist zu diesem Zeitpunkt locker und weich und zyklusabhängige Schwellungen sind zurückgegangen. Manche Frauen haben einen größeren Anteil an Drüsengewebe und entsprechend festere Brüste, bei denen sich auch normalerweise knotige Strukturen feststellen lassen, die aber keinen Krankheitswert haben. Es braucht daher etwas Übung, um ein Gefühl für die Strukturen in der eigenenen Brust zu entwickeln.

In den Tagen vor der Menstruation treten oftmals Spannungsgefühle in den Brüsten auf, und es lassen sich kleinere Knoten oder Stränge tasten. Es handelt sich hierbei um **hormonell bedingte Verhärtungen** des Drüsengewebes, die wieder abklingen. Verändern sich die Knoten innerhalb des Monatszyklus – kommen und gehen sie wieder –, handelt es sich um harmlose, hormonell bedingte Gewebeveränderungen, die ebenso durch die Einnahme der Antibabypille ausgelöst werden können.

Viele kleine schmerzhafte Knötchen, die zum Zyklusende hin anschwellen und Spannungen in der Brust verursachen, sind auf eine lästige, aber harmlose **Mastopathie** zurückzuführen. Bei diesem Wachstumsprozess des Drüsengewebes können sich Hohlräume entwickeln, die sich mit Flüssigkeit füllen, so genannte **Zysten**. Auch sie sind harmlos; ab einer bestimmten Größe sollten sie aber punktiert, d.h. die Flüssigkeit abgezogen werden.

Mastopathie ▸ S. 395

Zyste ▸ S. 471

Ein einzelner, nicht schmerzhafter Knoten sollte in jedem Fall genauer beobachtet werden. Die allermeisten Gewebeknoten sind gutartig, z.B. **Adenome** oder aus Fettgewebe bestehende **Lipome**, doch können auch bösartige Tumoren (**Brustkrebs**) darunter sein. Von außen lässt sich das nicht unterscheiden, daher ist es so wichtig, bei jedem Knoten sicherzugehen und ihn vom Frauenarzt genauer untersuchen zu lassen. Die meisten Knoten entstehen im oberen, äußeren Bereich der Brust.

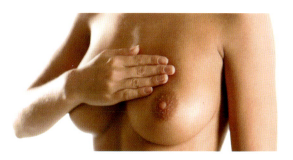

Adenom ▸ S. 296

Lipom ▸ S. 385

Brustkrebs ▸ S. 318

 Jeder Knoten in der Brust sollte als Warnzeichen einer möglichen Brustkrebserkrankung ernst genommen werden. Erscheint er bei der ärztlichen Tast- und Ultraschalluntersuchung zunächst ungefährlich, wird er ein bis zwei Monate lang beobachtet. Sollte er sich nicht von selbst zurückbilden, werden weitere Untersuchungen wie das Röntgen der Brüste (Mammographie), manchmal auch eine Magnetresonanztomographie (MRT), in seltenen Fällen eine Entnahme von Brustgewebe (Biopsie) durchgeführt. Steht die Diagnose fest, wird eine entsprechende Therapie eingeleitet. Je eher bei Brustkrebs die Behandlung erfolgt, desto größer sind die Aussichten auf eine Heilung.

ESSEN UND TRINKEN, GEWICHTSPROBLEME

Hunger und Durst sichern die Versorgung des Körpers mit Energie und Flüssigkeit. Doch Essen und Trinken befriedigen nicht nur die Grundbedürfnisse: Stress wird abgebaut, das Verlangen nach Genuss gestillt, die Gelegenheit genutzt, um in geselliger Runde beisammenzusitzen und sich zu verwöhnen. Nicht zuletzt ist Ernährung ein Zeichen für Kultur, für eine bestimmte Identität und Sozialisation. Und wer dabei über den Tellerrand schaut, beweist Neugier und Aufgeschlossenheit.

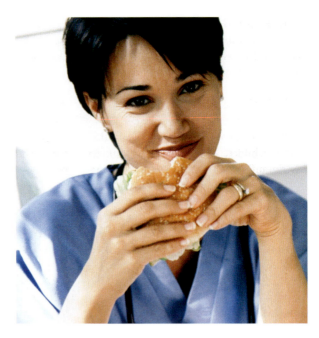

Die Kontrolle der Nahrungsaufnahme erfolgt im Gehirn: Hunger, Durst, Appetit und Sättigung werden hier geregelt. Mit den in den Speisen enthaltenen Kohlenhydraten, Fetten und Eiweißen wird der Körper mit Energie versorgt. Wird davon zu viel aufgenommen, kommt es zur Überernährung mit einer Zunahme des Körpergewichts. Unterernährung ist auf eine zu geringe Kalorienzufuhr oder auf einen zu hohen Kalorienverbrauch zurückzuführen. Das Resultat ist eine Gewichtsabnahme bzw. Untergewicht. Ebenso wichtig wie das Essen ist das Trinken; steht dem Körper nicht genügend Flüssigkeit zur Verfügung, kommt es schnell zum Austrocknen, und die verschiedensten Körperfunktionen können nicht mehr richtig ablaufen. Um die Verluste aus Verdunstung, Ausscheidung durch die Nieren und Verdauung auszugleichen, müssen täglich rund 1,5 Liter getrunken werden, wobei entwässernd wirkende Getränke wie Kaffee oder schwarzer Tee nicht mitgezählt werden dürfen.

Beschwerden, die Sie in diesem Kapitel nicht finden, können auch in folgenden Kapiteln stehen:
HARNWEGE, BLASE UND NIEREN ▶ S. 142
ÜBELKEIT UND ERBRECHEN ▶ S. 268
VERDAUUNGSSYSTEM ▶ S. 275

Starker Durst

Eine wichtige regulierende Funktion bei der Steuerung des Durstgefühls kommt dem Hormon ADH zu, das von der Hirnanhangsdrüse (Hypophyse) gebildet wird und die Wasserausscheidung der Nieren beeinflusst. Trockenheit von Mund und Rachen, eine erhöhte Konzentration gelöster Teilchen im Blut und eine Veränderung der Blutmenge können Durst auslösen. Stärker wird er im Zusammenhang mit vermehrten Flüssigkeitsverlusten durch Schwitzen, Erbrechen, Durchfall und durch harntreibende Arzneimittel, aber auch bei starken Blutverlusten sowie bei manchen Organerkrankungen, die mit vermehrten Wasserverlusten einhergehen, z.B. Erkrankungen der Hirnanhangsdrüse sowie Nierenleiden.

■ Starker Durst nach **Sauna** oder **Sport** wird durch <u>vermehrtes Schwitzen</u> verursacht. Durch die Anregung des Stoffwechsels kommt es auch zu einer verstärkten Nierentätigkeit, die wiederum zu vermehrter Harnbildung und damit zu einem weiteren Flüssigkeitsverlust führt. Durch das Schwitzen in der Sauna werden dem Körper etwa 0,5 bis 1,5 Liter Wasser entzogen, das anschließend unbedingt wieder ausgeglichen werden muss.

Appetitlosigkeit und geringer Durst

▌ **Starker Durst nach dem Genuss von salzhaltigen Speisen** ist eine natürliche Körperreaktion. Das im Salz enthaltene Natrium ist für die Regulation des Wassergehaltes in den Körperzellen wichtig. Wird über die Nahrung zu viel davon aufgenommen, benötigt der Körper Wasser, um das Gleichgewicht wiederherzustellen.

▌ **Durst nach reichlichem Genuss von Alkohol** entsteht durch eine gesteigerte Nierentätigkeit. Durch die großen Flüssigkeitsmengen – z.B. beim Trinken von Bier – wird mehr Harn gebildet, was wiederum Durst erzeugt. Alkohol wirkt außerdem auf den Regulationsmechanismus der Nieren: Die Ausschüttung des für die Wasserrückgewinnung in der Niere verantwortlichen antidiuretischen Hormons (ADH) wird reduziert, der Harn nicht mehr konzentriert – es wird viel heller Urin ausgeschieden und dem Körper zusätzlich Wasser entzogen, was wiederum Durst auslöst.

▌ **Starker Durst, ohne dass besondere Gründe wie starkes Schwitzen, Sport oder das Essen von Durstauslösenden Nahrungsmitteln vorliegen**, besonders wenn dazu noch ein **Gewichtsverlust** auftritt, ist häufig ein wichtiger Hinweis auf eine Zuckerkrankheit (Diabetes). Der Durst entsteht dabei durch eine vermehrte Urinausscheidung, die durch den zu hohen Blutzuckerspiegel verursacht wird. Weitere Symptome sind dabei Abgeschlagenheit, trockener Mund und oft auch Halsschmerzen. Bei diesen Anzeichen sollte unbedingt der Hausarzt zur Kontrolle der Blutzuckerwerte aufgesucht werden.

Diabetes ▶ S. 324

▌ **Starker Durst mit Schweißausbrüchen, allgemeine Nervosität und schnelles Ermüden** können ein Anzeichen für eine Überfunktion der Schilddrüse (Hyperthyreose) sein. Als weitere Symptome treten eine Steigerung des Appetits, Schlafstörungen und Haarausfall auf. Zur weiteren Klärung sollte der Hausarzt aufgesucht werden.

Schilddrüsenüberfunktion ▶ S. 439

▌ **Starker Durst bei Durchfall** ist eine normale Reaktion des Körpers auf den großen Flüssigkeitsverlust. Der dünne, wässrige Stuhl enthält eine große Menge Wasser, die normalerweise im Dickdarm zurückgewonnen und dem Körper wieder zugeführt wird.

Durchfall ▶ S. 280

▌ **Durst, der mit großen Harnmengen** von mehr als 4 Litern meist hellem Urin an einem Tag einhergeht, deutet auf eine Hormonstörung hin. Es fehlt das antidiuretische Hormon (ADH), das in der Niere bewirkt, dass der Harn konzentriert wird. Als Ursache kommt eine seltene Erkrankung der Hirnanhangsdrüse infrage, der so genannte Diabetes insipidus.

Diabetes ▶ S. 324

Wasser ist für den Ablauf der Stoffwechselvorgänge in unserem Körper lebenswichtig. Ein verstärktes Durstgefühl ist meist Folge von vermehrten Flüssigkeitsverlusten und damit Zeichen einer normalen Körperfunktion. Der Arzt sollte dann aufgesucht werden, wenn das Durstgefühl ständig vorhanden ist oder weitere Symptome auftreten. Besteht der Verdacht auf Stoffwechselerkrankungen wie Zuckerkrankheit oder eine Überfunktion der Schilddrüse, führen nur Bluttests sicher zu einer Diagnose.

Appetitlosigkeit und geringer Durst

▌ Appetit ist sowohl von körperlichen als auch von seelischen Faktoren abhängig. Normalerweise ist er dem Nahrungs- und Energiebedarf des Körpers angepasst. Appetitlosigkeit und Gewichtsverlust sind häufige Begleitsymptome von schweren Erkrankungen. Aber auch Medikamente – besonders Mittel gegen Fettstoffwechsel- oder Herzrhythmusstörungen – können den Appetit hemmen. Ein vermindertes oder sogar völlig fehlendes Durstgefühl ist bei Hirnerkrankungen (Verletzungen, Tumoren, Entzündungen) häufig zu finden, aber auch bei Gehirnleistungsstörungen typisch.
Gerade ältere Menschen trinken oft zu wenig, was zu Störungen in den Stoffwechselvorgängen des Körpers führt und nicht nur die körperliche Verfassung negativ beeinflusst, sondern auch die geistigen Fähigkeiten beeinträchtigen kann.

ESSEN UND TRINKEN, GEWICHTSPROBLEME

Appetitlosigkeit bei Stress und seelischer Belastung wird meist dadurch hervorgerufen, dass die normalen Signale des Körpers wie Hunger vor lauter Anspannung des Körpers gar nicht mehr wahrgenommen werden. Gleicht über einen längeren Zeitraum keine Entspannungs- und Erholungsphase eine solche Zeit der übermäßigen Anspannung aus, kann die anhaltende Appetitlosigkeit zu Untergewicht und zu ernsthaften körperlichen Störungen führen.

Appetitlosigkeit bei übermäßigem Alkohol- und Zigarettenkonsum oder bei Drogenmissbrauch kommt relativ häufig vor. Eine **regelmäßige Zufuhr von Alkohol** über einen längeren Zeitraum führt unwillkürlich zu einer Schädigung und Schrumpfung der Leber (Leberzirrhose). Dadurch ist die Verdauung gestört, und der Körper reagiert mit Appetitmangel. Besonders sichtbar wird das bei der Alkoholkrankheit, die Betroffenen sind in der Regel untergewichtig.

Die Appetitlosigkeit bei **starken Rauchern** ist darauf zurückzuführen, dass das Nikotin eine hemmende Wirkung auf das Appetitzentrum im Gehirn ausübt. Auch andere **Drogen** wirken in vielfältiger Weise auf das Gehirn und das Hormonsystem ein. In einem entsprechenden Rauschzustand wird der Mangel an Nährstoffen, der normalerweise ein Hungergefühl verursacht, gar nicht mehr wahrgenommen. Allgemeine Appetitlosigkeit ist die Folge.

Leberzirrhose ▸ S. 383

Suchterkrankungen ▸ S. 450

Abhängigkeit ▸ S. 294

Appetitlosigkeit ist bei **Durchfall** oder **Verstopfung** fast immer als normales Begleitsymptom vorhanden, das keinen weiteren Krankheitswert hat. Werden die Ursachen der Verdauungsstörungen beseitigt, stellt sich auch wieder ein gesunder Appetit ein. Treten Durchfall oder Verstopfung allerdings chronisch, also immer wieder neu oder über einen längeren Zeitraum ohne Unterbrechung auf, sollte ein Arzt aufgesucht werden. Wichtig ist in allen Fällen, für eine ausreichende Flüssigkeitszufuhr zu sorgen.

Durchfall ▸ S. 280

Verstopfung ▸ S. 279

Geht **Appetitlosigkeit** mit einer **gelblichen Verfärbung der Haut oder der Augen** einher, so ist dies ein Hinweis auf eine Leberentzündung (Hepatitis) oder eine andere Lebererkrankung. Die gestörte Leberfunktion bewirkt u.a. eine Hemmung des Appetitzentrums, da die aufgenommene Nahrung, insbesondere die Fette, nicht mehr richtig verarbeitet werden kann.

Hepatitis ▸ S. 355

Verminderter oder fehlender Durst ist meist ein Anzeichen für eine Störung im Gehirn. Dabei treten zusätzlich häufig Schwindel, Appetitlosigkeit und Benommenheit auf. Besonders bei älteren Menschen mit einer Gefäßverkalkung (Arteriosklerose) oder der Alzheimer-Krankheit ist ein verminderter Durst und dadurch zu geringe Flüssigkeitsaufnahme zu beobachten.

Arteriosklerose ▸ S. 305

Alzheimer-Krankheit ▸ S. 302

Bei anhaltender Appetitlosigkeit oder einer starken Verminderung des Körpergewichts sollte der Hausarzt zugrunde liegende Erkrankungen feststellen, um eine dauerhafte Versorgung des Körpers sicherzustellen. Ein mangelndes Durstgefühl kommt insbesondere im Alter häufig auch ohne körperliche Ursache vor, kann aber auch Zeichen einer Hirnerkrankung sein. Neben der körperlichen Untersuchung werden auch Blutuntersuchungen und spezielle diagnostische Verfahren herangezogen.

Gewichtsverlust

Schwankungen des Körpergewichts im Bereich von etwa 2 kg sind bei Gesunden nicht ungewöhnlich. Ein stärkerer Gewichtsverlust kann auf offensichtliche Ursachen zurückzuführen sein: Dazu zählen z.B. Zahnbehandlungen, die das Essen behindern, Verstimmungen, die auf den Appetit schlagen, Stress, der das Essen vergessen lässt, oder exzessive körperliche Anstrengungen mit erhöhtem Kalorienbedarf.

Gewichtsverlust ist allerdings auch ein Begleitsymptom bei einer Vielzahl sehr unterschiedlicher Krankheiten wie Infektionen, Tumorerkrankungen, Stoffwechselerkrankungen, Magen-Darm-Erkrankungen und psychische Krankheiten. Gewichtsabnahmen von 10 oder 20 kg, die kontinuierlich über Wochen und Monate auftreten, sind dabei nicht ungewöhnlich.

106

Gewichtsverlust

▌ Unerwünschter Gewichtsverlust bei **Stress** und **seelischen Belastungen** ist meist die Folge von mangelndem Appetit, der dazu führt, dass zu wenig Nahrung zu sich genommen wird. Verbunden damit sind häufig Schlafstörungen oder auch Niedergeschlagenheit und Konzentrationsschwäche. Bestehen die Symptome über einen längeren Zeitraum, sollte der Arzt aufgesucht werden, um organische Ursachen auszuschließen.

▌ Unerwünschter Gewichtsverlust mit einem **gesteigerten Durstgefühl** kann ein Hinweis auf eine Zuckerkrankheit (Diabetes mellitus) sein. Nicht selten ist diese Kombination das erste Symptom dieser Stoffwechselstörung und sollte Anlass sein, den Blutzuckerspiegel vom Arzt kontrollieren zu lassen.

Diabetes ▶ S. 324

▌ Unerwünschter Gewichtsverlust in Verbindung mit **erhöhter Nervosität** und **Unruhe** tritt häufig bei einer Überfunktion der Schilddrüse auf. Trotz reichlicher Nahrungszufuhr erhöht sich das Körpergewicht nicht. Weitere Symptome sind eine allgemeine Nervosität und Unruhe sowie Konzentrationsschwäche und die Neigung zu verstärktem Schwitzen.

Schilddrüsenüberfunktion ▶ S. 439

▌ Unerwünschter Gewichtsverlust bei Drogenmissbrauch wird unter anderem durch die gestörte Leberfunktion hervorgerufen. Bei **Alkoholmissbrauch** kommt es zur Zerstörung von Leberzellen mit der Folge einer Schrumpfleber (Leberzirrhose), die wiederum zur Appetitlosigkeit führt. Außerdem können die Nahrungsstoffe nicht ordnungsgemäß verarbeitet und damit vom Körper nicht genutzt werden. Auch eine **Drogenabhängigkeit** hat Gewichtsverlust zur Folge. Durch die Drogen werden Hormone freigesetzt, die Glücksgefühle auslösen und die Wahrnehmung verändern, d.h., Hunger und Durst werden kaum verspürt. Gleichzeitig wird aber der Stoffwechsel gesteigert, was zu einem erhöhten Energieverbrauch und damit einer Gewichtsabnahme führt.

Abhängigkeit ▶ S. 294

▌ Unerwünschter Gewichtsverlust und **Schmerzen im Bereich des Oberbauchs** (Bild) sind Hinweise auf eine ernsthafte Erkrankung. Infrage kommen ein Magengeschwür oder ein Magentumor. Es kann aber auch eine Bauchspeicheldrüsenerkrankung in Form einer Entzündung oder eines Tumors vorliegen. Bei diesen Erkrankungen kommt es meist auch zu vermindertem Appetit und infolge der verringerten Nahrungsaufnahme zum Gewichtsverlust. Betroffen sein kann auch der sich an den Magen anschließende Zwölffingerdarm, zum Beispiel bei einem Zwölffingerdarmgeschwür.

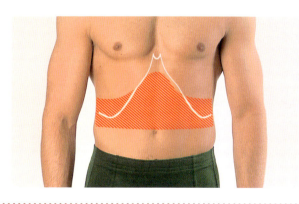

Magengeschwür ▶ S. 390

Magenkrebs ▶ S. 390

Bauchspeicheldrüsenentzündung ▶ S. 311

Zwölffingerdarmgeschwür ▶ S. 471

▌ Unerwünschter Gewichtsverlust in Verbindung mit **Durchfall** ist ein Hinweis auf eine Infektion im Bereich des Verdauungssystems (Magen-Darm-Infektion), insbesondere wenn auch Erbrechen hinzukommt. In der Regel ist bei Durchfall und Erbrechen auch der Appetit gestört. Die aufgenommene Nahrung kann vom Organismus nicht verarbeitet werden, da sie entweder sofort wieder erbrochen oder unverdaut durch den Darm in Form von wässrigem Durchfall wieder ausgeschieden wird. Der Gewichtsverlust ergibt sich dabei auch aus dem erheblichen Verlust an Körperflüssigkeit, der lebensbedrohliche Ausmaße annehmen kann.
Auch Darmentzündungen wie die Crohn-Krankheit und Colitis ulcerosa führen zu Appetitlosigkeit und Gewichtsabnahme in Verbindung mit Durchfällen.

Magen-Darm-Infektion ▶ S. 390

Crohn-Krankheit ▶ S. 321

Colitis ulcerosa ▶ S. 320

▌ Starker unerwünschter **Gewichtsverlust ohne erkennbaren Grund** kann ein erster Hinweis auf eine schwerwiegende Erkrankung sein. Infrage kommen alle Tumorerkrankungen (Krebs) sowie viele Infektionskrankheiten. Insbesondere wenn uncharakteristische Allgemeinsymptome wie erhöhtes **Fieber**, **Appetitlosigkeit**, **Nachtschweiß** und **Husten** auftreten, sollte auch eine Tuberkulose in Erwägung gezogen werden.

Krebs ▶ S. 378

Tuberkulose ▶ S. 456

ESSEN UND TRINKEN, GEWICHTSPROBLEME

▌Einem Gewichtsverlust, der mit **Widerwillen gegen Essen** verbunden ist, liegt sehr häufig eine **Essstörung** zugrunde. Betroffen sind meistens junge Mädchen und Frauen. Eine Essstörung kann als **Ess-Brech-Sucht** (Bulimie) auftreten, bei der sich eine extrem übersteigerte Nahrungsaufnahme mit Brechattacken abwechselt, die häufig von den Betroffenen selbst herbeigeführt werden. Extremes **Hungern**, verbunden mit der **Einnahme von Appetitzüglern** oder **übertriebener sportlicher Betätigung**, um einem vermeintlichen Schönheitsideal entsprechen zu können, kann auf eine **Magersucht** (Anorexia nervosa) hinweisen.
Beide Krankheiten bedürfen intensiver psychologischer und ärztlicher Betreuung, in die in der Regel auch die Angehörigen einbezogen werden müssen.

Ess-Brech-Sucht ▸ S. 333
Magersucht ▸ S. 391

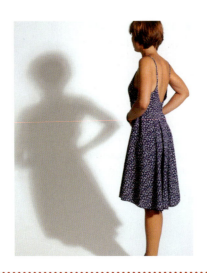

Schwankungen des Körpergewichts sind auch bei Gesunden nicht ungewöhnlich. Ist kein Grund für eine Gewichtsabnahme zu erkennen, kann allerdings eine ernsthafte Erkrankung vorliegen. Bei einer ungewollten Abnahme des Körpergewichts von mehr als 5 kg, die nicht auf offensichtliche Ursachen zurückzuführen ist, sollte der Hausarzt aufgesucht werden. Dieser wird je nach Begleitsymptomen unterschiedliche Untersuchungen einleiten, um die Ursache zu finden und behandeln zu können. Behandlungsbedürftiges Untergewicht wird mithilfe des Body-Mass-Index (BMI) definiert und liegt vor, wenn dieser unter dem Wert von 20 liegt.

Appetitzunahme und Heißhunger

▌Der Wunsch, etwas zu essen, ist ein natürliches Signal des Körpers dafür, dass er Energie braucht. Ist der Appetit allerdings über einen längeren Zeitraum erheblich gesteigert, besteht die Gefahr, dass mehr gegessen wird, als der Körper benötigt und verbrauchen kann. Essen kann auch bei psychisch ausgeglichenen und stabilen Menschen in schwierigen Lebenssituationen zur Bewältigung von Unlust, Langeweile oder Kummer dienen.
Eine länger bestehende „Fresslust" ist allerdings fast immer der Ausdruck einer Störung, der psychische oder körperliche Ursachen zugrunde liegen können.

▌**Heißhunger mit anschließendem Erbrechen**, das selbst hervorgerufen wird, ist typisch für eine **Ess-Brech-Sucht** (Bulimie). Betroffen sind meist Mädchen und Frauen im Alter zwischen 13 und 35 Jahren; als häufigste Ursache liegen Essstörungen seelische Probleme zugrunde. Eine ärztliche und eine psychotherapeutische Behandlung sind dringend erforderlich.

Ess-Brech-Sucht ▸ S. 333

▌Gesteigerter Appetit, der aber eher mit einer **Abnahme von Körpergewicht** verbunden ist, obwohl reichlich Nahrung zugeführt wird, kann durch eine **Überfunktion der Schilddrüse** verursacht sein. Weitere Hinweise auf die auch Hyperthyreose genannte Erkrankung sind eine gesteigerte Nervosität, Reizbarkeit und innere Unruhe sowie Schlaflosigkeit; außerdem treten körperliche Symptome wie Schweißausbrüche, Haarausfall, warme Haut, Herzklopfen und Sehstörungen auf.
Ist nicht nur der Appetit, sondern auch der **Durst gesteigert** und muss der Betroffene außerdem **häufig Wasser lassen**, liegt der Verdacht auf eine Zuckerkrankheit (**Diabetes**) nahe.

Schilddrüsenüberfunktion ▸ S. 439
Diabetes ▸ S. 324

Besteht der Heißhunger über einen längeren Zeitraum und wird auch entsprechend viel gegessen, muss nach der zugrunde liegenden Störung gefahndet werden. Die Untersuchung wird sich danach richten, ob der Arzt psychische oder körperliche Ursachen vermutet. Eine Behandlung sollte in allen Fällen erfolgen, da sonst mit körperlichen Folgeerkrankungen gerechnet werden muss.

108

Gewichtszunahme

Wird dem Körper über einen längeren Zeitraum mehr Nahrung zugeführt, als er verwerten kann, lagert er diese in den Fettzellen ein. Sicherte dieser Mechanismus früher das Überleben auch in schlechten Zeiten, führt er heute zu unerwünschter Gewichtszunahme. Eine falsche Zusammensetzung der Nahrung, zu viel Alkohol und mangelnde Bewegung tun ihr Übriges. Übergewicht entsteht fast immer durch ungesunde Ernährungsgewohnheiten, seltener liegt eine andere Ursache wie eine Fehlsteuerung der Appetit-Sättigungs-Regulation, Medikamente oder Erkrankungen zugrunde. Übergewichtige Menschen haben durchschnittlich eine verminderte Lebenserwartung, und das Risiko ist größer, an Diabetes, Bluthochdruck, Gelenk- und Wirbelsäulenbeschwerden, Gicht, Gallensteinen sowie an Folgen von Gefäßkrankheiten wie Schlaganfall und Herzinfarkt zu erkranken. Sogar Tumorerkrankungen wie Darmkrebs scheinen häufiger aufzutreten. Eine Zunahme des Gewichtes kann allerdings auch auf eine verstärkte Einlagerung von Wasser zurückzuführen sein, was auf Herz- oder auch Nierenerkrankungen hinweisen kann.

▌ **Plötzlicher Heißhunger und Gewichtszunahme bei Frauen** können durch hormonelle Schwankungen im Verlauf des Menstruationszyklus ausgelöst werden. Gewichtsveränderungen von 1 bis 2 kg während der zweiten Hälfte des Menstruationszyklus werden durch verstärkte Wassereinlagerungen im Gewebe hervorgerufen. Mit Beginn der Blutung wird das eingelagerte Wasser aus den Geweben ausgeschwemmt und ausgeschieden. **Während der Schwangerschaft** kann Heißhunger auf bestimmte Nahrungsmittel als Auswirkung von Hormonumstellungen auftreten oder aufgrund der veränderten Stoffwechsellage der Appetit steigen. Kommt es allerdings zu einer **plötzlichen Gewichtszunahme**, ohne dass die Schwangere erheblich mehr isst, und treten **Schwellungen an Beinen und im Gesicht** auf, muss der Arzt einen so genannten Schwangerschaftshochdruck (EPH-Gestose) ausschließen, der zu bedrohlichen Komplikationen führen kann.

Menstruationsbeschwerden
▸ S. 397

Schwangerschaft
▸ S. 251

EPH-Gestose
▸ S. 330

▌ Unerwünschte Gewichtszunahme bei **Stress** und **seelischer Belastung** ist darauf zurückzuführen, dass einfach mehr als sonst gegessen wird. In nervlich sehr angespannten Situationen wird häufig nach etwas gesucht, das Entspannung und Freude bringt. In vielen Fällen wird sich dann Gutes in Form von Schokolade oder einer reichlichen, üppigen Mahlzeit gegönnt. Dieses Verhalten führt unweigerlich zur Zunahme des Körpergewichtes. Eine Überprüfung der Essgewohnheiten kann diesen Zusammenhang aufdecken.

▌ **Hört ein starker Raucher auf zu rauchen**, so ist eine Gewichtszunahme ein typisches Symptom des Nikotinentzugs. Nikotin übt eine anregende Wirkung auf den Stoffwechsel aus und sorgt damit auch für einen verstärkten Energieverbrauch. Außerdem wird durch das Rauchen der Appetit gebremst und deshalb weniger zu Süßigkeiten, sondern bei Stress zur Zigarette gegriffen. Wer mit dem Rauchen aufhört, die Essgewohnheiten gleichzeitig aber nicht den veränderten Voraussetzungen anpasst, muss durch den reduzierten Energieverbrauch mit einer Gewichtszunahme rechnen. Studien haben gezeigt, dass im Laufe von etwa 5 Jahren nach dem Aufhören Männer etwa 3 kg und Frauen etwa 4 kg zugenommen haben.

Abhängigkeit
▸ S. 294

▌ Gewichtszunahme infolge einer **veränderten Lebenssituation** kann verschiedene Ursachen haben. Wird ein intensiv betriebener Sport plötzlich aufgegeben, ohne die Essgewohnheiten, d.h. die Nahrungsmenge zu ändern, führt das in der Regel zur Gewichtszunahme, da der Kalorienverbrauch durch den Sport weggefallen ist. Auch Veränderungen der familiären Situation können eine Umstellung der Ernährungsgewohnheiten zur Folge haben. So können sowohl ein regelmäßigeres Essen mit kalorienreicheren Nahrungsmitteln als auch ein unkontrolliertes, unregelmäßiges „Nebenbei-Essen" zur Gewichtszunahme führen.

▌ Gewichtszunahme in Verbindung mit **Müdigkeit** und **Frieren** tritt häufig bei einer Unterfunktion der Schilddrüse auf. Weitere Symptome sind trockene, blasse Haut und struppige Haare, manchmal auch eine raue Stimme. Die Betroffenen werden träge und häufig auch depressiv. Da sich die Symptome meist langsam entwickeln, werden sie oft als unspezifische Altersbeschwerden fehlgedeutet. Ein Bluttest sichert die Diagnose.

Schilddrüsenunterfunktion
▸ S. 439

109

ESSEN UND TRINKEN, GEWICHTSPROBLEME

Mit **zunehmendem Lebensalter** erhöht sich bei vielen Menschen häufig auch das Körpergewicht, obwohl die Essgewohnheiten nicht verändert wurden. Der Grund liegt darin, dass sich im Alter auch die Stoffwechselvorgänge verändern, d.h. es wird nicht mehr so viel Energie zum Erhalt der Körpergewebe benötigt. Das bedeutet, dass die benötigte Nahrungsmenge sinkt. Wird allerdings nicht entsprechend weniger gegessen, hat das eine Zunahme des Gewichtes zur Folge. Dazu kommt, dass die körperlichen Aktivitäten im Laufe des Lebens in der Regel weniger werden, was ebenfalls den Energiebedarf verringert.

Gewichtszunahme bei **dick geschwollenen Beinen** oder einem **aufgequollenen Bauch** deutet auf Wassereinlagerungen (Ödeme) hin. Schwellungen der Beine können durch eine verminderte Pumpwirkung des Herzens aufgrund einer Herzschwäche (Herzinsuffizienz) entstehen, bei der meist zunehmende Müdigkeit und Atembeschwerden bis hin zur Atemnot auftreten. Wassereinlagerungen in den Beinen können aber auch auf eine gestörte Nierenfunktion (Niereninsuffizienz) zurückzuführen sein, bei der sich die Haut blass und kalt anfühlt und sich Dellen beim Eindrücken nur sehr langsam wieder zurückbilden. Besonders auffallend ist auch eine geringe Harnausscheidung.
Wird **überhaupt kein Urin mehr ausgeschieden**, ist das ein Alarmzeichen für ein akutes Nierenversagen, das sofort behandelt werden muss.
Eine Wasseransammlung **im Bauchraum** kann insbesondere als Folge einer Leberschrumpfung (Leberzirrhose) auftreten.

Ödeme ▸ S. 416

Herzschwäche ▸ S. 360

Nierenversagen ▸ S. 415

Leberzirrhose ▸ S. 383

Gewichtszunahme durch **Fetteinlagerungen am Körperstamm**, bei denen sich das Fett besonders **im Nacken** und zusätzlich im Gesicht (**Vollmondgesicht**) zeigt, ist ein Hinweis auf eine Hormonstörung, die von der Nebennierenrinde ausgeht (Cushing-Krankheit). Typisch sind dabei schlanke Arme und Beine. Weitere Symptome sind Müdigkeit und Leistungsknick, Muskelschwäche und rote Streifenbildung auf der Haut. Zur Abklärung sollte der Hausarzt aufgesucht werden.

Cushing-Krankheit ▸ S. 321

Gewichtszunahme bei der Einnahme von **Medikamenten** tritt als Nebenwirkung einer ganzen Reihe von Wirkstoffen auf: Besonders häufig kommt es dazu bei verschiedenen Rheumamitteln, Beruhigungsmitteln, Antibabypillen und Migränemitteln. Durch eine bewusste Ernährung lässt sich der Gewichtszunahme in vielen Fällen entgegenwirken. Im Zweifelsfall sollte der Arzt um Rat gefragt werden – manche Medikamente lassen sich auch durch andere ersetzen.

Medikamente ▸ S. 39

Übergewicht entsteht meist als Folge falscher Ernährung, seltener aufgrund von Krankheiten oder Medikamenten. Von Bedeutung sind die Folgen insbesondere von Herz-, Gefäß- und Stoffwechselerkrankungen. Bleiben die Umstellung der Ernährungsgewohnheiten, das Einschränken von Alkoholkonsum und wesentlich mehr Bewegung erfolglos, sollte ein Arzt aufgesucht werden. Auch eine plötzliche Gewichtszunahme oder zusätzliche ungewöhnliche Symptome sollten Anlass zu einem Arztbesuch sein. Oft bringt bereits ein Gespräch Klärung; bei Bedarf können neben einer körperlichen Untersuchung auch Bluttests und andere diagnostische Verfahren helfen, die eigentliche Ursache für die Gewichtszunahme zu finden.

FIEBER

Fieber ist in der Regel ein Anzeichen für eine Erkrankung. Eine nur gering erhöhte Körpertemperatur wird von den Betroffenen meist gar nicht bemerkt. Im Vordergrund stehen in diesen Fällen indirekte Zeichen wie Müdigkeit, Abgeschlagenheit und Appetitlosigkeit oder ein allgemeines Krankheitsgefühl. Steigt das Fieber, so kommen meist noch die Symptome der auslösenden Grunderkrankung hinzu: Dies können Husten, Halsschmerzen, Durchfall, ein Brennen beim Wasserlassen und eine ganze Reihe weiterer Beschwerden sein.

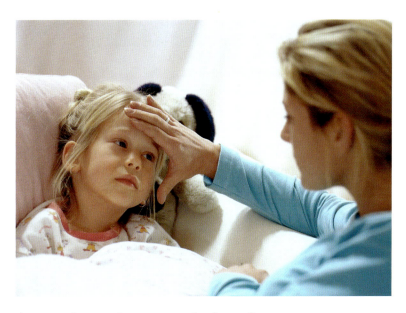

Körperwärme entsteht als Begleiterscheinung aller Stoffwechselvorgänge des Organismus. Sie ist für die Funktionstüchtigkeit des Organismus lebensnotwendig und wird deshalb durch fein abgestimmte Regulationsvorgänge konstant gehalten. Dies geschieht unter anderem durch das so genannte Thermoregulationszentrum im Gehirn. Auch das zentrale Nervensystem und verschiedene Hormone sind daran beteiligt. Sinkt die Körperwärme ab, sorgt z.B. Muskelzittern, also eine verstärkte Tätigkeit der Muskulatur dafür, dass der Stoffwechsel angeregt wird, wodurch die Temperatur wieder ansteigt. Ist die Körpertemperatur zu hoch, wird Wärme abgegeben. Dies geschieht über eine vermehrte Durchblutung der Haut. Je stärker diese ist, desto höher ist die Wärmeabstrahlung von der Hautoberfläche an die Umgebung. Entsprechend ist die Haut wegen der Blutfülle gerötet und fühlt sich warm an. Eine weitere wichtige Möglichkeit der Temperaturregulation ist das Schwitzen: Der Körper produziert vermehrt Schweiß, der auf der Haut verdunstet, und die dabei entstehende Verdunstungskälte kühlt den Körper ab.

Kommt der Körper im Rahmen einer Infektion mit Krankheitserregern wie Viren, Bakterien oder Parasiten in Kontakt, beginnt das körpereigene Abwehrsystem sofort mit der Bekämpfung dieser Fremdkörper. Es werden körpereigene Stoffe (Pyrogene) freigesetzt, die das Thermoregulationszentrum stimulieren und so einen Temperaturanstieg bewirken. Die Temperatur des Körpers steigt über den Normalwert an, und so wird der Ablauf biochemischer Prozesse im Organismus beschleunigt. Auf diese Weise wird zum einen das Immunsystem bei der Bekämpfung der Krankheitserreger unterstützt, zum anderen verschlechtern sich durch die erhöhte Temperatur die Lebensbedingungen der Erreger selbst, die zum Teil schon durch den Temperaturanstieg absterben. Auch bei Krankheiten, die nicht auf eine Infektion zurückzuführen sind, etwa bei einer Medikamentenallergie oder bei einer Thrombose, werden Pyrogene aktiviert und so die Selbstheilungskräfte angeregt.

Die Körpertemperatur ist auch beim Gesunden nicht konstant und weist im Verlauf des Tages Schwankungen auf. So ist sie morgens gegen 4 Uhr am niedrigsten und abends gegen 18 Uhr am höchsten. Darüber hinaus hängt die Temperatur von der körperlichen Aktivität ab. Beispielsweise ist sie nach großer Anstrengung deutlich höher als in Ruhe. Anstiege beobachtet man bei Frauen auch in der zweiten Hälfte des Menstruationszyklus und während der Schwangerschaft. Werte über 37,8 °C werden in diesen Fällen allerdings nie erreicht.

> Viele der Beschwerden, die mit Fieber einhergehen können, finden Sie in folgenden Kapiteln:
> **ATMUNG** ▶ S. 52
> **HALS UND RACHEN** ▶ S. 134
> **HARNWEGE, BLASE UND NIEREN** ▶ S. 142
> **VERDAUUNGSSYSTEM** ▶ S. 275

FIEBER

Fieber erkennen

Die wichtigste Methode, Fieber sicher zu erkennen, ist das Fiebermessen. Die Temperatur kann unter der Zunge (oral), in der Achselhöhle (axillar) oder im Enddarm (rektal) gemessen werden. Spezielle Thermometer messen die Temperatur im Ohr oder auf der Stirn; diese Methoden gelten allerdings als weniger genau. Die genauesten Ergebnisse liefert die rektale Messung. Bei modernen, digitalen Fieberthermometern ist es nicht erforderlich, sich an bestimmte Messzeiten zu halten: Bei ihnen ertönt ein Signalton, wenn die Messung abgeschlossen ist. Fehlt ein Fieberthermometer, so kann zunächst eine mögliche Temperaturerhöhung mit der Hand erfühlt werden. Zu diesem Zweck prüft jemand mit dem Handrücken entweder auf der Stirn, dem Rücken, der Brust oder dem Bauch die Hauttemperatur des Betroffenen. Der Vergleich mit seiner eigenen Hauttemperatur zeigt dann, ob diese wärmer erscheint.

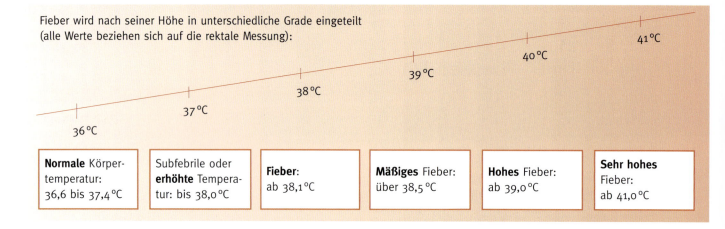

Fieber wird nach seiner Höhe in unterschiedliche Grade eingeteilt (alle Werte beziehen sich auf die rektale Messung):

36 °C – 37 °C – 38 °C – 39 °C – 40 °C – 41 °C

Normale Körpertemperatur: 36,6 bis 37,4 °C

Subfebrile oder **erhöhte** Temperatur: bis 38,0 °C

Fieber: ab 38,1 °C

Mäßiges Fieber: über 38,5 °C

Hohes Fieber: ab 39,0 °C

Sehr hohes Fieber: ab 41,0 °C

 Kleinkinder reagieren meist mit sehr hohem Fieber auf Virusinfektionen. Typisch ist dann, dass sie auffallend ruhig sind. Beim Anfassen scheinen sie vor Hitze zu glühen. Doch meist sinkt schon nach relativ kurzer Zeit das Fieber wieder, und die alte Lebhaftigkeit kehrt zurück.

 Mit **zunehmendem Alter** reagiert der Organismus mit einem weniger heftigen Temperaturanstieg. Aus diesem Grund kann selbst geringes Fieber bei älteren Menschen schon ein schwerwiegendes Krankheitszeichen sein und sollte daher immer ernst genommen werden.

Durch **Schwitzen** kann der Organismus eine krankheitsbedingte übermäßige Wärmebildung ausgleichen. Bei einem plötzlichen Temperaturanstieg kommt es entsprechend zu einem heftigen Schweißausbruch. Dies kann den Beginn einer Ausheilung anzeigen, es kann jedoch auch zum Verlauf einer Krankheit mit intermittierendem oder remittierendem Fieberverlauf (siehe unter Fiebertypen, S. 113) gehören.

Schüttelfrost entsteht bei einem sehr schnellen, hohen Fieberanstieg. Er ist ein bedrohliches Zeichen von schwerer Krankheit. Verursacht wird Schüttelfrost durch ein Zittern der Muskeln, denn auf diese Weise kann der Organismus die erforderliche Wärme für den heftigen Temperaturanstieg bereitstellen. Unter Umständen sind die Zitter- und Schüttelbewegungen so heftig, dass sogar das Bett wackelt. Schüttelfrost tritt als Zeichen des plötzlichen Temperaturanstiegs nur vorübergehend auf und muss als solcher nicht behandelt werden.

Die Ursachen von Fieber, das scheinbar **ohne weitere Begleitsymptome** auftritt, sind oft schwer festzustellen. Mögliche Ursachen könnten eine familiäre Veranlagung („Mittelmeerfieber"), eine Erkrankung aus dem rheumatischen Formenkreis oder nicht entdeckte Tuberkulose- oder Krebserkrankungen sein.

Rheuma ▶ S. 432
Tuberkulose ▶ S. 456

Fieber behandeln

Fiebertypen

Nur selten ist das Fieber im Verlauf einer Erkrankung gleich bleibend hoch. Aus den Temperaturanstiegen und -rückgängen lassen sich Rückschlüsse auf die zugrunde liegende Krankheit ziehen. Allerdings kann die Beurteilung durch gleichzeitig eingenommene Medikamente mit fiebersenkender Wirkung wie ASS (Acetylsalicylsäure) erschwert werden. Man unterscheidet verschiedene Fiebertypen.

Kontinuierliches Fieber: Anhaltend hohes Fieber von 39 °C und mehr ohne wesentliche Temperaturschwankungen nach unten tritt auf bei schwersten Infektionen durch Bakterien, beispielsweise bei Typhus, Fleckfieber oder Lungenentzündung. Hier ist eine Behandlung im Krankenhaus erforderlich!

Typhus ▸ S. 456

Lungenentzündung ▸ S. 387

Remittierendes Fieber: Die Temperaturhöhe wechselt im Verlauf des Tages, wobei die Schwankungen zwischen Morgen- und Abendtemperaturen bis zu 2 °C betragen; normale Temperaturen werden jedoch nicht erreicht. Dieser Fiebertyp tritt häufig auf. Er kennzeichnet verschiedene Virusinfektionen, etwa eine Grippe, aber auch bakterielle Entzündungen und in seltenen Fällen rheumatische Krankheiten.

Grippe ▸ S. 350

Rheuma ▸ S. 432

Intermittierendes Fieber: Es treten extreme Temperaturschwankungen von mindestens 2 °C im Tagesverlauf auf, wobei auch normale Temperaturen vorkommen. Beispiele für Erkrankungen mit diesem Fiebertyp sind Blutvergiftungen bei Eiterherden (Sepsis) oder schwere Tuberkuloseformen.

Blutvergiftung ▸ S. 316

Tuberkulose ▸ S. 456

Periodisches Fieber: Regelmäßig sich wiederholende Fieberschübe (rekurrierendes Fieber) mit dazwischen gelegenen fieberfreien Tagen. Diese Form des Fiebers ist kennzeichnend für die Infektion mit bestimmten Malariaerreger. Je nach Art des Erregers treten die Fieberschübe an jedem 3. oder an jedem 4. Tag auf.

Malaria ▸ S. 392

Wellenförmig verlaufendes Fieber: Im Verlauf von Tagen zu beobachtendes langsames unregelmäßiges Abfallen und Ansteigen der Temperatur von Normalwerten bis zu mehr als 39 °C. Dieser Fiebertyp (undulierendes Fieber) ist kennzeichnend für manche bakteriellen Infekte oder auch für einige Krebserkrankungen.

Krebs ▸ S. 378

Fieber behandeln

Fieber weist immer auf eine Krankheit hin und sollte entsprechend ernst genommen werden. Ob fiebersenkende Maßnahmen getroffen werden sollten, muss immer im Einzelfall entschieden werden. Denn der positive Effekt der erhöhten Körpertemperatur bei der Bekämpfung von Krankheitserregern durch das körpereigene Immunsystem wird damit unterdrückt. Neben Hausmitteln wie Wadenwickel gibt es für eine fiebersenkende Behandlung eine Vielzahl von Medikamenten. Diese sind auch in den üblichen Mischpräparaten zur Behandlung von Grippe enthalten; allerdings bereiten sie manchen Patienten Magenschmerzen.

Plötzlich auftretende **erhöhte Temperaturen bis 38 °C** im Rahmen einer Erkältungskrankheit, die eventuell mit Schnupfen, Halsschmerzen oder Kopfschmerzen einhergeht, muss man nicht behandeln. Hier genügt es, den normalen Krankheitsverlauf abzuwarten.

Erkältungskrankheit ▸ S. 332

Fieber bis 38,5 °C muss nicht unbedingt behandelt werden. Wadenwickel und andere gebräuchliche Hausmittel wirken sich meist günstig aus und können das allgemeine Wohlbefinden wiederherstellen.

Bei **anhaltendem Fieber über 38,5 °C** ist eine genauere ärztliche Abklärung anhand der weiteren Krankheitszeichen sinnvoll. Eine Entscheidung über fiebersenkende Maßnahmen richtet sich nach der Diagnose.

FIEBER

Hohes Fieber über 39 °C sollte wegen der **Kreislaufbelastung** immer im Zusammenwirken mit einem Arzt behandelt werden. Dies gilt besonders für ältere Menschen. Jugendliche und Kinder reagieren sehr leicht mit hohem Fieber, das daher nicht bedrohlich sein muss. Doch kann die Gefahr eines Fieberkrampfes bestehen.

Fieber und Krankheit

Fieber kann sehr unterschiedliche Ursachen haben. Zu den wichtigsten und häufigsten zählen sicherlich Infektionskrankheiten. Erst in zweiter Linie kommen Rheumaerkrankungen oder Krebsleiden in Betracht. Allerdings können auch Medikamente Fieber als Nebenwirkung hervorrufen. Um die Krankheitsursache für das Fieber festzustellen, werden vom Arzt die begleitenden Symptome sowie Befunde aus technischen und Laboruntersuchungen (Blut, EKG, Röntgen, Ultraschall usw.) hinzugezogen.

Durch wiederholte Temperaturmessungen in regelmäßigen Zeitabständen über den Tag verteilt sollte der Verlauf des Fiebers beobachtet werden:
Wie ist der **Fieberverlauf**? Gibt es Schwankungen im Verlauf des Tages? Aus der Höhe der Temperatur (febril/subfebril) und aus den Schwankungen lassen sich Rückschlüsse auf die Ursache ziehen.

In welcher Weise hat das Fieber **begonnen**? Aus der so genannten Initialphase können oftmals Rückschlüsse auf die Ursache gezogen werden.
Welche **Begleitsymptome** treten auf?
Gibt es **ähnliche fieberhafte Erkrankungen** im näheren Umkreis, die auf eine Infektion hinweisen, z.B. auf eine Grippe oder eine Nahrungsmittelvergiftung?

Begleitsymptome bei Fieber	Genauer beschrieben in Kapitel	Mögliche Erkrankungen
Schnupfen, Hals- und Kopfschmerzen, eventuell trockener Husten	ATMUNG; NASE HALS UND RACHEN	Infektionen der oberen Atemwege, z.B. Erkältungskrankheit, Grippe
Husten, Auswurf, Brustschmerz, Atemnot	ATMUNG BRUST	Infektionen der unteren Atemwege, z.B. Bronchitis, Lungenentzündung
Haut- und Schleimhautveränderungen	HAUT, HAARE UND NÄGEL MUND UND ZÄHNE	Infektionen (z.B. Masern, Scharlach), Allergien, rheumatische Erkrankungen
Herzschmerzen, unregelmäßiger Herzschlag, Atemnot	HERZ UND KREISLAUF	Entzündungen am Herzen
Brennender Schmerz beim Wasserlassen, häufiges Wasserlassen, Harndrang, Flanken- oder Blasenschmerzen	HARNWEGE, BLASE UND NIEREN	Entzündungen der Blase oder Niere
Leibschmerzen, Übelkeit, Durchfall, Verstopfung	VERDAUUNGSSYSTEM	Infektion oder Entzündung von Magen oder Darm
Hohes Fieber, Schüttelfrost, Schwarzwerden vor den Augen beim Aufrichten, schneller Herzschlag	FRIEREN	Blutvergiftung
Gelbsucht, Schmerzen im rechten Oberbauch, Übelkeit, Erbrechen	BAUCH VERDAUUNGSSYSTEM	Hepatitis, Gallenblasenentzündung, Bauchspeicheldrüsenentzündung
Blutungszeichen an Haut und Schleimhaut, Infektanfälligkeit, Schwäche, Juckreiz, Nachtschweiß	HAUT, HAARE UND NÄGEL SCHWITZEN	Krebserkrankung, z.B. Leukämie, Lymphom
Hohes Fieber, Kopfschmerzen, Nackensteifigkeit, bis hin zu Bewusstlosigkeit	KOPF UND GESICHT BEWUSSTLOSIGKEIT	Gehirnentzündung, Gehirnhautentzündung
Nach langer Sonneneinstrahlung Bewusstseinstrübung	BEWUSSTLOSIGKEIT	Sonnenstich, Hitzschlag

FRAUENBESCHWERDEN

Bei Krankheiten und Beschwerden, die unter dem Begriff „Frauenbeschwerden" zusammengefasst werden, wird besonders deutlich, wie eng körperliche und seelische Einflüsse zusammenhängen: Neben rein organischen Ursachen können bei Störungen rund um die Geschlechtsorgane und die Sexualität psychische Aspekte eine erhebliche Rolle als Auslöser spielen. Gleichzeitig sind die seelischen Folgen auch rein organischer Krankheiten in diesem Bereich oft besonders groß und können die Identität einer Frau insgesamt stark beeinträchtigen.

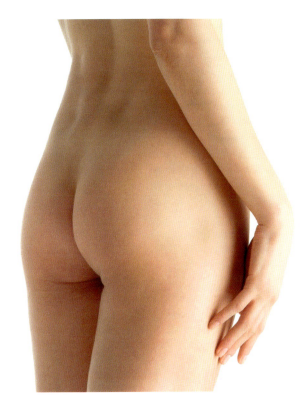

Die Geschlechtsorgane der Frau liegen im Inneren des Körpers geschützt verborgen. Von außen ist nur der Scheideneingang zu erkennen, der von den großen und kleinen Schamlippen (Labien) bedeckt ist. Diese weichen Hautlippen bedecken auch den Kitzler (Klitoris), der weiter vorn liegt, sowie die Öffnung der Harnröhre (Urethra), die sich zwischen Klitoris und Scheideneingang befindet. Alle diese Organe zusammen werden als Vulva bezeichnet.
Innen ist die Vulva mit weicher und empfindsamer Schleimhaut ausgekleidet. Außen ist die Haut fester und nach der Pubertät bis zum Venushügel und zu den Leisten hin behaart. Die Vulva wird innen vom Sekret der Bartholin-Drüsen feucht gehalten. Diese Drüsen münden zwischen inneren und äußeren Schamlippen und sind als kleine rote Pünktchen sichtbar. Zwischen Scheide und Darmausgang liegt ein fester Muskelwulst, der Damm. Er trägt zur Stütze des Beckenbodens bei.
Die Scheide (Vagina) zieht sich nach innen bis zum Muttermund hinauf. Bei der Jungfrau ist sie durch das Jungfernhäutchen (Hymen) im hinteren Anteil halbmondförmig verschlossen. Die Scheidenwände bestehen aus kräftigen, aber sehr dehnbaren Muskeln. Ausgekleidet wird die Vagina von rosafarbener Schleimhaut, die in weichen Falten aufeinander liegt und die Scheide geschlossen hält. Ihre Feuchtigkeit ist vom Östrogenspiegel abhängig. Bei lustvoller Erregung und entsprechend steigender Durchblutung des Scheidengewebes ist sie besonders hoch. Mit den Wechseljahren und den damit einhergehenden Veränderungen im Hormonhaushalt nimmt sie deutlich ab, weshalb viele Frauen nach dem Klimakterium über Scheidentrockenheit klagen. Die Scheidenflüssigkeit enthält milchsäurebildende Bakterien (Laktobakterien). Sie sorgen für ein saures Milieu in der Scheide, welches die Ausbreitung möglicher Krankheitskeime verhindert. Der Scheideneingang ist besonders empfindlich, da hier zahlreiche Nerven liegen, wohingegen sich tief im Innern um den Muttermund nahezu keine finden.
Am Ende der Scheide lässt sich der untere Anteil der Gebärmutter (Uterus) als feste halbkugelige Vorwölbung

> Beschwerden, die Sie in diesem Kapitel nicht finden, können auch in folgenden Kapiteln stehen:
> **BUSEN, WEIBLICHE BRUST**
> ▶ S. 99
> **SCHWANGERSCHAFT**
> ▶ S. 251
> **HARNWEGE, BLASE UND NIEREN** ▶ S. 142
> **SEELISCHE STÖRUNGEN**
> ▶ S. 260

115

FRAUENBESCHWERDEN

tasten. In deren Mitte liegt, wie eine Art Grübchen, der äußere Muttermund, auch Portio genannt. Weiter nach innen schließt sich der Gebärmutterhals (Zervix) an. Die Gebärmutter hat die Form einer Birne und ist etwa zehn Zentimeter lang. Sie liegt mit ihrem kugeligen oberen Anteil entweder nach hinten zum Darm hin oder nach vorn zur Blase geneigt. Innen ist sie flach und mit einer dicken Schleimhaut (Endometrium) ausgekleidet. Diese Schleimhaut verdickt sich – hormonell bedingt – mit jedem Zyklus erneut. Nistet sich kein befruchtetes Ei ein, wird ihre oberste Schicht mit der monatlichen Blutung abgestoßen. Die Wandschicht der Gebärmutter (Myometrium) besteht aus scherengitterartig verflochtenen, sehr kräftigen Muskelsträngen. Diese können sich während einer Schwangerschaft wie ein Ballon aufdehnen und nach der Geburt wieder fest zusammenziehen. Während des Geburtsvorganges schieben sie bei den Wehen das Kind aus der Gebärmutter heraus.

Die Gebärmutter ist im Bauchraum mit straff-elastischen Bändern an der Innenwand des Beckens befestigt.

An ihren beiden oberen Enden läuft die Gebärmutter in die Eileiter (Tuben) aus. Diese haben ein trichterförmiges Ende mit feinen Flimmerärmchen (Fimbrien). Direkt unterhalb der Eileiter befinden sich rechts und links im Bauchraum die beiden eiförmigen, etwa drei Zentimeter langen Eierstöcke (Ovarien). Sie werden von eigenen elastischen Bändern gehalten. In jedem Zyklus wächst hier von den vorhandenen rund eine Million Eizellen mindestens eines als Follikel im Eierstock heran. Dieses wölbt die äußere Haut des Eierstocks so weit vor, bis sie beim Eisprung platzt. Das Ei wird herausgeschwemmt und von dem jeweiligen Eileiter aufgefangen, der sich mit den Fimbrien millimeternah an den Eierstock schmiegt. Mit schlängelnden Bewegungen transportiert der Eileiter das Ei zur Gebärmutter.

Alle inneren Geschlechtsorgane sind von einer gut durchbluteten Bauchfellumkleidung bedeckt, die zahlreiche Nerven enthält – daher die Unterbauchschmerzen mancher Frauen beim Eisprung.

Beschwerden an der Scheide

Scheide und Vulva, zu der äußere und innere Schamlippen, die Klitoris, die beiden Bartholin-Drüsen, die Harnröhrenöffnung sowie der Scheidenvorhof gehören, können sich durch verschiedene Ursachen entzündlich verändern oder auch andere Krankheitssymptome zeigen. Deshalb ist es wichtig zurückzuverfolgen, was dem Auftreten der eigentlichen Symptome vorausging. Seifen und Intimsprays können die Haut der Vulva sowie die gesunde Scheidenflora stören. Eventuell wird dadurch Infektionen Vorschub geleistet. Einige der Erkrankungen, die mit Juckreiz und Brennen sowie Bläschen- oder Warzenbildung einhergehen, zählen zu den sexuell übertragbaren Infektionen. Im Fall solch übertragbarer Krankheiten ist es in der Regel notwendig, den Partner mitzubehandeln.

Eine **Rötung** mit **Juckreiz** im Bereich der Vulva wird unter Umständen durch eine allergische Reaktion auf Seife oder Intimsprays hervorgerufen. Auf entsprechende Kosmetika sollte für eine Weile ganz verzichtet werden, um zu sehen, ob sich die Beschwerden dadurch bessern. Falls nicht, ist eine ärztliche Abklärung der Ursachen notwendig. In der Regel ist eine kurzzeitige lokale Behandlung mit kortisonhaltiger Salbe hilfreich.

Allergien ▸ S. 300

Juckreiz in der Scheide ohne weitere Symptome erleben viele Frauen nach den ersten sexuellen Kontakten mit einem neuen Partner. Hier muss sich die jeweilige Genitalflora erst aneinander anpassen, wobei diese Überempfindlichkeit nach wenigen Wochen Intimität ohne weiteres Zutun vergeht.

Ebenfalls harmlos ist ein **Brennen der Scheide** als Folge von Geschlechtsverkehr mit starker mechanischer Reizung. In diesem Fall ist auch die Scheidenschleimhaut gerötet oder leicht geschwollen. Die Beschwerden sind unbedenklich und vergehen mit ein wenig Enthaltsamkeit von selbst.

Eine **juckende, brennende Scheide** und eventuell **Schmerzen beim Geschlechtsverkehr bei Frauen ab Mitte 40** können Zeichen allmählich einsetzender hormoneller Veränderungen zu Beginn der Wechseljahre sein. Ein abnehmender Östrogenspiegel verursacht oftmals eine zunehmend trockenere Scheidenschleimhaut und auch das Scheidenmilieu verändert sich, wodurch entsprechende Beschwerden hervorgerufen werden. In der Scheide angewendete Milchsäure- oder Hormonzäpfchen, die ärztlich verordnet werden, sorgen dafür, dass sich die Scheidenflora stabilisiert. Sie helfen meist schnell und nachhaltig.

Wechseljahresbeschwerden ▸ S. 464

Beschwerden an der Scheide

▌Sind **Juckreiz** oder **Brennen** in der Scheide von **starkem Durst** und eventuell **Gewichtsverlust** begleitet, ist möglicherweise eine Zuckerkrankheit (Diabetes) die Ursache. Daran ist besonders dann zu denken, wenn es seit einiger Zeit häufiger zu Infektionen der Scheide gekommen ist.

Diabetes ▸ S. 324

▌Treten **Schmerzen** in der Scheide besonders **beim Wasserlassen** auf, könnte es sich um eine Blasenentzündung handeln. Ein weiterer Hinweis darauf wäre häufiger Harndrang bis hin zum unwillkürlichen Harnabgang. Zeigen Hausmittel wie Wärmflasche und Blasentees innerhalb von zwei bis drei Tagen keine Wirkung, sollte man zum Arzt gehen, um die Blaseninfektion nicht zu verschleppen.

Blasenentzündung ▸ S. 313

▌Eine **gerötete Scheide** verbunden mit **Juckreiz** und **weißlichem Ausfluss** ist Anzeichen einer häufig vorkommenden Pilzinfektion. Auf der Vulva sind unter Umständen etwa linsengroße, weißliche Ablagerungen zu sehen, die sich abstreifen lassen. Eine mikroskopische Untersuchung des Abstrichs gibt Auskunft über die Ursache der Beschwerden. Handelt es sich um eine Pilzinfektion, z.B. mit Candida (Genitalsoor), wird ein lokal anzuwendendes Medikament gegen Pilzerkrankungen (Antimykotikum) verordnet.

Genitalinfektion/ Genitalsoor ▸ S. 347

▌Bildet sich eine Gruppe schmerzhafter, **brennender und juckender Bläschen** am Scheideneingang, ist die Haut gerötet und kommt es zu **Schmerzen beim Geschlechtsverkehr**, spricht dies für eine Infektion mit Herpesviren (Herpes genitalis). Die Erkrankung ist nicht nur unangenehm, sie kann vor allen Dingen immer wieder auftreten, da die Viren im Körper verbleiben. Bei einer reduzierten Abwehrlage brechen die Beschwerden erneut aus. Krankheitszeichen, die zwar bei einer Erstinfektion auftreten, sich danach aber meist nicht mehr zeigen, sind Schmerzen beim Wasserlassen sowie Fieber und ein allgemeines Krankheitsgefühl. Herpes genitalis kann nicht nur am Scheideneingang, sondern auch in der Scheide sowie am Muttermund auftreten. Virushemmende Medikamente dämmen die Ausbreitung der Viren ein; sie werden lokal aufgetragen. Der Partner sollte mitbehandelt werden.

Genitalinfektion/ Genitalherpes ▸ S. 347

▌Bei kleinen **Warzen** oder **flachen Hauterhebungen**, die zunächst vereinzelt auftreten, sich im Fall einer Zunahme jedoch lokal häufen, handelt es sich um Feigwarzen (Kondylome). Sie können an den Schamlippen oder am Scheideneingang auftreten und bis weit hinauf in die Scheide reichen. Auch der Analbereich bis hin zum Mastdarm ist unter Umständen betroffen. Ursache dieser Warzen sind so genannte humane Papillom-Viren (HPV), die hauptsächlich sexuell übertragen werden. Kondylome breiten sich erheblich aus und können im fortgeschrittenen Stadium blumenkohlartige Formen annehmen, die chirurgisch entfernt werden müssen. Deshalb ist eine zeitige Behandlung erforderlich. Im Anfangsstadium werden sie mit Salben behandelt, die das Virenwachstum hemmen. Da sie immer wieder auftreten können, ist eine regelmäßige ärztliche Kontrolle erforderlich.

Genitalinfektion/Feigwarzen ▸ S. 347

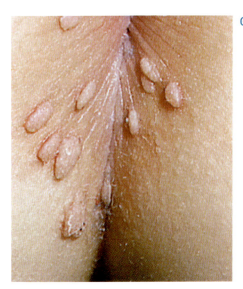

▌Eine **schmerzhafte, gerötete Schwellung** der kleinen Schamlippen, die Beschwerden beim Gehen, Sitzen und beim Stuhlgang verursacht, kann Zeichen einer Entzündung der Bartholin-Drüsen sein. Diese Drüsen sind nur etwa erbsengroß und sitzen in der Nähe des Scheideneingangs. Ihre Aufgabe ist es, ihn mit Sekret zu befeuchten. Die Frauenärztin muss feststellen, ob die Drüse nur entzündet ist oder ob der Ausführungsgang verstopft ist und sich bereits ein Abszess gebildet hat, der eröffnet werden muss.

Abszess ▸ S. 295

117

FRAUENBESCHWERDEN

▌Eine **nässende**, **harte**, aber **schmerzfreie Stelle** an der Vulva sowie **geschwollene Lymphknoten in der Leistengegend** könnten auf eine Infektion mit der Geschlechtskrankheit Syphilis hindeuten. Diese Symptome treten rund drei bis vier Wochen nach dem Geschlechtsverkehr auf, bei dem die Ansteckung erfolgte. Besteht ein Verdacht auf Syphilis, sollte man umgehend einen Arzt aufsuchen, da die Erkrankung schwerwiegende Spätfolgen nach sich zieht. Um eine Diagnose stellen zu können, wird ein Abstrich von der offenen Stelle genommen sowie eine Blutuntersuchung durchgeführt. Eine Behandlung mit Antibiotika ist erforderlich.

Geschlechtskrankheiten/Syphilis
▶ S. 349

Treten Symptome wie Brennen und Juckreiz in der Scheide auf, kann dies harmlose Ursachen haben, doch wenn die Beschwerden anhalten, sollten die genauen Ursachen abgeklärt werden. Die Frauenärztin untersucht dazu die Vagina und kann anhand eines Abstriches von der Schleimhaut mögliche Erreger feststellen. Die Therapie richtet sich dann nach der Grunderkrankung. Da viele der Infektionen sexuell übertragbar sind, muss der Partner häufig mitbehandelt werden, da er entweder als Überträger infrage kommt oder sich selbst anstecken kann.

Ausfluss aus der Scheide

▌Ein leichter Ausfluss aus der Scheide ist normal, denn das Scheidensekret dient der Reinigung. Es besteht aus dem Schleim des Gebärmutterhalses, abgeschilferten Hautzellen sowie der Flüssigkeit, die die Scheide feucht hält. Gesunder Ausfluss ist weißlich-flüssig und hat einen säuerlichen Geruch, ähnlich wie Joghurt. In der Mitte zwischen zwei Monatsblutungen kann der Ausfluss etwas zunehmen, als Folge der Hormonschwankungen, die den Eisprung auslösen. Er sieht dann wässrig aus, ist geruchlos und zieht Fäden. Ganz ähnlich ist der Ausfluss bei Verwendung von Pille oder Spirale, dann aber oft während des gesamten Zyklus. Vor allem bei jüngeren Frauen tritt der normale Ausfluss eher reichlich auf. Später, wenn durch die hormonellen Veränderungen in den Wechseljahren der Östrogenspiegel sinkt, nimmt er ab.

▌**Weißlich-zähflüssiger bis salbenartiger Ausfluss**, der geruchlos ist und mit **Juckreiz** in der Scheide und geröteten Schamlippen einhergeht, ist Hinweis auf eine Pilzinfektion. Manchmal treten auch leichte Unterleibsbeschwerden auf. Eine Candida-Infektion (Genitalsoor) wird mit einem Antipilzmittel (Antimykotikum) behandelt, das lokal angewendet wird. Um beim Geschlechtsverkehr die gegenseitige Wiederansteckung durch den Partner zu vermeiden (Pingpong-Effekt), muss dieser ebenfalls behandelt werden.

Genitalinfektion/Genitalsoor
▶ S. 347

▌**Grau-weißlicher, fischig riechender** Ausfluss **ohne Juckreiz und Brennen** deutet auf eine bakterielle Infektion in der Scheide hin. Betroffen sind meist Frauen mit veschiedenen Sexualpartnern oder Frauen, die Verkehr mit einem Partner haben, der mehrere Partnerinnen hat. Wer unter einer solchen Infektion leidet, sollte umgehend eine Frauenärztin zu Rate ziehen, damit eine entsprechende Therapie eingeleitet werden kann.

Genitalinfektion/Bakterien
▶ S. 348

▌Ist der Ausfluss **schleimig-eitrig**, kommt es zu **Juckreiz** und **Brennen beim Wasserlassen** sowie unter Umständen zu Zwischenblutungen und Unterleibsschmerzen, kann dies auf eine Infektion mit Chlamydien hinweisen. Diese Bakterien werden ebenfalls sexuell übertragen und befallen vorwiegend die Geschlechtsorgane und ableitenden Harnwege von Mann und Frau. Eine Chlamydien-Infektion lässt sich durch einen Abstrich aus dem Gebärmutterhals oder der Harnröhre feststellen. Behandelt wird sie mit einem Antibiotikum, wobei der Partner notwendigerweise in die Therapie mit eingeschlossen werden muss.

Genitalinfektion/Chlamydien
▶ S. 348

▌**Starker, gelblich-schaumiger** Ausfluss, der **übel riecht**, spricht für eine Infektion mit Trichomonaden. Diese sexuell übertragbaren Geißeltierchen verursachen außerdem Schmerzen und Juckreiz in der Scheide sowie ein wundes Gefühl am Scheideneingang und an den Schamlippen. Unter Umständen können Blasenbeschwerden und häufiges Wasserlassen dazukommen, da die Erreger auch die Harnröhre befallen. Ein Abstrich sichert die Diagnose, und ein spezielles Mittel gegen Trichomonaden muss eingenommen werden. In die Therapie muss auch der Partner mit einbezogen werden, um eine Rückinfektion zu vermeiden.

Genitalinfektion/Trichomonaden
▶ S. 348

118

Unregelmäßige Monatsblutung

Ist der Ausfluss fleischfarben und treten **Schmerzen beim Geschlechtsverkehr** auf, kann es sich bei Frauen **ab Mitte 40** um wechseljahrsbedingte Veränderungen der Scheidenschleimhaut handeln. Die Schleimhaut wird dann dünner, weniger gut durchblutet und auch die Scheidenflora verändert sich. Ratschläge zur Linderung der Beschwerden erhält man bei der Frauenärztin.

Wechseljahresbeschwerden
▸ S. 464

Blutiger, übel riechender Ausfluss, bei dem es zusätzlich zu Unterleibsschmerzen, Blutungen nach dem Geschlechtsverkehr, neuerdings sehr starken Monatsblutungen, Zwischenblutungen oder Blutungen nach den Wechseljahren kommen kann, ist immer ein ernst zunehmendes Warnzeichen, hinter dem sich unter Umständen eine Tumorerkrankung in der Gebärmutter verbergen kann. Es ist ratsam, baldmöglichst zum Arzt zu gehen. Um eine mögliche Krebserkrankung festzustellen, wird von Gebärmuttermund und -hals ein Abstrich genommen und auf Zellveränderungen untersucht.

Gebärmutterkrebs
▸ S. 341

Gebärmutterhalskrebs ▸ S. 340

Leichter Ausfluss mit Schmerzen im Unterbauch, die durch Druck auf die Bauchdecke stärker werden, und eventuell Schmerzen beim Geschlechtsverkehr, kann auf eine beginnende Eierstockentzündung hinweisen. Als weiteres Krankheitszeichen tritt Fieber auf. Sehr ähnliche Symptome werden auch durch eine Blinddarmentzündung hervorgerufen. Auf alle Fälle sollte hier umgehend ein Arzt aufgesucht werden, damit er die Ursache herausfindet und eine entsprechende Behandlung erfolgen kann.

Eierstockentzündung ▸ S. 328

Blinddarmentzündung ▸ S. 319

Eitriger Ausfluss, Schmerzen im Unterbauch und eventuell Brennen beim Wasserlassen könnten Symptome der Geschlechtskrankheit Tripper (Gonorrhö) sein. Bei dieser sexuell übertragbaren Bakterieninfektion kann es auch zu Ausfluss aus der Harnröhre kommen. Die Beschwerden treten erstmals innerhalb von zehn Tagen nach der Ansteckung auf. Tripper kann eine langjährige Krankheitsdauer sowie den Verlust der Fortpflanzungsfähigkeit zur Folge haben. Deshalb ist es im Verdachtsfall dringend erforderlich, einen Arzt aufzusuchen. Er wird in der Regel anhand eines Abstrichs die Diagnose stellen. Behandelt wird diese (meldepflichtige) Erkrankung mit Antibiotika.

Geschlechtskrankheiten/Gonorrhö
▸ S. 349

Weicht der Ausfluss in Farbe, Konsistenz, Menge und Geruch vom normalen Maß ab, ist das ein Zeichen für eine körperliche Veränderung, die man sorgfältig beobachten sollte. Kommt es zu weiteren Beschwerden wie Brennen und Jucken, Schmerzen im Unterleib oder beim Geschlechtsverkehr oder zu ungewöhnlichen Blutungen, ist umgehend eine Frauenärztin aufzusuchen, um die Ausbreitung der Infektion zu verhindern oder eine bösartige Erkrankung frühzeitig zu erkennen. Die Gynäkologin untersucht die Scheide und nimmt einen Vaginalabstrich oder einen Abstrich vom Gebärmuttermund bzw. Gebärmutterhals. Im Fall einer Infektion ist unter Umständen die Mitbehandlung des Sexualpartners erforderlich, um eine Wiederansteckung zu verhindern.

Unregelmäßige Monatsblutung

Die monatliche Regelblutung tritt im Durchschnitt alle 28 Tage auf und dauert 4 bis 5 Tage, doch die individuellen Werte können von Frau zu Frau sehr abweichen. So kann der monatliche Rhythmus zwischen 24 und 34, die Dauer zwischen 2 und 7 Tagen schwanken und auch die Blutungsstärke sehr unterschiedlich sein. Da der Hormonhaushalt den monatlichen Zyklus steuert, wirken sich hormonelle Schwankungen, wie sie in der Pubertät, nach einer Schwangerschaft oder mit den beginnenden Wechseljahren vorkommen, auch auf die Monatsblutung aus. Abgesehen von diesen Lebensphasen pendelt sich bei jeder Frau ein mehr oder weniger gleich bleibender Zyklus ein. Verändern sich die gewohnten Abläufe, sollte man aufmerksam werden und beobachten, ob noch andere Symptome auftreten, die möglicherweise Anzeichen einer Erkrankung sind.

Zwischen dem 13. und 20. Lebensjahr treten oftmals Zyklusschwankungen auf, da während der Pubertät der Hormonhaushalt noch unausgeglichen ist und es einige Jahre dauert, bis er sich eingependelt hat. Die Blutung kann mal alle 24, dann wieder erst nach 30 Tagen einsetzen, ohne dass Anlass zur Sorge besteht.

119

FRAUENBESCHWERDEN

■ Im **Alter von 45 bis 55 Jahren** verändert sich der Zyklus, wenn die Wechseljahre beginnen. Bei vielen Frauen verzögert und verkürzt sich die Blutung allmählich, bei manchen hört sie „von heute auf morgen" für immer auf. Auch **nach einer Schwangerschaft** benötigt der Körper einige Monate, bis sich der Hormonhaushalt wieder normalisiert hat und die Monatsblutung wieder regelmäßig einsetzt.
Behandlungsbedürftig sind diese natürlichen Schwankungen nur, wenn weitere Probleme hinzukommen.

■ Eine unregelmäßige Monatsblutung **in schwierigen Lebensphasen**, z.B. während und nach großen Anstrengungen, **seelischen Belastungen** oder **starkem Stress**, ist eine durchaus häufige Reaktion des weiblichen Körpers. Der Hormonhaushalt ist aufgrund der Überbelastung vorübergehend aus dem Gleichgewicht gebracht, was in der Regel nicht behandelt werden muss. Nur wenn der Periodenrhythmus über einen längeren Zeitraum auffallend unregelmäßig bleibt und das Gefühl von psychischer Belastung anhält, sollte man die Frauenärztin zu Rate ziehen.

Psychosomatische Störungen
▸ S. 428

■ Bei **starkem Gewichtsverlust** verändert sich der Hormonaushalt, was eine hormonelle Störung auslösen und damit der Grund für eine unregelmäßige Monatsblutung sein kann. Bei jungen Frauen sind nicht selten **zu strenge Diäten** oder **Essstörungen** die Ursache für ein extrem niedriges Körpergewicht. Doch kann Untergewicht auch die Folge einer körperlichen oder seelischen Krankheit sein. Mit einer Gesundung bzw. der Normalisierung des Essverhaltens und damit des Körpergewichts reguliert sich meist auch der Hormonhaushalt wieder – und damit die Menstruation.

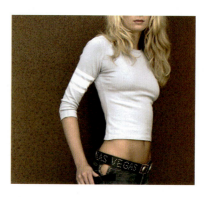

Ess-Brech-Sucht ▸ S. 333

Magersucht ▸ S. 391

■ Treten Zyklusschwankungen in Zusammenhang mit der Einnahme von **Medikamenten** auf, kann dies auf einer Nebenwirkung des Arzneimittels beruhen. Vor allem Antibiotika, Hormonpräparate, Medikamente gegen Depressionen sowie Zytostatika (zur Chemotherapie bei Krebs) beeinflussen vorübergehend den Zyklus. Der behandelnde Arzt sollte über diese Nebenwirkung informiert werden, damit er unter Umständen die Dosierung des Medikaments verändern kann.

Medikamente
▸ S. 38

■ Sind die Monatsblutungen **unregelmäßig** und **stark**, eventuell mit **Schmerzen beim Geschlechtsverkehr** verbunden, kann dies Zeichen einer oder mehrerer Eierstockzysten sein. Die Frauenärztin kann diese flüssigkeitsgefüllten Hohlräume am Eierstock im Rahmen einer Tast- und Ultraschalluntersuchung feststellen. Kleinere Zysten machen häufig kaum Beschwerden, können aber ein Grund für ungewollte Kinderlosigkeit sein. Bilden sie sich nicht von allein zurück, muss man sie operativ entfernen.

Eierstockzysten
▸ S. 328

■ Immer wieder auftretende unregelmäßige Monatsblutungen mit **starken Schmerzen**, die schon **ein bis zwei Tage vorher** beginnen, können auf eine Erkrankung der Gebärmutterschleimhaut, eine so genannte Endometriose hinweisen. Weitere Krankheitszeichen können Schmerzen im Unterbauch, beim Geschlechtsverkehr sowie bei der Darm- und Blasenentleerung sein. Normalerweise wird die Gebärmutterschleimhaut zyklusentsprechend einmal im Monat durch die Menstruation abgestoßen, dann wächst sie wieder nach. Bei der Endometriose siedeln sich Teile von ihr außerhalb der Gebärmutter, z.B. im Bauchraum und außen an den Eileitern und Eierstöcken an. Diese „Inseln" reagieren genauso auf den Hormonzyklus wie die Gebärmutter selbst, d.h. sie bluten bei jeder Periode mit. Die Folgen sind zum einen verlängerte und verstärkte Blutungen. Zum anderen wird das umliegende Gewebe gereizt, es können Verwachsungen auftreten und sich Zysten bilden. Das kann wiederum die Ursache für ungewollte Kinderlosigkeit werden. Daher ist es wichtig, eine Endometriose frühzeitig zu erkennen und zu behandeln.

Endometriose
▸ S. 330

Schmerzhafte Monatsblutung

▌ Eine **verlängerte**, **starke** und eventuell **schmerzhafte** Monatsblutung kann auf ein Myom in der Gebärmutter hinweisen. Diese gutartige Geschwulst aus Muskel- und Bindegewebe kann klein wie eine Erbse oder groß wie eine Apfelsine sein, manchmal sogar noch größer. Selten tritt ein Myom allein auf, meist handelt es sich um mehrere Geschwülste. Da Myome gut tastbar sind, wird die Diagnose oft schon bei der Tastuntersuchung gestellt, auf jeden Fall aber beim Ultraschall. Das Wachstum von Myomen ist hormonabhängig, daher bilden sie sich nach den Wechseljahren meist von selbst zurück. Um eine bösartige Veränderung auszuschließen, müssen sie regelmäßig kontrolliert werden.

Myom ▶ S. 407

▌ Kommt die Blutung **mehr als eine Woche zu spät** und treten dabei **heftige einseitige Unterleibsschmerzen** auf, kann eine Eileiterschwangerschaft die Ursache sein. Dies liegt insbesondere dann nahe, wenn die Betroffene mit der Spirale verhütet, denn dann passiert es deutlich häufiger, dass sich das Ei in der Schleimhaut des Eileiters statt in der Gebärmutter einnistet. Im Verdachtsfall ist sofortige ärztliche Abklärung nötig, da der Eileiter platzt, sobald das Ei eine bestimmte Größe erreicht hat, und innere Blutungen die Folge wären. Bestätigt eine Ultraschalluntersuchung den Verdacht und befindet sich die Schwangerschaft in einem sehr frühen Stadium, kann sie medikamentös unterbrochen werden. Ansonsten ist ein operativer Eingriff notwendig.

Bauchhöhlen- und Eileiterschwangerschaft ▶ S. 311

Dauert die Periodenblutung plötzlich sehr viel länger, ist sie stärker und schmerzhafter als sonst und treten womöglich weitere Symptome wie Schmerzen beim Geschlechtsverkehr auf, sollte man möglichst bald die Ursachen von der Frauenärztin abklären lassen. Sie kann mit einer Tastuntersuchung und mit Ultraschall feststellen, ob eine organische Veränderung an Eileiter oder Gebärmutter vorliegt. Doch auch wenn seelische Belastungen das monatliche hormonelle Geschehen aus dem Gleichgewicht gebracht haben, kann ein Gespräch helfen, Lösungen zu finden.

Schmerzhafte Monatsblutung

Die monatliche Blutung wird mehr oder weniger stark von Schmerzen begleitet – das ist individuell sehr unterschiedlich und manchmal auch von äußeren Umständen beeinflusst. So haben junge Mädchen oftmals stärkere Schmerzen als erwachsene Frauen, weil ihre Gebärmutter noch im Wachstum ist. Meist pendeln sich die Beschwerden mit der Zeit von selbst auf ein erträgliches Maß ein. In leichter Form treten Periodenschmerzen bei jeder Frau auf, und jede entwickelt ihre eigene Strategie, damit umzugehen. Hilfreich sind alle entspannenden Maßnahmen: von der Wärmflasche über beruhigende Heilpflanzentees bis zur sanften Bauchmassage mit schmerzlinderndem Johanniskrautöl. Eine medizinische Behandlung ist erst dann erforderlich, wenn die Beschwerden so stark sind, dass sie das Allgemeinbefinden beeinträchtigen.

▌ Eine **schmerzhaftere Monatsblutung als gewöhnlich**, eventuell verbunden mit Schmier- und Zwischenblutungen, ist in den ersten Monaten nach dem Einsetzen einer Spirale (so genanntes Intrauterinpessar – IUP) zur Empfängnisverhütung nichts Ungewöhnliches. Die Spirale wird im Uterus als Fremdkörper empfunden und sorgt so für einen stärkeren Aufbau der Gebärmutterschleimhaut. Dadurch treten stärkere Blutungen und oftmals auch krampfartige Schmerzen während der Periode auf. Meist normalisieren sich die Beschwerden, je länger das Pessar liegt. Lassen diese Symptome im Laufe der Zeit nicht nach, sollte die Lage der Spirale kontrolliert werden. Bei anhaltenden starken Beschwerden muss sie unter Umständen wieder entfernt werden.

▌ Starke Periodenschmerzen zusammen mit **unregelmäßigen** und **sehr heftigen Monatsblutungen**, die eventuell **länger als sieben Tage** andauern, können ein Hinweis auf eine Endometriose sein. Bei dieser Erkrankung der Gebärmutterschleimhaut (Endometrium) können zusätzlich Unterleibsschmerzen, Schmerzen beim Geschlechtsverkehr oder bei der Blasen- bzw. Darmentleerung auftreten. Grund hierfür ist, dass sich Teile der Gebärmutterschleimhaut außerhalb der Gebärmutter angesiedelt haben. Diese Gewebeinseln reagieren ebenfalls auf den Menstruationszyklus und bluten jedes mal mit. Das umliegende Gewebe im Bauchraum wird gereizt, es entstehen Verwachsungen und Zysten. Hier sollte man nicht zögern, die Frauenärztin aufzusuchen, da Endometriose ein häufiger Grund für ungewollte Kinderlosigkeit ist.

Endometriose ▶ S. 330

121

FRAUENBESCHWERDEN

■ **Neu auftretende** und sich **von Mal zu Mal verschlimmernde Periodenschmerzen**, die eventuell mit einer **starken und verlängerten Blutung** einhergehen, sind immer ein Hinweis auf eine Veränderung, die ärztlich kontrolliert werden sollte. Die Ursache könnte ein Myom in der Gebärmutter sein. Diese gutartige Muskelgeschwulst kann per Tastbefund und Ultraschalluntersuchung festgestellt werden. Aber auch bösartige Tumoren könnten hinter den Beschwerden stehen. Je frühzeitiger diese erkannt werden, desto besser sind die Chancen auf Heilung.

Myom ▸ S. 407
Gebärmutterkrebs ▸ S. 341
Eierstockkrebs ▸ S. 328

Heftige Periodenschmerzen müssen nicht als unabänderlich hingenommen werden. In einem Gespräch mit der Frauenärztin können Ursachen geklärt und Maßnahmen zur Linderung der Beschwerden besprochen werden. Darüber hinaus müssen alle neu auftretenden, starken Periodenschmerzen ärztlich untersucht werden, da sie auch Zeichen einer schwerwiegenden Erkrankung sein können. Der Tastbefund, ein Schleimhautabstrich vom Muttermund und eine Ultraschalluntersuchung bieten die wichtigsten Anhaltspunkte für die Diagnose. In besonderen Fällen können eine Bauchspiegelung oder eine Gewebeentnahme nötig werden.

Ausbleiben der Monatsblutung

■ In Mitteleuropa beginnt heutzutage bei den meisten Mädchen die erste Periode im zwölften Lebensjahr, doch ist ein Einsetzen im 15. Lebensjahr immer noch normal. In den ersten Monaten oder auch Jahren ist der Zyklus noch nicht regelmäßig und die Regel kann auch mal ausbleiben. Ein Ausfallen der Monatsblutung wird auch als Amenorrhö bezeichnet. Bei erwachsenen Frauen gibt es dafür zwei natürliche Ursachen: eine Schwangerschaft und die Wechseljahre, bei denen ab Mitte bis Ende 40 die Regel erst gelegentlich und dann vollständig ausbleibt. Ein einmaliges Ausbleiben der Monatsblutung – ohne dass eine Schwangerschaft vorliegt – ist noch kein Grund zur Beunruhigung, denn Stress und seelische Probleme können kurzfristig Schwankungen des Hormonhaushalts auslösen. Hier helfen Entspannungsübungen und alle Maßnahmen, die das Leben wieder in geregelte Bahnen bringen. Bleibt die Monatsblutung allerdings länger aus, ohne dass einer dieser Gründe vorliegt, können sowohl körperliche als auch seelische Ursachen vorliegen.

■ **Erfolgte kein Einsetzen der Menstruation bis zum 16. Lebensjahr**, sollte die Ursache von einer Frauenärztin abgeklärt werden. Der häufigste Anlass sind Hormonstörungen, die mit Hilfe von Medikamenten behandelt werden können. Es kommen auch noch ein vollständiger Verschluss des Jungfernhäutchens oder eine Reihe seltener, meist erblich bedingter Krankheiten als Grund dafür infrage.

■ **Fällt die Monatsblutung vor dem 45. Lebensjahr** plötzlich aus und ist eine Schwangerschaft ausgeschlossen, sind meist hormonelle Störungen der Grund. Eine so genannte Post-pill-Amenorrhö kann kurzfristig nach dem Absetzen der Antibabypille auftreten, wenn der Organismus nicht sofort wieder mit der eigenen Hormonproduktion begonnen hat. Andere Ursachen für eine Störung des komplizierten Zusammenspiels der Hormone können z.B. Schilddrüsenerkrankungen oder ein zu hoher Anteil an männlichen Hormonen sein. In jedem Fall sollte man nach zwei ausgebliebenen Monatsblutungen von der Frauenärztin prüfen lassen, worin die Ursache besteht.

Schilddrüsenerkrankungen ▸ S. 439

■ **Tritt das Ausbleiben der Menstruation in Zusammenhang mit starkem Gewichtsverlust** auf oder besteht generell **starkes Untergewicht**, liegt eventuell eine Essstörung vor. Wenn das Normalgewicht erheblich unterschritten wird, bleibt die Monatsblutung generell aus: Dieser automatisch ausgelöste biologische Schutzmechanismus hemmt den Eisprung und den Hormonzyklus, denn eine krankhaft magere Frau könnte ohne Schaden für sich und das Kind keine Schwangerschaft durchstehen. Normalisiert sich das Körpergewicht und damit der Hormonhaushalt, setzt meist auch die Monatsblutung wieder ein. Eine ärztliche Behandlung ist dringend erforderlich, am besten in Zusammenhang mit einer Psychotherapie. Denn Magersucht und Ess-Brech-Sucht haben immer auch einen psychischen Hintergrund, der behandelt werden sollte, damit die Essstörung nicht nach kurzer Zeit wieder auftritt.

Ess-Brech-Sucht ▸ S. 333
Magersucht ▸ S. 391

Blutungen außerhalb des Zyklus

■ Bleibt die Menstruation während Zeiten mit **starkem Stress** oder **seelischer Belastung** aus, spricht dies für eine psychisch bedingte Amenorrhö. Dies liegt vor allem dann nahe, wenn die Belastung schon lange anhält und weitere Symptome auftreten, wie allgemeine Antriebslosigkeit, Appetitlosigkeit, Traurigkeit oder Hoffnungslosigkeit. In diesem Fall kann es sich um eine Depression handeln. Ein Gespräch mit der Frauenärztin sollte klären, ob körperliche Ursachen vorliegen und welche Möglichkeiten zu Lösung der seelischen Probleme infrage kommen.

Psychosomatische Störungen
▸ S. 428

Depression
▸ S. 323

Dauert die so genannte Amenorrhö mehr als zwei Monate, sollte ein Gespräch mit der Frauenärztin erfolgen. Mit einer Blutuntersuchung können die Hormonspiegel bestimmt und bei Bedarf mit entsprechenden Medikamenten ergänzt werden. Frauen mit Untergewicht sollten dringend die Ursache abklären lassen, denn hier ist die Amenorrhö ein Zeichen dafür, dass der Körper bereits unter starken Mangelerscheinungen leidet.

Blutungen außerhalb des Zyklus

Blutungen zwischen zwei Perioden sind häufig und fast immer harmlos. Es sind oft nur diskrete Schmierblutungen, sie können aber auch die Stärke einer üblichen Regelblutung annehmen. Zwischenblutungen werden meist durch psychosomatisch bedingte Hormonschwankungen ausgelöst: Wenn der Östrogenspiegel in der Zyklusmitte kurzzeitig zu tief sinkt, reagiert die Gebärmutter wie kurz vor der Periode und stößt die Schleimhaut ab. Zunächst sollte man versuchen, sich selbst und damit den Zyklus mit einfachen Mitteln positiv zu beeinflussen. Ein geregelter Tagesablauf, viel Schlaf, Entspannungsübungen und Heilpflanzentees sind hilfreich. Wenn allerdings mehrere Monate hintereinander, während der Schwangerschaft oder nach den Wechseljahren ungewohnte Blutungen auftreten, sollte man die Ursache ärztlich abklären lassen.

■ **Zwischenblutungen bei unregelmäßigem Zyklus** machen es oft schwer zu unterscheiden, ob es sich um die normale Periode oder eine Blutung außer der Reihe handelt, weil die Zyklen so unzuverlässig sind. Oftmals handelt es sich hierbei um eine hormonell bedingte Störung. Diese kann einen übermäßig starken Schleimhautaufbau hervorrufen, der dann zusätzlich Ursache für heftige Unterleibsschmerzen während der Periode ist. Die ärztliche Abklärung verhilft zur genauen Diagnose. Eine Hormonstörung beruht manchmal auch auf einer Fehlfunktion anderer Organe, wie etwa der Schilddrüse, die vom Facharzt behandelt werden muss.

■ **Schmier- und Zwischenblutungen** bei **gleichzeitig starken Monatsblutungen**, die eventuell auch mit Schmerzen einhergehen, können nach dem Einsetzen einer Spirale zur Empfängnisverhütung auftreten. Diese Nebenwirkung des Intrauterinpessars (IUP) ist anfangs relativ häufig, da die Gebärmutterschleimhaut das Pessar als Fremdkörper empfindet und zunächst abstoßen will. Sie lässt nach, je länger die Spirale liegt. Vergehen die Beschwerden allerdings nicht innerhalb weniger Zyklen, muss der Sitz der Spirale kontrolliert werden. Im Fall anhaltend starker Beschwerden wird das Pessar wieder entfernt.

■ **Blutungen nach dem Geschlechtsverkehr** sind häufig die Folge von kleinen Rissen (Verletzungen) in der Scheidenschleimhaut. Die Beschwerden können durch den veränderten Hormonhaushalt während und nach den Wechseljahren begünstigt werden, in deren Folge die Scheidenschleimhaut durch den sinkenden Östrogenspiegel trockener wird. Hier können lokal anzuwendende östrogenhaltige Salben helfen. Ist die Ursache eine Scheidenentzündung, treten möglicherweise auch leichte Blutungen ohne sexuellen Kontakt auf.

Wechseljahresbeschwerden
▸ S. 464

Scheidenentzündung ▸ S. 438

■ **Blutungen nach dem Geschlechtsverkehr in Verbindung mit Zwischenblutungen** sind Hinweis auf Polypen; die harmlosen stecknadelkopf- bis erbsengroßen Wucherungen der Schleimhaut in der Gebärmutter oder am Gebärmuttermund können bei Berührung anfangen zu bluten. Sitzen diese außen am Muttermund, sind sie bei der gynäkologischen Untersuchung sichtbar und können direkt abgetragen werden. Sitzen die Polypen in der Gebärmutter, können sie bei Beschwerden durch eine Ausschabung entfernt werden.

Muttermundpolypen ▸ S. 406

123

FRAUENBESCHWERDEN

▌ **Zwischenblutungen, die mit eitrigem Ausfluss** sowie **Juckreiz** der Scheide einhergehen, eventuell begleitet von **Brennen beim Wasserlassen**, können Symptome einer **bakteriellen Infektion** (Chlamydien-Infektion) der Scheide sein. Die Beschwerden treten in Zusammenhang mit Geschlechtsverkehr auf, da die Ansteckung auf sexuellem Weg erfolgt. Der Arzt stellt eine Chlamydien-Infektion anhand eines Abstrichs von Gebärmutterhals oder Harnröhre fest. Die Behandlung – in die auch der Partner einbezogen werden muss – erfolgt mit einem Antibiotikum.

Genitalinfektion/ Chlamydien
▶ S. 348

▌ **Sehr schwache Blutungen während der Schwangerschaft**, die in den ersten Monaten zur Zeit der üblichen Regel auftreten, sind meistens auf die **hormonelle Umstellung** zurückzuführen und harmlos, doch sollte man vorsichtshalber der die Schwangerschaft betreuenden Frauenärztin davon berichten.
Stärkere Blutungen nach der 12. Schwangerschaftswoche sind immer ernst zu nehmende Warnsymptome, z.B. für eine **drohende Fehlgeburt**. Hier darf man mit dem Arztbesuch keinesfalls zu lange warten.
Um den Entbindungstermin herum sind **leichte Schmierblutungen** ein **normales Anzeichen** dafür, dass die Geburt bald bevorsteht. Sicherheitshalber sollte jedoch bei jeder auftretenden Blutung während der Schwangerschaft die betreuende Frauenärztin oder Hebamme informiert werden.

Schwangerschaft
▶ S. 251

Fehlgeburt
▶ S. 334

▌ **Schmierblutungen 6 bis 8 Wochen nach der letzten Regel**, verbunden mit heftigen, **schneidenden Bauchschmerzen** sind ein Alarmsymptom. Hier sollte man keine Zeit verlieren und sofort einen Frauenarzt oder eine Klinikambulanz aufsuchen, da eine **Eileiterschwangerschaft** vorliegen kann. Das befruchtete Ei hat sich statt in der Gebärmutter im Eileiter eingenistet, was häufiger passieren kann, wenn man mit der Spirale verhütet. Wird der Embryo zu groß, reißt der Eileiter und lebensgefährliche Blutungen können die Folge sein. Eine Eileiterschwangerschaft muss immer beendet werden, entweder medikamentös oder operativ, da sie nicht ausgetragen werden kann.

Bauchhöhlen- und Eileiterschwangerschaft ▶ S. 311

▌ **Zwischenblutungen, Schmierblutungen nach dem Geschlechtsverkehr** und **verstärkter Ausfluss** können Symptome für eine **krebsartige Veränderung** am Muttermund und Gebärmutterhals sein (Zervixkarzinom). Die ersten Anzeichen werden häufig übersehen, vor allem in den beginnenden Wechseljahren, da dann die natürlicherweise unregelmäßiger werdenden Blutungen davon kaum zu unterscheiden sind. Im Verdachtsfall sollte man lieber einmal zu viel zur Frauenärztin gehen, denn je früher eine Behandlung beginnt, desto besser sind die Heilungschancen.

Gebärmutterhalskrebs ▶ S. 340

▌ **Blutungen, die nach den Wechseljahren** – der so genannten Menopause – auftreten, können harmloser Natur sein und keinen Grund zur Sorge darstellen, beispielsweise wenn sie durch Schwankungen im Östrogenspiegel hervorgerufen werden. Sie können jedoch auch Zeichen einer ernsthaften Erkrankung sein, vor allem wenn man zusätzlich einen **unangenehm riechenden, leicht blutigen Ausfluss** bemerkt. Da die Gebärmutterschleimhaut nicht mehr allmonatlich erneuert wird, können Gewebeveränderungen auftreten. Infrage kommen verschiedene Tumorerkrankungen, die im Bereich der Gebärmutter entstehen können: Neben dem **Gebärmutterhalskrebs** (Zervixkarzinom) ist dies nach den Wechseljahren am häufigsten der **Gebärmutterkrebs** (Korpuskarzinom). Um sicherzugehen, sollte auf jeden Fall schnellstmöglich die Ursache herausgefunden werden. Das beruhigt und ermöglicht im Krankheitsfall eine frühzeitige Therapie.

Gebärmutterkrebs
▶ S. 341

Gebärmutterhalskrebs
▶ S. 340

Sollten Blutungen außerhalb des normalen Zyklus nicht nur als einmalige Ausnahme, sondern häufiger auftreten oder von weiteren Symptomen wie übel riechendem Ausfluss oder Schmerzen im Unterbauch begleitet sein, sollte man unbedingt die Ursachen von der Frauenärztin abklären lassen. Denn auch Tumorerkrankungen im Bereich von Eierstöcken oder Gebärmutter kündigen sich nur mit diesen einfachen Symptomen an. Zunächst werden zur Diagnosestellung immer eine Tastuntersuchung und eine Ultraschalluntersuchung durchgeführt, außerdem ein Gewebeabstrich, der im Labor auf entartete Zellen untersucht wird. Bauchspiegelung, Röntgenaufnahmen und Computertomographie kommen als weiterführende Maßnahmen infrage.

Schmerzen im Unterleib

Unterleibsschmerzen können letztendlich von allen Organen herrühren, die sich dort befinden. Das sind neben den Geschlechtsorganen auch der Darm, die Harnwege und die Blase. Sogar Wirbelsäulensyndrome, die nach vorne ausstrahlen, kommen als Ursache infrage. Darüber hinaus können seelische Belastungen zu psychosomatischen Unterbauchschmerzen ohne erkennbaren Organbefund führen. Deshalb ist die Klärung von Unterbauchschmerzen unter Umständen sehr langwierig, und es bedarf manchmal mehrerer Spezialisten, bis die richtige Diagnose gefunden ist und zu einer entsprechenden Therapie führt.

Leichte, ziehende Schmerzen in den Tagen **vor der Menstruation** bzw. um die **Zeit des Eisprungs** herum sind normal und harmlos. Sie sind die Folge einer leichten Bauchfellreizung durch das körperliche Geschehen. Kommen allgemeine **Mattigkeit**, **Stimmungsschwankungen** oder **Kopfschmerzen** hinzu, handelt es sich um das so genannte Prämenstruelle Syndrom (PMS). Man vermutet, dass ein Zusammenwirken von hormonellen, körperlichen und psychischen Vorgängen die Beschwerden verursacht, die von Frau zu Frau sehr unterschiedlich stark ausgeprägt sind. Viel Schlaf, körperliche und seelische Entspannung sind das beste Mittel dagegen.

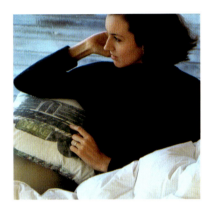

Prämenstruelles Syndrom ▸ S. 425

Ständig vorhandene Schmerzen im Unterbauch, die von keiner Lage des Körpers oder durch bestimmte Bewegungen verändert werden, beängstigen die betroffenen Frauen, die sich Sorgen um ihre Gesundheit machen. Wenn bei der ärztlichen Untersuchung jedoch **kein körperlicher Befund** festgestellt werden kann, handelt es sich um so genannte chronische Unterbauchschmerzen. Für diese Beschwerden lässt sich nicht nur keine organische Ursache finden, auch Therapien haben keinen dauerhaften Erfolg, denn die Schmerzen kommen immer wieder. Man vermutet, dass der eigentliche Grund für chronische Unterbauchschmerzen seelisch bedingt ist. Wie viele psychosomatische Erkrankungen entstehen sie als Folge einer verletzenden oder schmerzhaften Erfahrung, die sich in körperlichem Leid ausdrückt.

Chronische Unterbauchschmerzen ▸ S. 460

Psychosomatische Störungen ▸ S. 428

Ein **Druckgefühl im Unterbauch** kann verschiedene Ursachen haben. Kommen häufiger **Harndrang** und **Schmerzen beim Geschlechtsverkehr** hinzu, handelt es sich wahrscheinlich um eine Gebärmuttersenkung. Besonders bei Frauen, die mehrere Kinder geboren haben, ist die Beckenbodenmuskulatur geschwächt, sodass die Gebärmutter mit der Zeit aus ihrer Normallage nach unten rutscht und so die genannten Beschwerden verursachen kann. Sind mit dem Druckgefühl dagegen **Schmerzen beim Wasserlassen** verbunden, kann eine Reizblase oder eine Blaseninfektion dahinter stecken. Letztere muss, je nach Krankheitserreger, gezielt und frühzeitig behandelt werden, da sonst eine Ausweitung der Infektion droht.

Gebärmuttersenkung ▸ S. 341

Reizblase ▸ S. 430

Blasenentzündung ▸ S. 313

Ein **schmerzhaftes Ziehen im Unterbauch**, verbunden mit **verstärktem Ausfluss** und **Schmerzen beim Geschlechtsverkehr**, deutet auf eine Eierstock- oder Eileiterentzündung hin. Treten die Beschwerden zusammen mit **Zwischenblutungen** auf, kann es sich ebenso um eine Gebärmutterentzündung handeln. In beiden Fällen kommt im späteren Verlauf Fieber hinzu. Entzündungen im Unterleib müssen immer ärztlich behandelt werden, da sie sich sonst ausweiten können. Die Behandlung erfolgt meist mit einem Antibiotikum.

Eierstock- und Eileiterentzündung ▸ S. 328

Gebärmutterentzündung ▸ S. 340

Starke, ziehende Bauchschmerzen während der Schwangerschaft mit oder ohne Blutungen sind immer ein Warnzeichen. Sie könnten Vorboten einer drohenden Fehlgeburt oder von vorzeitigen Wehen sein. Daher sollte man in so einer Situation immer den Geburtshelfer oder die Hebamme befragen. Das Wichtigste ist zunächst absolute Bettruhe, bis über die weitere Behandlung entschieden ist.

Schwangerschaft ▸ S. 251

Fehlgeburt ▸ S. 334

125

FRAUENBESCHWERDEN

▌Ein **einseitiges Drücken und Ziehen** im Unterbauch, verbunden mit **unregelmäßigen Periodenblutungen** oder **Zwischenblutungen**, rührt möglicherweise von einer Eierstockzyste her. Ist die betroffene Frau bereits in der Zeit nach den Wechseljahren, treten in diesem Fall unerwartete Blutungen auf. Bei den Zysten handelt es sich um Hohlräume, die sich z.B. aus nicht aufgesprungenen Eibläschen gebildet haben können und nun mit Flüssigkeit gefüllt sind. Haben sie eine gewisse Größe erreicht, sind sie im Ultraschall sichtbar. Manche Zysten bilden sich innerhalb von einigen Wochen wieder zurück. Ist das nicht der Fall, werden meist Medikamente zur Behandlung eingesetzt.

Eierstockzysten
▸ S. 328

▌Ein **Druckgefühl im Unterbauch** verbunden mit **Druckschmerzen** (wenn man mit der Hand auf den Unterbauch drückt), aber ohne Blutungsstörungen, könnte eine bösartige Veränderung des Eierstocks (Eierstockkrebs) anzeigen. Da die Symptome so unspezifisch sind, sollte lieber frühzeitig ein Arzt aufgesucht werden, als zu lange zu warten. Neben den üblichen Untersuchungen wird hier unter Umständen eine Bauchspiegelung nötig (dabei wird ein optisches Gerät über einen kleinen Schnitt in der Bauchdecke eingeführt), um die Diagnose zu sichern.

Eierstockkrebs
▸ S. 328

▌Ein **Druckgefühl im Unterbauch** mit **verstärkten und schmerzhaften Monatsblutungen** ist möglicherweise Zeichen eines Myoms an oder in der Gebärmutterwand. Diese gutartige Geschwulst kann einzeln auftreten; häufiger handelt es sich jedoch um mehrere Myome. Sie werden erbsen- bis apfelsinengroß und verursachen dementsprechend unterschiedlich starke Beschwerden. Sie lassen sich meist bei der gynäkologischen Untersuchung tasten und per Ultraschall feststellen. Da sie gutartig sind und sich mit der Menopause von selbst wieder zurückbilden, ist eine Behandlung nur erforderlich, wenn das Allgemeinbefinden beeinträchtigt ist. Wachstum und Größe von Myomen sollten regelmäßig kontrolliert werden.

Myom ▸ S. 407

▌**Starker, schneidender Bauchschmerz 6 bis 8 Wochen nach der letzten Regel** könnte bedeuten, dass eine Eileiterschwangerschaft vorliegt. Vor allem, wenn mit der Spirale verhütet wird, kann es zu einer so genannten Tubenschwangerschaft kommen. Hierbei nistet sich das Ei nicht wie normal in der Schleimhaut der Gebärmutter, sondern im Eileiter ein. Erreicht der Embryo eine gewisse Größe, platzt der Eileiter, und es kann zu einer lebensgefährlichen Blutung kommen. Deshalb ist hier dringend eine ärztliche Abklärung erforderlich. Die Diagnose wird per Ultraschall gestellt, die Schwangerschaft kann nicht aufrechterhalten werden. Ist der Embryo noch in einem sehr frühen Stadium, also sehr klein, kann die Behandlung medikamentös erfolgen, im fortgeschrittenen Stadium ist eine Operation notwendig.

Bauchhöhlen- und Eileiterschwangerschaft ▸ S. 311

 Treten Unterleibsschmerzen außerhalb der üblichen Periodenschmerzen auf, sollte man sie ernst nehmen und auf weitere Krankheitszeichen achten, die einen Hinweis darauf geben, welches Organ betroffen ist. So deuten Schmerzen oder Brennen beim Wasserlassen auf Probleme der Harnwege oder Blase hin. Ausfluss oder Druckschmerzen sind Hinweise auf entzündliche Prozesse, überstarke Monatsblutungen oder Zwischenblutungen weisen auf Veränderungen an Eierstöcken oder Gebärmutter hin. Da auch bösartige Erkrankungen die gleichen Symptome haben, sollte man die Ursachen von der Frauenärztin abklären lassen, um rechtzeitig reagieren zu können und notwendige Behandlungen nicht zu verschleppen.

Schmerzen beim Geschlechtsverkehr

▌Wenn bei bisher normalem Lustempfinden und Orgasmusfähigkeit auf einmal Schmerzen beim Geschlechtsverkehr auftreten, kann man davon ausgehen, dass es sich nicht um ein psychisches, sondern um ein körperliches Problem handelt. Meist liegen eindeutig feststellbare Ursachen vor, und man sollte eine Untersuchung bei der Frauenärztin nicht als unwichtig beiseite schieben. Die Schmerzen können entweder durch Veränderungen an der Scheidenschleimhaut, an den Eierstöcken und Eileitern oder an der Gebärmutter hervorgerufen werden. Um den Ursachen genauer auf den Grund zu gehen, sollte man auf weitere körperliche Zeichen, wie Ausfluss oder Unregelmäßigkeiten bei der Monatsblutung, achten.

Schmerzen beim Geschlechtsverkehr

Nach der Geburt eines Kindes, vor allem wenn der Damm nach einem Schnitt oder Riss genäht wurde, schmerzt der Vulva- und Scheidenbereich noch einige Zeit. Die meisten Frauen haben allerdings in den ersten Wochen nach der Entbindung noch wenig Verlangen nach Sexualität, und der Heilungsprozess der Geburtverletzungen kann in Ruhe ablaufen. Sollten die Beschwerden jedoch mehrere Monate andauern, liegt wahrscheinlich ein Problem bei der Abheilung vor, das ärztlich behandelt werden muss.

Durch eine **trockene Scheidenschleimhaut** wird der Geschlechtsverkehr zunehmend unangenehm und schmerzhaft. Bei Frauen **ab Mitte 40** setzen mit den beginnenden Wechseljahren hormonelle Veränderungen ein, und ein abnehmender Östrogenspiegel verursacht oftmals Scheidentrockenheit. Lokal anzuwendende östrogenhaltige Salben, die vom Arzt verordnet werden müssen, können Abhilfe schaffen.
Ist eine trockene Scheidenschleimhaut begleitet von **starkem Durst** und eventuellem Gewichtsverlust, ist möglicherweise ein unerkannter Diabetes die Ursache.

Wechseljahres-
beschwerden
▸ S. 464

Diabetes ▸ S. 324

Schmerzen beim Geschlechtsverkehr eventuell mit einem **Druckgefühl im Unterbauch**, aber **ohne sonstige Beschwerden**, kann auf eine Gebärmuttersenkung zurückzuführen sein. Besonders bei Frauen, die mehrere Kinder geboren haben, oder bei Frauen mit sitzender Tätigkeit und Übergewicht lässt die Elastizität der Beckenbodenmuskulatur nach, und die Gebärmutter rutscht nach unten in Richtung Scheide. Unter Umständen drückt sie dabei auch auf die Blase und ruft erhöhten Harndrang hervor. Sehr ähnliche Symptome, manchmal **zusätzlich mit schmerzhaften Monatsblutungen**, rufen Myome an der Gebärmutter hervor. Dabei handelt es sich um gutartige Geschwulste, die gelegentlich bis zu apfelsinengroß werden können und dann den Geschlechtsverkehr beeinträchtigen.
Auch Zysten an den Eierstöcken (mit Flüssigkeit gefüllte Hohlräume) machen häufig zunächst gar keine Beschwerden. Erst wenn sie eine bestimmte Größe erreicht haben, fangen sie durch die mechanische Reizung beim Geschlechtsverkehr an zu schmerzen.
In allen drei Fällen besteht nur Handlungsbedarf, wenn die Beschwerden das Allgemeinbefinden beeinträchtigen. Doch sollte regelmäßig kontrolliert werden, um krankhafte Veränderungen rechtzeitig zu erkennen.

Gebärmuttersenkung ▸ S. 341

Myom ▸ S. 407

Eierstockzysten
▸ S. 328

Schmerzhafter Geschlechtsverkehr in Zusammenhang mit **Bläschenbildung am Scheideneingang** lässt eine Infektion mit Herpes-Viren (Herpes genitalis) vermuten. Die Bläschen jucken und brennen, die Haut ist gerötet und schmerzhaft. Bei der gynäkologischen Untersuchung wird die Diagnose gestellt und ein lokal anzuwendendes Mittel verschrieben, das die Ausbreitung der Viren verhindert. Nach der ersten Ansteckung mit Herpes-Viren bleiben diese ein Leben lang im Körper und können immer wieder entsprechende Symptome hervorrufen, sobald die körpereigenen Abwehrkräfte geschwächt sind. Machen sich die ersten Krankheitssymptome wie Kribbeln, Juckreiz und Schmerzen der Haut wieder bemerkbar, ist es ratsam, sofort eine entsprechende Salbe aufzutragen. Sie kann die Bläschenbildung reduzieren oder sogar verhindern.

Herpes-Infektion
▸ S. 356

Ist der Geschlechtsverkehr schmerzhaft und treten **danach Blutungen** auf, könnte es sich um kleine Polypen am Muttermund handeln, die zwar harmlos sind, aber durch die mechanische Reizung anfangen zu bluten. Treten die Beschwerden öfter auf, kann man die Polypen ambulant entfernen lassen. Sehr ähnliche Symptome, die von den harmlosen kaum zu unterscheiden sind, werden auch von bösartigen Erkrankungen hervorgerufen, wie vom Muttermund- bzw. Gebärmutterhalskrebs. Die Ursachen von entsprechenden Beschwerden sollten deshalb immer abgeklärt werden.

Muttermundpolypen ▸ S. 406

Gebärmutterhalskrebs ▸ S. 340

Schmerzen beim Geschlechtsverkehr zusammen mit **verstärkter Monatsblutung** und **verstärktem Ausfluss** sind möglicherweise Anzeichen einer Gebärmutterentzündung. Hier sind Bakterien bis in die Gebärmutter vorgedrungen, die sich durch die verstärkte Blutung von den Eindringlingen reinigen will. Außerdem tritt im späteren Stadium Fieber auf. Eine Behandlung mit Antibiotika ist unbedingt notwendig, damit die Entzündung nicht chronisch wird oder auf die Eileiter übergreift. Eine bösartige Erkrankung, der Gebärmutterkrebs, ruft unter Umständen ähnliche Symptome hervor.

Gebärmutterentzündung ▸ S. 340

FRAUENBESCHWERDEN

■ **Heftige, stechende Schmerzen** beim Geschlechtsverkehr, **Druckgefühl im Unterbauch** sowie **verstärkter Ausfluss** sprechen für eine Eierstock- oder Eileiterentzündung. Es handelt sich um ernsthafte Erkrankungen, in deren Verlauf auch Fieber auftritt. Um diese frühzeitig zu behandeln und auch eine ebenso mögliche Blinddarmentzündung auszuschließen, sollte man bei entsprechenden Krankheitszeichen sofort einen Arzt aufsuchen. Diagnostiziert dieser eine Entzündung der Eierstöcke oder Eileiter, wird mit Antibiotika behandelt.

Eierstock- und Eileiterentzündung ▸ S. 328

Blinddarmentzündung ▸ S. 313

Ist der Geschlechtsverkehr für die Frau schmerzhaft, so können natürlich auch psychische Gründe dahinter stecken. Wenn bei normalem Liebesleben jedoch plötzlich Schmerzen auftreten oder von Mal zu Mal zunehmen, sind mit Sicherheit organische Veränderungen im Bauchraum der Grund. Es gibt zwar auch harmlose Ursachen, die einfach ein mechanisches Hindernis darstellen, aber ernsthafte Erkrankungen kündigen sich meist mit den gleichen Symptomen an. Da ohne ärztliche Untersuchung eine Unterscheidung kaum getroffen werden kann, sollte man immer vom Arzt die Ursachen abklären lassen, um eine frühzeitige Behandlung nicht zu versäumen. Die Tastuntersuchung ergibt zusammen mit dem Ultraschall Hinweise auf Myome, Zysten oder eine Gebärmuttersenkung. Der Abstrich gibt Auskunft über behandlungsbedürftige Infektionen oder bösartige Zellveränderungen.

Sexuelle Probleme

Hin und wieder wenig bis gar kein sexuelles Verlangen zu verspüren ist ganz normal. So wie die Tagesverfassung eines Menschen Schwankungen unterliegt, trifft dies auch auf die Sexualität zu. Und so wie jeder Mensch individuell verschieden ist, sind auch sein Sexualtrieb (Libido) und damit seine sexuellen Bedürfnisse unterschiedlich stark ausgeprägt. Viele Frauen neigen dazu, die Probleme der Partnerschaft ausschließlich sich selbst zuzuschreiben. Keine Lust zu haben führen sie auf eigene Unfähigkeit zurück, statt gemeinsam mit dem Partner nach Ursachen zu suchen. Genussfähigkeit ist nicht abrufbar, und nicht immer muss es bei sexueller Aktivität zu einem Orgasmus kommen. Hält sexuelle Unlust über einen längeren Zeitraum hinweg an, kann dies auch Zeichen von seelischen bzw. körperlichen Belastungen sein.

■ **Sexuelle Unlust** in Verbindung mit **beruflichem oder privatem Stress** ist ein Zeichen dafür, dass die Psyche auf die Belastung reagiert. Das Gleiche gilt auch während oder nach einer **schweren Erkrankung**. Sexualität braucht ein gewisses Maß an Entspanntheit und körperlicher Energie, um angenehm zu sein. Alles, was zur Entspannung von der körperlichen oder seelischen Belastung beiträgt, hilft auch dem Liebesleben wieder auf. Dass die sexuelle Aktivität **nicht mehr zur vollen Befriedigung** führt bzw. kaum mehr vorhanden ist, wenn Probleme in der Partnerschaft auftreten, ist nahe liegend. Umgekehrt bedeuten aber fehlende Lust oder ausbleibender Orgasmus nicht gleich eine schwere Beziehungskrise. Hält der seelische Druck in der Partnerschaft jedoch an, sollte man ohne Scheu professionelle Hilfe, z.B. eine Paartherapie, in Anspruch nehmen.

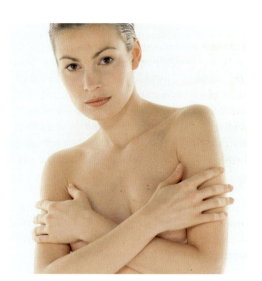

Sexualprobleme ▸ S. 445

■ Mangelndes sexuelles Verlangen in Zusammenhang mit der Einnahme von **Medikamenten** kann eine Folge von Nebenwirkungen sein. Dies gilt vor allem für Hormonpräparate. So kann die Antibabypille beispielsweise zu hoch dosiert sein. Aber auch Arzneimittel gegen Bluthochdruck, Herzrhythmusstörungen und koronare Herzkrankheiten (Beta-Rezeptorenblocker) sowie Medikamente gegen Angststörungen oder manche Antidepressiva (Serotonin-Wiederaufnahmehemmer – SSRH) können die Libido beeinflussen. Hier empfiehlt sich die Rücksprache mit dem behandelnden Arzt, um unter Umständen das Medikament auszutauschen oder die Dosierung zu ändern.

Medikamente ▸ S. 38

128

Sexuelle Probleme

▌Ein **Ausbleiben des Orgasmus** muss noch kein Anzeichen von sexuellen Problemen sein. Zu sehr sind sexuelle Empfindungs- und Hingabefähigkeit durch psychische und physische Faktoren beeinflusst. Auch wenn ein Orgasmus als befriedigender Höhepunkt beim Geschlechtsverkehr empfunden wird, ist er doch nicht die Regel bei jedem intimen Zusammensein. Manche Frauen haben jedoch noch nie einen Orgasmus erlebt. Die Ursache können Beziehungsprobleme, z.B. ein wenig einfühlsamer Partner sein, doch gibt es auch psychische Gründe dafür. Dazu zählen z.B. Ängste vor der partnerschaftlichen Sexualität, Gewalterfahrungen, Angst vor der relativen Schutzlosigkeit bei der Hingabe, Selbstunsicherheit oder starke Schamgefühle aus unterschiedlichsten Gründen. Sinnvoll ist in diesem Fall die genauere psychologische Abklärung sowie eine psychotherapeutische Behandlung.

Sexualprobleme ▸ S. 445
Psychosomatische Störungen ▸ S. 428

▌Eine vorübergehende Phase **reduzierten oder völlig fehlenden sexuellen Verlangens** folgt bei vielen Frauen auf die Geburt eines Kindes, weil sich die Körper und Seele auf die neue Situation erst langsam einstellen müssen. Das ganze Erleben rund um die Geburt hinterlässt seine Spuren: Geschlechtlichkeit und Sexualität haben eine raumgreifende Erweiterung erfahren und ihre lustvolle Bedeutung tritt zunächst in den Hintergrund. Doch mit der Zeit finden die meisten Paare wieder zu ihrer Intimität zurück und die erotische Lust erwacht von neuem. Kommt es **nach der Geburt** zu einer so genannten Wochenbettdepression, die Wochen, aber auch Monate andauern kann, besteht ebenfalls kein sexuelles Interesse. Weitere Anzeichen sind z.B. ein Gefühl der Niedergeschlagenheit, häufiges Weinen, Interesselosigkeit am Baby, Appetitlosigkeit und Schlafstörungen trotz Müdigkeit. Die Gründe liegen vermutlich zum Teil in dem plötzlichen Hormonabfall nach der Geburt.

Depression ▸ S. 323

▌Finden sich **keine aus dem Alltag heraus erklärbaren Hindernisse** als Gründe für ein verringertes sexuelles Interesse, ist möglicherweise ein tiefer gehendes psychisches Ereignis die Ursache. Zu denken ist etwa an sexuelle oder andere Gewalterfahrungen. Auch ein seelisches Hemmnis kommt infrage, beispielsweise ein gestörtes Verhältnis zur eigenen Sexualität bis hin zu ihrer völligen Ablehnung. Hier ist es ratsam, mit einem Arzt des Vertrauens zu sprechen oder einen Psychotherapeuten aufzusuchen.

Psychosomatische Störungen ▸ S. 428

▌Fehlt das sexuelle Verlangen und bestehen gleichzeitig ein **Gefühl der inneren Leere, Antriebslosigkeit** und **Konzentrationsstörungen**, könnte dies Zeichen einer Depression sein. Aber auch eine Angststörung kommt als Ursache infrage. Zusätzlich zu den oben genannten Symptomen äußert sie sich unter anderem in bedrückenden Vorahnungen, wiederkehrenden Ängsten und Schuldgefühlen. Im Fall einer posttraumatischen Belastungsstörung, die auch die Ursache für sexuelle Störungen sein kann, treten oftmals Panikattacken auf: Die schrecklichen Erlebnisse tauchen in Gedanken immer wieder plötzlich auf und werden erneut durchlebt.
In diesen Fällen ist eine psychotherapeutische Behandlung – in Kombination mit Medikamenten zur Stabilisierung – das einzig sinnvolle, um langfristig eine Besserung zu erreichen.

Depression ▸ S. 323
Angststörung ▸ S. 304
Posttraumatische Belastungsstörung ▸ S. 425

Bleiben sexuelles Verlangen oder Orgasmus immer öfter oder sogar völlig aus, können seelische Störungen oder hormonelle Veränderungen der Grund sein. Es ist hilfreich, in einem offenen Gespräch mit der Frauenärztin die Probleme zu benennen und Lösungen zu suchen. Professionelle Hilfe findet man außerdem bei Eheberatungsstellen, in Frauenzentren oder beim Psychotherapeuten.

Ungewollte Kinderlosigkeit

▌Jedes siebte Paar in Deutschland ist ungewollt kinderlos und diese Zahl nimmt stetig zu. Von Schwierigkeiten bei der Empfängnis spricht man dann, wenn in einer Partnerschaft nach einem Jahr regelmäßigem Geschlechtsverkehr ohne Verhütung keine Schwangerschaft eingetreten ist. Zu rund 40 bis 50 % liegen die Ursachen für ungewollte Kinderlosigkeit bei der Frau, zu 35 bis 40 % sind sie beim Mann zu finden, bei den restlichen Paaren bleibt die Ursache unklar. Die Gründe sind vielschichtig: Neben körperlichen Problemen haben auch unbewusste seelische Probleme beider Partner, hohe Familienerwartungen oder Beziehungsprobleme Auswirkungen auf die Empfängnisfähigkeit. Ungewollte Kinderlosigkeit kann auch am Partner liegen.

Männerbeschwerden ▸ S. 189

FRAUENBESCHWERDEN

■ Kommt es zu keiner Schwangerschaft, **obwohl beide Partner körperlich gesund** sind, können **psychische Ursachen** der Grund für die ungewollte Kinderlosigkeit sein. Bei Frauen kann der alles überlagernde Wunsch nach einem Kind einen so erheblichen Druck auf Körper und Seele ausüben, dass dadurch eine Befruchtung des Eies nicht zustande kommt. Es ist sicher hilfreich, mit der Temperaturmethode die fruchtbaren Tage der Frau zu berechnen (Bild), doch wirkt sich das Leben nach dem Kalender und dem Eisprung auf die Dauer nicht günstig auf die Partnerschaft aus. Im ständigen Schwanken zwischen Hoffnung und Enttäuschung darf die Beziehung nicht auf der Strecke bleiben. Falls ein Paar mit den seelischen Problemen des unerfüllten Kinderwunsches nicht allein fertig wird, empfiehlt es sich, professionelle Hilfe zu suchen, z.B. im Rahmen einer Familien- oder Paartherapie oder bei einer Eheberatung.

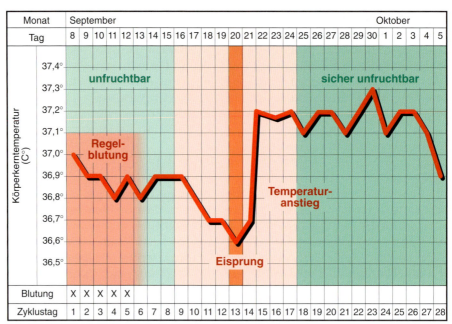

Psychosomatische Störungen
▸ S. 428

Sexualprobleme
▸ S. 445

■ **Unregelmäßige Monatsblutungen** und **gelegentliches Ausbleiben der Periode** sind meist Hinweise auf **hormonelle Störungen**, die einen Eisprung verhindern. Sie können beispielsweise durch Unter- oder Übergewicht, aber auch durch Hochleistungssport verursacht werden. Da die Hormonproduktion des Körpers ein fein abgestimmter Regelkreis ist, können sich bereits kleinste Störungen ganz unterschiedlich und erheblich auswirken. So kann z.B. eine Unterfunktion der Schilddrüse den Eisprung beeinflussen. Besteht der Verdacht auf eine hormonelle Ursache, wird nach einer Blutabnahme eine Bestimmung der Hormonspiegel durchgeführt. Unter Umständen ist eine Hormonbehandlung sinnvoll.

Schilddrüsenunterfunktion
▸ S. 439

■ **Druckgefühl im Unterbauch**, **Schmerzen beim Geschlechtsverkehr** und **vermehrter Ausfluss** können Zeichen einer **Eileiterentzündung** sein. Diese sollte unbedingt frühzeitig behandelt werden, da sonst Narben in den dünnen Eileitern zurückbleiben, die den Durchgang für das Ei behindern oder sogar komplett verschließen können. Deshalb sind Eileiterentzündungen eine häufige Ursache für Unfruchtbarkeit. Bestätigt sich bei der Untersuchung der Verdacht, wird gegen die Entzündung ein Antibiotikum verordnet.

Eileiterentzündung ▸ S. 328

■ **Starke, schmerzhafte Monatsblutungen** und **Schmerzen bereits einige Tage vorher** weisen auf eine **Endometriose** hin. Hierbei sind Teile der Gebärmutterschleimhaut (Endometrium) als kleine Inseln außerhalb der Gebärmutter in der Bauchhöhle oder an Eileiter oder Eierstöcken festgewachsen. Wie auch die normale Gebärmutterschleimhaut durch den monatlichen Zyklus mit der Menstruation abgestoßen wird, so reagieren auch die Gewebewucherungen und bluten ebenfalls. Es kommt zu verstärkten Monatsblutungen und Reizungen des umliegenden Gewebes, aus denen Verwachsungen und Zysten entstehen können. Sind die Eileiter oder die Eierstöcke betroffen, was häufig der Fall ist, führt dies oft zu Sterilität. Gleichzeitig besteht bei rund einem Drittel aller Endometriose-Erkrankungen eine hormonelle Störung. Diagnostiziert wird die Erkrankung mittels einer Bauchspiegelung. Je nach Stadium der Erkrankung erfolgt eine Hormonbehandlung oder eine operative Entfernung der Gewebeherde.

Endometriose
▸ S. 330

130

Ungewollte Kinderlosigkeit

■ **Andauernder gelblicher Ausfluss**, eventuell **Schmerzen im Unterbauch** und **beim Wasserlassen** kann bedeuten, dass eine Chlamydien-Infektion vorliegt. Nicht immer muss diese sexuell übertragbare Krankheit mit ausgeprägten Symptomen einhergehen, und daher wird sie oft übersehen. Bleibt die Infektion unerkannt und unbehandelt, kann sie Verklebungen der Eileiter mit nachfolgender Unfruchtbarkeit hervorrufen. Durch einen Abstrich aus dem Gebärmutterhals wird festgestellt, ob es sich um eine Infektion mit Chlamydien handelt. In diesem Fall müssen beide Partner mit Antibiotika behandelt werden, da Chlamydien auch beim Mann die Samenleiter verschließen und zu Unfruchtbarkeit führen können.

Genitalinfektion/ Chlamydien
▸ S. 348

■ **Eitriger Ausfluss** und **schmerzhaftes Brennen beim Wasserlassen** deutet unter Umständen auf eine Ansteckung mit der Geschlechtskrankheit Gonorrhö hin. Dazu kommt ein Krankheitsgefühl wie bei einer Grippe mit Fieber und eventuell Unterbauchschmerzen. Die Krankheitszeichen lassen oftmals nach wenigen Tagen wieder nach, doch unbehandelt kann die Gonorrhö in ein chronisches Stadium übergehen. Da die Bakterien auch in den Eierstöcken sowie Eileitern Entzündungen und Verklebungen hervorrufen, kann das die Ursache für unerfüllten Kinderwunsch sein. Die Frauenärztin stellt die Diagnose mittels eines Abstriches aus dem Gebärmutterkanal und der Harnröhre. Die Behandlung erfolgt mit Antibiotika: selbstverständlich muss der Partner mitbehandelt werden!

Geschlechtskrankheiten/Gonorrhö
▸ S. 349

Die Gründe für unerfüllten Kinderwunsch können sowohl auf der seelischen als auch auf der körperlichen Ebene liegen. Sie reichen von seelischen Konflikten, hormonellen Störungen, Erkrankungen und Fehlfunktionen der weiblichen Geschlechtsorgane bis hin zu inneren Erkrankungen. Hierzu zählen unter anderem ein unbehandelter Diabetes, Schilddrüsenfehlfunktionen oder Erkrankungen der Nebennieren. Aber auch regelmäßiger Alkohol- und Nikotinkonsum ebenso wie Drogenabhängigkeit wirken sich negativ auf die Empfängnisbereitschaft aus. In zahlreichen Fällen lässt sich die Ursache für die Kinderlosigkeit jedoch finden und behandeln. Etwa 3 % der Neugeborenen werden heute nach einer Sterilitätstherapie gezeugt. Die Behandlung erfordert viel Geduld; sie ist allerdings mit viel Zeit und Aufwand verbunden und häufig psychisch sehr belastend.

FRIEREN

Im Vergleich zu den meisten Tieren kann sich der Mensch nur schlecht gegen Kälte schützen. Er hat weder ein dichtes Fell noch ein wärmeisolierendes Federkleid. Fett ist zwar ein ausgezeichneter Isolator, da es wenig Blutgefäße besitzt und wegen seines geringen Wasseranteils kaum Wärme leitet. Allerdings wäre die dicke Fettschicht, die Robben oder Wale zum Überleben brauchen, für den Menschen eher schädlich. Denn Übergewichtige frieren zwar weniger als schlanke Menschen, nehmen dafür aber weitaus ernstere Gesundheitsprobleme in Kauf.

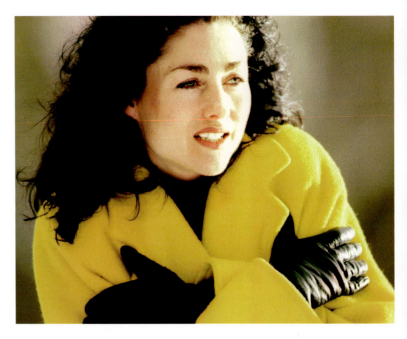

Ähnlich wie das Schwitzen als Antwort des Organismus auf Wärme, ist das Frieren eine natürliche Reaktion von Haut, Kreislauf und Temperatursinn auf Kälte. Der Körper versucht, die Temperatur im Körperinnern konstant bei etwa 37 °C zu halten. Die von Temperaturfühlern an der Hautoberfläche gemessene Temperatur wird unter anderem von Umgebungstemperatur, Luftfeuchtigkeit und eigener Muskelarbeit beeinflusst. Messen die Sensoren eine zu niedrige Außentemperatur, so schützt sich der Körper vor Wärmeverlusten, indem sich die Gefäße in der Haut und in den hautnahen Regionen verengen und die Durchblutung verlangsamt wird. Dadurch kommt es zunächst zum Erblassen der Haut, später zur bläulichen Verfärbung z.B. von Fingern, Zehen und Nasenspitze. Gleichzeitig stellen sich die feinen Körperhaare als Gänsehaut auf, um einen (nur wenig effektiven) fellähnlichen Schutz zu bilden, und die Muskeln versuchen, durch Zittern Wärme zu erzeugen. Insgesamt kann auf diese Weise die Wärmebildung bis auf das Zehnfache steigen.

> Ähnliche Symptome finden Sie auch in den Kapiteln:
> **FIEBER** ▶ S. 111
> **SCHWITZEN** ▶ S. 257

Frieren ohne Fieber

Frieren ist meist ein harmloses Begleitsymptom. Es wird ausgelöst durch körperliche Abkühlung als Folge von übermäßigem Schwitzen, einer kalten Umgebung oder verminderter Hautdurchblutung. Auch eine depressive Verstimmung, Schlafmangel oder körperliche Erschöpfung können zum Frösteln führen. Kommen allerdings noch andere Beschwerden hinzu, können auch ernsthafte Erkrankungen dahinter stecken.

Häufiges Frösteln und Kältegefühl besonders morgens rühren in den meisten Fällen von einem zu **niedrigen Blutdruck** her. Abgesehen davon, dass die Betroffenen morgens ein wenig Zeit brauchen, um aktiv zu werden, liegt keine behandlungsbedürftige Erkrankung vor. Regelmäßige körperliche Aktivitäten, wie tägliche Spaziergänge oder leichter Ausdauersport, wirken ausgleichend auf den Blutdruck und bessern die Beschwerden nachhaltig. **Blutdrucksenkende Medikamente** können die gleichen Beschwerden auslösen. Werden sie als unangenehm empfunden, kann man mit dem behandelnden Arzt über eine Veränderung in der Dosierung sprechen.

Blutdruck, niedriger ▶ S. 315
Medikamente ▶ S. 38

Frieren mit Fieber

■ Bei **Abgeschlagenheit** und **Müdigkeit** ist der Organismus kälteempfindlicher, da der Körper auf Sparprogramm schaltet. Das führt unter anderem zu verminderter Durchblutung der Haut und damit zum Frösteln oder Frieren. Dahinter können einfachere Ursachen stecken wie zu wenig Schlaf oder Vitaminmangel. Aber auch Erkrankungen können zum verstärkten Frieren führen: Ursachen sind z.B. eine Schilddrüsenunterfunktion, ein Mangel an roten Blutkörperchen (Anämie) oder chronische Infektionen, die den Körper schwächen. Treten die Beschwerden über einen längeren Zeitraum auf oder zeigen sich weitere ungewöhnliche Symptome, empfiehlt es sich, mit dem Hausarzt darüber zu sprechen. Ernste Krankheiten sind zwar seltene Ursachen, dürfen aber nicht außer Acht gelassen werden.

Vitaminmangelzustände ▸ S. 463
Schilddrüsenunterfunktion ▸ S. 439
Anämie ▸ S. 303

■ Während der Durchführung von **Diäten** und bei **Untergewicht** erhält der Organismus zu wenig Nährstoffe, und es kommt zwangsläufig zu einem gedrosselten Stoffwechsel. Der Körper stellt zunächst die Versorgung der lebenswichtigen Organe sicher und setzt dafür die Hautdurchblutung herab. Der Körper hat zu wenig Energiereserven, um ausreichend Wärme zu erzeugen, was zu gesteigerter Kälteempfindlichkeit führt. Insbesondere bei der Magersucht (Anorexie) ist ständiges Frieren ein häufiges Symptom.

Magersucht ▸ S. 391

■ **Kälte und Blässe eines Beines** sind ein Anzeichen für arterielle Durchblutungsstörungen, die sich häufig zunächst an Füßen und Beinen äußern. Stehen bei **Rauchern** neben dem Kältegefühl **brennende Schmerzen**, **Missempfindungen** und **Hautschädigungen** mit nicht mehr heilenden Wunden im Vordergrund, sind dies Hinweise auf das Fortschreiten der Erkrankung, bei der die chronische Entzündung der Gefäße zum gefürchteten Raucherbein führen kann. Treten neben Kälte und Blässe des Beines **plötzliche starke Schmerzen** auf, können sie ein Alarmzeichen für einen akuten Gefäßverschluss sein. Hier muss schnell gehandelt und ein Notarzt gerufen werden, weil die Gefahr besteht, dass der betroffene Körperteil abstirbt.

Durchblutungsstörungen ▸ S. 327
Gefäßverschluss ▸ S. 342

Frieren mit Fieber

■ Frieren tritt häufig als Begleiterscheinung bei fieberhaften Erkrankungen auf. Durch das Fieber kommt es zum Schwitzen, der verdunstende Schweiß kühlt die Haut ab und erzeugt ein Kältegefühl.
Bei einem plötzlichen Fieberanstieg kann es zum Frieren mit starkem Muskelzittern und sogar mit Zähneklappern kommen. Die fieberauslösenden Substanzen (Pyrogene) signalisieren im zentralen Nervensystem, dass die Körpertemperatur zur Bekämpfung der Krankheitserreger erhöht werden muss, und der Körper reagiert wie bei Kälte: Er versucht durch Muskelzittern die Temperatur zu steigern.

■ Frieren **mit allgemeinen Krankheitssymptomen** wie Abgeschlagenheit, Kopf- und Gliederschmerzen kann auf den Beginn einer Infektionskrankheit hindeuten. Es tritt nicht selten zusammen oder abwechselnd mit Schwitzen auf. Meist sind einfache Erkältungskrankheiten oder andere Virusinfektionen die Ursache.

Erkältungskrankheit ▸ S. 332

■ **Schüttelfrost** tritt zusammen mit **hohem Fieber** auf und ist ein Zeichen für eine schwere, oft bakterielle Infektion des Körpers. Zu den häufigsten Infektionen gehören z.B. Lungenentzündung, Nieren- und Nierenbeckenentzündung, Hirnhautentzündung oder schwere Wundinfektionen bis hin zur Blutvergiftung. Sie alle gehen mit einem starken Krankheitsgefühl einher. Je nach Ursache und betroffenem Organ treten weitere Beschwerden auf wie Husten, Halsschmerzen, Kopfschmerzen, Gelenkschmerzen, Leibschmerzen oder Durchfall. Tritt der Schüttelfrost erstmals **nach einer Fernreise** auf, weist dies auf eine Malariainfektion hin.

Lungenentzündung ▸ S. 387
Nierenentzündung ▸ S. 413
Blutvergiftung ▸ S. 316

 Ständiges Frösteln ist für die Betroffenen zwar unangenehm, hat aber meist keine ernsten Ursachen. Abklärungsbedarf durch einen Besuch beim Arzt besteht, wenn Frieren plötzlich neu auftritt oder weitere Beschwerden dazukommen, da auch schwere Erkrankungen von Frieren begleitet sein können. Tritt Schüttelfrost mit hohem Fieber auf, sollte in jedem Fall ein Arzt hinzugezogen werden, zumal sich – vor allem bei Kindern und älteren Menschen – der Zustand des Kranken schnell verschlechtern kann.

HALS UND RACHEN

Hals und Rachen haben zahlreiche wichtige Aufgaben, denn hier treffen viele verschiedene Körperfunktionen zusammen. Der Hals gehört mit zu den Atemwegen – hier liegt der Kehlkopf, der schützend über dem Eingang der Luftröhre sitzt. Der Hals hilft außerdem beim Schlucken der Nahrung – er ist also, gemeinsam mit dem Mund, der Beginn des Verdauungsweges. Im Hals befinden sich aber auch die Stimmbänder, die das Sprechen und damit die wichtigste Form der Kommunikation ermöglichen. Und nicht zuletzt verlaufen hier mehrere Lymphbahnen, deren Lymphknoten bei Infektionen schmerzhaft anschwellen.

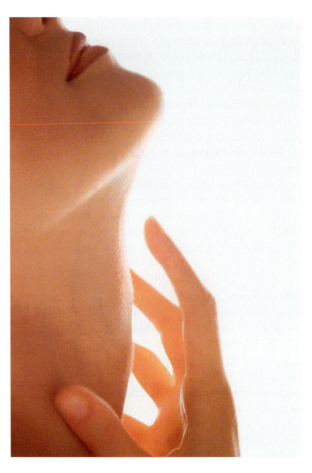

Feine Schwingungen der Stimmbänder produzieren den Grundton der Stimme. Erst durch eine Modulation dieses Tones in Mund, Nase und Brustkorb entsteht der individuelle Klang der Stimme. Gesteuert wird dieser Vorgang durch das Gehirn in Verbindung mit dem Ohr, das hierbei eine wichtige Rolle spielt.
Hals und Rachen sind relativ ungeschützt äußeren Einflüssen ausgesetzt: Beim Essen kommt die Rachenschleimhaut mit verschiedensten Nahrungsbestandteilen in Berührung. Darunter sind viele Stoffe, die reizen, wie beispielsweise Essig und scharfe Gewürze. Über die Atemluft gelangen nicht nur Krankheitserreger in den Hals, sondern auch Schmutzpartikel, die die Schleimhäute angreifen. Kein Wunder also, dass Halsschmerzen, Schluckbeschwerden und Heiserkeit recht häufig auftreten.

> Weitere Symptome aus dem Bereich Hals und Rachen finden Sie in den Kapiteln:
> **ATMUNG** ▶ S. 52
> **ESSEN UND TRINKEN, GEWICHTSPROBLEME** ▶ S. 104

Halsschmerzen

Halsschmerzen äußern sich meist als Kratzen und Brennen, können aber ebenso beim Schlucken auftreten. Häufig ist der Rachen gerötet. Ursache ist meist eine durch Bakterien verursachte Infektion. Je nachdem wo sich die Keime ansiedeln, wird zwischen einer Rachenschleimhautentzündung, einer Stimmband- oder Kehlkopfentzündung (Laryngitis) oder einer Mandelentzündung (Angina tonsillaris oder Tonsillitis) unterschieden. Aber auch scharfe Nahrungsmittel können die Schleimhaut reizen und so Halsschmerzen verursachen. Für diese Möglichkeit spricht, wenn keine sonstigen Krankheitsanzeichen auftreten. Daraufhin sollte man seinen Speisezettel überprüfen.

Heiserkeit und Stimmprobleme

▌Treten neben den Halsschmerzen Anzeichen wie **tränende und gerötete Augen**, **leichtes Fieber**, **Husten**, **Kopfschmerzen** und eventuell **Gliederschmerzen** auf, sind das die bekannten, typischen Symptome einer Erkältung oder einer beginnenden Grippeerkrankung.

Erkältungskrankheit ▸ S. 332

Grippe ▸ S. 350

▌Halsschmerzen mit **juckender und laufender Nase**, **geröteten, juckenden** und vielleicht auch **tränenden Augen** sowie einem eventuellen Räusperzwang und einem **trockenen Gefühl in Mund und Hals** können durch überheizte, trockene Raumluft verursacht sein. Das ist vor allem dann zu vermuten, wenn man nicht an einer Erkältungskrankheit leidet. Auch staubige oder mit Chemikaliendämpfen verunreinigte Atemluft kann zu einer Reizung des Nasen-Rachen-Raumes führen. Sind diese Gründe ausgeschlossen, können die Symptome auch ein Hinweis auf eine Allergie sein.

Allergien ▸ S. 300

▌**Schluckbeschwerden**, **Fieber** und **geschwollene, gerötete** und sogar **vereiterte Gaumenmandeln** sind die typischen Zeichen einer Mandelentzündung (Angina tonsillaris), in der Umgangssprache meist nur als Angina bezeichnet. Entzündungen und Vereiterungen der Mandeln können wiederholt auftreten. Halsschmerzen, ein geröteter Rachen und allgemeine Abgeschlagenheit sind typisch für eine chronische Mandelentzündung, wobei die Krankheitszeichen in der Regel nicht so heftig sind wie bei der plötzlich auftretenden, akuten Mandelentzündung. Ähnliche Symptome, die mit einer Angina verwechselt werden könnten, kommen aber auch bei einem Pfeiffer-Drüsenfieber vor.

Angina ▸ S. 303

Mandelentzündung ▸ S. 393

Pfeiffer-Drüsenfieber ▸ S. 420

▌Halsschmerzen mit einer **tiefroten, entzündeten Rachenschleimhaut**, mit **geschwollenen Gaumenmandeln** (auf denen eitrige Beläge zu sehen sind) sowie Schmerzen beim Schlucken und Fieber in Verbindung mit **kleinen, gefleckten Hautrötungen**, die an Hals und Oberkörper auftreten, sind typische Anzeichen für Scharlach. Der Hautausschlag kann allerdings manchmal nur sehr schwach, d.h. kaum erkennbar ausgeprägt sein. Wegen der möglichen Folgeschäden ist ein Besuch beim Kinderarzt wichtig.

Scharlach ▸ S. 437

▌Halsschmerzen mit **Schwellungen im Halsbereich** oder einer Verstärkung des Halsumfanges, verbunden mit einem **Druck- oder Engegefühl**, **Schluckstörungen** und eventuell Atembeschwerden, sind Anzeichen für eine im Volksmund Kropf genannte Vergrößerung der Schilddrüse oder eine entzündliche Erkrankung der Schilddrüse (Thyreoiditis).

Kropf ▸ S. 381

Schilddrüsenerkrankungen ▸ S. 439

Sind die typischen Anzeichen einer Erkältung sehr stark ausgeprägt, sollte der Hausarzt aufgesucht werden, damit eine echte Virusgrippe ausgeschlossen werden kann, die unter Umständen ernste Erkrankungen anderer Organe wie z.B. des Herzens nach sich ziehen kann. Aus diesem Grund ist auch – besonders für ältere Menschen – eine jährliche Grippeimpfung im Herbst durchaus empfehlenswert.

Heiserkeit und Stimmprobleme

▌Heiserkeit tritt häufig mit Erkältungssymptomen wie Halsschmerzen und Schnupfen bei einem Infekt der oberen Luftwege auf, wenn die Infektion auch den Kehlkopf erfasst. Aber auch ein chronischer Husten, z.B. bei Rauchern, kann durch die ständige Stimmbandreizung Heiserkeit hervorrufen. Eine weitere Ursache für Heiserkeit ist die Überlastung der Stimmbänder bei anhaltend lautem Reden oder Singen. Nach Abheilen eines Infektes oder nach ein paar Tagen der Schonung sollte die Heiserkeit allerdings abgeklungen sein.

▌**Heiserkeit** mit Erkältungssymptomen wie **Halsschmerzen** und **Schnupfen** tritt bei einem grippalen Infekt der oberen Luftwege auf. Ein solcher Infekt erfasst oftmals auch den Kehlkopf, wobei die Entzündung dann Heiserkeit verursacht. Auch ein chronischer Husten ruft durch ständige Stimmbandüberlastung möglicherweise Heiserkeit hervor.

Erkältungskrankheit ▸ S. 332

Grippe ▸ S. 350

HALS UND RACHEN

■ Extrem **trockene Luft** und überheizte Räume sowie eine zu **geringe Flüssigkeitszufuhr** lassen die Schleimhäute im Nasen-Rachen-Raum austrocknen, sodass Heiserkeit auftreten kann. Die Schleimhaut hat durch die Austrocknung ihre Schutzfunktion verloren mit der Folge, dass Krankheitserreger leichter eindringen und so Entzündungen des Kehlkopfes und der Stimmbänder verursachen können.

Kehlkopfentzündung ▶ S. 370
Stimmbandentzündung ▶ S. 449

■ Werden die Schleimhaut des Rachens und Kehlkopfes sowie die Stimmbänder ständig durch **Tabakrauch** gereizt, kann dies zu einer chronischen Entzündung und damit zu ständiger Heiserkeit führen.

Kehlkopfentzündung ▶ S. 370

■ Eine **Reizung der Schleimhaut** kann auch durch **übermäßigen Alkoholkonsum** ausgelöst werden, vor allem wenn es sich um hochprozentige Getränke handelt. Immer wiederkehrender Husten und Heiserkeit können also auch ein Hinweis auf Alkoholmissbrauch sein.

Abhängigkeit ▶ S. 294

■ Sehr **kalte Luft**, besonders wenn sie durch den Mund eingeatmet wird, verursacht möglicherweise Heiserkeit. Aber auch **Stäube** und **chemische Dämpfe** oder **Rauch** führen zu einer Reizung bzw. Entzündung der Kehlkopfschleimhaut und der Stimmbänder. Deshalb ist unbedingt Vorsicht beim Umgang mit chemischen Dämpfen geboten, die eingeatmet werden können. Im Bedarfsfall sollte eine Atemschutzmaske getragen werden!

Kehlkopfentzündung ▶ S. 370
Stimmbandentzündung ▶ S. 449

■ Wird über einen längeren Zeitraum **laut gesprochen oder gesungen**, kann Heiserkeit auftreten. Die Ursache hierfür ist eine **übermäßige Beanspruchung der Stimmbänder**, die eine Entzündung hervorruft. Sind Kehlkopf und Stimmbänder ständig überbelastet, führt das oftmals zu chronischer Heiserkeit. Bei Menschen, die aus beruflichen Gründen vorwiegend sprechen oder singen, können sich durch die ständige Beanspruchung so genannte Stimmbandknötchen (Schrei- oder Sängerknötchen) entwickeln, welche die Heiserkeit auslösen. Auch eine Fehlbelastung der Stimmbänder durch falsche Atem- und Sprechtechnik kann Heiserkeit verursachen.

Stimmbandentzündung ▶ S. 449

■ Heiserkeit, **Halsschmerzen** und **Schluckbeschwerden** mit **Schmerzen beim Sprechen** lassen eine Stimmband- oder Kehlkopfentzündung vermuten. Kommt zu diesen häufigen Symptomen noch eine sich **langsam verändernde Stimme** hinzu, kann dies ein Hinweis auf Tumoren im Bereich der Stimmbänder oder des Kehlkopfes sein, die sowohl gutartig als auch bösartig sein können (Stimmband- oder Kehlkopfkrebs).

Kehlkopfentzündung ▶ S. 370
Kehlkopfkrebs ▶ S. 371

■ Heiserkeit und **Schluckstörungen** verbunden mit einem **Druck-, Enge- oder Kloßgefühl** im Hals, dazu eventuell **Halsschmerzen**, **Müdigkeit** und **Atembeschwerden** oder sogar Atemnot können Hinweis auf eine Erkrankung der Schilddrüse sein. Heiserkeit und Schluckstörungen werden dabei meist durch eine Lähmung des so genannten Rekurrensnervs verursacht. Dieser Nerv ist für die Bewegung der Stimmbänder und damit für das Öffnen und Schließen der Stimmritze verantwortlich. Er verläuft an der rechten und linken Halsseite, in unmittelbarer Nachbarschaft der Schilddrüse. Im Fall einer Schilddrüsenerkrankung, z.B. einem Kropf oder einem bösartigen Tumor kann der Nerv durch Druck geschädigt werden. Eine Verletzung des Rekurrensnervs kann ebenso nach einer Schilddrüsenoperation auftreten, was unter Umständen zu einer Lähmung des Nervs und in der Folge ebenfalls zu Heiserkeit und Schluckbeschwerden führt.

Kropf ▶ S. 381
Schilddrüsenerkrankungen ▶ S. 439

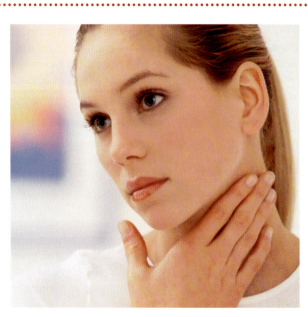

136

Schluckbeschwerden

■ Ein **rascher Wechsel zwischen normaler Stimme und Heiserkeit** beim Sprechen, auch verbunden mit häufigem Räuspern, kann nervös bedingt sein. Psychische Gründe wie eine übermäßige nervliche Anspannung oder besondere Erschöpfungszustände, aber auch Nervosität und Angst können sich auf die Stimme auswirken, die sich dann heiser oder belegt anhört. Die gleichen Symptome treten in seltenen Fällen allerdings auch bei Tumoren an den Stimmbändern auf. Halten die Beschwerden daher unerklärlicherweise über längere Zeit an, sollte man einen HNO-Arzt aufsuchen.

Kehlkopfkrebs ▸ S. 371

■ Während der **Pubertät** (Stimmbruch) oder bei Frauen in den **Wechseljahren** können Veränderungen der Stimmlage verbunden mit Heiserkeit auftreten. Sie sind auf Veränderungen im Hormonspiegel zurückzuführen, die aber in der Regel keinen Krankheitswert haben.

Wechseljahresbeschwerden ▸ S. 464

■ Sind gleichzeitig eine **Gewichtszunahme** und **trockene Haut** zu beobachten, kann eine raue, tiefe, heisere Stimme auf eine Unterfunktion der Schilddrüse (Hypothyreose) hinweisen.

Schilddrüsenunterfunktion ▸ S. 439

■ Einige wenige **Medikamente** verursachen in seltenen Fällen als Nebenwirkung eine Veränderung der Stimme. Bei Frauen sind es besonders männliche Sexualhormone, die unter Umständen eine Vertiefung der Stimme bewirken. Darüber hinaus können auch Asthmamittel, die Kortison enthalten und inhaliert werden, sowie Entwässerungsmittel (Diuretika), die den Wirkstoff Kaliumcanrenoat enthalten, Heiserkeit hervorrufen.

Medikamente ▸ S. 38

 Hält eine Heiserkeit länger als zwei bis drei Wochen an, ist immer eine ärztliche Untersuchung erforderlich. Der Hals-Nasen-Ohren-Arzt kann mit dem Kehlkopfspiegel (Laryngoskop) im Hals die Stimmbänder anschauen und erkennen, ob sie verändert sind, und zusätzlich Stimmtests durchführen. Da einige der möglichen Erkrankungen nicht ursächlich von den Atemwegen ausgehen, ist eventuell eine Überweisung zum Internisten nötig.

Schluckbeschwerden

■ Entweder ist das Schlucken selbst schmerzhaft, etwa durch geschwollene Gaumenmandeln bei einer Mandelentzündung, oder es ist der Durchgang der Nahrung über den Rachenraum in den Magen gestört. In diesem Fall liegen den Beschwerden Erkrankungen oder Verletzungen der oberen Verdauungswege (z.B. der Speiseröhre) oder angrenzender Körperteile zugrunde.

■ Schluckbeschwerden mit **gerötetem, schmerzhaftem Hals** können bei einer Erkältung auftreten, wenn der Rachen mit betroffen ist. Meist ist dann eine Entzündung der Gaumenmandeln die Ursache, die in diesem Fall dick geschwollen und bei bakterieller Infektion mit gelblich-weißen Punkten besetzt sind (Bild). Schluckbeschwerden im Rahmen einer Erkältung können aber auch von entzündeten Rachenmandeln (Angina) oder einer Kehlkopfentzündung herrühren.

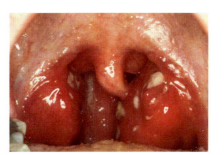

Erkältungskrankheit ▸ S. 332

Mandelentzündung ▸ S. 393

Angina ▸ S. 303

Kehlkopfentzündung ▸ S. 370

■ Schluckbeschwerden, die **gelegentlich** auftreten und mit einem **Kloßgefühl** im Hals verbunden sind, können seelische Probleme als Ursache haben. Gleichzeitig kann man das Gefühl haben, nicht genug Luft zu bekommen. Wenn die problematische Situation sich bessert, bessern sich auch die Beschwerden. Gehen die Schluckbeschwerden und das **Engegefühl** im Hals jedoch mit einer sichtbaren **Zunahme des Halsumfanges** einher, liegt dies unter Umständen an einer Vergrößerung der Schilddrüse (Kropf). In diesem Fall sollte man sich ärztlich untersuchen lassen.

Seelische Störungen ▸ S. 260

Kropf ▸ S. 381

137

HALS UND RACHEN

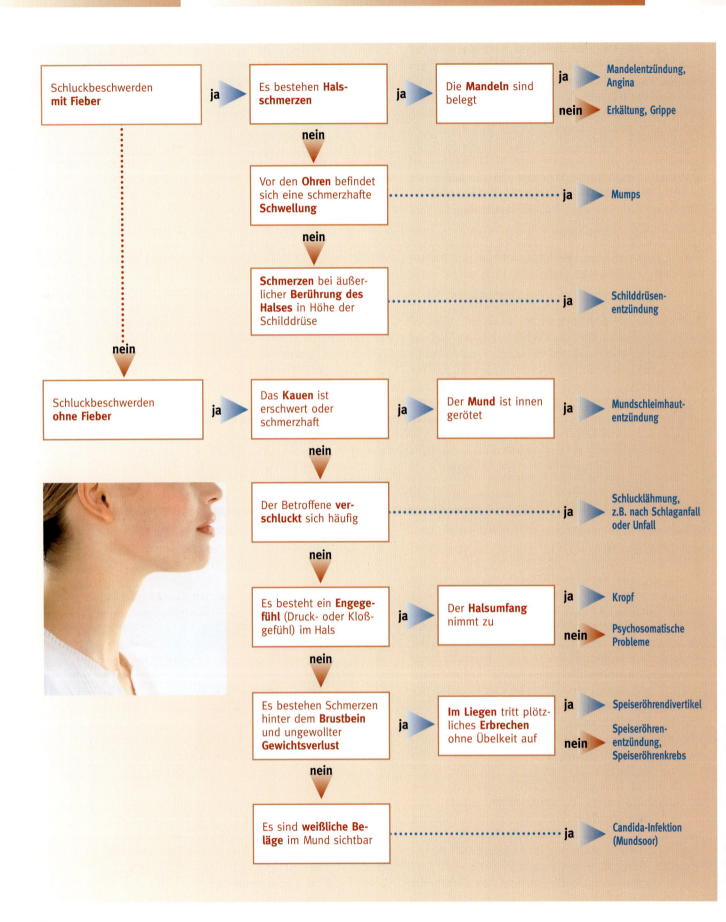

Schluckbeschwerden

▮ Gehen Schluckbeschwerden und ein **Druck- und Engegefühl** im Hals mit einer sichtbaren **Zunahme des Halsumfanges** einher, liegt dies unter Umständen an einer Vergrößerung der Schilddrüse, auch Kropf genannt. In diesem Fall sollte ein Arzt aufgesucht werden, der die Schilddrüsenhormone bestimmen und die Ursache für das Wachstum der Schilddrüse untersuchen wird.

Kropf ▶ S. 381

▮ **Nehmen die Schluckbeschwerden rasch zu** und können zunächst feste **Speisen nur noch mit Mühe geschluckt** werden und später selbst Flüssigkeit nicht mehr getrunken werden, sind dies Alarmzeichen. Gleichzeitig kommt es durch die verminderte Nahrungsaufnahme auch zu starkem **Gewichtsverlust**. Ursache ist eine Verengung der Speiseröhre, die sowohl durch eine Entzündung der Speiseröhre (Ösophagitis) als auch durch einen Tumor (Speiseröhrenkrebs) hervorgerufen sein kann.

Speiseröhrenentzündung ▶ S. 448
Speiseröhrenkrebs ▶ S. 448

▮ Schluckstörungen mit **saurem oder bitterem Aufstoßen** und einer morgens heiseren Stimme sind Zeichen für ein Zurückfließen von Mageninhalt in die Speiseröhre (Sodbrennen). Das Sodbrennen steht dabei im Vordergrund der Beschwerden. Fließt jedoch nicht nur Magensäure, sondern auch unverdaute Nahrung zurück und bestehen dabei Schluckstörungen, können auch sackartige Ausstülpungen in der Wand der Speiseröhre (Speiseröhrendivertikel) die Ursache sein.

Sodbrennen ▶ S. 446
Speiseröhrendivertikel ▶ S. 448

▮ Treten Schluckstörungen mit **Schmerzen im Bereich des Brustbeines** auf, fällt besonders das Hinunterschlucken von Nahrung schwer, und kommt es beim Liegen oder Bücken zu **schwallartigem Erbrechen**, ohne dass **Übelkeit** aufgetreten ist, kann eine Erkrankung der Speiseröhre vorliegen. Die Speisen werden nur unter Schwierigkeiten in den Magen befördert, bleiben teilweise aber in der Speiseröhre zurück und werden immer wieder, vor allem im Liegen, erbrochen. Durch die Nahrungsreste in der Speiseröhre kann es außerdem zu starkem Mundgeruch kommen.

Speiseröhrendivertikel ▶ S. 448

▮ Schmerzen beim Schlucken, **weißliche Beläge in Mund und Rachen** und eventuell **Mundgeruch** sind ein Hinweis für den Befall der Speiseröhre mit Pilzen (Candida-Ösophagitis). Eine Infektion mit Candida-Pilzen tritt häufig dann auf, wenn der Körper allgemein geschwächt ist, etwa bei einer Behandlung mit Antibiotika, bei einer Krebserkrankung (im Rahmen einer Chemotherapie) oder bei AIDS.

Candida-Infektion ▶ S. 319
Pilzerkrankungen ▶ S. 422

▮ Schluckstörungen nach dem Essen mit einem **Fremdkörpergefühl in der Speiseröhre**, eventuell verbunden mit **Husten und Atemnot**, könnte bedeuten, dass größere Nahrungsbrocken oder Fremdkörper in der Speiseröhre stecken geblieben sind. Hierbei handelt es sich häufig um Fischgräten oder Knochenteilchen, bei Kleinkindern kann es auch verschlucktes Spielzeug wie Murmeln oder Knöpfe betreffen. Die Fremdkörper reizen nicht nur die Speiseröhre, sondern führen auch zu einer Behinderung der Nahrungsaufnahme. Statt selbst herumzuprobieren, sollte man lieber unverzüglich ärztliche Hilfe in Anspruch nehmen.

▮ Werden **Medikamente**, die Tetrazykline (Antibiotika) oder Kaliumchlorid enthalten, sowie Eisenpräparate eingenommen, treten als Folge häufig am Morgen Schmerzen beim Schlucken oder auch Schmerzen hinter dem Brustbein auf. Dies ist möglicherweise ein Hinweis auf eine Entzündung der Speiseröhre als Nebenwirkung der Medikamente. Die gleichen Symptome können auch auftreten, wenn Tabletten am späten Abend ohne oder mit zu wenig Flüssigkeit eingenommen wurden.

Speiseröhrenentzündung ▶ S. 448
Medikamente ▶ S. 38

Da bei Schluckbeschwerden die Versorgung des Körpers mit Nährstoffen dauerhaft gestört sein kann, ist eine detaillierte Untersuchung der funktionellen Abläufe des Schluckens erforderlich. Mithilfe der Endoskopie können Rachen und Speiseröhre genau in Augenschein genommen werden. Der Arzt sorgt außerdem für eine geeignete Behandlung und stellt sicher, dass der Körper mit den notwendigen Nährstoffen versorgt wird.

139

HALS UND RACHEN

Äußere Schwellungen des Halses

Schwellungen im Bereich des Halses können sich in einer Zunahme des gesamten Halsumfanges äußern oder nur einseitig auftreten. Tastet man den Hals ab, lassen sich unter Umständen kleine Knötchen feststellen, die weich, druckempfindlich und verschiebbar sind. Hierbei handelt es sich meist um geschwollene Lymphknoten. Sie können Hinweise geben, ob und in welcher Region des Halses sich eine Entzündung abspielt. Aber auch bei nichtinfektiösen Erkrankungen können die Lymphknoten im Halsbereich unter Umständen angeschwollen sein.

Erkrankungen der Ohrspeicheldrüse, die teilweise mit Schmerzen verbunden sind, führen ebenfalls zu Schwellungen im Halsbereich.

Geschwollene, tastbare Knötchen im Nacken sind vergrößerte Lymphknoten, die auf eine Erkrankung der Ohrspeicheldrüse hinweisen. Kommen Schwellungen **hinter dem Ohr mit mäßigen Schmerzen ohne Fieber** hinzu, könnten so genannte Speichelsteine die Ursache sein, die sich in der Speicheldrüse gebildet haben, zu einem Rückstau von Speichel und damit zu Schwellungen und Schmerzen führen. Die Beschwerden treten meist wiederholt auf. Speichelsteine sind durch eine Ultraschalluntersuchung feststellbar.
Speichelsteine ▸ S. 447

Treten neben den **angeschwollenen Halslymphknoten** kleine **hellrote Flecken** auf, die sich rasch über den ganzen Körper ausbreiten, dazu allgemeine Symptome wie **Unwohlsein, Kopf- und Gliederschmerzen, Müdigkeit** und leichtes **Fieber**, handelt es sich mit einiger Sicherheit um Röteln.
Röteln ▸ S. 434

Lymphknotenschwellungen im Nacken nach dem **Genuss von nicht ausreichend gegartem Fleisch** oder nach dem **Kontakt mit Tierkot** (besonders von Katzen) in Verbindung mit **Fieber** und **Mattigkeit** können auf eine Infektion mit Toxoplasmose hinweisen.
Toxoplasmose ▸ S. 454

Schwellungen **zwischen Kiefer und Ohr** mit **Fieber** und **Ohrenschmerzen** und eventuell **Halsschmerzen**, die vor allem bei Kindern und Jugendlichen auftreten, sprechen für eine Infektion der Ohrspeicheldrüse durch Viren (Mumps). Mumps gehört zu den so genannten Kinderkrankheiten, und gilt als eher harmlos, doch je höher das Alter des Erkrankten, desto mehr nimmt auch das Risiko von Komplikationen zu. Er wird durch Tröpfcheninfektion übertragen und beginnt zunächst mit grippeähnlichen Symptomen. Mumps ist inzwischen seltener geworden, da heute viele Kinder ausreichenden Impfschutz aufweisen.
Mumps ▸ S. 403

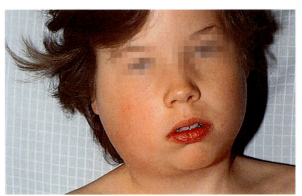

Sind neben der Speicheldrüsenschwellung **wiederholt Gelenkentzündungen** ebenso wie verminderte Tränenbildung (**trockene Augen**) und **Mundtrockenheit** zu beobachten, kann dies Hinweis auf eine chronisch-entzündliche Autoimmunerkrankung sein. Betroffen sind hiervon meist Frauen in den Wechseljahren.

Immer wieder auftretende **Schwellungen der Speicheldrüse**, verbunden mit einem **trockenen Mund**, die häufig während der **Wechseljahre** auftreten, können auf hormonelle Störungen bzw. Umstellungen hinweisen.
Wechseljahresbeschwerden ▸ S.464

Werden regelmäßig **Medikamente** eingenommen, muss als mögliche Ursache für eine Speicheldrüsenschwellung ebenso an Nebenwirkungen dieser Präparate gedacht werden. Bei der Einnahme von Mitteln gegen Bluthochdruck oder Depressionen, aber auch bei Schilddrüsenpräparaten kann dies der Fall sein.
Medikamente ▸ S. 38

140

Äußere Schwellungen des Halses

■ **Speicheldrüsenschwellungen** können unter Umständen Hinweis auf Mangelerscheinungen sein. Diese können z.B. aufgrund von regelmäßigem sowie **übermäßigem Alkoholkonsum** entstanden sein. Aber auch Vitamin- oder Eiweißmangel, etwa hervorgerufen durch eine Fehlernährung (z.B. bei Magersucht) oder eine Lebererkrankung (z.B. Leberzirrhose), kommen als Ursachen infrage.

Vitaminmangelzustände ▶ S. 463

Lebererkrankungen ▶ S. 382 ff.

■ **Zunehmender Halsumfang** mit **Druck-**, **Enge-** oder **Kloßgefühl** und **Schluckstörungen** ist Hinweis auf eine Vergrößerung der Schilddrüse, den Kropf. Weitere Anzeichen können Atemnot sowie Halsschmerzen und Heiserkeit sein. Kommen noch **Fieber** sowie ein **ausgeprägtes Krankheitsgefühl** mit **Abgeschlagenheit** hinzu, verbirgt sich unter Umständen eine Entzündung der Schilddrüse (Thyreoiditis) dahinter. Es gibt allerdings auch Entzündungen der Schilddrüse, bei denen die Krankheitszeichen weniger ausgeprägt sind. Eine genaue Diagnose kann anhand von Bluttests, Ultraschalluntersuchungen sowie einem so genannten Schilddrüsenszintigramm gestellt werden.

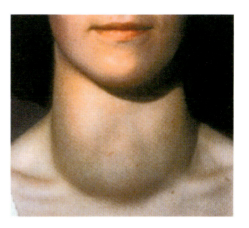

Kropf ▶ S. 381

Schilddrüsenerkrankungen ▶ S. 439

■ Neben einem **Druck- und Engegefühl** können **Schluckstörungen**, **Atemnot** sowie gelegentlich **Halsschmerzen** in seltenen Fällen auch auf Tumorerkrankungen hinweisen, die zu einem Anschwellen im Halsbereich führen können. Bei bösartigen Tumoren sind neben den örtlichen Symptomen meist allgemeine Beschwerden wie Müdigkeit und Abgeschlagenheit vorhanden, außerdem sind ungewollte Gewichtsabnahme und nächtliches Schwitzen typisch.

Krebs ▶ S. 378

 Hinter einer allgemeinen Schwellung im Bereich des Halses können sich sehr unterschiedliche Erkrankungen verbergen, deren Diagnosestellung häufig mehrere Untersuchungen erforderlich macht. Treten zusätzlich Schluckbeschwerden auf, ist der Arztbesuch unerlässlich, in dessen Rahmen sowohl die Atemwege als auch die oberen Verdauungswege inspiziert werden. Häufig ist es zusätzlich erforderlich, mithilfe von Bluttests und Ultraschalluntersuchungen die Funktion der Schilddrüse zu untersuchen.

HARNWEGE, BLASE UND NIEREN

Die Nieren sind das Klärwerk des Körpers: Sie filtern das Blut und sorgen dafür, dass giftige Stoffe ausgeschieden werden, sie regulieren den Salz- und Wasserhaushalt, damit er sich in einem gesunden Gleichgewicht befindet. Die Nieren sind richtige Kraftpakete: Trotz ihrer lebenswichtigen Funktion sind sie sehr klein, und es reicht sogar eines der beiden Organe aus, um eine hundertprozentige Leistung aufrecht zu erhalten. Doch wenn beide Nieren von einer schweren Krankheit betroffen sind, muss ihre Funktion von einer künstlichen Niere übernommen werden.

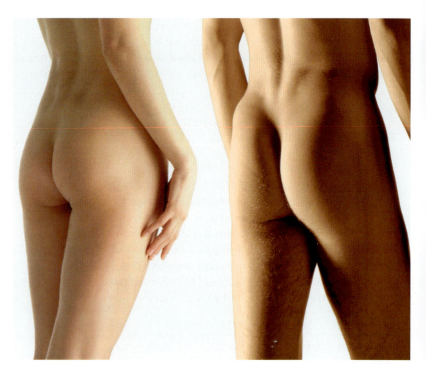

Störungen der Filter- und Entgiftungsfunktion der Nieren führen dazu, dass sich schädliche Stoffwechselprodukte und Fremdsubstanzen im Blut sammeln und den Körper vergiften. Wird der Salz- und Wasserhaushalt nicht richtig reguliert, kann es zu Wasseransammlungen im Körper (Ödemen) kommen.

Die Nieren haben noch eine Reihe weiterer Aufgaben. So stellen sie das Hormon Erythropoetin her, das für die Bildung der roten Blutkörperchen verantwortlich ist. Nierenerkrankungen können daher zu Blutarmut führen. Das Hormon Renin wird auch in den Nieren gebildet; es ist wichtig für die Regulation des Blutdruckes. Daher können Nierenerkrankungen einen Bluthochdruck zur Folge haben.

In der Niere durchläuft das Blut ein stark geschlängeltes, komplexes Röhrensystem, in dem alle Funktionen hintereinander geschaltet sind. Der aus dem Blut gefilterte Urin (pro Tag etwa 1,8 Liter) sammelt sich zunächst im Nierenbecken und wird dann durch die Harnleiter zur Blase transportiert. Erst wenn etwa 300 ml Harn in der Blase vorhanden sind, verspürt man den Drang, Wasser zu lassen. Der Urin wird durch die Harnröhre nach außen befördert. Da die Harnröhre bei der Frau deutlich kürzer ist als beim Mann, können sich Entzündungen leichter über die Harnröhre zur Blase und eventuell bis zum Nierenbecken ausbreiten. Bei Männern hingegen beruhen viele Blasen- und Nierenbeschwerden auf einer Vergrößerung der Prostata, die die Harnröhre unterhalb der Blase umschließt und diese unter Umständen einengen kann.

Wenn Blasen- oder Nierenbeschwerden auftreten, ist eine genaue Selbstbeobachtung wichtig und erleichtert die Diagnose:

▶ Wie oft und wann muss Wasser gelassen werden (z.B. häufig in der Nacht)?
▶ Wie viel Urin wird gelassen – ist die Menge größer oder kleiner als sonst üblich?
▶ Wie sieht der Urin aus, sind Verfärbungen zu erkennen? Für manche Krankheiten ist auch eine Veränderung des Geruchs typisch: Bei Entzündungen riecht der Harn sehr unangenehm, bei Tumoren der Blase faulig und bei Diabetes manchmal säuerlich.

> Beschwerden, die Sie in diesem Kapitel nicht finden, können auch in folgenden Kapiteln stehen:
> **BAUCH** ▶ S. 68
> **FRAUENBESCHWERDEN**
> ▶ S. 115
> **MÄNNERBESCHWERDEN**
> ▶ S. 189

- Treten Schmerzen auf? Welcher Art sind sie, und wann treten sie auf? Bei Erkrankungen der Harnblase sind brennende Schmerzen während des Wasserlassens typisch. Bei Schmerzen unabhängig vom Wasserlassen gibt der Ort wichtige Hinweise: Treten sie in der Nähe der Blase oder der Nieren auf? Sind sie ein- oder beidseitig, strahlen sie z.B. in die Leiste aus? Sind die Schmerzen dauerhaft vorhanden oder treten sie in Abständen auf?
- Weitere Begleiterscheinungen können helfen, die zugrunde liegende Ursache einzugrenzen. Wichtig sind auch die Trinkgewohnheiten des Betroffenen sowie die Information, an welchen Krankheiten er leidet und ob er Medikamente einnimmt.

Häufiger Harndrang

Häufiger Harndrang und eine große Harnmenge kommen oft gemeinsam vor. Wenn man viel getrunken hat, muss man nicht nur mehr, sondern auch öfter Wasser lassen. Auch bei Stress kann es zu erhöhtem Harndrang kommen, die Harnmenge ist dabei jedoch normal. Bei einigen Erkrankungen besteht häufiger Harndrang mit eher geringeren Urinmengen, z.B. bei der Prostatavergrößerung oder der Blasenentzündung. Was ein „häufiger Harndrang" und eine „große Harnmenge" genau ist, das lässt sich nur schwer an allgemein gültigen Normwerten festmachen. Die Häufigkeit und Menge des Wasserlassens sind individuell unterschiedlich und stark abhängig von den Trink- und Essgewohnheiten sowie von der seelischen Situation. Deshalb gilt Harndrang dann als häufig, wenn er beim Betroffenen öfter auftritt als sonst üblich.

Häufiger Harndrang mit **größeren Harnmengen** – insbesondere nach häufigem Genuss von harntreibenden Getränken wie Tee, Kaffee oder Alkohol – ist eine normale Reaktion des Körpers, um die überschüssige Flüssigkeit wieder auszuscheiden. Bestimmte Medikamente führen ebenfalls zu häufigem Wasserlassen und zu größeren Harnmengen. Dazu gehören alle entwässernden Medikamente (Diuretika), die man zum Ausschwemmen von Wasseransammlungen (Ödemen) einnimmt. Aber auch Asthmamedikamente (Theophyllin) können zu häufigem Harndrang führen. Wichtig ist, dass bei Einnahme dieser Medikamente ausreichend viel getrunken wird, da sonst die Gefahr des Austrocknens besteht, was zu Schwindelgefühlen oder im schlimmsten Fall zu einem Nierenschaden führen kann.

Medikamente
▸ S. 38

Gerade **bei Frauen** in mittleren Jahren kommt es oft zu häufigem **Harndrang ohne erkennbare Ursache**, meist werden nur kleine Urinmengen abgegeben. Gelegentlich bestehen zusätzlich leichte Unterbauchbeschwerden. Es handelt sich um eine Reizblase, eine harmlose, wenn auch unangenehme Störung. Oft hilft es, viel zu trinken, den Unterbauch mit Wärme zu entspannen und sich etwas mehr Ruhe zu gönnen.

Reizblase
▸ S. 430

Während der **Schwangerschaft**, insbesondere im letzten Drittel, kann ebenfalls **gehäufter Harndrang** auftreten. Die Blase hat zunehmend weniger Platz im Becken, und dadurch wird der Harndrang bereits bei geringen Urinmengen ausgelöst. Außerdem führt das Hormon Progesteron, das in der Schwangerschaft vermehrt ausgeschüttet wird, zur Erschlaffung der unwillkürlichen Muskulatur und damit auch der Harnleiter. Deshalb können Keime leichter in die Blase aufsteigen und zu einer Blasenentzündung führen.

Schwangerschaft
▸ S. 251

Blasenentzündung
▸ S. 313

Häufiger Harndrang und ein **dünner und schwächer werdender Harnstrahl bei Männern** weisen in der Regel auf eine Vergrößerung der Prostata (Prostatahyperplasie) hin. Weiteres Symptom ist ein verzögerter Beginn des Wasserlassens, oft ist es sogar erforderlich zu pressen (Bauchpresse), um den Strahl in Gang zu setzen. Häufig muss der Betroffene nachts auf die Toilette. Diese gutartige Erkrankung tritt bei über der Hälfte aller Männer über 50 Jahren auf. Die Beschwerden sollten Anlass sein, den Hausarzt aufzusuchen. Mittels einer einfachen Tastuntersuchung durch den Mastdarm lässt sich schnell feststellen, ob die Prostata vergrößert ist. Die gleichen Beschwerden verursacht der Prostatakrebs (Prostatakarzinom), die häufigste bösartige Erkrankung des Mannes. Die Heilungschancen des Prostatakarzinoms sind bei einer frühzeitigen Entdeckung sehr hoch: Männer sollten die Möglichkeit der Vorsorgeuntersuchung wahrnehmen, damit eine bösartige Erkrankung rechtzeitig entdeckt und geheilt werden kann.

Prostatavergrößerung ▸ S. 426

Prostatakrebs
▸ S. 426

HARNWEGE, BLASE UND NIEREN

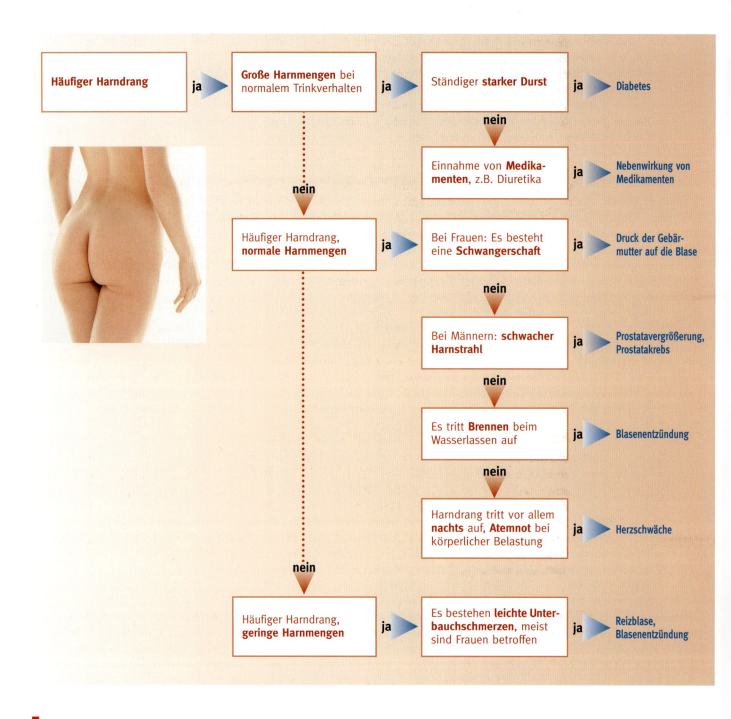

Gehäufter Harndrang mit **Brennen beim Wasserlassen** weist auf eine **Blasenentzündung** (Zystitis) hin, unter der Frauen öfter leiden als Männer. Häufiger Harndrang ist meist das erste Zeichen, bevor die typischen brennenden Schmerzen beim Wasserlassen einsetzen. Die Auslöser für Blasenentzündungen sind vielfältig. So kommen sie bei Frauen häufig in der Schwangerschaft und nach einer Geburt vor, bei Männern als Folge einer **Prostatavergrößerung**. Aber auch verstärkte sexuelle Aktivität kann zum Auftreten von Blasenentzündungen führen (Flitterwochenkrankheit). Beim Auftreten einer Blasenentzündung sollte der Betroffene möglichst viel trinken (mindestens 3 Liter Tee oder Mineralwasser täglich). Bessern sich die Beschwerden nicht schnell, sollte der Urin auf Bakterien untersucht werden. Der Arzt wird gegebenenfalls ein Antibiotikum verschreiben, das genau nach ärztlicher Verordnung eingenommen werden muss, um ein wiederholtes Auftreten der Blasenentzündung zu verhindern.

Blasenentzündung ▸ S. 313

Prostatavergrößerung ▸ S. 427

Ungewollter Harnabgang

Brennen beim Wasserlassen **bei Kindern** deutet ebenfalls auf eine Blasenentzündung hin. Bereits in den ersten fünf Lebensjahren machen etwa fünf von hundert Mädchen und einer von hundert Jungen eine Harnwegsinfektion durch. Insbesondere wenn diese wiederholt auftritt, müssen neben ungenügender Hygiene (falsches Abputzen nach dem Stuhlgang von hinten nach vorn) als Ursache auch Fehlbildungen der Harnwege in Betracht gezogen werden. Deshalb sollte in jedem Fall der Kinderarzt um Rat gefragt werden.

Blasenentzündung
▸ S. 313

Besteht nicht nur häufiger Harndrang und werden **große Mengen Wasser gelassen**, sondern tritt zusätzlich ein **starkes Durstgefühl** auf, ist das typisch für eine noch nicht entdeckte Zuckerkrankheit (Diabetes). Der vermehrte Zucker im Blut führt dazu, dass die Niere diesen zusammen mit Wasser ausscheidet. Anhand einer Blutuntersuchung kann die Diagnose gestellt werden.

Diabetes ▸ S. 324

Tritt der **Harndrang vor allem nachts** auf und kommt es zusätzlich zu **Atemnot**, kann eine Herzschwäche (Herzinsuffizienz) bestehen. Die Atemnot kann zunehmen und so stark werden, dass der Betroffene nur noch mit erhöhtem Oberkörper (z.B. mit zwei bis drei Kissen) schlafen kann. Ursache ist eine Schwäche des Herzmuskels, die besonders häufig bei älteren Menschen mit Bluthochdruck auftritt, aber auch bei jüngeren vorkommen kann. Die Diagnose wird meist durch Abhorchen und ein EKG gestellt. Eine medikamentöse Therapie bessert die Beschwerden.

Herzschwäche
▸ S. 360

Für häufigen Harndrang gibt es zwei Hauptursachen: die Prostatavergrößerung beim Mann und die Blasenentzündung bei der Frau. Beide Erkrankungen sind sehr häufig. Die ärztliche Untersuchung umfasst die Analyse des Urins und bei Männern immer die Tastuntersuchung der Prostata vom Mastdarm aus. Dies ist zwar etwas unangenehm, aber wichtig, um Hinweise auf eine mögliche bösartige Erkrankung der Prostata zu gewinnen. Bei Frauen wird in seltenen Fällen zusätzlich eine gynäkologische Untersuchung erforderlich sein. Kommt zum verstärkten Harndrang auch eine übergroße Harnmenge, so sind als Ursache auch Herzschwäche oder Diabetes möglich, die ebenfalls vom Hausarzt mit bestimmten Untersuchungen zuverlässig erkannt werden können.

Ungewollter Harnabgang

Blasenschwäche mit ungewolltem Harnabgang (Inkontinenz) ist ein für den Betroffenen außerordentlich unangenehmes Symptom. Die Ursachen sind zahlreich. Bei Frauen können eine Beckenbodenschwäche oder eine Gebärmuttersenkung die Ursache sein, bei Männern stehen Prostatabeschwerden im Vordergrund. Sehr wichtig ist, dass die Betroffenen wegen der Inkontinenzprobleme nicht ihre Trinkmengen einschränken, da sonst zunehmende Austrocknung des Körpers, Probleme mit der Haut und nicht zuletzt Schäden für die Nieren die Folge sein können. Da es verschiedene Formen der Inkontinenz mit sehr unterschiedlichen Ursachen gibt, ist es hilfreich, ein so genanntes Miktionsprotokoll zu führen, das dem Arzt die Diagnose erleichtert. In dem Protokoll werden Art und Menge der Getränke und die Blasenentleerungen jeweils mit Uhrzeit und geschätzter Menge verzeichnet. Dazu, ob eventuell starker Harndrang vorlag.

Tritt der Harnabgang **beim Husten, Niesen oder beim Heben schwerer Lasten** auf, spricht man von einer Belastungsinkontinenz. Auslöser kann insbesondere bei Frauen eine geschwächte Beckenbodenmuskulatur sein, die z.B. durch mehrere Geburten, einen Östrogenmangel in den Wechseljahren oder ausgeprägtes Übergewicht (Adipositas) verursacht wird. Eine konsequent durchgeführte Beckenbodengymnastik hilft, dieser Beckenbodenschwäche vorzubeugen und bereits bestehende Beschwerden zu bessern. Bei einem Östrogenmangel können ergänzend Hormonpräparate eingenommen werden. Ist die Beckenbodenmuskulatur bereits sehr stark geschwächt, kann sich die Gebärmutter nach unten verlagern (Gebärmuttersenkung). Dies wiederum verstärkt die Harninkontinenz beträchtlich. In jedem Fall sollte ein Gespräch mit dem Frauenarzt stattfinden, der ausführlich berät und nach der besten Lösung für das Problem sucht. Sehr selten treten diese Beschwerden auch beim Mann auf und sind dann meist die Folge einer Prostataoperation.

Inkontinenz
▸ S. 367

Adipositas
▸ S. 296

Gebärmuttersenkung ▸ S. 341

145

HARNWEGE, BLASE UND NIEREN

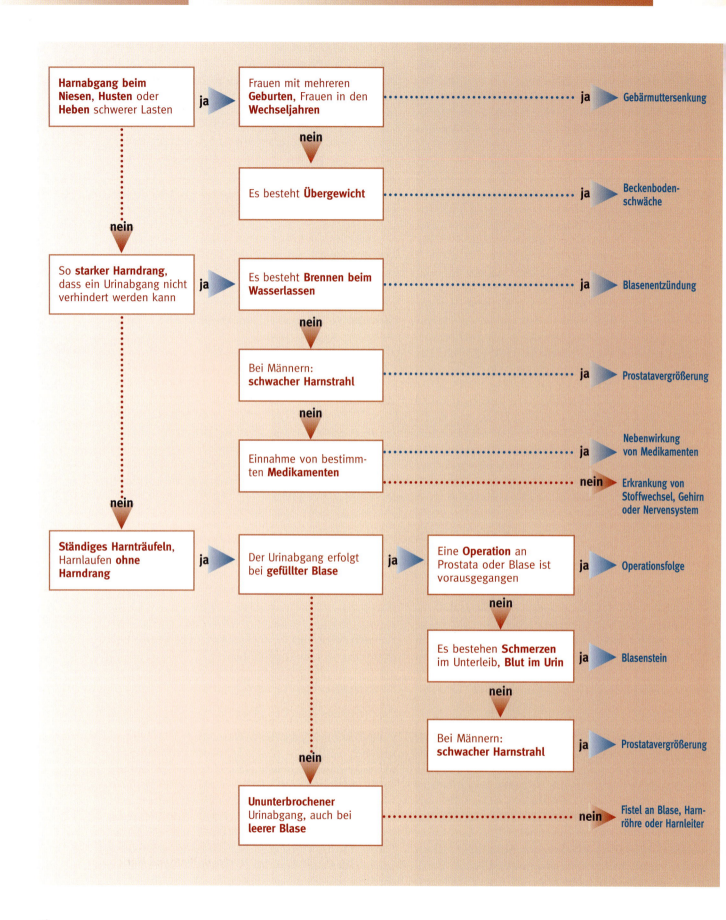

Ungewollter Harnabgang

▎Plötzlicher **starker Harndrang mit direkt nachfolgendem Harnabgang**, der nicht verhindert werden kann, wird als Dranginkontinenz bezeichnet. Meist liegt eine Blasenentzündung (Zystitis) zugrunde, wobei schmerzhaftes Brennen beim Wasserlassen hinzukommt. Bei Männern weist ein unwillkürlicher Harnabgang ohne Brennen auf eine Prostatavergrößerung hin. Diese Form des ungewollten Abgangs von Urin kann auch durch Medikamente verursacht sein. Hierzu gehören starke Beruhigungsmittel, Medikamente gegen psychische Erkrankungen, gegen die Parkinson-Krankheit oder gegen epileptische Anfälle sowie einige Blutdruckmittel (Betablocker). In seltenen Fällen können die Beschwerden auch durch Stoffwechselerkrankungen, durch eine Erkrankung des Gehirns oder der Nerven verursacht werden. Um die richtige Diagnose zu stellen, ist auf jeden Fall die Untersuchung durch einen Urologen erforderlich.

Inkontinenz ▸ S. 367

Blasenentzündung ▸ S. 313

Prostatavergrößerung ▸ S. 427

▎**Ständiges Harntröpfeln bei gefüllter Blase** beruht meist auf einer Einengung des Blasenausgangs oder der Harnröhre. Durch die mechanische Behinderung kann die Blase nicht ganz entleert werden, der Urin staut sich, und die Blase läuft über, sobald Harn aus den Nieren nachfließt (Überlaufinkontinenz). Insbesondere Männer leiden durch eine Vergrößerung der Prostata darunter. Selten sind ein Blasenstein oder eine Störung der Nervenversorgung der Blase die Ursache. Die Beschwerden können durch bestimmte Medikamente verstärkt werden. Es sollte immer ein Urologe aufgesucht werden.

Inkontinenz ▸ S. 367

Prostatavergrößerung ▸ S. 427

▎Ungewollter **Harnabgang im Alter** ist ein sehr häufiges Problem, insbesondere bei pflegebedürftigen Menschen, die unter Bewegungseinschränkungen (z.B. in Folge eines Schlaganfalls), an bestimmten Krankheiten (z.B. Multipler Sklerose) oder an einer Beeinträchtigung der geistigen Fähigkeiten (Demenz) leiden. Man schätzt, dass etwa ein Drittel aller Aufnahmen von Patienten in Altenheime direkt oder indirekt durch Inkontinenz bedingt ist. Wichtig ist deshalb, dass dieses Thema von Betroffenen und Angehörigen insbesondere in der Hausarztpraxis angesprochen wird, damit möglichst frühzeitig mit Vorbeugung und Therapie begonnen werden kann.

Schlaganfall ▸ S. 441

Multiple Sklerose ▸ S. 402

Demenz ▸ S. 323

▎Bestehen ein **ständiges Laufen des Urins**, das nicht zu beeinflussen ist, und zusätzlich eine Entzündung der Haut durch die dauernde Nässe, so kann eine falsche Verbindung zur Blase, eine Fistel, bestehen. Fisteln können angeboren sein, bei schweren Haut- oder Darmerkrankungen oder nach Operationen bzw. Bestrahlungen entstehen. Auch hier sind eine Untersuchung durch den Urologen und meist eine Operation erforderlich.

Fistel ▸ S. 337

▎**Einnässen bei Kindern** ist **bis zu einem gewissen Alter normal**. Immerhin muss das Vermögen, die Blase zu kontrollieren, erst mühsam erlernt werden. Der Kinderarzt sollte hinzugezogen werden, wenn ein Kind regelmäßig einnässt, das **älter als vier Jahre** ist oder das bereits seit über einem halben Jahr trocken war. Häufig hat das Einnässen seelische Ursachen. Aber auch Erkrankungen wie angeborene Fehlbildungen oder Stoffwechselstörungen können zugrunde liegen und müssen ausgeschlossen werden.

Oft wird bei Inkontinenz ein Arztbesuch aus Scham so lange hinausgezögert, bis die Beschwerden unerträglich stark sind. Besser ist es jedoch, möglichst frühzeitig den Arzt aufzusuchen, denn viele Ursachen des ungewollten Harnabgangs sind behandelbar. Außerdem führen eine Umstellung der Trinkgewohnheiten und ein Toilettentraining unter fachlicher Anleitung dazu, dass sich die Betroffenen sicherer fühlen. Der Arzt unterstützt auch mit Hinweisen zur richtigen Hygiene. Für Frauen ist die Gynäkologin erster Ansprechpartner; ist ihre Untersuchung ohne Befund, muss die weitere Diagnostik durch einen Urologen erfolgen. Männer sollten den Hausarzt oder gleich den Urologen aufsuchen. Aufgrund der vielen Erkrankungen, die infrage kommen, sollte sich der Betroffene immer auf umfassende Untersuchungen einstellen. Neben der genauen Befragung durch den Arzt, einer körperlichen Untersuchung und der Untersuchung von Blut und Urin können eine Reihe weiterer diagnostischer Maßnahmen durchgeführt werden. Hierzu gehören u.a. Ultraschalluntersuchungen von Niere und Blase, die Messung des Druckes in Blase und Harnröhre, das Röntgen von Harnleiter, Blase und Harnröhre nach Gabe eines Kontrastmittels und eine Blasenspiegelung.

HARNWEGE, BLASE UND NIEREN

Verringerte Harnmenge

Die Urinmenge hängt normalerweise von der täglichen Flüssigkeitszufuhr ab. Die häufigste Ursache für eine verringerte Harnmenge ist eine zu geringe Trinkmenge: Mindestens 1,5 Liter Flüssigkeit sollten täglich aufgenommen werden. Die Ursache einer verringerten Harnmenge können aber auch Nierenerkrankungen sein. Ein sehr ernst zu nehmendes Zeichen ist, wenn ein vollständiger Harnverhalt auftritt, also gar kein Wasser mehr gelassen wird. Entweder ist eine schwere Nierenerkrankung die Ursache, oder es liegt ein Verschluss der Harnwege vor, der wiederum zu einer Nierenschädigung führen kann.

Eine verringerte Urinmenge und dunkler Urin ohne weitere Beschwerden treten häufig bei älteren Menschen auf, da das Durstgefühl im Alter nachlässt und sie gelegentlich **nicht ausreichend trinken**. Ältere Menschen sollten ihre Trinkmenge täglich kontrollieren und sich am besten schon morgens einen Liter Tee zubereiten und ein bis zwei Flaschen Mineralwasser oder Saft bereitstellen, die sie über den Tag verteilt austrinken sollten.

Eine **fieberhafte Erkrankung** mit **starkem Schwitzen**, **Durchfall** und **Erbrechen** kann zu starken **Flüssigkeitsverlusten** führen. Eine verringerte Harnmenge mit dunklem Urin ist die Folge. Deshalb muss bei Infekten darauf geachtet werden, viel zu trinken. Falls das nicht ausreicht, kann in schweren Fällen zum Ausgleich der Flüssigkeitsverluste eine Infusion erforderlich werden.

Fieber ▶ S. 111

Eine verringerte Harnmenge verbunden mit einer **starken Leistungsschwäche** und **schwerer Abgeschlagenheit** weist in den meisten Fällen auf einen **Infekt** hin. Es kann allerdings auch eine Nierenerkrankung mit Einschränkung der Nierenfunktion (**Nierenversagen**) vorliegen. Besonders wenn Übelkeit, Erbrechen und Durchfälle auftreten, ist die Abgrenzung zu einem Magen-Darm-Infekt nicht immer einfach. Infekte sind jedoch wesentlich häufiger als schwere Nierenerkrankungen. Man sollte trotzdem den Hausarzt aufsuchen.

Magen-Darm-Infektion ▶ S. 390
Nierenversagen ▶ S. 415

Eine **abnehmende Harnmenge bei bereits bekannter Nierenerkrankung** kann Zeichen einer Verschlechterung der Nierenfunktion sein. Zu diesen Nierenerkrankungen zählen vor allem bestimmte Formen der **Nierenentzündung** (Glomerulonephritis), **Nierenversagen** als Komplikation eines Diabetes oder einer Gefäßerkrankung sowie **Zystennieren**. Es muss sofort der behandelnde Arzt aufgesucht werden.

Nierenerkrankungen ▶ S. 413 ff.
Zystenniere ▶ S. 471

Ein kompletter Harnverhalt mit **krampfhaften, sehr starken Blasenschmerzen** ist durch einen **Verschluss des Blasenausgangs** bzw. der Harnröhre bedingt. Ursachen können gutartige und bösartige **Geschwülste der Blase**, eine **Prostatavergrößerung**, eine Verengung der Harnröhre nach Operationen oder **Blasensteine** sein. Die Beschwerden sind so stark, dass man sofort den Hausarzt oder Notarzt verständigen wird.

Prostatavergrößerung ▶ S. 427
Nieren- und Blasensteine ▶ S. 414

Die häufigste Ursache von verringerter Harnmenge ist eine zu geringe Trinkmenge. Wird allerdings ständig zu wenig Flüssigkeit zugeführt, können die Nieren auf Dauer geschädigt werden. Verringert sich die Harnmenge bei einer bereits bestehenden Nieren- oder Prostataerkrankung oder tritt sogar ein Harnverhalt ein, sollte unbedingt der behandelnde Arzt verständigt werden. Unter Umständen ist ein Aufenthalt im Krankenhaus erforderlich.

Harnverfärbung

Normalerweise ist der Urin hell- bis dunkelgelb. Seine Farbe beruht auf Gallenfarbstoffen, die beim Abbau der roten Blutkörperchen entstehen. Trinkt man mehr, wird er heller, nach Flüssigkeitsverlust, z.B. durch Schwitzen, Durchfall, Erbrechen oder Fieber, ist er konzentrierter und damit dunkler. Farbveränderungen des Urins sind für den Laien nicht einfach zu unterscheiden. Die Ursachen sind vielfältig und reichen von harmlosen Verfärbungen durch Lebensmittel bis hin zu Blutbeimengungen z.B. bedingt durch Tumoren.

148

Harnverfärbung

▌ Eine **Verfärbung, die nur vorübergehend auftritt** und nur wenige Stunden anhält, kann durch den **Verzehr von bestimmten Lebensmitteln** hervorgerufen werden. So kann auf den Genuss von Roter Bete oder Brombeeren eine leichte Rotfärbung folgen, Rhabarber färbt zitronengelb. Vitamintabletten können einen Orangeton verursachen. Ebenso kann die Einnahme von bestimmten **Medikamenten** den Urin verfärben, z.B. Mittel gegen Bluthochdruck und Tuberkulose und bestimmte Antibiotika (Sulfonamide). Treten bei der Einnahme von Blut verdünnenden Medikamenten (z.B. Marcumar) Blutungen auf, die den Urin rot färben, muss sofort der behandelnde Arzt aufgesucht werden, da die Dosierung korrigiert werden muss.

Medikamente
▸ S. 38

▌ Eine **Rotfärbung des Urins** kann durch **Blutbeimengungen** verursacht werden. Häufigste Ursache sind **Nierensteine**, die sich durch starke, kolikartige Schmerzen in den Flanken bemerkbar machen. Auch eine schwere Form der **Blasenentzündung**, die „hämorragische Zystitis", verursacht Blutungen. **Zystennieren** sind eine angeborene Erkrankung, die sich meist im 30.–50. Lebensjahr mit Bluthochdruck und Bauchschmerzen bemerkbar macht und ebenfalls mit Blutungen einhergehen kann. Seltenere Ursachen sind ein **Nierenkarzinom** oder – bei Kindern – das **hämolytisch-urämische Syndrom**. Ist der Urin jedoch zunächst rötlich gefärbt und dunkelt beim Stehenlassen weiter nach, könnte auch eine Porphyrie zugrunde liegen, eine ererbte Stoffwechselerkrankung. In jedem Fall sollte ein Arztbesuch erfolgen, weil alle erwähnten Erkrankungen unbedingt behandelt werden müssen. Dort wird zunächst die Abgabe einer Urinprobe (Bild) erforderlich, es folgen gegebenenfalls Bluttests und Röntgenuntersuchungen.

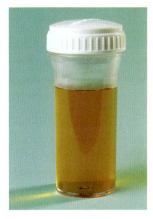

Nierensteine
▸ S. 414

Blasenentzündung
▸ S. 313

Zystennieren
▸ S. 471

Nierenkarzinom
▸ S. 414

Hämolytisch-urämisches Syndrom
▸ S. 354

▌ **Dunkelbrauner Harn** und **heller Stuhl** weisen auf eine **Erkrankung der Leber** hin. Die veränderte Farbe des Urins entsteht durch vermehrte Beimengung von Gallenfarbstoff. Dieser wird normalerweise hauptsächlich über den Stuhl ausgeschieden. Infolge der Leberstörung gelangt der Gallenfarbstoff nicht mehr in den Stuhl, der sich dadurch entfärbt und hell bis grau aussieht. Stattdessen staut sich der Gallenfarbstoff im Blut und wird vermehrt über den Urin ausgeschieden. Nach einiger Zeit folgen eine gelbe Verfärbung der Haut (**Gelbsucht**) und der Bindehaut, die besonders gut im Weißen des Auges zu sehen ist. Außerdem tritt starker Juckreiz am ganzen Körper auf.

Gelbsucht
▸ S. 345

Hepatitis ▸ S. 355

Lebererkrankungen ▸ S. 383 ff.

▌ **Trüber** oder **grauweiß verfärbter Harn** ist typisch für einen ausgeprägten Harnwegsinfekt, z.B. eine **Blasen- oder Nierenbeckenentzündung**. Die Verfärbung ist durch Beimengungen von Eiweiß, Bakterien oder weißen Blutkörperchen bedingt. Der Urin riecht dabei meist sehr unangenehm und stechend. Zusätzlich treten Brennen beim Wasserlassen, Blasenschmerzen und eventuell Fieber auf.

Blasenentzündung
▸ S. 313

Nierenbeckenentzündung ▸ S. 413

 Tritt die Urinverfärbung einmalig ohne weitere Beschwerden auf, ist sie meist durch mangelndes Trinken, färbende Nahrungsmittel oder Medikamente verursacht. Sobald sich die Verfärbung wiederholt, länger anhält oder weitere Beschwerden hinzukommen, sollte der Hausarzt zurate gezogen werden. Er kann mithilfe eines Teststreifens und anderer Urinuntersuchungen schnell feststellen, wo die Ursache liegt, und im Zweifelsfall eine Überweisung zum Urologen veranlassen.

Schmerzen beim Wasserlassen

▌ Schmerzen oder Brennen beim Wasserlassen sind meist Zeichen einer Entzündung im Bereich der Harnwege und Nieren. Die mit weitem Abstand häufigste Ursache ist die Blasenentzündung. Sie wird fast immer durch Bakterien verursacht, die über die Harnröhre in die Blase aufsteigen. Da bei Frauen die Harnröhre sehr kurz ist und Scheide und After nah beieinander liegen, sind sie weitaus häufiger betroffen als Männer. Engstellen im Bereich der Harnröhre, z.B. durch eine vergrößerte Prostata bei Männern oder Harnsteine, können zu chronischen Entzündungen und Beschwerden beim Wasserlassen führen.

HARNWEGE, BLASE UND NIEREN

▌**Brennen beim Wasserlassen**, verbunden mit **häufigem Harndrang**, Entleerung **kleiner Harnmengen** und eventuell Schmerzen im Unterbauch, ist typisch für eine Blasenentzündung (Zystitis). Bei Frauen verschwinden die Beschwerden oft durch vermehrte Flüssigkeitsaufnahme: Durch mindestens drei Liter Blasentee (aus der Apotheke) oder verdünnte Fruchtsäfte täglich werden die Keime möglicherweise aus der Blase ausgeschwemmt. Ansonsten ist eine dreitägige Therapie mit einem Antibiotikum nötig. Bei Männern ist eine antibiotische Behandlung immer erforderlich. Treten Blasenentzündungen häufiger auf oder hilft die antibiotische Therapie nicht, muss eine genaue Untersuchung durch den Urologen erfolgen, um Ursachen wie eine Verengung der Harnröhre auszuschließen. Bei Kindern muss eine angeborene Fehlbildung von Nieren oder Harnwegen ausgeschlossen werden.

Blasenentzündung ▸ S. 313

▌Bestehen zu den Anzeichen einer Blasenentzündung auch noch **dumpfe Schmerzen in der Nierengegend**, so kann eine Nierenbeckenentzündung (Pyelonephrits) vorliegen. Sie tritt häufig dann auf, wenn eine Blasenentzündung nicht ausreichend behandelt wird und die Keime über Blase und Harnleiter ins Nierenbecken aufsteigen. Nierenbeckenentzündungen müssen ärztlich behandelt werden, um eine dauerhafte Schädigung der Niere zu verhindern. Meist ist eine etwa zweiwöchige Antibiotikatherapie ausreichend.

Nierenbeckenentzündung ▸ S. 413

▌**Brennen** beim Wasserlassen **bei Frauen** mit **übel riechendem Ausfluss** und **Schmerzen beim Geschlechtsverkehr** weist auf eine Entzündung der Harnröhre (Urethritis) oder der Scheide (Vaginitis) hin. Möglicherweise liegt auch eine Infektion im Genitalbereich zugrunde. Eine Abklärung durch den Hausarzt oder Frauenarzt ist auf jeden Fall wichtig. Ist eine medikamentöse Behandlung nötig, muss im Fall einer Genitalinfektion auch der Partner mit einbezogen werden.

Harnröhrenentzündung ▸ S. 354
Scheidenentzündung ▸ S. 438
Genitalinfektion ▸ S. 346

▌**Schmerzen beim Wasserlassen bei Männern** mit **Harndrang**, eventuell Schmerzen in der Leiste und Kreuzschmerzen sowie **Fieber** und Schüttelfrost sind Zeichen einer Entzündung der Prostata (Prostatitis). Diese wird meist durch Bakterien verursacht. Zur Diagnostik werden in einer Urinprobe die eventuell vorhandenen Bakterien bestimmt. Zur Therapie wird über einen längeren Zeitraum mit Antibiotika behandelt. Ein Wiederaufflammen der Beschwerden kommt häufig vor, da Antibiotika das Prostatagewebe nicht gut erreichen.

Prostataentzündung ▸ S. 426

▌**Plötzlich auftretende, quälende Blasenschmerzen, ohne dass Wasser gelassen werden kann**, sind typisch für einen Harnverhalt. Ursachen können z.B. Blasensteine, eine Prostatavergrößerung oder ein Prostata- bzw. Blasenkarzinom sein. Die Beschwerden sind so stark, dass sofort der Notarzt verständigt wird. Zunächst wird ein Blasenkatheter gelegt, damit der Urin abfließen kann, was zur unmittelbaren Besserung der Schmerzen führt. Die weitere Behandlung erfolgt in der Klinik.

Blasensteine ▸ S. 414
Prostatavergrößerung ▸ S. 427

In den meisten Fällen werden Brennen und Schmerzen beim Wasserlassen durch eine Blasenentzündung verursacht. Oft sind die Beschwerden so typisch, dass keine weiteren Untersuchungen erforderlich sind. Andernfalls werden in einer Urinprobe die Bakterien bestimmt. Haben die Beschwerden eine andere Ursache, muss die Überweisung zum Urologen oder zum Frauenarzt zur weiteren Untersuchung erfolgen. Bei einer Blasenentzündung ist fast immer eine Therapie mit Antibiotika erforderlich, auch um das Wiederkehren der Beschwerden zu vermeiden.

Schmerzen in der Nierengegend

▌Nierenschmerzen werden vom Betroffenen seitwärts und im Rücken in Höhe der Taille empfunden. Sie sind in einem größeren Bereich zu spüren und können nach vorn in den Bauch, in die Leisten- oder Genitalregion ausstrahlen. Bei Entzündungen sind sie eher dumpf und verstärken sich beim Klopfen auf die Nierengegend, bei Nierenkoliken sind sie wellenförmig wiederkehrend und sehr heftig. Fast immer liegen behandlungsbedürftige Erkrankungen zugrunde, deshalb sollte man den Besuch beim Hausarzt oder Urologen nicht aufschieben.

Schmerzen in der Nierengegend

Schmerzen in der Nierengegend (Bild), die mit **hohem Fieber** und eventuell auch Schüttelfrost und Übelkeit einher gehen, werden meist durch eine **Nierenbeckenentzündung** (Pyelonephritis) verursacht. Meist bestehen dabei zusätzlich Beschwerden wie bei einer Blasenentzündung: Brennen beim Wasserlassen, häufiger Harndrang und Entleeren kleiner Harnmengen. Der Urin kann grau, trübe und übel riechend sein. Die Schmerzen strahlen unter Umständen in die Leiste und in den Hoden bzw. die Schamlippen aus. Wichtigste Behandlungsmaßnahmen sind strenge Bettruhe, viel Trinken (mindestens 2,5 Liter täglich) und eine antibiotische Therapie, die konsequent nach Anleitung des Arztes zu Ende zu führen ist, da Nierenbeckenentzündungen häufig mehrfach auftreten.

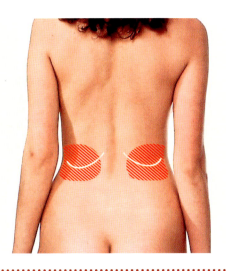

Nierenbeckenentzündung ▸ S. 413

Ein **einseitiger Nierenschmerz mit Ausstrahlung in die Leiste**, allerdings **ohne Fieber**, wird meist durch einen **Verschluss des Harnleiters** und Rückstau in der Niere verursacht. Häufig treten die Beschwerden in der fortgeschrittenen Schwangerschaft auf oder durch abgehende **Nierensteine**. Aber auch Tumoren oder andere Raum fordernde Veränderungen im Becken können von außen auf den Harnleiter drücken und dadurch dessen Durchgängigkeit verringern. Immer ist es erforderlich, die genaue Ursache festzustellen und zu behandeln. Andernfalls kommt es durch den Rückstau des Urins in die Niere zu einer Schädigung.

Nierensteine ▸ S. 414

Dumpfe Schmerzen in der Nierengegend können auch durch eine **Nierenentzündung** (Glomerulonephritis) hervorgerufen werden. Zusätzlich kann dann der Urin rot verfärbt sein, und es wird weniger Wasser gelassen als normal. Es können Wasseransammlungen (Ödeme) in den Beinen und Bluthochdruck bestehen. Eine Glomerulonephritis kann aber auch völlig beschwerdefrei verlaufen. Aufgrund der vielfältigen, untypischen Beschwerden kann die Diagnose nicht nur anhand einzelner Symptome gestellt werden. Es ist eine umfangreiche Untersuchung durch einen Facharzt erforderlich, um die richtige Behandlung festzulegen, insbesondere da diese Erkrankung die häufigste Ursache für ein chronisches Nierenversagen ist.

Nierenentzündung ▸ S. 413

Plötzliche **heftigste, krampfartige Schmerzen**, die **wellenförmig wiederkehren**, im Rücken und seitlichen Unterbauch, meist einseitig, sind typisch für eine **Nierenkolik**. Ursache sind ein oder mehrere **Nierensteine**. Die Schmerzen entstehen, wenn der Stein seine Lage stark verändert. Oft gehen der Kolik leichte Rückenschmerzen voraus. Bei einer Nierenkolik muss ein Arzt verständigt werden, der eine schmerzstillende Spritze verabreicht. Nach Abklingen der Schmerzen müssen Urin- und Blutuntersuchung, Ultraschall und Röntgenaufnahme erfolgen, um Art und Ort der Steine festzustellen. Danach wird versucht, den Stein z.B. mit Ultraschallwellen zu zertrümmern (Lithotripsie) oder durch Medikamente aufzulösen (Litholyse). Eine Operation ist heute nur noch selten erforderlich.

Nierensteine ▸ S. 414

Die Beschwerden sind bei verschiedenen Nierenerkrankungen häufig sehr ähnlich, deshalb sind genauere Untersuchungen nötig. Oft sind bereits eine Blutuntersuchung und eine Untersuchung des Urins mit Teststreifen aussagekräftig. Gelegentlich muss Urin über 24 Stunden gesammelt werden, um genauere Aussagen über die Nierentätigkeit treffen zu können. Eine Untersuchung der Nieren mit Ultraschall und das Röntgen der Nieren und Harnwege mit Kontrastmittel geben wichtige Hinweise. Darüber hinaus gibt es spezielle Untersuchungen wie die Blasenspiegelung oder die Nierenbiopsie, die nur bei besonderen Fragestellungen durchgeführt werden.
Gerade bei Nierenerkrankungen ist es wichtig, eine einmal begonnene Behandlung konsequent zu Ende zu führen. Eine vorzeitige eigenmächtige Beendigung der Therapie, z.B. zu frühes Aufstehen bei Bettruhe oder zu frühzeitiges Absetzen der Antibiotika, kann zu immer wiederkehrenden Beschwerden und zu einer dauerhaften Schädigung der Nieren führen.

HAUT, HAARE UND NÄGEL

Mit einer Fläche von rund 2 m² ist die Haut das größte Organ des Menschen. Als elastische Hülle grenzt sie den Körper nach außen ab, verhindert sein Austrocknen sowie das Eindringen von Krankheitserregern und anderen schädigenden Substanzen. Sie schützt ihn vor Hitze und Kälte, und sie spielt bei der Regulation der Körpertemperatur eine wichtige Rolle. Darüber hinaus ist die Haut mit ihren Berührungsrezeptoren ein wichtiges Sinnesorgan. Außerdem kommen der Haut beim Stoffwechsel und bei der Immunabwehr wichtige Funktionen zu. Die Beschaffenheit der Haut prägt nicht nur das Aussehen eines Menschen, sie gibt auch Auskunft über seinen gesundheitlichen Zustand.

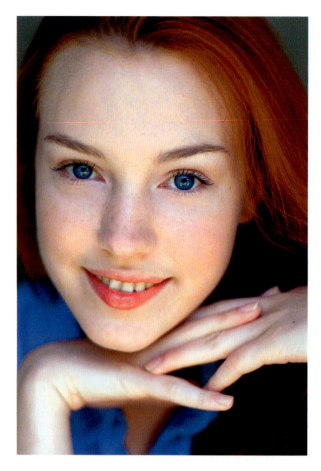

Die Haut besteht aus drei Schichten, der Ober-, der Leder- und der Unterhaut. Zu den so genannten Hautanhanggebilden gehören Schweiß- und Talgdrüsen, Haare sowie Fuß- und Fingernägel.

Die **Oberhaut** ist auf ihrer Oberseite von stabiler Hornhaut abgedeckt. Je nach Beanspruchung kann diese unterschiedlich dick sein. An den Fußsohlen ist sie am stärksten ausgebildet. Unter der Hornhaut liegt die Keimschicht, in der durch Zellteilung ständig neue Zellen produziert werden, welche die abgestorbenen und abgeschilferten Hornhautzellen ersetzen. Bei besonders starker Beanspruchung kann sich die Hornschicht zusätzlich verstärken und Schwielen bilden; betroffen sind hiervon die Handinnenflächen, die Fußsohlen und die Fersen. Im Alter nimmt die Verhornung noch mehr zu.

In der darunter liegenden **Lederhaut** befinden sich feinste Blut- und Lymphgefäße, die Nervenenden, die Schweiß- und Talgdrüsen sowie die Haarwurzeln. Die unterste Hautschicht – die **Unterhaut** – besteht hauptsächlich aus Fettgewebe. Sie ist ebenfalls von Blut- und Lymphgefäßen sowie Nervenfasern durchzogen.

Die **Haare** sind – bis auf Handinnenflächen und Fußsohlen – an der gesamten Körperoberfläche zu finden und je nach Sitz von unterschiedlicher Beschaffenheit. Neben den dickeren Haaren (auf dem Kopf, die Wimpern, Augenbrauen, Barthaare und die Schambehaarung) sind auf dem ganzen Körper feinste Härchen (Vellushaar) verteilt. Die Haarwurzeln sind vom Haarbalg umgeben. In den Wurzeln werden die Pigmente (Melanin) gebildet, welche die Haar-

> Beschwerden, die Sie in diesem Kapitel nicht finden, können auch in folgenden Kapiteln stehen:
> **MUND UND ZÄHNE** ▶ S. 198
> **VERLETZUNGEN** ▶ S. 287
> **FRAUENBESCHWERDEN**
> ▶ S. 115
> **MÄNNERBESCHWERDEN**
> ▶ S. 189

152

farbe bestimmen. Mit zunehmendem Alter kommt es zu einem Nachlassen der Pigmentproduktion, wodurch die Haare grau oder weiß werden.

Die **Nägel** bedecken das obere Ende der Finger und Zehen. Sie wachsen aus dem Nagelbett heraus. Die Nagelplatte, allgemein als Nagel bezeichnet, besteht aus einer Hornplatte. Die Neubildung und Verhornung erfolgen in der Tiefe der Nagentasche durch die so genannte Nagelmatrix. Unter dem Nagel befindet sich das Nagelbett mit einer gut durchbluteten Hautschicht. Verschiedene Erkrankungen, aber auch Medikamente können Nagelveränderungen hervorrufen.

Je nach Beschaffenheit werden drei Hauttypen unterschieden: trockene, fettige und Mischhaut.

Trockene Haut, mit rauen Stellen und eventuell Schuppenbildung, ist zum einen auf eine Veranlagung zurückzuführen; aber auch der Aufenthalt in trockenen, überheizten oder klimatisierten Räumen kann die Ursache sein. Häufig entwickelt sich mit zunehmendem Alter eine trockene Haut, was auf eine abnehmende Tätigkeit der Talgdrüsen zurückzuführen ist. Altershaut ist auch dünner und verletzungsanfälliger.

Fettige Haut ist meist glänzend. Sie neigt zu Verstopfung der Ausführungsgänge der Talgdrüsen, wobei sich so genannte Mitesser (mit Talg gefüllte Erhebungen mit schwarzem Köpfchen) bilden.

Am häufigsten ist die **Mischhaut** anzutreffen, d.h., es gibt Körperstellen mit trockener oder normaler Haut sowie Bereiche am Körper, die dem fettigen Hauttyp zuzuordnen sind.

Die **Beschaffenheit der Haut** ist für jeden Menschen erkennbar. Die Erwartungen an eine schöne, makellose Haut sind durch Werbung geprägt. Noch immer gilt Bräune als Schönheitsideal. Doch gerade häufige Sonnenbäder und Solariumbesuche können zu einer erheblichen Schädigung der tieferen Hautschichten führen. Und im Alter kommt es dann in der Regel zu verstärkter Faltenbildung oder weitaus schwerwiegenderen Hautdefekten. Veränderungen des normalen Erscheinungsbildes der Haut und Hauterkrankungen können für die Betroffenen psychisch sehr belastend sein. So kann zum Beispiel eine starke Akne mit Pickeln und Eiterpusteln, die in der Pubertät durch die hormonellen Veränderungen im Körper hervorgerufen wird, die Persönlichkeitsentwicklung und Lebensfreude eines Jugendlichen beeinträchtigen. Ausschläge, Muttermale oder Hautverfärbungen wirken unter Umständen entstellend und können die Betroffenen in eine Isolation führen.

Hautveränderungen können direkt von einer Erkrankung der Haut ausgehen; auch innere Krankheiten, wie Stoffwechselstörungen, Erkrankungen des Hormonsystems oder Infektionen, können sich auf das Aussehen der Haut auswirken:

▸ **Hautfarbe:** Eine Veränderung der Hautfarbe kann sich als Blässe, Rötung oder Gelbfärbung äußern. Außerdem können Störungen der Pigmentation auftreten, sodass sich auf der Haut Flecken bilden. Diese sind entweder sehr viel dunkler oder viel heller als die normale Hautfarbe.

▸ **Hautrötungen:** Sie lassen auf Entzündungen der Haut schließen. Dabei kann es zu einer flächenhaften Rötung infolge einer verstärkten Durchblutung kommen. Oder es bildet sich eine Vielzahl kleiner Entzündungen, die vom Bindegewebe ausgehen und sich ausbreiten können (bei Masern, Röteln und ähnlichen Erkrankungen).

▸ **Bläschen- und Blasenbildung:** Auf der Haut bilden sich plötzlich kleine Bläschen, die unter Umständen mit Flüssigkeit gefüllt und schmerzhaft sind.

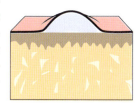

▸ **Nicht blutende, nässende offene Stellen** (Erosionen): Von solchen Hautveränderungen ist nur die Oberhaut betroffen. Es entsteht eine oberflächliche kleine Wunde.

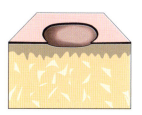

▸ **Knotenförmige Hautveränderungen:** Diese können sich sowohl auf der Hautoberfläche (z.B. als Warzen oder Hauttumoren) als auch in den unteren Hautschichten bilden.

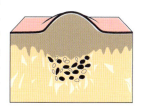

▸ **Pusteln auf der Haut:** Hierbei handelt es sich um mit Eiter gefüllte Hohlräume (so genannte Eiterbläschen) in oder unter der Oberhaut.

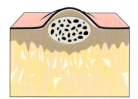

▸ **Schuppen:** Dies sind Auflagerungen aus verhornten Hautzellen, die locker oder fest aufliegen. Infolge vermehrter Verhornung der Haut kann Schuppenbildung krankhaft sein.

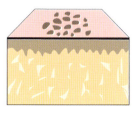

HAUT, HAARE UND NÄGEL

Juckreiz mit und ohne Hautschuppen

Eine lästige bis quälende Erscheinung der Haut ist Juckreiz. Diese unangenehme Empfindung löst häufig Kratzen aus, wodurch oft strichförmige Rötungen verursacht werden. Bei heftigem Kratzen können offene Stellen entstehen, die verkrusten. Juckreiz kann zeitweise auftreten oder anhaltend sein. Die Stelle, an der es juckt, dient oftmals als wichtiger Hinweis für die zugrunde liegende Störung oder Erkrankung. In manchen Fällen ist sogar der gesamte Körper von dem Juckreiz betroffen.

Alle Stoffe, mit der die Haut in Berührung kommt, können Juckreiz auslösen. Auch an Bekleidung muss gedacht werden. Manchmal werden Wolle oder bestimmte Fasern von Stoffen nicht vertragen. Auch Waschmittel- oder Spülmittelreste in der Kleidung lösen Beschwerden aus. Wer unter Juckreiz leidet, sollte seine Lebensgewohnheiten überprüfen, eventuell weniger Seife oder Duschlotion verwenden, das Mittel wechseln und andere Materialien bei der Bekleidung ausprobieren. Selbst das Wechseln der Waschmittelmarke kann oft schon Abhilfe schaffen. Sind diese Maßnahmen erfolglos, sollte man den Hausarzt zurate ziehen.

Eine weitere wichtige Ursache für Juckreiz ist trockene Haut. Zu häufiges Waschen mit viel Seife oder Duschlotion kann zu einer starken Entfettung der Haut führen. Auch eine Unverträglichkeit gegen bestimmte Duschmittel und Badezusätze kann in Verbindung mit dem Entfetten der Haut Juckreiz auslösen. Wer eine sehr empfindliche Haut hat, für den kann schon trockenes Raumklima aufgrund von Zentralheizung oder Klimaanlage ausreichen, um Juckreiz auftreten zu lassen.

Juckreiz mit Schuppenbildung auf dem Kopf, eventuell mit einer am Haaransatz sichtbaren Rötung, kann Anzeichen für ein **Kontaktekzem** sein. Ursache sind unter Umständen unverträgliche Wasch- oder Pflegemittel. Ist eine stärkere Schuppenbildung zu beobachten, versteckt sich dahinter möglicherweise eine beginnende **Schuppenflechte** (Psoriasis). Kopfjucken mit und auch ohne Hauterscheinungen kann ebenso bei **nervlicher oder psychischer Überlastung** ausgelöst werden.

Ekzem ▶ S. 329
Schuppenflechte ▶ S. 443

Juckreiz auf dem Kopf mit weißen, an den Haaren festsitzenden Punkten spricht für **Kopfläuse**. Die weißen Eier – die Nissen – haften an den Haaren fest. Ein weiterer Hinweis sind gerötete, leicht juckende Hautbereiche hinter den Ohren. Eine Übertragung in Kindergärten, Schulen oder anderen Gemeinschaftsräumen bis hin zu Verkehrsmitteln ist möglich.

Ungeziefer ▶ S. 458

Kommt es nach der Einnahme von Medikamenten oder **nach dem Essen** plötzlich zu **Juckreiz**, **Rötungen** und **Schwellungen** der Haut, ist möglicherweise eine **Nahrungsmittel- oder Medikamentenallergie** die Ursache. Die Veränderungen an Haut und Schleimhaut sind hierbei häufig sehr verschieden und ähneln manchen Hauterkrankungen. Unter Umständen treten kleine Bläschen auf den geröteten Hautstellen auf; auch kann wässriges Sekret aus der Nase laufen. Manchmal jucken die Augen, die Lippen und die Mundschleimhaut. Unter Umständen fällt das Atmen schwer, es treten Übelkeit und Durchfall auf. Handelt es sich um eine Medikamentenallergie, sind die Auslöser der Beschwerden häufig Antibiotika (wie Penicillin und Cephalosporine) oder Sulfonamide. Des Weiteren kommen Schmerzmittel (Acetylsalicylsäure) und Schlafmittel (Barbiturate) infrage. Typische Beispiele für Nahrungsmittel, die Allergiesymptome verursachen, sind Schalentiere, Erdbeeren, Äpfel oder Steinobst. Aber auch Gemüse wie Tomaten, Karotten, Sellerie gehören dazu. Weiterhin sind Nüsse sowie Schokolade häufige Allergieauslöser.

Allergien ▶ S. 300
Medikamente ▶ S. 38

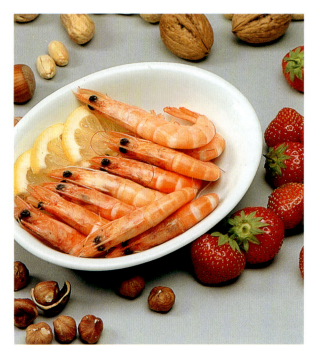

Juckreiz mit und ohne Hautschuppen

■ Bei **juckenden, hellrot verfärbten Hautstellen**, eventuell mit kleinen Bläschen, ist zu überprüfen, ob diese Stellen mit Schmuck, Kosmetika oder bestimmten Pflanzen in Berührung gekommen sind. Diese Hauterscheinungen sind typisch für ein Kontaktekzem. Bei einem weiteren Kontakt mit dem auslösenden Stoff kann die Haut anschwellen. Es bilden sich unter Umständen Bläschen, die platzen, nässen und dann verkrusten.

Ekzem ▸ S. 329

■ Juckreiz in Verbindung mit einer **runden Hautrötung** und **Schwellung** kann durch einen Insektenstich hervorgerufen werden, besonders in den entsprechenden Jahreszeiten. Auch mehrere Stiche nebeneinander sind möglich. Meist ist die Einstichstelle als roter Punkt zu erkennen. Insekten, die im mitteleuropäischen Raum durch Stich oder Biss juckende Hautrötungen mit Schwellungen verursachen, sind Mücken, Wespen, Bienen, Hornissen, Zecken und Bremsen. Ameisen verursachen die Beschwerden durch das Ausscheiden von Säure. Treten zusätzlich **Atemnot**, **Schweißausbruch**, **schneller Puls**, **Unruhe** und sogar **Bewusstseinsstörungen** auf, spricht dies für eine starke allergische Reaktion auf das Insektengift, die sich bis zum allergischen Schock ausweiten kann. Deshalb ist bei ersten Anzeichen dieser Art schnellstens ein Arzt aufzusuchen!

Allergien
▸ S. 300

■ Bei Juckreiz an einer **Körperstelle**, an der auch **ein kleines Insekt** auszumachen ist, handelt es sich eindeutig um den Biss einer Zecke. Der Biss selbst wird meistens nicht bemerkt. Das Insekt bohrt sich mit seinem Kopf in die Haut und saugt so lange Blut, bis es prall gefüllt (etwa erbsengroß) ist, dann fällt es ab. Nach einem Aufenthalt im Wald, besonders in Gegenden, die als Zeckengebiet ausgewiesen sind, sollte der Körper gründlich abgesucht werden, da diese Insekten oft in der Kleidung bis in die Gesäß- oder auch Bauchregion kriechen. Wird eine Zecke entdeckt, sollte sie mit einer speziellen Zange (in der Apotheke erhältlich) vorsichtig entfernt werden. Da Zecken Überträger der Frühsommer-Meningoenzephalitis (FSME) sowie der Borreliose sein können, ist es ratsam, umgehend einen Arzt aufzusuchen.

Borreliose
▸ S. 317

FSME ▸ S. 337

■ **Einseitig auftretender Juckreiz im Bereich von Brustkorb oder Bauch**, der mit **Brennen** und **Schmerzen** einhergeht, kann Zeichen einer beginnenden Gürtelrose (Herpes zoster) sein. Hierbei beginnt nicht nur der betroffene Hautbereich schmerzempfindlich zu werden. Nach wenigen Tagen treten außerdem schmerzende Bläschen auf. Sie sind zunächst gruppenförmig angeordnet und verteilen sich dann entlang der Nervenbahnen streifenförmig weiter. Die Bläschen sind mit einer wässrigen Flüssigkeit gefüllt und verkrusten nach etwa drei bis vier Tagen. Typisch für eine Gürtelrose ist außerdem ein ausgeprägtes Krankheitsgefühl mit Fieber. Noch Monate nach der Erkrankung kann die Hautpartie schmerzhaft und berührungsempfindlich sein. Ursache ist eine Virusinfektion. Vor allem ältere Menschen und Menschen mit einem schlechten Allgemeinzustand sind oftmals anfällig für diese Erkrankung. Bei den ersten Anzeichen empfiehlt es sich, einen Arzt aufzusuchen. Er wird Medikamente verordnen, die das Wachstum der Viren hemmen (so genannte Virostatika) und auf diese Weise die Beschwerden lindern.

Gürtelrose
▸ S. 352

■ **Stark juckende, gerötete, trockene und entzündete Haut, besonders in der Ellenbeuge, den Kniekehlen, im Nacken, auf den Handrücken sowie im Gesicht**, sind Zeichen einer Neurodermitis, die auch als endogenes Ekzem bezeichnet wird. Typisch ist die trockene, schuppige, rissige Haut. Außerdem sind nicht immer die gleichen Körperpartien betroffen, und auch die Ausprägung der Ekzeme verändert sich. Die Ursachen für Neurodermitis sind noch unbekannt. Eine Rolle spielen genetische Faktoren und zusätzliche Auslöser wie Allergien (Nahrungsmittel- und Hausstauballergie), Stress, trockene Luft in beheizten Räumen oder Wollkleidung. Die Erkrankung zeigt sich meist schon im Kleinkindalter, auch Säuglinge können bereits betroffen sein. Hinweise auf eine Veranlagung können das Auftreten von Milchschorf oder ein häufiges Windelekzem sein.

Neurodermitis
▸ S. 412

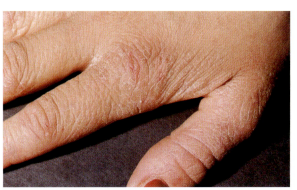

155

HAUT, HAARE UND NÄGEL

■ **Juckreiz am ganzen Körper**, der von einem **starken Durst** und **häufigem Wasserlassen** begleitet ist, und eventuelle Gewichtsabnahme sprechen für eine Zuckerkrankheit (Diabetes). Dies gilt besonders dann, wenn Appetitlosigkeit auftritt, Atem und Urin nach Azeton riechen und Wunden schlecht heilen. Bei diesen Symptomen ist unbedingt ein Arzt aufzusuchen. Er wird die Blutzuckerwerte bestimmen und auch den Urin auf möglichen Zuckergehalt überprüfen. Die Behandlung richtet sich nach der Schwere der Erkrankung.

Diabetes ▶ S. 324

■ **Heftiger Juckreiz** mit einer **gelblich verfärbten Haut** und **gelblichen Augäpfeln** ist Hinweis auf eine Gelbsucht, die auf eine Leberentzündung (Hepatitis) zurückgeht. Diese Anzeichen machen einen Arztbesuch dringend erforderlich. Neben der allgemeinen Befragung wird der Arzt vor allem das Blut untersuchen. Des Weiteren kommen Ultraschallaufnahmen zur Diagnosestellung infrage. Unter Umständen wird eine kleine Gewebeprobe von der Leber genommen.

Hepatitis ▶ S. 355

■ **Quälender Juckreiz am ganzen Körper** mit **Abgeschlagenheit**, **Müdigkeit** oder auch schwerem Krankheitsgefühl kann Hinweis auf eine Tumorerkrankung sein. Besonders wenn zusätzlich **Fieber**, nächtliches **Schwitzen**, **schmerzlose und vergrößerte Lymphknoten** im Bereich der Lenden, der Achseln und des Halses auftreten, deuten die Symptome möglicherweise auf einen Lymphdrüsenkrebs (Lymphom) hin. Auch kann es zu einer starken Gewichtsabnahme kommen.

Lympdrüsenkrebs ▶ S. 389

■ **Juckreiz am ganzen Körper, der über einen längeren Zeitraum anhält**, sollte Anlass sein, einen Arzt zur Klärung der Ursache aufzusuchen. Hier ist unter Umständen an eine psychogene Ursache, z.B. eine nervale Fehlregulation bei übermäßigem Stress, zu denken. Nicht selten sind große nervliche Belastungen, zum Beispiel hoher Arbeitsdruck oder familiär bedingte Beanspruchung, der Auslöser für den Juckreiz. Typisches Merkmal für eine psychogene Ursache ist das Fehlen von juckreizbedingten Schlafstörungen.

Psychosomatische Störungen ▶ S. 428

Juckreiz kann ein Hinweis auf ernsthafte Erkrankungen sein, die nicht unmittelbar mit der Haut zu tun haben müssen. Deshalb ist es ratsam, bei entsprechenden Beschwerden, die länger anhalten, den Hausarzt zu konsultieren. Die Behandlung richtet sich dann nach der zugrunde liegenden Erkrankung. Die Pflege der Haut mit fettender Salbe oder kühlenden Gels kann akute Beschwerden häufig lindern.

Roter Hautausschlag und rote Hautveränderung

❙ Hautausschlag zeigt sich in den unterschiedlichsten Formen und Färbungen. Er kann sich auf bestimmte Regionen beschränken oder den ganzen Körper befallen. Dauerhafte Rötungen der Haut, die eventuell mit einer Schwellung des Gewebes einhergehen, zeigen oftmals eine Entzündung an. Darüber hinaus gibt es zahlreiche Ausschläge und Veränderungen, bei denen sich beispielsweise rote Flecken, Pusteln oder Blasen bilden und die mit Beschwerden wie Schuppenbildung, Schmerzen oder Juckreiz verbunden sind. Die Ursache der Beschwerden ist nicht immer sofort erkennbar, deshalb gelten die begleitenden Symptome als wichtige Hinweisgeber.

■ **Großflächige Hautrötungen**, die sich **heiß anfühlen**, die **brennen** und **schmerzen** und **nach intensiver Sonneneinwirkung** auftreten, sind typische Anzeichen eines Sonnenbrandes. Wurde die Haut **starker Hitze ausgesetzt** (etwa heißem Wasser oder Wasserdampf), kann es sich um eine Verbrennung bzw. Verbrühung handeln. Der Grad der Rötung zeigt die Schwere der Entzündung bzw. der Schädigung der Haut an: Rötet sich die Haut und ist schmerzhaft, entspricht dies einer Verbrennung 1. Grades; ist die Hitzeeinwirkung stärker und intensiver, sind auch die Hautschäden größer. Kommt es zu Blasenbildungen, handelt es sich um eine Verbrennung 2. Grades. Bei Verbrennungen 3. und 4. Grades werden die Haut und das darunter liegende Gewebe zerstört, d.h., die Haut bekommt ein lederartiges bis schwarzes Aussehen. Im Fall starker Verbrennungen ist umgehend ein Arzt aufzusuchen bzw. der Notarzt zu rufen.

Verbrennungen ▶ S. 289

Roter Hautausschlag und rote Hautveränderung

■ **Rote, entzündete, eitrige Pickel und Pusteln im Gesicht**, besonders im Jugendalter, sind typisch für Akne. Weitere Hauterscheinungen sind hier rote, große, schmerzhafte und feste Knoten sowie Mitesser. Akne tritt zwar vor allem im Gesicht auf; es können jedoch ebenso Brust, Nacken und Schultern betroffen sein. Die Ursachen sind vielfältig. Sie liegen zum einen in der hormonellen Umstellung des Körpers während der Pubertät, wobei auch eine familiäre Veranlagung eine Rolle zu spielen scheint. Zum anderen kann Akne auch infolge von Kontakten mit Chlor, Teer oder Öl auftreten. Außerdem gibt es eine Akneform, die im Frühjahr und Sommer an den Hautpartien auftritt, die dem Sonnenlicht ausgesetzt sind (so genannte Mallorca-Akne). Verstärkt werden die Beschwerden unter Umständen durch Stress und fetthaltige Hautpflege- und Kosmetikprodukte oder auch durch mangelnde Hygiene. Besonders bei schwerer Akne sollte ein Hautarzt aufgesucht werden. Er kann örtlich anzuwendende Antibiotika gegen die Entzündung verordnen. Bei jungen Mädchen sind unter Umständen Hormonpräparate wie die Antibabypille hilfreich.

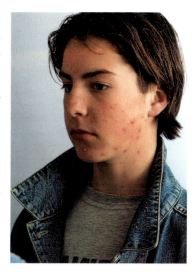

Akne ▶ S. 299

■ **Hautrötungen im Gesichts- und Halsbereich in Zusammenhang mit Aufregung** können stressbedingt sein. Aufgrund einer nervalen Fehlregulation werden plötzlich die Blutgefäße erweitert, und bestimmte Stellen sind auf einmal stärker durchblutet. Die Größe der roten Flecken ist dabei individuell sehr verschieden, ebenso wie die Dauer ihres Auftretens. Es handelt sich um eine harmlose, wenn auch manchmal unangenehme Reaktion des Körpers.

■ Bei einem **geröteten**, **schmerzhaften** und **druckempfindlichen eitrigen Knoten** handelt es sich meist um einen Furunkel. Typisch ist, dass der Knoten sowie das darumliegende Gewebe anschwellen. Bei einem Furunkel handelt es sich um die eitrige Entzündung einer Haarwurzelscheide samt Talgdrüse, die vor allem im Nacken, an der Oberlippe, der Innenseite der Oberschenkel sowie am Gesäß vorkommt.
Sind **mehrere benachbarte Haarwurzeln** betroffen, können sie zu einem großen entzündeten Knoten verschmelzen, einem so genannten Karbunkel. Dies ist am häufigsten im Nacken und auf dem Rücken der Fall, wobei besonders ältere Männer hiervon betroffen sind. Bei einem großen Knoten sollte unbedingt der Arzt aufgesucht werden; besonders dann, wenn dieser im Gesicht oder Nacken auftritt. Die Behandlung richtet sich nach dem Stadium der Entzündung. Entleert sich der Eiter nicht von selbst, muss der Knoten eventuell mit einem winzigen Schnitt bzw. Stich geöffnet und eine Drainage gelegt werden. Eventuell ist die Einnahme eines Antibiotikums notwendig.

Furunkel ▶ S. 338

■ **Stark gerötete**, etwas **erhabene Flecken**, die mit **silbrigen Schuppen** bedeckt sind und eventuell **jucken** und überwiegend an den Ellenbogen, den Knien, auf dem Kopf sowie in der Lendengegend vorkommen, weisen auf eine Schuppenflechte hin. Bei ausgeprägter Erkrankung treten die Schuppen auch im Gesicht (Bild) und am ganzen Körper auf. Die Hautdefekte sind meist rund oder oval und scharf abgegrenzt, wobei sie zu Beginn der Erkrankung punktförmig auftreten können. Die so genannte Psoriasis vulgaris ist die häufigste Form der Schuppenflechte. Ihre Ursache liegt in einer übermäßigen Produktion neuer Hautzellen, die plötzlich (in jedem Alter) auftreten kann und ein Leben lang anhält. Familiäre Veranlagung spielt bei der Entstehung einer Psoriasis eine Rolle. Als Auslöser der Erkrankung gelten unter anderem Stress, Infektionen, Alkohol und Medikamente, z.B. Mittel gegen Bluthochdruck, Herzrhythmusstörungen und Koronare Herzkrankheit (Betarezeptorenblocker), Antidepressiva und Antimalariamittel.

Schuppenflechte ▶ S. 443

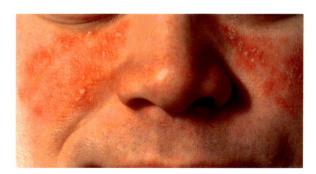

157

HAUT, HAARE UND NÄGEL

▌**Rote, juckende, schmerzhafte Bläschen an der Lippe**, die anfangs mit einer wässrigen Flüssigkeit gefüllt sind, nach etwa drei bis vier Tagen austrocknen und gelbliche Krusten bilden, sind Zeichen einer **Herpes-Infektion**. Typisch für den Lippenherpes ist, dass zunächst ein Spannungsgefühl sowie Juckreiz an der Stelle auftreten, an der sich später die Bläschen bilden. Die Ansteckung mit Herpes-Viren erfolgt meist schon im Kindesalter, wobei die Erreger ein Leben lang im Körper verbleiben. Sind die Abwehrkräfte geschwächt, wie bei einer Erkältung, werden die Viren wieder aktiv. Aber auch Stress oder starke Sonneneinstrahlung lassen den Lippenherpes ausbrechen. Spezielle Salben lindern den Schmerz und verhindern eine Ausdehnung der Bläschen.

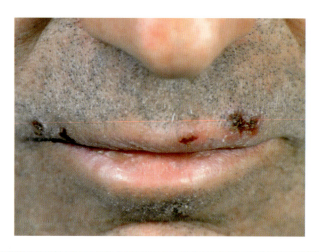

Herpes-Infektion ▶ S. 356

▌**Rote, schuppende Flecken im Gesicht**, besonders **an Wangen, Stirn und Nase**, die beim kräftigen Darüberstreichen **schmerzhaft** sind, sprechen für eine **Schmetterlingsflechte** (Lupus erythematodes). Die Veränderungen treten außerdem auch auf dem behaarten Kopf sowie am Brustausschnitt auf; selten am Körperstamm sowie den Extremitäten. Typisch ist, dass die etwa münzgroßen Stellen nur langsam heilen und eventuell Narben oder weiße Hautpartien hinterlassen, die nicht mehr braun werden. Bis heute sind die Gründe für die Entstehung des so genannten diskoiden Lupus erythematodes nicht geklärt. Vermutet wird eine so genannte Autoimmunerkrankung, bei der das körpereigene Abwehrsystem sich gegen eigenes Gewebe richtet. Auslöser der Symptome sind oftmals Verletzungen, Kälte, Sonnenlicht, Stress und Infektionen. Sie verhindern unter Umständen auch das Abheilen der Hauterscheinungen. Bei einer anderen Form der Schmetterlingsflechte erscheinen die roten Flecken oder ringförmige Veränderungen außerdem an Schultergürtel, Armen, Rücken und Brust. Zusätzlich kommt es zu Symptomen wie Abgeschlagenheit bis hin zu einem ausgeprägten Krankheitsgefühl, Fieber, Appetitlosigkeit, eventuell auch Übelkeit, Erbrechen sowie Gelenkschmerzen.

Lupus erythematodes ▶ S. 388

▌**Gerötete Haut hinter den Ohren**, bei der sich der **Juckreiz auf die gesamte Kopfhaut** ausdehnt und am kopfhautnahen Teil der Haare kleine weiße, festsitzende Punkte zu erkennen sind, ist ein mögliches Anzeichen für **Kopfläuse**. Bei den weißen Punkten handelt es sich um Nissen, die Eier der Läuse. Werden bei Kindern Kopfläuse festgestellt, sollten umgehend Kindergarten und Schule informiert werden. Zur Abtötung der Läuse werden spezielle Shampoos bzw. Lotionen angeboten.

Ungeziefer ▶ S. 458

▌**Rote, juckende, entzündete Haut zwischen den Zehen, weißliche Hautaufweichungen und Einrisse**, häufig auch an der Unterseite der Zehen (Bild), sind Zeichen einer **Fußpilzerkrankung**. Ist die Haut an der Fußsohle (im Hohlfußbereich) infiziert, sind Bläschenbildung, Rötung und Schuppenbildung die typischen Anzeichen. Im Bereich der Ferse ebenso wie an der Fußsohle kann die Pilzinfektion mit verstärkter Hornhautbildung und trockenem Abschuppen der Haut einhergehen. Fußpilz ist mit entsprechenden Medikamenten, so genannten Antimykotika, gut zu behandeln.

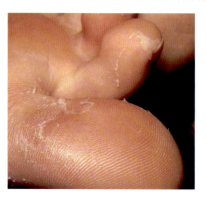

Pilzerkrankungen ▶ S. 422

▌**Flächenhafte Hautrötungen**, die **scharf abgegrenzt** sind und **jucken**, können ebenfalls von einer **Pilzinfektion** herrühren. Sie entstehen besonders in Hautfalten, z.B. unter der weiblichen Brust. Typisch ist auch, dass am Außenrand der betroffenen Stellen Abschuppung und kleine Pusteln vorkommen.

Pilzerkrankungen ▶ S. 422

Roter Hautausschlag mit Fieber

 Rötungen, **Schwellungen**, **Bläschen**, **nässende Pusteln**, **Krustenbildung** und **Schuppung** der Haut **bei Säuglingen und Kleinkindern**, die sich vom Gesäß in Richtung Genitalien, Innenseite der Oberschenkel bis hin zum Unterbauch ausbreiten, sprechen für ein Windelekzem. Dieses tritt besonders häufig zwischen dem 9. und 12. Lebensmonat auf. Die Ausprägung der auch als Windeldermatitis bezeichneten Erkrankung kann sehr unterschiedlich sein. Bestehen die Hautveränderungen längere Zeit, ist die Haut möglicherweise zusätzlich mit Bakterien infiziert. In schlimmen Fällen kann es zu offenen Wunden kommen. Daher muss ein Windelekzem behandelt werden, um schmerzhafte Beschwerden für das Baby und die Ausbreitung einer Infektion zu verhindern.

Ekzem ▶ S. 329

▪ **Rote, punktförmige oder kleinfleckige Blutungen** unter der Haut (Petechien) sind entweder Hinweis auf eine Veränderung an den Gefäßen (Arteriosklerose), oder sie zeigen eine Gerinnungsstörung des Blutes an. Auch bei einer veränderten Zusammensetzung des Blutes, z.B. bei einem Mangel an Blutplättchen, kommt es unter Umständen zu punktförmigen Einblutungen in der Haut. Darüber hinaus tritt dieses Symptom bei Stoffwechselerkrankungen wie z.B. Diabetes auf. Auch im Alter entstehen aufgrund der Alterungsprozesse in der Haut häufig kleine punktförmige Blutungen im Gesicht, auf Handrücken, Unterarmen und Unterschenkeln. Außerdem verursachen manche **Medikamente** als Nebenwirkungen diese kleinen Hautblutungen. Hierzu zählen Schmerzmittel wie Acetylsalicylsäure (ASS), phenacetinhaltige Medikamente gegen Schmerzen und zur Fiebersenkung, digoxinhaltige Herzmittel und Antibiotika wie Penicillin.

Arteriosklerose
▶ S. 305

Diabetes ▶ S. 324

Medikamente
▶ S. 38

▪ **Gerötete, gewundene, millimeterlange gangartige Streifen**, besonders zwischen den Fingern und Zehen, dazu starker Juckreiz, eventuell in Verbindung mit einem roten Hautausschlag, sprechen für eine Infektion mit Krätzmilben. Grundsätzlich kann Krätze (Skabies) an allen Körperpartien auftreten. Lediglich Kopf und Nacken werden nicht befallen.

Krätze ▶ S. 378

▪ Zeigt sich bei einem **bettlägerigen Menschen eine blaurote Verfärbung der Haut**, die nicht schmerzhaft und am Rand scharf abgegrenzt ist, handelt es sich mit ziemlicher Sicherheit um beginnendes Wundliegen (Dekubitus). Von diesen Druckgeschwüren sind vor allem Hautstellen bedroht, die direkt über dem Knochen liegen und auf denen das Körpergewicht ruht. Dazu gehören z.B. die Haut von Gesäß, Kreuzbein, Hüfte und Fersen. Das Gewebe ist zunächst nicht schmerzhaft gerötet und leicht angeschwollen. Häufiges Umlagern des Kranken und spezielle Lagerungshilfsmittel, die die betroffenen Stellen entlasten, sind in diesem Fall besonders wichtig, damit es nicht zu den gefürchteten offenen Stellen kommt. Diese heilen kaum wieder zu, und es kann zum Absterben des Gewebes kommen.

Wundliegen
▶ S. 467

 Auch wenn manche Hautausschläge bzw. -veränderungen keine Beschwerden verursachen, sollte – wenn die Symptome anhalten, ohne dass eine Besserung eintritt, oder die Beschwerden sich sogar verstärken – nach spätestens einer Woche entweder der Hausarzt oder ein Facharzt für Hauterkrankungen aufgesucht werden. Denn hinter scheinbar harmlosen Hauterscheinungen können sich auch schwerwiegende Erkrankungen verbergen. In der Regel sind es mehrere Symptome zusammen, die dem Arzt die entscheidenden Hinweise zur Diagnosestellung geben. Darüber hinaus werden bei Bedarf Abstriche gemacht, Gewebeproben entnommen oder Blutuntersuchungen vorgenommen, um die Ursachen herauszufinden.

Roter Hautausschlag mit Fieber

▪ Hautausschläge mit Fieber treten häufig in Zusammenhang mit Infektionskrankheiten auf. Besonders bekannt sind die typischen Hautausschläge der verschiedenen Kinderkrankheiten, wie Masern, Röteln und Windpocken, die immer auch von Fieber begleitet sind. Aber auch eine Infektion der Haut selbst kann sich mit Hautausschlag und Fieber äußern. Je nach der Grunderkrankung beschränken sich die roten Hautverfärbungen entweder nur auf bestimmte, typische Körperregionen, oder sie sind mehr oder weniger gleichmäßig über den ganzen Körper verteilt.

HAUT, HAARE UND NÄGEL

■ Ein **feuerroter Hautbezirk**, der mit **Juckreiz, Hitze- und Spannungsgefühl** einhergeht, **anfangs scharf begrenzt** ist und **dann flammenzungenartige Ausläufer** hat, kann Anzeichen für eine Wundrose (Erysipel) sein. Besonders dann, wenn das betroffene Gewebe geschwollen ist, sich Blasen bilden, hohes Fieber (bis über 40 °C) und Schüttelfrost sowie ein ausgesprochenes Krankheitsgefühl auftreten. Hervorgerufen wird diese Krankheit durch Bakterien, besonders im Gesicht. Sie dringen über kleine Hautverletzungen in das Unterhautgewebe ein und rufen die Entzündung hervor. Im Fall solcher Beschwerden ist umgehend ein Arzt aufzusuchen, da die unbehandelte Erkrankung eine Blutvergiftung zur Folge haben kann.

Erysipel ▶ S. 333

■ **Kleine unregelmäßige blassrote Flecken im Gesicht** und **besonders um den Mund** herum, die sich später auch auf dem Rumpf, danach auf Armen und Beinen zeigen und zum Teil zu einer größeren roten Fläche miteinander verschmelzen, lassen eine Masern-Infektion vermuten. Der Erkrankung gehen zunächst alle **Anzeichen einer schweren Erkältung** voraus mit Schnupfen, Husten, Halsschmerzen und geröteten, tränenden Augen. Häufig besteht eine starke Lichtempfindlichkeit. Masern gehören zu den so genannten Kinderkrankheiten, doch auch Erwachsene, die die Krankheit noch nicht durchgemacht haben bzw. nicht geimpft sind, können sich anstecken. Im Verlauf kommt es zu Fieberschüben, wobei die Körpertemperatur bis auf 40 °C ansteigen kann. An der Wangenschleimhaut im Mund sind kleine weiße Flecke zu sehen, die an Kalkspritzer erinnern, oft schwellen die Halslymphknoten an. In der Regel reichen fiebersenkende Mittel und Bettruhe zur Behandlung von Masern aus.

Masern ▶ S. 394

■ Regelmäßige **hirsekorngroße rote Flecken**, die einen **weißen Rand** haben können und (nicht unbedingt nur) bei Kindern **nach den Symptomen einer Erkältung** auftreten, sind Anzeichen einer Infektion mit Röteln-Viren. Typisch ist, dass die Flecken, im Gegensatz zum Masernausschlag, nicht miteinander verschmelzen. Die Hautveränderungen beginnen zunächst im Gesicht, breiten sich über den Rumpf und danach auf die Oberarme aus. Die Lymphknoten am Hals und hinter den Ohren (manchmal in den Leisten sowie den Achselhöhlen) sind geschwollen. Meist gehen Röteln nur mit leichtem Fieber und ohne ausgeprägtes Krankheitsgefühl einher. Der Ausschlag ist oft nur ganz gering, oder er fehlt ganz, weshalb eine Röteln-Infektion häufig nicht bemerkt wird. Da viele Kinder außerdem dagegen geimpft sind, ist diese Erkrankung seltener geworden. Erkranken Erwachsene an Röteln, sind die Krankheitszeichen sowie das Fieber in der Regel deutlich ausgeprägter.

Röteln ▶ S. 434

■ **Runde** oder **ovale rote, heftig juckende Flecken**, die zuerst am Rumpf und im Gesicht auftreten und sich später auf den ganzen Körper ausbreiten, sind typisch für Windpocken. Ein bis zwei Tage zuvor kommt es häufig zu leichtem Fieber sowie Kopf- und Gliederschmerzen. Die roten Flecken entwickeln sich zu stark juckenden, mit Flüssigkeit gefüllten Bläschen, die nach wenigen Tagen Krusten bilden, welche dann abfallen. Man sollte versuchen, die Kinder daran zu hindern, die Bläschen aufzukratzen, da sie sich sonst leicht mit Bakterien infizieren und beim Abheilen Narben hinterlassen. Ist der Juckreiz stark ausgeprägt, können juckreizstillende Medikamente verschrieben werden. Aber auch mit Kamillentee getränkte Tücher wirken unter Umständen lindernd. Die meisten Menschen erkranken im Kindesalter an Windpocken und sind danach gegen den Erreger immun.

Windpocken ▶ S. 466

■ Ein **feinfleckiger, stecknadelkopfgroßer, zunächst blasser, dann roter und leicht erhabener Hautausschlag**, der in der Leistenbeuge, dem Schenkeldreieck und an den Armbeugeseiten beginnt, und sich danach auf Brust, Bauch und Rücken ausbreitet, kann, wenn **zuvor starke Hals- und Kopfschmerzen, Schluckbeschwerden und ein geröteter Rachen** aufgetreten sind, ein Hinweis auf Scharlach sein. Typisch sind außerdem geschwollene Lymphknoten im Halsbereich, langsam steigendes Fieber, Erbrechen und gelbweiße Eiterpunkte im Rachen sowie übler Mundgeruch. Die Zunge sieht meist himbeerfarben aus (Himbeerzunge). Im Gesicht ist häufig der Bereich um den Mund und die Nase blass, während die Wangen stark gerötet sind. Der Ausschlag kann unterschiedlich stark ausgeprägt oder sogar so schwach sein, dass er gar nicht erkannt wird. Die Diagnose erfolgt anhand eines Rachenabstrichs, die Behandlung mit einem Antibiotikum.

Scharlach ▶ S. 437

160

Verfärbungen der Haut

Bei einer fieberhaften Erkrankung mit Ausschlägen sollte man rasch den Hausarzt oder den Kinderarzt aufsuchen, damit umgehend eine geeignete Behandlung erfolgt. Auf diese Weise kann nicht nur eine Verschlimmerung der Krankheit vermieden, sondern ebenso eine Ansteckung weiterer Personen verhindert werden. Häufig kann der Arzt anhand der Hautveränderungen sowie der weiteren Symptome die Diagnose stellen. Unter Umständen sind eine Blutuntersuchung oder ein Abstrich erforderlich. Entsprechend der Ursache werden Bettruhe und in manchen Fällen fiebersenkende Mittel sowie Antibiotika verordnet.

Verfärbungen der Haut

Hautverfärbungen sind Ausdruck verschiedener Vorgänge im Körper. Meist sind sie eine völlig normale Reaktion, wenn man bei starker Erregung im Gesicht errötet, vereinzelt rote Flecken auftreten oder sich bei Kälte Haut und Lippen bläulich verfärben. Auch die im Alter vorkommenden braunen Verfärbungen der Haut geben meist ebenso wenig Anlass zur Beunruhigung wie Sommersprossen, die nicht immer gleich stark ausgeprägt sind, sondern wie die Hautfarbe ganz generell von der Intensität der Sonneneinwirkung abhängen. Manche farbliche Veränderungen der Haut sind allerdings möglicherweise Signal einer schwerwiegenden Erkrankung.

▍Eine **bläuliche, marmoriert aussehende Haut** ist ein Zeichen für **verminderte Durchblutung**. Meist ist dies bei kühler Witterung oder durch Auskühlung, z.B. nach langem Baden im kalten Wasser, zu beobachten. Dabei sind auch die Lippen in der Regel bläulich verfärbt.

▍Bei **kleinen** einzelnen oder zusammenliegenden **hellbraunen Flecken** besonders **im Gesicht, an den Armen und Beinen** handelt es sich häufig um **Sommersprossen**. Die Anlage dazu besteht von Geburt an. Die Intensität ihrer Farbe nimmt bei Sonnenbestrahlung zu. Zurückzuführen sind diese Flecken auf eine verstärkte Farbstoffeinlagerung (Melanin) in einigen Hautzellen. Sommersprossen sind vollkommen harmlos.

▍**Hellbraune, unregelmäßige Flecken, besonders an den Händen**, werden **Altersflecken** genannt. Sie sehen aus wie Sommersprossen und werden mit der Zeit größer. Sie treten an den Stellen auf, die der Sonne ausgesetzt waren, also an Handrücken, Armen oder im Gesicht. Medizinisch gesehen, handelt es sich um Lichtschäden der Haut, die durch langjährige UV-Bestrahlung entstehen. Je nach Intensität der Sonneneinwirkung können sich Altersflecken schon ab 40 zeigen. Es handelt sich hierbei um eine verstärkte Einlagerung von Farbstoff in der Oberhaut.

▍**Gelblich-bräunliche Hautflecken, vor allem im Gesichtsbereich**, lassen auf eine **verstärkte Pigmentierung** der Haut schließen. Diese tritt besonders bei Frauen während der **Schwangerschaft** auf. Aber auch die Einnahme von **Medikamenten**, z.B. der „Pille", ruft gelegentlich solche Veränderungen hervor.

Medikamente
▶ S. 38

▍Bei **dunkelbraunen, meist runden**, oft etwas erhabenen oder gelegentlich behaarten **Flecken** handelt es sich in der Regel um angeborene harmlose **Muttermale**. Beginnt solch ein Fleck plötzlich zu **jucken**, zu **bluten**, **vergrößert er sich**, wird er **asymmetrisch** oder verändert sich seine Farbe, ist das ein Warnzeichen. Dasselbe gilt, wenn das Pigmentmal am Rand unscharf oder unregelmäßig wird. Hier ist umgehend ein Hautarzt aufzusuchen, damit dieser eine bösartige Veränderung (**Hautkrebs**) ausschließen kann. Hat ein Muttermal einen Durchmesser von mehr als 2 mm, sollte es ebenfalls im Auge behalten werden.

Muttermal
▶ S. 406

Hautkrebs
▶ S. 354

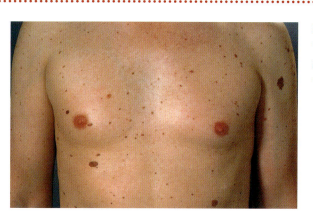

161

HAUT, HAARE UND NÄGEL

■ **Schmerzhafte, blasse oder blutleere Finger** bei Kälte sowie **Missempfindungen** und **Taubheitsgefühle** sprechen für die so genannte Weißfinger- oder Raynaud-Krankheit. Diese ist auf eine plötzliche Verengung der Blutgefäße der Hände zurückzuführen. Nach der anfänglichen Blässe verfärbt sich die Haut zunächst bläulich; anschließend wird sie rot, wenn die Durchblutung wieder zunimmt. Ursache hierfür kann erbliche Veranlagung ebenso wie eine hormonelle Störung sein. Die Symptome treten möglicherweise an mehreren Fingern gleichzeitig auf; besonders betroffen sind jedoch oftmals Zeige- und Mittelfinger. Die Behandlung besteht im Schutz vor Kälte, physikalischen Maßnahmen, z.B. Bädern und Massagen, sowie in der Gabe von Medikamenten. Außerdem sollte der Betroffene nicht rauchen, da das Nikotin gefäßverengend wirkt.

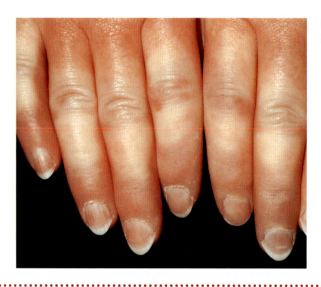

Raynaud-Krankheit ▶ S. 430

■ **Braun-rötliche, flächige und glänzende Verfärbungen an den Unterschenkeln** sind Vorboten eines Unterschenkelgeschwürs (Ulcus cruris). Bei Erkrankungen des Gefäßsystems, vor allem als Folge von Venenerkrankungen, bei Rauchern sowie bei Zuckerkranken, werden häufig die unteren Extremitäten schlecht mit Blut versorgt. Dies führt leicht zu schlecht heilenden offenen Wunden und zum Absterben von Gewebe. Auch eine Beinvenenthrombose kann Ursache des Geschwürs sein. An den Unterschenkeln verfärbt sich zuerst die Haut. Es bilden sich unter Umständen Schuppen und Krusten. Dabei entsteht möglicherweise ein nässendes, oftmals eitriges, schlecht heilendes Geschwür; häufig oberhalb des Knöchels, an der Innenseite des Beines. Da das Unterschenkelgeschwür praktisch immer die Folge einer anderen Erkrankung ist, sollte auch auf deren Behandlung das Hauptaugenmerk gelegt werden.

Unterschenkelgeschwür ▶ S. 461

■ **Feinste rotviolette Blutgefäße von spinnennetzartigem, stecknadelkopf- bis pfenniggroßem Aussehen** sind so genannte Gefäßspinnen. Diese kleinen erweiterten Blutgefäße treten häufig mit zunehmendem Alter an der Haut im Gesicht und an den Beinen auf – bei Frauen besonders an den Oberschenkeln. In den meisten Fällen liegt in solch einem Fall keine Erkrankung vor. Die Entstehung dieser auch als Spinnennävus bezeichneten Hauterscheinungen kann begünstigt werden durch häufige UV-Bestrahlung oder durch die Einnahme von Medikamenten, beispielsweise von Kortison. Gefäßspinnen können aber auch auf eine Leberzirrhose hindeuten.

■ **Gelbliche Verfärbungen der Haut** sowie der **Augäpfel** sind Hinweis auf eine Gelbsucht. In den meisten Fällen ist eine Leberentzündung (Hepatitis) die Ursache. Dabei tritt zusätzlich sehr häufig quälender Juckreiz auf. Auch allgemeine Müdigkeit, Appetitlosigkeit und Fieber sind typisch. Eine andere Ursache könnte eine Stauung der Gallenflüssigkeit im Gallengang, z.B. durch Gallensteine, sein. Im Fall dieser Krankheitszeichen sollte umgehend ein Arztbesuch erfolgen.
Bei **Neugeborenen** kann nach der Geburt eine leicht gelbliche Hautfärbung auftreten, die Neugeborenengelbsucht, die normalerweise harmlos ist und innerhalb der ersten zwei Lebenswochen von selbst verschwindet.

Gelbsucht ▶ S. 345

Hepatitis ▶ S. 355

Gallensteine ▶ S. 339

■ Eine insgesamt **blasse, eher weißliche Hautfarbe** in Verbindung mit **Müdigkeit, Schwächegefühl, Kälteunverträglichkeit** und **Kopfschmerzen** spricht für Blutarmut (Anämie). Häufigste Ursache ist ein Mangel an Eisen im Blut, die so genannte Eisenmangelanämie, die sich durch die Gabe von Eisenpräparaten beheben lässt. Aber auch ein Mangel des Vitamins Folsäure oder eine vermehrte Zerstörung der roten Blutkörperchen (Erythrozyten) können zu einer Anämie führen. Machen sich entsprechende Beschwerden bemerkbar, sollte man einen Arztbesuch nicht zu lange hinausschieben.

Anämie ▶ S. 303

Verfärbungen der Haut

■ **Weiße, unterschiedlich große und ungleichmäßige Flecken** auf der Haut, die **scharf begrenzt** sind, deuten auf eine Weißfleckenkrankheit (Vitiligo) hin, die vor allem an den Händen, am Hals und im Gesicht zu finden ist. Die Entfärbung der Haut nimmt meist in Schüben zu und tritt oftmals symmetrisch auf. Besonders Frauen um das 20. Lebensjahr herum sind davon betroffen. Als auslösende Faktoren gelten unter anderem psychischer Stress sowie Sonnenbrand. Die genaue Ursache ist bisher nicht bekannt; vermutet werden genetische Ursachen oder eine Autoimmunerkrankung. Oftmals geht die Weißfleckenkrankheit mit kreisrundem Haarausfall (Alopecia areata), einem Lupus erythematodes, Diabetes, bestimmten Formen der Anämie oder einer speziellen Art der Schilddrüsenerkrankung einher.

Weißfleckenkrankheit
▸ S. 465

■ **Hellrötlich-violette, streifenförmige Veränderungen der Haut**, die später weißlich werden und sich nicht mehr zurückbilden, nennt man Striae. Diese manchmal parallel verlaufenden Veränderungen des Bindegewebes kommen besonders an den Hüften, der Brust und den Oberschenkeln vor. Hervorgerufen werden sie durch eine Überdehnung der Haut, etwa bei Gewichtszunahme und in der Schwangerschaft (Schwangerschaftsstreifen). Aber auch in der Pubertät, bei hormonellen Störungen (z.B. Cushing-Krankheit) sowie nach äußerer und innerer Anwendung von Kortisonpräparaten kann dies der Fall sein.

Cushing-Krankheit
▸ S. 321

Medikamente
▸ S. 38

■ **Eine streifenartige Rotfärbung** der Haut, die **entlang einer Lymphbahn** verläuft und bei Druck schmerzhaft ist, kann Zeichen für die Entzündung eines Lymphgefäßes (Lymphangitis) sein. Ursache ist eine Bakterieninfektion infolge einer Hautverletzung. Bleibt die Entzündung unbehandelt, besteht die Gefahr einer Ausbreitung und damit einer lebensbedrohlichen Blutvergiftung.

Blutvergiftung
▸ S. 316

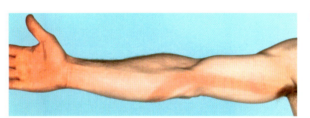

■ **Ein tiefrot bis violett gefärbtes, unregelmäßiges Hautareal** spricht entweder für ein Feuermal (Naevus flammeus) oder einen Blutschwamm (Hämangiom). Diese Hauterscheinungen sind manchmal schon von Geburt an vorhanden. Im Fall eines Feuermales handelt es sich um Fehlbildungen feinster Blutgefäße in der Haut. Bei einem Blutschwamm, der möglicherweise leicht erhaben ist, sind gutartige Wucherungen von Blutgefäßen die Ursache. Die Größe dieser Hautveränderungen, die besonders im Gesicht zu finden sind, fällt sehr unterschiedlich aus; ein Feuermal kann großflächig ein ganzes Körperareal bedecken. Diese auffälligen Verfärbungen sind in der Regel harmlos, aber unter Umständen kosmetisch sehr störend. In ausgeprägten Fällen können schwere seelische Belastungen die Folge sein. Die Ursache ist noch unbekannt. Bei der Geburt ist oftmals nur ein roter Punkt erkennbar, der dann unter Umständen explosionsartig wächst. Vergrößert sich bei einem Säugling ein entsprechender Hautbezirk, ist unbedingt der Kinderarzt aufzusuchen.

Feuermal
▸ S. 336

Blutschwamm
▸ S. 316

■ **Eine Schwarzfärbung der Haut** in Zusammenhang mit einer Verbrennung, Wunde oder Erfrierung ist Anzeichen einer Gangrän. Hierbei stirbt Gewebe infolge mangelnder oder fehlender Durchblutung, durch Hitzeeinwirkung oder mechanische Schädigung ab. Eine Gangrän ist oftmals bei langjährigen Diabetikern zu beobachten, da diese Erkrankung sehr oft mit einer Mangeldurchblutung einhergeht. Siedeln sich an der Hautstelle Bakterien an, wird aus der trockenen eine feuchte Gangrän, bei der das Gewebe zu faulen beginnt, wobei ein übler Geruch entsteht.

Gangrän ▸ S. 340

Verändert sich die Hautfarbe, ohne dass man eine plausible Erklärung dafür hat, vergrößern sich Muttermale plötzlich oder verändern ihr Aussehen oder entstehen neue Flecken auf der Haut, ist dies Anlass für einen Arztbesuch. Je nach Art der Veränderung wird dieser eventuell Blutuntersuchungen anordnen oder eine Gewebeprobe entnehmen. Infektionen können örtlich oder mit Tabletten behandelt werden. Liegen Krankheiten zugrunde, die nichts mit der Haut zu tun haben, sich aber auf ihr Erscheinungsbild auswirken, ist eine Behandlung der Grunderkrankung die einzige Möglichkeit, eine weitere Ausbreitung der Hautveränderungen zu verhindern.

HAUT, HAARE UND NÄGEL

Hautwucherungen, Knoten und Warzen

Wucherungen auf der Haut und an der Schleimhaut können in Form von Warzen, kleinen Knötchen oder Erhabenheiten auftreten. Die meisten von ihnen sind gutartig und harmlos, sie werden aber fast immer als störend empfunden und sind, besonders an den Füßen, gelegentlich auch schmerzhaft.

Bei einer scharf abgegrenzten, **wulstigen oder plattenartigen Hautwucherung**, die zunächst rötlich bis bräunlich ist und vorzugsweise **an einer Narbe** auftritt, handelt es sich eventuell um ein so genanntes Keloid (Narbenwucherung). Diese gutartigen Wucherungen des Bindegewebes können sich an Operationsnarben, abgeheilten Verbrennungen oder Entzündungen bilden. Sie können jedoch auch ohne ein zugrunde liegendes vernarbtes Gewebe überall am Körper auftreten, nicht aber an Handflächen und Fußsohlen. Wer eine solche Hautwucherung bei sich feststellt, sollte bald zum Arzt gehen, denn in den ersten sechs Monaten nach Erscheinen lässt sich ein Keloid mit Massagen und heparinhaltigen Salben behandeln. Später sind Druckverbände, kortisonhaltige Injektionen oder chirurgische Maßnahmen notwendig.

Narbenwucherung ▶ S. 409

Bei einem **erhabenen, tiefroten oder bläulich verfärbten, unregelmäßigen Hautareal** handelt es sich in der Regel um einen harmlosen Blutschwamm (Hämangiom). Diese gutartigen Wucherungen von Blutgefäßen der Haut können schon bei Säuglingen vorkommen. Häufig tritt ein Hämangiom im Gesicht auf. Fällt die Verfärbung stark auf und geht damit möglicherweise eine schwere seelische Belastung einher, kann ein Blutschwamm unter Umständen mittels Lasertherapie operativ entfernt werden.

Blutschwamm ▶ S. 316

Bildet sich ein **geröteter, schmerzhafter und druckempfindlicher Knoten**, weist dies, vor allem dann, wenn der Knoten Eiter enthält und das umgebende Hautareal geschwollen ist, auf einen Furunkel hin. Die eitrige Entzündung einer Haarwurzelscheide samt Talgdrüse tritt besonders an der Oberlippe, im Nacken, an der Innenseite der Oberschenkel sowie am Gesäß auf. Wenn mehrere benachbarte Haarwurzeln gleichzeitig betroffen sind und zu einem großen entzündeten Knoten verschmelzen, spricht man von einem Karbunkel. Dieser tritt bevorzugt im Nacken sowie auf dem Rücken auf. Bildet sich der Karbunkel nicht zurück, kann er möglicherweise mit einem winzigen Stich bzw. Schnitt vom Arzt geöffnet werden, damit der Eiter abfließen kann. Unter Umständen erfolgt auch eine antibiotische Behandlung.

Furunkel ▶ S. 338

Bei **Wucherungen an der Hautoberfläche**, die **scharf begrenzt** sind und eine **zerklüftete blumenkohlartige Oberfläche** haben, handelt es sich um Warzen. Sie können hautfarben bis dunkelbraun, flach oder erhaben sein und eine eher glatte oder raue Oberfläche haben. Warzen kommen bevorzugt an Händen, Fingern und im Gesicht vor. Grundsätzlich können sie jedoch überall am Körper auftreten.
Warzen an der Fußsohle, so genannte Dornwarzen, machen sich als verdickte, feste Stellen bemerkbar. Durch den Druck des Körpergewichtes wachsen sie nach innen und verursachen beim Gehen stechende Schmerzen. Eine Behandlung ist nicht immer erfolgreich.

Warzen ▶ S. 464

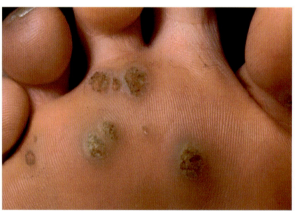

Bilden sich **flache Papeln** oder kleine Warzen im **Genitalbereich** sowie am After, handelt es sich um Feigwarzen (Kondylome). Sie treten zunächst vereinzelt auf. Vermehren sie sich aber, dann legen sie sich aneinander und bekommen so ein blumenkohlartiges Aussehen. Diese Warzen sind nicht nur unangenehm, sondern können unter Umständen an der Entstehung von Krebs, etwa Gebärmutterhalskrebs, beteiligt sein. Daher sollten sie unbedingt behandelt und regelmäßig vom Arzt kontrolliert werden.

Genitalinfektion/ Feigwarzen ▶ S. 347

164

Schwellungen

■ Bei **schmerzlosen Knoten**, die unter der Haut **sicht- bzw. tastbar** sind und sich **prall-elastisch** anfühlen, kann es sich um so genannte Lipome handeln. Diese gutartigen Wucherungen des Unterhautfettgewebes kommen besonders häufig an Armen, Schultern und Oberschenkeln vor. Eine Abklärung durch den Arzt sollte dennoch erfolgen, um möglicherweise eine bösartige Erkrankung auszuschließen.

Lipom ▸ S. 385

■ Ein **harter, schmerzloser Knoten** in der Haut, der **rötlich-braun** gefärbt ist und einen **unregelmäßigen Rand** hat, kann unter Umständen Zeichen einer Hautkrebserkrankung sein. Daran ist vor allem dann zu denken, wenn die Haut über Jahre hinweg starker UV-Strahlung ausgesetzt war. Ein Facharzt für Hautkrankheiten sollte frühzeitig aufgesucht werden, damit er eventuell anhand einer Gewebeprobe die Ursache feststellen und eine entsprechende Therapie einleiten kann.

Hautkrebs ▸ S. 354

Hinter Knötchen oder Hautwucherungen können sich ernsthafte Erkrankungen verbergen. Alle Veränderungen sollten deshalb regelmäßig begutachtet werden, da auch harmlose Veränderungen mit der Zeit bösartig werden können. Nach dem äußeren Erscheinungsbild ist nicht immer eine klare Aussage zu treffen, ob eine Wucherung gutartig oder bösartig ist. Der Hausarzt entscheidet je nach Art der Hautveränderung, ob eine Untersuchung, z.B. die Entnahme einer Gewebeprobe durch den Hautarzt, erforderlich ist. Die zeitlichen Abstände von Kontrolluntersuchungen sind am besten mit dem Facharzt abzusprechen.

Schwellungen

■ Die Gründe für Schwellungen können sehr verschieden sein. Sie reichen von stumpfen Verletzungen, wie Verstauchungen, über Insektenstiche bis hin zur Vergrößerung von Organen. Häufig ist ein Anschwellen der Lymphknoten die Ursache. Diese sind normalerweise als kleine, weiche Knötchen am Hals, im Nacken, in den Achselhöhlen oder in der Leistengegend tastbar. Die Ursache für ein Anschwellen der Lymphknoten ist entweder eine bakterien- oder virenbedingte Entzündung in der entsprechenden Region oder eine allgemeine Infektionskrankheit, da in den Lymphknoten Immunzellen aktiv an der Krankheitsabwehr arbeiten. Manche Schwellungen können schnell gefährlich werden, wenn z.B. nach einem Insektenstich die Schleimhaut im Mund-Rachen-Bereich anschwillt. Dann handelt es sich um eine heftige allergische Reaktion, und es ist sofort ärztliche Hilfe erforderlich.

■ Eine meist **schmerzlose Schwellung von Haut und Gewebe**, in der eine Delle zurückbleibt, wenn man sie mit dem Finger eindrückt, spricht für ein Ödem. Bei dieser Flüssigkeitsansammlung im Gewebe kann es sich – je nach zugrunde liegender Störung oder Erkrankung – entweder um Gewebe- oder Lymphflüssigkeit handeln. Gewebewasser kann sich aufgrund einer allergischen Reaktion, z.B. auf Nahrungsmittel oder Medikamente, plötzlich einlagern, etwa im Fall eines Quincke-Ödems. Es treten Schwellungen an der Haut und Schleimhaut des Kopfes auf, die sich rasch wieder zurückbilden. Entwickeln sich die Einlagerungen über einen längeren Zeitraum, etwa in den Beinen, sind diese im Allgemeinen die Folge einer chronischen Venenerkrankung, einer Herz- oder Nierenschwäche.

Ödem ▸ S. 416

Quincke-Ödem ▸ S. 429

■ **Schwellungen im Oberarm und in der Achselhöhle nach einer Brustoperation** können auf eine Abflussstörung von Lymphflüssigkeit hinweisen. Dieses so genannte Lymphödem wird durch eine Blockierung der Lymphbahn, z.B. durch Vernarbungen, hervorgerufen.

Ödem ▸ S. 416

■ Kleine, weiche, **geschwollene Knötchen im Halsbereich** in Verbindung mit **Halsschmerzen** sowie eventuell **geschwollenen Gaumenmandeln** mit einem grauweißen Belag, begleitet von Fieber, Muskelschmerzen, Müdigkeit und Abgeschlagenheit, deuten auf geschwollene Lymphknoten infolge von Pfeiffer-Drüsenfieber hin. Aber auch an eine Mandelentzündung (Angina) muss gedacht werden. Geschwollene Lymphknoten sind nicht zuletzt Begleiterscheinungen z.B. von Scharlach, Masern und Röteln.

Pfeiffer-Drüsenfieber ▸ S. 420

Angina ▸ S. 304

HAUT, HAARE UND NÄGEL

■ **Erhabene, weißlich-rote Schwellungen**, die mit **heftigem Juckreiz** einhergehen (so genannte Quaddeln), sind eine **allergische Reaktion**, z.B. aufgrund der Berührung mit einem Stoff, auf den man allergisch reagiert, oder auf Medikamente, Nahrungsmittel, chemische Substanzen. Die Schwellungen können unterschiedlich groß sein und unter Umständen große Körperbereiche betreffen. Sie sind Zeichen einer **Nesselsucht** (Urtikaria), bei der man den Arzt aufsuchen sollte, damit die Ursache der Allergie herausgefunden wird.

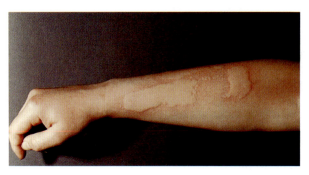

Nesselsucht ▶ S. 411

■ **Feste, nicht schmerzhafte** und häufig **nicht verschiebbare Knoten am Hals** sind möglicherweise Hinweis auf eine bösartige Erkrankung der Lymphdrüsen, ein so genanntes **Lymphom**. Bei den Knoten, die bis pflaumengroß werden können, handelt es sich um ein sehr ernst zu nehmendes Signal. Deshalb sollte man sofort einen Arzt konsultieren. Neben Laboruntersuchungen von Blut und Urin wird eventuell die Entnahme eines Lymphknotens für eine Gewebeuntersuchung notwendig. Lymphknotenschwellungen weisen unter Umständen aber auch auf eine Schwäche des Immunsystems (**AIDS**) hin. Besonders dann, wenn Müdigkeit, ungewollter und unerklärlicher Gewichtsverlust, Fieber, nächtliche Schweißausbrüche sowie Entzündungen der Haut und Atemwege hinzukommen.

Lymphdrüsenkrebs ▶ S. 389

AIDS ▶ S. 297

■ Eine **größere, weiche Schwellung in der Leistengegend direkt unter der Haut**, die meist vorübergehend verschwindet, wenn man versucht, sie wegzudrücken, kann ein typisches Zeichen für einen so genannten Leistenbruch (**Hernie**) sein. Treten dabei starke Schmerzen auf, ist möglicherweise ein Stück Darm eingeklemmt; ein operativer Eingriff ist unerlässlich.

Hernie ▶ S. 355

 Wenn starke Beschwerden durch eine Schwellung auftreten, Schwellungen nach einigen Tagen nicht zurückgehen oder eine Vergrößerung von Lymphknoten bemerkt wird, sollte ein Arzt die Ursachen klären. Kommt es im Mund-Rachen-Bereich zu Schwellungen – etwa durch eine allergische Reaktion –, droht Erstickungsgefahr, und es muss sofort ein Arzt geholt werden.

Missempfindungen, Kribbeln und Taubheitsgefühl

■ Missempfindungen der Haut können sich als Taubheitsgefühl bemerkbar machen. Unter Umständen wird bei der geringsten Berührung ein Brennen bzw. ein Schmerz verspürt, oder die Haut kribbelt („Ameisenlaufen"). Grund für diese als Parästhesien bezeichneten Missempfindungen ist unter anderem vermutlich eine falsche Weitergabe von Signalen aus den Hautsinneszellen an das Gehirn. Die Ursache hierfür kann z.B. eine Erkrankung des Nervensystems sein. Durchblutungsstörungen können sich auch durch Taubheitsgefühle und Hautkribbeln zeigen.

■ **Kribbelnde, stechende Missempfindungen** oder **Taubheitsgefühle in Fingern, Armen oder Beinen** sind Zeichen einer **Durchblutungsstörung**. Treten zudem Schmerzen auf, deutet dies auf eine Durchblutungsstörung bedingt durch eine Verkalkung der Gefäße (**Arteriosklerose**) hin. Die Beschwerden sollten ernst genommen werden und Anlass für einen Arztbesuch sein.

Durchblutungsstörung ▶ S. 327

Arteriosklerose ▶ S. 305

■ **Missempfindungen** und **gestörte Sensibilität der Haut im Bereich der Arme, Hände und Finger** können durch Verschleißerscheinungen der Halswirbelsäule (**HWS-Syndrom**) ausgelöst werden. Diese wirken sich unter Umständen auf die Leitfähigkeit der Nerven aus, die aus der Halswirbelsäule austreten und Arme, Hände sowie Finger versorgen.

HWS-/BWS-Syndrom ▶ S. 366

Störungen des Haarwachstums

▎**Schmerzen**, zusammen **mit Kribbeln** und einem **Taubheitsgefühl in den Fingern und der Hand**, können auf einen zusammengedrückten Nerv im Bereich des Handgelenkes (Karpaltunnel-Syndrom) hinweisen. Weitere Symptome sind hier Schmerzen im Handgelenk sowie möglicherweise im Unterarm. Ursache ist eine Schwellung des so genannten Karpaltunnels am Handgelenk, wodurch der Hauptnerv der Hand (Nervus medianus) eingeengt wird. Das Syndrom tritt beispielsweise bei Menschen auf, die immer wieder gleiche Handbewegungen ausführen. Aber auch in Zusammenhang mit einer chronischen Polyarthritis kann es zu dieser Verengung kommen.

Karpaltunnel-Syndrom ▸ S. 369

Polyarthritis ▸ S. 424

▎**Taubheitsgefühl**, **Kribbeln** oder auch ein **brennendes Gefühl auf der Haut** (besonders der Füße und Hände, später der Beine und Arme) können eine Nervenschädigung, eine so genannte Polyneuropathie, anzeigen. Sie kommt besonders häufig in Zusammenhang mit Diabetes vor sowie bei anhaltendem Vitamin-B₁-Mangel (z.B. nach langjährigem Alkoholmissbrauch). Machen sich solche Missempfindungen bemerkbar, sollte die Grunderkrankung baldmöglichst von einem Arzt abgeklärt werden, damit rechtzeitig eine entsprechende Behandlung erfolgen kann.

Polyneuropathie ▸ S. 424

▎**Taubheitsgefühle**, **Missempfindungen** oder ein **vollständiges Fehlen der Hautsensibilität** können auch Folge eines Tumors sein, der auf Nerven drückt und dadurch die Versorgung bestimmter Körperareale behindert. Auch wenn es sich um eine gutartige Geschwulst handeln kann, ist in solch einer Situation schnellstmöglich ein Arzt aufzusuchen. Nur bei rechtzeitiger Behandlung kann eine dauerhafte Schädigung des Nervs verhindert und im Fall einer bösartigen Erkrankung die notwendige rasche Therapie erfolgen.

Krebs ▸ S. 378

▎Treten **Taubheitsgefühle nach größeren Verletzungen auf**, ist dies möglicherweise auf die gleichzeitige Schädigung eines Nervs zurückzuführen. Besteht das taube Gefühl nach Abheilen der Wunde weiterhin, spricht das für eine gestörte Nervenfunktion. Hier ist der Gang zum Arzt ratsam. Unter Umständen helfen physikalische Maßnahmen.

Missempfindungen, Kribbeln und Taubheitsgefühle sind meist die Folge ganz anderer Störungen im Organismus. Häufig liegen Stoffwechselerkrankungen wie Diabetes mellitus zugrunde, jahrelanger Alkoholmissbrauch, Verschleißerkrankungen der Wirbelsäule oder Gefäßveränderungen, die rechtzeitig behandelt werden müssen, um erhebliche Folgeschäden zu vermeiden. Treten Taubheitsgefühle, Kribbeln und Brennen gehäuft auf, sollte deshalb der Hausarzt die Ursache abklären.

Störungen des Haarwachstums

▎Haarausfall ist nicht nur ein typisches Problem älterer Männer. Auch junge Männer, Frauen und schon Kinder können darunter leiden. Das Wachstum der Haare am gesamten Körper wird einerseits durch genetische Faktoren bestimmt, andererseits unterliegt es auch hormonellen Einflüssen. So fördern männliche Geschlechtshormone zwar den Körper- und Barthaarwuchs des Mannes, gleichzeitig sind sie aber auch für die Glatzenbildung verantwortlich. Bei Frauen hingegen verursachen Hormonstörungen in manchen Fällen ein übermäßiges Haarwachstum. Auch ein gestörtes Immunsystem kann bei Männern und Frauen Haarausfall verursachen. Sind Kopfhaut und Haarwurzeln gesund, erneuern sich die Haare regelmäßig, wobei ein täglicher Ausfall von bis zu 100 Haaren durchaus normal ist.

▎**Brüchige Haare** sind vielfach das Ergebnis zu intensiver kosmetischer Behandlung. So führt häufiges Färben und Bearbeiten der Haare mit chemischen Mitteln, etwa Kaltwellenlotion, zum Austrocknen und damit zum Abbrechen der Haare. Tritt dieses Symptom in Zusammenhang mit **brüchigen Nägeln** sowie einer **sehr blassen Haut** auf, kann dies Zeichen einer Eisenmangelanämie sein. Aber auch andere Mangelzustände infolge einer Essstörung (Magersucht) machen sich auf diese Weise bemerkbar.

Anämie ▸ S. 303

Magersucht ▸ S. 391

167

HAUT, HAARE UND NÄGEL

Mangelndes Nachwachsen der Haare bis hin zur **Glatzenbildung** ist bei Männern **mit zunehmendem Alter** völlig normal. Unterschiedlich sind Beginn und Schnelligkeit des Fortschreitens. Diese hängen im Wesentlichen von erblichen Faktoren ab. Bei Frauen äußert sich der Haarverlust im Alter in einer zunehmenden Ausdünnung.

Kommt es zu **stärkerem Haarausfall bei Frauen**, können eine falsche oder zu intensive Behandlung mit Dauerwell- oder Färbemitteln, Stylingprodukten oder zu häufiges heißes und langes Föhnen die Ursache sein. **Nach der Geburt eines Kindes** führt bei Frauen die hormonelle Umstellung eventuell zu Haarausfall.

Plötzlicher, vermehrter oder sehr starker Haarausfall kann Folge einer Infektionskrankheit mit hohem Fieber sein. Doch auch bedingt durch eine Unterfunktion der Schilddrüse, Erkrankungen der Kopfhaut (z.B. Ekzeme) sowie Störungen des Hormonhaushaltes ist ein solcher Haarausfall möglich. Nach Hauterkrankungen können Haarwurzeln geschädigt und zerstört sein. Auf den vernarbten Stellen der Kopfhaut wachsen dann unter Umständen keine Haare mehr nach.

> Schilddrüsen-
> unterfunktion
> ▶ S. 439
>
> Ekzem ▶ S. 329

Bei **plötzlichem Haarausfall in Form runder Löcher** handelt es sich um so genannten kreisrunden Haarausfall (Alopecia areata). Hiervon können auch Brauen, Wimpern, Barthaare, Achsel- sowie Schambehaarung betroffen sein. Nach einiger Zeit wachsen die Haare möglicherweise wieder nach. Die Ursachen sind unbekannt. Vermutet werden infektbedingte allergische Reaktionen, erbliche Veranlagung sowie eine Autoimmunstörung, bei welcher die körpereigenen Abwehrkräfte selbst die haarproduzierenden Zellen angreifen.

Geht der **Haarausfall mit kahlen Stellen** und einer **geröteten, juckenden Kopfhaut** und **Schuppenbildung** einher, liegt eventuell ein Pilzbefall mit Trichophyten vor, die von Haustieren übertragen werden. Die Symptome können auch am übrigen Körper auftreten. Besonders häufig werden Kinder oder Menschen mit einem geschwächten Immunsystem befallen.

> Pilzerkrankungen
> ▶ S. 422

Bei **Haarausfall mit roten Flecken auf dem Kopf und im Gesicht**, vor allem (schmetterlingsförmig) auf Nase und Wangen, kann es sich um eine Schmetterlingsflechte (Lupus erythematodes) handeln. Die etwa münzgroßen Stellen heilen nur langsam ab und hinterlassen unter Umständen Narben bzw. helle Hautflecken.

> Lupus erythema-
> todes ▶ S. 388

Tritt **Haarausfall in Zusammenhang mit der Einnahme von Medikamenten** auf, ist an mögliche Nebenwirkung der Mittel zu denken. Besonders die bei einer Krebsbehandlung eingesetzten Zytostatika lassen häufig vollständig die Haare ausfallen. Nach Ende einer Chemotherapie wachsen sie wieder nach. Aber auch blutverdünnende Mittel, welche die Wirkstoffe Heparin bzw. Acenocoumarol enthalten, Präparate gegen Schilddrüsenerkrankungen (mit den Wirkstoffen Carbimazol, Thiamazol) und Antiepileptika, die Valproinsäure enthalten, können Haarausfall bewirken.

> Medikamente
> ▶ S. 38

Verstärkter Haarwuchs bei Frauen an Oberlippe und Kinn hängt in der Regel mit dem Beginn der Wechseljahre zusammen. Der Grund hierfür sind hormonelle Veränderungen, die etwa ab dem 45. Lebensjahr einsetzen. Aber auch **Medikamente**, z.B. Mittel gegen Zyklusstörungen und Präparate, die männliche Sexualhormone (Androgene) enthalten, können als Nebenwirkung einen verstärkten Haarwuchs hervorrufen.

> Wechseljahres-
> beschwerden
> ▶ S. 464
> Medikamente
> ▶ S. 38

Treten mit **verstärktem Haarwuchs** zusätzlich **Zyklusstörungen** sowie eine Zunahme von **Fettpolstern am Rumpf** auf, ist eventuell eine Hormonstörung (Cushing-Krankheit) die Ursache. Auch Eierstockzysten können eine Veränderung des Hormonhaushaltes und damit entsprechende Symptome hervorrufen.

> Cushing-Krankheit
> ▶ S. 321
> Eierstockzysten
> ▶ S. 328

Nagelveränderungen

■ **Verstärkter Haarwuchs bei Frauen**, der mit allgemeinen Erscheinungen einer **Vermännlichung** einhergeht, wie Bartwuchs, verstärkte Schambehaarung, Ausbleiben der Monatsblutung, Verkleinerung der Brust und Stimmbruch, kann ein Hinweis auf einen gutartigen Tumor der Nebenniere sein.

Nierenerkrankungen ▸ S. 413 ff.

Bei Haarausfall ist immer zu empfehlen, die Ursache zu ergründen, um infektiöse Hauterkrankungen oder hormonelle Störungen ausschließen zu können. Fällt Frauen ein verstärkter Haarwuchs auf, sollten sie auf jeden Fall einen Arzt konsultieren, da sich hinter dieser Veränderung eine Erkrankung verbergen kann, die den Hormonhaushalt beeinflusst. Neben der Erhebung einer ausführlichen Anamnese (Krankheitsvorgeschichte) sind Blut- und Urinuntersuchungen zur Diagnosestellung wichtig.

Nagelveränderungen

Form, Aussehen und Beschaffenheit der Nägel geben oftmals wichtige Hinweise auf Erkrankungen. Veränderungen an den Nägeln sind meist auffällig und deshalb häufig störend und belastend. Da Nägel sehr langsam wachsen – in einer Woche etwa 0,5 bis 1 Millimeter –, können auch Wochen später noch Veränderungen, die durch Haut- oder Mangelerkrankungen hervorgerufen wurden, erkennbar werden. Außerdem treten bei verschiedenen inneren Erkrankungen typische Veränderungen in Farbe oder Form der Fingernägel auf.

■ **Gerötete, schmerzhafte Verdickungen am seitlichen Rand der Fußnägel** bis hin zur Infektion und Eiterbildung sind häufig die Folge falscher Nagelpflege. Die Fußnägel dürfen an den seitlichen Rändern nicht zu stark beschnitten werden, weil dies zum Einwachsen der Nägel führen kann. Am häufigsten sind die großen Zehen davon betroffen. Zu enge Schuhe begünstigen außerdem das Einwachsen der Nägel.

■ Ein **entzündetes, rötlich geschwollenes Nagelbett** mit **klopfenden Schmerzen** ist typisch für eine Nagelbettentzündung. Sie entsteht häufig schon durch kleine Verletzungen, z.B. bei der Nagelpflege. Die Entzündung kann mit Eiterbildung einhergehen und sich auf den ganzen Finger ausweiten (Panaritium). Nagelbettentzündungen treten bevorzugt an den Fingernägeln auf, seltener an den Fußnägeln.

Nagelbettentzündung ▸ S. 408

■ **Brüchige Nägel** treten bei zu häufigem Kontakt mit entfettenden Chemikalien auf (z.B. Nagellackentferner, Putzmittel). Sie können ebenso Hinweis auf einen Nagelpilz (Nagelmykose) sein, der besonders an den Fußnägeln zu finden ist, oder auch Zeichen einer Schuppenflechte. Weiterhin treten brüchige Nägel häufig bei Schilddrüsenüberfunktion auf. Eine Mangelernährung macht sich ebenfalls auf diese Weise bemerkbar. Hier sind neben einer allgemeinen Unterernährung (Magersucht) oftmals fehlende Vitamine der Gruppen A und B oder ein Eisenmangel die Ursache.

Nagelpilz ▸ S. 408
Schuppenflechte ▸ S. 443
Vitaminmangelzustände ▸ S. 463

■ **Weiße Flecken** oder **weiße Punkte** in den Fingernägeln sind häufig Folge einer kleinen Verletzung des Nagelbettes bei zu intensiver Nagelpflege. Mit dem Wachsen der Nägel „wandern" die Flecken Richtung Nagelkante und mit der Zeit aus dem Nagel heraus. Eine **weißliche Verfärbung der ganzen Nägel**, und das meist an allen Fingern, kann dagegen auf eine Leberzirrhose hinweisen, außerdem ist sie oftmals bei einer Schuppenflechte zu beobachten. Es treten allerdings auch familiär vererbte weißliche Nägel auf, ohne dass eine Erkrankung vorliegt.

Leberzirrhose ▸ S. 383
Schuppenflechte ▸ S. 443

■ Ein **bläulicher Farbton der Finger- und Zehennägel** ist meist auf eine verminderte Durchblutung des Nagelbettes zurückzuführen. Diese kann durch Kälteeinwirkung hervorgerufen werden. Tritt eine solche bläuliche Verfärbung in Verbindung mit **blau verfärbten Lippen** sowie **Atembeschwerden** bei Belastung auf, spricht das für Erkrankungen der Lunge oder des Herzens.

Atmung ▸ S. 52
Herz und Kreislauf ▸ S. 171

HAUT, HAARE UND NÄGEL

■ **Rillenbildung auf der Nageloberfläche** kann bei einer **Längsriffelung** – erhabene, parallel verlaufende Rillen (Bild) – durch falsche Nagelpflege (etwa zu starkes Abschneiden des Nagelhäutchens) hervorgerufen werden. Allerdings stellen sich diese häufig auch mit zunehmendem Alter ein. **Quer verlaufende Rillen** hingegen sprechen für eine Infektionserkrankung. Des Weiteren können bei der Einnahme bestimmter **Medikamente** wie Mittel gegen Krebs (Zytostatika) Rillen in den Nägeln als Nebenwirkung auftreten.

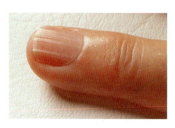

Medikamente
▶ S. 38

■ Eine **bräunliche bis schwarze Verfärbung** eines Nagels oder mehrerer Nägel ist möglicherweise Hinweis auf einen Vitamin-B$_{12}$-Mangel. Es kann sich allerdings auch um einen Bluterguss oder um einen so genannten Ölfleck-Nagel bei Schuppenflechte handeln. Da Verfärbungen unter dem Nagel nur schwer voneinander zu unterscheiden sind, sollten diese Veränderungen am besten vom Facharzt begutachtet werden.

Vitaminmangel-
zustände
▶ S. 463
Schuppenflechte
▶ S. 443

■ **Punktförmige Vertiefungen** in der Nageloberfläche, so genannte **Nagelgrübchen** oder **Tüpfelnägel**, sind ein typisches Symptom bei Schuppenflechte. Da die Krankheit in Schüben verläuft, wachsen sich die Tüpfel zeitweise wieder aus, um später wieder aufzutreten. Ähnliche Vertiefungen in den Nägeln sind auch in Verbindung mit Ekzemen der Haut zu finden. Gelegentlich treten sie aber auch bei gesunden Menschen auf, ohne dass eine Erkrankung vorliegt.

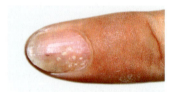

Schuppenflechte
▶ S. 443
Ekzem ▶ S. 329

■ **Stark vergrößerte**, extrem **gewölbte Fingernägel** zusammen mit **aufgetriebenen Fingerendgliedern** können Hinweis auf chronische Lungenkrankheiten sein, bei welcher der Körper unter Sauerstoffmangel leidet. Diese so genannten **Trommelschlegelfinger** sind ebenso bei einem angeborenen Herzfehler zu finden.

Lungenerkrankun-
gen ▶ S. 385 ff.
Herzklappenfehler
▶ S. 359

■ Die **Verdickung eines Nagels oder mehrerer Nägel**, zusammen mit einer **gelblichen Verfärbung**, wird möglicherweise durch einen Nagelpilz (Nagelmykose) verursacht. Typisch ist zudem, dass befallene Nägel später bröckeln. Begünstigt wird die Entstehung einer Nagelmykose durch Verletzungen bei der Nagelpflege, ein geschwächtes Immunsystem und eine schlechte Durchblutung von Händen und Füßen, wobei Fußnägel häufiger betroffen sind.

Nagelpilz
▶ S. 408

■ **Löst sich ein Nagel ganz oder teilweise ab**, kann dies Folge einer Quetschung sein. Aber auch eine starke Entzündung des Nagelbettes (Panaritium) geht unter Umständen mit einer Ablösung des Nagels einher. Bei einer Schuppenflechte ebenso wie bei einem Nagelpilz (Nagelmykose) ist eine Nagelablösung ebenfalls zu beobachten. Des Weiteren kommt eine Allergie gegen Nagellack oder -härter als Ursache infrage.

Nagelbettentzün-
dung ▶ S. 408
Nagelpilz
▶ S. 408

 In der Regel verbergen sich hinter Nagelveränderungen behandelbare Erkrankungen, weshalb bei Gelegenheit der Arzt nach den möglichen Ursachen befragt werden sollte. Ergeben sich Hinweise auf eine Herz- oder Lungenerkrankung, ist es erforderlich, diese Grunderkrankung zu behandeln. In vielen Fällen ist eine Überweisung zu einem Facharzt für Hautkrankheiten erforderlich.

HERZ UND KREISLAUF

Auch wenn das Herz kaum noch als der Sitz der Seele angesehen wird, ist es dennoch ein besonderes Organ. Man verschenkt sein Herz, bekommt Herzklopfen oder, deutlich unangenehmer, das Herz rutscht in die Hose. Verliebtheit, Freude, aber auch große Angstgefühle werden von den meisten Menschen mit dem Herzen verbunden, da sie alle den Herzschlag beschleunigen.

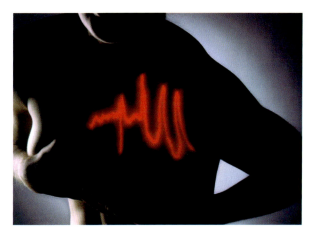

Das Herz ist unglaublich leistungsfähig: Täglich pumpt es über 6000 Liter Blut durch den Körper, bei Belastung oft deutlich mehr. Das Herz schlägt ca. 100 000-mal am Tag, während eines normalen Menschenlebens also fast 3 Milliarden Mal. Damit das Herz diese Leistungen vollbringen kann, sind zwei Bedingungen erforderlich: eine einfache und robuste Konstruktion und eine zuverlässige Versorgung des Herzens mit Nährstoffen.

Das Herz besteht aus zwei Herzkammern, die durch die Herzscheidewand voneinander getrennt sind, und zwei Vorhöfen, über die das sauerstoffarme Blut aus dem Körper und das sauerstoffreiche Blut aus der Lunge in das Pumporgan gelangen. Zwischen den Vorhöfen und den Kammern bzw. den Kammern und den großen Schlagadern befinden sich die vier Herzklappen. Die Nährstoffversorgung des Herzens erfolgt durch die Herzkranzarterien. Beim Verschluss eines Herzkranzgefäßes wird der Herzmuskel nicht mehr ausreichend mit Nährstoffen versorgt, und es kommt zum Herzinfarkt. Das Herz bildet zusammen mit den Blutgefäßen ein geschlossenes System zur Versorgung des Körpers mit Sauerstoff und Nährstoffen. Deshalb werden Erkrankungen von Herz und Blutkreislauf häufig gemeinsam betrachtet.

> Manche Beschwerden der Herzregion haben mit dem Herzen nichts zu tun. Sehen Sie auch nach im Kapitel
> **BRUST** ▶ S. 94

Herzklopfen, Herzstolpern und Herzrasen

Fast jeder hat schon einmal gespürt, wie das eigene Herz kurz stolpert. Dass bei annähernd 3 Milliarden Herzschlägen auch der eine oder andere etwas unregelmäßig sein kann, ist nicht außergewöhnlich. Auch Herzrasen – also ein besonders schneller Pulsschlag z.B. nach körperlicher Anstrengung – ist eine natürliche Reaktion. Die normale Herzfrequenz beträgt zwischen 60 und 85 Schläge in der Minute, ist aber von Mensch zu Mensch sehr verschieden. Alle Abweichungen vom normalen Herzschlag werden zusammenfassend als Herzrhythmusstörungen bezeichnet. Krankhafte Veränderungen des Herzrhythmus sind selten.

Treten Herzklopfen, Herzstolpern oder Herzrasen auf, sollte man sich die folgenden Fragen beantworten:
▶ Ist der Pulsschlag zu langsam oder zu schnell?
▶ Treten die Beschwerden nach besonderen Belastungen auf, z.B. Sport, Stress, Aufregungen?
▶ Wie lange halten die Phasen der Herzrhythmusstörungen jeweils an?
▶ Wie oft (in der Stunde, am Tag) wiederholen sich die Beschwerden?

Eine weitere wichtige Frage ist, ob das Herz regelmäßig schlägt oder der Puls generell unregelmäßig ist. Dies wird dann als Herzstolpern empfunden.

Herzrhythmusstörungen ohne zusätzliche Beschwerden treten am häufigsten auf. Ohne eindeutigen Anlass tritt plötzlich Herzrasen oder Herzstolpern auf. Oft bestehen keine Beschwerden, die Herzrhythmusstörungen werden zufällig beim Schreiben eines EKGs oder beim Pulsfühlen, z.B. bei einer ärztlichen Routineuntersuchung, entdeckt. Der größte Teil dieser Herzrhythmusstörungen ist harmlos und bedarf keiner Therapie.

HERZ UND KREISLAUF

Bei oder nach körperlicher Anstrengung ist ein beschleunigter Herzschlag **normal**. Bei Belastung benötigt der Körper mehr Sauerstoff, und dieser wird durch den schnelleren Herzschlag zur Verfügung gestellt. Auch unter Belastung gelegentlich auftretende unregelmäßige Herzschläge (Extrasystolen) sind nicht ungewöhnlich. Sollte das Herzstolpern bzw. -rasen jedoch länger anhalten oder bereits bei geringen Belastungen neu auftreten, die man sonst immer problemlos verkraftet hat, sollte sicherheitshalber der Arzt aufgesucht werden.

Bei Stress oder **seelischen Belastungen** reagiert der Körper häufig mit Herzklopfen oder Herzrasen auf die schwierige Situation. Meist treten zusätzlich Schweißausbrüche oder feuchte Hände auf. Dauert die Belastung über Tage an, kann es auch zu Durchfall oder Schlaflosigkeit kommen. Wenn **gleichzeitig massive Angstgefühle** bestehen, kann eine **Angststörung** vorliegen und eine Behandlung durch einen psychotherapeutisch ausgebildeten Arzt sinnvoll sein.

Angststörung
▶ S. 304

Herzrasen nach üppigem Essen beruht auf einem ähnlichen körperlichen Mechanismus wie die Reaktion auf Stress. Auch hier kommt es zu massiven Schweißausbrüchen und oft zu einem starken **Blutdruckabfall**.

Eine Pulsbeschleunigung ist eine häufig auftretende Begleiterscheinung von **Fieber**. Mit zurückgehender Körpertemperatur normalisiert sich schließlich auch die Pulsfrequenz wieder.

Fieber ▶ S. 111

Der Genuss von Kaffee, Tee, Nikotin oder **Alkohol** kann ebenfalls Herzrasen verursachen. Dabei spielt allerdings die Gewöhnung an die jeweiligen Genussmittel eine große Rolle. Während ein regelmäßiger Kaffeetrinker auch nach der fünften Tasse extrastarken Kaffees keinerlei Veränderungen spürt, kann es bei Menschen, die sonst keinen Kaffee trinken, bereits nach einer Tasse zu Herzrasen und Schweißausbrüchen kommen. Um solche Beschwerden zu vermeiden, sollten Genussmittel möglichst nur in Maßen zu sich genommen werden.

Die Einnahme von Medikamenten und **Aufputschmitteln** kann zu Herzrhythmusstörungen führen. Dies trifft besonders auf den **Missbrauch** der Modedroge Ecstasy zu, die häufig in Kombination mit Alkohol und Nikotin konsumiert wird. Ecstasy verursacht Herzrasen und andere Herzrhythmusstörungen. Wie jeder **Drogenmissbrauch** kann die Einnahme von Ecstasy durch die massiven Kreislaufbelastungen bis zum Tode führen.

Abhängigkeit
▶ S. 294

Auch Medikamente können als **Nebenwirkungen** Herzrhythmusstörungen auslösen. Den Herzschlag verlangsamen z.B. blutdrucksenkende Betablocker, das Herzmedikament Digitalis sowie einige Augentropfen. Für einen zu schnellen Herzschlag können u.a. Asthmamedikamente (Theophyllin), blutdrucksenkende Medikamente (Alpha-1-Blocker, Kalziumantagonisten) und Schilddrüsenhormone verantwortlich sein. Manchmal tritt nach dem Absetzen der genannten Medikamente auch die gegenteilige Reaktion auf z.B. kann auf das Absetzen von blutdrucksenkenden Betablockern für einige Tage Herzklopfen und Herzrasen folgen. Falls Störungen des Herzrhythmus in Zusammenhang mit der Einnahme oder dem Absetzen eines Medikamentes entstehen, sollte man möglichst bald den verschreibenden Arzt aufsuchen und alle Medikamente, die man derzeit einnimmt, mitnehmen.

Medikamente
▶ S. 38

Als Begleiterscheinung einer bereits **bestehenden Herzerkrankung** können Herzrhythmusstörungen auftreten, z.B. nach einem **Herzinfarkt**. Tritt als Hauptbeschwerde **starke Atemnot** unter Belastung, z.B. beim Treppensteigen, auf, kann auf eine **Herzschwäche** (Herzinsuffizienz) geschlossen werden.

Herzinfarkt
▶ S. 357
Herzschwäche
▶ S. 360

Durch verschleppte Infektionskrankheiten kann es zu der sehr seltenen **Herzmuskelentzündung** kommen; körperliche Schonung ist erforderlich, da bleibende schwere Herzrhythmusstörungen die Folge sein können.

Herzmuskelentzündung ▶ S. 360

Herzschmerzen

▎Fallen zusätzlich zu häufigem Herzklopfen auch **Blässe** und **Mattigkeit** auf und sind die Bindehaut im unteren Augenlid oder die Fingernägel besonders blass, so könnte eine Blutarmut (Anämie) vorliegen. Unter Anämien leiden häufiger Frauen mit einer starken Menstruation. Der Arzt kann die Diagnose durch eine Blutuntersuchung stellen. Die Einnahme von Eisentabletten beseitigt die hier meist vorliegende Eisenmangelanämie.

Anämie ▸ S. 303

▎**Gewichtsabnahme**, zunehmende **Nervosität**, **Reizbarkeit** und **Händezittern** zusammen mit Herzrasen sind typische Anzeichen für eine Überfunktion der Schilddrüse (Hyperthyreose). Das Zittern kann so ausgeprägt sein, dass Schwierigkeiten bei Tätigkeiten wie dem Entnehmen von Münzen aus dem Portemonnaie auftreten. Die Gewichtsabnahme ist mit einem gesteigerten Appetit verbunden, eine warme Umgebung, wie beheizte Räume, wird häufig schlecht vertragen.

Schilddrüsenüberfunktion ▸ S. 439

▎Treten gleichzeitig mit Herzrasen auch **Kopfschmerzen** oder **Sehstörungen** (Flimmern vor den Augen) auf, kann eine Kombination aus stark ansteigender Pulsfrequenz mit stark ansteigendem Blutdruck vorliegen. Die Beschwerden treten dann ohne jede Vorankündigung auf, ohne dass ein Grund, etwa körperliche Belastung, erkennbar wäre. Ursache könnte eine gutartige Geschwulst der Nebennieren, das Phäochromozytom sein. Dadurch werden unkontrolliert körpereigene Botenstoffe (Katecholamine) ausgeschüttet, die für die Beschwerden verantwortlich sind. Eine genaue Diagnose erfolgt durch den Facharzt oder im Krankenhaus.

Phäochromozytom ▸ S. 421

Zwar muss nicht jede Herzrhythmusstörung behandelt werden, doch ist es unerlässlich, die Ursachen genau abzuklären, um lebensbedrohliche Erkrankungen ausschließen zu können. Zunächst wird ein EKG im Liegen geschrieben. Ergänzend kann ein Belastungs-EKG angefertigt werden: Die Messungen erfolgen, während man sich unter ärztlicher Kontrolle zunehmender körperlicher Belastung aussetzt, z.B. auf dem Fahrrad oder auf dem Laufband. Die nächste weiterführende Maßnahme ist ein Langzeit-EKG. Dabei werden die EKG-Elektroden und ein transportables Aufzeichnungsgerät am Körper befestigt und der Herzschlag über 24 Stunden aufgezeichnet.
Fühlt man sich durch das Herzrasen oder -stolpern sehr stark beeinträchtigt, kann ein leichtes Medikament das Herzrasen mildern. Einer konsequenten Behandlung bedürfen nur schwere Herzrhythmusstörungen, die meist zusammen mit einer bereits bestehenden Herzerkrankung auftreten, die ebenfalls behandelt werden muss.

Herzschmerzen

▎Nur die wenigsten Menschen klagen direkt über Herzschmerzen; meist werden die Beschwerden allgemein im Bereich der Brust empfunden. Die Erkrankung, die man bei Herzschmerzen am meisten fürchtet, ist der Herzinfarkt. Doch daneben gibt es viele, weitaus ungefährlichere Ursachen für Brustschmerzen, die jedoch aufgrund der Art der Beschwerden nicht immer eindeutig abzugrenzen sind.

▎Herzschmerzen **bei oder nach körperlicher Belastung**, die meist **sehr stark** sind, besonders **vom linken Brustkorb ausgehen** und in den linken Arm, die Schulter und bis zum Kiefer ausstrahlen können (Bild), werden auch Angina pectoris genannt. Der Begriff kommt aus dem Lateinischen und bedeutet „Enge der Brust". Die Schmerzen, die auf eine Verengung der Herzkranzgefäße (Koronare Herzkrankheit) hinweisen, lassen meist nach einigen Minuten wieder nach. Betroffene sollten ein für solche Situationen verordnetes Medikament bei sich tragen, am besten im Form eines speziellen Sprays (Nitrospray). Belastet man den Körper erneut, treten auch die Schmerzen wieder auf. Diese Beschwerden bedürfen unbedingt ärztlicher Behandlung.

Angina pectoris ▸ S. 304

Koronare Herzkrankheit ▸ S. 375

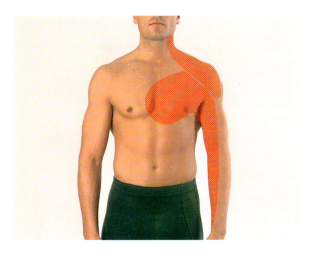

173

HERZ UND KREISLAUF

▌ Bleiben **starke Herzschmerzen** länger als einige **Minuten** bestehen oder treten sie **in Ruhe** auf, so ist dies ein Alarmzeichen. Falls eine Koronare Herzkrankheit bereits bekannt ist, sollten zunächst die vom Arzt für diesen Fall verschriebenen Medikamente eingenommen werden. Bessern sich die Beschwerden daraufhin nicht und ist dieser **heftigste Schmerz** mit massiven **Angst- und Vernichtungsgefühlen** sowie **Übelkeit**, **Schweißausbrüchen** und **Luftnot** verbunden, muss ein Herzinfarkt in Betracht gezogen werden. Diese Beschwerden müssen unbedingt sehr ernst genommen werden. Wichtig ist, sich in dieser Situation nicht körperlich zu belasten, indem man z.B. selbst zum Arzt fährt. Am besten ist es, sofort den Notarzt zu rufen.

Koronare Herzkrankheit ▶ S. 375

Herzinfarkt ▶ S. 357

▌ Herzschmerzen verbunden mit **Angstgefühlen**, die direkt im Bereich des Herzens empfunden werden, und gleichzeitiges **Herzrasen**, eventuell sogar mit **Atemnot**, können auch im Zusammenhang mit **psychischen Belastungen** entstehen. In solchen Fällen handelt es sich aber nicht um eine organische Erkrankung, sondern um eine so genannte Herzneurose: Die seelischen Belastungen äußern sich bei den Betroffenen als körperliche Beschwerden.

Posttraumatische Belastungsstörung ▶ S. 425

Psychosomatische Störungen ▶ S. 428

▌ **Einseitig auftretende Brustschmerzen**, die **von hinten nach vorne ausstrahlen**, können manchmal mit Herzschmerzen verwechselt werden; es **fehlt jedoch das Angstgefühl**. Sie werden häufig durch Wirbelsäulenerkrankungen wie HWS- und BWS-Syndrome verursacht.

HWS-/BWS-Syndrom ▶ S. 366

 Nur eine ausführliche ärztliche Untersuchung schafft Klarheit darüber, ob es sich um harmlose oder bedrohliche Beschwerden handelt. Anhand der Art der Beschwerden und durch ein EKG kann festgestellt werden, ob ein Herzinfarkt oder, als mögliche Vorstufe zum Herzinfarkt, eine Koronare Herzkrankheit vorliegt. Gelegentlich ist auch ein Belastungs-EKG zur Diagnose erforderlich. Eine Angina pectoris bedarf einer konsequenten Behandlung, die neben Medikamenten auch leichtes körperliches Training und eine Ernährungsumstellung umfasst.

Zu niedriger Blutdruck

Ein niedriger Blutdruckwert allein ist keine Krankheit. Beim normalen Blutdruck sollte der obere – systolische – Wert zwischen 100 und 140 mmHg liegen, der untere – diastolische – Wert zwischen 60 und 90 mmHg. Ein Wert von 120/70 mmHg gilt als normaler Blutdruck. Rutscht der systolische (obere) Wert unter 100 mmHg (z.B. 90/55 mmHg), spricht man von zu niedrigem Blutdruck, einer so genannten Hypotonie. Eine gute Nachricht: Bei Personen mit dauerhaft leicht erniedrigtem Blutdruck erhöht sich sogar leicht die durchschnittliche Lebenserwartung. Ist der Blutdruck beim Messen zu niedrig, ist dies also kein Grund zur Sorge. Erst wenn zusätzlich Beschwerden auftreten, wie Schwindelgefühle oder Ohnmachten, sollte man einen Arzt aufsuchen.

▌ **Müdigkeit**, **Abgeschlagenheit** und **gelegentliche Schwindelgefühle** veranlassen viele Menschen, sich den Blutdruck messen zu lassen. Ist er zu niedrig, sollte man als Erstes einen Blick in den Spiegel werfen: Menschen, die sehr schlank und hoch aufgeschossen sind, insbesondere Jugendliche, die schnell gewachsen sind, neigen zu niedrigem Blutdruck. Mangelnde sportliche Tätigkeit verstärkt die Beschwerden noch. Der Hausarzt wird meist körperliche Bewegung verordnen. Medikamente sind hier nur in seltenen Ausnahmefällen erforderlich.

Blutdruck, niedriger ▶ S. 315

▌ Wenn ein **Bewegungsmangel** lange besteht, z.B. nach langer Bettlägerigkeit, stellt sich ebenfalls eine Hypotonie ein, die sich bei entsprechendem aufbauendem Kreislauftraining schnell bessert.

Blutdruck, niedriger ▶ S. 315

▌ Auch **nach schwerem Essen** kann es kurzfristig zu einem Blutdruckabfall kommen, da das Blut im Magen-Darm-Bereich „versackt". Der Spruch „Nach dem Essen sollst du ruhn oder tausend Schritte tun" ist daher durchaus der richtige Rat.

174

Zu hoher Blutdruck

▌Verschiedene **Medikamente** können einen zu niedrigen Blutdruck verursachen. Besonders häufig sind das Medikamente, die eigentlich gegen einen Bluthochdruck (Hypertonie) verordnet wurden. Eine Änderung der Medikamentendosierung ist in diesen Fällen erforderlich. Viele weitere Medikamente – z.B. Diuretika („Wassertabletten"), Abführmittel, Schlafmittel, Beruhigungsmittel und Antidepressiva – senken als **Nebenwirkung** den Blutdruck. Entsteht niedriger Blutdruck in Zusammenhang mit der Einnahme eines neu verschriebenen Medikaments, sollte der Hausarzt aufgesucht werden, damit er die Ursache prüft.

Medikamente ▸ S. 38

Blutdruck, niedriger ▸ S. 315

▌Bei **starkem Durchfall** oder **Erbrechen**, z.B. bei einer schweren Magen-Darm-Grippe, wird viel **Flüssigkeit verloren**, was einen niedrigen Blutdruck zur Folge hat. Bei starken Beschwerden sollten die verlorene Flüssigkeit, Mineral- und Nährstoffe zugeführt werden, wodurch auch der Blutdruck wieder steigt. Auch **häufiges Wasserlassen** mit großen Urinmengen verursacht durch den **Flüssigkeitsverlust** einen niedrigen Blutdruck.

▌**Starker Durst** in Verbindung mit einem großen **Flüssigkeitsverlust** könnte das Zeichen einer Zuckerkrankheit (Diabetes) sein. Eine genaue Diagnose stellt der Arzt durch eine Blutuntersuchung und bei Bedarf durch einen so genannten Blutzucker-Belastungstest.

Diabetes ▸ S. 324

▌Als **Begleiterscheinung zahlreicher schwerer Erkrankungen**, besonders Herz- und Nervenerkrankungen (z.B. Herzinfarkt oder die Parkinson-Krankheit), kann ebenfalls ein niedriger Blutdruck auftreten. Ganz im Mittelpunkt stehen hier jedoch die Beschwerden der Grunderkrankung, der Hypotonus wird zunächst oft gar nicht bemerkt oder spielt im Verhältnis zu den anderen Symptomen nur eine untergeordnete Rolle.

Herzinfarkt ▸ S. 357

Parkinson-Krankheit ▸ S. 419

Erst wenn zum niedrigen Blutdruck weitere Beschwerden kommen, ist ein Arztbesuch ratsam. Der Arzt kann mit einer Blutuntersuchung, einem EKG und einem einfachen Kreislauftest (Schellong-Test) feststellen, ob eine behandlungsbedürftige Erkrankung besteht. Beim Schellong-Test wird der Blutdruck mehrfach im Liegen und Stehen gemessen. Wenn keine krankhafte Ursache festgestellt werden kann, helfen regelmäßiger Sport und tägliche kaltwarme Wechselduschen schnell gegen die Antriebsschwäche und Müdigkeit.

Zu hoher Blutdruck

▌Liegt der systolische Blutdruckwert regelmäßig über 140 mmHg, besteht bereits eine Hypertonie. Ein Blutdruck von 150/90 mmHg ist bereits deutlich zu hoch. Auch ein dauerhafter Wert von 130/90 mmHg sollte ärztlich beobachtet werden.
Während zu niedriger Blutdruck meist harmlos ist, muss ein zu hoher Blutdruck als ernst zu nehmende Erkrankung angesehen werden. Es ist deshalb problematisch, weil zunächst keine Beschwerden bestehen, viele Erkrankungen aber überhaupt erst als Folge des Bluthochdrucks entstehen. Hierzu zählen Schlaganfall, Sehbehinderungen, Arteriosklerose, Nierenerkrankungen, Herzinfarkt und Herzinsuffizienz. Diese Spätschäden treten jedoch nur auf, wenn der Bluthochdruck nicht rechtzeitig erkannt bzw. nicht ausreichend behandelt wird. Neben einer regelmäßigen Medikamenteneinnahme gehören zur konsequenten Therapie eine fettarme Ernährung, das Vermeiden von Übergewicht, wenig Alkohol und regelmäßiger Ausdauersport wie leichtes Joggen oder Schwimmen.

▌Ein hoher Blutdruck **ohne weitere Beschwerden** ist der häufigste Befund. Gelegentlich kommen **Gesichtsrötung** und **starkes Herzklopfen** hinzu. In mehr als 90 % der Fälle besteht er, ohne dass eine andere Erkrankung zugrunde liegt (essentielle Hypertonie). Der Befund wird meist durch Zufall beim Blutdruckmessen entdeckt. Es sollte aber in jedem Fall ausgeschlossen werden, dass die Hypertonie die Folge einer anderen Erkrankung ist.

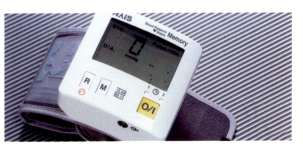

Blutdruck, hoher ▸ S. 314

HERZ UND KREISLAUF

Seelische Belastungen und **Stress** führen als normale Reaktion zu erhöhtem Blutdruck, der keiner Therapie bedarf. Typisches Beispiel ist der so genannte Sprechstundenhochdruck. Durch die Aufregung beim Arztbesuch ist der Blutdruck bei vielen Menschen erhöht. Für eine zuverlässige Diagnose ist es daher wichtig, dass der Blutdruck mehrmals gemessen wird, am besten auch zu Hause oder bei einer 24-Stunden-Blutdruckmessung mit einem mobilen Aufzeichnungsgerät.

Bluthochdruck kann ebenfalls auf Alkoholkonsum und Übergewicht zurückzuführen sein. Eine Gewichtsnormalisierung und das Meiden von Alkohol tragen zur Besserung der Blutdruckwerte entscheidend bei. Bestimmte Nahrungsmittel wie Lakritze, Rotwein und alter Käse, in großen Mengen konsumiert, erhöhen bei manchen Menschen ebenfalls den Blutdruck.

Werden **Medikamente** wie **Appetitzügler**, **Nasentropfen**, die **Antibabypille** oder **Kortison** eingenommen, kann es als Nebenwirkung zu einer Blutdruckerhöhung kommen (bei Kortison sogar dann, wenn es als Salbe angewendet wird). Zur Blutdruckdiagnostik sollten daher alle derzeit angewendeten Medikamente und Salben mitgenommen werden, damit der Arzt feststellen kann, ob eines davon die Ursache ist.

Medikamente
▸ S. 38

Sind **vorausgegangene Nierenerkrankungen** bekannt, muss vor allem bei jungen Menschen untersucht werden, ob der Bluthochdruck nicht die Folge einer Nierenbeckenentzündung (Glomerulonephritis) oder eines Verschlusses der Nierenarterien (Nierenarterienstenose) sein könnte, was immerhin in 4 % aller Fälle von Bluthochdruck vorkommt.

Nierenbecken-entzündung
▸ S. 413

Nierenarterienstenose ▸ S. 413

Gewichtszunahme, **Wasser in den Beinen** (Ödeme) sowie gelegentlich **Luftnot** bei Belastung in Verbindung mit Bluthochdruck weisen auf das Bestehen einer Nierenerkrankung hin, die unter Umständen bereits eine Folge des Bluthochdrucks ist. Ist die Reihenfolge umgekehrt, das heißt tritt zuerst die Atemnot und später erst die Ödeme in den Beinen auf, kann dies ebenfalls ein Hinweis auf einen fortgeschrittenen Bluthochdruck sein, der bereits zu einer Schädigung des Herzens, einer Herzschwäche (Herzinsuffizienz), geführt hat. Um eine genaue Diagnose zu stellen und die richtige Behandlung zu wählen, ist eine ausführliche Untersuchung durch einen Facharzt, unter Umständen sogar im Krankenhaus, erforderlich.

Nierenerkrankungen ▸ S. 413 ff.

Herzschwäche
▸ S. 360

Eine **starke Gewichtszunahme** in kurzer Zeit, neue **Akne** und **Störungen der Monatsblutung** bei Frauen können in Verbindung mit einer Hypertonie auf eine hormonelle Erkrankung der Nebennieren, die Cushing-Krankheit, hinweisen. Diese Erkrankung ist allerdings sehr selten. Die Diagnostik und Therapie erfolgen durch den Facharzt in der Klinik.

Cushing-Krankheit
▸ S. 321

Tritt in der **Schwangerschaft** ein Bluthochdruck auf, so muss umgehend der behandelnde Frauenarzt aufgesucht werden. Zusätzlich können auch **Ödeme** (Wasser in den Beinen) bestehen. Die Hypertonie ist ein Zeichen der EPH-Gestose, einer nicht seltenen Komplikation in der Schwangerschaft. Eine engmaschige Kontrolle und Therapie ist sehr wichtig, da es sonst zu Problemen für Mutter und Kind, z. B. zu Krampfanfällen und Scheinwehen, kommen kann.

EPH-Gestose
▸ S. 330

Die **Kombination von Kopfschmerzen, Schwindel, Nasenbluten und Sehstörungen**, gelegentlich auch **Ohrgeräuschen**, ist Hinweis auf einen sehr stark erhöhten Blutdruck, die so genannte hypertensive Krise. Meist liegt der Blutdruck über 200/120 mmHg. Bei diesen Beschwerden, und vielleicht selbst gemessenen hohen Blutdruckwerten, muss umgehend der nächste Arzt aufgesucht werden, der sofort ein blutdrucksenkendes Mittel verabreicht. Einzelne dieser Beschwerden können übrigens auch erste Zeichen eines beginnenden Bluthochdrucks sein.

Blutdruck, hoher
▸ S. 314

Schwindel

Wird erstmals ein Bluthochdruck festgestellt, muss zunächst geklärt werden, was die Ursache des Bluthochdrucks ist. Erst durch mehrfache Blutdruckmessungen, Heimmessungen oder eine 24-Stunden-Blutdruckmessung wird zuverlässig Bluthochdruck diagnostiziert. Ob der Blutdruck die Folge einer Nierenerkrankung ist, können eine Ultraschalluntersuchung der Nieren, eine Untersuchung des Urins und eine Blutuntersuchung zeigen. Bis der Blutdruck eingestellt ist, müssen oft mehrere Medikamente ausprobiert werden. War die Hypertonie über lange Zeit unbehandelt, sollte durch den Augenarzt sowie durch eine Untersuchung von Herz und Gefäßen durch einen Internisten nach Folgeschäden gesucht werden. Dazu sind unter Umständen ein EKG, eine Echokardiographie (Ultraschalluntersuchung des Herzens) und eine Doppler-Sonographie (Ultraschalluntersuchung der Gefäße) erforderlich.

Schwindel

Der häufige Schwindel erzeugt das Gefühl, dass man selbst schwanken oder die Umwelt sich drehen würde. Um die Ursache herauszufinden, ist es wichtig, die unterschiedlichen Schwindelformen zu trennen.
Der Schwindel kann eine eindeutige Richtung haben: Bei Drehschwindel dreht sich die Umwelt entweder links- oder rechtsherum. Beim Liftschwindel bewegt sich die Umwelt scheinbar auf oder ab.
Andere Schwindelformen haben keine klare Richtung: Man hat entweder das Gefühl, hin und her zu schwanken (Schwankschwindel), oder es wird einem schwarz vor den Augen. Diese häufigste Schwindelform tritt z.B. bei zu niedrigem Blutdruck auf.

Sehr häufig ist die Verbindung von Schwindel mit anderen Symptomen: So kann Schwindel in eine kurzfristige Ohnmacht (Synkope) übergehen. Übelkeit und Erbrechen können den Schwindel begleiten, auch Hörstörungen kommen häufig vor.
Grundsätzlich ist für die Beurteilung der Ursachen wichtig zu wissen, ob der Schwindel in besonderen Situationen, z.B. bei Lageveränderungen, wie Aufstehen aus dem Liegen oder Drehen des Kopfes, oder bei speziellen Tätigkeiten auftritt.

> Schwindel muss nicht auf Kreislaufbeschwerden zurückzuführen sein. Symptome können auch in den folgenden Kapiteln stehen:
> **BEWUSSTLOSIGKEIT, OHNMACHT** ▶ S. 89
> **NERVENSYSTEM UND GEHIRN** ▶ S. 213

▌Schwindel mit **Benommenheit** und **Kopfdruck** kann durch zahlreiche Ursachen hervorgerufen werden. Zu den häufigsten zählen Erkältungen, Wetteränderungen, Schlafentzug, Alkoholkonsum oder Nebenwirkungen von Medikamenten, z.B. von Schlafmitteln. Sobald die Auslöser entfallen, bessern sich auch die Beschwerden.

Medikamente ▶ S. 38

▌Treten **Schwindel**, **Benommenheit** und **Kopfdruck** vor allem **nach Lageveränderungen** auf, z.B. nach dem Aufstehen, so ist meist ein zu niedriger Blutdruck der Grund. Körperliche Bewegung bessert die Beschwerden, Medikamente sind nur selten erforderlich.

Blutdruck, niedriger ▶ S. 315

▌Schwindel und Übelkeit beim **Reisen in sich bewegenden Verkehrmitteln**, z.B. Auto, Bus, Schiff oder Zug, entstehen dadurch, dass die Augen, z.B. beim Lesen im Auto, glauben, die Umgebung stünde still, während das Gleichgewichtsorgan sehr wohl bemerkt, dass man sich bewegt. Die Neigung zur so genannten Reisekrankheit ist bei den Menschen unterschiedlich stark ausgeprägt. In der Apotheke werden rezeptfrei Tropfen, Pflaster oder Kaugummi zur Linderung der Beschwerden angeboten.

▌Schwindel **auf Berggipfeln**, **Türmen**, **Klippen** oder ähnlichen **erhöhten Standpunkten** bezeichnet man als Höhenschwindel. Er wird durch einen ähnlichen Mechanismus ausgelöst wie die Reisekrankheit: Auge und Gleichgewichtsorgan nehmen etwas Verschiedenes wahr. Das Auge sieht einen instabilen Zustand und bringt dadurch die Körperbalance aus dem Gleichgewicht, obwohl man auf festem Untergrund steht. Höhenschwindel kann durch Übungen und langsame Gewöhnung an den Aufenthalt in größeren Höhen verringert werden.

▌Zu **Schwindelanfällen** und **Ohnmachten** kann es während der letzten Wochen der Schwangerschaft kommen, die meist beim Liegen auf dem Rücken auftreten: Die immer größer werdende Gebärmutter drückt auf die untere Hohlvene und schränkt dort den Blutfluss ein. Ein Drehen auf die Seite bessert den Schwindel sofort.

177

HERZ UND KREISLAUF

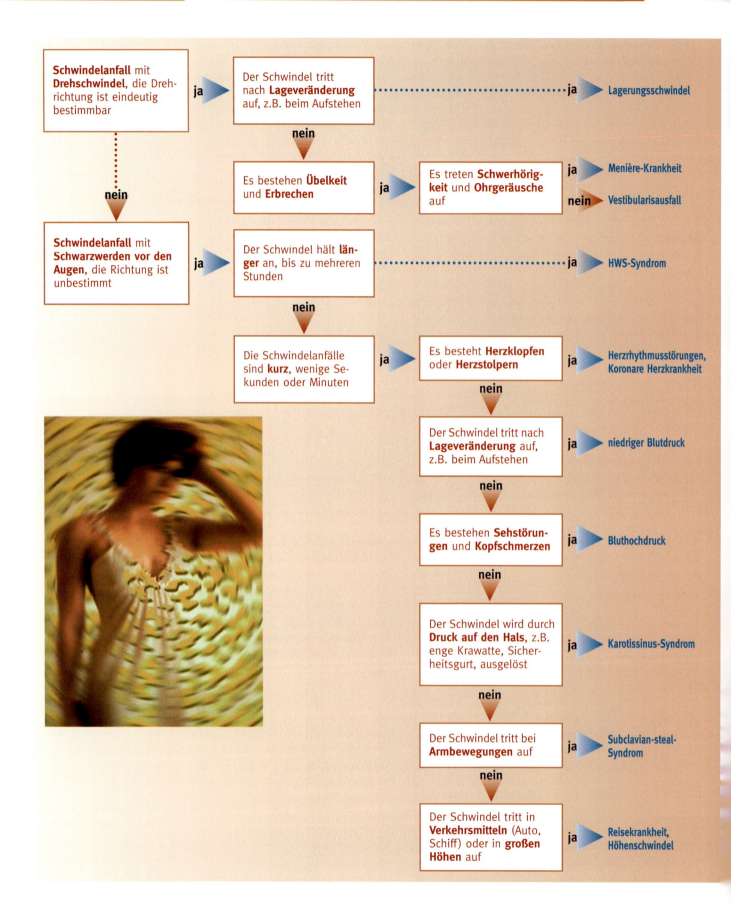

178

Schwindel

■ **Schwankschwindel** mit dem **Gefühl der Stand- und Gangunsicherheit**, der z.B. auf offenen Plätzen, in Theatern, Kaufhäusern oder auf Brücken auftritt, kann durch **psychische Faktoren** ausgelöst werden. Die Beschwerden werden oft durch eine **Stresssituation** ausgelöst, eine körperliche Ursache findet sich nicht. Verhaltenstherapeutische Maßnahmen, z.B. das Üben der schwierigen Situationen, können die Beschwerden bessern.

Psychosomatische Störungen ▶ S. 428

■ Sind die Schwindelgefühle von **Kopfschmerzen** begleitet, eventuell auch von **Sehstörungen**, können sie durch einen wesentlich zu **hohen Blutdruck** oder durch **Migräne** verursacht sein. Treten solche Attacken nicht nur einmalig, sondern öfter auf, sollte unbedingt der Hausarzt befragt werden.

Blutdruck, hoher ▶ S. 314
Migräne ▶ S. 399

■ Treten neben dem Schwindelgefühl **Herzstolpern** oder **Herzrasen** auf, handelt es sich vermutlich um **Herzrhythmusstörungen**. Diese treten gehäuft während oder nach körperlicher Anstrengung oder bei seelischen Belastungen auf. In den meisten Fällen ist eine medizinische Behandlung nicht notwendig. Treten die Beschwerden jedoch häufiger auf, sollte ein Arzt feststellen, ob eine Herzerkrankung vorliegt.

Herzrhythmusstörung ▶ S. 171

■ Eine **kurze Schwindelattacke** mit **Schwarzwerden** vor den Augen, das sogar in eine **kurze Ohnmacht** übergeht, kann durch **Druck und Einengung im Halsbereich** ausgelöst werden (durch Anlegen des Sicherheitsgurtes oder zu enge Krawattenknoten). Diese Beschwerden treten beim so genannten **Karotissinus-Syndrom** auf. Im Alter kann der Bereich um die Halsschlagader so druckempfindlich werden, dass plötzlich der Blutdruck sinkt und das Herz langsamer schlägt, was wiederum den Schwindel auslöst.

Karotissinus-Syndrom ▶ S. 369

■ Treten Schwindel und Schwarzwerden vor den Augen bis hin zur **Ohnmacht bei Bewegungen eines Armes** oder bei Tätigkeiten mit **zurückgebeugtem Hals** auf, z.B. beim Einschrauben einer Glühbirne oder beim Fensterputzen, weist das auf ein **Subclavian-steal-Syndrom** hin. Zusätzlich können Seh- oder Hörstörungen auftreten, ein Arm ist blass und kühl. Die Ursache der Erkrankung liegt in der Einengung einer Schlüsselbeinarterie, wodurch bei bestimmten Bewegungen ein Arm und das Gehirn nicht genügend mit Blut versorgt werden.

Subclavian-steal-Syndrom ▶ S. 450

■ Tritt für **einige Sekunden ein sehr heftiger Drehschwindel** mit einer eindeutig bestimmbaren Richtung auf, könnte ein **benigner paroxysmaler Lagerungsschwindel** bestehen. Zur Untersuchung wird Schwindel ausgelöst und dabei das Innenohr mit dem Gleichgewichtsorgan geprüft. Durch Übungen, die den Schwindel immer wieder hervorrufen, wird er immer schwächer und verschwindet schließlich ganz.

Lagerungsschwindel ▶ S. 382

■ **Heftiger Drehschwindel** mit **Übelkeit, Erbrechen, Schwerhörigkeit** und **Ohrgeräuschen**, der Minuten bis Stunden dauern kann, weist auf die **Menière-Krankheit** hin, die auf einer Störung des Innenohres beruht. Die Diagnose sollte durch einen HNO-Arzt gestellt werden, der auch die Hörfähigkeit prüft. Medikamente helfen gegen Übelkeit, eine Infusionsbehandlung bessert die Fließeigenschaften des Bluts.

Menière-Krankheit ▶ S. 396

■ **Schlagartig einsetzender Drehschwindel**, begleitet von **Übelkeit** und **Erbrechen**, aber **ohne Hörstörungen**, ist durch eine Erkrankung des Innenohres bedingt, den akuten, einseitigen **Vestibularisausfall**. Der akute Drehschwindel dauert Stunden bis Tage an, und geht dann langsam in einen geringeren Dauerschwindel über. Die Diagnose erfolgt beim HNO-Arzt; mit Medikamenten können die schweren Symptome behandelt werden.

Vestibularisausfall ▶ S. 463

Meist sind es harmlose Grunderkrankungen, die Schwindel verursachen. In diesen Fällen kann er durch einfache Maßnahmen behoben werden. Gelegentlich können ernsthafte Erkrankungen zugrunde liegen. Liegen Herzerkrankungen, Nervenerkrankungen oder Erkrankungen des Gleichgewichtsorgans im Innenohr vor, ist eine Zusammenarbeit verschiedener Fachärzte wichtig, um die Ursachen zu erkennen und wirkungsvoll zu behandeln.

KOPF UND GESICHT

Mit einiger Berechtigung kann man den Kopf als wichtigsten Körperteil des Menschen betrachten. Er ist Sitz des Steuerzentrums, des Gehirns, und er beherbergt Augen, Ohren, Nase und Mund und damit die meisten Sinnesorgane. Trotz seiner stabilen knöchernen Hülle ist der Kopf empfindlich für vielfältige Störungen: Nicht nur Stöße und Schläge von außen wirken sich aus. Da das Gehirn im Schädel nur wenig Platz hat, führen Raumforderungen im Innern schnell zu Schmerzen und Beeinträchtigungen.

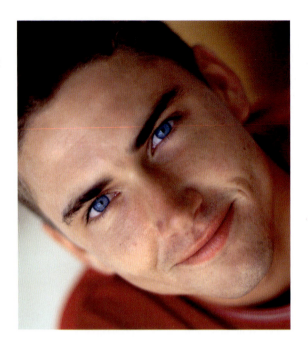

Die bei weitem häufigsten Beschwerden am Kopf sind Kopfschmerzen. Viele Menschen leiden regelmäßig darunter und kennen „ihren" Kopfschmerz sehr genau. Häufig sind es leicht zu benennende Ursachen: eine durchzechte Nacht, andauernde Arbeitsüberlastung, ein grippaler Infekt. Die Schmerzen verschwinden, sobald die Auslöser beseitigt sind: Ausreichend Entspannung, Schlaf oder ein paar Urlaubstage schaffen Abhilfe.

Anders ist es, wenn die Schmerzen regelmäßig oder sehr heftig auftreten und man keine Ursache dafür findet. Diese Anzeichen sollten nicht ignoriert, sondern mit dem Arzt besprochen werden, denn dahinter können organische Ursachen stecken. Häufiger sind allerdings seelische Gründe: Stress durch Überforderung im Beruf oder durch zwischenmenschliche Probleme. Wer sich ständig „den Kopf zerbrechen" muss, ohne sich in irgendeiner Weise entlasten zu können, wird schnell zum Schmerzpatienten. Der Schmerz wirkt als zusätzlicher Stressfaktor, und ein Kreislauf beginnt.

Bei unspezifischen Kopfschmerzen kann ein Schmerz-Tagebuch Aufschluss über die Ursachen geben, in dem genau eingetragen wird, wann und unter welchen Umständen die Schmerzen auftraten. In weiteren Spalten notieren Sie, in welcher Situation Sie gerade waren, als Sie den Schmerz spürten, wie er sich anfühlte, welche Begleitsymptome auftraten (Übelkeit, Müdigkeit, Sehstörungen), ob Sie Medikamente eingenommen haben und ob sie geholfen haben. Im Wochenüberblick lassen sich oft erstaunliche Trends feststellen, z.B. Kopfschmerz immer bei „Treffen mit ..." oder „auf dem Weg zu …". Daraus ergeben sich Anhaltspunkte, welchen Stressoren man ausgesetzt ist und was man in seinem Leben vielleicht verändern müsste.

> Beschwerden an den Sinnesorganen stehen in eigenen Kapiteln:
> **AUGEN** ▶ S. 59
> **NASE** ▶ S. 209
> **OHREN** ▶ S. 223
> **MUND UND ZÄHNE** ▶ S. 198
> Beschwerden, die Nervensystem und Gehirn betreffen, finden Sie unter:
> **NERVENSYSTEM UND GEHIRN** ▶ S. 213

Kopfschmerzen

Es gibt viele Begriffe für Kopfschmerz. Man spricht vom „Brummschädel" oder von „Druck im Kopf", die Schmerzen können mehr ziehen oder stechen, einseitig oder beidseits auftreten, mehr vorne oder mehr hinten lokalisiert sein. Sie treten plötzlich auf oder werden ganz langsam immer stärker. Sie werden von anderen Beschwerden begleitet oder treten infolge von Beschwerden auf. Manchmal werden sie vom Betroffenen gar nicht als eigenes Symptom wahrgenommen, sondern äußern sich z.B. als Gereiztheit. Kopfschmerzen können ein Krankheitsbild für sich sein oder als Symptom auf verschiedene andere Krankheiten hinweisen.

Kopfschmerzen

■ Ein **dumpfer Druck** im Kopf, der keiner bestimmten Stelle zuzuordnen ist, sondern als **Helm- oder Ringgefühl** beschrieben wird, ist häufig durch Stress oder Anspannung bedingt (Spannungskopfschmerz). Stress und Nervosität führen zu Kopfschmerzen, wenn die Anspannung über eine gewisse Zeit hinweg anhält, ohne dass es zwischendurch ausreichende Erholungszeiten gibt. Das führt zu einer Verspannung der Schulter- und Nackenmuskulatur, was wiederum die Kopfschmerzen in Gang hält. Eine weitere Ursache für dumpfe Kopfschmerzen ist ein erhöhter Blutdruck. Nicht selten ist dies sogar die erste wahrnehmbare Beschwerde.

Spannungskopfschmerz ▶ S. 447

Blutdruck, hoher ▶ S. 314

■ Kopfschmerzen im **hinteren Kopfbereich**, die manchmal **bis nach vorne zu den Augen ausstrahlen**, in Verbindung mit **Nacken- und Schulterschmerzen**, können von den Muskeln (Spannungskopfschmerz) oder von der Wirbelsäule (HWS-/BWS-Syndrom) ausgehen. Wer hohe Anforderungen „schultern" will, verspannt unwillkürlich die Muskeln des Schulter- und Nackenbereichs, und es kommt fast automatisch zu einer Fehlhaltung im Hals- und Kopfbereich. Sind Funktionsstörungen der Hals- oder Brustwirbelsäule die Ursache, so kommen zu den Kopf- und Nackenschmerzen häufig Bewegungseinschränkungen hinzu.

Spannungskopfschmerz ▶ S. 447

HWS-/BWS-Syndrom ▶ S. 366

■ Nach **übermäßigem Koffein-, Alkohol- oder Nikotingenuss** treten häufig Kopfschmerzen auf. Alle drei Substanzen beeinflussen den Gehirnstoffwechsel: Beim Genuss in kleinen Mengen regen Koffein und Nikotin an, Alkohol beruhigt. Sobald aber zu viel dieser Substanzen in den Körper gelangt, ändern sich die Wirkungen: Koffein macht überwach, Alkohol müde oder aggressiv, Nikotin verursacht Schwindel und Übelkeit. Immer können dadurch auch Kopfschmerzen ausgelöst werden. Bei gewohnheitsmäßigem Konsum kann eine Abhängigkeit entstehen; das plötzliche Absetzen der Substanzen verursacht dann so genannte Entzugskopfschmerzen.

Abhängigkeit ▶ S. 294

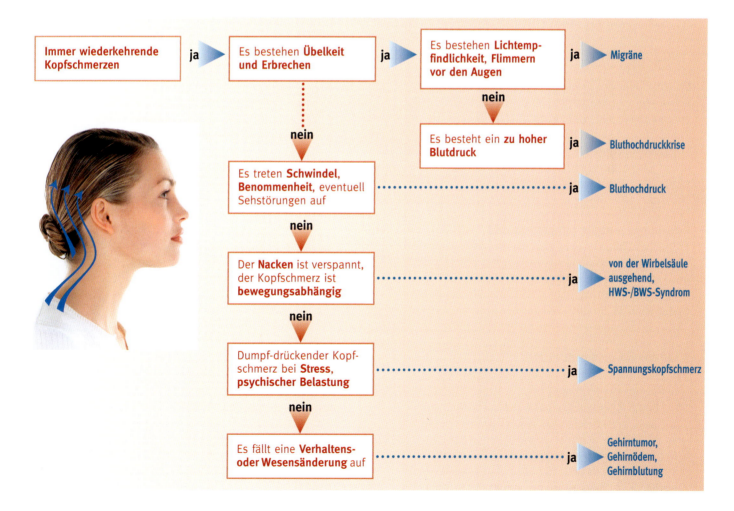

KOPF UND GESICHT

Nach **Medikamenteneinnahme** können je nach der Wirkungsart, der Dosis, dem Einnahmezeitpunkt oder der Dauer der Einnahme Kopfschmerzen als Nebenwirkung auftreten. Meist sind sie vorübergehender Natur: Sobald der Körper sich auf das neue Medikament eingestellt hat, klingen in der Regel auch die Schmerzen ab. Trotzdem sollte man diese Beschwerden dem Arzt mitteilen, der das Medikament verschrieben hat.

Medikamente ▸ S. 38

Kopfschmerzen und **Flimmern vor den Augen nach langem Lesen oder Bildschirmarbeit** entstehen als Folge der Überbeanspruchung der Augen, einer Verspannung der Muskeln um die Augen herum und der Verspannung der Schultern- und Nackenmuskeln. Dies kann zu Spannungskopfschmerz führen.

Spannungskopfschmerz ▸ S. 447

Kopfschmerzen, die eher an **Benommenheit, Schwindel** oder Schwarzwerden-vor-Augen erinnern, treten manchmal bei Menschen mit sehr niedrigem Blutdruck auf. Das Gehirn muss ständig gleichmäßig mit Blut versorgt werden, damit es genügend Sauerstoff erhält. Ist der Blutdruck zu niedrig, so wird die Sauerstoffzufuhr zum Gehirn gedrosselt, und es wird einem „schummrig". Das passiert z.B. beim schnellen Lagewechsel, etwa beim Aufstehen aus dem Liegen.

Blutdruck, niedriger ▸ S. 315

Schnupfen, Erkältung und **Grippe** werden oft von Kopfschmerzen begleitet. Dafür gibt es zwei Gründe: Zum einen sind die Schleimhäute von Nase, Nasennebenhöhlen und der Rachen entzündet, das Gewebe ist geschwollen, und zusätzlich beengt die vermehrte Sekretbildung, was insgesamt als Kopfschmerz empfunden wird. Zum anderen verursachen die Erreger einer Erkältungskrankheit selbst (Viren, Bakterien) neben Unwohlsein, Fieber und Müdigkeit auch Kopfschmerzen. Verschlimmern sich die Schmerzen sehr stark oder gehen sie auch auf die Ohren über, könnte die Infektion verschleppt worden sein und zu einer Nasennebenhöhlen- oder Mittelohrentzündung geführt haben.

Erkältungskrankheit ▸ S. 332

Nasennebenhöhlenentzündung ▸ S. 409

Mittelohrentzündung ▸ S. 401

Kopfschmerzen begleitet von **Unruhe, leichtem Schwindel** und **Reizbarkeit** können durch Unterzucker verursacht werden. Das bedeutet, dass dem Gehirn zu wenig Glukose als Energieversorger zur Verfügung steht. Das Gehirn kann nicht, wie der übrige Körper, kurzfristig auf andere Energieträger, z.B. körpereigene Fette, zurückgreifen. Diese momentane Minderversorgung kann unter anderem auch zu Kopfschmerzen führen. Zu Unterzucker kommt es, wenn man längere Zeit nichts oder nur schnell Verdauliches gegessen hat. Kurzfristig helfen etwas Traubenzucker oder ein Stück Obst. Gerät man häufiger in Unterzucker, könnte das ein Hinweis auf Diabetes sein, und eine genauere Untersuchung der Ursachen ist dringend anzuraten.

Diabetes ▸ S. 324

Einseitige starke Kopfschmerzen, begleitet von **Lichtscheu, Blitzen** oder **Flimmern vor den Augen** und häufig auch noch weiteren Symptomen wie **Übelkeit** und **Erbrechen**, sind typisch für eine beginnende Migräne. Die Auslöser sind individuell verschieden, am häufigsten sind es Stress, veränderte Schlafgewohnheiten, aber auch die Ernährung. Rotwein, Schokolade, Zitrusfrüchte, Käse und Koffein können bei bestimmten Menschen einen Anfall begünstigen. Bei Frauen können auch hormonelle Veränderungen während des Menstruationszyklus oder die Wechseljahre von Migränekopfschmerz begleitet sein.

Migräne ▸ S. 399

Mit **Nackensteifigkeit, Lichtempfindlichkeit** und **Fieber** gemeinsam auftretende Kopfschmerzen deuten auf eine Reizung der Hirnhäute oder eine Hirnhautentzündung hin. Nackensteifigkeit testet man, indem man versucht, den Kopf des Betroffenen vorsichtig anzuheben bzw. nach vorne zu beugen. Verursacht dies große Schmerzen, muss sofort ein Arzt aufgesucht werden, da die Erkrankung schnell behandelt werden muss.

Gehirnhautentzündung ▸ S. 343

Kopfschmerzen nach einem **Sturz auf den Kopf** mit oder ohne Bewusstlosigkeit sind ein Alarmsignal. Es gibt im Schädel nur sehr wenig Spielraum für so genannte Raumforderungen. Das können Schwellungen, z.B. durch eine Gehirnprellung, oder Einblutungen ins Gehirn sein. In diesem Fall immer einen Arzt verständigen!

Gehirnprellung ▸ S. 343

Schädel-Hirn-Verletzung ▸ S. 436

Anfallsartige Kopfschmerzen

▌Treten Kopfschmerzen zusammen mit **Verhaltens- oder Wesensänderung** auf, kann das auf Raumforderungen im Kopfinneren hinweisen. Schwellungen, Einblutungen oder Wucherungen erhöhen den Innendruck des Kopfes. Das führt oft, aber nicht immer zu Schmerzen und stört die normale Funktion des Gehirns, was durch ungewöhnliches Verhalten oder gar eine Änderung des gewohnten Wesens einer Person auffällt. Ursache können Gehirntumoren, ein Ödem oder Gehirnblutungen sein. Ein Arztbesuch ist dringend erforderlich!

Gehirntumor
▸ S. 344
Gehirnblutung
▸ S. 342
Ödem ▸ S. 416

Kopfschmerzen treten sehr häufig auf und sind meist harmlos. Wer sich allerdings stark eingeschränkt fühlt, sollte ein Schmerz-Tagebuch führen, um dem Grund auf die Spur zu kommen. Der Arzt kann dann Regelmäßigkeiten und tageszeitliche Schwankungen erkennen. Ein Alarmzeichen ist, wenn zu den Kopfschmerzen neue Beschwerden hinzukommen oder bekannte Beschwerden sich verändern, wenn die Kopfschmerzen besonders heftig sind oder an einer ungewohnten Stelle im Kopf auftreten. Dann sollte umgehend ein Arzt aufgesucht werden, der mithilfe der körperlichen Untersuchung, Röntgen und Computertomographie (CT) die Ursachen abklären kann.

Anfallsartige Kopfschmerzen

▌Kopfschmerzen, die plötzlich wie aus heiterem Himmel auftreten, sind besonders unangenehm. Handelt es sich um eine Migräne, kennen die Betroffenen die Symptome meist sehr gut, da sie schon wiederholt mit ähnlichen Begleiterscheinungen zu tun hatten. Treten Kopfschmerzen allerdings erstmals anfallsartig auf und werden sie als bedrohlich empfunden, so sind sie ein Warnzeichen! Insbesondere nach einem Sturz oder Schlag auf den Kopf sollte man sehr genau auf die Art der Kopfschmerzen und zusätzliche Symptome achten.

▌**Einseitige** heftige Kopfschmerzen mit **Sehstörungen** (Flimmern, Blitze), oft begleitet von **Übelkeit** und **Erbrechen**, die **pulsierend** sind, über **mehrere Stunden bis Tage anhalten** und die Betroffenen handlungsunfähig machen, sind typisch für eine Migräne. Die Ursachen für Migräne sind noch immer nicht vollständig entschlüsselt. Als Auslöser kommen infrage: Stress, Wetterumschwung, Reize wie Lärm, flackerndes Licht, Hormonschwankungen bei Frauen, zu viel oder zu wenig Schlaf, Nahrungsmittel wie Rotwein, Käse, Schokolade, Kaffee, Gepökeltes. Sind die Migräneanfälle regelmäßig sehr stark, sollten mit dem Arzt die Möglichkeiten einer medikamentösen Behandlung besprochen werden.

Migräne ▸ S. 399

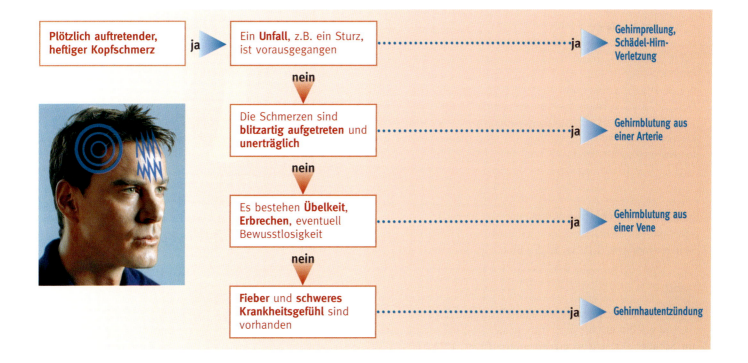

183

KOPF UND GESICHT

■ **Nach einem Sturz auf den Kopf** mit oder ohne Bewusstlosigkeit treten Kopfschmerzen mitunter erst mit zeitlicher Verzögerung auf. Bei einer leichten Gehirnerschütterung halten die Beschwerden einige Tage an; es sollte auf strikte Bettruhe geachtet werden. Bei einer starken Gehirnerschütterung oder Gehirnprellung entwickelt sich eine Schwellung im Gehirn, die neben Kopfschmerzen häufig mit einer Eintrübung des Bewusstseins bis zur Bewusstlosigkeit einhergeht. In diesem Fall ist eine Überwachung im Krankenhaus notwendig.

Gehirnerschütterung, Gehirnprellung ▶ S. 343

Gehirnblutung ▶ S. 342

■ Anfallsartige Kopfschmerzen bei Menschen mit sehr **hohem Blutdruck** deuten auf so genannte hypertensive Krisen hin. Sie erklären sich durch eine Hirnschwellung, weil infolge des hohen Blutdrucks Flüssigkeit aus den Gefäßen in das umgebende Hirngewebe gepresst wird. Es sollte unbedingt bald ein Arzt aufgesucht werden.

Blutdruck, hoher ▶ S. 314

 Extrem starke Kopfschmerzen, ohne dass eine bekannte Migräne vorliegt, sollten immer ein Alarmzeichen sein, besonders wenn sie vorher so noch nie aufgetreten sind oder infolge eines Schlages auf den Kopf auftreten oder gar als vernichtend (lebensbedrohlich) erlebt werden. Dann sollte man nicht zögern, mit dem Betroffenen ein Krankenhaus aufzusuchen oder einen Notarzt zu rufen.

Gesichtsschmerzen

■ Je zwei Gehirnnerven versorgen jede Seite des Gesichts: Der Fazialisnerv steuert die Gesichtsmuskulatur und ist damit zuständig für jede Bewegung im Gesichtsbereich. Der Trigeminusnerv, der sich in drei Nervenäste aufteilt, leitet Empfindungen wie Berührung, Kälte, Wärme und Schmerz vom Gesicht an das Gehirn weiter. Reizungen und Entzündungen dieser Nerven führen zu Schmerzen im Bereich des Gesichts.

■ **Vorübergehende Gesichtsschmerzen** können, auch wenn sie nur kurz auftreten, sehr unangenehm sein. Diese Schmerzen sind in der Außenschicht des Gesichts, unter der Haut oder beim Berühren auf der Haut spürbar. Viele Patienten berichten, dass sie vor dem ersten Auftreten des Schmerzes beim Zahnarzt waren, ein Lippenbläschen (Herpes-Infektion) hatten oder sich verletzt hatten. Ursache ist vermutlich eine Reizung des Trigeminusnervs. Die Schmerzen gehen meistens nach einer Weile von selbst wieder vorüber.

■ **Einseitige heftige Schmerzattacken** im Gesicht, die nur für **Sekunden oder Minuten anhalten**, jedoch so heftig sind, dass der Betroffene für diese Zeit **handlungsunfähig** ist, entstehen durch eine Erkrankung eines oder mehrerer der drei Äste des Trigeminusnervs im Gesicht (Bild). Ursache der so genannten Trigeminusneuralgie können theoretisch ein Gefäßknäuel oder ein kleiner Tumor in der Umgebung des Nervs sein, meistens aber findet man keine konkrete Ursache. Ist der Nerv gereizt oder entzündet, so können bei Betroffenen bereits das einfache Bewegen der Gesichtsmuskeln beim Kauen oder Sprechen oder Berührungen der Auslöser für eine heftige Schmerzattacke sein.

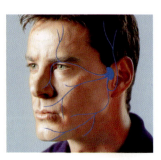

Trigeminusneuralgie ▶ S. 455

■ Gesichtsschmerzen, in deren Folge einseitig ein **Augenlid und der Mundwinkel nach unten hängen**, rühren von einer Entzündung des Fazialisnervs, der die Gesichtsmuskulatur steuert. Es kommt zu Lähmungserscheinungen auf der betroffenen Gesichtsseite. In den meisten Fällen bilden sich die Lähmungen nach der Behandlung der Ursache ohne bleibende Schäden zurück.

Fazialislähmung ▶ S. 334

 Leichte Gesichtsschmerzen sind normalerweise nicht von Dauer und vergehen innerhalb von Stunden wieder. Sollten derartige Beschwerden länger anhalten oder besonders heftig sein, sollte die Ursache von einem Arzt abgeklärt werden, denn manchmal können Schmerzen auch von einem vereiterten Zahn, von Ohrenentzündungen oder Nasennebenhöhlenvereiterung ins Gesicht ausstrahlen.

KRÄMPFE, ZITTERN, ZUCKUNGEN

Der Mensch ist in der Lage, komplizierteste Bewegungen gezielt auszuführen und zu kontrollieren. Die Befehle des Gehirns werden dazu durch das fein verästelte Nervensystem an die verschiedenen Muskeln weitergeleitet. Normalerweise ist der Mensch gewohnt, dass seine Muskeln zuverlässig und genau das tun, was er will – nicht weniger, aber auch nicht mehr. Zittern, Zuckungen oder Muskelkrämpfe sind ungewollte, unwillkürliche Muskelaktionen, die das unangenehme Gefühl vermitteln, man habe seinen Körper nicht unter Kontrolle.

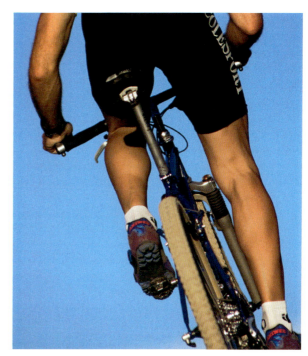

Zittern (Tremor) entsteht durch rhythmisches An- und Entspannen von Muskelgruppen, auf das man keinen Einfluss hat. Zittern wird beschrieben nach der Häufigkeit der Bewegungen, also mit welcher Geschwindigkeit sie ablaufen, und nach der Stärke, also ob die Bewegungen nur ganz leicht sind (feinschlägig) oder ob sie groß ausfallen. Bei einigen Menschen sieht man ein leichtes Zittern des Kopfes oder ein Zittern der Hände beim Halten eines Gegenstandes, manchen zittert die Stimme. Plötzliche und ungewollte Zuckungen der Muskeln sind meist harmlos, die Ursache ist nicht immer feststellbar. In der Regel vergehen sie von selbst wieder. Auch Muskelkrämpfe können harmlos sein; in einzelnen Fällen besteht jedoch die Möglichkeit, dass schwerwiegende gesundheitliche Störungen zugrunde liegen.

> Beschwerden, die Sie in diesem Kapitel nicht finden, können auch im folgenden Kapitel stehen:
> **NERVENSYSTEM UND GEHIRN** ▶ S. 213

Zittern

Oft wird Zittern durch äußere Faktoren ausgelöst, wobei man in der Regel intuitiv Abhilfe schafft: Wer vor Kälte zittert, zieht sich wärmer an, wer zu viel Kaffee getrunken hat, schränkt den Genuss ein, und wer vor Angst oder Wut zittert, löst die Situation am besten durch ein klärendes Gespräch. Zittern kann aber auch auf verschiedene, schwere neurologische Erkrankungen hindeuten. Leicht ausgeprägtes Zittern macht sich zuerst an den Fingern bemerkbar, denn dort finden sich die feinsten und am genauesten steuerbaren Muskeln. Das kann jeder an sich selbst testen: Streckt man beide Arme mit gespreizten Fingern vor sich aus, lässt sich auch bei völlig Gesunden nach einigen Minuten ein leichtes Zittern beobachten.

Große Kälte lässt den Körper zittern: Der Organismus versucht, den **Wärmeverlust** durch vermehrte Muskelarbeit und die dadurch entstehende Energie auszugleichen. Abhilfe schaffen wärmere Kleidung oder heiße Getränke. Dasselbe Phänomen tritt bei Schüttelfrost auf, wenn eine fieberhafte Erkrankung einsetzt. In der Phase des Temperaturanstiegs wird durch vermehrte Muskeltätigkeit die dafür notwendige Wärme produziert.

Fieber ▶ S. 111

185

KRÄMPFE - ZITTERN - ZUCKUNGEN

Feines Zittern ohne organische Ursachen kann auf **psychische Anspannung** und **Angst** hindeuten; es wird weit gehend vom vegetativen Nervensystem ausgelöst, das nicht bewusst kontrolliert werden kann. Das unter Stress freigesetzte Hormon Adrenalin löst dabei auch eine verstärkte Herzarbeit (Herzklopfen) aus. Ist die Angst auslösende Situation vorüber, verschwindet auch das Zittern wieder.

Starker Kaffee- oder Teekonsum sowie übermäßiges **Rauchen** versetzen den Körper in einen Zustand **verstärkter Anspannung** und **Überwachheit**. Löst der Konsum Zittern aus, ist es höchste Zeit, diese Genussmittel stark einzuschränken. Andernfalls geht man das Risiko von **Abhängigkeit** ein. Hat man Substanzen wie **Alkohol**, **Nikotin** oder **Drogen** über längere Zeit regelmäßig konsumiert und hat sich der Körper daran gewöhnt, so führt der **Entzug** ebenfalls zu einer starken Übererregung des Nervensystems und damit zu Zittern. Meist treten weitere Entzugssymptome auf; ein therapeutisch begleiteter Entzug ist sinnvoll.

Abhängigkeit ▸ S. 294

Suchterkrankungen ▸ S. 450

Hat man **zu wenig gegessen**, signalisiert der Körper gelegentlich durch Zittern der Hände einen **Mangelzustand**: Der Energielieferant Glukose ist dann nicht mehr ausreichend verfügbar, man hat **Unterzucker**. Oft reicht es, etwas Traubenzucker zu sich zu nehmen oder einen Apfel zu essen, um den Zustand zu überbrücken. Leidet jemand unter Diabetes, muss er genau auf regelmäßige Ernährung und die richtige Dosierung der Medikamente achten, um Unterzuckerung zu vermeiden, die in einen lebensbedrohlichen Zustand übergehen kann.

Diabetes ▸ S. 324

Einige **Medikamente** können als **Nebenwirkung** Zittern auslösen. Das Zittern kann ebenso **nach dem Absetzen** von Medikamenten auftreten, die über längere Zeit eingenommen wurden. Das betrifft vor allem benzodiazepinhaltige Schlaf- und Beruhigungsmittel oder Kodeinpräparate (so genannte Hustenstopper). Derartige Mittel können – wenn sie über längere Zeit eingenommen werden – zu einer Abhängigkeit führen. Wer solche Entzugserscheinungen bei sich feststellt, sollte sich an seinen Hausarzt wenden.

Medikamente ▸ S. 38

Abhängigkeit ▸ S. 294

Feinschlägiges Zittern der Finger, verbunden mit **Schwitzen**, **Herzklopfen** und **Gewichtsverlust** kann Zeichen einer **Schilddrüsenüberfunktion** sein. Hierbei wird der gesamte Energieumsatz des Körpers beschleunigt. Dies führt häufig auch zu Schlaflosigkeit und Unruhe, zu häufigem Stuhlgang und Menstruationsstörungen. Der Arzt tastet den Hals ab und lässt eine Blutuntersuchung durchführen. Eventuell wird auch ein so genanntes Schilddrüsenszintigramm erforderlich, um die Schilddrüsenaktivität festzustellen.

Schilddrüsenüberfunktion ▸ S. 439

Tritt zunächst nur ein **Zittern an einer Hand**, **einem Arm oder Bein** auf – besonders in Ruhe – und nimmt es bei gezielter Bewegung ab, kann dies auf eine Schüttellähmung (**Parkinson-Krankheit**) hinweisen. Weitere Anzeichen sind in diesem Fall eine vornübergebeugte Körperhaltung, ein schlurfender bzw. kleinschrittiger Gang sowie häufiges Stolpern; die Gesichtsmimik wird ausdruckslos und die Merkfähigkeit lässt nach.

Parkinson-Krankheit ▸ S. 419

Ein **Zittern der Hände bei gezielten Bewegungen**, verbunden mit **Koordinationsstörungen**, ausgeprägter **körperlicher und geistiger Erschöpfung** selbst nach geringfügigen Anstrengungen sowie Schwäche, Steifheit und **Taubheitsgefühl** in Armen und Beinen, können auf eine **Multiple Sklerose** hinweisen. Nach einer gründlichen neurologischen Untersuchung wird die Diagnose meist mittels einer Untersuchung der Rückenmarkflüssigkeit (Liquor), einer Kernspintomografie und einer Aufzeichnung der Hirnströme (EEG) gestellt.

Multiple Sklerose ▸ S. 402

Tritt Zittern neu auf oder verstärkt sich ein bereits vorhandenes Zittern, ohne dass es offensichtliche äußere Anlässe dafür gibt, sollte man auf jeden Fall einen Arzt aufsuchen. Etliche seltene neurologische Erkrankungen können sich auch mit Zittern äußern. Laboruntersuchungen und einfache körperliche Tests weisen auf die zugrunde liegende Erkrankung hin. Zu den weiterführenden neurologischen Untersuchungsmethoden gehören das Messen der Gehirnströme (EEG) sowie eine Computer- oder eine Kernspintomografie des Kopfes und ggf. des Rückenmarks.

Zuckungen

Ein plötzliches unwillkürliches Zusammenzucken tritt bei vielen Menschen immer wieder beim oder kurz vor dem Einschlafen auf. Und auch das Erschrecken und der Schluckauf unterliegen demselben Prinzip: Einzelne Muskeln oder Muskelgruppen ziehen sich völlig unvermittelt kurz und ruckartig zusammen, ohne dass dies beabsichtigt war. Diese unwillkürlichen Zuckungen sind allesamt normal und ohne Krankheitswert. Länger andauernde Muskelzuckungen können jedoch auch Hinweis auf eine Erkrankung sein.

Flattert ein Augenlid von selbst oder **zittert ein kleiner Muskel im Gesicht**, spricht man von faszibulären Zuckungen. Meistens entsteht diese durch die Haut spürbare Bewegung durch Ermüdung, Stress oder Kälte. Körperliche und seelische Ruhe sowie Wärme bessern die Erscheinung. Es handelt sich hierbei in der Regel um harmlose Beschwerden. Sie sollten jedoch nicht länger als ein bis zwei Wochen andauern.

Bei unkontrollierten Bewegungen und **Zuckungen mehrmals hintereinander** oder immer mal wieder, wie beispielsweise ein Augenblinzeln oder ein Zucken der Schulter, handelt es sich oftmals um einen so genannten Tic. Dieser tritt besonders bei Anspannung und Stress auf. Möglicherweise kömmt es auch zu unwillkürlichen Lautäußerungen (vokaler Tic). Zwar lassen sich Tics willentlich kurzzeitig unterdrücken, vollständig verhindern kann der Betroffene sie jedoch nicht. Im Kindesalter kommt es besonders häufig zu Tics. Die einen räuspern sich beständig, die anderen blinzeln oder schneiden Grimassen. Derartige Erscheinungen sind harmlos und vergehen im Allgemeinen von selbst. Treten mehrere Tics zusammen mit einem vokalen Tic auf, kann es sich um ein so genanntes Tourette-Syndrom handeln, das einer psychotherapeutischen Behandlung bedarf.

Tics ▸ S. 453

Bei unwillkürlichen Zuckungen ganzer Muskelgruppen, die sich wiederholen und auf umliegende Körperregionen ausbreiten, könnte es sich um einen epileptischen Krampfanfall handeln. Treten die Zuckungen nicht nur einmalig, sondern immer wieder auf, sollte unbedingt ein Arzt zu Rate gezogen werden.

Epilepsie ▸ S. 331

Treten Zuckungen an einer bestimmten Körperstelle gehäuft oder über eine längere Zeitspanne immer wieder auf, empfiehlt es sich, einen Arzt zu befragen. Den Zuckungen können in seltenen Fällen neurologische Krankheiten zugrunde liegen. Um die Diagnose stellen zu können, wird der Arzt die Vorgeschichte erfragen, körperliche Tests machen und möglicherweise eine Messung der Hirnströme (EEG) vornehmen.

Muskelkrämpfe

Bei einem Muskelkrampf ziehen sich Muskeln oder Muskelgruppen schmerzhaft zusammen. Dabei lässt sich auch eine Verhärtung der betroffenen Muskulatur tasten. Ein gewöhnlicher Erschöpfungskrampf löst sich meist nach wenigen Minuten wieder von selbst. Eine Verkrampfung kann jedoch auch lang anhaltend sein (tonisch) oder wiederholt in rascher Folge auftreten (klonisch). Es kommt zu starken Schüttelbewegungen von Armen und Beinen. Klonische Verkrampfungen sind wesentliches Kennzeichen epileptischer Anfälle.

Wenn sich die Muskulatur des Fußgewölbes oder des Unterschenkels ohne erkennbare Ursache **aus der Ruhe heraus verkrampft**, handelt es sich um die bekannte Form eines schmerzhaften Wadenkrampfes. Besonders häufig treten diese nachts im Schlaf auf. Die Ursache für solche Krämpfe ist unklar; möglicherweise handelt es sich um einen Mangel an Magnesium, das für die Arbeit der Muskulatur wichtig ist. Wenn jemand häufig unter diesen Beschweren leidet, hilft eventuell eine besonders magnesiumreiche Ernährung.

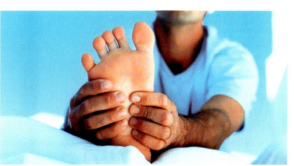

Wadenkrampf ▸ S. 464

KRÄMPFE, ZITTERN, ZUCKUNGEN

■ Muskelkrämpfe **nach starker Beanspruchung**, etwa nach ausdauerndem Sport, sind Zeichen **muskulärer Erschöpfung**. Aufwärmübungen mit Dehnung der Muskulatur bereits vor dem Sport, ein gezieltes Aufbautraining der Muskulatur und Massagen nach der Anstrengung verringern das Risiko für Muskelkrämpfe deutlich.

■ Treten **Verkrampfungen der Arm- und Beinmuskulatur** nach **starkem Schwitzen** oder einer **Durchfallerkrankung** auf, kann die Ursache ein übermäßiger **Verlust von Flüssigkeit** sein. Dabei verliert der Körper lebenswichtige Salze, vor allem Magnesium und Kalzium, was zu den Krämpfen führt. Extreme Diäten oder eine Behandlung mit entwässernden Medikamenten bewirken das Gleiche. Wichtig ist es, ausreichend zur trinken (Früchtetees oder eine Trinklösung aus der Apotheke) und für eine mineralstoffreiche Ernährung zu sorgen.

Mineralhaushaltsstörungen
▶ S. 399

■ Verkrampfungen von **Zunge**, **Schlund** sowie **Augenmuskeln und -lidern** können zu Beginn einer Behandlung mit bestimmten **Medikamenten** auftreten, die man z.B. gegen Erbrechen (Antiemetika) oder im Fall psychiatrischer Erkrankungen (Neuroleptika) einsetzt. Hier sollte der Arzt zu Rate gezogen werden, da man mit einem Gegenmittel diese sehr unangenehme **Nebenwirkung** beheben kann.

Medikamente
▶ S. 38

■ Eine **krampfartige, quälende Bewegungsunruhe der Beine**, die sich vor allem abends und nachts verstärkt, kann verschiedene Ursachen haben. Sie kommt bei ausgeprägter **Krampfaderbildung** in den Beinen vor, bei einer Schädigung der Nervenbahnen (Polyneuropathie), z.B. im Fall von Diabetes oder Alkoholmissbrauch, und auch beim **Restless-legs-Syndrom**.

Krampfadern
▶ S. 376

Restless-legs-Syndrom ▶ S. 431

■ **Verkrampfen sich Hände und Füße**, wobei die Hände zur Brust gezogen und die Ellbogen abgewinkelt werden (so genannte Pfötchenstellung), und tritt dies zusammen mit **heftiger Atmung** auf, ist die Ursache wahrscheinlich eine **Hyperventilation**. Bei Angst- und Spannungszuständen reagiert der Körper mit einer vertieften und beschleunigten Atmung. Es kommt zu einer Veränderung des Mineralstoffspiegels im Blut und in der Folge zu Taubheitsgefühlen in Gesicht und Armen, zu Schwindel, Benommenheit und den beschriebenen Verkrampfungen. Wichtig ist, den Betroffenen zu beruhigen; reicht das nicht aus, kann man ihn in eine Plastiktüte ein- und ausatmen lassen (nicht über den Kopf ziehen), um die Sauerstoffaufnahme zu reduzieren.

■ **Muskelkrämpfe und Zuckungen einer Körperregion**, die sich **auf die gesamte Körperhälfte ausdehnen** können, sprechen für einen **epileptischen Anfall**. Im Extremfall verkrampfen sich alle Muskelgruppen und der Betroffene verliert das Bewusstsein. Hier spricht man von einem generalisierten epileptischen oder Grand-Mal-Anfall. Die Verkrampfungen sind dabei zu Beginn anhaltend; dann werden sie von rhythmischen Zuckungen mit schlagenden Bewegungen der Gliedmaßen abgelöst. Nach wenigen Minuten klingen die Zuckungen ab, und es kommt zu einem tiefschlafähnlichen Zustand mit völliger Entspannung.

Epilepsie ▶ S. 331

■ Eine **erhöhte Muskelspannung**, eventuell in Verbindung mit einer **Lähmung**, kann **nach Verletzungen** oder Blutungen im Gehirn oder Rückenmark entstehen. Typisch für die so genannte **Spastik** ist, dass die Bewegungen sehr plump sind und man nichts mehr gezielt greifen kann. Während der Bewegung steigert sich die Muskelanspannung weiter, sodass gleichmäßige Bewegungen nicht mehr möglich sind. Die Muskelanspannung kann auch in völliger Ruhe bestehen, was unter Umständen zu Fehlhaltungen und Schmerzen führt.

Spastik ▶ S. 447

Treten Muskelkrämpfe gehäuft auf oder sehen sie beängstigend aus, sollte man sich von einem Arzt, ggf. vom Neurologen, untersuchen lassen. Bei einem starken epileptischen Anfall muss der Notarzt in Anspruch genommen werden. Bis zu dessen Eintreffen ist vor allem darauf zu achten, dass der Betroffene sich durch unkontrollierte Bewegungen nicht selbst verletzen kann. Besteht bei einer Person der Verdacht auf Epilepsie, ist eine ärztliche Untersuchung und eine Abklärung möglicher Ursachen unbedingt erforderlich.

MÄNNERBESCHWERDEN

Über Männerkrankheiten wird weniger gesprochen als über Frauenleiden. Generell tun sich Männer offensichtlich schwer, darüber zu reden, wie es ihnen geht. Und wenn es dann noch dazu ihre „Männlichkeit" betrifft, hindern Eitelkeit und falsche Scham sie häufig daran, Hilfe rechtzeitig in Anspruch zu nehmen. Zu den männlichen Geschlechtsorganen gehören außer dem äußerlich sichtbaren Penis und den vom Hodensack umschlossenen Hoden auch die innen liegenden Vorsteherdrüse (Prostata), Nebenhoden, Samenbläschen und Samenleiter.

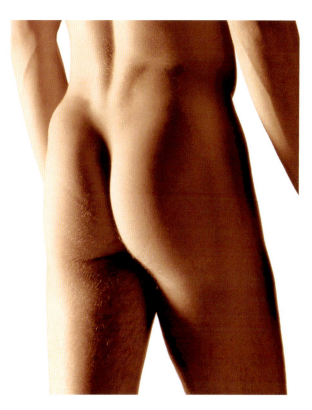

Der Penis besteht aus dem Penisschaft und der Eichel, die von der verschiebbaren, empfindlichen Vorhaut bedeckt wird. Bei sexueller Erregung sorgen zwei Schwellkörper dafür, dass sich das Glied aufrichtet, vergrößert und fest wird (Erektion). Im Inneren des Penis verläuft die Harnröhre, über die nicht nur der Urin ausgeschieden, sondern während des Orgasmus auch die Samenzellen hinausgeschleudert werden (Ejakulation). Verantwortlich für die Bildung der Samenzellen (Spermien) sind die Hoden. Sie sind paarig angelegt und liegen geschützt im Hodensack (Skrotum). Ihnen liegen die beiden Nebenhoden auf, zwei spiralförmige Gänge, in denen die Spermien heranreifen und gespeichert werden. Von hier aus gelangen sie in die Samenleiter, die zur Prostata verlaufen und dort in die Harnröhre einmünden. Die kastaniengroße Prostata liegt unterhalb der Harnblase und umschließt die Harnröhre. Sie produziert ein weißliches, dünnflüssiges Sekret, das den Spermien beigegeben wird und deren Beweglichkeit erhöht. In den Hoden wird auch das männliche Sexualhormon Testosteron gebildet, das eine wichtige Rolle bei der Entwicklung der Geschlechtsorgane sowie der sekundären Geschlechtsmerkmale spielt, zu denen Bartwuchs, Körperbehaarung und tiefe Stimme zählen. Von der Testosteronproduktion hängt die sexuelle Lust, die Libido, ab.

> Beschwerden, die Sie hier nicht finden, können auch im folgenden Kapitel stehen:
> **HARNWEGE, BLASE UND NIEREN** ▶ S. 142

Veränderungen und Beschwerden am Penis

Beschwerden am Penis gehen – von Ausnahmen abgesehen, wie einer angeborenen Vorhautverengung – fast alle auf Infektionen zurück. Neben mangelnder oder zu intensiver Intimhygiene spielen hier sowohl Viren als auch Bakterien oder Pilze eine Rolle. Die meisten dieser Krankheiten werden beim Geschlechtsverkehr übertragen und ließen sich demzufolge durch die Verwendung von Kondomen leicht vermeiden. Je nach zugrunde liegender Erkrankung treten Beschwerden wie Ausfluss, Juckreiz und Schwellungen auf. Auch am Penis können sich allerdings Tumoren entwickeln, weshalb man Veränderungen genau im Blick haben sollte.

MÄNNERBESCHWERDEN

■ Kann die **Vorhaut nicht zurückgeschoben** werden, ist die **Eichel gerötet** und treten **Schmerzen beim Geschlechtsverkehr** auf, kann die Ursache eine zu enge Vorhaut (Phimose) sein. Sie kann angeboren sein oder sich als Folge wiederholter Entzündungen der Eichel entwickeln. Bei Jungen unter zwei Jahren ist eine Phimose harmlos, solange der Harn abfließen kann. Bei größeren Kindern und im Erwachsenenalter ist ein operativer Eingriff erforderlich, weil sonst ständig Urin- und Sekretreste unter der Vorhaut verbleiben und zu Entzündungen führen können. Durch Narbenbildungen kann sich die Vorhautverengung so verstärken, dass der Harnstrahl dünn wird und keine Erektion mehr möglich ist. Außerdem steigt durch andauernde Entzündungen langfristig das Risiko eines Peniskarzinoms.

Phimose ▸ S. 421

* * *

■ **Starke Rötungen** und **schmerzhafte Schwellungen an Eichel und Vorhaut** sind wahrscheinlich Zeichen einer Entzündung (Balanitis). Die Rötung kann mit weißlichen, manchmal abhebbaren Flecken, dunkelroten, weißlich umsäumten Gewebedefekten und mitunter schmerzhaften Bläschen einhergehen. Auch **Juckreiz** und unter Umständen unangenehm riechender Ausfluss treten auf. Eine Entzündung der Eichel kann Folge von mangelnder wie übertriebener Intimhygiene sein. Es kommen jedoch auch Infektionen mit Trichomonaden, Bakterien oder Pilzen infrage, die durch ungeschützten Geschlechtsverkehr übertragen werden. An eine Allergie, beispielsweise auf Waschmittel, Seifen oder Kondommaterial (Latex), ist ebenfalls zu denken. Auf alle Fälle sollte die Ursache für die Beschwerden von einem Urologen abgeklärt werden.

Penisentzündung ▸ S. 419

Genitalinfektion ▸ S. 346

Allergien ▸ S. 300

* * *

■ **Viele kleine, sehr schmerzhafte Bläschen**, die **jucken** und **brennen**, ebenso wie eine **gerötete Haut**, deuten auf eine Infektion mit Herpes-Viren (Herpes genitalis) hin. Auch die Analregion kann betroffen sein. Bei Herpes genitalis handelt es sich um eine durch Geschlechtsverkehr übertragbare Krankheit. Da die Viren im Körper verbleiben, können Infektionen immer wieder auftreten, beispielsweise wenn das Abwehrsystem geschwächt ist.

Herpes-Infektion ▸ S. 356

* * *

■ **Akute Schmerzen** am Penis, die mit **heftigem Brennen beim Wasserlassen** einhergehen, sprechen für eine Entzündung der Harnröhre (Urethritis). Als weitere typische Symptome sind starker Harndrang zu beobachten sowie weißlicher bis gelblich-eitriger, schleimiger oder glasklarer Ausfluss und möglicherweise Juckreiz. Die Harnröhrenöffnung ist unter Umständen gerötet und wund. Eine Urethritis kann die Folge von Infektionen mit Bakterien oder Pilzen sein. Auch die Gonorrhö (Tripper) ruft entsprechende Symptome hervor. Unter Umständen sind die Beschwerden jedoch eine allergische Reaktion auf ein bestimmtes Waschmittel, auf Duschgels oder Kondome. In jedem Fall ist ein Urologe aufzusuchen; auch wenn die Beschwerden nach wenigen Tagen wieder von selbst abklingen.

Harnröhrenentzündung ▸ S. 354

Genitalinfektion ▸ S. 346

Geschlechtskrankheiten ▸ S. 349

* * *

■ **Ausfluss** aus dem Penis deutet möglicherweise auf eine Entzündung der Harnröhre (Urethritis) oder Infektion mit einer Geschlechtskrankheit hin. Letzteres ist vor allem dann zu vermuten, wenn der Ausfluss eitrig ist. Übel riechender Ausfluss kann aber auch auf einen Tumor am Penis hinweisen. Unabhängig von der Art des Ausflusses sollte die Ursache umgehend vom Arzt abgeklärt werden.

Harnröhrenentzündung ▸ S. 354

Geschlechtskrankheiten ▸ S. 349

* * *

■ **Harte, schmerzlose Geschwüre** am Penisschaft, **die nicht heilen** wollen und sich trotz sorgfältiger Genitalhygiene nicht bessern, sind eventuell Hinweis auf eine Infektion mit der Geschlechtskrankheit Syphilis. Dies gilt besonders dann, wenn diese Veränderungen etwa drei bis vier Wochen nach ungeschütztem Geschlechtsverkehr auftreten. In diesem Fall ist umgehend eine ärztliche Behandlung erforderlich.

Geschlechtskrankheiten ▸ S. 349

* * *

■ Bilden sich **schmerzfreie Krusten bzw. Knötchen an Eichel oder Vorhaut** und **nässen** oder **bluten** diese leicht, weist dies möglicherweise auf ein fortgeschrittenes Stadium der Geschlechtskrankheit Syphilis hin. Die Symptome können sich aber auch bei Peniskrebs zeigen. Wer unter diesen Beschwerden leidet, sollte keinesfalls zögern, einen Urologen aufzusuchen.

Geschlechtskrankheiten ▸ S. 349

Krebs ▸ S. 378

Veränderungen am Hoden

■ **Vereinzelte kleine Warzen** oder **flache Papeln** sind meist Feigwarzen (Kondylome). Sie befallen sowohl Penisschaft als auch Vorhaut und Eichel; auch am Hoden oder in der Analregion können sie sich ausbreiten. Unter Umständen nässen und jucken die Warzen. Ursache dieser Erkrankung sind Papilloma-Viren, die hauptsächlich sexuell übertragen werden. Unbehandelt breiten sich die Feigwarzen stark aus. Im fortgeschrittenen Stadium können sie blumenkohlartige Formen annehmen. Eine baldige ärztliche Therapie ist in diesem Fall unbedingt erforderlich, da Feigwarzen auch im Verdacht stehen, Krebs auzulösen.

Genitalinfektion/ Feigwarzen ▸ S. 347

■ **Warzenartige Veränderungen in der Furche zwischen Eichel und Penisschaft** sollten rasch einem Arzt gezeigt werden, da Peniskrebs bevorzugt an dieser Stelle auftritt. Vor allem dann ist daran zu denken, wenn zusätzlich übel riechender Ausfluss auftritt und die entsprechende Hautstelle leicht nässt oder auch zu bluten beginnt. Die Entstehung von Peniskrebs wird durch chronische Entzündungen, unzureichende Genitalhygiene und Vorhautverengung begünstigt. Bei beschnittenen Männern kommt Peniskrebs so gut wie nie vor.

Krebs ▸ S. 378

Bei Veränderungen und Beschwerden am Penis sollte man den Besuch beim Urologen nicht unnötig aufschieben. Bei Geschlechtskrankheiten drohen die gefürchteten Pingpong-Infektionen, bei denen sich die Partner wechselseitig immer wieder anstecken; außerdem können manche Infektionen unbehandelt auch die inneren Organe befallen. Mithilfe eines Abstriches und Blutuntersuchungen kann die Diagnose sicher gestellt werden.

Veränderungen am Hoden

Die Hoden sind extrem schmerzempfindlich und durch ihre Lage allerdings leicht äußeren Einwirkungen wie Prellungen oder Stößen ausgesetzt. Auch eine Hodenentzündung und andere Hodenerkrankungen sind außerordentlich schmerzhaft. Sie treten vor allem bei Kindern und jungen Männern auf. Die Hoden sollten, beispielsweise beim Duschen, regelmäßig auf Veränderungen (Formabweichungen, harte Stellen) abgetastet werden, da Hodenkrebs zu den häufigsten bösartigen Erkrankungen der männlichen Geschlechtsorgane zählt.

■ Wenn **einer oder beide Hoden akut schmerzhaft anschwellen**, der **Hodensack gerötet** ist und auch noch **Fieber** auftritt, liegt wahrscheinlich eine akute Hodenentzündung vor. Tritt sie bei Jugendlichen auf, so ist sie meist eine Komplikation nach einer Mumpserkrankung. Häufiger kommt die Erkrankung aber bei älteren Männern vor, bei denen oftmals bakterielle Erreger über die Blutbahn in die labyrinthartigen Hodenkanälchen vorgedrungen sind. Eine bakteriell bedingte Hodenentzündung wird mit Antibiotika und entzündungshemmenden Medikamenten behandelt.

Hodenentzündung ▸ S. 362

■ Eine **Verhärtung am hinteren oberen Ende des Hodensacks**, die **schmerzhaft** und **geschwollen** ist, deutet auf eine Nebenhodenentzündung hin. Der Hodensack ist dann meist gerötet, und die Schmerzen können sich bis zur Leistenregion ausbreiten. Häufig wird die Erkrankung durch einen Harnwegsinfekt ausgelöst.

Nebenhodenentzündung ▸ S. 410

■ Ist der Hoden **nach einer Quetschung** oder einem **Stoß geschwollen**, handelt es sich um eine Hodenprellung. Harmlos ist die Prellung, wenn der Schmerz innerhalb einer Stunde wieder vorübergeht. Hält er länger an, ist die Schwellung des Hodens sehr stark oder ein Bluterguss zu erkennen, sollte rasch ein Urologe aufgesucht werden. In diesen Fällen kann eventuell nur eine Operation bleibenden Schaden vermeiden.

Prellung ▸ S. 426

■ Eine **schmerzlose Vergrößerung des Hodensacks** deutet auf einen Leistenbruch (Hernie) hin, bei dem sich aufgrund einer Verletzung oder Entzündung Flüssigkeit aus dem Bauchraum in den Hodensack verschoben hat (Wasserbruch). Die Diagnose kann durch eine Ultraschalluntersuchung bestätigt werden. Ein operativer Eingriff kann ambulant durchgeführt werden. Bei Säuglingen und Kleinkindern kann sich der Wasserbruch eventuell spontan zurückbilden.

Hernie ▸ S. 355

MÄNNERBESCHWERDEN

■ Die **Schwellung des Hodensacks** mit an einer Stelle **erweiterten Venen** und **ziehenden Schmerzen** kann durch eine Krampfaderausweitung (**Varikozele**) hervorgerufen werden. Diese auch als Krampfaderbruch bezeichnete Veränderung tritt überwiegend links auf. Eine **allmähliche, schmerzhafte Schwellung** des Hodens kann auch ohne erkennbare Ursache auftreten und wird dann als **idiopathisches Skrotalödem** bezeichnet. Eine Ultraschalluntersuchung des Hodens wird zur Abklärung durchgeführt.

Varikozele
▶ S. 462

■ Im Fall **flacher Papeln** oder **kleiner Warzen**, die zunächst vereinzelt auftreten, handelt es sich meist um **Feigwarzen** (Kondylome). Sie können nässen, jucken und nicht nur am Hoden, sondern am gesamten äußeren Genital sowie in der Analregion auftreten. Ursache der Warzen sind Papilloma-Viren, die hauptsächlich sexuell übertragen werden. Da sich Kondylome stark ausbreiten und dabei blumenkohlartige Formen annehmen können, sollten sie schnellstmöglich behandelt werden.

Genitalinfektion/ Feigwarzen
▶ S. 347

■ **Geschwüre** oder größere **Hautveränderungen am Hodensack** deuten meist auf **Hautbeschwerden** hin. Eventuell treten sie durch **unzureichende Intimpflege** auf, etwa bei älteren Männern, die sich selbstständig nicht mehr ausreichend reinigen können. Die Ursache sollte deshalb umgehend vom Arzt abgeklärt werden.

■ Die **allmähliche Vergrößerung eines Hodens** mit einer **schmerzlosen Schwellung** kann auf einen Hodentumor hindeuten. Ein tastbarer, meist nicht druckschmerzhafter Knoten verstärkt diesen Verdacht. **Hodenkrebs** betrifft hauptsächlich Männer zwischen 15 und 40 Jahren. Es ist die häufigste Krebserkrankung bei Männern, aber die Heilungsrate liegt bei 90 %, wenn er frühzeitig erkannt wird. Deshalb ist eine regelmäßige Selbstuntersuchung ratsam: Man rollt die Hoden zwischen Daumen und Zeigefinger vorsichtig hin und her und prüft, ob Schwellungen, Verhärtungen oder Knoten spürbar sind (Bild).

Hodenkrebs
▶ S. 363

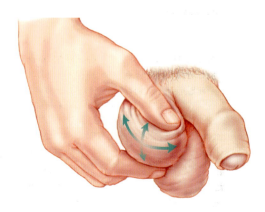

■ Einer **plötzlich einsetzenden, äußerst schmerzhaften Schwellung des Hodensacks** ohne eine erkennbare Verletzung durch Quetschung oder Stoß liegt am häufigsten die **Verdrehung eines Hodens** um die eigene Achse (Hodentorsion) zugrunde. Diese kommt bevorzugt bei Säuglingen, Kindern und Jugendlichen vor. Auslöser können plötzliche Bewegungen bei sportlichen oder spielerischen Aktivitäten sein. Die blutzuführende Arterie wird dabei zugedrückt, was einen heftigen, stechenden Schmerz erzeugt, der bis in die Leiste zieht. Begleitend kann es zu Übelkeit und Erbrechen kommen. Die Verdrehung des Hodens stellt einen Notfall dar, da der Hoden innerhalb weniger Stunden absterben kann. Es ist eine sofortige Operation erforderlich.

■ Ist einer oder sind beide **Hoden bei einem Kleinkind im Hodensack nicht tastbar**, handelt es sich um einen **Hodenhochstand**. Normalerweise befinden sich bei der Geburt beide Hoden im Hodensack. Manchmal jedoch wandert nur ein Hoden aus dem Bauchraum in den Hodensack. In seltenen Fällen können auch beide Hoden im Bauchraum verbleiben. Gibt sich der Hodenhochstand nicht innerhalb des ersten Lebensjahres von allein, muss unbedingt ein Kinderarzt aufgesucht werden.

Hodenhochstand
▶ S. 363

 Da bei einer zu späten Behandlung von Hodenerkrankungen und -verletzungen die Fruchtbarkeit bleibend beeinträchtigt werden kann, sollte man bei Beschwerden umgehend einen Arzt aufsuchen. Einige Hodenerkrankungen müssen im Krankenhaus behandelt werden: Entweder sind hochwirksame Antibiotika erforderlich – und diese werden dann meist als Infusion oder Spritze verabreicht – , oder es ist ein operativer Eingriff erforderlich.

Probleme beim Geschlechtsverkehr

Erektionsprobleme und Impotenz

Auf der Oberseite des Penis verlaufen zwei Schwellkörper und zahlreiche Blutgefäße. Diese schwammartigen Gebilde bestehen aus Hohlräumen, die sich bei sexueller Erregung weiten und mit Blut füllen. Dadurch kommt es zum Aufrichten und Versteifen des Penis (Erektion). Eine unzureichende oder gar nicht vorhandene Versteifung des Penis gilt als das häufigste sexuelle Problem bei Männern. Die Ursachen hierfür reichen von Stress über seelische Konflikte bis hin zu schweren körperlichen Erkrankungen. Gelegentliche Erektionsstörungen kommen allerdings bei jedem Mann vor, und ein Nachlassen der Erektionsfähigkeit im Alter ist ganz natürlich.

- Patienten mit einer **Herz-Kreislauf-Erkrankung**, einer **Arteriosklerose** oder einem **Diabetes** können ganz allgemein unter Durchblutungsstörungen und Gefäßschäden leiden. Aus diesem Grund kann es auch zu Erektionsproblemen durch eine Störung der Blutversorgung des Penis kommen. Aber auch bei starkem Über- bzw. Untergewicht sowie bei Nieren-, Leber- oder Lungenerkrankungen können entsprechende Probleme auftreten. In diesen Fällen ist der Arzt zurate zu ziehen.

  Durchblutungsstörungen ▶ S. 327

- Erektionsprobleme, die mit **starkem Durst** und eventuellem **Gewichtsverlust** einhergehen, können Hinweis auf einen Diabetes sein. Diabetes führt zu Gefäß- und Nervenschädigungen, die unter Umständen auch die Erektionsfähigkeit negativ beeinflussen können. Aber nicht jeder Diabetiker wird zwangsläufig impotent – hier kann nur der Urologe durch Spezialtests eine verlässliche Aussage machen.

  Diabetes ▶ S. 324

- Treten die Erektionsstörungen in Zusammenhang mit **Stress** und **psychischen Problemen** auf, deutet dies auf seelische Ursachen hin. Ungeklärte Konflikte in der Partnerbeziehung, Stress am Arbeitsplatz oder allgemeine Überarbeitung führen zu verminderter Libido und damit auch zu Erektionsstörungen. Auch depressive Verstimmungen können hier der Grund sein. Dauern die Beschwerden an, sind psychotherapeutische Verfahren wie Gesprächs-, Partner- oder Sexualtherapien hilfreich.

  Seelische Störungen ▶ S. 260
  Sexualprobleme ▶ S. 445

- Erektionsprobleme bei gleichzeitiger **Einnahme von Arzneimitteln** können auf die Nebenwirkung bestimmter Medikamente zurückzuführen sein. Daran ist besonders bei Herzmedikamenten, wie etwa Betablockern, zu denken. Besteht diese Möglichkeit, sollte mit dem behandelnden Arzt gesprochen werden.

  Medikamente ▶ S. 38

- Störungen der Erektion, die im Zusammenhang mit dem **Konsum von Alkohol** bestehen, können auf eine Alkoholabhängigkeit hinweisen. Aber auch der Missbrauch anderer Drogen löst auf die Dauer entsprechende Schwierigkeiten aus. Abhilfe kann in diesen Fällen nur eine umfangreiche Suchttherapie schaffen, die in der Regel nicht ohne professionelle Unterstützung bewältigt werden kann.

  Abhängigkeit ▶ S. 294

Die erektile Dysfunktion, im Volksmund Impotenz, ist die häufigste Sexualstörung des Mannes. Neben Medikamenten stehen eine ganze Reihe von Erektionshilfen zur Verfügung, die vom Arzt verordnet werden können. Da häufig allerdings den Erektionsstörungen keine organischen, sondern psychische Faktoren zugrunde liegen, kann eine Therapie, in die beide Partner einbezogen werden sollten, sinnvoll sein.

Probleme beim Geschlechtsverkehr

Bei Männern ist schmerzhafter Geschlechtsverkehr eher selten, es sei denn, es liegt eine unbehandelte Vorhautverengung vor. Kommt es beim Sex jedoch zu Schmerzen, können Infektionen, allergische Reaktionen auf unverträgliche Substanzen, aber auch Probleme in der Partnerschaft die Ursache sein. Weitaus häufiger treten bei Männern beim Geschlechtsverkehr Probleme mit der Ejakulation auf: Hier wird zwischen einem vorzeitigen und einem ausbleibenden Samenerguss unterschieden.

193

MÄNNERBESCHWERDEN

■ **Schmerzen**, die mit einer **geröteten oder geschwollenen Eichel, Vorhaut oder Harnröhre** einhergehen, werden durch eine **Entzündung** hervorgerufen. Jede mechanische Beanspruchung beim Einführen oder Gleiten des Penis wird dann als schmerzhaft empfunden. Ursache für die **Infektion** können Pilze, Bakterien oder Viren sein, die auch für Geschlechtskrankheiten verantwortlich sind. Auch eine Entzündung der Harnwege kann auf den Penis übergegangen sein. Hier ist ein Urologe aufzusuchen.

Harnröhrenentzündung ▶ S. 354
Genitalinfektion ▶ S. 346

■ Treten die **Schmerzen beim Samenerguss** auf, ist dies unter Umständen auf eine **Prostataentzündung** zurückzuführen. Weitere Symptome sind häufiges und schmerzhaftes Wasserlassen, Schmerzen an den Hoden, der Peniswurzel sowie in der Leistengegend. Auch kann das Sperma blutig sein. Treten diese Symptome auf, ist ein baldiger Arztbesuch ratsam.

Prostataentzündung ▶ S. 426

■ **Schmerzhafter Geschlechtsverkehr**, der in Zusammenhang mit **kleinen Bläschen** auf der Eichel oder an der Vorhaut auftritt, deutet auf eine **Herpes-Infektion** (Herpes genitalis) hin. Diese Infektion wird beim Geschlechtsverkehr übertragen. Hier ist die Behandlung mit einer virushemmenden Salbe erforderlich.

Genitalinfektion/ Genitalherpes ▶ S. 347

■ Treten die **Schmerzen bereits während der Erektion des Penis** auf, kann dies auf eine (meist angeborene) **Penisverkrümmung**, eine Vorhautverengung (**Phimose**) oder eine **Verletzung** der Penisschwellkörper zurückzuführen sein. Zur Behandlung muss in allen drei Fällen ein Urologe aufgesucht werden.

Phimose ▶ S. 421

■ Kommt es zu **Schmerzen beim Geschlechtsverkehr** in Zusammenhang mit **Samen abtötenden Mitteln** (Zäpfchen bzw. Salben) oder **Kondomen**, kann eine **allergische Reaktion** auf diese Substanzen schmerzende Hautreizungen hervorrufen, die sich durch die mechanische Reizung beim Eindringen verstärken können. Hier sollte ein Arzt die Ursache abklären.

Allergien ▶ S. 300

■ Löst das **Einführen und Bewegen des Penis unangenehm reibende Schmerzen** aus, kann die **trockene Scheide** der Partnerin Ursache sein. Eine fehlende Scheidenbefeuchtung kann hormonell bedingt in der Schwangerschaft, in der Stillzeit und in den Wechseljahren auftreten. Aber auch familiäre oder berufliche Überlastungen, konfliktreiche Partnerbeziehungen, unbewusste Ängste oder Schuldgefühle, verdrängte Gewalterfahrungen oder fehlende Lust, z.B. nach der Geburt eines Kindes, können die Ursache sein.

Sexualprobleme ▶ S. 445

■ Kommt es **unmittelbar nach oder schon vor dem Eindringen des Penis in die Scheide zum Samenerguss**, spricht man von einer **vorzeitigen Ejakulation** (Ejaculatio praecox). Sie ist oftmals Folge psychischer Anspannung oder von Unsicherheit und Stress. Nach Phasen **längerer Enthaltsamkeit** kann ebenfalls eine vorzeitige Ejakulation auftreten. Konflikte in der Partnerschaft, Stress oder seelische Probleme wirken sich ebenfalls entsprechend aus.

Sexualprobleme ▶ S. 445

■ Ist **trotz Orgasmus kein Samenerguss** aufgetreten, ist das Ejakulat möglicherweise nicht nach außen, sondern nach innen in die Blase befördert worden. Ursache dieser so genannten **retrograden Ejakulation** ist ein unvollständiger Verschluss des Blasenschließmuskels während der Ejakulation. Die retrograde Ejakulation bedeutet Unfruchtbarkeit und tritt besonders nach einer Prostataoperation auf. Sie ist medikamentös behandelbar.

Offensichtliche Verletzungen und Infektionen sollten grundsätzlich ärztlich behandelt werden, damit sie sich nicht weiter ausbreiten bzw. schneller abheilen und keine weiteren Beschwerden verursachen. Tritt dauerhaft ein vorzeitiger Samenerguss auf, kann eine Therapie oder eine Beratung durch den Facharzt für beide Partner sinnvoll und hilfreich sein. Bleibt die Ejakulation aus, hilft nur der Besuch beim Urologen.

Ungewollte Kinderlosigkeit

Jede siebte Ehe bleibt trotz Kinderwunsch ohne Nachwuchs. Paare werden als ungewollt kinderlos bezeichnet, wenn nach ein bis zwei Jahren regelmäßigem Sexualverkehr ohne Verhütung keine Schwangerschaft eingetreten ist. Die Ursachen können generell bei beiden Partnern liegen, wobei sie beim Mann mit etwa zwei Fünftel aller Fälle etwas seltener sind als bei der Frau. Es gibt zahlreiche Gründe für Kinderlosigkeit. Psychische Ursachen wie Konflikte in der Partnerschaft spielen bei Männern eher eine untergeordnete Rolle, jedoch nimmt bei ihnen Unfruchtbarkeit aufgrund mangelnder Beweglichkeit oder Missbildung der Spermien deutlich zu. Dies kann z.B. die Folge von hormonellen Störungen, übermäßigem Alkohol- oder Nikotinkonsum sein. Oftmals kann man die Ursache für Kinderlosigkeit feststellen und behandeln. Doch in manchen Fällen bleiben die Untersuchungen ergebnislos.

Bleibt eine Schwangerschaft **ohne erkennbare Gründe** und bei normalem Sexualleben aus, könnte die Ursache in einer reduzierten Spermienanzahl und -beweglichkeit bestehen. Dieser Umstand scheint einer der Gründe für die insgesamt zunehmende ungewollte Kinderlosigkeit in westlichen Ländern zu sein. Als Auslöser kommen z.B. hormonelle Störungen und übermäßiger Alkohol- oder Nikotinkonsum infrage, in vielen Fällen gibt es jedoch keine Erklärung. Ein Spermiogramm kann man beim Urologen durchführen lassen.

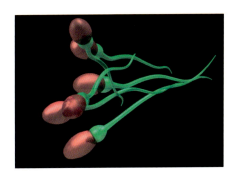

Abhängigkeit ▸ S. 294

Kommt es zu keiner Schwangerschaft bei **gleichzeitiger Einnahme von Medikamenten**, kann dies eine Nebenwirkung der Mittel sein. Insbesondere Herz-Kreislauf-Medikamente sowie Arzneien für die Niere oder das zentrale Nervensystem können die Fruchtbarkeit deutlich reduzieren. In diesem Fall sollte mit dem behandelnden Arzt gesprochen werden.

Medikamente ▸ S. 38

Kommt es zu Unfruchtbarkeit in Zusammenhang mit **chronischen Entzündungen**, so können diese die Ursache dafür sein. Infrage kommen vor allem Prostata-, Hoden- oder Harnröhrenentzündungen. Aber auch chronische Erkrankungen, wie etwa Niereninsuffizienz, können Unfruchtbarkeit zur Folge haben. In allen diesen Fällen muss Rücksprache mit dem Arzt gehalten werden. Eventuell kann eine Behandlung der Grunderkrankung Abhilfe schaffen.

Prostataentzündung ▸ S. 426
Harnröhrenentzündung ▸ S. 354
Hodenentzündung ▸ S. 362

Fehlt trotz Orgasmus der Samenerguss, wird das Ejakulat möglicherweise statt nach außen in die Blase abgegeben, weshalb es zu keiner Befruchtung kommen kann. Ursache dieser so genannten retrograden Ejakulation ist ein unvollständiger Verschluss der Muskeln des Blasenhalses während der Ejakulation. Die retrograde Ejakulation wird meist medikamentös behandelt.

 Um die Ursachen der Unfruchtbarkeit herauszufinden, wird eine Spermauntersuchung (Spermiogramm) durchgeführt. Anhand der Proben lässt sich bestimmen, ob ausreichend gesunde Samenzellen vorhanden sind. Eventuell werden auch Blutuntersuchungen zur Kontrolle des Hormonspiegels vorgenommen. Unter Umständen ist eine Änderung der Lebensführung notwendig. Die Behandlung der Unfruchtbarkeit auf dem Wege der künstlichen Befruchtung ist jedoch langwierig, belastend, und die Erfolgsraten sind relativ niedrig.

MÜDIGKEIT UND SCHWÄCHE

Schon leichte Unstimmigkeiten in den Körperfunktionen können zu einem Gefühl von Unwohlsein, Mattigkeit sowie Interesse- und Lustlosigkeit führen, was man mit Abgeschlagenheit bezeichnet. Hierbei handelt es sich zunächst einmal um eine normale Reaktion des Körpers auf einen Mangelzustand oder Erschöpfung, wobei die Ursachen dafür vielfältig sein können: einseitige Ernährung, zu wenig Schlaf und Bewegung ebenso wie zu viel Arbeit ohne Ruhepausen oder eine nahende Krankheit.

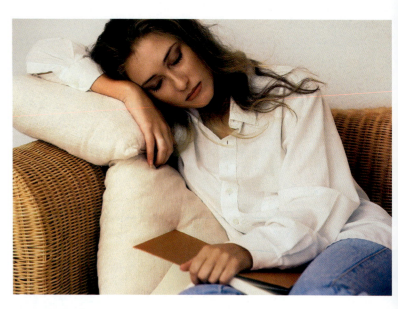

Mit Müdigkeit und körperlicher Schwäche bei einem beginnenden Infekt, während einer kräftezehrenden Erkrankung oder nach einer Operation holt sich der Körper, was er braucht, nämlich Schonung, um wieder Kräfte zu sammeln. Müdigkeit und starke Schläfrigkeit während einer schweren Erkrankung, bei sehr hohem Fieber oder nach einem Unfall, wenn der Betroffene langsam immer schläfriger wird, zunehmend nicht mehr ansprechbar ist und schließlich eine Bewusstseinstrübung eintritt, aus der er auch nicht mehr wachgerüttelt werden kann, muss schon als Bewusstlosigkeit angesehen werden. Es sollte ein Arzt gerufen werden.

Abgeschlagenheit

Abgeschlagenheit ist in erster Linie ein Signal dafür, dass der Körper Schonung braucht, deshalb sollte man sie ihm auch gönnen. Man fühlt sich auch matt, sobald sich eine Krankheit im Körper entwickelt. Der Körper benötigt dann seine Kraft- und Energiereserven, um sich mit den Krankheitserregern auseinander zu setzen. Wer entsprechende Signale bei sich wahrnimmt, sollte darauf reagieren. Es kann schon helfen, sich zu schonen und seinen Körper mit leichter, abwechslungsreicher sowie vitaminreicher Kost zu versorgen.

> Beschwerden, die Sie hier nicht finden, können auch in folgenden Kapiteln stehen:
> **SEELISCHE STÖRUNGEN** ▶ S. 260
> **SCHLAFSTÖRUNGEN** ▶ S. 238
> **HERZ UND KREISLAUF** ▶ S. 171
> **NERVENSYSTEM UND GEHIRN** ▶ S. 213
> **BEWUSSTLOSIGKEIT, OHNMACHT** ▶ S. 89

Abgeschlagenheit ohne weitere Symptome ist häufig Zeichen von Schlafmangel oder fehlender körperlicher Fitness. Tägliche Bewegung bringt Kreislauf, Atmung und Stoffwechsel in Schwung; im Gehirn werden körpereigene Glückshormone (Endorphine) aktiviert, die zusätzlich ein Gefühl der Zufriedenheit vermitteln. Ausreichend viel Schlaf ist nötig, damit sich der Körper von den täglichen Anforderungen regenerieren kann.

Müdigkeit und Kopfschmerzen bei Wetteränderung weisen auf Wetterfühligkeit hin. Ob Luftdruckunterschiede dafür verantwortlich sind oder ob das Wetter selbst das Befinden beeinflusst, ist unklar. Die Beschwerden vergehen in der Regel von selbst, sobald sich die Wetterlage stabilisiert hat. Führt der Wetterwechsel jedoch immer wieder zu ernsthafter Migräne, sollte man mit dem Arzt darüber sprechen.

Migräne ▶ S. 399

Abgeschlagenheit

▌Wer sich **schlapp** und **wenig leistungsfähig** fühlt, während er eine **Diät** macht oder **unregelmäßig Mahlzeiten** zu sich nimmt, bei dem ist ein Mangel an wichtigen Nährstoffen zu vermuten. Menschen, die nur wenig essen, müssen besonders auf eine ausgewogene Vitamin- und Mineralstoffbilanz achten. Ebenso wichtig sind in dieser Zeit regelmäßige Bewegung und eine funktionierende Darmentleerung. Will man langfristig einen Diät-Erfolg erzielen, ist eine dauerhafte Umstellung der Ernährungs- und Bewegungsgewohnheiten erforderlich.

Vitaminmangelzustände ▸ S. 463
Mineralhaushaltsstörungen ▸ S. 399

▌**Müdigkeit** und **mangelnde Konzentrationsfähigkeit** in Zusammenhang mit **Alkohol- und Zigarettenkonsum** sind die Folge dieser Genussgifte. Alkohol und Tabak beeinflussen ebenso wie **Drogen** das Zentralnervensystem auf vielfältige Weise. Falls es sich nicht um die Folgen eines vereinzelten übermäßigen Konsums handelt, sondern um längerfristige Abhängigkeit, muss ärztliche Hilfe in Anspruch genommen werden.

Abhängigkeit ▸ S. 294

▌Tritt Abgeschlagenheit in Verbindung mit der **Einnahme von Medikamenten** auf, kann dies eine Nebenwirkung sein. Zahlreiche Schlaf- und Beruhigungsmittel, Medikamente gegen Bluthochdruck, Husten- und Schnupfenmittel wirken besonders zu Beginn der Behandlung auch auf Herz und Kreislauf.

Medikamente ▸ S. 38

▌**Mattigkeit** mit einem **inneren Kältegefühl**, dazu eventuell **Kopf- oder Gliederschmerzen** sind möglicherweise Zeichen einer beginnenden Erkrankung. Der Körper reagiert so auf Infektionen oder andere Störfaktoren, häufig zusammen mit erhöhter Temperatur oder sogar Fieber. Das so genannte Auffiebern, also der Anstieg der Körpertemperatur, um eindringende Erreger abzuwehren, kostet den Körper Kraft, ebenso der Abwehrkampf der Zellen des Immunsystems, weshalb man sich abgeschlagen und matt fühlt.

Fieber ▸ S. 111

▌**Antriebslosigkeit**, **Unlust** und **gedrückte Stimmung** kennt jeder von Zeit zu Zeit. Sie gehören zum natürlichen Auf und Ab der Befindlichkeit.
Wer jedoch **über Wochen** nicht aus diesem Tief herauskommt, wem alles leer und sinnlos erscheint, der leidet möglicherweise an einer Depression. Weitere typische Anzeichen dafür sind Schlafstörungen, Konzentrationsschwierigkeiten, Appetitlosigkeit und Unruhe. In diesem Fall sollte man dringend einen Arzt aufsuchen, gegebenenfalls in Begleitung eines Angehörigen.

Depression ▸ S. 323

▌**Morgendliche Abgeschlagenheit** mit leichtem **Schwindel** beim Aufstehen kann durch zu niedrigen Blutdruck verursacht werden. Es besteht im Allgemeinen kein Grund zu Sorge. Regelmäßige körperliche Bewegung bessert die Beschwerden und bringt den Kreislauf in Schwung. Medikamente sind nur selten erforderlich.

Blutdruck, niedriger ▸ S. 315

▌**Anhaltende Schwäche** und **Müdigkeit**, die mit einer **auffälligen Blässe** einhergehen, sprechen für Blutarmut (Anämie). Typisch ist Atemnot bei bereits leichter Anstrengung, weil das Gewebe nicht ausreichend mit Sauerstoff versorgt wird. Ursache sind häufig ein Mangel an roten Blutkörperchen, am Blutfarbstoff Hämoglobin oder Eisenmangel, die alle für den Transport des Sauerstoffs durch die Blutgefäße verantwortlich sind.

Anämie ▸ S. 303

▌Abgeschlagenheit in Verbindung mit **ungewollter Gewichtszunahme** könnte von einer Unterfunktion der Schilddrüse herrühren. Eventuell ist der Hals leicht zu einem Kropf verdickt, die Haut aufgequollen und rau, die Augenlider sind geschwollen. Der Arzt kann mithilfe einer Blutuntersuchung die Schilddrüsenhormone bestimmen und die Diagnose stellen.

Schilddrüsenunterfunktion ▸ S. 439

Ist die Ursache für eine einsetzende Schwäche unklar, empfiehlt es sich, einen Arzt aufzusuchen. Eine körperliche Untersuchung, ein ausführliches Gespräch und Bluttests geben Auskunft über mögliche Entzündungen, Infektionen oder andere Erkrankungen. Weist anhaltende Abgeschlagenheit und Antriebslosigkeit auf eine psychische Erkrankung hin, wird er den Betroffenen eventuell an einen Psychotherapeuten oder Neurologen überweisen.

MUND UND ZÄHNE

Kauen, Schmecken, Atmen, Reden – kaum ein Bereich des Körpers hat so viele unterschiedliche Aufgaben wie der Mund. Die einen sind lebenswichtig, wie Nahrungsaufnahme und Atmung. Die anderen ermöglichen den Kontakt mit der Umwelt, indem Lippen, Zähne und Zunge die im Kehlkopf erzeugten Töne zu gesprochenen Worten formen. Und im Zweifelsfall sagt ein Lächeln auf den Lippen mehr als tausend Worte.

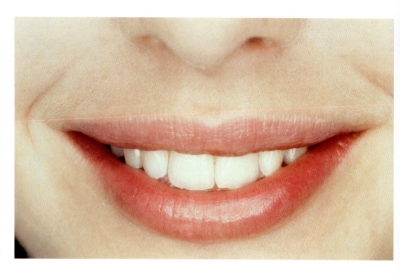

Zum Mund gehören die Lippen, die Mundschleimhaut, die Zunge sowie die Zähne. Die Mundhöhle besteht aus dem Oberkiefer, der das Dach – den Gaumen – bildet, dem Unterkiefer mit dem Mundboden sowie den Zähnen. Seitlich wird die Mundhöhle von den Wangen begrenzt, während sich in ihrem hinteren Bereich an den Gaumen der Rachen anschließt.
In der Mundhöhle befindet sich die Zunge; auf ihrer Oberseite befinden sich die Papillen mit den Geschmacksknospen, die für die Wahrnehmung von süß, sauer, salzig und bitter zuständig sind. Die Zunge ist aber auch für das Kauen und für die Stimmbildung wichtig. Im Mund befinden sich auch die Speicheldrüsen sowie die Ausführungsgänge der beiden Ohrspeicheldrüsen. Sie sind für die Produktion des Speichels zuständig und sorgen so dafür, dass die Mundhöhle feucht gehalten, die Nahrung beim Kauvorgang eingespeichelt und Stärke in der Nahrung aufgespalten wird. Außerdem hat der Speichel eine leicht antibakterielle Wirkung.
Ebenfalls wichtig für die Verdauung sind intakte Zähne, damit die Nahrung problemlos zerkleinert werden kann. Regelmäßige Zahnpflege verhindert nicht nur Zahnerkrankungen wie Karies, sondern hält auch das Zahnfleisch gesund. Die Mundschleimhaut kommt mit vielen Substanzen in Berührung, die Reizungen und Entzündungen hervorrufen können. Um dies zu verhindern, ist die Mundschleimhaut mit schützenden Bakterien und Hefepilzen besiedelt. Diese natürliche Mundflora sorgt für einen bestimmten Säuregehalt, der wiederum die Ausbreitung krank machender Keime in der Mundhöhle verhindert. Dies schützt die Schleimhaut ebenso wie die Zähne. Das Gleichgewicht der Schleimhautflora kann allerdings gestört werden. Hierfür gibt es vielfältige Ursachen, zu denen Infektionskrankheiten oder innere Erkrankungen gehören können. Die Folge sind möglicherweise Infektionen der Mundschleimhaut oder der Zunge. Eine Störung der Mundflora kann aber auch die Entstehung von Karies begünstigen.

> Beschwerden, die Sie in diesem Kapitel nicht finden, können auch in den folgenden Kapiteln stehen:
> **KOPF UND GESICHT** ▶ S. 180
> **HALS UND RACHEN** ▶ S. 134
> **OHREN** ▶ S. 223

Lippenbeschwerden

Ober- und Unterlippe werden von einem ringförmig verlaufenden Muskel gebildet, der auch für das Sprechen, Saugen und Kauen wichtig ist. Die Lippen sind bei aller Zartheit äußerst strapazierfähig. Bedeckt werden sie von einer Hautschicht, in die zahlreiche Tast-, Schmerz- und Temperaturrezeptoren sowie Talg- und Schweißdrüsen eingelagert sind. Die Lippen werden von vielen kleinen Blutgefäßen (Kapillaren) versorgt, die durch die Haut, die hier sehr dünn ist, hindurchschimmern und so für ihre rote Farbe sorgen. Sind die Lippen schlecht durchblutet, etwa bei Kälte oder einer Erkrankung, werden sie bläulich oder blass. Hier verlaufen auch viele feine Nervenfasern, die die Lippen zu einem der sensibelsten Bereiche des Körpers machen.

Lippenbeschwerden

Aufgesprungene Lippen treten bei trockener Luft (Zentralheizung in Innenräumen), im Winter bei Kälte oder als allergische Reaktion (z.B. gegen Zahnpasta oder Kaugummi) auf. Bei hohem Fieber und Flüssigkeitsmangel trocknen die Lippen ebenfalls aus, und ihre zarte Haut reißt ein. Wichtig ist, genügend zu trinken und die Lippen zu pflegen. Im Winter, bei abwechselndem Aufenthalt in der Kälte und in trockener Heizungsluft, sollten die Lippen vorbeugend mit einer fetthaltigen Salbe geschützt werden.

Allergien ▸ S. 300
Fieber ▸ S. 111

Spaltförmig und schmerzhaft eingerissene Mundwinkel (Bild), die darüber hinaus schlecht heilen, werden als Rhagaden bezeichnet. Bilden sich in den lädierten Mundwinkeln schmerzhafte **Krusten**, liegt häufig eine Hefepilzinfektion (Candida-Infektion) zugrunde. Das Entstehen dieser Beschwerden kann durch Zuckerkrankheit, Allergien, z.B. auf Kosmetika, Eisenmangelanämie oder Vitamin-B$_2$-Mangel gefördert werden. Übermäßiger Speichelfluss bei Kindern oder älteren Menschen bzw. bei einem schlecht sitzenden Zahnersatz und Zahnlosigkeit kann eine bakterielle Besiedlung der Mundwinkel verursachen und ebenfalls zu entzündlichen Veränderungen derselben mit Einrissen und schuppigen Krusten führen.

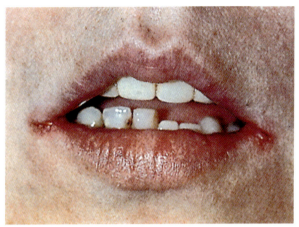

Rhagaden
▸ S. 432

Candida-Infektion
▸ S. 319

Geschwollene, gerötete Lippen sind auf eine allergische Reaktion entweder auf Nahrungsmittel, die nicht vertragen werden, oder auf Kosmetika (Lippenstift, Cremes) zurückzuführen. Unter Umständen treten zusätzlich juckende, stechende Beschwerden auf. Im Sommer beim Aufenthalt im Freien kann auch ein Insektenstich zum Anschwellen der Lippen führen.

Allergien ▸ S. 300

Schmerzhafte, juckende rote Bläschen an der Lippe, die anfangs mit einer wässrigen Flüssigkeit gefüllt sind, dann austrocknen und sich in gelbliche Krusten verwandeln (Bild), beruhen meist auf einer Infektion mit Herpes-Viren. Häufig erfolgt die Ansteckung schon im Kindesalter, wobei die Viren im Körper verbleiben und bei einer allgemeinen Schwäche des Immunsystems, beispielsweise bei einer Erkältung, wieder aktiv werden. Aber auch stärkere Sonneneinstrahlung oder Stress reichen oftmals aus, um einen Lippenherpes ausbrechen zu lassen. Die allerersten Anzeichen sind meist ein Spannungsgefühl sowie Juckreiz an der Stelle, an der später die Bläschen entstehen.

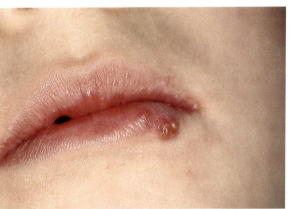

Herpes-Infektion
▸ S. 356

Werden häufig die **Lippen blau**, ohne dass Kälteeinwirkung dafür die Ursache ist, und verfärben sich auch die **Fingernägel bläulich**, könnte das ein Anzeichen für eine Herz- oder Lungenerkrankung sein. Ein weiteres typisches Symptom ist, dass bei **Belastung Atemnot** auftritt, z.B. beim Treppensteigen.

Herzerkrankungen
▸ S. 357 ff.

Lungenerkrankungen ▸ S. 385 ff.

Heilen Wunden und Infektionen nicht binnen weniger Tage ab, sollte ein Arzt aufgesucht werden, um eine weitere Ausbreitung zu verhindern. Lippenherpes, gemeinhin auch als „Fieberbläschen" bezeichnet, kann ein Arzt schon anhand des Aussehens erkennen. Mithilfe spezieller Salben, die rechtzeitig, d.h. bei den ersten Anzeichen aufgetragen werden, ist es meist möglich, eine größere Ausdehnung der Bläschen zu verhindern.

MUND UND ZÄHNE

Veränderungen an der Zunge

Die Zunge, ein mit Schleimhaut überzogener Muskel, ist nicht nur Geschmacksorgan, sie dient auch der Beförderung von Speisen. Darüber hinaus ist sie zum Sprechen notwendig. Mit der Zungenwurzel ist die Zunge fest im Mundboden verwachsen, das Zungenbändchen an der Unterseite hält die Zunge lose am Mundboden fest; Zungenkörper und Zungenspitze sind frei beweglich. Die raue Oberfläche der Zunge entsteht durch die Papillen, auf denen sich die Geschmacksknospen befinden. Verschiedene Erkrankungen gehen oftmals mit typischen Veränderungen an der Zunge einher.

■ Ein **dicker weißlich-feuchter Zungenbelag** weist auf eine **Infektion der Mundschleimhaut** (Stomatitis) hin, die wiederum Zeichen für ein gestörtes Gleichgewicht der Mundflora ist. Generell lässt dies auf ein geschwächtes Immunsystem schließen. Der Belag kann aber ebenso durch einen **Hefepilzbefall** (Candida albicans) hervorgerufen werden. In diesem Fall spricht man auch von **Mundsoor**. Dieser breitet sich unter Umständen auf den gesamten Mundraum aus. Weitere Ursache für einen weißlichen, feuchten Belag der Zunge ist möglicherweise eine bakterielle Besiedelung, ausgehend von einer **Zahnfleischentzündung** (Parodontitis).

Mundschleimhautentzündung ▶ S. 404

Candida-Infektion ▶ S. 319

Zahnfleischentzündung ▶ S. 469

■ Ein **weißlicher Zungenbelag**, unter Umständen verbunden mit **Druckstellen** oder kleineren Verletzungen, kann durch eine **mechanische Reizung** der Zunge, z.B. durch schlecht sitzende Zahnbrücken oder -prothesen, hervorgerufen werden. Dies kann ebenfalls zu einer Entzündung führen.

■ Das Entstehen eines **weißen Zungenbelages** ist ebenfalls möglich bei einer **Mangelernährung**, etwa aufgrund einer Magersucht, bei Ernährungsfehlern, insbesondere einer zu geringen Vitamin-B-Aufnahme, bei **Magen**schleimhautentzündung (Gastritis) oder bei Durchfall. Weitere Ursachen sind gegebenenfalls übermäßiger Genuss von Alkohol, Kaffee oder Tabak.

Vitaminmangelzustände ▶ S. 463

Magenschleimhautentzündung ▶ S. 391

■ Tritt zunächst ein **weißlich-schmieriger Belag** auf der Zunge auf, der sich nach etwa 3 bis 5 Tagen verändert, sodass die Zunge besonders an ihrer Spitze und den Rändern ein scharlachrotes Aussehen annimmt (**Himbeerzunge**, Bild), und ist der **Rachen tiefrot** gefärbt, muss an eine **Scharlach-Erkrankung** gedacht werden. Dabei können gleichzeitig Schnupfen, Halsschmerzen, Schluckbeschwerden, Fieber, Schüttelfrost und Erbrechen auftreten, dazu ein nicht juckender, himbeer- bis purpurroter Hautausschlag. Im Fall von Scharlach ist unbedingt eine ärztliche Behandlung erforderlich, da es hier zu schweren Krankheitsfolgen kommen kann.

Scharlach ▶ S. 437

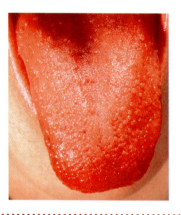

■ Ein **blaurotes Aussehen** der Zunge **ohne Belag**, eine gefurchte, höckerige oder rote, glatte und glänzende Oberfläche (wie mit Lack überzogen) treten häufig bei einer **Leberzirrhose** auf. Typisch sind in diesem Fall auch gerötete Handinnenflächen und „Gefäßspinnen". Das sind kleine rote, erhabene Papeln, von denen strahlenförmig winzige Gefäßreiser ausgehen. Sie treten besonders im Gesicht auf. Müdigkeit und Leistungsschwäche sind weitere Anzeichen. In jedem Fall sollte bei diesen Symptomen ein Arzt aufgesucht werden.

Leberzirrhose ▶ S. 383

■ **Zungenbrennen** mit oder ohne Brennen der Mundschleimhaut kann durch einen direkten **Reiz mit scharfen und heißen Speisen** hervorgerufen werden. Aber auch scharfe Kanten einer Zahnprothese verursachen unter Umständen entsprechende Probleme. Möglich ist außerdem eine **allergische Reaktion** auf Alkohol, Tabak, Süßigkeiten oder Medikamente.

Allergien ▶ S. 300

Probleme im Mundraum

■ **Zungenbrennen mit stark geröteten Papillen**, rot gefleckter Zungenoberfläche und Schmerzen besonders am Zungenrand deutet, vor allem dann, wenn es zu **keiner lokalen Reizung** gekommen ist, auf eine Entzündung der Zunge (Glossitis) hin. Ursachen für eine Glossitis sind möglicherweise Eisenmangelanämie, Vitamin-B-Mangel, Verdauungsstörungen (Gastritis), Leberzirrhose oder übermäßiges Rauchen.

Ein Brennen der Zunge kann nicht zuletzt auch **bei großer Erregung** und starker nervlicher Belastung durch eine Fehlfunktion der Nerven ausgelöst werden.

Glossitis ▸ S. 350

 Da Zungenbeläge häufig auf eine Infektion mit Hefepilzen hindeuten, die vor allem dann auftritt, wenn die Abwehrkräfte reduziert sind oder die Ernährung zu einseitig bzw. nicht ausreichend ist, sollte man die Ursache vom Arzt abklären lassen. Wird eine Scharlach-Erkrankung vermutet, ist ein Arztbesuch unbedingt erforderlich, da sie unbehandelt zu schweren Folgeerkrankungen führen kann.

Probleme im Mundraum

Eine ausreichende Speichelproduktion ist für gesunde Verhältnisse in der Mundhöhle wichtig. Hierfür sind die Speicheldrüsen zuständig, die paarig angelegt sind. Zu den großen Speicheldrüsen gehören die Unterzungenspeicheldrüse und die Unterkieferspeicheldrüse. Die beiden Ohrspeicheldrüsen liegen seitlich außen an den aufsteigenden Ästen des Unterkiefers. Ihre Ausführungsgänge münden ebenfalls in die Mundhöhle. Die Drüsen produzieren täglich rund 1 bis 1,5 Liter Speichel, die den Mund befeuchten, ihn reinigen, die Nahrung gleitfähig machen und die in der Nahrung enthaltene Stärke aufspalten. Speichel hat außerdem eine leicht antibakterielle Wirkung. Der Innenraum des Mundes wird von Schleimhaut ausgekleidet, auf der bestimmte Bakterien und Hefepilze siedeln. Sind Mundflora und Körper insgesamt gesund, so treten die Keime in unschädlichen Mengen auf, und es herrscht ein biologisches Gleichgewicht. Kommt es jedoch zu einer Verletzung in der Mundhöhle, oder sind die Abwehrkräfte des Körpers allgemein geschwächt, wird dieses Gleichgewicht gestört, sodass sich die Keime übermäßig vermehren können. Das kann zu Infektionen und Krankheiten im Mundbereich führen. Sie äußern sich entweder in einem starken Belag der Zunge oder in entzündeten Stellen in der Mundschleimhaut.

■ **Mundtrockenheit** kann vorübergehend oder länger anhaltend auftreten. Ursache hierfür ist eine verminderte Produktion von Speichel. Eine solche Störung der Funktion der Speicheldrüsen ist ein typisches Begleitsymptom unterschiedlicher Erkrankungen. Mundtrockenheit kann bei einer rheumatischen Arthritis, aber auch bei Stoffwechselerkrankungen wie der Zuckerkrankheit (Diabetes) auftreten. Außerdem kann sie als Nebenwirkung mancher Medikamente auftreten.

■ Ein **Austrocknen der Mundschleimhaut** wird häufig durch ständiges Atmen durch den Mund hervorgerufen. Dies kann unter Umständen bei Schnupfen der Fall sein, aber auch Nasenpolypen behindern eine normale Nasenatmung. Ein trockener Mund morgens beim Aufwachen weist auf intensives Schnarchen hin, da dabei der Mund geöffnet ist.

Schnupfen
▸ S. 443

Nasenpolypen
▸ S. 410

■ **Mundtrockenheit im höheren Alter** ist meist auf mangelnde Flüssigkeitszufuhr zurückzuführen. Ältere Menschen haben in der Regel ein vermindertes Durstgefühl und trinken deshalb zu wenig. Empfohlen werden 2 bis 3 Liter Flüssigkeit pro Tag, z.B. Wasser, Früchtetees oder verdünnte Obstsäfte.

■ **Flächige weißliche Beläge** in der Mundhöhle werden häufig durch eine Pilzinfektion (Mundsoor) hervorgerufen. Davon betroffen sind oftmals Säuglinge und Kleinkinder, deren Abwehrsystem noch nicht vollständig ausgebildet ist. Bei Erwachsenen liegt als Ursache meist eine allgemeine Abwehrschwäche vor. Bei älteren Menschen ist Mundsoor manchmal auf ungenügende Pflege einer Zahnprothese und damit verbunden mangelnde Mundhygiene zurückzuführen

Candida-Infektion
▸ S. 319

201

MUND UND ZÄHNE

▌**Mundtrockenheit** kann jedoch ebenso **Nebenwirkung** verschiedener Medikamente sein. Dazu gehören Anticholinergika, die zur Behandlung der Parkinson-Krankheit und von Magen- bzw. Zwölffingerdarmgeschwüren eingesetzt werden, Mittel gegen Bluthochdruck, z.B. Clonidin und Betablocker, Antihistaminika (gegen Allergien sowie zur Reduzierung der Säureproduktion im Magen), Psychopharmaka, starke Schmerzmittel (zentral wirkende Analgetika wie Fentanyl oder Morphin), aber auch Mittel gegen das Zellwachstum bei bösartigen Erkrankungen (Zytostatika im Rahmen einer Chemotherapie).
Eine **Strahlenbehandlung** im Bereich von Mund und Hals kann ebenfalls als Nebenwirkung eine Störung der Speichelproduktion hervorrufen.

Medikamente ▶ S. 38

▌Eine **schmerzende, geschwollene** und **brennende Mundschleimhaut** kann Zeichen für eine **allergisch bedingte Entzündung** sein. Hierbei tritt eventuell Juckreiz auf, und häufig entwickeln sich kleine Bläschen oder Geschwüre. Eine weitere Ursache kann auch eine **Reizung** durch heiße, scharf gewürzte oder sehr saure Speisen bei Menschen mit empfindlicher Schleimhaut sein.

Allergien ▶ S. 300

▌Ursache für **Schmerzen in der Mundhöhle** können **Verletzungen der Mundschleimhaut** durch harte und scharfkantige Nahrungsmittel sein oder aber schlecht sitzender Zahnersatz mit scharfen Kanten. Ist außerdem die **Zunge belegt** und tritt **Mundgeruch** auf, so könnte **mangelnde Mundhygiene** der Grund sein.
Weißliche bis **gelbliche, schmerzhafte, brennende Stellen** auf der Mundschleimhaut, die **hochrot umrandet** sind (Bild), werden als **Aphthen** bezeichnet. Diese sind etwa linsengroß, rund und leicht geschwollen. Es handelt sich hierbei um eine Entzündung, die nicht von Erregern hervorgerufen wird. Aphthen heilen von selbst wieder ab, treten unter Umständen aber wiederholt auf. Zur Unterstützung der Heilung werden Mundspülungen mit desinfizierenden und entzündungshemmenden Lösungen, wie Myrrhen-Tinktur, empfohlen.

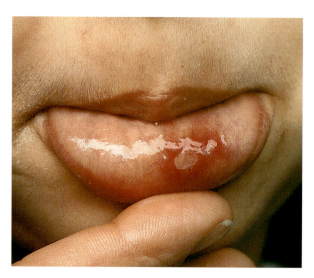

Mund- und Zahnhygiene ▶ S. 18

Aphthen ▶ S. 305

▌**Hellrote, punktförmige Flecken** an der Wangenschleimhaut in Höhe der Backenzähne, die ein weißes Zentrum haben, deuten, vor allem wenn auch noch **Erkältungssymptome**, Fieber sowie Lichtempfindlichkeit auftreten, auf **Masern** hin. Diese, auch als Koplik-Flecken bezeichneten, Veränderungen im Mundbereich treten ein bis zwei Tage vor dem für Masern typischen Hautausschlag auf, der dann im Gesicht und hinter den Ohren beginnt.

Masern ▶ S. 394

▌**Hellrote Flecken im gesamten Mundraum** verbunden mit einem leichten **Atemwegsinfekt**, Kopf- und Gliederschmerzen, allgemeinem Unwohlsein, wenig (bis keinem) Fieber, Gelenkschmerzen und Müdigkeit sind häufig bei **Röteln** zu beobachten. Typisch sind auch ein Hautausschlag, der zunächst im Gesicht beginnt, sowie geschwollene Lymphknoten hinter den Ohren und im Bereich des Nackens.

Röteln ▶ S. 434

▌**Bläschenförmige Erhebungen** auf der Mundschleimhaut, bei denen es zusätzlich am gesamten Körper **zu kleinen roten Flecken**, die sich innerhalb weniger Stunden zu **juckenden Bläschen** verändern, kommt, sind typische Zeichen von **Windpocken**. Bei den ersten Krankheitsanzeichen ist umgehend der Kinderarzt aufzusuchen, damit dieser eine genaue Diagnose stellen kann. Bestätigt sich der Verdacht, sind gegebenenfalls der Kindergarten bzw. die Kindertagesstätte zu verständigen, da Windpocken für alle, die sie noch nicht hatten, hochinfektiös sind.

Windpocken ▶ S. 466

Mundgeruch

▍ **Rote Flecken im Mundraum** mit weiteren Beschwerden wie Halsschmerzen, Schluckbeschwerden, Schnupfen, **Fieber**, **Schüttelfrost** und **Erbrechen** sprechen für eine Scharlach-Erkrankung. An der Haut zeigt sich ein himbeerroter Hautausschlag, der nicht juckt. Mund und Kinn sind stets von dem Ausschlag ausgespart. Bei diesen Beschwerden sollte auf alle Fälle ein Arzt aufgesucht werden.

Scharlach
▸ S. 437

▍ Bei **harten Stellen oder Knötchen** im Mundraum, die sich nicht zurückbilden oder sich gar vergrößern, besteht immer Verdacht auf einen Tumor. Auch wenn diese Stellen noch klein sind und keine Beschwerden verursachen, sollten entsprechende Veränderungen unbedingt einem Haut- oder Zahnarzt zur Abklärung gezeigt werden. Je eher ein Tumor erkannt wird, umso besser sind die Heilungschancen.

Krebs ▸ S. 378

Bei allen Entzündungen im Mund sollte zuerst ein Zahnarzt zur Klärung der Ursache aufgesucht werden. Häufig sind Kinder von Pilzerkrankungen im Mund betroffen, die dem Kinderarzt gezeigt werden sollten, damit sich die Infektion nicht unter Umständen ausbreitet. Eventuell wird bei der Untersuchung ein Abstrich von der Mundschleimhaut genommen, um den Krankheitserreger zu bestimmen. Der Arzt verordnet dann ein entsprechendes, lokal anzuwendendes Medikament wie z.B. gegen Pilze oder auch ein Antibiotikum. Einige der bekannten Kinderkrankheiten Masern, Röteln, Windpocken und Scharlach beginnen mit Symptomen im Mund- und Rachenbereich. Stellt man derartige Beschwerden bei seinem Kind fest, sollte man baldmöglichst den Kinderarzt aufsuchen und die Schule bzw. den Kindergarten verständigen.

Mundgeruch

▍ Das Thema Mundgeruch empfinden die meisten Menschen als unangenehm – es wird nicht gerne darüber gesprochen. Die ausgeatmete Luft hat normalerweise keinen Geruch. Ist es doch der Fall, dann handelt es sich nicht um eine Krankheit, sondern eine Auswirkung, deren Ursachen oftmals leicht behoben werden können. Meist ist der Grund für den üblen Geruch in der Mundhöhle zu finden. Aber auch der Nasen-Rachen-Raum kann an der Entstehung von Mundgeruch beteiligt sein.

▍ Mundgeruch, der **nach dem Essen** auftritt, hat mit dem Genuss spezieller Speisen zu tun. So verursachen Fisch, Knoblauch oder Zwiebeln häufig einen unangenehmen Geruch. Auch bei reichlichem Alkoholgenuss kann Mundgeruch die Folge sein. Durch eine entsprechende Mundpflege und genügend zeitlichen Abstand (zum Abbau des Alkohols oder der ätherischen Öle von Knoblauch bzw. Zwiebeln im Körper) lässt der Geruch allmählich nach und verschwindet schließlich ganz.

▍ **Mundgeruch**, der in Zusammenhang mit **Mundtrockenheit** auftritt, kann eine Nebenwirkung bestimmter Medikamente sein. Mundtrockenheit verursachen z.B. Mittel zur Behandlung von Magen- bzw. Zwölffingerdarmgeschwüren sowie der Parkinson-Krankheit (so genannte Anticholinergika), Blutdrucksenker wie Clonidin und Betablocker, Medikamente gegen Allergien sowie zur Reduzierung der Säureproduktion im Magen (Antihistaminika), starke Schmerzmittel (zentral wirkende Analgetika wie Fentanyl oder Morphin), Psychopharmaka (z.B. Antidepressiva), aber auch Mittel, die das Zellwachstum bei bösartigen Erkrankungen hemmen (Zytostatika im Rahmen einer Chemotherapie).

Medikamente
▸ S. 38

▍ Mundgeruch, der mit **Schmerzen im Magen** oder **hinter dem Brustbein** einhergeht, ist in der Regel Hinweis auf ein krankhaftes Geschehen im oberen Teil des Verdauungstraktes. Oftmals handelt es sich hierbei um eine Übersäuerung des Magens. Es kann dann zusätzlich zu Sodbrennen kommen, dies muss jedoch keine Begleiterscheinung sein. Kommt ein **brennendes Gefühl hinter dem Brustbein** hinzu, handelt es sich unter Umständen um eine Entzündung der Speiseröhre.
Treten zusätzlich **Schluckbeschwerden**, ein Druckgefühl hinter dem Brustbein, **Abgeschlagenheit** und **Müdigkeit** auf, sollte auch ein Tumor in der Speiseröhre als Ursache in Betracht gezogen werden.

Reizmagen
▸ S. 431

Speiseröhrenentzündung ▸ S. 448

Speiseröhrenkrebs ▸ S. 448

203

MUND UND ZÄHNE

■ **Anhaltender Mundgeruch** kann durch Zahnbeläge und Speisereste, die sich zersetzen, hervorgerufen werden. Dies ist auf mangelnde Mundhygiene zurückzuführen. Die Nahrungsreste verbleiben in solch einem Fall in den Zahnzwischenräumen und bilden dicke Plaques auf den Zähnen (Bild). Sie sammeln sich auch unter schlecht sitzenden Zahnkronen und -brücken und in schlecht gereinigten Zahnprothesen und gehen hier in Fäulnis über.
Mangelnde Zahnpflege führt wiederum zu Karies, die ebenfalls Mundgeruch hervorrufen kann.

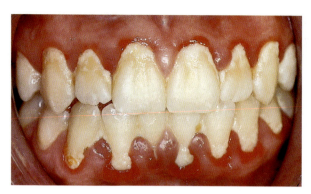

Mund- und Zahnhygiene ▶ S. 18

Karies ▶ S. 369

■ Mundgeruch verbunden mit **Halsschmerzen** und **Schluckbeschwerden** kann auf eine Entzündung oder Vereiterung der Gaumenmandeln (Angina) hinweisen. Typisch hierfür sind außerdem Fieber, ein geröteter, geschwollener Rachen sowie ein allgemeines Krankheitsgefühl. Unter Umständen sind kleine Eiterfleckchen auf den Mandeln sichtbar. Da bei einer Angina die Gefahr besteht, dass die Krankheitserreger unter anderem das Herz in Mitleidenschaft ziehen, ist der Arzt aufzusuchen. Eine antibiotische Behandlung ist in der Regel erforderlich, um Spätfolgen zu vermeiden.

Angina ▶ S. 303

■ Mundgeruch, zusammen mit **Kopfschmerzen**, die beim Niesen bzw. Beugen des Kopfes stärker werden, Druckempfindlichkeit seitlich der Nase, Fieber und Abgeschlagenheit sind unter Umständen Zeichen einer Infektion der Nasennebenhöhlen. Möglicherweise fließt (eitriges) Sekret aus der Nase. Wer unter diesen Beschwerden leidet, sollte umgehend einen Arzt aufsuchen, damit die Erkrankung keinen chronischen Verlauf nimmt. Neben einer medikamentösen Behandlung sowie Rotlichttherapie ist eventuell eine Spülung der Nasennebenhöhlen notwendig.

Nasennebenhöhlenentzündungen ▶ S. 409

■ Mundgeruch mit **kleinen Bläschen** in der Mundhöhle und einem **weißlichen Belag** auf der Mundschleimhaut deutet auf eine Entzündung der Mundschleimhaut (Stomatitis) hin. Diese kann durch Bakterien, Viren oder Pilze verursacht werden. Mithilfe eines Abstriches von der Mundschleimhaut wird der Erreger bestimmt, und dann ein entsprechendes, lokal wirkendes Medikament verordnet.

Mundschleimhautentzündung ▶ S.404

■ Wenn neben dem Mundgeruch **Aufstoßen**, **Übelkeit** und **Brechreiz** auftreten und sich ein diffuses Druckgefühl in der Magengegend bemerkbar macht, kann möglicherweise eine Magenschleimhautentzündung (Gastritis) die Ursache sein.
Ist die **linke Oberbauchseite druckschmerzempfindlich** und sind dort Schmerzen meist unmittelbar nach einer Mahlzeit zu spüren, sind dies typische Anzeichen für ein Magengeschwür im Gegensatz zur Gastritis, wo die Beschwerden unklar auftreten.
Ebenfalls mit **Oberbauchschmerzen** und **Druckempfindlichkeit**, allerdings meist auf der **rechten Seite**, ist das Zwölffingerdarmgeschwür (Ulcus duodeni) verbunden. Der Schmerz tritt hier typischerweise erst etwa ein bis drei Stunden nach der Nahrungsaufnahme auf.

Magenschleimhautentzündung ▶ S. 391

Magengeschwür ▶ S. 390

Zwölffingerdarmgeschwür ▶ S. 471

■ **Azetonartiger Mundgeruch** tritt häufig im Zusammenhang mit der Zuckerkrankheit (Diabetes) auf und kann ein erster Hinweis auf das Bestehen der Erkrankung sein. Da der Betroffene diesen Mundgeruch selbst meist nicht bemerkt, sollten andere Menschen ihn darauf aufmerksam machen. Je eher ein Diabetes erkannt und behandelt wird, desto geringer sind die Spätschäden dieser Erkrankung.
Treten zu azetonartigem Mundgeruch als weitere Symptome **Reizhusten** und **blutiger Auswurf** auf, kann dies auch Zeichen einer bösartigen Erkrankung der Lunge (Lungenkrebs) sein. In diesem Fall ist es wichtig, so frühzeitig wie möglich einen Arzt aufzusuchen. Im Verdachtsfall wird dieser eine endoskopische Untersuchung der Bronchien durchführen. Je eher die Behandlung einsetzt, desto größer sind die Heilungschancen.

Diabetes ▶ S. 324

Lungenkrebs ▶ S. 388

Kau- und Kieferbeschwerden

■ Ein **Mundgeruch nach Urin** ist möglicherweise Hinweis auf eine eingeschränkte Nierenfunktion (Niereninsuffizienz). Weitere Symptome eines beginnenden Nierenversagens sind unter anderem eine verminderte Urinproduktion, Wassereinlagerung im Gewebe, juckende Haut, Kribbeln und Krämpfe in den Beinen.

Nierenversagen ▸ S. 415

■ **Ammoniakartiger** und **erdig-muffiger Mundgeruch**, der möglicherweise zusammen mit Beschwerden wie Appetitlosigkeit, Blähungen und Verstopfung sowie Alkoholunverträglichkeit auftritt, ist oftmals ein Hinweis auf eine gestörte Leberfunktion.

Lebererkrankungen ▸ S. 382 ff.

■ Mundgeruch **nach Medikamenteneinnahme** kommt z.B. bei Antibiotika sowie bei Mitteln zum Einreiben gegen Schmerzen und örtliche Entzündungen vor (Präparate, die die Substanz Dimethylsulfoxid enthalten). Falls solche Nebenwirkungen auftreten, sollte man den Arzt dazu befragen.

Medikamente ▸ S. 38

Da Mundgeruch ein Begleitsymptom von vielfältigen und möglicherweise schwerwiegenden Erkrankungen sein kann, sollte bei anhaltenden Beschwerden oder zusätzlichen Symptomen ein Arzt zur Klärung der Ursache aufgesucht werden. Erster Ansprechpartner ist der Zahnarzt; kann er keine Ursache finden, der Hausarzt. Die Untersuchung wird eine gründliche Befragung, die Begutachtung der Zähne und des Mundraumes sowie bei Bedarf spezielle Untersuchungen des Magens und Darms sowie Blut- und Urinkontrollen umfassen.

Beschwerden an Zähnen und Zahnfleisch

Die Zähne sind in einem oberen und unteren Zahnbogen angeordnet. Das Milchgebiss besteht aus 20 Zähnen (je zehn oben und unten), das bleibende Gebiss aus jeweils 16 Zähnen im Ober- und im Unterkiefer. Der Zahn besteht aus Zahnkrone, Zahnhals und Zahnwurzel. In seinem Inneren liegt die Zahnhöhle, auch als Pulpahöhle bezeichnet. Sie geht in den Wurzelkanal über, in dem Nerven und Blutgefäße verlaufen. Am Zahn sind außerdem drei mineralisierte Bereiche zu unterscheiden: Der Zahnschmelz ist die härteste Substanz des Körpers. Er überzieht das Zahnbein (Dentin), das die Hauptmasse des Zahns bildet. Der Zahnzement überzieht die Zahnwurzel. Der Zement des Zahnhalses ist fest mit dem Zahnfleisch (Gingiva) und dem Kieferknochen verwachsen. Die nervliche Versorgung der Zähne und des Zahnfleisches erfolgt vom 5. Hirnnerv, dem Trigeminus.

Erkrankungen und Schäden an den Zähnen und am Zahnfleisch nehmen immer mehr zu. Mangelnde Zahnpflege und ungünstige Essgewohnheiten sind in den Industrienationen dafür die häufigste Ursache. Kranke Zähne sind nicht nur ein ästhetisches Problem, sondern sie können zu erheblichen Schmerzen sowie zu körperlichen Schäden führen. Diese entstehen vor allem durch die Ausbreitung von Keimen. Es ist deshalb empfehlenswert, ein- bis zweimal im Jahr die Zähne vom Zahnarzt kontrollieren und Erkrankungen behandeln zu lassen.

■ **Zahnstein** bildet sich aus Belägen (Plaque) auf den Zähnen, die durch eine mangelnde Mundhygiene nicht gut genug entfernt wurden, und aus Mineralien aus dem Speichel. Die Neigung zur Zahnsteinbildung ist individuell sehr unterschiedlich. Hat sich übermäßig viel Zahnstein abgelagert, kann dadurch die Entstehung einer Zahnfleischentzündung begünstigt werden, die an gerötetem, eventuell geschwollenem Zahnfleisch, das rasch blutet, zu erkennen ist. Zur Vorbeugung sollte regelmäßig mindestens einmal jährlich eine professionelle Zahnreinigung in der Zahnarztpraxis vorgenommen werden.

Mund- und Zahnhygiene ▸ S. 18
Zahnfleischentzündung ▸ S. 469

■ **Bräunliche Verfärbungen** der Zähne entstehen häufig durch Ablagerungen von Tabak oder bei regelmäßigem Genuss von Kaffee, Tee bzw. Rotwein. Aber auch nach einer Erkrankung der Zahnwurzel und einer entsprechenden Wurzelbehandlung kann sich ein Zahn dunkel verfärben. Diese Verfärbungen können auch Nebenwirkungen von Medikamenten sein, so z.B. von Antibiotika (Tetrazykline), die im Kindesalter verabreicht wurden. Eine systematische Grundreinigung der Zähne beim Zahnarzt oder eventuell ein Bleichverfahren, das vom Zahnarzt durchgeführt wird, kann hier Abhilfe schaffen.

Zahnwurzelerkrankungen ▸ S. 470
Medikamente ▸ S. 38

205

MUND UND ZÄHNE

■ **Zahnschmerzen** können klopfend, stechend, bohrend oder dumpf sein, und ihre Auslöser sind vielfältig, wobei diese nicht immer sichtbar sind. Schmerzen bei **Kontakt** mit **süßen** oder **sauren** Speisen bzw. **Kälte** oder **Hitze** sind entweder Anzeichen für **frei liegende Zahnhälse** oder auch „nur" für eine allgemeine **Überempfindlichkeit** der Zähne aufgrund des Zahnaufbaus.
Am häufigsten sind Zahnschmerzen aber Anzeichen für eine bisher unerkannte **Karies** (Zahnfäulnis durch Bakterien). Ein braunschwarzer Fleck auf einem Zahn (Bild) deutet dabei zusätzlich auf einen solchen Defekt hin. Die Schmerzen können beständig oder aber auch plötzlich und anfallsartig auftreten. Der betroffene Zahn ist in der Regel gut zu lokalisieren.

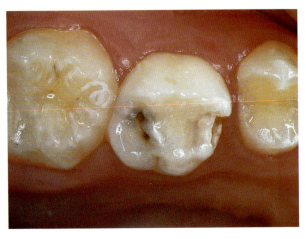

Karies ▶ S. 369

■ Heftige **Zahnschmerzen**, bei denen zusätzlich **eine Wange anschwellen** kann, weisen auf eine **entzündete oder vereiterte Zahnwurzel**. Auch eine Entzündung im Kieferknochen ist möglich.

Treten bei Erwachsenen dumpfe, **klopfende Zahnschmerzen im hinteren Bereich** auf einer Seite des Kiefers auf, kann das auch **Durchbrechen eines Weisheitszahns** bedeuten.

Zahnwurzelerkrankungen ▶ S. 470

■ **Leichte Zahnschmerzen** und eventuell eine spürbare **Verspannung der Kaumuskeln** rühren oftmals von **zu hohen Zahnfüllungen** oder **Fehlstellungen der Zähne**

her. Aber auch ausdauerndes nächtliches **Zähneknirschen** kann diese Beschwerden hervorrufen.

Zähneknirschen ▶ S. 469

■ **Verspannte Kaumuskeln**, besonders am Morgen, eventuell mit einem leichten Schmerz im Kiefer oder an den Zähnen, könnten ebenfalls durch nächtliches **Zähneknirschen** verursacht werden. Neben seelischen Problemen kommen zu hohe Zahnfüllungen oder Fehlstellungen der Zähne als Ursache infrage. Es ist allerdings nicht leicht herauszufinden, ob nachts mit den Zähnen

geknirscht wird; eventuell bemerken Eltern oder der Partner etwas. Der Zahnarzt kann dies anhand bestimmter Zahnabnutzungen feststellen. Selbst wenn die Zahnschmerzen nicht so heftig sind, sollte man zur Klärung der Ursache zum Zahnarzt gehen, um größere Schäden zu verhindern.

Zähneknirschen ▶ S. 469

■ Bei länger andauernden, **chronischen Zahnschmerzen**, die **nicht genau lokalisiert** werden können und für die keine Ursache an der Zahnsubstanz gefunden werden kann, sind die Gründe außerhalb des Zahnbereiches zu suchen. Zum Beispiel könnten übermäßige **nervliche Belastungen** im Beruf oder im privaten Bereich oder auch **seelische Probleme** vorliegen. Auch vom Nerv, der die Informationen von den Zähnen an das Gehirn weiter-

leitet, kann der Schmerz ausgehen. Der Gesichtsnerv Trigeminus hat mehrere Äste, die verschiedene Bereiche versorgen, z.B. den Ober- und Unterkiefer sowie das Ohr. Eine Reizung dieses Nervs wird als **Trigeminusneuralgie** bezeichnet; sie kann sehr quälend sein. Zunächst wird der Zahnarzt die Ursache feststellen und den Betroffenen dann eventuell an einen Facharzt überweisen.

Psychosomatische Störungen ▶ S. 428

Trigeminusneuralgie ▶ S. 455

■ **Zahnschmerzen bei kleinen Kindern** machen sich unter Umständen mit anhaltendem Weinen und Schlafstörungen bemerkbar. Ist typischerweise ein **gerötetes, geschwollenes Zahnfleisch** zu erkennen, nimmt das Baby alles in den Mund und kaut darauf herum, sind seine Wangen gerötet und **fließt vermehrt Speichel** aus seinem Mund (das Baby

sabbert), kündigt sich das Durchbrechen der ersten Zähne an – das **Zahnen**. Unter Umständen tritt sogar leichtes Fieber auf. Die ersten Zähnchen tauchen in der Regel mit dem 6. bis 8. Lebensmonat vorne in der Mitte des Unterkiefers auf. Abgeschlossen ist dieser Prozess zwischen dem 20. und 30. Lebensmonat.

206

Kau- und Kieferbeschwerden

 Treten Zahnschmerzen bei Kindern **im fünften bis sechsten Lebensjahr** auf, können sie mit dem Zahnwechsel zusammenhängen, bei dem die bleibenden Zähne das Milchgebiss ersetzen. Es kann sich jedoch ebenso um Schmerzen infolge von Karies am Milchgebiss handeln.

Karies ▸ S. 369

Zahnfleischbluten, das mit **Rötung und Schwellung des Zahnfleischs** einhergeht, ist Zeichen einer Zahnfleischentzündung. Die Ursache hierfür sind meist Bakterien infolge mangelnder Mundhygiene. Entzündetes Zahnfleisch entwickelt sich oft zu einer Parodontitis, d.h. einer Entzündung des Zahnhalteapparates. Hier kommt es ebenfalls zu schnell blutendem Zahnfleisch. Die Beschwerden können außerdem durch **übermäßig vorhandenen Zahnstein** sowie durch **überstehende Kronen und Füllungen** ausgelöst werden.
Darüber hinaus kann blutendes Zahnfleisch manchmal Begleiterscheinung einer Zuckerkrankheit (Diabetes) oder einer Überfunktion der Schilddrüse sein. Möglich ist auch, dass bestimmte Medikamente als Nebenwirkung ein blutendes Zahnfleisch verursachen, z.B. Medikamente gegen Epilepsie.

Zahnfleischentzündung ▸ S. 469

Medikamente ▸ S. 38

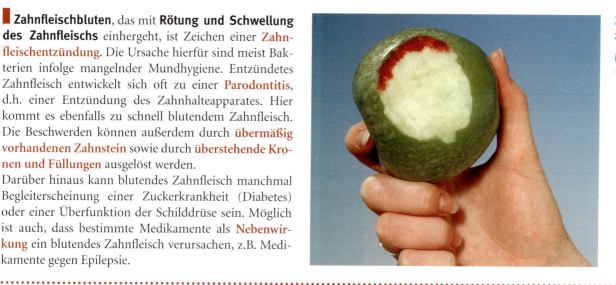

Eine **Lockerung der Zähne**, eventuell verbunden mit leichten Schmerzen im Kiefer, deuten auf Zahnfleischschwund (Parodontose) meist aufgrund jahrelang bestehender Zahnfleischentzündung hin. Doch auch ständiges nächtliches Zähneknirschen über Jahre hin kann eine Lockerung der Zähne zur Folge haben.

Zahnfleischentzündung ▸ S. 469

Zähneknirschen ▸ S. 469

 Gesunde Zähne sind für den allgemeinen Gesundheitszustand von großer Bedeutung, weil Zahnerkrankungen nicht nur zu erheblichen Schmerzen oder zum Verlust der Zähne, sondern durch Ausbreitung von Keimen auch zu körperlichen Schäden führen können. Empfehlenswert ist es deshalb, die Zähne zweimal im Jahr vom Zahnarzt kontrollieren zu lassen.
Treten Zahnfleischblutungen verstärkt oder regelmäßig auf, sollte der Zahnarzt aufgesucht werden, um die genaue Ursache zu finden und eine entsprechende Behandlung einzuleiten. Eine unbehandelte Zahnfleischentzündung kann zum Zahnfleischschwund und damit zum Verlust der Zähne führen!

Kau- und Kieferbeschwerden

Schmerzen beim Kauen beeinträchtigen die Nahrungsaufnahme oft erheblich. Ursache hierfür sind häufig Kiefergelenkbeschwerden, die durch eine Fehlbelastung hervorgerufen werden. Aber auch Veränderungen im Kiefergelenk können zu Beschwerden beim Öffnen des Mundes sowie beim Kauen führen. Neben den Ursachen im Gelenk muss bei Kindern oder jüngeren Menschen eventuell an eine Mittelohrentzündung oder eine Entzündung der Ohrspeicheldrüse gedacht werden, denn schmerzhafte Entzündungen der benachbarten Bereiche können ausstrahlen. Bei älteren Menschen, die häufig unter Gelenkentzündungen leiden, sind unter Umständen auch die Kiefergelenke betroffen. In seltenen Fällen kommt als Ursache für die Beschwerden beim Kauen eine Erkrankung der Halswirbelsäule in Betracht.

Ein **Kieferknacken** beim Schließen des Mundes, das möglicherweise mit Schmerzen sowie einer **Einschränkung beim Öffnen des Mundes** verbunden ist, tritt vor allem dann auf, wenn sich im Kiefergelenk die Gelenkscheibe (Diskus) verlagert hat. Dieses Symptom kann nach einer Verletzung im Kieferbereich auftreten oder bei einer schon länger bestehenden Überbeweglichkeit des Kiefergelenks. Unter Umständen kann eine kieferchirurgische Behandlung nützlich sein.

207

MUND UND ZÄHNE

▎Treten **Schmerzen beim Kauen von festeren Speisen** auf und sind diese im Bereich des Kiefergelenks lokalisiert, kann die Ursache in einer **Überbeweglichkeit des Kiefergelenks** liegen, oder im Kiefergelenk hat sich **die Gelenkscheibe** (Diskus) **verlagert**. Beim Öffnen des Mundes springt sie in die normale Position, beim Schließen des Mundes springt sie wieder zurück. Das führt zu ständigen, unangenehm springenden Bewegungen beim Kauen im Kiefergelenk.

Sind neben den Bewegungsschmerzen eine **Druckempfindlichkeit** und eine **Schwellung im Gelenkbereich** zu beobachten (Bild), können die Beschwerden von einer **Kiefergelenkentzündung** herrühren. Durch die Nähe zum Ohr werden diese Schmerzen öfter mit Ohrenschmerzen verwechselt. Durch die Schwellung kann es zur „Kieferklemme", zur Behinderung beim Öffnen des Mundes, kommen.

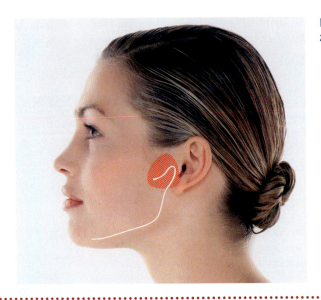

Kiefergelenkentzündung ▶ S. 372

▎**Kaubeschwerden** können besonders bei Kindern im Zusammenhang mit einer **Mittelohrentzündung** (Otitis media) oder einer Ohrspeicheldrüsenentzündung (Parotitis) auftreten. Hier sollte der Kinderarzt auf jeden Fall aufgesucht werden. Er kann am besten entscheiden, ob ein HNO- oder Zahnarzt für die weitere Behandlung zuständig ist.

Mittelohrentzündung ▶ S. 401

 Bei allen länger anhaltenden Kaubeschwerden sollte ein Zahnarzt aufgesucht werden. Er stellt im Rahmen einer lokalen Untersuchung und eventuell einer Röntgenaufnahme fest, ob es sich um Anomalien im Aufbau und in der Funktion des Kauapparates handelt oder ob krankhaft entzündliche Prozesse die Ursache für die Beschwerden sind, und leitet die entsprechenden Behandlungsmaßnahmen ein.

NASE

Die Nase hat im Wesentlichen drei Funktionen: Durch sie wird die einströmende Atemluft gereinigt, angewärmt und angefeuchtet. Sie ist für die Stimmbildung von Bedeutung, denn die Nasenhöhle und die Nasennebenhöhlen bilden einen Resonanzkörper und prägen so den Klang der Stimme. Im oberen Teil der Nase sitzt das Riechorgan, durch das man nicht nur Düfte, sondern auch Geschmacksunterschiede wahrnimmt.

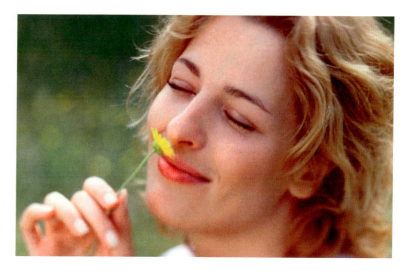

Äußerlich sind von der Nase die Nasenlöcher, die Nasenflügel sowie der vordere Teil der Nasenscheidewand zu sehen. Wesentlich größer ist ihr innen gelegener Teil, die Nasenhöhle, die nach unten vom Gaumen, nach oben vom Siebbein und seitlich von den Oberkieferknochen begrenzt wird. Die Nasenhöhle wird von der Nasenscheidewand in zwei Hälften getrennt. Die beiden Nasenhöhlen gehen an ihrem hinteren Teil, d.h. den hinteren Nasenöffnungen – auch Choanen genannt –, in den Rachenraum über. Die Nasenhöhlen wiederum werden jeweils in eine obere, mittlere und untere Nasenmuschel unterteilt. In die beiden unteren Nasenmuscheln, mündet jeweils der Tränennasengang, über den die Tränenflüssigkeit der Augen abfließt. – Dies ist auch der Grund dafür, warum man sich beim Weinen die Nase putzen muss. – In ihrem Inneren ist die Nase mit Schleimhaut ausgekleidet, die von zahlreichen feinen Blutgefäßen durchzogen wird. Auf der Oberfläche der Nasenschleimhaut sitzen winzige Härchen.

Die Nasennebenhöhlen befinden sich neben der Nase in der Stirn (Stirnhöhlen) und im Oberkiefer (Kieferhöhlen); auch das Siebbein, in dem das Geruchsorgan sitzt, gehört dazu. Die Nasennebenhöhlen stehen mit der Nase in Verbindung. Bei einem heftigen Schnupfen können sich die Viren und Bakterien aus der Nase in diesen Höhlen ausbreiten und eine Nasennebenhöhlenentzündung verursachen.

> Beschwerden, die Sie in diesem Kapitel nicht finden, können auch in folgenden Kapiteln stehen:
> **ATMUNG** ▶ S. 52
> **HALS UND RACHEN** ▶ S. 134

Behinderte Nasenatmung

Ein unbehindertes Ein- und Ausatmen ist Voraussetzung für das allgemeine Wohlbefinden. Verengt sich der Raum in der Nase, z.B. durch eine geschwollene Nasenschleimhaut, wird das Luftholen durch die Nase erschwert. Eine Behinderung der Nasenatmung kann aber auch durch einen Fremdkörper verursacht werden. Kleine gutartige Wucherungen wie etwa Polypen, die oftmals im Kindesalter auftreten, können das Atmen durch die Nase ebenso erschweren.

Kommt es zu einer **verstopften, laufenden Nase**, meist begleitet von **häufigem Niesen**, ist das ein Zeichen für eine Entzündung der Nasenschleimhaut: einen **Schnupfen**. Außerdem können Geruchsvermögen und Schmecken beeinträchtigt sein. Die meist durch Viren ausgelöste Entzündung führt zu einer Anschwellung der Nasenschleimhaut und einer mehr oder minder starken Absonderung von Sekret aus den Schleimhautzellen, wobei der Schleim anfangs noch wässrig, später dickflüssig ist. Ein Schnupfen ist fast immer harmlos, in der Regel klingen die Symptome nach kurzer Zeit wieder ab. Wird das Schnupfensekret allerdings eitrig, so sind noch Bakterien als Erreger hinzugekommen; insbesondere mit Kleinkindern sollte man dann zum Arzt gehen.

Schnupfen
▶ S. 443

NASE

■ Kommt es **ohne Anzeichen einer Erkältung** zu **Nasenlaufen** oder **Nasenjucken** und **Niesreiz**, deutet dies auf eine allergische Reaktion der Nasenschleimhaut hin. Die Augen sind gerötet und jucken. Verursacht wird dieser so genannte Heuschnupfen meist durch Pollen von Gräsern, Blüten, Sträuchern und Bäumen. Die Nase läuft dann heftig bzw. ständig, wobei das Sekret wässrig ist.

Heuschnupfen ▶ S. 361

■ Bei einer **verstopften Nase ohne weitere Symptome** atmen die Betroffenen bevorzugt durch den Mund. Zusätzlich ist das **Riechvermögen eingeschränkt**, die **Stimme klingt näselnd** und es kann verstärkt **Schnarchen** auftreten. Ursache hierfür können Polypen (gutartige Wucherungen) in der Nase sein. Aber auch eine **verkrümmte Nasenscheidewand** ruft möglicherweise das ständige Gefühl hervor, die Nase sei verstopft.

Nasenpolypen ▶ S. 410

■ Schnupfen in Verbindung mit leichten **Kopfschmerzen, Halsschmerzen**, leichtem **Husten und Fieber** (zwischen 37,0 °C und 38,0 °C) ist Zeichen für eine Erkältungskrankheit. Dazu kommen meist Frösteln, Appetitlosigkeit und allgemeines Unwohlsein wie Abgeschlagenheit, Müdigkeit und Konzentrationsschwäche. Von dieser meist harmlosen Erkrankung können Erwachsene bis zu viermal im Jahr betroffen sein.

Erkältungskrankheit ▶ S. 332

■ Treten bei einem Schnupfen **Fieber über 39,0 °C** und **Gliederschmerzen** auf, ist dies ein Zeichen dafür, dass sich die Infektion ausgebreitet hat und der Betroffene eventuell an einer Virusgrippe leidet. Da die Grippeerreger sich im Körper rasch ausbreiten und andere Organe wie z.B. das Herz schädigen können, ist bei diesem Krankheitsbild unbedingt ein Arzt aufzusuchen.

Grippe ▶ S. 350

■ Kommen nach dem Auftreten eines Schnupfens noch **Schmerzen im Bereich von Stirn und Wangen** hinzu, die typischerweise **beim Nach-vorne-Beugen stärker** werden, deutet dies auf eine Nasennebenhöhlenentzündung hin. Die Entzündung der Nasenschleimhaut kann auf die Nasennebenhöhlen (Bild) übergehen. Da die Schleimhäute geschwollen sind, kann das vermehrt gebildete Sekret aus den Nebenhöhlen nicht abfließen, was ein starkes Druckgefühl in diesen Bereichen und Kopfschmerzen verursacht. Abschwellende Nasentropfen verbessern den Abfluss der Sekrete, ebenso Wärmebestrahlungen und Inhalationen. Nasennebenhöhlenentzündungen können leicht chronisch werden, wenn man nicht darauf achtet, dass sie vollständig ausheilen. Dann müssen Antibiotika eingesetzt werden.

Nasennebenhöhlenentzündung ▶ S. 409

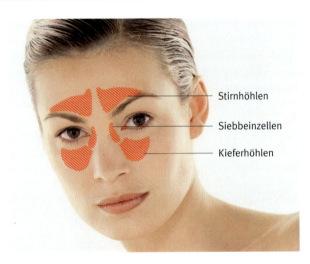

Stirnhöhlen
Siebbeinzellen
Kieferhöhlen

 War die Nasenatmung durch einen Schnupfen gestört, wird nach dessen Abklingen auch die Nase wieder frei sein. Bleibt die Nase nach Ausheilung des Schnupfens „zu" oder ist es über einen längeren Zeitraum hinweg schwer, über die Nase Luft zu holen, ohne dass gleichzeitig Hinweise auf eine Erkältungskrankheit oder auf Heuschnupfen vorliegen, oder dauert ein Schnupfen länger als sechs Tage an, sollte ein Arzt zu Rate gezogen werden.

Niesen

■ Niesen ist ein Schutzreflex, der durch eine Reizung der Nasenschleimhaut verursacht wird. Auslöser können Staubteilchen und Pollen ebenso wie Viren und Bakterien sein. Aber auch Gerüche und starke Lichtreize lösen unter Umständen diesen Reflex aus. Gesteuert wird das explosionsartige Ausstoßen von Luft über einen Nerv in der Nase, der nicht bewusst beeinflusst werden kann. Obwohl Niesen eine Schutzreaktion des Körpers ist, kann es, wenn es gehäuft auftritt, sehr lästig werden.

Riechstörung

■ Ein **wiederholt auftretender**, oftmals **heftiger Niesreiz** mit einem kribbelnden Gefühl in der Nase, bei dem die Nasenschleimhaut ein wässriges Sekret absondert, also **die Nase läuft**, ist oft das erste Anzeichen für einen beginnenden Schnupfen oder eine Erkältungskrankheit. Die Nasenschleimhaut versucht die eingedrungenen, sich rasch vermehrenden Viren abzuwehren.

Erkältungskrankheit ▸ S. 332

Schnupfen ▸ S. 443

■ Löst ein **Kontakt mit bestimmten Stoffen** wie Blütenpollen, Hausstaub, Tierhaaren oder Schimmelpilzsporen ein heftiges Niesen aus, weist dies auf eine Allergie gegen bestimmte Substanzen hin. Davon zu unterscheiden ist ein Niesreiz, der bei Menschen mit empfindlicher Nasenschleimhaut z.B. im Umgang mit Mehlstaub, Holzstaub, Kochdämpfen oder Gewürzen wie Pfeffer ausgelöst wird.

Allergien ▸ S. 300

■ Kommt es zu regelrechten **Niesanfällen**, kann die Ursache entweder eine Allergie oder eine Reaktion auf einen starken Reiz sein. Das können z.B. bestimmte Gerüche sein oder sehr grelles Licht. Manchmal ist der Grund für das wiederholte und anhaltende Niesen jedoch nicht erkennbar. Auslöser ist in jedem Fall eine Reizung des Nervs, der den Nasenbereich versorgt. Ist kein auslösender Reiz zu finden, kann es sich um eine Fehlregulation der Nerven z.B. durch Nervosität handeln.

Liegt der Verdacht auf eine Allergie nahe, sollte der Arzt befragt werden, ob eine Allergietestung und ggf. eine Behandlung in Form einer Desensibilisierung sinnvoll ist. Zur Testung werden verschiedene allergieauslösende Stoffe auf die Haut aufgetragen oder in die Hautoberfläche eingespritzt. Eventuell auftretende Hautreaktionen geben dann Auskunft darüber, ob und auf welche Substanz man allergisch reagiert.

Riechstörung

■ Durch die Nase nimmt man Duftstoffe auf, die als Signale an das Gehirn weitergeleitet und dort verarbeitet werden. Die Nase verfügt über zahlreiche entsprechende Sinneszellen in der Riechschleimhaut. Zu Störungen des Geruchssinns kommt es, wenn die Nasenschleimhaut angeschwollen ist und die Duftstoffe nicht mehr bis in den oberen Nasenbereich vordringen können oder wenn eine Erkrankung des Geruchsnervs vorliegt. Erkrankungen im Gehirn können eine Störung der Erkennung von Gerüchen auslösen.
Da das Schmecken eng mit dem Geruchssinn verbunden ist, schmeckt man auch nichts mehr, wenn die Fähigkeit zu riechen eingeschränkt ist.

■ Gelangt bei **behinderter Nasenatmung** nicht genügend Luft in die Nase, ist in jedem Fall auch das Riechen eingeschränkt. Das tritt am häufigsten bei Schnupfen auf, wenn die Nasenschleimhaut entzündet und angeschwollen ist. Aber auch bei einer Entzündung der Nasennebenhöhlen ist das Riechen beeinträchtigt. Im Falle einer Allergie treten zwar auch häufig schnupfenähnliche Symptome auf, doch bleibt der Geruchs- und Geschmackssinn meist intakt.

Schnupfen ▸ S. 443

Nasennebenhöhlenentzündung ▸ S. 409

■ Liegt bei **behinderter Nasenatmung kein Schnupfen** vor und treten trotzdem Störungen der Geruchswahrnehmung auf, so ist das eventuell ein Hinweis auf eine Verstopfung der Nase mit gutartigen Schleimhautwucherungen, so genannten Nasenpolypen.

Nasenpolypen ▸ S. 410

■ Riechstörungen **ohne behinderte Nasenatmung** treten bei einer Schädigung des Riechnervs oder der Sinneszellen in der Riechschleimhaut auf. Aber auch bestimmte Stoffwechselerkrankungen, z.B. eine Schilddrüsenunterfunktion, verursachen unter Umständen eine gestörte oder fehlende Wahrnehmung von Gerüchen. Seltener (aber möglich) ist eine Erkrankung des Gehirns, die den Bereich des Riechnervs oder des Riechzentrums betrifft. In diesem Fall können die ankommenden Signale zur Erkennung eines Geruchs nicht erkannt und verarbeitet werden. Dies kann z.B. bei einem Tumor der Fall sein.

Schilddrüsenunterfunktion ▸ S. 439

Gehirntumor ▸ S. 344

211

NASE

▮ **Medikamente** und **Giftstoffe** können den Geruchssinn beeinträchtigen. Besonders häufig treten solche **Nebenwirkungen** bei Psychopharmaka, Rheuma-Medikamenten und starken Schmerzmitteln (Opiaten) auf. Chemische Lösungsmittel und Schwermetalle können zu einer **Schädigung der Riechschleimhaut** führen und damit einen Ausfall des Geruchssinns verursachen.

Medikamente
▸ S. 38

 Bemerkt man, dass die Geruchswahrnehmung gestört ist, sollte ein HNO-Arzt aufgesucht werden, damit die Ursache geklärt wird. Die Diagnostik ist allerdings nicht ganz einfach. Neben einer ausführlichen Befragung durch den Arzt können ein Geruchstest, Blutuntersuchungen oder auch Röntgenaufnahmen der Nasennebenhöhlen oder des Schädels notwendig werden.

Nasenbluten

▮ Beim Nasenbluten besteht in der Regel kein Grund zur Sorge. Die zarte Nasenschleimhaut ist von zahlreichen kleinen Blutgefäßen durchzogen, und werden diese verletzt – z.B. bei heftigem Schnäuzen oder einem Schlag auf die Nase –, kann eines dieser Gefäße platzen und es kommt zu einer solchen Blutung. Nasenbluten kann jedoch auch bei einer Infektion der Nasenschleimhaut auftreten: Sind Viren und Bakterien eingedrungen, sorgt der Körper für eine stärkere Durchblutung der Schleimhaut, um so die Krankheitserreger besser abwehren zu können. Dadurch ist aber auch die Verletzbarkeit der kleinen Blutgefäße höher und so die Blutungsgefahr größer. Bei längerem Aufenthalt in überheizten Räumen (die eine sehr geringe Luftfeuchte haben), trocknet die Nasenschleimhaut leicht aus. Dies führt unter Umständen ebenso zum Platzen der feinen Blutgefäße und damit zum Nasenbluten. Wer unter einem zu hohen Blutdruck oder einer Gerinnungsstörung des Blutes leidet, der kann des Öfteren von Nasenbluten betroffen sein. Bei manchen Menschen tritt Nasenbluten jedoch ohne Grund auf. In diesen Fällen liegt meist ist eine Veranlagung vor.
Blutet die Nase, sollte man den Kopf nach vorn beugen und die Nasenflügel zusammendrücken. Zusätzlich helfen kalte Kompressen (Kühlgelkissen), die auf den Nasenrücken und in den Nacken gelegt werden.

▮ Bei akuten Infektionen im Zusammenhang mit einem **Schnupfen** oder bei einem **Heuschnupfen** schwillt die Nasenschleimhaut an. Dabei erhöht sich die Verletzlichkeit der feinen Blutgefäße und beim Schnäuzen kommt es leicht zu kleinen **Verletzungen** und dadurch zu Blutungen. Diese hören jedoch meist schnell wieder auf.

Verletzungen
▸ S. 287

▮ Bei der Einnahme von blutverdünnenden oder gerinnungshemmenden **Medikamenten**, die z.B. bei Herzerkrankungen verschrieben werden, kann als **Nebenwirkung** Nasenbluten auftreten. Dies sollte man dem behandelnden Arzt mitteilen, damit er unter Umständen die Dosierung überprüft.

Medikamente
▸ S. 38

▮ Ein wiederholtes, **plötzliches Nasenbluten ohne erkennbaren Grund** kann, besonders wenn es im **höheren Lebensalter** auftritt, ein Hinweis auf **Bluthochdruck** und **Arteriosklerose** sein. Der Hausarzt wird nach einem Gespräch die nötigen Untersuchungen einleiten.

Bluthochdruck
▸ S. 314
Arteriosklerose
▸ S. 305

▮ Tritt nach einem **Sturz oder Schlag auf den Kopf** oder nach einem **Unfall**, ohne dass direkt die Nase betroffen war, eine Blutung aus **einem oder beiden Nasenlöchern** auf, kann eine Verletzung der Schädelbasis (Schädelbruch) die Ursache sein. Hier handelt es sich um einen Notfall, und der Notarzt muss sofort gerufen werden. Bis zum Eintreffen des Arztes ist der Betroffene ruhig, mit leicht erhöhtem Oberkörper zu lagern.

Schädel-Hirn-Verletzungen ▸ S. 436

 Dauert das Nasenbluten mehr als 20 Minuten an, sollte unbedingt ein Arzt oder ein Krankenhaus aufgesucht werden. Dies gilt besonders bei einer sehr heftigen Blutung, wenn das Blut nach einem Unfall oder einem heftigen Schlag aus beiden Nasenlöchern gleichzeitig läuft. Ein Arztbesuch ist auch dann ratsam, wenn das Nasenbluten öfter ohne erkennbaren Grund auftritt, um zu untersuchen, was sich dahinter verbirgt.

NERVENSYSTEM UND GEHIRN

Das zentrale Nervensystem aus Gehirn und Rückenmark ist der komplizierteste Teil des Körpers. Zusammen mit dem peripheren Nervensystem, das sich über den ganzen Körper verteilt, nimmt es die Sinneseindrücke auf und verarbeitet sie. Kommt es zu Fehlfunktionen der einzelnen beteiligten Strukturen, können Schwindelgefühle, Gleichgewichtsstörungen, Lähmungen und Gedächtnisstörungen entstehen.

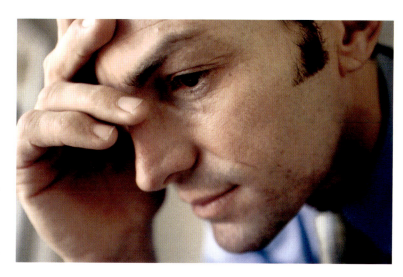

Gehirn und Rückenmark bilden zusammen das zentrale Nervensystem, die im übrigen Körper verlaufenden Nervenstränge das periphere Nervensystem. Die Nervenzellen sind der kleinste Baustein in diesem komplexen System. Sie sind miteinander verbunden und garantieren den Austausch von Informationen. Ab der Lebensmitte gehen kontinuierlich Nervenzellen zugrunde. Bei bestimmten Erkrankungen kann sich ihr Zerfall allerdings erheblich beschleunigen, z.B. durch Alkoholmissbrauch oder arteriosklerotische Veränderungen der Blutgefäße im Gehirn. In der Folge kann das Gehirn keine neuen Informationen mehr abspeichern, die Betroffenen erinnern sich nur noch an lange zurückliegende Ereignisse und sind in der Gegenwart verwirrt. Immer dann, wenn Gehirnbereiche von einer optimalen Sauerstoffversorgung abgeschnitten werden, kommt es ebenfalls zu Funktionsstörungen. Bereits nach kurzer Zeit (wenige Minuten reichen aus) sind ernste Schäden zu erwarten. Das betroffene Areal erholt sich nur dann wieder, wenn die Sauerstoff- und Nährstoffversorgung schnell wiederhergestellt wird.

> Beschwerden, die Sie in diesem Kapitel nicht finden, können auch in folgenden Kapiteln stehen:
> **KOPF UND GESICHT** ▶ S. 180
> **OHREN** ▶ S. 223
> **SEELISCHE STÖRUNGEN**
> ▶ S. 260

Missempfindungen und Taubheitsgefühl

Sinnesreize wie Berührungen und Temperaturwahrnehmungen werden aus verschiedenen Regionen des Körpers über sensible Nervenbahnen zum Rückenmark und an das Gehirn geleitet. Erst dort wird der Reiz zu einer bewussten Wahrnehmung verarbeitet. Missempfindungen besonders an Armen, Händen, Fingern, Beinen und Füßen haben ganz unterschiedliche Ursachen. Entweder handelt es sich um eine lokale Veränderung, oder eine weit im Körper entfernt liegende Grunderkrankung stört den Informationsfluss vom Ort der Wahrnehmung über die Nervenbahnen zum Gehirn. Wird ein Nerv durch Druck aus der Umgebung eingeengt oder gequetscht, macht sich dies an dem von ihm versorgten Hautareal bemerkbar, etwa in Form von Kribbeln und Taubheitsgefühlen. Diese können die Folge eines Verschleißes der Wirbelsäule bzw. eines Bandscheibenvorfalls sein. Darüber hinaus kommen auch Durchblutungsstörungen oder Stoffwechselstörungen, wie z.B. ein Diabetes, als Ursachen infrage.

Kribbeln und Taubheitsgefühl nach längerem Sitzen oder Liegen in unveränderter Position entstehen meist durch Druck auf einen Nerv. Das unangenehme Gefühl, wenn ein Arm oder ein Bein „eingeschlafen" ist, tritt sehr häufig beim Aufstützen auf den Ellenbogen im Liegen oder beim Übereinanderschlagen der Beine auf. Einige Minuten der Entlastung bringen schnell wieder Leben in die vorher gefühllosen Gliedmaßen.

213

NERVENSYSTEM UND GEHIRN

■ **Kribbeln** mit **Taubheit** und **Schmerzen in den Fingerspitzen** (besonders von Zeige- und Mittelfinger sowie in der Daumenkuppe) weisen auf ein Karpaltunnel-Syndrom hin. Die Symptome treten besonders nachts auf. Grund für die Beschwerden ist eine Schwellung im Bereich des Handgelenks, die auf den hier verlaufenden Nerv drückt. Oftmals strahlen die Schmerzen auch in das Handgelenk, in den Unterarm bis hin zum Ellenbogen oder zur Schulter aus. Hält die Schwellung länger an, kann Kraftlosigkeit in der Hand auftreten. Das Karpaltunnel-Syndrom wird in der Regel mit lokalen Kortisonspritzen behandelt. Hilft dies nicht, ist ein operativer Eingriff notwendig.

Karpaltunnel-Syndrom ▶ S. 369

■ **Missempfindungen**, **Taubheitsgefühle** sowie **gestörte Sensibilität der Haut** sind möglicherweise Zeichen einer Reizung der Nervenwurzeln bei ihrem Austritt an der Wirbelsäule. Kommen solche Symptome **an Armen, Händen und Fingern** vor, kann dies durch degenerative Veränderungen an Brust- und Halswirbelsäule (HWS-/BWS-Syndrom) hervorgerufen werden, da hier die entsprechenden Nerven aus dem Rückenmark sowie dem Wirbelkanal austreten. Auch ein Bandscheibenvorfall kommt als Ursache infrage. Die hierbei aus ihrer normalen Position verdrängte Bandscheibe drückt auf Nervenwurzeln. Auch die Beine können dann von Missempfindungen und Taubheitsgefühlen betroffen sein.
Schmerzen im Gesäß sowie auf der Rückseite eines Beines mit entsprechenden Sensibilitätsstörungen sprechen für ein Ischias-Syndrom.

HWS-/BWS-Syndrom ▶ S. 366

Bandscheibenvorfall ▶ S. 309

Ischias ▶ S. 368

■ **Lang anhaltende quälende Missempfindungen** wie **Brennen** und **Ameisenlaufen** können eine Schädigung sensibler Nerven anzeigen. Häufig sind die Beschwerden an Händen und Füßen handschuh- bzw. strumpfförmig verteilt. Die bei weitem häufigste Ursache ist eine **Schädigung des empfindlichen Stoffwechsels der Nerven** durch übermäßigen regelmäßigen Alkoholkonsum. Nicht selten führt auch ein Diabetes zu dieser Art der Nervenschädigung (Polyneuropathie). Als Folge der herabgesetzten Sensibilität werden oft Verletzungen vor allem an den Füßen nicht mehr wahrgenommen.

Polyneuropathie ▶ S. 424

■ **Kribbeln**, **Schmerzen** sowie **Taubheitsgefühle**, die **in Fingern oder Beinen** auftreten, können auch Zeichen einer arteriellen Durchblutungsstörung sein. Das betroffene Gewebe und die jeweiligen Nerven werden nicht mehr ausreichend mit Sauerstoff und Nährstoffen versorgt. Bewegung verschlimmert, Ruhe verbessert die Beschwerden. Die Ursache sollte umgehend durch einen Arzt abgeklärt werden.

Durchblutungsstörung ▶ S. 327

Raynaud-Krankheit ▶ S. 430

Missempfindungen und Taubheitsgefühle, die nicht schnell wieder vergehen oder immer häufiger auftreten, deuten auf eine Schädigung sensibler Nerven oder eine gestörte Durchblutung im entsprechenden Körperareal hin. Da Nervenzellen besonders empfindlich sind und sich nicht ohne weiteres regenerieren können, ist der Gang zum Arzt unerlässlich, um eine bleibende Schädigung zu verhindern.

Lähmungen

Fühlt sich ein Körperteil plötzlich ungewöhnlich schwer an, lässt er sich nur mit großer Willensanstrengung oder gar nicht mehr bewegen, besteht eine Lähmung. Als Ursachen kommen eine Schädigung der muskelversorgenden Nerven, der Muskulatur selbst oder des Gehirns infrage. Da die meisten Nervenfasern auf ihrem Weg vom Gehirn zu den Muskeln auf die jeweils gegenüberliegende Körperseite wechseln, führt eine Hirnschädigung auf einer Seite zur Muskellähmung auf der anderen Körperseite. Werden Nervenzellen stark in Mitleidenschaft gezogen, entsteht in der Regel eine dauerhafte Lähmung. Im Fall einer leichteren Schädigung können sich die Nervenstrukturen zumindest teilweise wieder erholen, und auch die Lähmungen bilden sich dann mehr oder weniger zurück. Je nachdem an welcher Stelle der Nervenbahnen die Schädigung auftritt, ist die Lähmung schlaff oder spastisch. Bei der schlaffen Lähmung hängen die Gliedmaßen wie bei einer Puppe herab. Die Schädigung ist dann in den peripheren Nervenbahnen. Sind dagegen die Strukturen des Gehirns und des Rückenmarks betroffen, geht die zunächst schlaffe in eine spastische Lähmung über, die zu einem unwillkürlichen und dauerhaften Anstieg der Muskelspannung mit Fehlhaltungen in den betroffenen Körperbereichen führt.

Lähmungen

■ Kann eine **Fußspitze nicht mehr angehoben** werden und ist **am betroffenen Bein ein Taubheitsgefühl** aufgetreten, ist dies möglicherweise Zeichen dafür, dass eine Nervenwurzel gereizt und Druck auf sie ausgeübt wird. Ursache hierfür ist in der Regel ein Bandscheibenvorfall. Nimmt der Druck auf die Nerven weiter zu, erhält die Muskulatur nicht mehr genügend Nervenimpulse, und es kommt zu einer Muskelschwäche.

Bandscheibenvorfall ▶ S. 309

■ Lähmungserscheinungen oder Taubheitsgefühle **nach einem Sturz** können Folgen einer Nervenverletzung aufgrund eines Knochenbruchs sein. Weitere mögliche Symptome hierfür sind eine Fehlstellung der Knochen, eine lokale Schwellung sowie schmerzhafte Bewegungseinschränkungen. Hier sollte umgehend eine Röntgenuntersuchung erfolgen.

Knochenbruch ▶ S. 373

■ Treten **plötzlich Taubheitsgefühl** oder **Lähmungserscheinungen in einer Körperhälfte** auf, die sich auch im Gesicht mit **einseitig herabhängendem Mundwinkel** zeigen, ist dies ein ernstes Warnsignal für einen Schlaganfall. Zwar können sich manche Lähmungen innerhalb von Stunden wieder zurückbilden, wenn es sich „nur" um eine so genannte transitorische ischämische Attacke (TIA) handelt, bei der die Blutversorgung eines Teils des Gehirns nur für kurze Zeit (Sekunden bis zu mehreren Stunden) gestört ist. Hält die Mangeldurchblutung jedoch länger an, droht ein Schlaganfall. Hier kommen zu der typischen Halbseitenlähmung Sprechstörungen (verwaschene, undeutliche Sprache) hinzu, oder der Betroffene ist nicht mehr in der Lage, andere zu verstehen. Schluckstörungen, Schwindel oder Gangstörungen sind weitere Anzeichen eines Schlaganfalls. In der Hoffnung, dass die Symptome von selbst wieder abklingen könnten, warten viele Betroffene zu lange, bis sie den Notarzt rufen. Dabei kommt es gerade bei einem Schlaganfall auf schnelle medizinische Betreuung in einem Krankenhaus an, denn die betroffenen Gehirnbereiche erholen sich nur dann wieder, wenn die Versorgung mit Sauerstoff und Nährstoffen so rasch wie möglich wiederhergestellt wird.
Als weitere Ursachen der aufgeführten Krankheitszeichen sind schwere Schädel-Hirn-Verletzungen, Tumoren oder entzündliche Erkrankungen des Gehirns, wie eine Infektion mit Bakterien oder Viren, möglich.

TIA ▶ S. 452

Hirndurchblutungsstörung ▶ S. 362

Schlaganfall ▶ S. 441

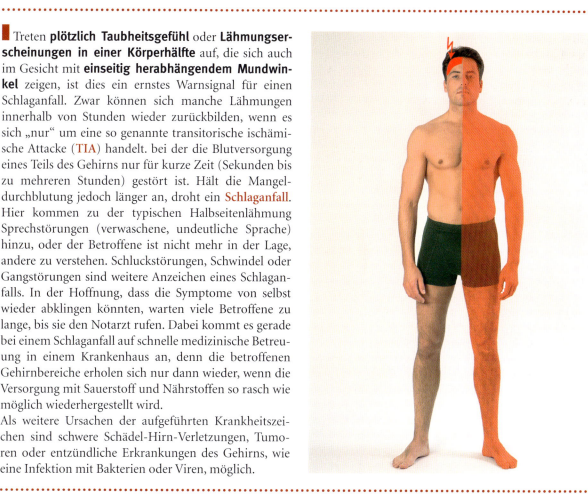

■ **Schwäche- und Schweregefühle in Armen und Beinen**, Taubheitsgefühle und Kribbeln sowie **Koordinations- und Gleichgewichtsstörungen** sind unter Umständen Zeichen einer Multiplen Sklerose (MS), bei der Seh-, Sprech- und Schluckstörungen dazukommen können. Die durch eine MS hervorgerufenen Symptome verschlimmern sich in der Regel in Schüben. Zur Sicherung der Diagnose wird eine so genannte Lumbalpunktion durchgeführt, bei der man Rückenmarkflüssigkeit (Liquor) zur Untersuchung entnimmt.

Multiple Sklerose ▶ S. 402

■ Sind **nach einem Sturz oder Unfall beide Körperseiten teilweise oder ganz gelähmt**, besteht der Verdacht auf eine Querschnittslähmung. Ursache hierfür ist eine Verletzung der Wirbelsäule mit teilweiser oder vollständiger Unterbrechung der im Rückenmark verlaufenden Leitungsbahnen. Je weiter oben an der Wirbelsäule sich die Verletzung befindet, desto mehr Körperbereiche sind von der Lähmung betroffen.

Querschnittslähmung ▶ S. 429

215

NERVENSYSTEM UND GEHIRN

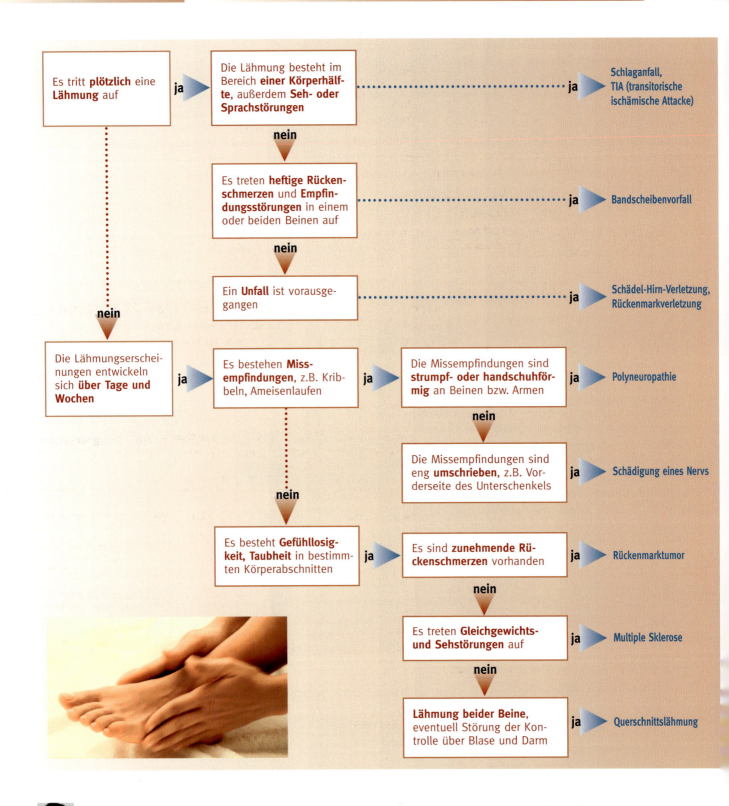

Gelegentliche Taubheitsgefühle in Händen oder Füßen sollten möglichst bald ärztlich untersucht werden. Bei plötzlich auftretenden Lähmungen muss jedoch immer der Notarzt gerufen werden, da nur schwerwiegende Ursachen infrage kommen. In der Klinik können alle notwendigen diagnostischen Maßnahmen schnell ergriffen werden, wie z.B. Röntgen oder Computer- bzw. Magnetresonanztomographie, um die Ursache herauszufinden und dann mit einer rasch einsetzenden Behandlung irreparable Folgeschäden zu verhindern.

Schwindel und Gleichgewichtsstörungen

Ständig werden von verschiedenen Sinnesorganen Informationen zum Gehirn geschickt. Sie lassen dort ein Bild davon entstehen, wo sich der eigene Körper im Verhältnis zur Umwelt gerade befindet: Die Augen liefern ein Abbild der Umgebung, das Gleichgewichtsorgan im Innenohr nimmt Veränderungen der Körperposition wahr, bestimmte Sinneszellen registrieren gleichzeitig im Körperinneren Muskelspannung und Gelenkstellung. Schwindel entsteht, wenn diese Sinnesorgane deutlich voneinander abweichende Informationen an das Gehirn melden. Auch eine Störung der Reizverarbeitung im Gehirn kann sich auf diese Weise bemerkbar machen. Mit Schwindel ist häufig das Gefühl von Übelkeit verbunden, das bis zum Erbrechen führen kann. Außerdem kann nicht selten Angst mit Herzrasen und Schweißausbrüchen hinzu-

kommen. Man unterscheidet Drehschwindel – mit einem Gefühl wie beim Karussellfahren –, Schwankschwindel (Gefühl wie auf einem Boot auf rauer See) und Benommenheitsschwindel.

Um die Ursache des Schwindels herauszufinden, sind eine Reihe von Fragen hilfreich, die auch dem Arzt bei der Sicherung der Diagnose helfen:

- In welchen Situationen und wie oft kommt es zu Schwindel?
- Wie lange hält eine Schwindelattacke an?
- Wie genau fühlt sich der Schwindel an (Drehschwindel, Schwankschwindel oder eher ein Benommenheitsschwindel mit Taumeligkeit, Unsicherheit)?
- Gibt es zusätzliche zeitgleich auftretende Beschwerden wie eine Hörstörung, unregelmäßigen Herzschlag oder ein „Schwarzwerden" vor den Augen?

Tritt Schwindel **bei einem Aufenthalt in großer Höhe** und einem damit verbundenen **Blick nach unten** auf, ist dies ein alltägliches Phänomen. Es entsteht, wenn die Informationen des Auges mit denen des Gleichgewichtsorgans nicht übereinstimmen und man glaubt, den Boden unter den Füßen zu verlieren. Auch während

einer Boots- bzw. Schifffahrt oder einer Flugreise können entsprechende Beschwerden auftreten, die eventuell zu Übelkeit und Brechreiz führen. Hat man wieder festen Boden unter den Füßen, verschwinden die Symptome wieder von selbst.

Kommt es zu Schwindelgefühlen bei **akutem Stress** sowie bei **seelischen Krisen** und **Konflikten**, kann dies Folge der Belastung sein. Es handelt sich dann um ein psychosomatisches Symptom. In derartigen Fällen ist es ratsam, sich an einen Arzt zu wenden. Er wird nach einem Gespräch und einer eingehenden körperlichen

Untersuchung unter Umständen zu einer psychotherapeutischen Behandlung raten. Darüber hinaus können möglicherweise Entspannungsübungen wie Autogenes Training, Yoga oder Taiji, die man in Kursen erlernen und dann zu Hause selbstständig durchführen kann, die Beschwerden lindern.

Psychosomatische Störungen
▸ S. 428

Plötzlich einsetzende Schwindelgefühle, verbunden mit einem kurzen **Schwarzwerden vor den Augen**, könnten von einem niedrigen Blutdruck herrühren. Diese kurzfristige Kreislaufschwäche tritt vor allem auf, wenn man schnell aus dem Liegen oder aus der Hocke

aufsteht. Betroffene sollten zur Anregung des Kreislaufes regelmäßig Sport treiben und morgens abwechselnd kalt und warm duschen. Nur in speziellen Fällen ist eine medikamentöse Behandlung erforderlich.

Blutdruck, niedriger ▸ S. 315

Schwindel in Verbindung mit **Kopfschmerzen** und eventuell **verschwommenem Sehen** kann Zeichen von Bluthochdruck sein. Zwar verursacht die so genannte Hypertonie zunächst meist keine wahrnehmbaren Beschwerden, doch bei besonders hohen Blutdruckwerten

können die genannten Symptome auftreten (Hochdruckkrise). Auf alle Fälle sollte der Blutdruck beim Arzt regelmäßig kontrolliert und, falls notwendig, medikamentös behandelt werden, damit spätere Schäden vermieden werden.

Blutdruck, hoher
▸ S. 314

Treten Schwindelgefühle in Zusammenhang mit der Einnahme von **Medikamenten** auf, ist dies eventuell eine Nebenwirkung des entsprechenden Präparates. Besonders blutdrucksenkende und entwässernde Mittel

haben manchmal diese unerwünschte Begleiterscheinung. Der behandelnde Arzt sollte informiert werden, damit er gegebenenfalls die Dosierung überprüft.

Medikamente
▸ S. 38

NERVENSYSTEM UND GEHIRN

■ **Kurz anhaltende heftige Drehschwindelattacken** bei einem **Lagewechsel** (schnelle Kopfbewegungen, Nach-vorne-Beugen), die vor allem im mittleren bis höheren Lebensalter auftreten, werden eventuell durch Kalksteinchen in den Bogengängen des Gleichgewichtsorgans des Ohrs ausgelöst. Hier empfiehlt sich die Abklärung durch einen Hals-Nasen-Ohren-Arzt.

■ Ein **plötzlich einsetzender**, für **Minuten bis Stunden anhaltender starker Drehschwindel**, verbunden mit einem **einseitigen Ohrgeräusch** und **Schwerhörigkeit auf einem Ohr**, weist auf die Menière-Krankheit hin. Hierbei können auch Übelkeit und Erbrechen sowie ein Druckgefühl auf dem betroffenen Ohr auftreten.
Die genauen Ursachen für diese Erkrankung sind noch nicht vollständig aufgeklärt. Man beobachtet jedoch eine Flüssigkeitsansammlung im Innenohr, die Auswirkungen auf das Gleichgewichtsorgan und die Hörnerven hat. Als Auslöser kommen Durchblutungsstörungen, aber auch Stress und psychische Belastungen infrage. Die Diagnose wird meist anhand von Hörtests gestellt.

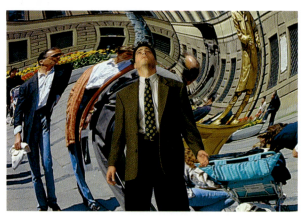

Menière-Krankheit
▶ S. 396

■ **Schwindel** und **Gangunsicherheit** zusammen mit einem **über Tage anhaltenden Ohrgeräusch** an einem Ohr können die Folge eines gutartigen Tumors am gemeinsam verlaufenden Hör- und Gleichgewichtsnerv sein (Akustikusneurinom). Typisch hierfür sind außerdem zunehmende Schwerhörigkeit und Kopfschmerzen. Anhand von Hörtests und der Magnetresonanztomographie (MRT), mit der ein möglicher Tumor aufgespürt werden kann, wird die Diagnose gestellt.

Akustikusneurinom ▶ S. 300

■ **Schwindel** in Zusammenhang mit **unscharfem Sehen** ist Folge von Fehlsichtigkeit. Diese Situation entsteht auch bei neu oder schlecht angepassten Brillengläsern, insbesondere wenn diese mehrere Stärken vereinen (Gleitsichtgläser). Auch ein akut erhöhter Augeninnendruck (Grüner Star) kann Schwindel und **Sehstörungen** auslösen. **Schielen** kann bei Kindern ein Grund für Schwindel sein, wobei Kinder das Gefühl meist nicht genau beschreiben können.

Fehlsichtigkeit
▶ S. 335

Grüner Star
▶ S. 351

■ Schwindelgefühl, bei dem **gleichzeitig Herzklopfen** und **Atemnot** auftreten, ist eventuell Zeichen einer Koronaren Herzkrankheit. In diesem Fall kommt es häufig auch zu Schmerzen im Brustbereich. Der Schwindel entsteht dadurch, dass die Sauerstoffversorgung des Gehirns und des Gleichgewichtsorgans nicht ausreicht. Eine Herzschwäche kommt als Ursache ebenfalls infrage. In diesen Fällen gibt ein EKG Aufschluss über eine mögliche Herzerkrankung.

Koronare Herzkrankheit
▶ S. 375

Herzschwäche
▶ S. 360

■ Mit Schwindel und **gleichzeitigen Lähmungserscheinungen an einer Körperhälfte** kann sich ein Schlaganfall ankündigen. Weitere Symptome sind unter Umständen eine verwaschene, undeutliche Sprache und Seh-, Schluck- oder Gangstörungen. Der Betroffene kann die Worte anderer möglicherweise nicht mehr verstehen. Hier handelt es sich um einen Notfall, bei dem umgehend ein Arzt gerufen werden muss.

Schlaganfall
▶ S. 441

 Schwindel und Gleichgewichtsstörungen weisen auf Erkrankungen hin, die entweder vom Innenohr, vom Kreislauf oder vom Gehirn herrühren und unbedingt durch einen Arzt behandelt werden sollten. Durch ausführliche Untersuchungen, unter Umständen auch bei einem Neurologen oder einem Hals-Nasen-Ohren-Arzt, muss die genaue Krankheitsursache festgestellt werden. Unbehandelt bergen die Beschwerden nicht nur das Risiko, dass die Betroffenen stürzen und sich Verletzungen zuziehen, sondern auch, dass schwere Folgeschäden eintreten können.

Sprach- und Sprechstörungen

Störungen der Sprache entstehen in der Regel durch Funktionsstörungen im Sprachzentrum in der linken Gehirnhälfte: Man kann keine Worte mehr bilden, obwohl die für das Sprechen notwendigen Stimmbänder, die Zunge und Atmung einwandfrei funktionieren. Häufig verstehen die Betroffenen auch die gesprochenen Worte der anderen nicht mehr, können beispielsweise keiner Aufforderung nachkommen. Bei einer **Sprechstörung** ist es genau umgekehrt: Die Vorbereitung für das Sprechen, ebenso wie die Verarbeitung von Sprache im Gehirn funktioniert zwar, aber die Steuerung der Körperfunktionen, welche das Sprechen ermöglichen, fällt teilweise oder ganz aus.

Lallen in Zusammenhang mit übermäßigem **Konsum von Alkohol** ist typisch für eine alkoholbedingte Sprechstörung: Aufgrund der Alkoholisierung kann die Zungen- und Mundmuskulatur nicht mehr einwandfrei bewegt werden; die Laute werden unverständlich. Auch manche Medikamente (wie z.B. starke Schlaf- und Beruhigungsmittel), aber auch Drogen können eine solche Wirkung haben. Große Müdigkeit oder Schläfrigkeit schränken ebenfalls die Funktion des Sprechens ein.

Sprechstörungen, die mit plötzlich auftretender **Lähmung einer Gesichtshälfte** einhergehen (mit schiefem Mund und der Unfähigkeit, das Auge zu schließen), signalisieren die Lähmung bestimmter Gesichtsnerven, z.B. des Fazialisnervs. Die Ursache ist nicht immer erkennbar, und die Lähmung kann sich von allein wieder zurückbilden. Unter Umständen ist die Sprechstörung jedoch Vorbote eines Schlaganfalls. Deshalb muss umgehend ein Arzt aufgesucht werden, damit dieser die Symptome richtig beurteilt.

Fazialislähmung ▶ S. 334

Schlaganfall ▶ S. 441

Eine **undeutliche Stimme**, **Schwäche** oder **Taubheit in Armen und Beinen**, häufig verbunden mit **Zittern**, können auf eine Multiple Sklerose (MS) hinweisen. Weitere Beschwerden sind hier möglicherweise Koordinations- und Gleichgewichtsstörungen sowie Seh- und Schluckstörungen. Die Diagnose wird meist durch eine Untersuchung der Gehirn-Rückenmark-Flüssigkeit (Liquor) gestellt. Zu diesem Zweck ist eine Punktion des Rückenmarkkanals erforderlich.

Multiple Sklerose ▶ S. 402

Monoton-leises roboterartiges Sprechen, ein starres maskenartiges Gesicht, **verlangsamte Bewegungen** sowie einen schlurfenden, kleinschrittigen Gang findet man häufig bei der Parkinson-Krankheit. Typisch für diese neurologische Erkrankung ist auch ein ständiges leichtes Zittern vor allem der Hände, weshalb sie früher auch Schüttellähme genannt wurde.

Parkinson-Krankheit ▶ S. 419

Unzusammenhängende Worte und die endlose **Wiederholung sinnloser Silben** sind Anzeichen für eine Durchblutungsstörung des Gehirns, die sowohl vorübergehend wie dauerhaft sein kann. Bei der so genannten transitorischen ischämischen Attacke (TIA) hält die Durchblutungsstörung „nur" für wenige Sekunden bis zu mehreren Stunden an, sodass die Symptome meist vorübergehend sind. Kommen weitere Symptome wie **Taubheit**, einseitige **Lähmungen** in Gesicht, Armen oder Beinen, **Schwindel**, Verwirrtheit und Sehstörungen hinzu, deutet es auf einen Schlaganfall hin. Auch ein Gehirntumor kann ähnliche Beschwerden hervorrufen. In allen diesen Fällen ist umgehend der Notarzt zu rufen.

TIA ▶ S. 452

Schlaganfall ▶ S. 441

Gehirntumor ▶ S. 344

Bei erstmals oder plötzlich auftretenden Sprach- bzw. Sprechstörungen muss sofort ein Arzt verständigt werden. Handelt es sich um eine mangelnde Sauerstoffversorgung des Gehirns und gelingt es, diese schnell wiederherzustellen, kann möglicherweise eine größere Schädigung verhindert werden. Treten die Beschwerden zwar plötzlich auf, verschwinden aber schnell und umgehend wieder, sollte die Ursache hierfür trotzdem sicherheitshalber von einem Arzt abgeklärt werden.

Sprach- und Sprechstörungen, wie sie z.B. nach einem Schlaganfall auftreten, können in der Regenerationsphase mithilfe eines Logopäden (Stimm- und Sprachtherapeuten) zum Teil oder gänzlich behoben werden.

NERVENSYSTEM UND GEHIRN

Konzentrations- und Gedächtnisstörungen

Im Gedächtnis sind das gesamte Wissen eines Menschen und sein lebenslang erworbener Erfahrungsschatz aufbewahrt. Auf diesem Hintergrund steuert es alle Orientierungsleistungen und das gesamte Verhalten. Kann man neue Informationen nicht mehr speichern oder auf erworbenes Wissen nicht mehr zurückgreifen, hat das gravierende Auswirkungen auf Orientierung und Verhalten. Grund dafür können vorübergehende Unterbrechungen in der Versorgung des Gehirns, aber auch Hirnschädigungen sein, die nicht in allen Fällen wieder rückgängig zu machen sind. Andere Erkrankungen führen zu einem fortschreitenden Abbauprozess, beispielsweise die Demenz. Gedächtnisleistungen werden allerdings auch von psychischen Faktoren beeinflusst. Kurzfristige Konzentrations- und Gedächtnisstörungen sind gerade bei Menschen, die ständig unter Stress stehen, nichts Ungewöhnliches. Sie sollten jedoch als Warnsignal verstanden werden. Oft helfen einige Tage Ausspannen, wobei genügend Schlaf besonders wichtig ist: Schlaf benötigt das Gehirn, um die Erlebnisse und Erfahrungen zu verarbeiten und das Gedächtnis zu stabilisieren. Äußere Faktoren wie Lärm, Wärme oder Kälte stören das Konzentrationsvermögen ebenso wie innere Reize (Hunger, Müdigkeit, Unlust). Die Konzentrationsfähigkeit hängt aber auch von der Leistungsfähigkeit des Gehirns ab.

Lassen Konzentrations- und Merkfähigkeit bei **Stress** und **seelischen Problemen** nach, ist dies Folge der **psychischen Überbelastung**. Man kann sich nur dann aufmerksam und interessiert einer Sache zuwenden, wenn „der Kopf frei ist" oder nicht durch Versagensängste beeinträchtigt wird. Bei Stress wird außerdem das Hormon Kortisol ausgeschüttet, welches das Erinnerungsvermögen möglicherweise negativ beeinflusst. Deshalb ist es wichtig, sich immer wieder Auszeiten zu nehmen, um Körper und Seele Zeit zur Regeneration zu geben.

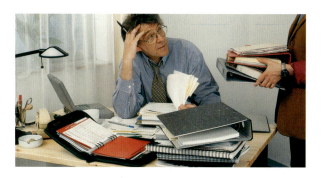

Konzentrations- und Gedächtnisstörungen in den Tagen **nach einer schweren Operation** sind in der Regel eine Folge der Narkose. Die empfindlichen Nervenzellen des Gehirns werden durch die Narkotisierung vorübergehend beeinträchtigt. Viele Patienten leiden dann unter Trugwahrnehmungen und sind unruhig oder ängstlich. Vergehen diese Symptome nicht nach kurzer Zeit, muss der Arzt informiert werden.

Eine Konzentrations- oder Gedächtnisstörung nach der Einnahme bestimmter **Medikamente** ist unter Umständen eine Nebenwirkung des Arzneimittels (vor allem von Schlaf-, Beruhigungs- und muskelentspannenden Mitteln). In diesem Fall sollte man sich bei seinem behandelnden Arzt erkundigen, damit er die Dosierung überprüft. Aber auch nach dem Konsum von **Alkohol** und anderen **Drogen** ist die Konzentrationsfähigkeit meist noch am darauf folgenden Tag beeinträchtigt.

Medikamente
▶ S. 38

Abhängigkeit
▶ S. 294

Gedächtnisstörungen **nach einer Kopfverletzung**, z.B. durch einen **Schlag** oder **Sturz** auf den Kopf, sind Folge der irritierten Gehirnzellen. Unter Umständen bestand eine kurze Bewusstlosigkeit, sodass nach dem Erwachen die Gegebenheiten, die man kurz zuvor erlebt hat, eine Zeit lang oder auch gar nicht mehr in Erinnerung gerufen werden können (retrograde Amnesie). Je stärker die Gehirnerschütterung war, desto länger dauert in der Regel die Bewusstlosigkeit und desto ausgeprägter sind die Gedächtnislücken.

Gehirnerschütterung ▶ S. 343

Nachlassende geistige Leistungsfähigkeit im höheren Lebensalter, bei der sich zunehmende Vergesslichkeit und der Verlust früherer Fähigkeiten bemerkbar machen, kann Zeichen einer **Demenz** sein. Verwirrung ist ein weiteres Symptom dieser fortschreitenden Schädigung des Gehirns. Ursachen für eine Demenz sind Abbauprozesse im Gehirn, etwa aufgrund altersbedingter Durchblutungsstörungen, entzündlicher Erkrankungen des Nervensystems oder Hirnverletzungen.

Demenz ▶ S. 323

Alzheimer-Krankheit ▶ S. 302

Verwirrtheit und Desorientiertheit

■ Gehen **Konzentrations- und Merkstörungen** mit ausgeprägter **Niedergeschlagenheit** und **Traurigkeit** einher, spricht dies für eine **Depression**. Weitere Anzeichen sind Gefühle der Sinnlosigkeit und Leere, Interesselosigkeit, Schlafstörungen und Verlust der Libido. Der Betroffene ist nicht mehr in der Lage, seine alltäglichen Aufgaben zu Hause oder am Arbeitsplatz zu verrichten, weil er seine Aufmerksamkeit nicht auf die wesentlichen Inhalte richten kann. Darüber hinaus können auch körperliche Symptome auftreten, wie Herzprobleme, Kopf- und Rückenschmerzen oder Verstopfung. Eine Depression gehört immer in die Hände eines Facharztes, weil mittlere oder schwere Depressionen medikamentös behandelt werden müssen. Auch eine Psychotherapie kommt als Behandlung infrage.

Depression
▸ S. 323

Treten Gedächtnisprobleme plötzlich auf oder nehmen sie zu, ist eine genaue ärztliche Abklärung erforderlich. Zur Diagnose von Gedächtnisstörungen wird festgestellt, wie lange sich der Betroffene Dinge merken kann. Unterschieden wird in Ultrakurzzeitgedächtnis (einige Sekunden), Kurzzeitgedächtnis (ca. 5 Minuten) und Langzeitgedächtnis. Weiterhin wird geprüft, ob Handlungsabläufe (wie etwa das Kochen eines Tees) geläufig sind und ob man so genanntes Allgemeinwissen abrufen kann. Derartige Kenntnisse gehen bei schweren Gedächtnisstörungen, den Demenzen, irgendwann verloren, was auf einen erheblichen Zellverlust im Gehirn hinweist. Besonders wichtig ist auch, jede Einnahme von Medikamenten (insbesondere auch leichtere Schlafmittel) zu erwähnen sowie Auskunft über den Gebrauch von Suchtmitteln – auch von Alkohol und Nikotin – zu geben.

Verwirrtheit und Desorientiertheit

Normalerweise hat jeder Mensch eine genaue Vorstellung davon, wer er ist, wo er herkommt, wo er sich befindet, was er am jeweiligen Ort zu tun hat und in welchem zeitlichen Zusammenhang er sich befindet. Zwar kann man durch ein fesselndes Ereignis „die Zeit vergessen", durch die Realität wird man jedoch schnell wieder auf den Boden der Tatsachen zurückgeholt. Bestehen allerdings stärkere Konzentrations- und Gedächtnisstörungen, kann die Orientierung verloren gehen. Als Erstes verliert der Betroffene dann das Zeitgefühl, als Nächstes weiß er nicht mehr, wo er sich befindet und warum er sich gerade an diesem Ort aufhält. Oft ist das Gedächtnis so schwer beeinträchtigt, dass auch ganz vertraute Dinge und Personen nicht mehr richtig erkannt werden, und schließlich kann sogar das Wissen um die eigene Person verloren gehen.

■ Wirkt jemand wie **betäubt**, **verwirrt** und **orientierungslos nach einem tragischen Ereignis**, bei einem schweren Unglück oder Unfall, kann dies Folge eines **Schocks** sein. Der Organismus befindet sich in einem Zustand höchster innerlicher Anspannung; logisches und planvolles Handeln ist vorübergehend nicht mehr möglich. Nicht selten bringen sich solche Personen ganz unvermittelt selbst in Gefahr, weil sie gleichsam „kopflos" über eine Straße laufen oder in ein brennendes Haus stürzen, um jemanden zu retten. Menschen, die unter einem akuten psychischen Schock stehen, müssen beaufsichtigt werden: Man sollte sie nicht alleine lassen und behutsam zu ihnen Kontakt aufnehmen, ohne sich aufzudrängen, sie reden lassen und zuhören. Eine ärztliche Betreuung ist dringend erforderlich.

■ Verwirrung und Desorientierung **bei hohem Fieber** sind meist Folge eines **Fieberschubes**. Unter Umständen treten dann Halluzinationen auf. Sinkt die Temperatur wieder, verschwinden auch diese Symptome. Hält das hohe Fieber (über 40 °C) länger als einen Tag an, ist ein Arzt zurate zu ziehen.

Fieber ▸ S. 111

■ Verwirrtheitszustände **nach längerem Aufenthalt in Kälte** signalisieren eine **Unterkühlung**. Weitere Symptome sind dann eventuell eine bläuliche, marmoriert aussehende, kalte Haut, Müdigkeit, verlangsamte, unbeholfene Bewegungen sowie ein eingeschränktes Reaktionsvermögen. Unterkühlung kann auch auftreten, wenn die Kleidung den Witterungsverhältnissen nicht angepasst ist, etwa beim Wandern oder Bergsteigen. Als erste Maßnahme sollte der Betroffene an einem geschützten Ort in trockene, warme Kleidung gehüllt und sein Kopf bedeckt werden. Nach Möglichkeit ist ihm ein warmes Getränk (kein Alkohol!) zu geben. Handelt es sich um eine schwere Unterkühlung, muss der Arzt gerufen werden.

221

NERVENSYSTEM UND GEHIRN

■ **Verwirrtheitszustände** nach dem Konsum von **Alkohol** oder **anderen Drogen** können auch mit Halluzinationen und Wahnvorstellungen einhergehen. Hat sich der Körper bereits an diese Substanzen gewöhnt, ist also abhängig geworden, reagiert er bei Entzug mit denselben Symptomen. In beiden Fällen empfiehlt es sich, ärztliche Hilfe in Anspruch zu nehmen.

Abhängigkeit ▶ S. 294

Suchterkrankungen ▶ S. 450

■ Verwirrtheitszustände nach der Einnahme bestimmter **Medikamente** (z.B. esomeprazolhaltiger Mittel bei Magen- und Speiseröhrenerkrankungen oder bestimmter Schlafmittel) können eine Nebenwirkung des Medikamentes sein. Es sollte umgehend der behandelnde Arzt informiert werden. Hier kann der Wechsel des Arzneimittels Abhilfe schaffen.

Medikamente ▶ S. 38

■ Kommt es zu Verwirrtheit und Desorientierung in Zusammenhang mit **Flüssigkeitsmangel**, deutet dies auf eine Störung des Mineralstoffhaushaltes hin. Besonders bei älteren Menschen ist dies häufig der Fall, da sie oftmals nicht ausreichend trinken Dies kann auch nach starkem Schwitzen oder bei Durchfall eintreten, weshalb der Flüssigkeitsmangel ausgeglichen werden muss. Bei chronischer Nierenerkrankung kann sich mit Verwirrtheit auch ein Nierenversagen ankündigen. Ist eine Nierenerkrankung bekannt, muss der behandelnde Arzt informiert werden.

Mineralhaushaltsstörungen ▶ S. 399

Nierenversagen ▶ S. 415

■ Verwirrtheit, **kalter Schweiß**, **Zittern**, **Übelkeit** und eine **verwaschene Sprache** sind möglicherweise Hinweise auf eine schwere Unterzuckerung. Vor allem Diabetiker sind hier gefährdet. Als Sofortmaßnahme helfen Traubenzucker oder auch ein süßes Getränk. Trotzdem sollte umgehend ein Arzt aufgesucht werden.

Diabetes ▶ S. 324

■ Geht eine plötzliche Verwirrtheit mit **Lähmungserscheinungen eines Armes oder Beines** und eventuell mit **Sprech- oder Sehstörungen** einher, besteht der dringende Verdacht auf eine Hirndurchblutungsstörung bzw. einen Schlaganfall. Hier muss man sofort den Notarzt rufen, damit die Mangeldurchblutung schnellstmöglich behoben wird. Derartige Symptome können jedoch auch bei einem Gehirntumor auftreten.

Hirndurchblutungsstörung ▶ S. 362

Schlaganfall ▶ S. 441

■ Nehmen bei älteren Menschen **Verwirrtheit und Desorientiertheit immer mehr** zu, deutet das auf eine Demenz hin. Bei schweren Formen ist das Urteilsvermögen stark eingeschränkt, und ein planvolles, vorausschauendes Denken bzw. Handeln kann unmöglich werden. Ursache sind altersbedingte Abbauprozesse im Gehirn, die kaum beeinflussbar sind, wie bei der Alzheimer-Krankheit. Bei fortschreitender Demenz kann der Betroffene nicht mehr für sich sorgen. Allmählich fortschreitende Verwirrtheitszustände mit Erinnerungslücken im Kurzzeitgedächtnis können aber auch durch eine vorübergehende Hirndurchblutungsstörung bedingt sein.

Demenz ▶ S. 323

Hirndurchblutungsstörung ▶ S. 362

Alzheimer-Krankheit ▶ S. 302

 Bei plötzlich und ohne Vorwarnung auftretender Verwirrtheit und Desorientiertheit ist der Notarzt zu rufen. In diesem Fall darf der Betroffene nicht allein gelassen werden, bis der Arzt eintrifft. Bei langsam einsetzender und zunehmender Verwirrtheit ist eine gründliche Untersuchung beim Arzt, unter Umständen auch bei einem Neurologen oder Psychiater, erforderlich. Je früher eine Behandlung einsetzt, desto besser sind die Hilfs- und Unterstützungsmöglichkeiten, auch bei Patienten im hohen Alter.

222

OHREN

Die Ohren ermöglichen die Wahrnehmung von akustischen Reizen aus der Umgebung. Sie gehören zu den wichtigsten Sinnesorganen, denn das Hören ist eine wesentliche Basis für die Verständigung untereinander. Sie transportieren jedoch außer Sprache und Geräuschen auch emotionale Erlebnisse, z.B. beim Hören von Musik. Ein Nachlassen des Gehörs bis hin zur Gehörlosigkeit verändert das Leben des betroffenen Menschen auf entscheidende Weise.

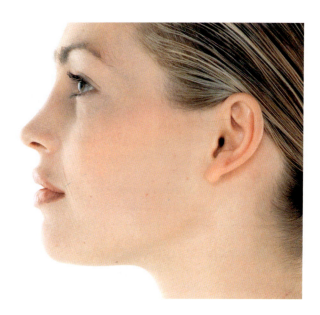

Das Ohr besteht aus dem Außen-, Mittel- und Innenohr. Zum äußeren Ohr gehören die Ohrmuschel, der äußere Gehörgang und das Trommelfell. Im äußeren Gehörgang liegen Drüsen, die das Ohrenschmalz (Cerumen) bilden und Haare, die vor eindringenden Fremdkörpern schützen. Das Trommelfell ist eine dünne Membran aus Bindegewebe. Es bildet die Grenze zwischen äußerem Ohr und Mittelohr. Mittel- und Innenohr befinden sich in der Paukenhöhle, einer kleinen Knochenhöhle im Warzenfortsatz des Schädelknochens. Das Mittelohr ist über eine 3 bis 4 cm lange Röhre – die Ohrtrompete oder Eustachische Röhre – mit dem Nasen-Rachen-Raum verbunden. Die Paukenhöhle ist durch eine knöcherne Wand unterteilt, die zwei mit einer Membran verschlossene Fenster (das ovale und das runde) besitzt und Mittel- und Innenohr voneinander trennt. Im Mittelohr befinden sich die Gehörknöchelchen: Hammer, Amboss und Steigbügel, die die Schwingungen des Trommelfells aufnehmen und an das Innenohr weitergeben. Wichtigster Bestandteil des Innenohres ist die Schnecke, ein kompliziertes Hohlraumsystem, das die ankommenden Schwingungen an die Hörsinneszellen weiterleitet, von wo sie über den Hörnerv bis zum Gehirn gemeldet werden.

Mit der Schnecke verbunden sind drei senkrecht zueinander stehende Bogengänge, die die Sinneszellen für den Gleichgewichtssinn enthalten. Diese Sinneszellen sind im gesamten Innenraum der Bogengänge verteilt.

Die Bewegungen des Körpers werden hier registriert und wie alle anderen Wahrnehmungen ebenfalls über Nervenbahnen an das Gehirn weitergeleitet.

Beschwerden im Zusammenhang mit den Ohren können auch in folgenden Kapiteln abgehandelt werden:
MUND UND ZÄHNE ▶ S. 198
KOPF UND GESICHT ▶ S. 180
HAUT, HAARE UND NÄGEL ▶ S. 152

Ohrenschmerzen

Kinder sind besonders häufig von Ohrenschmerzen betroffen, weil bei ihnen die Eustachische Röhre noch sehr eng ist und leicht zuschwellen kann. Sie gehören bei Kindern – neben Bauch- und Halsschmerzen – zu den häufigsten Schmerzproblemen. Unabhängig davon, ob sie bei Kindern oder Erwachsenen auftreten, können sie zahlreiche Ursachen haben. Ohrenschmerzen mit Fieber und Schwerhörigkeit deuten immer auf eine Mittelohrentzündung hin. Ohrenschmerzen und leichte Schwerhörigkeit bei Erwachsenen entstehen häufig durch eine Überproduktion an Ohrenschmalz.

Das Spektrum von Ohrenschmerzen ist groß – angefangen von leichten Beschwerden mit Juckreiz und Hörstörungen bis hin zu unerträglichen Schmerzen, die mit hohem Fieber verbunden sein können. Nicht immer liegen die Ursachen von Ohrenschmerzen im Ohr selbst, besonders bei Erwachsenen können diese Schmerzen eine Begleiterscheinung anderer Erkrankungen sein.

OHREN

Leichte Ohrenschmerzen oder **leichtes Ohrenstechen**, verbunden mit **Halsschmerzen** und eventuell **Schnupfen**, deutet auf eine Erkältungskrankheit hin. – Bei einer Entzündung im Hals und in der Nase strahlen die Schmerzen über die Nerven häufig auch in den Bereich der Ohren aus. Sollten die Ohrenschmerzen weiter anhalten, auch wenn der Infekt überstanden ist, sollte ein Arzt unbedingt die Ursache klären.

Erkältungskrankheit ▸ S. 332

Ein unangenehmes Druckgefühl in einem oder beiden Ohren, das mit dem **Gefühl von Taubheit** und eventuell mäßigem Schmerz einhergeht, ist Hinweise auf einen ungenügenden Druckausgleich im Ohr. Dies spürt man z.B. bei Erkältungskrankheiten, aber auch im Flugzeug oder beim Bergsteigen. Zum Druckausgleich muss sich die Ohrtrompete öffnen. Dies erreicht man durch kräftiges Schlucken oder intensives Gähnen. Eine andere Möglichkeit zur Abhilfe ist das Ausatmen bei geschlossenem Mund und zugehaltener Nase. Halten die Beschwerden länger als einen Tag an, sollte der HNO-Arzt zur Abklärung der Beschwerden aufgesucht werden.

Ein eher einseitig auftretender leichter Ohrenschmerz, verbunden mit **Druck- oder Verstopfungsgefühl** und eventuell **leichter Hörschwäche**, könnte durch einen Ohrenschmalzpfropf im äußeren Gehörgang ausgelöst sein. Besonders typisch ist hier, dass sich durch intensives Schlucken keine Besserung zeigt. Der Pfropf muss durch einen Allgemein- oder HNO-Arzt entfernt werden. Auf keinen Fall sollte man selbst versuchen, das Ohrenschmalz mit Hilfe von Wattestäbchen, Haarnadeln oder Ähnlichem zu entfernen. – Damit wird der Pfropf meist nur tiefer in den Gehörgang hineingeschoben. Außerdem besteht dabei die Gefahr der Verletzung, besonders des Trommelfells.

Ist der gesamte Gehörgang schmerzhaft, geschwollen und gerötet, tritt möglicherweise etwas **schmierige Flüssigkeit** aus und wird ein vorsichtiger **Druck als sehr schmerzhaft empfunden**, ist eine Entzündung des äußeren Gehörganges (Otitis externa) sehr wahrscheinlich. Sondert sich viel Flüssigkeit ab, kann diese den Gehörgang verkleben und zu einer leichten Schwerhörigkeit führen. Die Entzündung wird meist durch Bakterien, seltener durch Pilze verursacht. Begünstigt wird die Entstehung einer Entzündung z.B. durch Wattestäbchen oder unsauberes Badewasser. Bei anhaltenden Beschwerden sollte unbedingt ein HNO-Arzt aufgesucht werden. Er wird eventuell einen Abstrich machen, um den Erreger festzustellen, und ein geeignetes Medikament (Tropfen oder Salbe) verordnen. Schmerzen im Gehörgang oder auch in der Ohrmuschel mit einer örtlich begrenzten Rötung und Schwellung können auch durch einen Furunkel verursacht sein. Ein Arztbesuch ist ratsam, damit der Furunkel behandelt wird. Möglicherweise wird ein kleiner chirurgischer Eingriff notwendig.

Gehörgangsentzündung ▸ S. 344

Furunkel ▸ S. 338

Plötzliche heftige und pulsierende Ohrenschmerzen mit **Schwerhörigkeit** und **Fieber**, eventuell auch Kopfschmerzen sind typische Zeichen für eine akute Mittelohrentzündung (Otitis media acuta). Besonders Kinder erkranken sehr häufig da-ran. Anzeichen bei kleineren Kindern sind Unruhe, Weinen und das Greifen an das schmerzende Ohr. Eine Berührung des erkrankten Ohres ist meist äußerst schmerzhaft. Wird die Entzündung nicht rechtzeitig behandelt, kann sie auf das Innenohr übergreifen. Die Folge kann ein dauerhafter Hörschaden sein. Deshalb ist es wichtig, bei diesen Beschwerden unverzüglich den HNO-Arzt aufzusuchen.

Tritt bei einer akuten Mittelohrentzündung eitrige Flüssigkeit aus dem Ohr, kann aufgrund einer Ansammlung von viel eitrigem Sekret das Trommelfell geplatzt sein. Typisch dafür ist, dass die Schmerzen dadurch häufig fast schlagartig nachlassen. In diesem Fall sollte das Trommelfell vom Arzt untersucht werden.

Mittelohrentzündung ▸ S. 401

Trommelfellerkrankungen ▸ S. 455

Treten die Ohrenschmerzen zusammen mit **Zahn- oder Kieferschmerzen** auf, sind sie unter Umständen auf eine Zahnfleischentzündung oder Zahnfehlstellungen zurückzuführen. In diesem Fall sollte der Zahnarzt aufgesucht werden, um festzustellen, ob eine Erkrankung des Zahnfleisches oder der Zähne vorliegt. Die Beschwerden können aber auch von der Wirbelsäule ausgehen und völlig unabhängig von den Zähnen auftreten. Durch Abnutzungserscheinungen der Halswirbelsäule – wie sie besonders bei älteren Menschen vorkommen – können Nerven gereizt oder entzündet sein, die den Gesichtsbereich versorgen.

Zahnfleischentzündung ▸ S. 469

Nervenentzündung ▸ S. 411

Absonderungen aus dem Ohr

 Ohrenschmerzen und eine **geschwollene Backe**, die zusammen mit **Fieber**, **Kopfschmerzen**, **Schluckbeschwerden** und **Appetitlosigkeit** auftreten, sind Anzeichen für Mumps; bei der typischen Kinderkrankheit kommt es zu einer Entzündung der Ohrspeicheldrüse.

Mumps ▸ S. 403

Treten **Ohrenschmerzen beim Kauen** auf, kann die Ursache eine Kiefergelenkentzündung sein. Diese entsteht häufig als Begleiterscheinung einer Entzündung der Ohrspeicheldrüse oder des Mittelohrs. Bei älteren Menschen kann auch eine Arthrose des Kiefergelenks Grund für die Beschwerden sein.

Gelenkinfektionen ▸ S. 345

Arthrose ▸ S. 306

Wenn es im Anschluss an eine Mittelohrentzündung zu **Schmerzen im Bereich hinter dem Ohr** kommt (Bild), ist dies ein Anzeichen dafür, dass sich die Infektion des Mittelohres zu einer Entzündung des Warzenfortsatzes (Mastoiditis) hinter dem Ohr ausgeweitet hat. Bei diesen Anzeichen, insbesondere wenn zusätzlich noch **Fieber und Schwerhörigkeit** auftritt, ist es dringend erforderlich, dass die Infektion vom Arzt behandelt wird, um Folgeschäden zu vermeiden. Eventuell wird sogar die Einnahme von Antibiotika notwendig.

Mastoiditis ▸ S. 395

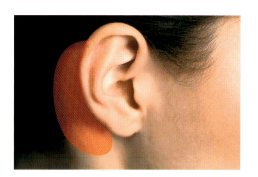

Tritt nach einem heftigen **Schlag** oder auch nach einer sehr heftigen, intensiven **Lärmeinwirkung** plötzlich ein starker Schmerz im Ohr auf, kann es sich um eine Trommelfellverletzung handeln, die vom Arzt mit Hilfe des Ohrenspiegels festgestellt werden kann.

Trommelfellerkrankungen ▸ S. 455

Werden die Ohrenschmerzen von **Juckreiz** begleitet und zeigt sich die Haut in der Ohrmuschel sowie im Gehörgang deutlich **gerötet**, **schuppig** und **rissig**, deutet dies auf eine Infektion der Haut oder auf eine ausgeprägte allergische Reaktion hin.

Allergien ▸ S. 300

 *Bei länger anhaltenden Beschwerden sollten die Ursachen vom Arzt abgeklärt werden. Die Untersuchung umfasst dabei die schmerzlose Inspektion des Gehörganges mit Hilfe eines Ohrspiegels sowie eventuell eine Hörprüfung (Audiometrie). Manchmal ist ein harmloser Ohrschmalzpfropf die Ursache von Ohrenschmerzen. Auch dieser sollte nicht selbst entfernt werden, da die Gefahr einer Verletzung des Trommelfells besteht. Der Arzt nimmt eine Ohrspülung vor, um so den Pfropf herauszuspülen.
Druckgefühl oder Juckreiz sind oft von Ohrenschmerzen schwer zu unterscheiden, deshalb sollten auch diese Beschwerden mit dem Arzt besprochen werden.*

Absonderungen aus dem Ohr

Das Ohr sondert normalerweise ein wachsartiges Sekret ab, das Ohrenschmalz (Cerumen). Es wird von den Talgdrüsen im äußeren Gehörgang gebildet und befeuchtet die Haut im Gehörgang. Außerdem werden mit seiner Hilfe Staub, Schmutz und abgestorbene Hautzellen aus dem Gehörgang entfernt. Durch die Kaubewegungen des Kiefers wird das Ohrenschmalz nach außen transportiert, wo es als schmalzartiges oder krümeliges Sekret von gelblicher bis dunkelbrauner Farbe sichtbar wird. Andere Flüssigkeitsabsonderungen oder auch Blutungen aus dem Ohr sind immer ein Hinweis auf eine Erkrankung oder Verletzung.

Tritt nach einem **Schlag** auf das Ohr oder nach einer intensiven, starken **Lärmeinwirkung** plötzlich ein **heftiger Ohrenschmerz** auf, läuft dabei **Blut aus dem Ohr** und liegt zusätzlich ein **Schwindelgefühl** vor, ist möglicherweise das Trommelfell verletzt. Ein HNO-Arzt sollte sofort zur Klärung der Ursache aufgesucht werden.

Trommelfellerkrankungen ▸ S. 455

OHREN

▎Treten **häufig Reste von Ohrschmalz sichtbar** aus dem Ohr aus, liegt wahrscheinlich eine Ohrenschmalzüberproduktion vor. Es kann sich ein Ohrenschmalzpfropf bilden und den Gehörgang verstopfen. Häufig bildet sich ein solcher Pfropf durch die regelmäßige Anwendung von Wattestäbchen, mit denen das Ohrenschmalz unbeabsichtigt tief in den Gehörgang zurückgeschoben wird. Es verfestigt sich und kann dadurch mit den Kaubewegungen nicht mehr nach außen transportiert werden. Die Folge ist dann unter Umständen eine leichte Schwerhörigkeit. Auch wenn ein Pfropf aus Ohrenschmalz harmlos ist, sollte er dennoch unbedingt von einem HNO-Arzt oder auch Allgemeinarzt entfernt werden. Meist genügt eine Ohrspülung, in hartnäckigen Fällen muss der Pfropf auch mechanisch entfernt werden. Auf keinen Fall sollte man selbst versuchen, die Verstopfung mit Wattestäbchen oder anderen spitzen Gegenständen zu beheben. Der Pfropf wird dadurch meist nur noch tiefer in den Gehörgang hineingeschoben und es besteht dabei immer die Gefahr, dass es zu einer Verletzung des Trommelfells kommt.

▎**Flüssigkeitsabsonderungen aus dem Ohr** zusammen mit **Ohrenschmerzen** und einer **Rötung** des Ohres sind meist Anzeichen für eine Entzündung des äußeren Gehörganges. Die Ursache ist meist eine bakteriell bedingte Infektion, die durch einen Arzt behandelt werden sollte. Bei Flüssigkeitsabsonderungen aus dem Ohr ohne Entzündungszeichen ist aber auch an eine Verletzung des Trommelfells zu denken. Deshalb ist die Untersuchung durch den Arzt so wichtig.

Gehörgangsentzündung ▶ S. 344

Trommelfellerkrankungen ▶ S. 455

 Absonderungen von Flüssigkeit aus dem Ohr sind immer ein ernst zu nehmendes Zeichen. In Verbindung mit Ohrenschmerzen kann eine Entzündung des Gehörganges vorliegen. Es kann sich aber auch um eine Verletzung des Trommelfells handeln. Besonders wenn Blut aus dem Ohr austritt, sollte man diese Möglichkeit bedenken. Um eine Schädigung des Gehörs zu vermeiden, sollte man bei diesen Symptomen stets einen Arzt aufsuchen.

Hörstörungen und Ohrgeräusche

▎Wenn es im Ohr pfeift, klingelt, summt, hämmert oder brummt, ohne dass in der Umgebung tatsächlich ein solches Geräusch vorhanden ist, oder wenn schon normal laute Geräusche als unerträglicher Lärm wahrgenommen werden, übermittelt das Ohr unentwegt Falschmeldungen an das Hörzentrum im Gehirn. Neben den störenden Geräuschen im Ohr kann gleichzeitig auch noch eine verminderte Hörleistung auftreten; eventuell kommt es auch zu Schwindelgefühlen und Gleichgewichtsstörungen.

▎Werden leise oder **normal laute Geräusche als übermäßig laut** und schmerzhaft empfunden, spricht man von einer Lärmüberempfindlichkeit oder von einer Schallunverträglichkeit (Hyperakusis). Sie kann in Verbindung mit einer allgemeinen Schädigung des Gehörs auftreten. Begleitend treten häufig Ohrgeräusche (Tinnitus) auf. In jedem Fall beeinträchtigt eine Schallunverträglichkeit – die auch schon bei Kindern auftreten kann – erheblich das Wohlbefinden.

Tinnitus ▶ S. 453

Hyperakusis ▶ S. 366

▎**Geräusche**, die zwar im Ohr wahrgenommen werden, für die es aber **keine äußere Schallquelle** gibt, sondern die offensichtlich „im Kopf" entstehen, werden als Ohrensausen oder Tinnitus bezeichnet. Die Geräusche, unter denen der Betroffene leidet und die nur er allein wahrnehmen kann, sind von Patient zu Patient sehr unterschiedlich und vielfältig: So kann es klingeln, pfeifen oder zischen, wobei auch die Tonlage variieren kann. Als Auslöser dieses Phänomens nimmt man eine übermäßige Lärmbelästigung, Stress und andauernde psychische Belastung an. Die Ursachen hat man bis heute allerdings noch nicht endgültig geklärt. Oftmals ist jedoch eine lärmbedingte Schädigung der Haarzellen im Innenohr der Auslöser. Ebenso kann aber auch eine zu geringe Durchblutung des Innenohrs die Ursache sein; Erkrankungen wie Fettstoffwechselstörungen und Bluthochdruck können wahrscheinlich auch einen Tinnitus hervorrufen.
Weitere auslösende Faktoren können möglicherweise innere Anspannungen, Überlastung, Stress und von der Wirbelsäule ausgehende Nackenschmerzen (HWS-Syndrom) sein. Manchmal treten die Ohrgeräusche auch gemeinsam mit einer besonderen Lärmempfindlichkeit (Hyperakusis) auf.

Tinnitus ▶ S. 453

Hyperakusis ▶ S. 366

Bluthochdruck ▶ S. 314

Hörstörungen und Ohrgeräusche

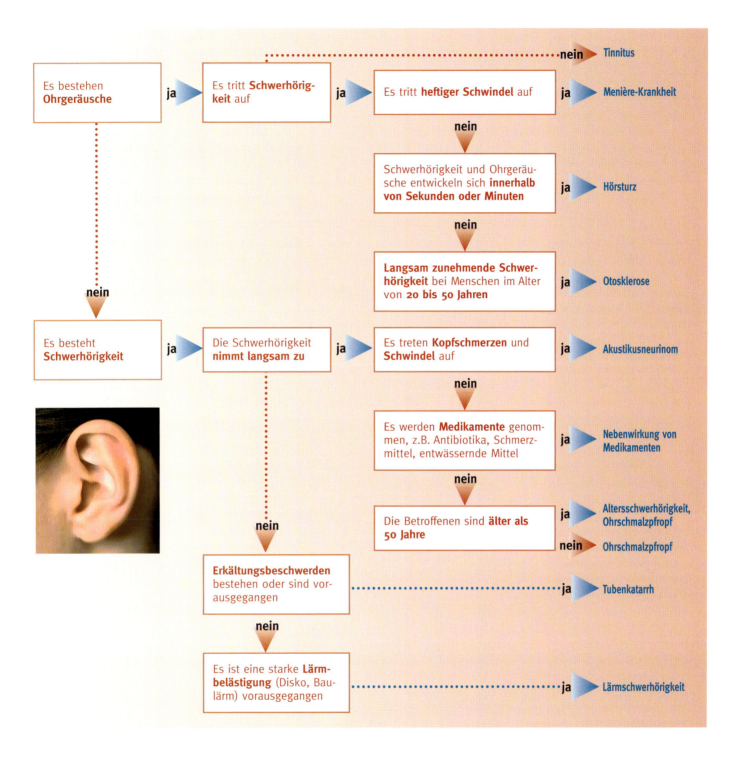

Lässt im Alter das Hörvermögen nach, ist damit oft eine zunehmende Geräuschempfindlichkeit verbunden. Beide Ohren sind gleichermaßen betroffen. Dieses Phänomen ist darauf zurückzuführen, dass die Anzahl der Haarzellen und Nervenfasern, welche im Innenohr die Geräusche aufnehmen und ins Gehirn weiterleiten sollen, mit dem Alterungsprozess abnehmen und es zu einer **Altersschwerhörigkeit** kommt. Um für diesen Verlust einen Ausgleich zu schaffen, aktivieren sich die restlichen verbliebenen Haarzellen und Nervenfasern in besonderer Weise – mit dem Ergebnis, dass auch schon normale Geräusche dann als unerträglich laut empfunden werden.

Altersschwerhörigkeit ▶ S. 302

227

OHREN

Anfallsweise auftretende Ohrgeräusche, die mit **Schwerhörigkeit**, **Schwindel** und eventuell **Erbrechen** einhergehen, deuten auf eine Erkrankung des Innenohres hin, die als Menière-Krankheit bezeichnet wird.

Menière-Krankheit
▸ S. 396

Treten Ohrgeräusche auf, sollte möglichst frühzeitig (innerhalb der ersten Tage) ein Arzt aufgesucht werden, denn je eher eine Therapie erfolgt, desto größer sind die Aussichten auf einen Behandlungserfolg. Der Arzt wird nicht nur eine Untersuchung mit einem Ohrmikroskop durchführen, sondern auch umfangreiche Hörprüfungen bis hin zur Messung der Hörsinneszellen und des Hörnervs vornehmen. Im Fall von Ohrgeräuschen gibt es verschiedene Behandlungsmöglichkeiten. Sie reichen von der medikamentösen Therapie bis hin zu einer Desensibilisierung, die in speziellen Zentren durchgeführt werden kann.

Schwerhörigkeit

Es gibt verschiedene Arten von Schwerhörigkeit. So ist die Schallleitungsschwerhörigkeit, die vom Mittelohr ausgeht, von der Schallempfindungsschwerhörigkeit des Innenohrs zu unterscheiden. Eine weitere Ursache für Schwerhörigkeit ist die Schallwahrnehmungsstörung, die auch als „seelische Taubheit" bezeichnet wird. Die Tonsignale können zwar vom Ohr aufgenommen und weitergeleitet werden. Aber das Hörzentrum im Gehirn ist nicht in der Lage, die empfangenen Signale zu verarbeiten.

Bei einer Schallleitungsschwerhörigkeit werden die Schallwellen entweder nur in verminderter Intensität oder gar nicht auf das Innenohr übertragen. Die Ursache hierfür kann im äußeren Gehörgang liegen, etwa in einem durch Ohrenschmalz verstopften Gehörgang. Aber auch durch eine Verletzung oder einen Tumor kann der Gehörgang versperrt sein. Liegt die Störung im Mittelohr, handelt es sich meist um eine Mittelohrentzündung. Als weitere Ursachen kommen ein verletztes Trommelfell sowie eine Entzündung der Nebenräume des Innenohrs (Mastoiditis) infrage.

Eine Schallempfindungsschwerhörigkeit wird entweder durch eine Erkrankung im Innenohr ausgelöst oder der Hörnerv selbst ist krankhaft verändert. Die Ursache ist oftmals ein Hörsturz. Es sollte aber auch an eine Schädigung durch Lärm, an eine Vergiftung, eine Schädelverletzung ebenso wie an einen Elektro-Unfall oder Blitzschlag gedacht werden. Die Altersschwerhörigkeit ist in der Regel auch eine Schallempfindungsschwerhörigkeit. Eher selten ist ein Tumor, der vor allem den Hörnerv betrifft (Akustikusneurinom), die Ursache.

Hörstörungen, die **bei oder nach dem Abklingen einer Erkältungskrankheit** auftreten, entstehen meist dadurch, dass der Verbindungsgang zwischen Mittelohr und Nasen-Rachen-Raum (Ohrtrompete oder Eustachische Röhre) durch die Schwellung und die übermäßige Sekretbildung bei einem **Schnupfen** verlegt ist und das Sekret aus dem Ohr nicht über die Nase abfließen kann. Bessert sich das Hörvermögen nach 3 bis 4 Tagen nicht, sollte der HNO-Arzt aufgesucht werden, um eine Erkrankung des Mittelohres wie einen **Tubenmittelohrkatarrh** auszuschließen oder entsprechend zu behandeln.

Erkältungskrankheit ▸ S. 332
Schnupfen ▸ S. 443
Tubenkatarrh ▸ S. 456

Verschlechtert sich das Hören nur **einseitig** und treten gleichzeitig ein **Druckgefühl** und **leichte Ohrenschmerzen** auf, so sprechen diese Anzeichen dafür, dass ein **Ohrenschmalzpfropf** den Gehörgang verschließt. Die Schallwellen können dann den Gehörgang nicht mehr passieren und treffen nur noch stark abgeschwächt auf das Trommelfell.

Klagen kleinere Kinder über diese Symptome, kann es sich auch um einen **Fremdkörper** handeln, den sie sich ins Ohr gesteckt haben und der nun die Beschwerden verursacht.

Ein Ohrenschmalzpfropf sollte ebenso wie ein Fremdkörper immer nur von einem Arzt entfernt werden, der dazu gegebenfalls eine Ohrspülung durchführt.

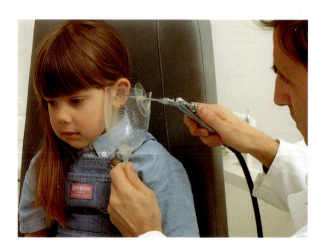

228

Schwerhörigkeit

■ Bei längerer **Medikamenteneinnahme** können verschiedene Arzneimittel zu einer langsam fortschreitenden Schallempfindungsschwerhörigkeit auf beiden Ohren führen. Dazu gehören unter anderem bestimmte Antibiotika, hoch dosierte Schmerz- und entzündungshemmende Mittel sowie Medikamente zum Entwässern. Aus diesem Grund sollte bei der Verordnung speziell dieser Medikamente, aber auch bei jedem anderem Mittel, der Arzt über mögliche Nebenwirkungen befragt werden, um darauf vorbereitet zu sein.

Medikamente ▸ S. 38

■ Bei fast allen Menschen beginnt **mit dem fünften Lebensjahrzehnt** eine Abnahme des Hörvermögens und schreitet allmählich fort. Meist sind von der so genannten Altersschwerhörigkeit beide Ohren betroffen: Zunächst werden nur die höheren Töne schlechter gehört, später dann auch die mittleren und tiefen Frequenzen.

Altersschwerhörigkeit ▸ S. 302

■ Tritt **zwischen dem 20. und 50. Lebensjahr** zunehmende Schwerhörigkeit begleitet von **Ohrgeräuschen** auf, von der ein Ohr oder beide Ohren betroffen sind, macht sich möglicherweise ein Tinnitus bemerkbar, und es könnte sich um den Beginn einer Otosklerose (Verknöcherung im Mittel- oder Innenohr) handeln. Mit verschiedenen Hörtests und einer Untersuchung des Ohres ist häufig eine Klärung der Ursache möglich. Die Behandlung richtet sich dann nach der Diagnose.

Tinnitus ▸ S. 453
Otosklerose ▸ S. 418

■ **Übermäßige Lärmbelastung** kann zu einer dauerhaften Schädigung des Gehörs führen. Unter dem Begriff Lärm werden alle als subjektiv störend empfundenen Geräusche zusammengefasst. Die Intensität von Geräuschen lässt sich genau messen. Von einem bestimmten Schalldruck an (gemessen in Dezibel, abgekürzt „dB"), muss davon ausgegangen werden, dass eine Schädigung des Ohres eintritt: Erreichen die Geräusche einen hohen Lärmpegel, steigt der Druck des Schalls, der auf das Ohr trifft und dort an die Gehörknöchelchen und darüber an die Hörsinneszellen im Innenohr weitergegeben wird. Liegt der Schallpegel über 100 dB dann ist die noch verträgliche Schallbelastung bereits nach anderthalb Stunden erreicht. Sind die Ohren über einen längeren Zeit einem hohen Schalldruck ausgesetzt, hat dies eine Schädigung der empfindlichen Hörsinneszellen zur Folge. Die normalen Schallsignale können dann nicht mehr verarbeitet werden, es entwickelt sich eine Schwerhörigkeit. In der Industrie ist deshalb für bestimmte lärmintensive Berufe das Tragen eines Lärmschutzes Vorschrift.

■ Bemerkt man **innerhalb von Sekunden oder Minuten, dass ein Ohr (fast) taub wird**, treten gleichzeitig **Ohrgeräusche** auf und entsteht eventuell ein **Druckgefühl** im Ohr und liegt darüber hinaus eine **starke nervliche Belastung** oder **Stresssituation** vor oder sind **Durchblutungsstörungen** im Bereich des Kopfes oder der Wirbelsäule bekannt, sollte man immer von einem Hörsturz ausgehen. Bei einem solchen plötzlich auftretenden Hörverlust sollte unverzüglich ein HNO-Arzt aufgesucht werden. Er wird das Ohr gründlich untersuchen, z.B. mit einem Ohrmikroskop, und spezielle Hörtests sowie eventuell eine Gleichgewichtsprüfung vornehmen. In einigen Fällen kann auch eine Röntgenuntersuchung erforderlich sein.

Hörsturz ▸ S. 363

■ Nimmt die Schwerhörigkeit **auf einem Ohr langsam zu**, kommt es wiederholt zu einem **Hörsturz**, treten **Ohrgeräusche** auf und machen sich **Kopf- und Ohrenschmerzen**, **Schwindel** oder **Gleichgewichtsstörungen** bemerkbar, kann dies auf ein Akustikusneurinom hinweisen. Dieser seltene, gutartige Tumor befällt den Hörnerv meist eines Ohres. Es ist jedoch auch möglich, dass er beidseitig auftritt. Der Tumor wächst nur sehr langsam und kann bei einer frühzeitigen Diagnose leicht chirurgisch entfernt werden.

Akustikusneurinom ▸ S. 300

 Hält ein Hörverlust oder ein reduziertes Hörvermögen länger an oder tritt es sehr plötzlich auf, ist ein Arztbesuch unerlässlich, um einen dauerhaften Hörschaden zu vermeiden. Durch eine Reihe von Tests im Rahmen einer Hörprüfung (Audiometrie) wird festgestellt, um welche Art von Schwerhörigkeit es sich handelt und ob akute Maßnahmen zur Besserung getroffen werden können. Wird eine dauerhafte Schädigung des Gehörs festgestellt, ist die Anpassung einer Hörhilfe erforderlich. Moderne Hörgeräte sind heute kaum noch von außen sichtbar.

RÜCKEN UND NACKEN

Der aufrechte Gang unterscheidet den Menschen von den Tieren – er ermöglicht erst das Leben, das er führt. Die Wirbelsäule mit ihren Knochen, Muskeln und Nerven trägt einen Großteil der Last, indem sie das Körpergewicht stemmt. Dazu muss sie die Schwerkraft überwinden und darüber hinaus heutzutage nicht nur mangelnde Bewegung und falsche Haltungen, sondern häufig auch noch Übergewicht kompensieren. Kein Wunder, dass sie bei der fortwährenden Schwerstarbeit immer häufiger schlapp macht.

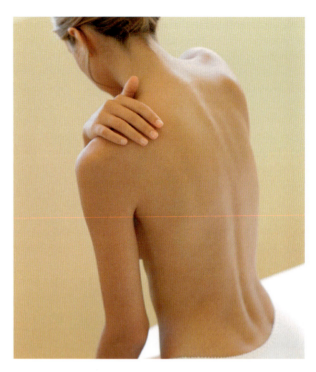

Die Wirbelsäule und der übrige Bewegungsapparat bilden ein fein aufeinander abgestimmtes System. Die Wirbelsäule umschließt und schützt das Rückenmark, trägt den Kopf und stützt den Körper. An ihr setzt unter anderem die Rückenmuskulatur an: Die Muskeln der tiefen Schicht strecken, drehen und stabilisieren die Wirbelsäule, die oberflächlichen sind vor allem für die Beweglichkeit von Schulterblatt und Arm zuständig. Bauch-, Hüft- und Beckenbodenmuskeln tragen zum Ausbalancieren und zur Entlastung bei.

Die Wirbelsäule besteht aus 33 oder 34 Wirbeln, die durch Gelenke miteinander verbunden, teilweise auch miteinander verwachsen sind. Der Aufbau der Wirbel gewährleistet eine hohe Festigkeit bei gleichzeitig niedrigem Gewicht. Die Beweglichkeit der Wirbelsäule wird zum einen durch die Wirbelgelenke, zum anderen durch die Bandscheiben gewährleistet. Die Stabilisierung erfolgt ebenfalls durch die Bandscheiben und durch Bänder, Rücken- und Bauchmuskeln.

Die Wirbelsäule besteht aus fünf Abschnitten, die charakteristische Krümmungen aufweisen. Sie dienen dazu, Belastungen gleichmäßig zu verteilen und Stöße abzufedern. Die Halswirbelsäule (HWS) ist nach vorn gekrümmt und besitzt 7 Halswirbel. Auf dem obersten (Atlas) ruht der Schädel, am Übergang zum zweiten Wirbel befindet sich ein Gelenk, das die Dreh- und Nickbewegungen des Kopfes ermöglicht. Sie ist der beweglichste Teil der Wirbelsäule, damit aber auch sehr anfällig für Störungen. Die leicht nach hinten gekrümmte Brustwirbelsäule (BWS) besitzt 12 Wirbel. Ihre Funktion ist vorwiegend das Halten und Stabilisieren des Brustkorbes. Die Lendenwirbelsäule ist wiederum nach vorn gekrümmt und besteht aus 5 Wirbeln. Da diese das gesamte Gewicht des Körpers oberhalb der Lendenwirbelsäule tragen müssen, also vor allem Druckbelastungen ausgesetzt sind, besitzen sie große Wirbelkörper. Der Übergang zum Kreuzbein ist sehr störanfällig, da sich dort die Wirbelsäule abrupt nach hinten wölbt. Mit seinen 5 verschmolzenen Wirbeln ist das Kreuzbein Teil des hinteren Beckens und mit den beiden Hüftknochen über das Iliosakralgelenk verbunden. Auch an dieser Stelle treten häufig Störungen auf. Nach unten ist das Kreuzbein starr mit dem Steißbein verbunden, das aus 4 bis 5 verkümmerten, miteinander verschmolzenen Wirbeln besteht.

> Beschwerden, die Sie in diesem Kapitel nicht finden, könnten auch in folgenden Kapiteln stehen:
> **SCHULTER** ▸ S. 246
> **ARME UND HÄNDE** ▸ S. 46
> **FRAUENBESCHWERDEN** ▸ S. 115
> **HARNWEGE, BLASE UND NIEREN** ▸ S. 142
> **HERZ UND KREISLAUF** ▸ S. 171

Die Wirbelkörper und Wirbelbögen eines Wirbels umschließen jeweils ein Wirbelloch. Alle zusammen bilden den Wirbelkanal, durch den das Rückenmark, zusätzlich geschützt durch Rückenmarkflüssigkeit und Rückenmarkhäute, führt. Zwischen den seitlichen Wirbelfortsätzen treten einzelne Nervenstränge aus dem Rückenmark aus. Zwischen den Wirbelkörpern sitzen die Bandscheiben; die gallertartigen Kissen sind von einem derben Ring umschlossen und dienen dem Druckausgleich, indem sie Zug- und Druckkräfte auffangen und gleichmäßig weiter verteilen. Da aufgrund des Gewichts die Belastung nach unten hin stärker wird, nimmt auch die Dicke der Bandscheiben von der Hals- zur Lendenwirbelsäule hin zu. Im Laufe des Tages flachen sich die Bandscheiben ab, da durch das auf ihnen lastende Gewicht Wasser herausgepresst wird: Die Körpergröße ist abends etwas geringer als morgens. Bei zu langer Entlastung ist es möglich, dass die Bandscheibe zu viel Flüssigkeit aufnimmt, sodass der Gelenkspalt aufklafft und die Gelenkkapsel dadurch gedehnt wird. Auch das kann zu Schmerzen führen.

Wirbelsäulenbeschwerden können durch angeborene oder erworbene Schäden der Knochen, Muskeln oder Nerven entstehen. Beschwerden können über Wirbelsäule, Nervenleitungen, Muskel- und Gelenkketten in andere Körperbereiche fortgeleitet werden und verursachen dort Beschwerden. Krankheiten der inneren Organe in Brust und Bauch können umgekehrt in den Bereich der Wirbelsäule einstrahlen. Häufigste Ursache von Rücken- oder Nackenbeschwerden sind Verschleißerscheinungen, die durch Bewegungsmangel, angeborene Fehlstellungen und Fehlbelastungen des Skeletts entstehen oder verstärkt werden. Auch entzündlich-rheumatische Erkrankungen können zugrunde liegen. Stress, Erschöpfung und andere psychische Belastungen machen sich ebenso häufig als Rückenschmerzen bemerkbar. Folgende Fragen können wegweisend sein:

- Wo genau treten die Beschwerden auf, ist ein Ausgangspunkt des Schmerzes feststellbar? Beschränkt sich der Schmerz auf eine Stelle oder strahlt er in Kopf, Arme, Unterleib oder Beine aus?
- Wie lange dauert der Schmerz an? Sind es nur wenige Sekunden oder ist der Schmerz länger anhaltend? Ist er nur einmalig aufgetreten oder wiederholt er sich öfter und wenn, wie häufig?
- Wodurch werden die Beschwerden ausgelöst? Sind sie von einer Bewegung oder der Atmung abhängig? Gab es vorher eine Krankheit oder einen Unfall?
- Gibt es weitere Beschwerden wie Missempfindungen, Kopfschmerzen, Fieber, Übelkeit, Schwindel, Seh- oder Hörstörungen, Entleerungsstörungen von Darm oder Blase?

Nackenschmerzen

Akute oder chronische Beschwerden im Bereich der Halswirbelsäule sind häufig. Etwa 15 % der Bevölkerung leiden darunter, wobei Frauen häufiger betroffen sind als Männer. Mit dem Nacken eng verknüpft ist der Schultergürtel mit Hals, Schultergelenken, Schulterblättern, vorderen Brustmuskeln, den Schlüsselbeinen mit ihren Gelenken, dem Brustbein, den oberen Rippen und der oberen Brustwirbelsäule. Daher sind Beschwerden in diesem Bereich oft nicht ohne weiteres zuzuordnen. Verspannungen und Schmerzen im Bereich von Nacken und Schultergürtel sind zwar unangenehm, aber meist ungefährlich. Stress, langes Ausharren in ungünstiger Haltung und kalte Luft führen häufig zu Nackenverspannungen mit Steifigkeit und Kopfschmerzen.

Nackenschmerzen, **Übelkeit** und **Schwindel nach einem Schlag oder Stoß**, z.B. einem Verkehrsunfall, weisen auf ein Schleudertrauma hin. Dabei werden die Halswirbelsäule und die umliegenden Weichteile, Gelenkkapseln und Bänder durch die starke, abrupte Krafteinwirkung geschädigt. Häufig sind leichtere Verletzungen, bei denen die Beschwerden erst mit einer Verzögerung von einigen Stunden auftreten. Kommen in diesen schwereren Fällen weitere Beschwerden wie **Kribbeln** und **Taubheitsgefühle**, **Schulter- und Armschmerzen**, **Schluckbeschwerden** oder **Sehstörungen** hinzu, sind auch Nervenwurzelschädigungen, Bänderrisse oder Halswirbelsäulenbrüche denkbar.

Schleudertrauma
▶ S. 442

Nackensteifigkeit, **Kopfschmerzen** und **Nackenschmerzen, die sich beim Nach-vorne-Beugen des Kopfes verschlimmern**, sind Anzeichen für eine Gehirn- oder Gehirnhautentzündung. Sie werden durch Viren oder Bakterien verursacht, die z.B. durch Zecken übertragen worden sein können. Sie gehen mit Fieber und Übelkeit einher und können von Rückenschmerzen begleitet sein. Im fortgeschrittenen Stadium kommt es zu Bewusstseinsstörungen. Da es sich um eine schwere Erkrankung handelt, sollte bei Verdacht unverzüglich ein Arzt aufgesucht werden.

Gehirnentzündung
▶ S. 343

Gehirnhautentzündung ▶ S. 343

231

RÜCKEN UND NACKEN

■ **Spannungs- und Steifigkeitsgefühl** in den Muskelpartien des Nackens und der Schultern, das bis in die Brustregion ausstrahlen kann, ist häufig chronisch wiederkehrend und schmerzhaft. Es kann mit einer **Fehlhaltung des Kopfes** und mit **Kopfschmerzen** einhergehen und ist meist durch **Muskelverspannungen** bedingt. Die Schmerzen ähneln denen bei einem starken Muskelkater und können bis zu Armen, Händen oder zum Hinterkopf ausstrahlen. Die Beschwerden werden durch längeres Verharren in ungünstiger, also von der neutralen Körperhaltung abweichender Position (z.B. Arbeit vor dem Computer, Überkopfarbeit), Aufenthalt an einem zugigen Ort, chronischer Fehlhaltung oder plötzlicher Fehlbewegung ausgelöst. Nicht selten sind Vorschäden im Sinn von Verschleißerscheinungen vorhanden (**HWS-/BWS-Syndrom**). Diese können sich durch Reibegeräusche und Bewegungseinschränkungen des Kopfes bemerkbar machen. Stress kann verstärkend wirken, da er unbewusst zu einer weiteren Verspannung der Muskulatur führt.

HWS-/BWS-Syndrom ▶ S. 366

■ **Plötzliche, heftige Schmerzen** im Nacken mit **steifem Hals** können ebenfalls Zeichen einer **Nackenmuskelverkrampfung** sein, die z.B. über Nacht durch Fehlhaltung oder Windzug vorbereitet und dann durch eine abrupte Bewegung ausgelöst wird. Durch die Verspannung kommt es zu einer örtlichen Entzündungsreaktion, die zu einer Schief- und Zwangshaltung des Kopfes führt, dem so genannten **akuten Schiefhals**. Krankengymnastische Übungen lassen die Beschwerden mit der Zeit verschwinden.

Schiefhals ▶ S. 438

■ **Zunehmende Schmerzen, die in die Arme ausstrahlen** und mit **Nackensteife** und **Missempfindungen** wie Kribbeln im Bereich der Arme einhergehen können, weisen auf einen **Bandscheibenvorfall** im Bereich der Halswirbelsäule hin, der die Nerven, die hier aus den Wirbeln austreten und die die Arme versorgen, beeinträchtigen kann. Selten kommt es dabei zusätzlich auch noch zu Lähmungen. Ähnliche Symptome können bei einem Tumor im Bereich der Halswirbelsäule auftreten, der allerdings nur sehr selten vorkommt und ebenfalls die hier austretenden Nerven stört.
Treten zusätzlich **Gangunsicherheit** und **Störungen beim Wasserlassen** auf, sind auch die Nerven betroffen, die weiter unten liegende Körperregionen versorgen; dies weist auf eine Verengung des Wirbelkanals (**Spinalkanalstenose**) hin. In jedem Fall sollten diese Beschwerden ärztlich untersucht werden, um bleibende Schäden zu vermeiden.

Bandscheibenvorfall ▶ S. 309

Spinalkanalstenose ▶ S. 449

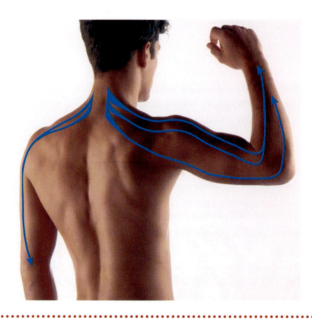

■ **Schulterschmerzen, die in den Nacken ausstrahlen**, können durch Erkrankungen des Schultergelenks verursacht sein wie **Arthrosen**, **Entzündungen der Schleimbeutel**, die das Schultergelenk umgeben, oder **Entzündungen und Risse der das Schultergelenk stabilisierenden Sehnen**, seltener auch Schulterverletzungen. Schmerzen, die bis **in die Schulter und in den Nacken ausstrahlen** und meist bei körperlicher Belastung auftreten, können auch durch Erkrankungen der Herzkranzgefäße (**Koronare Herzkrankheit**, **Herzinfarkt**) ausgelöst werden.

Schulter ▶ S. 246

Koronare Herzkrankheit ▶ S. 375

Herzinfarkt ▶ S. 357

Beschwerden im Bereich des Nackens neigen dazu, einen chronischen Verlauf zu nehmen. Bei anhaltendem Schmerz oder wenn weitere Symptome wie Taubheitsgefühle oder Lähmungen auftreten, sollte man deshalb unbedingt einen Arzt aufsuchen. Neben einer sorgfältigen körperlichen Untersuchung insbesondere der Wirbelsäule wird er für einen Überblick über die knöchernen Verhältnisse eine Röntgenaufnahme veranlassen. Je nach Art und Schwere der Beschwerden können auch weitere Untersuchungen wie Computer- oder Kernspintomographie angezeigt sein. Bei Verdacht auf eine Entzündung werden Blutuntersuchungen durchgeführt.

Rückenschmerzen

Sind im Bereich des Rückens Muskeln, Bänder, Knochen oder Gelenke in ihrer Funktion eingeschränkt, wird eine Kettenreaktion in Gang gesetzt: Muskelverspannungen führen zu herabgesetzter Durchblutung, eventuell Nervenreizungen und Schmerzen, die durch Schonhaltungen wieder Muskelverspannungen und schließlich chronische Rückenschmerzen hervorrufen. Meist sind Stress, ungünstige Körperhaltung, mangelnde Bewegung und Übergewicht Ursache oder tragen zumindest zu einer Verstärkung der Beschwerden bei. Wichtig sind deshalb vorbeugende Maßnahmen: durch gesunde Ernährung, sportliche Betätigung mit Kräftigen von Rücken- und Bauchmuskulatur, richtige Sitz- und Schlafhaltung sowie ausreichende Entspannung vom Berufsalltag kann man sich vor vielen Rückenproblemen schützen.

Degenerative Veränderungen und Schmerzen sind im stark belasteten Bereich der mittleren und unteren Lendenwirbelsäule besonders häufig. Man unterscheidet zwischen reinem Kreuzschmerz, der plötzlich (Lumbago = Hexenschuss) oder chronisch (Lumbalgie) auftreten kann, und einem in die Beine ausstrahlenden Schmerz (Ischialgie). Treten beide Schmerzformen zusammen auf, spricht man von Lumboischialgie. Verschleißerscheinungen stehen als Ursache im Vordergrund. Doch auch neurologische, urologische, internistische oder gynäkologische Krankheiten können sich in Form von Rückenschmerzen äußern.

Rücken-, Kopf- und Gliederschmerzen können zusammen mit anderen **allgemeinen Krankheitssymptomen** auf eine Erkältungskrankheit hinweisen. Viele virale Infekte gehen mit unspezifischen Entzündungsreaktionen in Gelenken und Muskeln einher, die zu entsprechenden Beschwerden führen. Auch ohne besondere Behandlung bilden sich die Symptome meist nach nur wenigen Tagen zurück.

Erkältungskrankheit ▸ S. 332

Morgendliche Rückenschmerzen nach dem Aufstehen, die sich innerhalb weniger Stunden bessern bzw. ganz verschwinden, sprechen für Veränderungen durch Abnutzung und falsche Belastung (Wirbelsäulensyndrom). Möglicherweise füllen sich auch die Bandscheiben über Nacht mit zu viel Flüssigkeit, sodass sie beim Stehen zunächst auf umliegendes Gewebe drücken. Da das Wasser infolge der Druckbelastung langsam wieder aus den Bandscheiben gepresst wird, lassen die Beschwerden im Lauf des Tages nach. Zu weiche, harte oder alte Matratzen und durchgelegene Lattenroste können die Beschwerden verstärken.

Wirbelsäulensyndrome ▸ S. 467

Plötzlich auftretende Schmerzen in der Lendenwirbelsäule, die oft **in ein Bein ausstrahlen**, sind typische Beschwerden bei einem Hexenschuss. Sie werden meist durch langes Verharren in einer Position, eine abrupte Bewegung oder schweres Heben ausgelöst. Ursachen sind Blockierungen der kleinen Wirbelgelenke: Die dadurch verursachte Muskelverspannung bewirkt eine örtliche Entzündungsreaktion mit Gewebeschwellung. Diese drückt wiederum auf die Nerven, verstärkt damit die Schmerzen und bewirkt eine Schonhaltung. Dadurch können bestimmte Stellungen und Haltungen besonders quälend sein. Solche Attacken können **häufiger auftreten** und mit der Zeit in **chronische Rückenschmerzen** übergehen (Wirbelsäulensyndrom). Stress kann verstärkend wirken, da er unbewusst zu einer weiteren Verspannung der Muskulatur führt.

Hexenschuss ▸ S. 361

Wirbelsäulensyndrom ▸ S. 467

Plötzliche **Rückenschmerzen, die in eines oder beide Beine ausstrahlen** und mit **Missempfindungen** oder Lähmungen in den Beinen einhergehen, sind meist durch einen Bandscheibenvorfall bedingt. Die verlagerte Bandscheibe drückt dabei auf einen Nervenstrang oder das Rückenmark. Von der Art und dem Ort der Störung kann der Arzt auf den betroffenen Wirbelsäulenabschnitt schließen. In schweren Fällen können Entleerungsstörungen von Blase und Darm auftreten. Insbesondere bei Letzterem sollte sofort ein Arzt konsultiert werden, da schnellstmöglich operiert werden muss, um bleibende Schäden zu verhindern.

Bandscheibenvorfall ▸ S. 309

Rückenschmerzen bei älteren Menschen, die meist mit **Bewegungseinschränkungen**, aber sonst ohne weitere Krankheitszeichen einhergehen, sind überwiegend Folge von Abnutzungserscheinungen der Bandscheiben, Wirbel und Gelenke, die im Laufe der Zeit durch Rückbildung der Rückenmuskulatur, Hormonumstellungen und vorangegangene Erkankungen verstärkt werden.

233

RÜCKEN UND NACKEN

■ Bei **Frauen** sind **tief sitzende, ziehende Rückenschmerzen, die in den Unterbauch ausstrahlen** häufige Begleiterscheinungen von Menstruationsbeschwerden und als solche Teil des so genannten Prämenstruellen Syndroms (PMS).
Treten die Beschwerden auch außerhalb dieses Zeitraums auf, können sie auf ernste gynäkologische Erkrankungen hinweisen. Dazu gehören z.B. Gebärmutter- bzw. Eileiterentzündungen oder eine Endometriose. Häufig treten die Symptome dann zusammen mit Fieber und Ausfluss auf.
In diesen Fällen sollte immer eine Frauenärztin aufgesucht werden, da bei vielen dieser Erkrankungen unbedingt eine Behandlung eingeleitet werden muss.

Prämenstruelles Syndrom ▸ S. 425
Frauenbeschwerden ▸ S. 115

■ **Schmerzen an Finger- und Zehengelenken und im Bereich der unteren Wirbelsäule** können bei etwa 5 % der Erkrankten mit Schuppenflechte auftreten. Bei dieser Form der Erkrankung ist das Skelettsystem mitbeteiligt (Arthritis psoriatica). Befallen sind neben den Gelenken zwischen Becken und Kreuzbein vor allem die äußeren Finger- und Zehengelenke. Dies kann zu schweren Entzündungsreaktionen und nachfolgend zu Deformierungen und Funktionseinschränkungen der Knochen führen. Treten zusätzlich **Morgensteifigkeit** und **Schwellungen** mit **Schmerzen** und **Bewegungseinschränkung** auf, spricht dies für eine rheumatoide Arthritis (Rheuma), bei der die Wirbelsäule beteiligt ist und es deshalb zu Rückenschmerzen kommt.

Schuppenflechte ▸ S. 443
Rheuma ▸ S. 432

■ **Missempfindungen** und **krampfartige Schmerzen in den Beinen, die sich beim Bergabgehen verstärken** und in Ruhe durch ein leichtes Rumpfvorbeugen wieder verschwinden, sprechen für eine Verengung des Wirbelkanals (Spinalkanalstenose). Durch Gewebeveränderungen oder Narbengewebe nach Operationen, Wirbelfehlbildungen, Abnützung (Degeneration) und andere Ursachen verringert sich der Raum im Wirbelkanal. Dadurch kommt es bei Bewegung zu einem Druck auf die Nervenfasern.

Spinalkanalstenose ▸ S. 449

■ **Rückenschmerzen bei Erschütterung** insbesondere an der mittleren und unteren Brustwirbelsäule sowie **diffuse Gelenkschmerzen** können ein Zeichen für eine Osteoporose sein. Insbesondere Frauen nach den Wechseljahren sind davon betroffen. Aber auch Stoffwechselstörungen wie z.B. die Cushing-Krankheit oder bestimmte Medikamente können die Ursache sein. Es besteht eine erhöhte Neigung zu Brüchen der Wirbelkörper und anderer Knochen. Nach Jahren kann es infolge wiederholter, teilweise unbemerkter Wirbelbrüche zu einem Rundrücken und zunehmender Verkürzung des Oberkörpers (Rumpfstauchung) mit entsprechender Vorwölbung des Bauches und dadurch verminderter Körpergröße kommen. Die Diagnose wird vom Arzt anhand des Röntgenbildes und eventuell einer Knochendichtemessung gestellt.

Osteoporose ▸ S. 417
Cushing-Krankheit ▸ S. 321
Wirbelbruch ▸ S. 467

■ **Gelenksteifigkeit** und **Rückenschmerzen** besonders **morgens**, **Augenentzündungen**, Schulter- und Beckenschmerzen, Schmerzen in der Brust und im Gesäß beim Niesen, Husten oder Pressen und nächtliches Schwitzen sind Anzeichen einer Bechterew-Krankheit. Diese chronisch-entzündliche Erkrankung des Bindegewebes schreitet schleichend oder schubweise fort und führt zu einer Verknöcherung der Wirbelsäule mit typischem, stark nach vorn gebogenem Rundrücken.

Bechterew-Krankheit ▸ S. 312

■ **Gürtelförmige Schmerzen** entlang eines oder mehrerer Rippenzwischenräume können verschiedene Ursachen haben und werden als Interkostalneuralgie bezeichnet. Neben degenerativen Erkrankungen der Wirbelsäule oder der Rippen können auch eine Gürtelrose, eine Bauchspeicheldrüsen- oder Gallenblasenentzündung oder – allerdings seltener – ein Tumor des Rückenmarks, der Bronchien oder des Brustfells diese Beschwerden hervorrufen.

Interkostalneuralgie ▸ S. 368

■ Rücken- und **Flankenschmerzen**, die **in den Unterbauch oder die Leistengegend ausstrahlen**, können Hinweis auf eine Erkrankung von Nieren oder ableitenden Harnwegen sein. Kommen gehäuftes, schmerzhaftes Wasserlassen und Fieber hinzu, spricht das z.B. für eine Nierenbeckenentzündung. Heftige, wehenartige Schmerzen sind möglicherweise Anzeichen für eine Nierenkolik.

Harnwege, Blase und Nieren ▸ S. 142

Rückenschmerzen

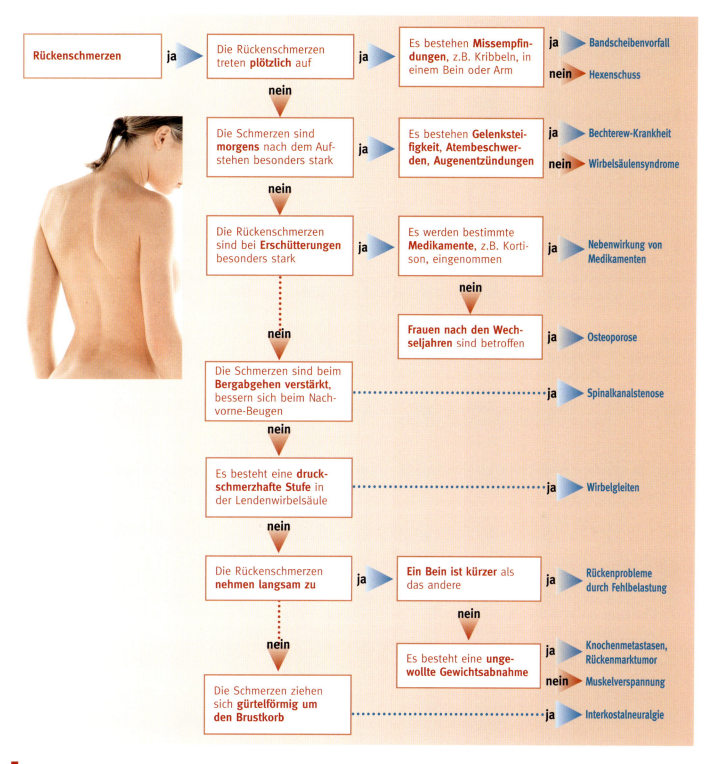

Eine **tastbare Vertiefung** oder **druckschmerzhafte Stufe** im Verlauf der Wirbelsäule vor allem im Bereich der unteren Lendenwirbel spricht für das so genannte **Wirbelgleiten**. Dabei schiebt sich ein ganzer Wirbel nach vorn, wodurch insbesondere lage- und bewegungsabhängige Schmerzen verursacht werden. In manchen Fällen drückt der Wirbel dabei auf die Nervenwurzeln, was zu Kribbeln und Empfindungsstörungen an den Beinen führen kann. Bei Beschwerden, insbesondere wenn neurologische Störungen auftreten, sollte ein Orthopäde aufgesucht werden.

Wirbelgleiten
▶ S. 466

RÜCKEN UND NACKEN

■ **Heftige, bohrende Rückenschmerzen** und eine **zunehmende Bewegungseinschränkung** der Wirbelsäule deuten auf eine bakterielle Entzündung der Wirbelkörper oder des Knochenmarks hin (**Osteomyelitis**). Der Betroffene hat ein starkes Krankheitsgefühl. Die akute Entzündung muss ärztlich behandelt werden, damit sie ausheilt und nicht in eine chronische Form übergeht, bei der das Knochengewebe zunehmend zerstört wird.

Osteomyelitis ▸ S. 417

■ Über einen längeren Zeitraum **langsam zunehmende Rückenschmerzen** sind häufig auf eine **einseitige Beinverkürzung** zurückzuführen, die nach längerem Bestehen infolge des Schiefstandes der Wirbelsäule und der Belastung der Muskulatur und Knochen zu **Verspannungen und chronischen Rückenschmerzen** führt. Die gleichen Symptome könnten aber auch alleiniges Zeichen von seltenen Erkrankungen sein, wie **Rückenmarktumoren**, Knochenmetastasen einer anderen **Krebserkrankung** oder einer chronischen Knochenmarkentzündung (**Osteomyelitis**).

Rückenmarktumoren ▸ S. 434
Krebs ▸ S. 378
Osteomyelitis ▸ S. 417

■ **Starke Schmerzen nach einem Unfall**, die mit **Missempfindungen**, **Taubheitsgefühl** in Armen oder Beinen, **Lähmungen** und Abgang von Stuhl und Urin einhergehen, lenken immer den Verdacht auf einen **Wirbelbruch** oder eine **Wirbelverrenkung**. In jedem Fall muss sofort ein Arzt konsultiert werden, um bleibende Schäden wie eine **Querschnittslähmung** zu verhindern.

Querschnittslähmung ▸ S. 429

■ **Rückenschmerzen**, **Atemnot**, **Husten**, **Schluckbeschwerden** und **Schwindel** oder Durchblutungsstörungen der Arme können – einzeln oder gemeinsam – Hinweise auf eine Aussackung (**Aneurysma**) der Hauptschlagader im Brustbereich sein. Häufig verursachen Aneurysmen keine Beschwerden und werden nur zufällig entdeckt; die Beschwerden können aber auch sehr vielfältig sein, sodass die Diagnose nicht leicht zu stellen ist. Hilfreich sind dabei Ultraschall, Computertomographie (CT) und eventuell Angiographie (Darstellung der Blutgefäße mit Kontrastmittel).

Aneurysma ▸ S. 303

■ **Rückenschmerzen bei Kindern und Jugendlichen** bedürfen in jedem Fall der ärztlichen Abklärung, da sie meist Zeichen von **Haltungsfehlern**, einer Entwicklungsstörung der Wirbelsäule (**Scheuermann-Krankheit**) oder einer Wirbelsäulenverkrümmung (**Skoliose**) sind. Je früher das Problem erkannt und behandelt wird, desto eher lassen sich Spätschäden im Erwachsenenalter verhindern.

Scheuermann-Krankheit ▸ S. 438
Skoliose ▸ S. 446

Wiederkehrende oder ständige Rückenschmerzen und zusätzliche Beschwerden, z.B. neurologische Symptome wie Taubheitsgefühl oder Lähmungen, sollten in jedem Fall von einem Arzt abgeklärt werden. Dahinter können sich nicht nur orthopädische, sondern auch neurologische, internistische, gynäkologische oder urologische Erkrankungen verbergen. Der Orthopäde wird bei der sorgfältigen körperlichen Untersuchung insbesondere Aussehen und Beweglichkeit der Wirbelsäule und des Gangbildes beurteilen. Eine Röntgenaufnahme gibt einen Überblick und kann Veränderungen, die z.B. durch Verschleiß, Verletzungen oder Osteoporose verursacht sind, zeigen. Es können auch weitere Diagnosemethoden wie Computer- oder Kernspintomographie, bei Verdacht auf eine Entzündung auch Blutuntersuchungen angezeigt sein.

Fehlhaltungen

Abweichungen von der normalen Körperhaltung und die sich daraus ergebende Fehlstellung von Knochen oder Gelenken führen über einen längeren Zeitraum unausweichlich zu Schmerzen und Funktionseinschränkungen. Zu den Haltungsstörungen, deren Ursache angeborene Fehlbildungen, Schwäche von Muskeln und Stützgewebe sowie schlechte Gewohnheiten sein können, gehören Hohlkreuz, Rundrücken, Hohlrundrücken und Flachrücken. Diese Haltungsfehler können durch Muskeltraining ausgeglichen werden. Fehlstellung der Beine oder des Beckens werden vom Körper durch Gegenkrümmungen kompensiert. Bestehen sie länger, können sie vom Betroffenen nicht mehr aktiv ausgeglichen werden und verursachen auf die Dauer ebenfalls Beschwerden.

Fehlhaltungen

■ Eine **verstärkte Krümmung der Brustwirbelsäule** nach hinten ist meist krankhaft und kann sich zum Teil bis in den Bereich der Lendenwirbelsäule erstrecken. Dieser Rundrücken wird durch angeborene Fehler der Wirbelform oder durch erworbene Krankheiten verursacht. Viele junge Männer leiden unter einer Wachstumsstörung der Wirbelkörper, der so genannten Scheuermann-Krankheit; im Alter werden die gleichen Beschwerden meist durch Osteoporose hervorgerufen. Die Bechterew-Krankheit führt zu einem typischen, sehr ausgeprägten Rundrücken. Ein „Spitzbuckel", also eine knickförmige Krümmung, entsteht durch den Zusammenbruch einer oder mehrerer Wirbelkörper, z.B. bei Osteoporose.

Scheuermann-Krankheit
▸ S. 438

Osteoporose
▸ S. 417

Bechterew-Krankheit ▸ S. 312

■ Eine **seitliche Verbiegung der Wirbelsäule** mit Verdrehungen, Stellungsänderungen und Verformungen der Wirbelkörper wird als Skoliose (Wirbelsäulenverkrümmung) bezeichnet. Sie entsteht – häufiger bei Mädchen – meist während der Pubertät; die Ursache ist nicht bekannt. Sie ist zunächst schmerzfrei, aber durch die Verkrümmung kommt es zu Störungen der Statik und Mechanik der Wirbelsäule. Dies führt zu frühen Verschleißerscheinungen mit Bewegungseinschränkungen und Schmerzen, in schweren Fällen zu solch starken Verformungen, dass die Funktion von inneren Organen wie Herz, Lungen und Nieren beeinträchtigt werden kann. Um diesen Auswirkungen entgegenzusteuern, ist es wichtig, regelmäßig Rücken- und Bauchmuskeln zu trainieren; unter Umständen müssen die Patienten für einige Zeit ein Stützkorsett tragen.

Skoliose ▸ S. 446

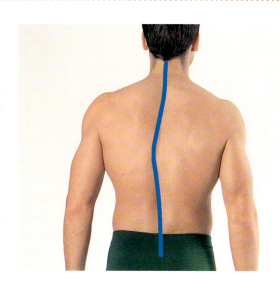

■ Die ständige **Neigung des Kopfes zu einer und Drehung zur anderen Seite** ist ein typisches Zeichen für einen Schiefhals (Tortikollis). Dieser kann von einseitig verkürzten Muskeln verursacht werden und zeigt sich dann meist schon in den ersten Lebenstagen. Ursachen können eine Zwangshaltung des Säuglings im Mutterleib oder Verletzungen während des Geburtsvorgangs sein. Auch eine erblich bedingte Fehlbildung oder eine Verletzungen der Halswirbel können zu einem Schiefhals führen.

Tritt die Fehlhaltung plötzlich auf, mit Schmerzen, Muskelverspannungen und entsprechender Schonhaltung ist der akute Schiefhals meist die Folge eines HWS-/BWS-Syndroms. Im Gegensatz zu den anderen Formen bildet sich diese Schiefhaltung zusammen mit den Schmerzen nach wenigen Tagen zurück.

Schiefhals
▸ S. 438

HWS-/BWS-Syndrom ▸ S. 366

 In vielen Fällen lassen sich Fehlhaltungen und die in deren Folge auftretenden und immer weiter fortschreitenden Formveränderungen der Wirbelsäule durch konsequente Haltungsschulung und krankengymnastische Übungen verhindern oder zumindest verzögern. In jedem Fall sollte ein Orthopäde zu Rate gezogen werden. Dieser kann durch die körperliche Untersuchung und weiterführende Röntgen- und Blutdiagnostik auch ernste Ursachen ausschließen und passende Maßnahmen einleiten.

237

SCHLAFSTÖRUNGEN

Gesunder Schlaf ist wichtig für das Wohlbefinden, denn im Schlaf erholen sich Körper und Psyche. Während der Körper auf Sparflamme schaltet, werden in den Traumphasen die Erlebnisse des Tages verarbeitet. Wer auf Dauer zu wenig schläft, fühlt sich tagsüber müde und abgeschlagen, wird nervös und reizbar. Allerdings verändert sich die notwendige Schlafdauer im Laufe des Lebens: Brauchen Säuglinge noch täglich bis zu 20 Stunden Schlaf, pendelt sich die Schlafdauer eines Erwachsenen auf sieben bis acht Stunden ein und verringert sich im Alter noch weiter. Kleinkinder müssen erst einen Schlaf-wach-Rhythmus erlernen, deshalb ist Regelmäßigkeit wichtig – nicht nur für sie.

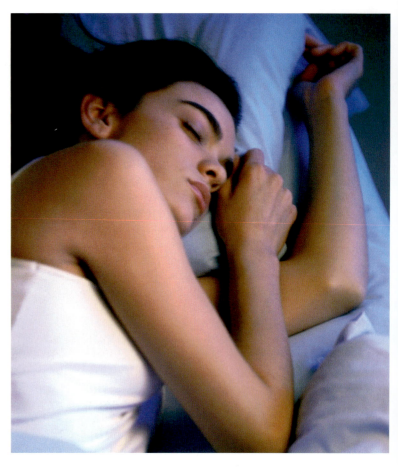

Der Schlaf ist äußerst störanfällig. Erwachsene wissen meist selbst, weshalb sie nicht gut schlafen können: zu viel Lärm oder zu viel aufputschende Mittel wie Kaffee und Zigaretten.
Echte Schlafstörungen haben häufig psychische Gründe: Man steht unter Anspannung und kann nicht abschalten, weil ein aufregendes Ereignis bevorsteht oder Sorgen quälen. Vorübergehende Schlaflosigkeit ist kein Grund zur Beunruhigung. Hält sie jedoch Wochen oder Monate an und beeinträchtigt sie das körperliche und psychische Befinden, spricht man von einer Schlafstörung. Zu unterscheiden sind verschiedene Formen: Ein- und Durchschlafprobleme, Früherwachen, erhöhtes Schlafbedürfnis bis hin zu Schlafsucht oder veränderter Schlaf-wach-Rhythmus. Kinder und Jugendliche leiden oftmals an nächtlichem Aufschrecken oder Albträumen. Ein Schlaf-Tagebuch kann helfen, die Ursachen für Schlafstörungen ausfindig zu machen. Es wird genau eingetragen, wann man aufsteht, tagsüber müde ist und ein Nickerchen macht, was man isst und trinkt, welches Buch man liest, welchen Film man gesehen hat und wann man ins Bett gegangen ist.
Die meisten Schlafstörungen entstehen aufgrund banaler Ursachen: Man hat tagsüber geschlafen und ist abends nicht mehr müde, das Buch im Bett vor dem Einschlafen ist spannend und aufregend, das späte Essen liegt schwer im Magen, die Sorgen des Tages hängen einem nach. Mithilfe des Schlaf-Tagebuchs kann man beginnen, den störenden Faktoren auf den Grund zu gehen und sie zu vermeiden.

> Beschwerden, die Sie in diesem Kapitel nicht finden, können auch in folgenden Kapiteln stehen:
> **BEWUSSTLOSIGKEIT, OHNMACHT** ▶ S. 89
> **MÜDIGKEIT UND SCHWÄCHE** ▶ S. 196
> **SEELISCHE STÖRUNGEN** ▶ S. 260
> **NERVENSYSTEM UND GEHIRN** ▶ S. 213

Ein- und Durchschlafstörungen

Gesunder Schlaf bildet die Basis für Leistungsfähigkeit und psychische Gesundheit. Doch in einer schnelllebigen, leistungsorientierten Gesellschaft stören Stressoren im beruflichen und privaten Bereich den erholsamen Schlaf, indem sie zu einer Daueranspannung führen. Deshalb ist es wichtig, optimale Schlafbedingungen zu schaffen. Hierzu zählen unter anderem ein gut gelüftetes, nicht zu warmes Schlafzimmer (maximal 18°C), eine gute Matratze, Lärmschutz sowie eine ausreichende Abdunkelung. Auch sollten die Abendstunden zur Entspannung genutzt werden. So verbessern unter Umständen schon ein warmes Bad, das Hören von sanfter Musik, Entspannungsübungen oder ein kurzer Abendspaziergang die Nachtruhe deutlich.

Einschlafschwierigkeiten nach dem Genuss von Kaffee, schwarzem Tee oder Cola-Getränken haben ihre Ursache in der anregenden Substanz Koffein. Empfindliche Personen sollten schon in den Nachmittagsstunden darauf verzichten. In jedem Fall sollte man sie abends meiden, da die Wirkung erst nach Stunden nachlässt und man in der Zwischenzeit hellwach im Bett liegt.

Einschlafschwierigkeiten nach einem reichhaltigen Essen sind nichts Außergewöhnliches. Der überfüllte Magen ist gedehnt und drückt im Liegen auf das umliegende Gewebe, unter Umständen sogar Richtung Herz, was scheinbare Herzbeschwerden hervorruft. Möglicherweise fließen Teile des Nahrungsbreis aus dem Magen in die Speiseröhre zurück, was Unwohlsein und Sodbrennen verursacht. Aus diesem Grund ist ein abendliches reichhaltiges Essen, vor allem zu später Stunde, zu meiden. Wer trotzdem unter Magendrücken leidet, der sollte sich auf ein höheres Kopfkissen lagern und zum Schlafen auf die rechte Körperseite drehen.

Sodbrennen
▸ S. 446

Durchschlafstörungen nach Konsum von Alkohol sind ganz typisch. Man schläft zwar in der Regel leichter ein, wacht in der Nacht jedoch häufiger auf. Je nach konsumierter Menge und Grad der Gewöhnung an das Genussmittel ist durch den Alkohol mit einer Veränderung des natürlichen Schlaf-wach-Rhythmus zu rechnen. Bei Alkoholabhängigkeit bewirkt außerdem das körperliche Verlangen nach dem Suchtstoff ein nächtliches Erwachen. Wird das Suchtmittel plötzlich abgesetzt, kommt es zu Entzugserscheinungen, die ebenfalls zu Schlafstörungen führen.

Abhängigkeit
▸ S. 294

Schlafstörungen in Verbindung mit der **Einnahme von Medikamenten** können auf Nebenwirkungen zurückzuführen sein. Arzneimittel, die die anregende Substanz Koffein enthalten, sollte man nicht abends einnehmen. Einige Medikamente verursachen zu Beginn der Einnahme eine Störung des Schlafrhythmus, die in der Regel jedoch nach einer Gewöhnungsphase vorübergeht. Auch das Absetzen langfristig eingenommener Medikamente kann entsprechende Beschwerden hervorrufen. Solche Entzugserscheinungen treten vor allem bei Schlaf- und Beruhigungsmitteln auf, die Clomethiazol oder Benzodiazepine enthalten. Da derartige Mittel zu einer Abhängigkeit führen können, sollte man sie nie ohne ärztliche Verordnung einnehmen.

Medikamente
▸ S. 38

Abhängigkeit
▸ S. 294

Abendliche Ruhelosigkeit mit **Einschlafstörungen** liegt häufig an psychischen Belastungen. Vor einem aufregenden Ereignis oder nach einem belastenden Erlebnis gelingt es nicht, abzuschalten, man wälzt sich im Bett. Ist das Ereignis vorbei, normalisiert sich auch der Schlaf wieder. Bei einem traumatischen Erlebnis halten Schlafstörungen oft länger an. Die Eindrücke müssen erst verarbeitet werden, intensive Gefühle halten wach. Je nach Schwere des Erlebnisses sollte sich der Schlaf jedoch nach einigen Tagen bis Wochen wieder normalisieren. Ist das nicht der Fall, sollte man sich um Hilfe bemühen.

Posttraumatische Belastungsstörung
▸ S. 425

Gehen **Durchschlafstörungen mit Früherwachen** einher, gefolgt von **gedrückter Stimmung** und **Antriebslosigkeit** im Laufe des Tages, deutet dies auf eine Depression hin. Typisch ist, dass sich die ständige Neigung, über Verschiedenes nachzugrübeln, während der nächtlichen Wachzeiten noch zusätzlich verschlimmert. Wer längere Zeit unter derartigen Beschwerden leidet, braucht ärztliche Hilfe.

Depression
▸ S. 323

SCHLAFSTÖRUNGEN

Wer nachts **schweißgebadet erwacht** und nur **schwer wieder einschlafen** kann, leidet möglicherweise unter Albträumen. Auch in diesen Träumen verarbeitet man Sorgen oder Erlebnisse, allerdings auf manchmal erschreckende und irreale Weise. Besonders bei Kindern führt dies zur Angst davor, überhaupt einzuschlafen. Albträume treten nach belastenden Erlebnissen auf, können aber auch durch hohes Fieber, manche Medikamente oder den Konsum von Drogen ausgelöst werden. Sie sind in der Regel harmlos: Mit dem Auslöser verschwinden auch die Beschwerden. Wird man jedoch von ständig wiederkehrenden nächtlichen Schreckensbildern geplagt, sollte man gemeinsam mit einem Arzt versuchen, die Ursache zu klären.

Posttraumatische Belastungsstörung
▸ S. 425

Ein- oder Durchschlafstörungen treten relativ häufig aufgrund von Geräuschen auf, die unbewusst den Schlaf stören. Die Schlafräume sollten daher wenn möglich nicht auf eine belebte Straße hinausgehen. Sowohl das Schnarchen des Partners als auch das eigene Schnarchen sind ebenfalls häufige Auslöser. Die organischen Ursachen vom Schnarchen im Bereich der Nase und der Atmungsorgane sind behandelbar.

Fühlt man sich regelmäßig **morgens abgeschlagen** und „wie gerädert", kann dies auf eine so genannte Schlafapnoe hinweisen. Hierbei handelt es sich um kurze Atempausen im Schlaf, die man selbst nicht wahrnimmt. Meist wird der Partner darauf aufmerksam, dass im Schlaf der Atem zeitweise aussetzt. Da das Gehirn in dieser Zeit unter Sauerstoffmangel leidet, entsteht das morgendliche Gefühl der Abgeschlagenheit.

Schlafapnoe
▸ S. 441

Treten bei **Frauen Schlafstörungen** begleitet von **nächtlichen Schweißausbrüchen** auf, können diese bei entsprechendem Alter der Betroffenen möglicherweise Begleiterscheinungen der Wechseljahre sein. Weitere Beschwerden sind in diesem Fall oftmals Stimmungsschwankungen, Antriebsverlust, Nervosität und Unruhe. Ursache ist die Umstellung des weiblichen Hormonhaushaltes. Werden diese Beschwerden als belastend empfunden, kann der Frauenarzt Ratschläge zur Linderung geben.

Wechseljahresbeschwerden
▸ S. 464

Halten Schlafstörungen über mehr als drei Wochen an, empfiehlt es sich, den Hausarzt aufzusuchen. Durch ein ausführliches Gespräch und mithilfe eines Schlaf-Tagebuches lassen sich die Ursachen möglicherweise schnell herausfinden. Reicht beides nicht aus, kann eine Nacht im Schlaflabor Aufschluss geben: Schlafdauer, Schlaftiefe, Atmung, Herzschlag und Gehirnströme werden überwacht und aufgezeichnet; sie geben Aufschluss über die mögliche Ursache der Störungen. Schlafmittel sollten nie regelmäßig, sondern nur übergangsweise und nur nach Rücksprache mit dem Arzt eingesetzt werden, da sie abhängig machen können.

SCHMERZEN

Der Zahn pocht, der Rücken zieht, der Magen drückt – eine schöne Empfindung ist der Schmerz nicht. Aber dafür umso sinnvoller, denn er ist das wichtigste Alarmsignal des Körpers. Insbesondere mit dem akuten Schmerz zeigt der Organismus, dass er Schaden nimmt oder zu nehmen droht. Wäre diese Sinneswahrnehmung nicht so deutlich und unangenehm, würde man ihr wahrscheinlich zu wenig Beachtung schenken. Man sollte daher die Signale des eigenen Körpers stets ernst nehmen.

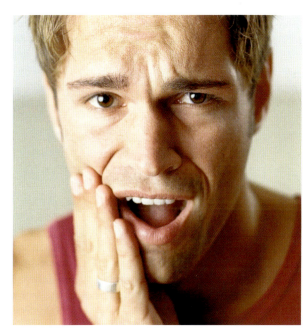

Jeder Mensch begegnet Schmerzen immer wieder, sei es bei einer Verletzung oder bei einer Zahnerkrankung. Millionen Menschen leiden an wiederkehrenden Kopf- oder Rückenschmerzen; oft sind Schmerzen aber auch die ersten Anzeichen einer beginnenden Krankheit. Während kurz auftretende Schmerzen vor allem dann als beeinträchtigend empfunden werden, wenn sie sehr stark und intensiv sind, können auch leichte Schmerzen zu einer unerträglichen Qual werden, wenn sie dauerhaft bestehen. In manchen Fällen findet sich jedoch trotz ausführlicher Untersuchungen selbst bei quälenden Schmerzen keine Erklärung für eine organische Erkrankung. Im Mittelalter sprach man bei Schmerzen treffend von „Pein", womit auch solche Bedeutungen wie Strafe, Marter, Qual oder Angst angesprochen waren. In der englischen Sprache hat sich dieses Wort als „pain" in seiner ursprünglichen Bedeutung erhalten.

> Schmerzsymptome werden jeweils bei den einzelnen Organen abgehandelt. So finden Sie z.B. **Rückenschmerzen** im Kapitel **RÜCKEN UND NACKEN**.

Schmerzentstehung und Schmerzformen

Schmerzen entstehen in den verschiedenen Strukturen des menschlichen Körpers, auch in solchen, die tief unter der Oberfläche verborgen liegen. Die Lage von Bauchspeicheldrüse, Gallenblase oder Brustfell kennt man spätestens dann, wenn diese Organe sich mit Schmerzen bemerkbar gemacht haben.

Für die Schmerzwahrnehmung besitzt der Körper Schmerzrezeptoren. Bei einer Reizung z.B. durch Verletzung, Druck, Dehnung, Hitze, Kälte oder chemische Stoffe senden sie Signale aus, die dann über Nervenstränge in das Gehirn weitergeleitet werden. Dort werden sie registriert und einer Körperpartie zugeordnet. Wichtige Organe wie Leber, Milz und Gehirn sind allerdings schmerzunempfindlich. Schmerzen entstehen hier nur, wenn benachbarte, schmerzempfindliche Bereiche in Mitleidenschaft gezogen werden, z.B. durch Druck auf umliegendes Gewebe.

Schmerzen werden – je nach Schmerzform – sehr unterschiedlich empfunden. So treten brennende, auch als hell beschriebene Schmerzen typischerweise nach mechanischer oder chemischer Reizung der Körperoberfläche auf, etwa nach einer Schnittverletzung an der Haut. Schmerzen, die von Muskeln oder Gelenken ausgehen, werden dagegen als dumpf beschrieben. Als Kolikschmerz bezeichnet man sehr starke Schmerzen, die durch Muskelverkrampfungen an inneren Organen, z.B. Magen oder Gallenblase, ausgelöst werden. Besonders intensiv sind Schmerzen, die auf einer Schädigung des Nervengewebes selbst beruhen (so genannte Nervenschmerzen), z.B. bedingt durch Druck auf einen Nerv.

SCHMERZEN

Schmerzen, die **von einem Körperteil oder einer bestimmten Struktur ausgehen**, werden als somatische Schmerzen bezeichnet, während psychosomatische Schmerzen sich nicht einem bestimmten Körperorgan zuordnen lassen.

Entstehen Schmerzen **an der Haut**, z.B. durch Quetschung, Verletzung oder Dehnung, spricht man von Oberflächenschmerz; er ist sehr genau wahrnehmbar und exakt zuzuordnen. Bei einem versehentlichen Schlag mit dem Hammer weiß man auch ohne hinzusehen, welchen Finger man getroffen hat.

Kommen die Schmerzen **aus Muskeln, Bindegewebe, Knochen und Sehnen** und sind eher dumpf und schlecht lokalisierbar, handelt es sich um so genannten Tiefenschmerz. Bekanntestes Beispiel sind Kopfschmerzen, aber auch krankhafte Prozesse an Rippen- und Bauchfell verursachen diese Art von Schmerzen.

Bei **vom Körperinnern ausgehenden Schmerzen**, die **krampfartig**, **bohrend**, **brennend** oder **schneidend** sein können und von weiteren Beschwerden wie Übelkeit, Brechreiz und Erbrechen, Durchfällen, Herzklopfen, Hautblässe, Schweißausbrüchen oder Tränen der Augen begleitet sein können, handelt es sich um Eingeweideschmerzen (viszerale Schmerzen), die ähnlich wie der Tiefenschmerz nur ungenau zu orten sind. Die Schmerzen entstehen meist nicht durch die Organe selbst, sondern durch eine Reizung der umliegenden Strukturen und Nerven. Eingeweideschmerzen können als so genannter übertragener Schmerz auch an der Körperoberfläche in oder nahe unter der Haut empfunden werden, weil die Nervenstränge von den Organen und der Haut im Rückenmark zusammenlaufen und dann manchmal nicht genau unterschieden werden kann, wo die Schmerzen ursprünglich herkommen; sie werden dann in der Regel an der Oberfläche empfunden. Rückschlüsse auf den eigentlichen Erkrankungsort sind anhand einer Zuordnung der oberflächlichen Schmerzzonen („Head-Zonen") möglich: So bestehen bei einer Gallenerkrankung Schmerzen im Bereich der rechten Schulter, bei einem Herzinfarkt Schmerzen im linken Arm.

Bei **direkter Reizung oder Schädigung von Nervengewebe**, ohne Begleiterscheinungen wie Übelkeit oder Brechreiz, entstehen Nervenschmerzen (Neuralgien). Die Schmerzen werden dabei dort empfunden, wo der Nerv ursprünglich herkommt bzw. hinführt und nicht unbedingt am Entstehungsort der Schmerzen (projizierter Schmerz). Bei einem Bandscheibenvorfall, der einen Nerv im Bereich der Lendenwirbelsäule verletzt, verspürt man daher auch Schmerzen in den Beinen, da dieser Körperteil von dem geschädigten Nerv versorgt wird. Aus Ort und Umfang der schmerzenden Zone kann auf den betroffenen Nerv geschlossen und eine entsprechende Behandlung durchgeführt werden.

Wahrnehmung von Schmerzen

Das individuelle Schmerzempfinden kann sehr unterschiedlich sein. Neben hormonellen Einflüssen spielen sowohl Erziehung und Kultur als auch die aktuelle emotionale und körperliche Verfassung („Tagesform") eine wichtige Rolle. Schmerzen können stärker erscheinen, wenn sich die Orientierung der Sinne mehr nach innen kehrt, beispielsweise beim Schlafen. Auch bei einer depressiven Verstimmung werden körperliche Beschwerden verstärkt wahrgenommen. Andererseits ist in Stresssituationen durch bestimmte körpereigene Reaktionen, z.B. die Ausschüttung des Hormons Adrenalin, die Schmerzwahrnehmung vorübergehend herabgesetzt. Lässt die Anspannung nach, wird auch der Schmerz wieder wahrgenommen.

Schmerzen sind ein Warnsignal des Körpers, bei dem immer nach der auslösenden Ursache gesucht werden sollte. Deshalb ist es für den Arzt sehr wichtig, dass die Schmerzen möglichst genau beschrieben werden. Dies ist jedoch nicht ganz einfach, da zum einen die Schmerzwahrnehmung von Mensch zu Mensch unterschiedlich ist, es andererseits schwer ist, genau zum Schmerzcharakter passende Wörter zu finden. Eine Reihe von Fragen erleichtert die genaue Beschreibung der Schmerzen.

Wo sitzt der Schmerz genau? „Ich habe Kopfschmerzen" ist eine zu allgemeine Angabe. Hilfreich ist die Eingrenzung, wo genau der Schmerz sitzt – vorne, hinten, rechts, links oder seitlich. Bei Kopfschmerzen weist z.B. ein Schmerz im Hinterkopf auf eine verspannte Nackenmuskulatur hin, ein Schmerz im Stirnbereich könnte auch durch eine entzündete Nasennebenhöhle verursacht werden.

Wahrnehmung von Schmerzen

■ **Wo ist der stärkste Schmerzpunkt?** Meist kann man Bereiche benennen, in denen der stärkste Schmerz am stärksten gefühlt wird, und andere Gebiete, in die der Schmerz ausstrahlt, wo er also schwächer wird. Bei einer akuten Durchblutungsstörung der Herzkranzgefäße (Angina pectoris) verspürt man z.B. die stärksten Schmerzen im Brustkorb direkt über dem Herzen, schwächere Schmerzen im linken Arm.

■ **Wie stark ist der Schmerz?** Die Einordnung kann z.B. mittels einer Skala von eins bis zehn erfolgen. Eins entspricht dabei Schmerzfreiheit, zehn bedeutet unerträgliche Schmerzen. Bei Kindern kann die so genannte Smiley-Skala hilfreich sein, bei der die Schmerzstärke in Bildern ausgedrückt ist. Sechs Gesichter – von einem lachenden bis zu einem weinenden – stehen zur Auswahl (Bild), und das Kind kann auf dasjenige zeigen, das seinem eigenen Empfinden entspricht.

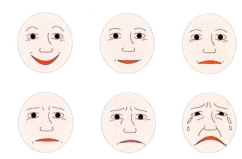

■ **Welche Eigenschaften hat der Schmerz, wie ist er ausgeprägt?** Diese Frage ist sehr schwer zu beantworten. Dennoch ist sie für die Diagnose entscheidend. Schmerzen können z.B. **wellenförmig** verlaufen, d.h. sehr stark sein, schwächer werden und sich dann wieder verstärken. Dieser wellenförmige Verlauf wird als Kolik bezeichnet. Sie entsteht bei einer Verkrampfung der Muskeln von Hohlorganen wie Gallenblase, Gallenwege, Harnblase, Harnleiter, Nierenbecken oder Darm. Auch Geburtswehen gehören zu dieser Schmerzform.
Dumpfer oder drückender Schmerz wird meist bei Erkrankungen innerer Organe empfunden, z.B. bei einer Leberentzündung. Der Schmerz geht dabei nicht von dem betroffenen Organ selbst aus, sondern kommt durch Druck auf die benachbarten Strukturen zustande, bei der Leberentzündung z.B. durch Spannung des die Leber umgebenden Gewebes.
Schneidender, scharfer Schmerz weist auf eine beginnende Zerstörung von Organen hin. Ein Beispiel ist das Magengeschwür, bei dem die innere Auskleidung des Magens, die Schleimhaut, zerstört wird.
Brennende Schmerzen treten, ähnlich wie **stechende** Schmerzen, bei einer Zerstörung von Organbestandteilen auf, z.B. wenn bei einer Speiseröhrenentzündung das Gewebe der Speiseröhre durch die Magensäure angegriffen wird.
Klopfender oder **pochender** Schmerz weist auf eine Entzündung hin, z.B. eines Zahns oder des Nagelbetts.

■ **Wie ist der Verlauf der Schmerzen?** Viele Schmerzen treten **plötzlich** und ohne irgendwelche Vorzeichen auf. Man spricht von **akuten** Schmerzen. Sie weisen auf eine neu aufgetretene Erkrankung oder die plötzliche Verschlechterung einer bestehenden Erkrankung hin. Akute Schmerzen treten z.B. bei einer Bauchspeicheldrüsenentzündung auf. Bestehen Schmerzen mehr oder minder **andauernd über Tage, Wochen oder Monate**, z.B. bei einer Wirbelsäulenerkrankung, werden sie als chronische Schmerzen bezeichnet. Der Zeitpunkt, zu dem die Schmerzen begonnen und wie sie sich entwickelt haben, sollte möglichst genau angegeben werden.

■ **Wie lange dauern die Schmerzen?** Viele Schmerzen treten **über einen bestimmten Zeitraum** auf und bessern sich dann wieder. So dauert eine akute Durchblutungsstörung der Herzkranzgefäße (Angina pectoris) nur Sekunden bis Minuten an, eine Migräne besteht dagegen über mehrere Stunden bis Tage. In beiden Fällen verschwinden die Schmerzen anschließend von selbst wieder. Andere Schmerzen **bestehen andauernd** und bessern sich nur durch eine Behandlung, z.B. Gelenkschmerzen bei Rheuma.

■ **Treten neben den Schmerzen weitere Beschwerden auf?** Bei Nervenschmerzen (Neuralgien) können zusätzlich Kribbeln, Ameisenlaufen oder Pelzigkeit empfunden werden. Schmerzen können auch mit typischen Begleitbeschwerden wie Schweißausbrüchen, Übelkeit und Erbrechen einhergehen. Andere Symptome weisen auf die Ursache der Schmerzen hin, z.B. eine gleichzeitig bestehende Gelbsucht auf eine Lebererkrankung.

243

SCHMERZEN

Wann treten die Schmerzen auf? Schmerzen können wiederholt auftreten. Es ist hilfreich, sich die Zeitpunkte zu notieren und dabei auf bestimmte Regelmäßigkeiten zu achten (z.B. immer nachts, immer nach dem Essen). Dokumentiert man die äußeren Umstände während und bevor die Schmerzen auftreten, kann dies Hinweise auf mögliche Auslöser für die Schmerzen geben, z.B. fettreiche Mahlzeiten oder körperliche Anstrengung. Unter manchen Umständen können Schmerzen auch geringer werden: So verringern sich z.B. Schmerzen, die durch Gelenkverschleiß (Arthrose) entstehen, bei Bewegung. Gerade bei chronischen Schmerzen kann das Schmerz-Tagebuch helfen, der Ursache der Schmerzen auf die Spur zu kommen. Dabei werden z.B. eine Woche lang alle auftretenden Schmerzen und alle Ereignisse, die auch im weitesten Sinne damit in Zusammenhang stehen können, dokumentiert.

SCHMERZEN WERDEN VERMEHRT DURCH	MÖGLICHE ERKRANKTE ORGANE
▸ Essen und Trinken	▸ Speiseröhre, Magen, Gallenblase, Bauchspeicheldrüse
▸ Körperliche Anstrengung	▸ Schlagadern der Beine, Herzkranzgefäße
▸ Bestimmte Körperhaltungen	▸ Wirbelsäule, Verletzungen, auf die Umgebung drückender Tumor
▸ Druck auf den Brustkorb	▸ Rippenbruch
▸ Atmen	▸ Brustfell, Brustkorb, Oberbauch
▸ Hustenstoß	▸ Wirbelsäule
▸ Wasserlassen	▸ Harnblase, Harnröhre
▸ Stuhlgang	▸ Darmausgang

Schmerzbehandlung mit Medikamenten

Zur Behandlung muss zunächst zwischen akuten und chronischen Schmerzen unterschieden werden. Bei leichteren, sporadisch auftretenden Schmerzen kann eine Selbstbehandlung mit leichten Schmerzmitteln erfolgen. Chronische Schmerzen, die über einen Zeitraum von über sechs Monaten ständig bestehen oder häufig wiederkehren, sollten von einem Schmerzspezialisten behandelt werden: Es wird zunächst nach der zugrunde liegenden Krankheit gesucht, da mit deren Behandlung auch die Schmerzen nachlassen. Wichtig ist, dass die Schmerztherapie genau auf die individuelle Situation des Betroffenen zugeschnitten wird. Dies ist besonders in Spezialkliniken und Schmerzambulanzen möglich. Schmerzstillende Medikamente (Analgetika) werden je nach Bedarf in Form von Tabletten, Zäpfchen, Spritzen, Infusionen oder Pflastern verabreicht. Eine regelmäßige Einnahme von Schmerzmitteln ohne ärztliche Überwachung sollte auf keinen Fall erfolgen, da diese Medikamente das Risiko schwerer Nebenwirkungen bergen: Bei Dauereinnahme verursachen viele Schmerzmittel heftigste Kopfschmerzen. Ergänzend werden manchmal auch so genannte Co-Analgetika verschrieben, die selbst keine schmerzstillende Wirkung haben, aber die Wirkung der Schmerzmittel unterstützen.

Akute Schmerzen erfordern Medikamente, die schnell wirken und gut steuerbar sind. Deshalb werden diese oft unter die Haut oder in die Vene gespritzt. Bei Koliken werden neben den Schmerzmitteln auch muskelentspannende Medikamente verabreicht, die die Verkrampfungen lösen. Dadurch werden die Schmerzen deutlich geringer oder verschwinden vollständig.

Bei chronischen Schmerzen wird häufig eine dreistufige Therapie eingesetzt: Zunächst wird mit der Einnahme leichter Schmerzmittel begonnen, die schrittweise durch stärkere Medikamente ersetzt werden, bis der Betroffene schmerzfrei ist. Mithilfe genauer Aufzeichnungen in einem Schmerz-Tagebuch kann die Behandlung individuell genau angepasst werden.
In der ersten Behandlungsphase werden leichte Mittel wie Acetylsalicylsäure und Paracetamol gegeben, etwas stärker wirkt z.B. Diclofenac. In der zweiten Phase werden schwache, in der dritten starke Opiate eingesetzt. Gerade bei kurz anhaltenden, aber starken Schmerzen, z.B. nach Operationen, Verletzungen oder bei sehr schweren Erkrankungen, übersteigen die positiven Aspekte von Opiaten die Nachteile (Suchtpotenzial, Müdigkeit, Verstopfung) bei weitem.

Mittel zur örtlichen Betäubung werden direkt an die schmerzleitenden Nerven gespritzt. Diese lokale Behandlungsform kann wirkungsvoller und nebenwirkungsärmer sein als die übliche Schmerzbehandlung. Sie wird z.B. zur Schmerzbehandlung bei orthopädischen Krankheitsbildern oder bei Operationen eingesetzt.

244

Nichtmedikamentöse Schmerzbehandlung

Außer den eigentlichen Schmerzmitteln wird zur Schmerzbehandlung eine Vielzahl weiterer Maßnahmen eingesetzt. Besonders hilfreich sind Anwendungen aus der so genannten physikalischen Therapie in Form von Wärme- oder Kälteanwendungen und aus der Physiotherapie durch Massagen. Verfahren der alternativen Medizin sowie Methoden der Psychotherapie können bei der Behandlung insbesondere von chronischen Schmerzzuständen zu großen Erfolgen führen.

Aus dem Bereich der **physikalischen Therapie** wirken Wärmeanwendungen schmerzlindernd, z.B. bei einem Hexenschuss. Wärme fördert die Durchblutung und führt zu psychischer Entspannung. Bei Schmerzen, die mit entzündlichen Veränderungen und Schwellungen verbunden sind, helfen eher Kälteanwendungen, z.B. ein Eisbeutel bei einem entzündeten, schmerzenden Zahn oder bei einem verstauchten Knöchel.
Eine **Elektrotherapie**, bei der die schmerzhaften Regionen elektrischen Impulsen ausgesetzt werden, ist bei bestimmten Erkrankungen schmerzlindernd. Durch elektrochemische Vorgänge können so auch die wirksamen Bestandteile von Medikamenten (z.B. Salben) besser an der entsprechenden Stelle eingebracht werden.
Eine Sonderform der Elektrotherapie ist die **transkutane elektrische Nervenstimulation** (TENS), bei der zwei Elektroden auf der Haut in der Nähe des Schmerzpunktes befestigt werden. Ein schwacher Strom bewirkt, dass sich die Muskeln in einem bestimmten Rhythmus anspannen und wieder erschlaffen. Der Patient kann die Stromstärke selbst regulieren. Diese Methode wird bei Schmerzen durch Muskelverspannungen und bei Phantomschmerzen nach einer Amputation eingesetzt.

Physiotherapie hilft gerade bei Erkrankungen mit Rückenschmerzen oder bei anderen orthopädischen Problemen in Form von körperlichem Training, krankengymnastischen Übungen und Massagen sehr gut. Sie trägt auch dazu bei, Schonhaltungen und falsche Bewegungsmuster zu verändern, die häufige Folge länger bestehender Schmerzzustände sind. Die Muskulatur wird gelockert, Verspannungen werden vermindert, und es kommt zum Muskelaufbau, wodurch wiederum die Gelenke entlastet werden.

Aus dem Bereich der **alternativen Schmerztherapie** werden Akupunktur bzw. Akupressur wirkungsvoll zur Schmerzbehandlung eingesetzt. So bessert Akupunktur Schmerzen durch Muskelverspannungen sehr häufig, bei Kopf- oder Nervenschmerzen sind die Erfolgsaussichten geringer. Auch viele **Heilpflanzen** (**Phytotherapie**) helfen bei leichten Schmerzen oder unterstützen eine Schmerzbehandlung: Kamille wirkt entzündungshemmend, Aufgüsse von Heublumen, Arnikablüten oder Kiefernnadeln lindern Schmerzen am Bewegungsapparat, Baldrian, Hopfen, Johanniskraut oder Melisse entspannen und vermindern Ängste.

Psychotherapeutische Verfahren können großen Einfluss auf die Schmerzempfindung nehmen; sie können helfen, Dauerschmerzen zu lindern oder besser mit ihnen umzugehen. Entspannungstechniken wie Autogenes Training oder Progressive Muskelrelaxation können leicht erlernt werden und sind für die Betroffenen oft sehr hilfreich. Auch Autosuggestion, Hypnose oder Musiktherapie können zur Schmerzbehandlung eingesetzt werden. Im Gespräch mit dem Psychotherapeuten kann über Zusammenhänge zwischen körperlichen Schmerzen und eventuell bestehenden seelischen Problemen geredet und es können Wege für eine schmerzärmere Lebensgestaltung gefunden werden.

Schmerzen sind die wichtigste Möglichkeit des Körpers, auf Störungen hinzuweisen. Besonders bei stärkeren, häufiger oder dauerhaft auftretenden Schmerzen muss deshalb immer nach der Ursache gefahndet und diese entsprechend behandelt werden. Aber auch bei vermeintlichen Bagatellschmerzen gilt: Tritt nicht schnell eine Besserung auf, ist es sinnvoll, den Hausarzt hinzuzuziehen. In den meisten Fällen wird mit der Beseitigung der Ursache auch der Schmerz verschwinden. Wird keine Schmerzursache gefunden oder bestehen Dauerschmerzen, sollte die Schmerzbehandlung durch Schmerztherapeuten durchgeführt werden. Ein individuell zugeschnittenes Behandlungskonzept verhilft dem Betroffenen meist zur Schmerzfreiheit und Verbesserung seiner Lebensqualität.

SCHULTER

Eine Schulter zum Anlehnen – kaum ein Körperteil steht so sehr für Stärke und Standhaftigkeit. Aber auch seelische und körperliche Lasten muss man buchstäblich schultern. Tatsächlich zeigen sich Stress und psychische Belastung schnell in schmerzhaften Schulterverspannungen. Verletzungen des Schultergürtels beeinträchtigen die Kraft und auch die Handlungsfähigkeit, denn ist die Beweglichkeit der Schultern eingeschränkt, leiden darunter ebenso Arme und Hände.

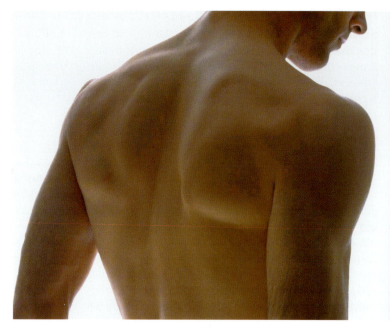

Die Schulter besteht aus Schulterblatt, Oberarmkopf und Schlüsselbein sowie Bindegewebe, Sehnen, Muskeln und Bändern. Drei Gelenke ermöglichen der Schulter einen extrem großen Bewegungsumfang von fast 360 Grad. Das eigentliche Schultergelenk wird aus der Gelenkpfanne des Schulterblattes gebildet, in dem der kugelige Kopf des Oberarmknochens sitzt. Dieses Gelenk ermöglicht die Bewegung des Armes in alle Richtungen. Das Schulterblatt bildet zusammen mit dem Schlüsselbein das äußere Schlüsselbeingelenk, die Verbindung zwischen Schlüsselbein und Brustbein bezeichnet man als inneres Schlüsselbeingelenk. Alle drei Gelenke sind zur Stabilisierung von einer Kapsel aus knorpeliger Substanz sowie Sehnen und Bändern umgeben. Mehrere Schleimbeutel dienen dazu, das Gleiten von Muskeln und Sehnen an Knochenvorsprüngen oder -kanten abzupuffern. Mit Rumpf und Arm ist die Schulter durch zahlreiche Muskeln verbunden. Beschwerden an der Schulter können sich durch Bewegungseinschränkungen bis hin zur Schultersteife, durch Kraftverlust oder ein Gefühl der Instabilität sowie durch Schmerzen und Schwellungen bemerkbar machen. Die Ursachen können in einem der Gelenke oder im umgebenden Gewebe liegen. Auch Sehnenentzündungen oder Bänderzerrungen sind möglicherweise der Grund für Probleme. In manchen Fällen sind Nervenreizungen an der Wirbelsäule oder ein Bandscheibenvorfall der Auslöser für Schmerzen. Beschwerden am Schultergürtel oder beim Bewegen der Arme sollten jedenfalls niemals auf die leichte Schulter genommen werden.

> Beschwerden, die Sie hier nicht finden, können auch in folgenden Kapiteln stehen:
> **ARME UND HÄNDE** ▶ S. 46
> **BRUST** ▶ S. 94
> **RÜCKEN UND NACKEN**
> ▶ S. 230

Akuter Schulterschmerz

Ein akuter Schmerz tritt plötzlich auf, ist zeitlich begrenzt und in der Regel das Zeichen einer Überlastung oder einer Entzündung. Schulterschmerz kann auch Begleiterscheinung einer offensichtlichen Verletzung sein: Akute Schmerzen werden unter anderem durch Zerrungen und Prellungen ebenso wie durch einen Bruch des Schlüsselbeins, des Oberarmkopfes oder des Schulterblattes hervorgerufen. Auch an das Ein- bzw. Abreißen von Muskeln oder Sehnen sowie an eine Sehnen- oder Sehnenscheidenentzündung ist zu denken. Darüber hinaus kann ein gereizter oder entzündeter Schleimbeutel Schmerzen hervorrufen. Auch ein Herzinfarkt kann u.a. akute Schulterschmerzen auslösen.

Akuter Schulterschmerz

Ein **plötzlicher Schmerz im vorderen Teil des Schultergelenks**, der nach **starker Beanspruchung des Bizepsmuskels** (z.B. beim Sport) auftritt, spricht für eine örtliche Sehnenscheidenentzündung. Durch die Überlastung werden winzige Verletzungen hervorgerufen, in deren Folge es zu einer Entzündung kommt. Oftmals sind hier auch eine Schwellung und Rötung sichtbar, und die betroffene Stelle fühlt sich überwärmt an. Zunächst treten die Schmerzen bei Bewegung, später aber auch im Ruhezustand auf. Drückt man auf die betroffene Stelle, verstärkt sich der Schmerz. Die Behandlung erfolgt in der Regel mit entzündungshemmenden Medikamenten, sowie Schmerzmitteln.

Sehnenscheidenentzündung ▸ S. 444

Ein **plötzlicher, scharfer Schmerz an der Vorderseite des Oberarms**, in Zusammenhang mit einer starken mechanischen Belastung durch eine ruckartige Bewegung, sodass der **Bizepsmuskel sichtbar nach unten zur Ellenbeuge verschoben** ist, spricht für einen Riss des oberen Teils der Bizepssehne. In dessen Folge verlagert sich der Bizepsmuskel nach unten. Er ist dann als „Polster" oberhalb der Ellenbeuge zu sehen. Ein weiteres typisches Symptom ist der Kraftverlust beim Beugen des Armes sowie bei der Auswärtsdrehung des Unterarmes. Betroffen sind oft ältere Menschen mit bereits vorgeschädigter Bizepssehne.

Sehnenriss ▸ S. 444

Starke nächtliche Schulterschmerzen in Kombination mit **Nackenschmerzen**, die besonders bei älteren Menschen auftreten, sprechen für eine entzündlich-rheumatische Erkrankung, die Polymyalgia rheumatica. Typisch sind Müdigkeit, allgemeines Krankheitsgefühl, hohes Fieber, ungewollte Gewichtsabnahme und starker Nachtschweiß. Die Schmerzen können in die Oberarme ausstrahlen und außerdem an der Hüfte sowie den Oberschenkeln vorkommen. Geht diese Erkrankung zusätzlich mit **heftigen Kopfschmerzen in der Schläfenregion** einher, besteht die Gefahr einer plötzlichen Erblindung; es sollte umgehend ein Arzt bzw. Augenarzt aufgesucht werden.

Polymyalgia rheumatica ▸ S. 424

Akute Schmerzen sowie eine **Fehlstellung der Knochen** im Schulterbereich, die mit einem **Funktionsausfall des Gelenkes** bzw. einer **abnormen Beweglichkeit** einhergehen und nach einem Unfall auftreten, lassen auf einen Knochenbruch im Schulterbereich schließen. Es können Schwellungen und Blutergüsse auftreten. In diesem Fall muss sofort ein Arzt aufgesucht werden.

Knochenbruch ▸ S. 373

Gelenkverletzung ▸ S. 346

Plötzliche, starke Schmerzen, eine fast völlige Bewegungsunfähigkeit des Arms und ein deutlich erkennbar **länger herunterhängender Arm** als auf der anderen Körperseite können Symptome einer Verrenkung des Schultergelenks (Schulterluxation) sein. Dabei wird der Oberarmkopf aus der Gelenkpfanne gehebelt; meistens nach vorn unten. Infolge der Verrenkung kann es auch zu einem Gelenkerguss kommen. Der Arm wird meist unwillkürlich an den Körper gepresst und im Ellenbogen gebeugt. Wird der Arm auch nur geringfügig bewegt, treten starke Schmerzen auf. Um Folgeschäden zu vermeiden, ist so schnell wie möglich ein Arzt aufzusuchen. Dieser wird das Schultergelenk röntgen und gegebenenfalls unter Narkose wieder einrenken. Anschließend ist die Ruhigstellung mit einem speziellen Verband erforderlich.

Wurde die Schulter aufgrund eines Unfalls bereits schon einmal ausgekugelt (mit bleibenden Verletzungen des Kapselbandapparats), oder handelt es sich um angeborene Anomalien, die eine teilweise oder vollständige Verrenkung der Schulter begünstigen (z.B. Bindegewebsschwäche), kann es auch ohne größere Krafteinwirkung zur Luxation kommen Dies kann als schmerzloses Schnappen der Schulter empfunden werden. Meist besteht ein Instabilitätsgefühl im Schultergelenk.

Verrenkung ▸ S. 462

Gelenkverletzung ▸ S. 346

Gelenkerguss ▸ S. 345

Ein sehr starker **akuter Schulterschmerz**, der zusammen mit einer **Erwärmung** und **Gelenkschwellung** auftritt und dem meist schon weniger heftige Schmerzen vorausgegangen sind, ist unter Umständen Zeichen der so genannten Kalkschulter. Hierbei handelt es sich um das Durchbrechen einer Kalkablagerung der Sehnenansätze in den angrenzenden Schleimbeutel. Die Folge ist eine Schleimbeutelentzündung. Der betroffene Arm wird in Schonhaltung an den Körper gepresst, da jede Bewegung schmerzt. Das Liegen auf der erkrankten Schulter ist nicht möglich.

Kalkschulter ▸ S. 369

Schleimbeutelentzündung ▸ S. 442

SCHULTER

▌Heftige Schmerzen **nach einem Sturz auf die Schulter bzw. auf den gestreckten Arm** können von einer so genannten Rotatorenmanschettenruptur herrühren. Meist ist bei dem Sturz ein **hörbares Reißen oder Krachen** in der Schulter aufgetreten, das vom Einreißen der Sehnen und Muskeln hervorgerufen wurde, welche die Drehbewegungen der Schulter ausführen. Diese Muskelgruppe wird als Rotatorenmanschette bezeichnet. Handelt es sich um größere Risse, gehen diese mit einem spürbaren Schnappen bei Bewegungen einher. Betroffen sind zumeist Männer über 50 Jahre. Das seitliche Anheben bzw. Nach-außen-Drehen des Armes kann in diesem Fall eingeschränkt oder ganz unmöglich sein, sodass der Arm wie gelähmt erscheint. Hebt ein Außenstehender den Arm um 90 Grad an und lässt ihn dann los, fällt der Arm kraftlos herab. Findet keine rechtzeitige Behandlung statt, kann die Schulter zunehmend versteifen. Besonders nachts treten dann starke Schmerzen auf, die ein Liegen auf der betroffenen Schulter unmöglich machen.

Rotatorenmanschettenruptur
▶ S. 343

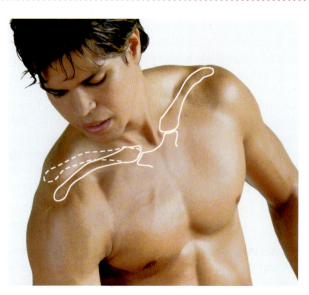

▌Treten **nach einem Sturz** direkt auf die Schulter **dauerhafte, bewegungsunabhängige Schmerzen** auf, kommt es eventuell zu einer **Schwellung** sowie einem **Bluterguss**, kann eine so genannte Schultereckgelenksprengung die Ursache sein. Es handelt sich um ein teilweises oder vollständiges Reißen der Gelenkkapsel sowie der Bänder des Schultereckgelenkes (äußeres Schlüsselbeingelenk). Steht das **Schlüsselbein** an der betroffenen Schulter **unter der Haut hoch** (Bild) und lässt sie sich wie eine Klaviertaste federnd herunterdrücken, spricht das für ein vollständiges Zerreißen der Bänder, die das Gelenk normalerweise halten. Typisch für eine solche Gelenksprengung ist, dass der Betroffene den Arm in Schonhaltung abgewinkelt vor den Oberkörper hält und ihn mit der gesunden Hand abstützt. Als Folge dieser Verletzung kann ein dauerhaftes Instabilitätsgefühl im Schultereckgelenk auftreten.

Gelenksprengung
▶ S. 346

▌Ein plötzlich auftretender Schmerz in der **linken Schulter** und dem **linken Arm**, der mit einem starken **Brustschmerz, Atemnot, Übelkeit, Blässe** sowie **kaltem Schweiß** einhergeht, deutet auf einen Herzinfarkt hin. Die Herzbeklemmung kann sich bis zur Todesangst steigern. Es handelt sich um einen lebensbedrohlichen Notfall, bei dem sofort ein Notarzt gerufen werden muss.

Herzinfarkt
▶ S. 357

Bei allen Schmerzen und Bewegungseinschränkungen im Bereich der Schulter, die nicht innerhalb kürzester Zeit zurückgehen, vor allem wenn sie durch einen Sturz, Unfall oder eine Sportverletzung hervorgerufen sind, sollte man möglichst bald einen Facharzt für Orthopädie aufsuchen, um Folgeschäden an diesem wichtigen Gelenk zu vermeiden. Neben der körperlichen Untersuchung wird dieser unter Umständen Röntgenaufnahmen anfertigen und das Blut möglicherweise auf Entzündungszeichen sowie Rheumafaktoren untersuchen. Zur weiteren Untersuchung kommen Ultraschall oder Kernspintomographie infrage.

Chronischer Schulterschmerz

▌Halten Schmerzen über einen längeren Zeitraum an, spricht man von chronischen Schmerzen. Sie können sich dabei mit der Zeit verstärken, oder aber sie klingen zwar ab, kehren dann jedoch wieder zurück. Oftmals handelt es sich dabei um einen diffusen, nicht genau lokalisierbaren Schmerz, der sowohl bei Bewegung als auch in Ruhe auftreten kann. Zunehmende, wiederkehrende oder ständige Schmerzen in der Schulter bzw. dem Schultergürtel sind in der Regel typisch für degenerative Veränderungen an Gelenken oder Sehnen im Schulterbereich. Aber auch Muskelverspannungen sowie Verschleißerscheinungen der Wirbelsäule – allgemein als Schulter-Arm-Syndrom bezeichnet – müssen in Betracht gezogen werden.

Chronischer Schulterschmerz

■ **Anhaltende und wiederkehrende**, meist **brennende, ziehende Schmerzen** in der gesamten **Schulter- und Nackenregion** sind häufig Zeichen einer schmerzhaften Verspannung der Muskulatur (Myalgie). Ursache hierfür ist meist anhaltender psychischer Stress. Die Myalgie kann jedoch auch im Zusammenhang mit so genanntem Weichteilrheuma auftreten, bei dem durch altersbedingte Abnutzungs- und Verschleißerscheinungen sowie durch seltener auftretende echte entzündliche Veränderungen der Muskeln und des Bindegewebes Beschwerden verursacht werden.

Myalgie ▸ S. 406

Weichteilrheuma
▸ S. 465

■ Löst das **seitliche Anheben des Armes** (etwa zwischen 60 und 130 Grad) einen starken Schmerz aus, kann die Ursache eine Sehnenentzündung oder Kalkablagerung an einer Sehne sein, die seitlich am Oberarmkopf ansetzt. Man spricht hier vom Impingement-Syndrom. Da die Schmerzen auch nachts auftreten, wird ein Liegen auf der betroffenen Schulter unmöglich.

Impingement-Syndrom ▸ S. 367

■ Schmerzen in der Schulter **bei Bewegung, die mit der Zeit immer stärker werden** und in deren Verlauf eine **allmähliche Bewegungseinschränkung** der Schulter auftritt, sprechen für eine Schultersteife (auch frozen shoulder genannt). Hintergrund der Beschwerden ist eine Entzündung der Schultergelenkskapsel, die dadurch allmählich schrumpft. Bleibt die Entzündung unbehandelt, kommt es selbst in Ruhe zu starken Schmerzen, und später wird die Schulter völlig bewegungsunfähig. Die Ursache für die Schultersteife ist nicht eindeutig geklärt. Sie tritt aber im Zusammenhang mit Schulterverletzungen, einer Kalkschulter, degenerativ-entzündlichen Prozessen (Impingement-Syndrom) oder nach operationsbedingter Ruhigstellung auf. Auch Diabetiker sind häufiger von einer Schultersteife betroffen. Nach einem ersten akuten Reizzustand gehen die Schmerzen zunächst wieder zurück. Schmerzbehandlung und Krankengymnastik sind hier wichtige Bestandteile der Therapie, da sonst der Übergang zur völligen Versteifung droht.

■ Ein **dumpfer Dauerschmerz in der rechten Schulter** und Schmerzen **unter dem rechten Rippenbogen**, die eventuell auch in den Rücken ausstrahlen, können Zeichen einer Gallenblasenentzündung sein. Des Weiteren können die Haut und das Weiße im Auge gelblich verfärbt sein sowie Fieber und Schüttelfrost auftreten. Ursache sind oft Gallensteine, unter denen Frauen häufiger leiden als Männer.

Gallenblasenentzündung ▸ S. 339

Gallensteine
▸ S. 339

■ Chronische, schneidende, ein- oder beidseitige **bewegungsabhängige Schulterschmerzen**, die **in Nacken und Arm ausstrahlen** und mit einer **eingeschränkten Beweglichkeit des Kopfes** einhergehen, nennt man Schulter-Arm-Syndrom. Manchmal kommt es auch zu Kribbeln und Taubheitsgefühlen in den Fingern. Als Ursache sind degenerative Veränderungen im Bereich der Halswirbelsäule denkbar (HWS-/BWS-Syndrom) sowie eine Blockierung von einzelnen Wirbeln im Halswirbelbereich, eine Durchblutungsstörung oder eine Nervenwurzelreizung bzw. -entzündung. Auch eine Schultergelenkentzündung (Arthritis) kann die oben genannten Beschwerden verursachen. Neben der Schmerzbehandlung ist die Therapie der zugrunde liegenden Störung erforderlich, um auf Dauer eine Änderung zu erreichen.

Schulter-Arm-Syndrom ▸ S. 443

HWS-/BWS-Syndrom ▸ S. 366

Arthritis ▸ S. 305

■ Über Jahre hinweg **zunehmende Schmerzen mit Bewegungseinschränkungen** in der Schulter, bei denen typische **Reibegeräusche** auftreten, sprechen für einen Verschleiß des Schultergelenks (Arthrose). Weil die betroffene Schulter schmerzbedingt geschont wird, kommt es auf Dauer zu einem Muskelschwund. Ursache für den Verschleiß sind meist lang zurückliegende Verletzungen, Brüche oder Verrenkungen der Schulter.

Arthrose ▸ S. 306

■ **Schmerzhafte, starke Schwellungen der Schultergelenke** in Verbindung mit **Schwellungen anderer Gelenke**, etwa der Finger, legen den Verdacht auf eine entzündliche rheumatische Erkrankung wie z.B. die chronische Polyarthritis nahe. Diese Erkrankung tritt vor allem im vierten oder fünften Lebensjahrzehnt auf, und zwar häufiger bei Frauen als bei Männern. Der Arzt kann mithilfe von Blutuntersuchungen feststellen, ob diese Erkrankung vorliegt.

Polyarthritis
▸ S. 424

SCHULTER

▌Ständige, **dumpfe Schmerzen an der Vorderseite eines Schultergelenks**, die **in den Oberarm ausstrahlen**, zunächst nur bei bestimmten Bewegungen auftreten und sich **beim Abwinkeln des Armes ebenso wie bei kreisenden Bewegungen verstärken**, sprechen für eine *degenerative Sehnenveränderung*. Hier ist der Arzt aufzusuchen. Die Behandlung besteht in der Schmerztherapie sowie vorsichtiger Krankengymnastik.

Ursachen von anhaltenden Schulterbeschwerden sollten von einem Arzt abgeklärt werden. Neben der Krankengeschichte geben Haltung, Bewegungsstörung und Belastbarkeit der Schulter Aufschluss über die zugrunde liegenden Störungen. Unter Umständen werden auch eine Untersuchung der Halswirbelsäule sowie eine neurologische Untersuchung notwendig. Des Weiteren kann mit isometrischen Tests die Muskelkraft getestet werden; Röntgen-, Ultraschall-, Kernspin- und Laboruntersuchungen werden eventuell zur Diagnosefindung eingesetzt.

Kraftverlust im Schultergelenk

▌Das Zusammenspiel von Muskeln, Sehnen, Bändern und Gelenken ermöglicht nicht nur die volle Beweglichkeit von Schulter und Arm, sondern es gibt ihr darüber hinaus ihre Kraft. Liegt hier eine gesundheitliche Störung vor, führt dies häufig und unweigerlich zu einem Kraftverlust. Die Ursachen hierfür sind vielseitig: Akute Schmerzen können zu einer Bewegungseinschränkung mit scheinbarer Schwäche der Muskulatur führen, da der betroffene Arm bedingt durch chronische Schmerzen geschont und weniger bzw. gar nicht mehr beansprucht wird, wodurch es zu einem Schwund der Muskulatur kommen kann; außerdem kann ein Kraftverlust in der Schulter typisches Begleitsymptom verschiedener Erkrankungen im Schultergelenk sein.

▌Kommt es zu einem Kraftverlust in der Schulter **nach einem Sturz** auf diese oder den gestreckten Arm, bei dem ein **hörbares Reißen bzw. Krachen** in der betroffenen Schulter auftritt, handelt es sich möglicherweise um das *Einreißen der Muskulatur*, die für die Bewegungen der Schulter verantwortlich ist. Dies wird als *Rotatorenmanschettenruptur* bezeichnet. Auch sind seitliches Anheben bzw. das Nach-außen-Drehen des Armes eingeschränkt oder gar völlig unmöglich. Vor allem nachts treten starke Schmerzen auf.

Rotatorenmanschettenruptur
▶ S. 434

▌**Kraftverlust beim Beugen des Armes** sowie **bei der Auswärtsdrehung des Unterarmes** bei gleichzeitig sichtbar **nach unten verschobenem Bizepsmuskel** ist Zeichen eines *Risses der Bizepssehne*. Vor allem dann, wenn es vorher in Zusammenhang mit einer starken mechanischen Belastung oder ruckartigen Bewegung (z.B. beim Tennis) zu einem plötzlichen, scharfen Schmerz kurz vor der Schulter gekommen ist, muss eine solche Verletzung in Erwägung gezogen werden.

Sehnenriss
▶ S. 444

▌Fallen alle Schulter- und Armmuskeln aus und **hängt der gesamte Arm schlaff herab**, lässt dies auf eine *Nervenschädigung* schließen. Meist ist es das Geflecht der Nerven, das aus dem Rückenmark der Halswirbelsäule austritt, durch die Achselhöhle zieht und die Schultermuskulatur versorgt. Ursache einer solchen *Plexuslähmung* kann eine Druckschädigung der Nerven oder eine *Schulterverletzung* sein.

Plexuslähmung
▶ S. 423

Gelenkverletzung
▶ S. 346

Bei plötzlich oder allmählich eintretendem Kraftverlust in Schulter und Arm muss unbedingt ein Arzt aufgesucht werden. Anhand der jeweiligen Bewegungseinschränkung kann auf den betroffenen Muskel geschlossen werden. Aufgrund des komplexen Zusammenspiels der an der Schulterbewegung beteiligten Muskeln, Sehnen und Bändern, sind meist weitere diagnostische Verfahren, wie z.B. die Kernspintomographie, notwendig.

250

SCHWANGERSCHAFT

Die Schwangerschaft ist ein Lebensabschnitt, in dem sich seelisch und körperlich bei einer Frau sehr viel verändert – und kommt das Baby erst zur Welt, ist in ihrem Leben und in dem der ganzen Familie nichts mehr so wie früher. Das heißt jedoch nicht, dass die unvermeidlichen körperlichen Veränderungen immer zu Problemen und Schwierigkeiten führen müssen, denn eine Schwangerschaft ist keine Krankheit, sondern für viele Frauen eine sehr positive Zeit.

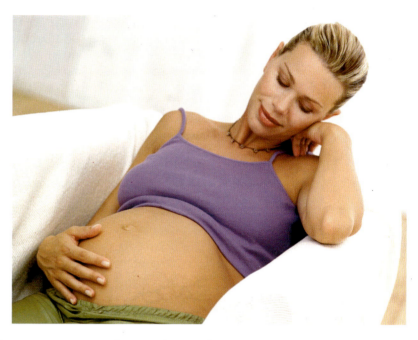

Die ersten Zeichen der Schwangerschaft sind zunächst nur unsichere Hinweise auf das kommende neue Leben, denn es könnte auch andere Gründe dafür geben: Die Periodenblutung bleibt aus, die Brüste vergrößern sich und spannen, morgendliche Übelkeit tritt auf, es kommt häufiger zu Müdigkeit, und die körperliche Belastbarkeit nimmt ab. Erste Gewissheit gibt ein Schwangerschaftstest, und bei einer Ultraschalluntersuchung wird der Embryo schließlich sichtbar. Aus dem Datum der letzten Regel und der im Ultraschall messbaren Größe des Embryos lässt sich der wahrscheinliche Geburtstermin am Ende der 40 Wochen Schwangerschaft berechnen. Die meisten Kinder kommen zwischen dem erwarteten Geburtstermin und den folgenden 14 Tagen zur Welt.

Bevor äußere Zeichen der Schwangerschaft zu sehen sind, verändert sich der Hormonhaushalt. Die Folge ist, dass vielen Frauen schnell übel wird, sie sich angestrengt und schlapp fühlen. Das Atemvolumen steigt im Verlauf der Schwangerschaft um bis zu 40 %, der Herzschlag erhöht sich um fühlbare 10 bis 16 Schläge pro Minute, und die Transportleistung des Herzens vermehrt sich sogar um 30 bis 50 %. Durchschnittlich wird das Blutvolumen schon zum Ende der 12. Woche um etwa eineinhalb Liter größer. Das Herz und der Kreislauf der werdenden Mutter haben also insgesamt wesentlich mehr Arbeit zu leisten. Damit der Blutdruck sich aber trotz gestiegener Blutmenge nicht ungesund erhöht, erweitern sich die Blutgefäße, vor allem die Venen. Typisches Zeichen hierfür sind ein spürbares Schweregefühl in den Beinen und manchmal sogar die Entstehung von Krampfadern.

In den Wochen bis zur Geburt ist der wachsende Bauch die deutlichste körperliche Veränderung. Die Gebärmutter dehnt sich auf ein Vielfaches ihrer Größe aus. Sie reicht dann vom Becken bis an den Rippenbogen hinauf. Dabei verdrängt sie alle Bauchorgane von ihrem Platz – Verdauungsstörungen, Blasendruck und Spannungsgefühle im Bauch sind die unvermeidliche Folge; und auch die Bauchdecke dehnt sich, und es können die harmlosen, so genannten Schwangerschaftsstreifen entstehen. Das zunehmende Gewicht kann Rückenschmerzen auslösen, die man durch gezielte Gymnastik gut beeinflussen kann.

Die Bewegungen des Babys werden zunächst als leichtes Grummeln, später als teilweise schmerzhafte Tritte im Bauch spürbar. Um die 36. Woche senkt sich mit leichten Vorwehen der Bauch. Schon vorher bilden die Brustdrüsen erste Milch, weshalb der Busen manchmal spannen und schmerzen kann. Nach Abgang des Schleimpfropfs vor dem Muttermund beginnen normalerweise etwa um die 40. Woche herum allmählich die Wehen.

> Beschwerden, die Sie hier nicht finden, können auch in folgenden Kapiteln stehen:
> **BUSEN, WEIBLICHE BRUST**
> ▶ S. 99
> **FRAUENBESCHWERDEN**
> ▶ S. 115

SCHWANGERSCHAFT

Übelkeit und Erbrechen

In den ersten drei Monaten macht vielen Schwangeren morgendliche Übelkeit zu schaffen. Der Organismus muss sich erst an die Hormonveränderungen gewöhnen. Außer den körperlichen Ursachen gibt es aber auch seelische Gründe für die Übelkeit: Viele Frauen stehen unter einer inneren Anspannung, sie leiden unter Ängsten vor den Veränderungen, die die Mutterschaft mit sich bringen wird, oder haben übergroße Erwartungen an ihre zukünftige Rolle als Mutter. Hilfreich sind hier Kontakte zu anderen Schwangeren und jungen Müttern sowie das Erlernen von Entspannungstechniken; in besonders schweren Fällen kann eine psychotherapeutische Begleitung sinnvoll sein.

Unter **morgendlicher Übelkeit** leidet etwa jede zweite Frau in den ersten Wochen einer Schwangerschaft, und dabei kann es auch zu Erbrechen kommen. Diese Symptome sind auf schwangerschaftsbedingte **Veränderungen im Hormonhaushalt** sowie eventuell auf **Unregelmäßigkeiten beim Blutzuckerspiegel** zurückzuführen und ein ganz normales Schwangerschaftszeichen. Mit einem möglichst ruhigen Tagesbeginn und kleinen Mahlzeiten, über den Tag verteilt, lässt sich die Übelkeit oftmals gut beheben. Darüber hinaus besänftigen frisch geriebener Ingwer, Pfefferminz- und Kamillentee den empfindlichen Magen.

Ständige Übelkeit und **häufiges Erbrechen über den ganzen Tag**, sodass die Betroffene kaum etwas bei sich behalten kann, werden als **übermäßiges Schwangerschaftserbrechen** bezeichnet. Die Folgen sind Schwindel, ein trockener Mund, ständiges Durstgefühl und trockene Haut, denn der Körper verliert durch das Erbrechen zu viel Wasser, Salze und Nährstoffe. Da die Gesundheit von Mutter und Kind gefährdet ist, werden Medikamente gegen Schwangerschaftserbrechen verordnet. Unter Umständen ist ein vorübergehender Krankenhausaufenthalt sinnvoll, um den **gestörten Flüssigkeitshaushalt** durch Infusionen wieder auszugleichen.

Übelkeit und Erbrechen
▶ S. 268

Lassen Übelkeit und Erbrechen nach den ersten drei Monaten der Schwangerschaft nicht nach, oder sind sie übermäßig stark, sollte auf alle Fälle der behandelnde Frauenarzt aufgesucht werden. Er wird nach einem Gespräch und der körperlichen Untersuchung entscheiden, ob er eventuell gegen die Übelkeit ein Medikament verschreibt und wie man den Flüssigkeitsmangel ausgleichen kann.

Schmerzen im Unterleib

Solange die Gebärmutter in der Schwangerschaft besonders stark wächst, kann es im Unterbauch immer wieder leicht ziehen. In solch einem Fall besteht kein Grund zur Sorge, denn dies hat mit der Dehnung der Muskulatur zu tun. Auch ein rhythmisches Ziehen, vor allem im oberen Bereich der Gebärmutter, ist während der gesamten Schwangerschaft ganz normal. Ist das Ziehen jedoch plötzlich heftiger, schmerzhaft und weiter unten im Bauch, oder wird die ganze Bauchdecke hart, sollten vorsichtshalber immer die Hebamme oder der betreuende Arzt um Rat gefragt werden.

Ein **leichtes Ziehen in den Leisten und im Kreuz in den ersten Wochen** ist eine normale Begleiterscheinung der Schwangerschaft und wird durch das besonders **starke Wachstum der Gebärmutter** ebenso wie durch den entsprechend intensiven Zug an deren Haltebändern hervorgerufen. Bettruhe und Wärme mildern die Beschwerden.

Kurzzeitige Schmerzen im Unterleib im Verlauf der Schwangerschaft sind oft auf normale, **lebhafte Kindsbewegungen** zurückzuführen, die man in Ruhe besonders intensiv spürt und die den Schlaf stören können.

Ein **leichtes rhythmisches Ziehen** im Verlauf der Schwangerschaft geht zumeist auf unbedenkliche so genannte **Übungswehen** zurück, besonders dann, wenn es im oberen Bereich des Bauches spürbar ist.

Schmerzen im Unterleib

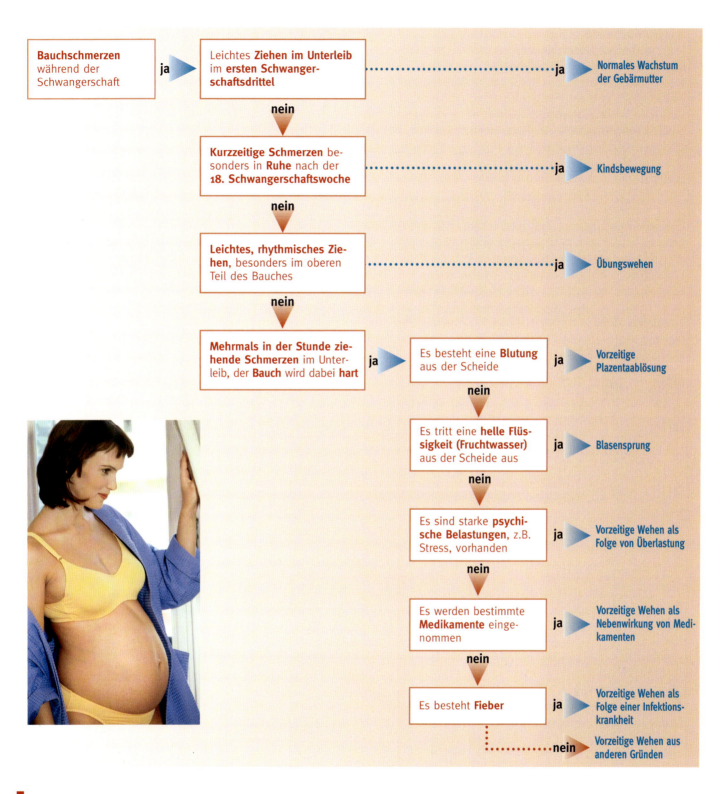

Plötzliche, intensive Unterleibsschmerzen mit **Blutungen im letzten Drittel der Schwangerschaft**, die von Bauchkrämpfen und Rückenschmerzen sowie eventuell dem Abnehmen der Kindsbewegungen begleitet werden, sind unter Umständen Warnzeichen einer **vorzeitigen Plazentaablösung**. Die Schwangere muss sich hinlegen und sofort der behandelnde Arzt verständigt werden. Das Kind ist gefährdet, da es nicht mehr ausreichend mit Sauerstoff versorgt wird. Unter Umständen muss sofort die Geburt per Kaiserschnitt erfolgen.

253

SCHWANGERSCHAFT

▪ **Wiederkehrende ziehende Schmerzen** im Unterbauch **mehrmals in der Stunde**, eventuell mit **rhythmischem Hartwerden des Bauches**, können Anzeichen von **vorzeitigen Wehen** sein. Nur selten führen vorzeitige Wehen gleich zu einer Frühgeburt, aber auch wenn sie von selbst wieder vergehen, sollte sich die Schwangere untersuchen lassen. Bleibt der Muttermund trotz Wehen geschlossen, ist alles in Ordnung. Öffnet er sich jedoch, werden Maßnahmen zum Aufrechterhalten der Schwangerschaft erforderlich. Da in den meisten Fällen **Stress** und **Überlastungen** die Ursache sind, sind als Erstes Ruhe, Entlastung und Entspannung nötig. Unbedingt abgeklärt werden muss auch, ob eine Scheideninfektion, fieberhafte Erkrankung oder Medikamente die Wehen ausgelöst haben. Bleiben die Wehen trotz strenger Bettruhe bestehen, sind wehenhemmende Medikamente erforderlich. Manchmal wird der Muttermund auch operativ mit einer Naht bis zur Entbindung verschlossen (so genannte Zerklage).

▪ **Unterleibsschmerzen mit plötzlichem Wasserabgang** im letzten Drittel der Schwangerschaft sind Anzeichen für einen **vorzeitigen Blasensprung**. Dabei reißt die Fruchtblase vor dem Beginn der Wehen, sodass das Fruchtwasser, das hell ist und leicht süßlich riecht, je nach Größe des Risses tröpfelnd oder schwallartig abgeht. In der Regel kündigt sich durch den Blasensprung die unmittelbar bevorstehende Geburt an. Findet er allerdings vor der 36. Schwangerschaftswoche statt, wird versucht, die Schwangerschaft so lange wie möglich aufrechtzuerhalten. Das größte Risiko besteht darin, dass das Kind nach einem Blasensprung nicht mehr vor Keimen geschützt ist, die über die Scheide aufsteigen können. Die Schwangere muss sich sofort hinlegen und liegend in die Klinik transportiert werden.

 Treten starke Schmerzen und weitere Beschwerden während der Schwangerschaft auf, sollten diese unverzüglich abgeklärt werden. Zur Diagnose werden Ultraschalluntersuchungen vorgenommen sowie die Wehentätigkeit und die Herztöne des Kindes mithilfe der so genannten CTG (Cardiotokographie) überwacht. Strenge Bettruhe ist häufig die wichtigste Maßnahme für die Mutter. Besteht Gefahr für Mutter oder Kind, wird ein Klinikaufenthalt erforderlich, um eine Fehl- oder Frühgeburt zu verhindern.

Blutungen

▪ Manchmal treten in den ersten Wochen der Schwangerschaft noch leichte Blutungen zum Zeitpunkt der üblichen Periode auf. Dies ist in der Regel harmlos und gibt sich im Laufe der Hormonumstellung von selbst. Dennoch sollten auch leichte Blutungen, die im weiteren Verlauf der Schwangerschaft auftreten, stets als Warnzeichen angesehen, dem betreuenden Geburtshelfer mitgeteilt und genauer beobachtet werden.

▪ **Leichte Schmierblutungen in den ersten vier Wochen** nach Ausbleiben der Menstruation sind meist unbedenklich. Hierbei handelt es sich oftmals um eine so genannte **Nidationsblutung**, die durch das Einnisten des Eies in der Gebärmutterschleimhaut verursacht wird. Trotzdem sollte vorsichtshalber der Frauenarzt informiert werden, um andere Ursachen auszuschließen.

▪ **Leichte Blutungen zum erwarteten Entbindungstermin** sind ein typisches Anzeichen dafür, dass der Schleimpfropf abgegangen ist, der den Muttermund von außen verschließt. Es ist zäher Schleim, der mit etwas Blut vermischt ist. Dieses Zeichen kündigt die **unmittelbar bevorstehende Geburt** des Kindes an. Oft, aber nicht immer, beginnen kurz danach die Geburtswehen.

▪ Treten **Blutungen zwischen der 14. und 24. Schwangerschaftswoche** auf, kann eine **Schwäche des Gebärmutterhalses** (Zervixinsuffizienz) die Ursache sein. Unter dem Druck des wachsenden Kindes und des Fruchtwassers öffnet sich der Gebärmutterhals, und es droht eine Fehlgeburt. Um dies zu verhindern, wird der Gebärmutterhals in Narkose mit einer speziellen Naht verschlossen. Diese wird rechtzeitig vor dem Einsetzen der Wehen wieder entfernt.

Brustbeschwerden

▌**Blutungen in der Zeit bis zur 28. Schwangerschaftswoche**, die mit **periodenähnlichen Schmerzen** einhergehen, sind unter Umständen ein Warnsignal für eine **drohende Fehlgeburt**. Ursache hierfür kann eine **hormonelle Störung** sein. Aber auch Alkohol und Nikotin können eine entsprechende Wirkung haben. Diabetikerinnen haben ebenfalls ein erhöhtes Risiko. Sind die Blutungen nur leicht, kann strenge Bettruhe eventuell bereits Abhilfe schaffen.

Fehlgeburt
▶ S. 334

▌Kommt es zu **mittleren bis schweren Blutungen nach der 24. Schwangerschaftswoche**, ist an eine **vorzeitige Ablösung der Plazenta** zu denken. Weitere Symptome sind in solch einem Fall Bauchkrämpfe, anhaltende Bauch- sowie Rückenschmerzen. Unter Umständen werden auch die Bewegungen des Kindes weniger. Krankhaft erhöhter Blutdruck sowie Alkohol- und Drogenmissbrauch lassen das Risiko einer Plazentaablösung steigen. Da das Leben des Kindes gefährdet ist, muss die Schwangere zur Klärung der Ursache liegend in eine Klinik transportiert werden.

 Kommt es während der Schwangerschaft zu Blutungen, sollte die Betroffene kein Risiko eingehen und sich sofort hinlegen, wobei Unterleib und Beine höher als der Rest des Körpers zu lagern sind. Der behandelnde Arzt sollte umgehend informiert werden. Im Fall starker Blutungen muss der Notarzt gerufen werden. Der Arzt wird durch die körperliche Untersuchung, mithilfe von Ultraschallaufnahmen und Abhören der Herztöne des Kindes versuchen, die Ursache festzustellen, und entsprechende Maßnahmen ergreifen.

Brustbeschwerden

▌Nicht nur der Bauch der werdenden Mutter verändert sich während der Schwangerschaft, sondern auch die Brüste machen Veränderungen durch: Oft spüren Frauen – noch bevor sie von ihrer Schwangerschaft wissen – am Spannen der Brust, dass sie ein Kind erwarten könnten, denn der Körper reagiert schon kurz nach der Befruchtung auf die neuen Umstände. Der Busen wird größer, fester und druckempfindlicher, die Brustwarzen verfärben sich leicht bräunlich. Durch die Wirkung der Hormone sammelt sich Flüssigkeit in den Brüsten – sie bereiten sich auf die Milchproduktion vor.

▌**Ziehen und Spannungsgefühle** in den Brüsten treten bei nahezu allen Frauen in den ersten Wochen der Schwangerschaft auf. Das hat mit der **veränderten Hormonlage** zu tun: Das Hormon Progesteron, das für den Erhalt der Schwangerschaft sorgt, ist vermehrt vorhanden und bewirkt, dass Wasser ins Gewebe der Brüste eingelagert wird. Später ist das Milchbildungshormon Prolaktin dafür verantwortlich, dass sich das Drüsengewebe der Brüste vermehrt und erste Milch gebildet wird. Zu erkennen ist dies vor allem an einer meist nicht unerheblichen Brustvergrößerung. Erst nach Abschluss der Stillzeit werden die Brüste wieder kleiner, und die Spannung lässt nach.

▌Kommt es zu **Rötung und Überwärmung in einer Brust** sowie eventuell zu **Fieber** und geschwollenen Lymphknoten in der Achsel, ist an eine **Brustdrüsenentzündung** (Mastitis) zu denken. Diese kann sowohl in der Schwangerschaft als auch in der Stillzeit auftreten und muss von einem Arzt behandelt werden. Hilfreich ist es, die betroffene Brust zu kühlen, z.B. mit einem Quarkwickel (Bild). Hierzu wird gekühlter Quark auf einem dünnen Baumwolltuch etwa 2 cm dick ausgestrichen und das Tuch eingeschlagen. Die Kompresse wird auf die schmerzende Brust gelegt und mit einem weiteren Tuch fixiert. Bei akuter Entzündung ist jedoch die Gabe eines Antibiotikums notwendig.

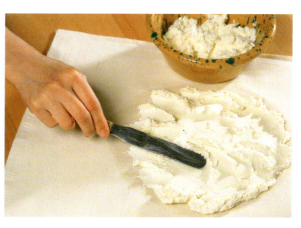

Brustentzündung
▶ S. 318

255

SCHWANGERSCHAFT

▌Eine **schmerzende und geschwollene Brust nach der Geburt** kann auf einen Milchstau zurückzuführen sein. Um dem vorzubeugen, empfiehlt sich das Tragen eines festen BHs. Darüber hinaus kann überschüssige Milch mit einer Milchpumpe abgepumpt werden. Lassen die Beschwerden nicht nach, sollten die Hebamme oder der Frauenarzt um Rat gefragt werden, da sich sonst möglicherweise eine Brustentzündung entwickelt.

Brustschmerzen gegen Ende der Schwangerschaft und nach der Geburt sollten frühzeitig vom Arzt oder der Hebamme behandelt werden, denn eine entzündete Brust kann beim Stillen Mutter und Kind erhebliche Probleme bereiten. Ob sich das Stillen mit einer eventuell erforderlichen medikamentösen Behandlung der Beschwerden verträgt, sollte immer der Arzt entscheiden.

Auf das Kind übertragbare Krankheiten

▌Infektionen in der Schwangerschaft bergen nicht nur für die Mutter ein Gesundheitsrisiko, sondern ebenso für das ungeborene Kind. Auch wenn die Plazenta wie eine natürliche Schutzbarriere des Kindes funktioniert, können manche Krankheitserreger die so genannte Plazentaschranke durchbrechen. So kann z.B. die Ansteckung mit Windpocken oder Röteln in der Schwangerschaft zu schweren Schäden beim Kind führen. Frauen, die bestimmte Kinderkrankheiten noch nicht durchgemacht haben, sollten sich deshalb vor einer gewünschten Schwangerschaft beraten und gegebenenfalls impfen lassen.

▌Bei **Kopf- und Gliederschmerzen, Mattigkeit, erhöhter Temperatur** und **Husten** handelt es sich oftmals um eine Grippe. Weitet sich diese zu einer schweren Infektion mit hohem Fieber aus, kann es unter Umständen zu vorzeitigen Wehen kommen. Deshalb sollten sich Schwangere von bereits Erkrankten fern halten. **Grippeähnliche Beschwerden** mit **geschwollenen Lymphknoten** verursacht auch eine Toxoplasmose-Infektion, die durch rohes Fleisch und von Katzen übertragen werden kann – weshalb man sich in der Schwangerschaft von beidem fern halten sollte.

Grippe ▶ S. 350
Toxoplasmose ▶ S. 454

▌**Rohmilch** und **Rohmilchprodukte** können Listeriose-Erreger enthalten, die zwar für gesunde Erwachsene in der Regel unbedenklich sind, aber zu schweren Erkrankungen des Ungeborenen führen können.

▌**Ausfluss** aus der Scheide kann Zeichen einer bakteriellen Infektion sein. Hier besteht die Gefahr, dass die Krankheitskeime durch den Gebärmutterhals aufsteigen. Kommen zum Ausfluss noch **Juckreiz** und **Brennen** **beim Wasserlassen** hinzu, handelt es sich eventuell um Anzeichen einer Chlamydien-Infektion. Bleibt diese sexuell übertragbare Krankheit unbehandelt, wird bei der Geburt das Kind mitinfiziert.

Genitalinfektion/ Chlamydien ▶ S. 347

▌**Wassereinlagerungen in Beinen, Füßen und Händen, Atemnot bei Belastungen** oder gar **Kopfschmerzen** und **Flimmern vor den Augen** können Zeichen eines so genannten Schwangerschaftshochdrucks (EPH-Gestose) sein. Hierbei handelt es sich um einen Blutdruckanstieg mit ungeklärter Ursache bei der Mutter. In der Folge kann die Durchblutung der Plazenta herabgesetzt sein, was unter Umständen zu einer Mangelversorgung des Kindes und damit zu einer Gefahr für Mutter und Kind führt. Die regelmäßige Kontrolle des Blutdrucks ist deshalb Teil jeder Vorsorgeuntersuchung in der Schwangerschaft.

EPH-Gestose ▶ S. 330

Gesundheitliche Veränderungen und Krankheitszeichen während der Schwangerschaft sollten immer Anlass sein, den Arzt aufzusuchen, um Schaden von dem Kind abzuwenden. Er wird abwägen, ob eine medikamentöse Behandlung trotz Schwangerschaft notwendig ist. Auch wenn der Verdacht besteht, dass die werdende Mutter Kontakt mit einem Menschen hatte, der an einer ansteckenden Krankheit leidet, sollte sie umgehend ihren Arzt aufsuchen. Durch die frühzeitige Gabe von Immunglobulin kann in speziellen Fällen die Abwehrlage der Mutter gestärkt und so die Gesundheit des Kindes geschützt werden.

SCHWITZEN

Damit der Körper richtig funktioniert, braucht er im Innern eine möglichst konstante Temperatur. Um diese auch bei Hitze und körperlicher Anstrengung beizubehalten, nutzt er das Schwitzen. Das auf der Hautoberfläche ausgeschiedene Sekret verdunstet dort, und es entsteht Kälte, die dem Körper Wärme entzieht. Doch der Schweiß hat noch mehr Funktionen: Er stärkt den Säureschutzmantel der Haut, reguliert den Wasserhaushalt und scheidet Stoffwechselprodukte und Gifte aus.

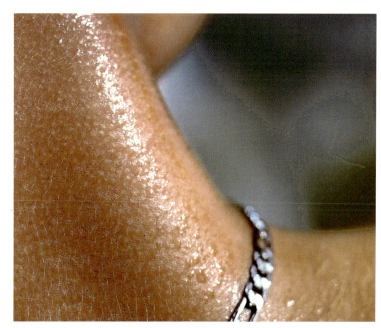

Der Mensch besitzt etwa 3 Millionen Schweißdrüsen – besonders dicht gedrängt in den Achselhöhlen, im Nacken, am Kopf, auf der Stirn, an Hand- und Fußflächen –, die am Tag etwa 200 bis 700 ml salziges Sekret bilden. Die Menge kann bei Bedarf auf über einen Liter pro Stunde erhöht werden. Schweiß besteht zu 99 % aus Wasser; außerdem sind Mineralstoffe und Spurenelemente, Harnstoff, Eiweiße, Fettsäuren und Cholesterin enthalten.

Die Schweißdrüsen werden vom Wärmezentrum im Gehirn über das vegetative Nervensystem gesteuert. Etwa 30 000 Thermorezeptoren auf der Körperoberfläche leiten Informationen an das zentrale Nervensystem weiter, und vom Wärmezentrum ergeht über Nervenbahnen an die Drüsen die Aufforderung zur Schweißsekretion. Durch enge Verschaltungen mit anderen Teilen des unbewussten Nervensystems wird die Schweißbildung auch bei anderen Gelegenheiten angeregt: Angstschweiß entsteht bei psychischen Belastungen, Geschmacksschwitzen nach dem Genuss scharf gewürzter Speisen. Die Schweißdrüsen an den Haarwurzeln in der Scham- und Analgegend und in den Achselhöhlen werden auch als Duftdrüsen bezeichnet. Sie werden von den Geschlechtshormonen beeinflusst und durch emotionale Reize wie Wut, Schmerz und sexuelle Lust aktiviert. Das von ihnen abgesonderte eiweißreiche, leicht zersetzliche Sekret trägt nur wenig zur Temperaturregulation bei.

Eine verminderte oder fehlende Schweißproduktion (Hypohidrose, Anhidrose) kann durch starke Flüssigkeitsverluste, Medikamente, neurologische Erkrankungen oder Schädigung der Drüsen selbst entstehen. Um die Ursache für vermehrtes Schwitzen oder Wärmeempfindlichkeit zu finden, sind folgende Fragen wegweisend:

> Ähnliche Symptome finden Sie auch in den Kapiteln:
> **FIEBER** ▶ S. 111
> **FRIEREN** ▶ S. 132

▶ Wo wird vermehrt geschwitzt? Ist der ganze Körper betroffen, oder beschränkt sich das Schwitzen nur auf gewisse Körperstellen wie Hände, Füße oder Achselhöhlen? Am Rumpf schwitzt man bevorzugt zur Wärmeregulierung, am gesamten Körper bei Hormonstörungen und Infektionskrankheiten. Fleckförmiges Schwitzen kann auf Erkrankung der Nerven hinweisen, z.B. als Folge einer Verletzung.

▶ Wann wird vermehrt geschwitzt? Bei körperlichen Anstrengungen, hoher Außentemperatur oder Angst ist die verstärkte Schweißbildung natürlich. Schwitzen in der Nacht kann auf Erkrankungen hinweisen.

▶ Besitzt der Schweiß eine Farbe? Manche Arzneimittel werden über den Schweiß ausgeschieden und können diesen braun oder blau färben. Auch Leber- und Nierenerkrankungen können gelbe, grüne, rote oder silbrige Farbveränderungen verursachen.

▶ Treten Begleiterscheinungen auf? Diese Symptome geben häufig Aufschluss über die zugrunde liegende Ursache und sind deshalb besonders wichtig.

SCHWITZEN

Schwitzen ohne Fieber

Bei einem krankhaften übermäßigen Schwitzen (Hyperhidrose) kommt es durch eine Überfunktion der Schweißdrüsen zu verstärkter Absonderung. Vermehrtes Schwitzen kann aber auch Symptom für bestimmte Störungen sein: Es tritt z.B. bei Alkoholmissbrauch, Hormonstörungen, Infektionen oder nach Einnahme mancher Medikamente (z.B. Schilddrüsen- oder durchblutungsfördernde Medikamente) auf. In vielen Fällen findet man jedoch keine konkrete Ursache. Diskutiert werden eine ererbte Veranlagung, Fehlsteuerungen im vegetativen Nervensystem, allgemeine Nervosität oder Mangel an körperlicher Bewegung.

Schwitzen vor oder in **ungewohnten, Angst machenden Situationen** ist durch Stress verursacht. Bei Stress wird der Organismus Belastungen ausgesetzt, auf die er mit einer Reaktion antwortet, um die Situation besser bewältigen zu können. In Stresssituationen oder unter seelischer Belastung wird das sympathische Nervensystem aktiviert, was zur Ausschüttung von Adrenalin und damit zur Erhöhung von Blutdruck und Puls führt. Die Folge ist unter anderem vermehrte Schweißsekretion, vor allem an Händen, Füßen und in den Achselhöhlen. Dies wird auch als emotionales Schwitzen bezeichnet und ist eine normale Körperreaktion.

Starkes Schwitzen bei bereits **geringer körperlicher Belastung**, oft gekoppelt mit **Kurzatmigkeit** und **vorzeitiger körperlicher Erschöpfung**, tritt häufig bei Menschen mit Übergewicht (Adipositas) auf und ist ein Zeichen dafür, dass sich der Organismus unter Belastung nur noch schwer anpassen kann. Das Herz muss mehr als sonst pumpen, und der Körper reagiert unter anderem mit Schwitzen. Meist bewegen sich die Betroffenen zu wenig, was zu einem schlechten Trainingszustand des Körpers und darum zu stärkeren Symptomen führt. Schon leichte, aber regelmäßige Bewegung führt zur Besserung der Beschwerden.

Adipositas
▸ S. 296

Bei **Frauen** ist verstärktes Schwitzen häufig mit hormonellen Schwankungen gekoppelt. Die Hormonspiegel verändern sich regelmäßig im Verlaufe des monatlichen Zyklus, sodass Schweißneigung als Teil des prämenstruellen Syndroms auftreten kann. In der Schwangerschaft ist der weibliche Körper neben hormonellen auch zahlreichen anderen Umstellungen ausgesetzt und muss im Verlauf von neun Monaten einiges an Mehrarbeit leisten. Auch das führt nicht selten zu verstärktem Schwitzen. In den Wechseljahren sind viele Frauen von Hitzewallungen und Schweißausbrüchen betroffen. Daneben können auch Nervosität, Schlafstörungen, Herzklopfen, fleckige Hautrötungen und Depressionen auftreten. Die Beschwerden können für die betroffenen Frauen sehr belastend sein, verschwinden aber normalerweise mit dem Ende der Hormonumstellung.

Prämenstruelles Syndrom ▸ S. 425

Schwangerschaft ▸ S. 251

Wechseljahresbeschwerden ▸ S. 464

Händezittern, Schlafstörungen und **Kopfschmerzen** sind neben Schweißausbrüchen nur einige aus einer Vielzahl von Symptomen bei akutem Alkohol-, Nikotin- oder Drogenentzug. Weitere Entzugserscheinungen bei Abhängigkeit sind beispielsweise allgemeine Unruhe, depressive Verstimmungen oder Übelkeit und Erbrechen. In schweren Fällen können diese Symptome zu bedrohlichen Kreislaufstörungen oder sogar zu psychischen Erkrankungen führen.

Abhängigkeit
▸ S. 294

Schwitzen, **Zittern** und **Heißhunger** können bei **Diabetikern** ein Zeichen für eine Unterzuckerung sein. Mögliche Ursachen sind körperliche Anstrengungen, die den Blutzuckerspiegel zu rasch absinken lassen, oder zu hoch dosierte blutzuckersenkende Medikamente. Als erste Maßnahme helfen Traubenzucker oder süßes Obst. Der behandelnde Arzt sollte darüber informiert werden, da vielleicht eine Anpassung der Therapie nötig ist.

Diabetes ▸ S. 324

Hitzewallungen und **gesteigerte Wärmeempfindlichkeit**, die mit Zittern, feuchtwarmen Händen, Nervosität und eventuell Gewichtsabnahme einhergehen, können auf eine Überfunktion der Schilddrüse (Hyperthyreose) hinweisen. Weitere Symptome wie Herzrhythmusstörungen, häufiger Stuhlgang oder Durchfall, Nervosität und Schlafstörungen erhärten die Verdachtsdiagnose. In jedem Fall empfiehlt sich zur Abklärung solcher Beschwerden ein Arztbesuch.

Schilddrüsenüberfunktion ▸ S. 439

■ Schweißausbrüche **nach dem Essen** können Zeichen eines so genannten Dumping-Syndroms sein. Dieses entwickelt sich bei 10 bis 30 % der Personen **nach einer Magenoperation**. Dabei wird die Nahrung zu schnell durch den verkleinerten Magen geschleust, was eine mangelhafte Verdünnung des Speisebreis mit Magensaft zur Folge hat. Der Brei wird stattdessen im oberen Dünndarm verflüssigt, wofür dem Blutkreislauf kurzfristig viel Wasser entzogen wird. Das führt zur Kreislaufschwäche mit Schweißausbruch, Übelkeit und beschleunigtem Puls. Außerdem kann es nach einigen Stunden zu einer Unterzuckerung kommen, die ebenfalls zu Schweißausbrüchen führt. Ein genau einzuhaltender Ernährungsplan wirkt den Beschwerden entgegen.

■ Schwitzen und gleichzeitig eine **vermehrte Talgproduktion der Haut** können auf das Vorliegen einer Parkinson-Krankheit hindeuten. Bei dieser neurologischen Erkrankung sind jedoch auch andere typische Symptome vorhanden: Verlangsamung der Bewegungen, Muskelsteifigkeit und Zittern, vor allem der Hände.

Parkinson-Krankheit ▶ S. 419

■ **Kalter, klebriger Schweiß** und **Herzrasen** können **nach Unfällen** oder **bei schweren akuten Erkrankungen** auftreten. Dieser Zustand ist möglicherweise ein Zeichen für einen drohenden Schock, der sowohl psychisch – durch Schmerzen und Angst – als auch durch Flüssigkeitsmangel, z.B. durch Blutverlust bei Verletzungen, durch einen Herzinfarkt oder durch eine Lungenembolie bedingt sein kann.

Herzinfarkt ▶ S. 357

Schwitzen mit Fieber

■ Schwitzen und Fieber treten häufig zusammen auf. Der Organismus versucht bei einer erhöhten Körpertemperatur, durch Schweißbildung eine Kühlung herbeizuführen. Meist liegt eine allgemeine Infektion mit Viren oder Bakterien zugrunde, seltener können auch ernstere Ursachen wie eine Tumorerkrankung dahinter stecken. Hinweise können die Art und Dauer des Schwitzens sowie zusätzliche Beschwerden geben.

■ Schwitzen mit **allgemeinen Krankheitssymptomen** wie **Abgeschlagenheit, Kopf- und Gliederschmerzen** deutet auf den Beginn einer Infektionserkrankung hin. Meist handelt es sich um einfache Erkältungskrankheiten oder eine Grippe, die innerhalb von einigen Tagen oder einer Woche überwunden werden können.

Erkältungskrankheit ▶ S. 332
Grippe ▶ S. 350

■ Bei Kindern kann Schwitzen mit Fieber und **allgemeinen Krankheitssymptomen** den Beginn einer Kinderkrankheit anzeigen. Sie werden meist durch Viren übertragen und sind unter denjenigen, die sie noch nicht durchgemacht haben bzw. nicht geimpft sind, sehr ansteckend. Die **typischen Hautausschläge** treten nach kurzer Zeit bei Masern, Röteln und Windpocken auf. Eine **angeschwollene Backe** in Höhe der Ohren spricht für Mumps. Diphtherie und Scharlach werden durch Bakterien übertragen, die den Rachen und die Gaumenmandeln befallen.
Da Kinder selten genau äußern können, was ihnen fehlt, ist bei deutlichen Krankheitszeichen der Besuch beim Kinderarzt angeraten.

Masern ▶ S. 394
Röteln ▶ S. 434
Windpocken ▶ S. 466
Mumps ▶ S. 403
Diphtherie ▶ S. 326
Scharlach ▶ S. 437

■ **Nachtschweiß über einen längeren Zeitraum** mit **ständigem leichtem Fieber** gibt zur Besorgnis Anlass. Tritt der Nachtschweiß mit **anhaltendem Husten** auf, kann das ein Zeichen für eine Tuberkulose sein. Zusätzliche **Gewichtsabnahme** und **Lymphknotenschwellungen** (am Hals, in den Achseln oder Leisten) deuten auf eine Erkrankung der Lymphknoten hin: z.B. eine Form des Lymphdrüsenkrebses oder eine Beteiligung der Lymphknoten bei AIDS.
Kommen **Juckreiz** und ein **starkes Krankheitsgefühl** hinzu, kann das außer auf Lymphdrüsenkrebs auch auf eine Leukämie hinweisen.

Tuberkulose ▶ S. 456
Lymphdrüsenkrebs ▶ S. 389
AIDS ▶ S. 297
Leukämie ▶ S. 383

Vermehrtes Schwitzen ohne weitere Symptome bedarf nur dann einer Therapie, wenn es als belastend erlebt wird oder die Schweißausbrüche die Haut für Infektionen anfälliger machen. Schwitzen kann jedoch zusammen mit anderen Krankheitszeichen auf eine schwere Erkrankung hinweisen. Besonders bei neu auftretendem Schwitzen oder länger andauerndem Nachtschweiß empfiehlt es sich, einen Arzt aufzusuchen.

SEELISCHE STÖRUNGEN

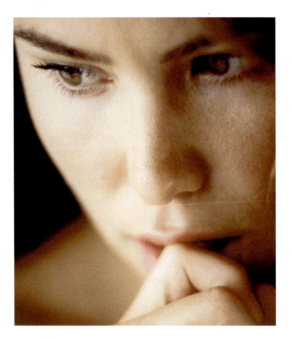

Eine gewisse Zeit lang kann die Seele einer psychischen und physischen Dauerbelastung standhalten. Kommt aber weiterer Stress hinzu oder wird man mit einem einschneidenden Lebensereignis konfrontiert – wie dem Verlust eines Partners, einer Arbeitsstelle oder dem Umzug in eine fremde Umgebung – kann das mühsam aufrechterhaltene Gleichgewicht plötzlich und scheinbar völlig grundlos zusammenbrechen. Das führt dazu, dass man seelisch und in der Folge dann oft auch körperlich erkrankt.

Etliche Störungen von Gesundheit und Wohlbefinden spielen sich auf der Gefühlsebene ab. Dazu zählen unter anderem Angst, innere Unruhe, Nervosität und Gereiztheit, Unlust und Antriebsschwäche oder die Abnahme der sexuellen Lust. Bei einem Großteil dieser seelischen Störungen lassen sich keine körperlichen Ursachen finden. Meist liegen die krank machenden Auslöser in der persönlichen Umwelt. Man ist vielfältigen Stressoren ausgesetzt, die teilweise nicht wirklich geändert werden können: Starke Lärmbelastung, Schichtarbeit oder Überlastung in Beruf und Familie zählen dazu. Anderen Stress hingegen verursacht man oftmals selbst, z.B. durch den übermäßigen Konsum von Genussgiften oder durch eine rastlose und exzessive Freizeitgestaltung. Häufig werden die Anzeichen einer seelischen Störung nicht ernst genommen. Man glaubt, selbst aus einem Tief herauszufinden oder die Ängste in den Griff zu bekommen. Dazu kommt, dass seelische Erkrankungen immer noch ein schlechtes Image haben: Sie werden mit Schwäche, manchmal sogar mit persönlichem Versagen gleichgesetzt. Viele suchen deshalb erst nach längerer Leidenszeit nach professioneller Hilfe. Dabei kann mit einer gezielten Behandlung den Betroffenen gut geholfen werden. Meist wird eine stabilisierende medikamentöse Behandlung mit einer anschließenden Psychotherapie verbunden, bei der sowohl die inneren Konflikte als auch die belastenden Lebensumstände zur Sprache kommen.

> Beschwerden, die Sie in diesem Kapitel nicht finden, können auch in folgenden Kapiteln stehen:
> **SCHLAFSTÖRUNGEN**
> ▶ S. 238
> **MÜDIGKEIT UND SCHWÄCHE**
> ▶ S. 196
> **NERVENSYSTEM UND GEHIRN** ▶ S. 213

Nervosität, Reizbarkeit

Nervosität ist ein Ausdruck innerer Unruhe, die zum Teil von körperlichen Beschwerden wie Schwitzen oder beschleunigtem Puls begleitet wird. Innerlich getriebene Menschen sind ungeduldig, unkonzentriert und sprunghaft. Dazu kommt eine erhöhte Reizbarkeit, die vor allem für die Umgebung belastend ist. Nervosität und Stress gehören meist zusammen. Eine kurzzeitige Nervosität, beispielsweise vor einer Prüfung, kann aber auch positiv sein: Die Aufregung treibt zu Höchstleistungen an. Ist das Ereignis vorüber, pegelt sich der Körper von selbst wieder auf den Normalzustand ein. Problematisch ist es aber, wenn man ständig unter Hochspannung steht und nicht abschalten kann. Geht einem ständig etwas „auf die Nerven", ohne dass es eine Möglichkeit der Entlastung gibt, kann es sowohl zu psychosomatischen Erkrankungen wie Bluthochdruck als auch zu psychischen Erkrankungen wie Angstzuständen und Depressionen kommen.

260

Nervosität, Reizbarkeit

Reizbarkeit, Nervosität und **Leitungsabfall** in Zusammenhang **mit Ein- und Durchschlafstörungen** sind Zeichen eines deutlichen Schlafmangels. Dies ist ebenso der Fall, wenn der Schlaf zu kurz oder unruhig ist. Der Körper kann sich nicht mehr ausreichend regenerieren; auf Dauer wirkt sich Schlafmangel gesundheitsschädigend aus. Deshalb sollte man auf sein individuelles Schlafbedürfnis achten: Manche Menschen brauchen täglich neun, andere nur sechs Stunden. Der Schlaf vor Mitternacht ist jedoch generell der erholsamste.

Treten Nervosität und Reizbarkeit **bei anhaltendem Lärmpegel** auf, so ist dies Folge der Geräuschbelastung. Lärm ist ein Faktor, der Stress auslöst, an den sich der Körper nicht gewöhnt, auch wenn viele Betroffenen ihn nicht mehr bewusst wahrnehmen. Um die Belastung so gering wie möglich zu halten, sollte das Schlafzimmer der ruhigste Raum der Wohnung sein. Zumindest empfiehlt es sich, notfalls die Fenster zu schließen, damit der Schlaf möglichst ungestört sein kann. Auch die Lärmbelastung am Arbeitsplatz sollte bedacht werden.

Ständige Nervosität und **innere Unruhe**, die von einem **Verlust an Lebensfreude** begleitet sind, sprechen für seelische Belastungen. Grund dafür kann eine ständige Überforderung im beruflichen und im privaten Bereich sein. Oft sind ungelöste innere Konflikte der Auslöser, die den Betroffenen permanent „unter Druck setzen", ohne dass er eine Veränderung herbeiführen könnte. Professionelle therapeutische Hilfe ist hier sinnvoll.

Erhöhte Unruhe und Nervosität **nach übermäßigem Konsum von Kaffee oder Zigaretten** sind Reaktionen des Körpers auf die Wirkstoffe Koffein und Nikotin, denn diese erhöhen die Stoffwechselaktivität. Die Symptome signalisieren jedoch bereits eine leichte Nikotin- oder Koffeinvergiftung. In diesem Fall sollte man für einige Zeit keinen Kaffee trinken und nicht Rauchen.

Nervosität und **Lustlosigkeit** in Zusammenhang **mit Alkohol- oder Drogenkonsum** lassen auf eine Abhängigkeit schließen. Hat sich der Körper an eine Substanz gewöhnt und ist davon zu wenig vorhanden, kommt es zu einem dringenden Verlangen nach dem Suchtstoff, das sich auf drastische Weise ausdrücken kann. Entzugserscheinungen sind immer ein Warnsignal! Die Symptome können auch dann auftreten, wenn der Körper eine zu große Dosis der schädigenden Substanz erhalten hat. Sie sind dann Anzeichen einer Vergiftung. In beiden Fällen sollte man unbedingt einen Arzt zur Suchtberatung aufsuchen, eventuell zur Unterstützung in Begleitung eines Angehörigen.

Abhängigkeit ▸ S. 294

Suchterkrankungen ▸ S. 450

Nervosität und Leistungsabfall während einer **Diät** oder **Fastenkur** oder beim **„Schlankhungern" junger Mädchen** sprechen dafür, dass es dem Körper im Rahmen der Diät an den nötigen Nährstoffen mangelt. Hier ist eine Beratung zu einer ausgewogenen und ausreichenden Ernährung dringend erforderlich. Liegt dem ständigen Hungern ein falsches Selbstbild zu Grunde, dass zu dem **ständigen Gefühl, zu dick zu sein**, führt, kann dies Zeichen für eine Magersucht sein, die dringend therapeutischer Hilfe bedarf!

Vitaminmangelzustände ▸ S. 463

Magersucht ▸ S. 391

Kommt es zu Nervosität und innerer Unruhe bei der Einnahme von **Medikamenten**, kann das eine unerwünschte Nebenwirkung sein. Treten die Beschwerden beim Absetzen gewohnter Medikamente auf, spricht dies für eine Entzugserscheinung. In beiden Fällen muss man mit dem Arzt sprechen, der die Medikamente verordnet hat. Eventuell lässt sich eine Alternative für das entsprechende Präparat finden. Auf alle Fälle jedoch sollte der Arzt über eine eventuelle Abhängigkeit informiert werden.

Medikamente ▸ S. 38

Abhängigkeit ▸ S. 294

Treten Nervosität und **grundlose Angst** zusammen mit körperlichen Symptomen wie **kalter Schweiß**, **belegter Stimme**, **Herzklopfen** und **feinem Zittern** auf, kann das ein Hinweis auf eine Überfunktion der Schilddrüse (Hyperthyreose) sein. Typisch hierfür ist auch eine Gewichtsabnahme trotz gesteigertem Appetit. Bei diesen Anzeichen empfiehlt sich eine Untersuchung beim Arzt.

Schilddrüsenüberfunktion ▸ S. 439

SEELISCHE STÖRUNGEN

■ Unruhe und Reizbarkeit bei **Frauen in mittleren Jahren** zusammen **mit einem unregelmäßen Menstruationszyklus** weisen auf beginnende Wechseljahre hin. Meist kommen Schlafstörungen, Stimmungsschwankungen und Antriebsverlust hinzu. Ursache ist die Umstellung des weiblichen Hormonhaushaltes. Das eigentliche Ausbleiben der Periodenblutung kann erst einige Jahre später auftreten. Sind die Beschwerden sehr belastend, sollte man den Frauenarzt um Rat fragen.

Wechseljahresbeschwerden
▶ S. 464

■ **Plötzlich einsetzende, auffällige Nervosität**, die einer regelrechten **Wesensveränderung** bei einem Menschen gleichkommt, der früher deutlich ausgeglichener war, kann ein erster Hinweis auf einen Gehirntumor sein. Meist nehmen Angehörige diese Veränderung deutlich wahr, wohingegen sie dem Betroffenen selbst kaum auffällt. Weitere Symptome sind möglicherweise Kopfschmerzen, verschwommenes Sehen sowie Übelkeit und Erbrechen. Hier ist umgehend ein Arzt aufzusuchen, der mit Hilfe von computergesteuerten bildgebenden Verfahren (Computer- und Magnetresonanztomographie) die Ursache für die Beschwerden herausfinden und eine entsprechende Therapie einleiten wird.

Gehirntumor
▶ S. 344

Wenn Unruhe, Nervosität und Anspannung so zunehmen, dass die Betroffenen selbst und die Menschen ihrer Umgebung unter der Reizbarkeit leiden, sollte gezielt nach Ursachen gesucht werden. Oft hilft schon das Gespräch mit Angehörigen oder Freunden. Bei seelischen Problemen sollte man sich nicht scheuen, den Hausarzt oder einen Psychotherapeuten aufzusuchen. Um ein ernstes Warnzeichen für eine organische Erkrankung kann es sich handeln, wenn die Reizbarkeit plötzlich auftritt, ohne dass äußere oder seelische Ursachen feststellbar sind. Dann ist es ratsam, einen Neurologen aufzusuchen.

Traurigkeit, depressive Verstimmung

❙ Zu trauern oder traurig zu sein gehört zum Alltag des Menschen und ist eine normale Reaktion auf entsprechende Anlässe. Bei einer depressiven Verstimmung bzw. Depression handelt es sich dagegen um eine über ein normales Maß hinausgehende, tiefe, anhaltende Traurigkeit, aus welcher der Betroffene kaum oder gar nicht selbst herausfindet. Kennzeichnend für eine Depression ist, dass sie über Wochen und Monate anhält, die Verstimmung nicht im Verhältnis zum auslösenden Ereignis steht oder es gar keinen Auslöser gibt. Weitere Symptome sind massive Selbstanklagen und Minderwertigkeitsgefühle, verbunden mit einem Gefühl der Leere und Sinnlosigkeit des Lebens, das bis zu Selbstmordgedanken gehen kann. Depressive Störungen gehören weltweit zu den häufigsten Erkrankungen und werden am meisten unterschätzt. Häufig bleiben sie unerkannt, weil die Betroffenen ihre Erkrankung fälschlicherweise als persönliches Versagen ansehen und deshalb keine medizinische oder therapeutische Hilfe suchen. Tatsächlich ist es sowohl für den Betroffenen als auch für die Angehörigen oft schwierig, eine vorübergehende Niedergeschlagenheit von einer behandlungsbedürftigen Depression zu unterscheiden.

■ Tiefe **Trauer in Zusammenhang mit einem einschneidenden Lebensereignis**, wie z.B. dem Verlust einer geliebten Person, ist eine ganz natürliche Reaktion. Traurigkeit und innerer Rückzug dienen dazu, das Erlebte zu verarbeiten. Hält die Trauer jedoch **über Monate hinweg** an und ist sie eventuell mit Selbstanklagen und Interesselosigkeit an der Umwelt verbunden, kann sich daraus eine depressive Verstimmung entwickeln. Weitere Symptome sind allgemeine Passivität, ein Gefühl der inneren Leere und die Unfähigkeit, sich auf eine Arbeit zu konzentrieren. In diesem Fall sollte man sich nicht scheuen, psychotherapeutische Hilfe in Anspruch zu nehmen. Kirchliche und soziale Institutionen bieten darüber hinaus Trauer- und Krisenberatung an.

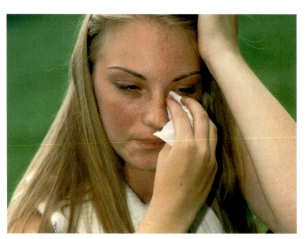

Depression
▶ S. 323

Stimmungsschwankungen

■ Wer **ohne ersichtliche Ursache über längere Zeit hinweg niedergeschlagen und traurig** ist bzw. bei wem der **Anlass in keinem Verhältnis zur Verstimmung** steht, kann unter einer Depression leiden. Typisch sind außerdem Gefühle der Leere und Sinnlosigkeit, Interesselosigkeit, Konzentrations- sowie Schlafstörungen. Den Betroffenen fallen die alltäglichen Aufgaben schwer oder sie können diese gar nicht mehr verrichten. Darüber hinaus treten eventuell auch körperliche Symptome wie Herzrasen, Rückenschmerzen oder Verstopfung auf. Eine mittlere oder schwere Depression muss medikamentös behandelt werden. Die Hilfe eines Arztes ist erforderlich; begleitend sollte eine psychotherapeutische Behandlung erfolgen.

Depression ▸ S. 323

■ **Wechseln sich starke Niedergeschlagenheit mit aufgeputschter Stimmung ab**, spricht dies für eine so genannte bipolare affektive Störung. Die beiden Gefühlspole Niedergeschlagenheit (Depression) und übertriebene Fröhlichkeit (Manie) treten nacheinander und wechselnd auf. Dazwischen liegen oft gesunde, symptomfreie Zeiten. Die Betroffenen weisen die jeweiligen Symptome meist über mehrere Wochen hinweg auf. Es handelt sich um eine ernste, schwerwiegende Erkrankung. Es sollte – unter Umständen mit Hilfe von Angehörigen – unbedingt ein Neurologe oder Psychiater aufgesucht werden.

Depression ▸ S. 323

Manie ▸ S. 394

■ **Interesselosigkeit** und **Verlust an Lebensfreude**, verbunden mit **ängstlicher Unruhe**, **Rückzug** (bis hin zu Isolation), **Anspannung**, **Schlafstörungen** und **Angstträumen** sind unter Umständen Folge eines traumatisierenden Ereignisses. Hierzu zählen beispielsweise Terror- bzw. Kriegserlebnisse ebenso wie sexueller Missbrauch oder Unfälle. Im weiteren Verlauf können auch körperliche Probleme auftreten, etwa Kopfschmerzen, Herz-Kreislauf- oder Magen-Darm-Beschwerden, allgemeine Missempfindungen oder Schmerzen unklarer Ursache. Noch Jahre später kann eine tiefe seelische Verletzung solche Symptome verursachen. Bei solch einer posttraumatischen Belastungsstörung ist für den Betroffenen der Zusammenhang mit dem auslösenden Ereignis nicht immer erkennbar, weshalb es ratsam ist, einen Arzt oder Psychotherapeuten aufzusuchen. Derartige Traumata können nur durch eine längerfristige Psychotherapie bearbeitet werden.

Posttraumatische Belastungsstörung ▸ S. 425

■ **Gedrückte Stimmung nach der Einnahme von Medikamenten**, z.B. von Kortison oder Mitteln gegen Bluthochdruck, kann eine unerwünschte Nebenwirkung des Arzneimittels sein. In diesem Fall sollte man den behandelnden Arzt informieren, da ein Wechsel des Präparates eventuell Abhilfe schaffen kann.

Medikamente ▸ S. 38

Man unterscheidet leichte, mittlere und schwere Depressionen. Eine leichte depressive Verstimmung lässt sich möglicherweise schon durch ein Verändern der Lebensgewohnheiten und durch Gespräche beheben. Mittlere und schwere Depressionen hingegen müssen in der Regel medikamentös behandelt werden. Ist der Betroffene selbst nicht mehr in der Lage, einen Arzt aufzusuchen, sollte er von Angehörigen dorthin begleitet werden. Achtung: Spätestens wenn der Betroffene Selbstmordabsichten äußert, müssen Angehörige aktiv werden und versuchen, eine Behandlung zu veranlassen (die Hälfte aller Erkrankten haben Selbstmordgedanken!). Eine Therapie ruht auf zwei Säulen: der medikamentösen und der psychotherapeutischen Behandlung. Der Einsatz von Antidepressiva dient vor allem dazu, den Betroffenen aus dem Tief herauszuholen. Im Rahmen der weiteren Therapie soll der Patient lernen, langfristig mit seinen Problemen anders umzugehen.

Stimmungsschwankungen

Die Gefühle eines Menschen pendeln mal nach oben, mal nach unten: Ob mit oder ohne konkreten Anlass ist man manchmal ausgeglichen, dann euphorisch oder zerknirscht. Solange sich immer wieder eine gewisse Ausgeglichenheit einstellt, sind „Hochs" und „Tiefs" normal. Außerdem ist es eine Frage der Persönlichkeit, ob eher Hochstimmung oder Niedergeschlagenheit überwiegt. So sind extrovertierte Menschen eher gesellig und optimistisch, introvertierte hingegen still und zurückgezogen. Stimmungsschwankungen sind erst dann ein Grund zur Besorgnis, wenn sie plötzlich und heftig auftreten und vom Betroffenen selbst oder den Menschen seiner Umgebung als persönlichkeitsfremd erlebt werden. Dies gilt besonders dann, wenn der Betroffene das Gefühl hat, „den Boden unter den Füßen zu verlieren".

SEELISCHE STÖRUNGEN

▍Bei Frauen spricht ein **Stimmungstief wenige Tage vor der Menstruation** für ein prämenstruelles Syndrom (PMS). Erklärt wird dieses Phänomen mit der Hormonumstellung, die bei einer ausgebliebenen Befruchtung der Eizelle eintritt, um die Schleimhaut der Gebärmutter abstoßen zu können. Die Veränderungen des Hormonhaushaltes **nach einer Geburt** und in den **Wechseljahren** lösen zum Teil ebenfalls **Stimmungsschwankungen** aus, wobei zusätzlich zu den hormonellen allerdings auch psychische Faktoren eine Rolle spielen, wie die Lebensumstellung nach der Geburt eines Kindes bzw. die Auseinandersetzung mit dem Älterwerden.

Prämenstruelles Syndrom ▶ S. 425

▍**Haltloses Weinen**, **Schreien** oder **Zittern** sind Ausdruck einer extremen psychischen Überlastung, wie sie in Schocksituationen oder auch beim Tod eines Angehörigen auftreten kann. Die massive Reizüberflutung bei plötzlichen, schrecklichen Ereignissen kann dazu führen, dass man völlig die Fassung verliert und einen Nervenzusammenbruch erleidet. Der Betroffene ist in der Regel nicht mehr ansprechbar und sollte von einem Arzt behandelt werden. Je nach Ausprägung der Symptome werden für kurze Zeit Beruhigungsmittel verordnet. Anschließend sollte man versuchen, in einer Psychotherapie die extreme Belastungssituation aufzuarbeiten.

▍**Unvermittelter Wechsel zwischen Lachen und Weinen** ohne Anlass und ersichtliche Ursache kann vor allem bei älteren Menschen auf eine **Alzheimer**-Erkrankung hindeuten. Diese Schwankungen sind Zeichen für einen fortschreitenden Degenerationsprozess im Gehirn, bei dem die Gehirnzellen dauerhaft geschädigt werden bzw. absterben. Mit Medikamenten kann eine gewisse Verbesserung der Symptome erreicht werden.

Alzheimer-Krankheit ▶ S. 302

▍Wird eine **depressive Verstimmung plötzlich von einer extremen Euphorie abgelöst**, deutet dies eventuell auf eine manisch-depressive Störung hin. In der manischen Phase ist der Betroffene hochgestimmt, neigt zur Selbstüberschätzung, spricht viel und schnell (so genannte Ideenflucht), ist sehr arbeitsam und benötigt kaum Schlaf. Gleichzeitig ist er aber auch ungeduldig, reizbar und aggressiv und gerät schnell mit der Umgebung in Konflikt. Durch die gehobene Stimmung existiert meist kein Krankheitsgefühl. Trotzdem sollte man einen Arzt aufsuchen, da eine unbehandelte **Manie** regelmäßig in eine Phase der **Depression** mündet. Übertriebene Fröhlichkeit und Sorglosigkeit können jedoch auch bei einer **Schizophrenie** vorkommen. Diese kann nur ein Facharzt feststellen.

Manie ▶ S. 394
Depression ▶ S. 323
Schizophrenie ▶ S. 440

Stimmungsschwankungen sind immer dann ein Warnzeichen, wenn sie plötzlich auftreten oder persönlichkeitsfremd erscheinen. Neben psychischen Gründen für die Veränderung kommen auch Erkrankungen des Gehirns in Frage. Deshalb sollte man sich stets an einen Arzt zur Abklärung der Ursache wenden. Werden die Veränderungen vom Betroffenen selbst nicht wahrgenommen, sollten die Angehörigen zu einem Besuch beim Neurologen drängen. Unter Umständen kommt eine Kombination aus medikamentöser Behandlung zur Stabilisierung des Zustands und einer anschließenden Psychotherapie infrage.

Ängste

Angst kann lebensrettend sein, denn sie dient als Alarmzeichen. Schon in grauer Vorzeit hat sie die Menschen vor Gefahr geschützt: Wurden sie bedroht, stieg ihr Adrenalinspiegel, um Kräfte für den Angriff oder für die Flucht vor dem Feind zu bündeln. War die Gefahr gebannt, normalisierten sich auch die körperlichen Begleiterscheinungen wie beschleunigter Herzschlag oder erhöhter Blutzuckerspiegel wieder. Dieser unwillkürlich ablaufende Mechanismus schützt den Menschen auch heute noch: In Gefahrensituationen, etwa beim Autofahren, reagiert man schnell und richtig – und atmet dann erleichtert auf. Krank machen hingegen Ängste, die man nicht im Griff hat; beispielsweise in einer Situation, der man nicht ausweichen kann. Oder Angst, die ohne erkennbare Ursache und Vorwarnung auftritt oder anhält, obwohl die Auslöser längst vorüber sind. Unspezifische Ängste und Panikstörungen haben meist seelische Gründe, sie können aber ebenso Begleiterscheinung körperlicher, meist neurologischer Erkrankungen sein. Angststörungen nehmen in unserer Gesellschaft immer mehr zu.

Ängste

▌Kommt es zu Ängsten **vor unbekannten oder belastenden Situationen**, wie vor Prüfungen, vor dem Antritt eines neuen Arbeitsplatzes oder der Geburt eines Kindes, ist das eine ganz **normale psychische Reaktion**. Ebenso können diese eine Zeit lang nach schweren oder traumatisierenden Erlebnissen vorhanden sein, etwa nach einem Unfall, nach dem Verlust des Arbeitsplatzes oder dem Tod einer nahe stehenden Person. Die Ängste sind Ausdruck der Hilflosigkeit. In solch einer Situation sollte man mit vertrauten Menschen über seine Ängste sprechen oder die von kirchlichen und sozialen Einrichtungen angebotenen Krisenberatungen annehmen.

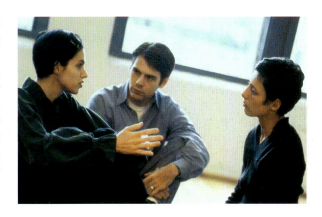

▌**Diffuse Angst** bei hohem **Fieber** oder bei **Hunger** kann Folge der dadurch **veränderten Stoffwechselvorgänge im Gehirn** sein. Dies ist auch in den ersten Stunden nach einer Narkose möglich. Kommen Trugwahrnehmungen hinzu, kann sich aus der diffusen Angst z.B. eine irreale Furcht vor bestimmten Gegenständen entwickeln. Die Symptome klingen nach dem Verschwinden der Ursache innerhalb einiger Stunden von selbst ab.

▌Viele **körperliche Krankheiten verursachen ein diffuses Angstgefühl**. Die Erkenntnis, an einer schweren, eventuell unheilbaren Krankheit zu leiden, kann alleine schon ängstigen. Ängste vor den kommenden Untersuchungen, den Schmerzen und der ungewissen Zukunft quälen die Betroffenen. Angstgefühle als **Teil des Krankheitsbildes** treten häufig auf in Zusammenhang mit Herz-Kreislauf-Erkrankungen, Atemwegserkrankungen und Schilddrüsenerkrankungen. Beim Herzinfarkt kann die Todesangst im Moment des Anfalls im Vordergrund stehen. Man sollte sich nicht scheuen, mit dem behandelnden Arzt über seine Ängste zu sprechen.

▌Erhebliche Ängste und **Unruhezustände** im Zusammenhang mit dem **Verzicht auf Alkohol** sind möglicherweise Zeichen einer **Abhängigkeit**. Alkoholika wirken zunächst angstdämpfend, was dazu führt, dass man zu viel davon zu sich nimmt, um seine Ängste zu „ertränken". Dasselbe kann beim Absetzen anderer Drogen auftreten. Wer derartige **Entzugserscheinungen** hat, sollte einen Arzt oder eine Beratungsstelle aufsuchen.

Abhängigkeit
▸ S. 294

▌Treten Angstzustände in Zusammenhang mit der **Einnahme** oder nach dem **Absetzen eines Medikamentes** auf (z.B. bei Schlaf- und Beruhigungsmitteln oder so genannten Neuroleptika), handelt es sich entweder um eine **Nebenwirkung** des Arzneimittels oder die Folge einer Gewöhnung an das Mittel, wobei immer die Gefahr der **Abhängigkeit** besteht. Der behandelnde Arzt sollte informiert werden, damit er gegebenenfalls die Dosierung oder das Medikament ändern kann.

Medikamente
▸ S. 38

Abhängigkeit
▸ S. 294

▌**Angst vor bestimmten Situationen**, **Gegenständen** oder **Tieren** (etwa Spinnen) spricht für eine so genannte **Phobie**. Dabei weichen die Betroffenen der Konfrontation mit dem Angstauslöser immer mehr aus, wodurch ihr Leben unter Umständen sehr stark eingeschränkt werden kann. Im Fall einer sozialen Phobie werden beispielsweise gesellige Zusammenkünfte immer mehr vermieden, die Betroffenen ziehen sich zunehmend zurück. Hilfreich ist es in solch einer Situation, einen Psychotherapeuten aufzusuchen.

Phobien ▸ S. 421

▌Bei **Angst ohne ersichtlichen Grund**, die kommt und geht und zum Teil tagelang anhält, handelt es sich wahrscheinlich um eine **Angststörung**. Diese so genannte frei flottierende bzw. sinnentleerte Angst erscheint sehr bedrohlich. Meist stecken ungelöste seelische Probleme dahinter, die dem Betroffenen selbst gar nicht bewusst sind. Angstlösende Medikamente sowie Antidepressiva können hier hilfreich sein, weshalb man sich an einen Arzt wenden sollte. Darüber hinaus haben sich psychotherapeutische Methoden bewährt.

Panikstörung
▸ S. 419

265

SEELISCHE STÖRUNGEN

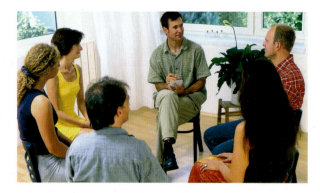

■ Tritt die Angst **attackenartig** und in **starker Intensität** auf, verbunden mit **Herzjagen**, **Schweißausbrüchen** und **Atemnot**, weist das auf eine Panikstörung hin. Diese überfällt den Betroffenen in der Regel in bestimmten Situationen, z.B. beim U-Bahn-Fahren oder in Menschenansammlungen. Die Folge ist, dass er entsprechende Situationen immer häufiger meidet. Im Extremfall geht er fast nicht mehr aus dem Haus. Panik- und Angststörungen bekommt man selbst nicht in den Griff. Hier hilf ein therapeutische Behandlung, z.B. in einer Gruppe mit Menschen, die ähnliche Probleme haben.

Panikstörung
▶ S. 419

■ **Plötzliche Angst**, die **im Zusammenhang mit Gerüchen**, **Farben** oder **Körperempfindungen** auftritt, kann mit einem traumatischen Ereignis zusammenhängen, das lange Zeit zurückliegt. Sinneswahrnehmungen, die an das jeweilige Geschehen erinnern, lösen völlig unbewusst Ängste vor einer Bedrohung aus, wie sie in der damaligen Situation erlebt wurden. Unter Umständen ist eine psychotherapeutische Behandlung zur Aufarbeitung des Traumas notwendig.

Posttraumatische Belastungsstörung
▶ S. 425

■ Angstzustände verbunden mit **Zittern**, **Schwitzen** und einer **starken Gewichtsabnahme** signalisieren eine Schilddrüsenüberfunktion. Typisch sind hier außerdem Nervosität, Herzklopfen und eine belegte Stimme. Zur Diagnose wird der Arzt zunächst eine Bestimmung des Schilddrüsenhormons im Blut durchführen.

Schilddrüsenüberfunktion ▶ S. 439

■ Ist eine **diffuse Angst** begleitet von **Niedergeschlagenheit**, **Antriebslosigkeit**, **Appetitverlust** und **Schlafstörungen**, handelt es sich in der Regel um eine Depression. Ein Verlust des Interesses an Sexualität sowie ein Gefühl der Sinnlosigkeit und eventuell auch Herzbeschwerden oder andere körperliche Signale können weitere Krankheitszeichen sein. Wer unter entsprechenden Symptomen leidet, benötigt medikamentöse und therapeutische Unterstützung. Deshalb sollte unbedingt ein Arzt zu Rate gezogen werden.

Depression
▶ S. 323

Da Angstzustände von körperlichen Symptomen wie Herzrasen, kaltem Schweiß und schnellerer Atmung begleitet sind, suchen viele Patienten zunächst Hilfe beim Hausarzt oder beim Internisten – häufig mit der Sorge, dass ein Herzinfarkt dahinter stehen könnte. Bleiben entsprechende Untersuchungen ohne fassbares Ergebnis, kann eine Angsterkrankung Ursache der Beschwerden sein. Wer ständig unter Angst leidet, sollte professionelle Hilfe von Psychotherapeuten in Anspruch nehmen. Mithilfe verhaltens- und gesprächstherapeutischer Maßnahmen lassen sich die Ängste ertragen und langfristig überwinden.

Halluzinationen, Wahnvorstellungen

■ Halluzinationen entstehen durch eine Täuschung der Sinne: Obwohl z.B. das Auge nichts Entsprechendes wahrnimmt, meldet das Gehirn, dass ein bestimmtes Objekt gesehen wird. Für den Betroffenen ist diese Wahrnehmung völlig real. Halluzinationen können durch Erschöpfung, bestimmte Drogen, Gehirnverletzungen oder Vergiftungen ausgelöst werden. Sie treten oft gemeinsam mit Wahnvorstellungen auf, die wiederum eine Reaktion des Gehirns auf Störungen im Gehirnstoffwechsel sind. Als Ursachen können hier vorausgegangene Operationen, Stoffwechselstörungen, Medikamente, aber auch psychiatrische Krankheiten zugrunde liegen. Wahnvorstellungen werden vom Betroffenen als real existierend erlebt; die Erlebnisse sind abschreckend und faszinierend zugleich. Er fühlt sich verfolgt oder beobachtet, die Welt erhält eine veränderte, oft gefährliche Bedeutung. In einem ausgeprägten Wahn wirken Geschehnisse, die man sonst eigenartig oder absurd finden würde, völlig normal, alles scheint einen höheren Sinn zu haben, man ist z.B. Teil eines riesigen Komplotts. Kennzeichen eines Wahns ist die absolute Sicherheit des Betroffenen, dass seine Vorstellungen „richtig" sind; selbst offensichtliche Gegenbeweise können daran nichts ändern.

266

Halluzinationen, Wahnvorstellungen

Nimmt man **beim Übergang vom Wachsein in den Schlaf** Ungewöhnliches wahr, ähnelt dies der Verarbeitung von Erlebnissen im Traum. Man hört z.B. Glocken klingen, weiß aber gleichzeitig, dass dies nicht sein kann. Derartige Trugbilder sind kein Grund zur Beunruhigung. Hört man **im Dunkeln oder in großer Einsamkeit Geräusche oder Stimmen**, sieht Schatten, Gestalten oder ganze Szenen, kann dies daran liegen, dass die untätigen Sinne Täuschungen erzeugen. Auch hier handelt es sich nicht um Wahrnehmungen, die beunruhigend wären. Kommt es zu Halluzinationen **im Zusammenhang mit hohem Fieber**, handelt es sich um Fieberträume, wobei nicht die Träume, sondern das Fieber Anlass zur Besorgnis sind. Wer länger als einen Tag über 40 °C Fieber hat, sollte einen Arzt kommen lassen.

Fieber ▸ S. 111

Hat man **nach dem Tod einer nahe stehenden Person** in der ersten Zeit das Gefühl, dass dieser Mensch immer wieder vor einem auftaucht oder dass man seine Stimme hört, ist dies als Teil der Verlustbewältigung anzusehen. Treten diese Erlebnisse jedoch noch **nach Mo**naten auf und zieht sich der Trauernde immer mehr zurück, sollte ärztliche bzw. psychotherapeutische Hilfe in Anspruch genommen werden, um einer sich eventuell entwickelnden Depression entgegenzuwirken.

Depression ▸ S. 323

Das **Hören von Geräuschen**, etwa von Klingeln, Rauschen oder Rascheln, kann Zeichen eines so genannten Tinnitus sein. Dieser kann z.B. durch eine Durchblutungsstörung des Innenohrs, eine Erkrankung des Hörnervs, Bluthochdruck oder Stress hervorgerufen sein. Es empfiehlt sich umgehend, einen Hals-Nasen-Ohren-Arzt aufzusuchen, denn je eher Ohrgeräusche behandelt werden, desto größer sind die Heilungschancen.

Tinnitus ▸ S. 453

Halluzinationen und Wahnvorstellungen, die **mit der Einnahme von Medikamenten** einhergehen, etwa von Kortison oder Antibiotika, können durch das Arzneimittel selbst verursacht werden. Theoretisch ist es bei vielen Substanzen, die vom Blut ins Gehirn transportiert werden, möglich, dass sie Sinnestäuschungen auslösen. Im Fall derartiger Nebenwirkungen ist umgehend der behandelnde Arzt zu informieren, damit er die Dosierung überprüft oder eventuell ein anderes Mittel einsetzt.

Medikamente ▸ S. 38

Halluzinationen, die nach dem **Konsum von Alkohol oder anderen Drogen** auftreten, sind durch die Rauschmittel ausgelöst. Auch das plötzliche **Absetzen** derartiger Substanzen kann bei Personen, deren Körper von den Giften bereits abhängig ist, Sinnestäuschungen auslösen. Hier ist ärztliche Hilfe oder die einer Suchtberatungsstelle angezeigt.

Abhängigkeit ▸ S. 294

Suchterkrankungen ▸ S. 450

Das **Hören von bedrohlichen Stimmen**, die einen **verfolgen** oder **beschuldigen**, wird als Verfolgungswahn bezeichnet. Er ist das Symptom eines ausgeprägten psychotischen Erlebens. Dieses wird durch veränderte Stoffwechselvorgänge im Gehirn ausgelöst. Es kann Zeichen einer psychischen Erkrankung z.B. einer Schizophrenie sein.

Psychose ▸ S. 428

Schizophrenie ▸ S. 440

Außergewöhnliche Erlebnisse, Empfindungen oder Vorstellungen, die immer wieder auftauchen und von niemand sonst wahrgenommen werden, sollte man von einem Neurologen oder Psychiater abklären lassen. Ein Problem ist allerdings, dass die Betroffenen oft nicht mehr in der Lage sind, selbst einzuschätzen, was real und was irreal ist. Hier sind die Angehörigen besonders gefragt. Die Symptome sind meist unabhängig von der Ursache mit Medikamenten zu beheben. Diese müssen allerdings regelmäßig eingenommen werden, was unter Umständen von den Angehörigen überwacht werden muss, da die Betroffenen meist selbst nicht erkennen, dass sie krank sind.

ÜBELKEIT UND ERBRECHEN

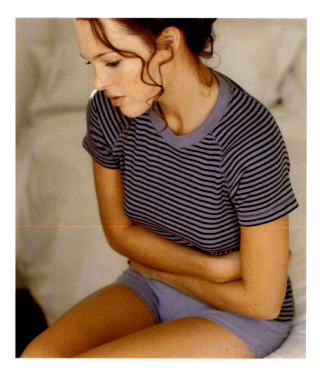

Unwohlsein ist ein Zeichen dafür, dass dem Körper etwas nicht gut tut. Ob Stress oder Angst, zu viel oder zu wenig Nahrung, Alkohol oder Zigaretten – die Ursachen für ein „flaues Gefühl" im Magen sind häufig eher auf einen ungesunden Lebenswandel als auf eine ernste Erkrankung zurückzuführen. Folgt auf die Übelkeit ein Erbrechen, entledigt sich der Körper selbst der Dinge, die ihm schaden. Übelkeit und Erbrechen können Symptome für eine Vielzahl von – meist harmlosen, aber auch ernsteren – Ursachen sein.

Ursachen für Übelkeit und Erbrechen sind keineswegs nur im Zusammenhang mit den Verdauungsorganen zu suchen; auch Gleichgewichtsstörungen bei Erkrankungen des Innenohrs, Stoffwechselveränderungen in der Schwangerschaft oder Nierenerkrankungen sowie starke Schmerzen, Medikamente (z.B. Krebsmittel), Drogen und übermäßiger Alkoholgenuss können zu Übelkeit und Erbrechen führen. Um die Ursachen herauszufinden, sind folgende Anhaltspunkte nützlich:

▸ Treten Übelkeit und Erbrechen neu (akut) auf oder bestehen sie in ähnlicher Weise schon seit längerer Zeit (chronisch)? Akutes Erbrechen lenkt den Verdacht auf eine Infektion oder eine Lebensmittelvergiftung, chronisches Erbrechen lässt an eine schwerere körperliche oder seelische Erkrankung denken.
▸ Geht das Erbrechen mit Schmerzen oder anderen Begleitsymptomen einher?
▸ Wann treten Übelkeit und Erbrechen auf? Wird sofort nach dem Essen erbrochen, so spricht das für eine psychische Ursache oder für ein Magengeschwür. Wird etwa 60 bis 90 Minuten nach einer Mahlzeit erbrochen, so ist eventuell eine Behinderung der Nahrungspassage am Magenausgang die Ursache. Morgendliches Erbrechen (vor dem Aufstehen oder vor dem Frühstück) wird bei Alkoholkranken oder auch während der Schwangerschaft beobachtet.
▸ Wie riecht das Erbrochene? Stammt das Erbrochene aus der Speiseröhre, ist es geruchlos, stammt es aus dem Magen, riecht es infolge der Durchmischung mit Magensaft säuerlich. Ein fäkaler Geruch entsteht im weiteren Verlauf des Verdauungsprozesses im Darm; er deutet darauf hin, dass der Darminhalt, z.B. bei einem Darmverschluss, nicht weitertransportiert werden konnte.
▸ Beim Gesunden werden innerhalb von zwei Stunden die Speisen zu einem feinen Brei aufgelöst. Werden feste Speisen erbrochen, ist das ein Hinweis darauf, dass keine vollständige Verdauung stattfinden konnte. Möglicherweise liegt eine Transportbehinderung in der Speiseröhre bzw. im Magen vor.
▸ Schleimbeimengungen gelten als Hinweis auf eine Magenschleimhautentzündung oder auf einen Schleim bildenden Magenkrebs.
▸ Galle im Erbrochenen erkennt man an einer Schaumbildung sowie an einer gelben bis grünen Verfärbung. Außerdem ist der Geschmack bitter. Das Erbrochene stammt in diesem Fall sowohl aus dem Magen als auch aus dem Zwölffingerdarm.

> Beschwerden, die Sie in diesem Kapitel nicht finden, können auch in folgenden Kapiteln stehen:
> **VERDAUUNGSSYSTEM**
> ▸ S. 275
> **ESSEN UND TRINKEN, GEWICHTSPROBLEME**
> ▸ S. 104

▶ Wird Blut erbrochen, kommt eine Verletzung im Bereich von Speiseröhre, Magen und Zwölffingerdarm in Frage. Es sollte immer sofort ein Arzt, am besten eine Klinik aufgesucht werden! Blutbeimengungen sind nicht einfach zu erkennen, da sich das Blut durch die Einwirkung der Verdauungssäfte verändert und meist fast schwarz und kaffeesatzartig aussieht. Die wichtigsten Blutungsursachen sind kleine Verletzungen im Magen (Erosionen), z.B. bei Magengeschwüren, oder geplatzte Krampfadern in der Speiseröhre. Wird am Ende des Brechens die Beimengung von rotem Blut beobachtet, kann dies auf kleine Schleimhautverletzungen durch das Brechen selbst zurückzuführen sein.

Übelkeit

Übelkeit ist eine körperliche Empfindungsstörung, die allein oder zusammen mit Erbrechen vorkommen kann. Neben allgemeinen Befindlichkeitsstörungen wie Hunger, Sauerstoffmangel (schlechte Luft), Schlafmangel, allgemeine Überarbeitung oder Ekel können Irritationen des Magens die Ursache von Übelkeit sein. Sie kann aber auch durch eine Reizung des Brechzentrums im Gehirn oder des Gleichgewichtsorgans im Innenohr auftreten.

■ **Übelkeit nach dem Essen** oder **beim Anblick von Essen** kann auf eine **falsche Ernährung** oder **verdorbene Lebensmittel** zurückzuführen sein. Nach einer üppigen, sehr fettreichen Mahlzeit kommt es oft zu Übelkeit, da das **Verdauungssystem überfordert** ist. Häufig sind aber auch **falsche Diäten** zur Gewichtsreduzierung die Ursache. Auch leicht **verdorbene Lebensmittel** können eine Abwehrreaktion in Form von Übelkeit auslösen, die fast immer von Erbrechen gefolgt ist.

■ Manche Menschen reagieren mit einem **flauen Gefühl im Magen** und eventuell **Brechreiz** auf **starke Anspannungen** wie Ärger, seelische Belastungen oder Angst. Ausgelöst wird diese Reaktion durch eine nervliche Fehlregulation, die Organe selbst sind gesund. Da **Stress** über einen längeren Zeitraum auch zu einem erhöhten Risiko für verschiedene Erkrankungen führt, sollte er durch Entspannungsphasen oder Methoden wie Autogenes Training abgebaut werden.

■ **Morgendliche Übelkeit bei jüngeren Frauen** ohne oder auch mit Erbrechen kann Hinweis auf eine **Schwangerschaft** sein. Die Übelkeit tritt meist nur in der Frühschwangerschaft als Reaktion auf die **Hormon- und Stoffwechselumstellungen** auf. Führt die Übelkeit zu starkem und häufigem Schwangerschafterbrechen, kann der behandelnde Frauenarzt mit Medikamenten helfen.

Schwangerschaft ▶ S. 251

■ **Übelkeit nach dem Essen** mit **Magenschmerzen** ist ein Hinweis auf eine entzündliche Reaktion der Magenschleimhaut (**Gastritis**). Die Schmerzen sind meist krampfartig und brennend im Oberbauch zu spüren. Neben der allgemeinen Übelkeit können Völlegefühl und Sodbrennen mit Aufstoßen auftreten.

Magenschleimhautentzündung ▶ S. 391

■ **Übelkeit mit Kopfschmerzen**, die mit **Lichtempfindlichkeit** und **Flimmern vor den Augen** einhergeht, kann ein Hinweis auf eine beginnende **Migräne** sein. Diese tritt in sehr verschiedenen Formen auf. **Nach Genuss von Alkohol, Zigaretten oder Drogen** kann es ebenfalls zu Übelkeit und Kopfschmerzen kommen, ebenso nach dem **Einatmen von giftigen Dämpfen** (z.B. aus Holzschutzmitteln in neu bezogenen Wohnräumen); hierbei handelt es sich immer um die Reaktion auf eine leichte bis mittelschwere **Vergiftung**.

Migräne ▶ S. 399

Übelkeit bessert sich häufig nach kurzer Zeit, insbesondere nach dem Hinlegen. Tritt sie allerdings mit schweren Begleitsymptomen auf oder hält sie ohne ersichtlichen Grund über mehrere Tage an, sollte unbedingt der Arzt zur Klärung der Ursache aufgesucht werden. Nach einem ausführlichen Gespräch richten sich die weiteren Untersuchungen und die Therapie nach der vermuteten Ursache.

ÜBELKEIT UND ERBRECHEN

Erbrechen

Erbrechen ist in den meisten Fällen eine Schutzreaktion des Körpers, um schädliche Nahrungsmittel, Gifte oder auch Krankheitserreger wie Bakterien und Viren zu entfernen.. Zunächst tritt fast immer eine heftige Übelkeit auf, kurze Zeit darauf setzt das Erbrechen ein. Hierbei werden Atem- und Bauchmuskeln sowie die Muskulatur des Magenausgangs stark angespannt. Damit der Weg zurück in die Mundhöhle frei wird, müssen gleichzeitig die Speiseröhrenmuskulatur so-

wie die Schließmuskeln am Eingang und Ausgang des Magens entspannt werden. Die Steuerung der Brechvorgänge erfolgt durch das Nervensystem: Im Gehirn befindet sich das Brechzentrum, welches die Vorgänge koordiniert. Der Brechreiz kann durch direkte Reizung vom Rachen, von der Speiseröhre, dem Magen, dem Darm oder den Gallenwegen ausgehen sowie vom Innenohr und vom Großhirn ausgelöst werden.

Erbrechen **nach übermäßigem und fettem Essen** ist eine meist normale Reaktion auf die Überlastung der Verdauungsorgane. Das gilt auch für das Erbrechen nach reichlichem Alkoholgenuss. Das Erbrechen tritt nur vor-

übergehend auf und verschwindet nach einer kurzfristigen Diät, die viel Trinken (Pfefferminz- oder Kamillentee) und wenig Essen (Zwieback oder etwas Suppe) umfasst.

Erbrechen nach **Genuss oder Entzug von Alkohol und Drogen** ist häufig. Bei übermäßigem Alkoholkonsum und nach Drogenkonsum ist es eine Schutzreaktion des Körpers gegen das Gift, ähnlich wie bei anderen Vergiftungen. Bei einer Entziehungskur von Alkohol oder Drogen treten Entzugserscheinungen auf, die das Zei-

chen dafür sind, dass sich der Körper an das Gift gewöhnt, d.h. angepasst hat. Fällt das Gift weg, muss sich der Körper erneut umstellen und reagiert mit Symptomen wie Schwitzen, innere Unruhe, Kreislaufbeschwerden und Erbrechen.

Abhängigkeit
▶ S. 294

Erbrechen **nach Medikamenteneinnahme**, z.B. im Rahmen einer Chemotherapie, ist eine unerwünschte Nebenwirkung, die zwei Ursachen haben kann: Zum einen ist es auf eine direkte Reizung der Magenschleimhaut zurückzuführen, zum anderen können die Sub-

stanzen im Körper zusätzlich Botenstoffe (Serotonin) freisetzen, die das Brechzentrum im Gehirn reizen. Menschen reagieren allerdings individuell sehr unterschiedlich auf Medikamente.

Medikamente
▶ S. 38

Morgendliches Erbrechen nach dem Frühstück kann ein Hinweis auf seelische Probleme, auf eine sehr große Nervosität (Reizmagen) oder auch auf eine Magenschleimhautentzündung (Gastritis) sein. Begleitend treten neben der Übelkeit häufig auch Magenschmerzen,

Aufstoßen und Sodbrennen sowie Appetitlosigkeit, seltener Blähungen auf. In leichten Fällen hilft eine kurzzeitige leichte Diät und der Vezicht auf alle den Magen reizenden Nahrungsmittel. Bei häufigeren Beschwerden kann der Hausarzt weiterhelfen.

Reizmagen
▶ S. 431

**Magenschleim-
hautentzündung**
▶ S. 391

Morgendliches Erbrechen bei jüngeren Frauen tritt häufig in den ersten vier Monaten zusammen mit Übelkeit bei einer Schwangerschaft auf. Die Ursache ist wohl in der Hormonumstellung zu suchen, die genauen Zusammenhänge sind jedoch unklar. Fast immer tritt im

Verlauf des vierten Schwangerschaftsmonats eine Besserung ein. Kommt es zu einem Gewichtsverlust oder heftigem, unstillbarem Erbrechen, ist unbedingt der Arzt aufzusuchen, da sich ernsthafte Störungen für Mutter und ungeborenes Kind entwickeln können.

Schwangerschaft
▶ S. 251

Erbrechen bei Kleinkindern muss kein Grund zur Beunruhigung sein, wenn z.B. gelegentlich kleinere Mengen direkt nach einer Mahlzeit erbrochen werden. Es ist erst dann ein Krankheitszeichen, wenn es **gehäuft** oder mit anderen Symptomen wie **Fieber** auftritt. Dann können Erkältungen

oder Magen-Darm-Infekte dahinter stehen, seltener sind schwere Erkrankungen wie z.B. eine Gehirnhautentzündung die Ursache. Bei kleinen Kindern besteht schnell die Gefahr einer Austrocknung, weshalb vorsichtshalber immer der Kinderarzt aufgesucht werden sollte.

**Erkältungskrank-
heit** ▶ S. 332

**Magen-Darm-
Infektion** ▶ S. 390

Erbrechen

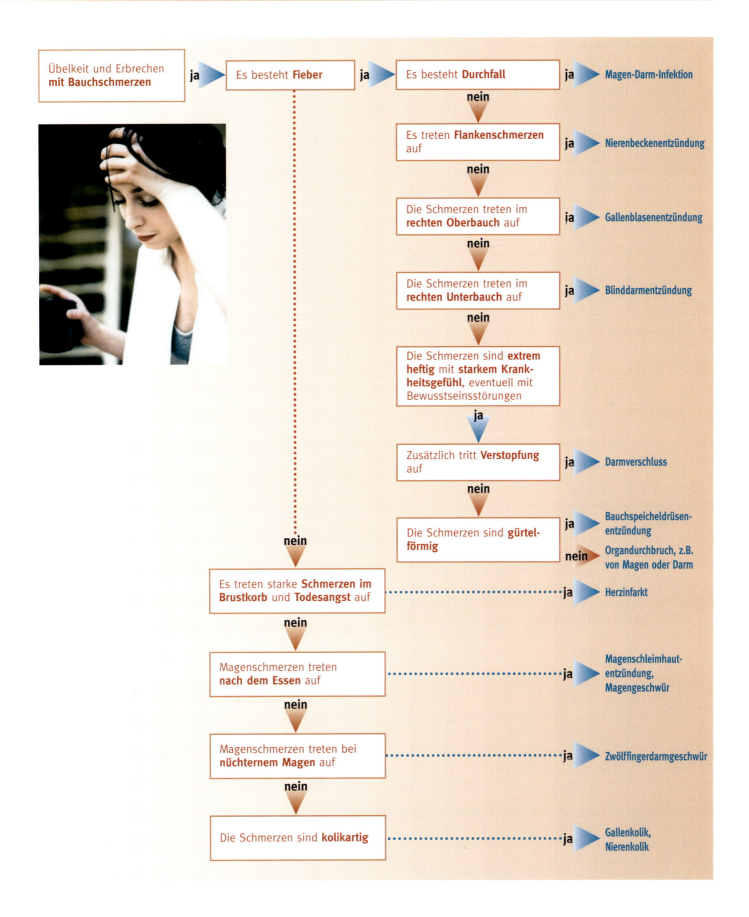

271

ÜBELKEIT UND ERBRECHEN

■ **Plötzliches Erbrechen und Durchfall** („Brechdurchfall") treten relativ häufig auf und sind meist mit heftigen krampfartigen Magenschmerzen verbunden. Die Ursachen sind in den meisten Fällen leichte Vergiftungen oder Infektionen durch eine verdorbene Mahlzeit. Der erste Verdacht gilt einer durch Bakterien oder Pilze hervorgerufenen Lebensmittelvergiftung, besonders wenn weitere Personen, die an einer gemeinsamen Mahlzeit teilgenommen haben, erkranken.
Mit Hilfe von Elektrolyt- und Zuckerlösungen (aus der Apotheke) sowie Cola-Getränken und Salzstangen kann der Flüssigkeits- und Salzverlust ausgeglichen werden. Kohletabletten sind weniger geeignet, da sie stopfen und so eine Entgiftung verzögern.
Kommen zu dem Erbrechen noch **starke Bauchschmerzen** und **Fieber** hinzu, weist dies auf eine ernste Darminfektion hin. Ein besonderes Alarmzeichen sind **Blutbeimengungen im Stuhl**, da sie einen Verdacht auf Ruhr bedeuten. Die Schwere der Erkrankung hängt von der Art der Krankheitserreger ab. Bei diesen Symptomen besteht generell die Gefahr, dass der Körper zu viel Flüssigkeit und Mineralien verliert. Daher sollte baldmöglichst ein Arzt aufgesucht werden.

Lebensmittelvergiftung ▶ S. 382
Magen-Darm-Infektion ▶ S. 390
Ruhr ▶ S. 435

■ Erbrechen mit **Kopfschmerzen** kann verschiedene Ursachen haben: Am häufigsten ist es auf Migräneanfälle zurückzuführen, die meist noch von starker Lichtempfindlichkeit begleitet sind. Auch Erkrankungen des Gehirns wie eine Gehirnhautentzündung (Meningitis) führen zu Übelkeit und Erbrechen mit starken Kopfschmerzen. Halten die Symptome bei Betroffenen, bei denen keine Migräne bekannt ist, über einen Zeitraum von mehreren Tagen an, ist unbedingt der Arzt aufzusuchen, da die möglicherweise dahinter stehenden Krankheiten ohne Behandlung schwerwiegende Schäden verursachen können.

Migräne ▶ S. 399
Gehirnhautentzündung ▶ S. 343

■ Erbrechen **nach einem Sturz auf den Kopf** ist ein Anzeichen für eine Gehirnerschütterung. Meist sind auch Kopfschmerzen vorhanden. Daneben kann es zu einem kurzzeitigen Gedächtnisverlust (Amnesie) kommen, und es können auch Schwindelgefühle auftreten. Der Betroffene braucht absolute Ruhe und muss unbedingt von einem Arzt untersucht werden.

Gehirnerschütterung ▶ S. 343

■ **Plötzlich auftretendes Erbrechen** mit **Schwindelattacken** und **Gleichgewichtsstörungen** ist ein Hinweis auf eine Störung im Innenohr (Menière-Krankheit). Die Symptome treten zu unterschiedlichen Tageszeiten auf. Neben Erbrechen und Drehschwindel sind auch Ohrgeräusche sowie einseitige Schwerhörigkeit typisch für diese Erkrankung.

Menière-Krankheit ▶ S. 396

■ Erbrechen mit **Augenschmerzen** bei älteren Menschen, das zusammen mit **Kopfschmerzen** und **Sehstörungen** auftritt, kann Zeichen eines Glaukomanfalls (Grüner Star) sein. Bei diesen Anzeichen ist unverzüglich ein Augenarzt oder eine Augenklinik zur Behandlung aufzusuchen, da der Verlust des Augenlichtes droht.

Grüner Star ▶ S. 351

■ **Erbrechen von frischem Blut** deutet auf Blutungen in der Speiseröhre hin.
Sieht das **Erbrochene dunkel und kaffeesatzartig** aus, handelt es sich um Blut aus dem Magen oder Darm, das von den Verdauungssäften im Magen bereits angedaut wurde. Diese Blutungen können auf ein fortgeschrittenes Magen- oder Zwölffingerdarmgeschwür hinweisen. Vom Bluterbrechen ist das **Bluthusten** aus der Lunge zu unterscheiden. Die Farbe des Blutes ist in diesem Fall **meist hellrot und mit Auswurf vermischt**, was ein Hinweis auf eine Lungen- oder Herzerkrankung bedeutet.

Magengeschwür ▶ S. 390
Zwölffingerdarmgeschwür ▶ S. 471

■ Erbrechen mit **sehr starken Bauchschmerzen** und **starker Übelkeit** sowie einem **starken Krankheitsgefühl** ist ein Alarmzeichen, das auf eine Entzündung des Bauchfells (Peritonitis), einen Organdurchbruch oder auf eine Entzündung der Bauchspeicheldrüse (Pankreatitis) hinweist. Bei der Bauchspeicheldrüsenentzündung sind die Schmerzen gürtelförmig im Oberbauch und strahlen bis in den Rücken aus. In allen drei Fällen handelt es sich um Erkrankungen, die unverzüglich behandelt werden müssen.

Bauchspeicheldrüsenentzündung ▶ S. 311

Erbrechen

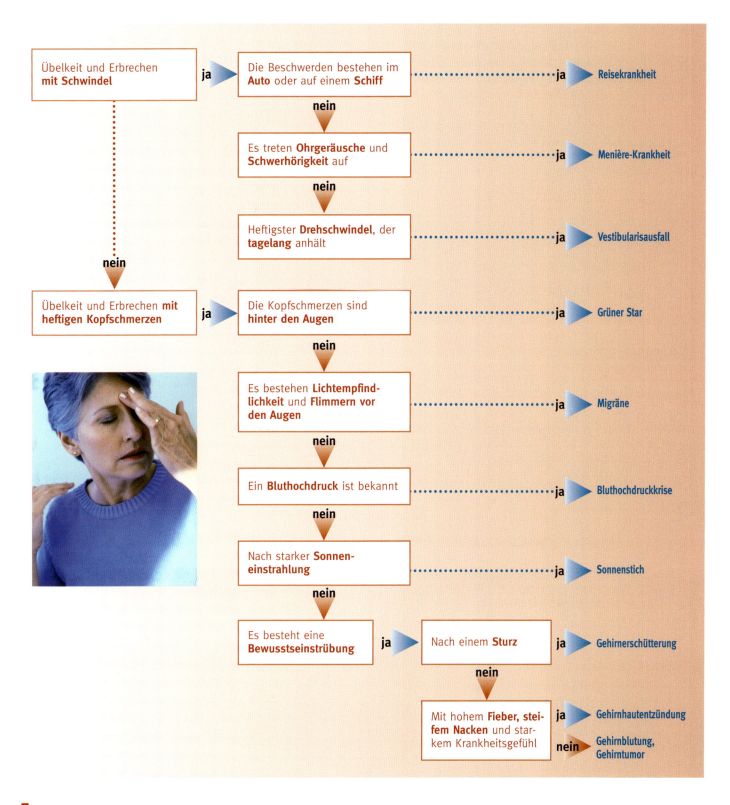

Erbrechen **nach längerem Aufenthalt in der Sonne**, meist mit **Schwindelgefühlen** und **Kopfschmerzen**, ist Hinweis auf einen **Sonnenstich**. Ist der Kopf ungeschützt lange Zeit der Sonne ausgesetzt, kommt es zu einer Reizung der Hirnhäute. Meist ist der Kopf hochrot und heiß, während sich die übrige Haut kühl anfühlt. In schweren Fällen können sogar Bewusstseinstrübungen eintreten.

Sonnenstich
▶ S. 446

273

ÜBELKEIT UND ERBRECHEN

■ **Erbrechen mit starken Schmerzen in der Herzgegend**, verbunden mit **Übelkeit**, **Schweißausbrüchen**, **Schwindel** und **Atemnot**, kann ein Hinweis auf einen Herzinfarkt sein. Beim Auftreten dieser Alarmsignale sollte unverzüglich der Notarzt gerufen werden. Falls tatsächlich ein Herzinfarkt zugrunde liegt, sind die Chancen, ohne bleibende Schäden zu überleben, umso größer, je schneller die Behandlung einsetzt.

Herzinfarkt ▸ S. 357

■ Immer wieder **nach üppigen Mahlzeiten absichtlich herbeigeführtes Erbrechen** ist das Hauptsymptom einer Ess-Brech-Sucht. Bei einer Fressattacke werden häufig mehrere Kilogramm Nahrung auf einmal aufgenommen und nach dem Essen wird dann sofort Erbrechen herbeigeführt. Die Betroffenen sind sich ihrer Krankheit in der Regel bewusst und leiden unter starken Schuldgefühlen. Es sollte therapeutische Hilfe gesucht werden.

Ess-Brech-Sucht ▸ S. 333

■ **Saurer Mageninhalt im Mund** mit **Sodbrennen** ist die Folge von unwillkürlichem Rückfluss von Speisebrei aus dem Magen, der auch beim Gesunden gelegentlich auftritt. Begünstigt wird dieser Vorgang durch eine Schwäche des Schließmuskels, der die Speiseröhre vom Magen abschließt und normalerweise nur beim Schluckvorgang geöffnet wird. Eine krankhafte Bedeutung hat ein solcher Rückfluss, wenn er **regelmäßig** auftritt (Refluxkrankheit). Sodbrennen entsteht durch Verätzung der Speiseröhre, weil mit dem Mageninhalt auch Magensäure in die Speiseröhre zurückfließt und auf die Schleimhaut einwirkt.

Sodbrennen ▸ S. 446

■ **Erbrechen** von Speisen **ohne Brechreiz** und **ohne Sodbrennen** ist immer ein bedrohliches Zeichen. Die Ursache kann eine mechanische oder funktionelle Behinderung in der Speiseröhre sein, wobei charakteristischerweise die erbrochenen Speisen unverändert erscheinen. Das **Erbrochene schmeckt nicht nach Magensaft** bzw. -säure. Ursache ist meist ein wachsender Tumor in der Speiseröhre, der allmählich die Speiseröhre oder den Magenausgang verschließt. Feste Speisen können nur schlecht geschluckt werden und bleiben eventuell stecken, während Flüssigkeiten anfangs noch ohne Schwierigkeiten durch die Speiseröhre gleiten. Seltener ist eine Funktionsstörung des unteren Speiseröhrenschließmuskels, der sich beim Schluckvorgang nicht öffnet, sodass feste und flüssige Speisen gleichermaßen in der Speiseröhre zurückgehalten werden.

Speiseröhrenkrebs ▸ S. 448

Bei einem Verdacht auf eine Lebensmittelvergiftung sollte man immer zum Arzt gehen, insbesondere weil eine meldepflichtige Ursache zugrunde liegen kann (Infektionen mit Salmonellen oder Shigellen). Falls noch Speisereste vorhanden sind, sollten diese nach Möglichkeit für die Untersuchung aufbewahrt werden. Ansonsten sollte bei starkem oder wiederholt auftretendem Erbrechen unbedingt ein Arzt aufgesucht werden. Da Erbrechen als Symptom bei sehr vielen Störungen und Erkrankungen auftritt, wird der Arzt zunächst nach den genauen Umständen fragen. Es können sich Untersuchungen des Magens und Darmes, aber auch Blut- und Urintests oder Untersuchungen des Herzens anschließen. An erster Stelle der Behandlung steht die Therapie der zugrunde liegenden Störung. Als weitere Maßnahme ist eine Diät zur Beruhigung der Verdauungsorgane ratsam. In bestimmten Fällen kann der Arzt auch Medikamente verordnen, die das Erbrechen unterdrücken (Antiemetika).

VERDAUUNGSSYSTEM

An einer gesunden Verdauung sind Magen, Darm, Leber, Galle und Bauchspeicheldrüse gleichermaßen beteiligt. Die zerkaute Nahrung gelangt zuerst in den Magen, wo sie verdünnt, zersetzt und von dort in den Darm weitergeleitet wird. Der Haupttrakt des Verdauungssystems ist der sieben Meter lange Darm. Muskeln entlang dieses „Schlauchs" transportieren die Nahrung weiter. Im Dünndarm spalten die Verdauungssäfte aus Gallenblase und Bauchspeicheldrüse den Nahrungsbrei weiter auf, und hier werden auch die lebensnotwendigen Nährstoffe entnommen und an das Blut abgegeben.

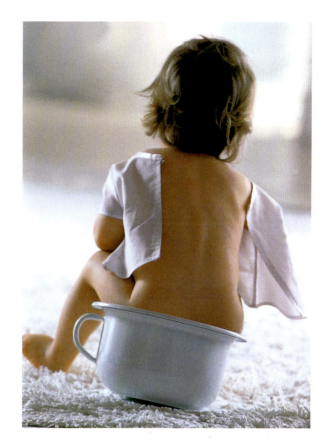

Es dauert etwa zwei Tage, bis Speisen verdaut sind und die Reste mit dem Stuhl ausgeschieden werden. Bei der Wanderung durch Magen und Dünndarm werden mithilfe von Magensaft, Bauchspeichel und Galle die wertvollen Bestandteile aus den Nahrungsmitteln herausgelöst und vom Organismus aufgenommen. Im Dickdarm erfolgen dann mithilfe der Darmbakterien die weitere Auflösung von unverdauten Resten und der Entzug von Wasser. Im Stuhl befinden sich am Ende fast nur noch die unverdaulichen Ballaststoffe.

Dreimal täglich bis zu zweimal wöchentlich gilt beim Stuhlgang als normal häufig. Die Farbe des Stuhls kann auch beim Gesunden variieren: Sie ist zunächst grau, durch den Gallenfarbstoff (Bilirubin) wird sie gelblich, und unter der Einwirkung der Bakterien verändert sie sich abhängig von deren Einwirkungszeit nach braun und schwarzbraun. Bei Durchfall ist die Einwirkungszeit der Bakterien verkürzt, der Stuhlgang erscheint entsprechend gelb oder gelbbraun, bei Verstopfung ist er wegen der längeren Einwirkungszeit dunkelbraun bis schwarz. Eine Dunkelfärbung des Stuhls tritt auch durch bestimmte Nahrungsmittel (Heidelbeeren, Rote Bete) oder durch Medikamente (Eisentabletten, Kohletabletten) auf. Der Stuhl ist – abhängig vom jeweiligen Wassergehalt – fest, breiig, flüssig oder wässrig. Die tägliche Stuhlmenge hängt mit dem Anteil der Ballaststoffe in der Nahrung zusammen, die besonders in Obst und Gemüse enthalten sind: je mehr Ballaststoffe, desto kürzer die Verweildauer im Darm und desto weicher der Stuhl.

Verdauungsbeschwerden zu bewerten ist oft schwierig, da es nur wenige Symptome gibt, denen eine fast unübersehbare Zahl von möglichen Krankheitsursachen gegenübersteht. Häufig sind deshalb spezielle Untersuchungsverfahren erforderlich wie Labortests mit Stuhl- und Blutuntersuchungen sowie die Ultraschalldiagnostik, endoskopische Untersuchungen, Röntgen, Computer- oder Kernspintomographie.

> Beschwerden, die Sie in diesem Kapitel nicht finden, können auch in folgenden Kapiteln stehen:
> **BAUCH** ▶ S. 68
> **ESSEN UND TRINKEN, GEWICHTSPROBLEME**
> ▶ S. 104
> **ÜBELKEIT UND ERBRECHEN**
> ▶ S. 268

VERDAUUNGSSYSTEM

Aufstoßen

Beim Aufstoßen von Luft (Rülpsen) wird die bei einer Mahlzeit übermäßig geschluckte Luft (Aerophagie) wieder abgegeben. Bei jedem Bissen, den man verschluckt, gelangen etwa 2 bis 3 ml Luft mit in den Magen. Diese sammeln sich dort, werden in den Darm weitergeleitet, in den Körper aufgenommen und über die Lungen ausgeatmet. Ein weiterer Weg ist die Entleerung über den Darm. Wird allerdings sehr viel Luft verschluckt, reicht dies aber nicht aus: Durch die viele Luft entsteht ein Druckgefühl im Magen, das durch Aufstoßen erleichtert wird. Bei kohlensäurehaltigen Getränken sammelt sich das enthaltene Gas ebenfalls im Magen und wird aufgestoßen. Die Grenzen vom gelegentlichen, d.h. normalen, zum krankhaften Aufstoßen sind fließend. Von einer Krankheit kann man erst dann sprechen, wenn der Betroffene oder seine Umgebung darunter leiden. Ein ungutes Zeichen ist das gleichzeitige Auftreten von Sodbrennen, zu dem es kommt, wenn beim Aufstoßen von Luft Magensäure mit in die Speiseröhre gelangt, da die Speiseröhrenschleimhaut von der Säure angegriffen wird.

Aufstoßen mit einem sauren Geschmack im Mund ist ein Anzeichen dafür, dass Speisen und Magensäure aus dem Magen in den Mund gelangen. Die Ursache für dieses Sodbrennen kann in einer zu reichlichen Mahlzeit liegen, der Magen ist überfüllt, und bereits mit Magensäure durchmischter Speisebrei wird in die Speiseröhre und in den Mund zurückgedrängt. Besonders bei sehr fettreichen Speisen wird die Magensäureproduktion stark angeregt, was ein Aufstoßen auslösen kann. Es kann aber auch eine Schwäche des Schließmuskels am Mageneingang vorliegen. Nach dem Aufstoßen von saurem Mageninhalt treten meist brennende Schmerzen hinter dem Brustbein auf: Hierbei handelt es sich um ein Zeichen für eine Reizung der Speiseröhrenschleimhaut. Häufiges Sodbrennen kann zu einer Entzündung der Speiseröhre führen.

Sodbrennen
▶ S. 446

Speiseröhrenentzündung ▶ S. 448

Aufstoßen mit Magenschmerzen kann ein Anzeichen für eine akute Magenschleimhautentzündung (Gastritis) sein. Meist treten dabei auch ein Völlegefühl oder Übelkeit mit nachfolgender Appetitlosigkeit auf. Die Kombination von **Magenschmerzen**, **Aufstoßen**, **Völlegefühl** und **Übelkeit** kann auch auf einen Reizmagen hindeuten. Häufig liegt gleichzeitig eine allgemeine Belastungs- oder Stresssituation mit weiteren Anzeichen wie Unruhe, Schlaflosigkeit und eventuell Gewichtsabnahme vor.

Magenschleimhautentzündung ▶ S. 391

Reizmagen ▶ S. 431

Aufstoßen und **Völlegefühl nach fettem Essen** können ein Hinweis auf eine verminderte Gallensaftproduktion und dadurch ausgelöste Probleme bei der Fettverdauung sein. Weitere Symptome sind **Übelkeit** und **Schmerzen im rechten Oberbauch** unterhalb des rechten Rippenbogens (Bild). Dahinter können sich eventuell Gallensteine verbergen, die sich in der Gallenblase gebildet haben und verhindern, dass genügend Gallensaft in den Darm gelangen kann. Fettarme Ernährung und Medikamente vermindern die Beschwerden. Wenn die Steine den Gallengang verlegen, kann es eventuell zu einer Kolik mit heftigen, krampfartigen Schmerzen im rechten Oberbauch kommen, die bis in den rechten Arm ausstrahlen. Außerdem kann es zu Erbrechen kommen, das Erbrochene ist grünlich, schmeckt gallig und bitter.

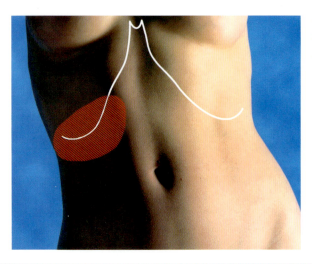

Gallenblasenentzündung ▶ S. 339

Gallensteine ▶ S. 339

Leiden der Betroffene oder seine Umgebung unter sehr häufigem Aufstoßen, oder kommt Sodbrennen hinzu, sollte ein Arzt aufgesucht werden. Dieser kann eine Spiegelung von Speiseröhre und Magen durchführen, um das Ausmaß von Schleimhautschädigungen festzustellen. Im Vordergrund der Behandlung steht eine Umstellung der Ernährung: Der Patient sollte fettreiche Speisen und kohlensäurehaltige Getränke vermeiden. Hilfreich ist auch das Schlafen mit angehobenem Oberkörper.

Blähungen und Völlegefühl

Beim Gesunden finden sich etwa 50 ml Gase im Magen („Magenblase") und 100 ml Gase verteilt im Darm. Ein erhöhter Gasgehalt kann zu Blähungen oder Völlegefühl führen. Meist sind es harmlose, aber subjektiv unangenehme Missempfindungen, die auch als Blähbeschwerden bezeichnet werden. Eine wichtige Rolle spielt die Ernährung – manche schlecht verdauliche Speisen werden von den Bakterien im Dickdarm nur unter Gasbildung abgebaut (z.B. Kohl- und Boh-nengemüse). Wird die Ernährung auf eine gesunde Vollwertkost mit reichlich Gemüse und Vollkornprodukten umgestellt, muss sich der Darm erst darauf einstellen, um die dafür notwendigen Verdauungssäfte zu produzieren. Das kann in der Übergangsphase zu verstärkten Blähungen führen und ist ebenfalls harmlos. Ein gesteigertes Auftreten von Blähungen ist auch durch manche Medikamente, z.B. Antibiotika, oder bei Frauen vor und während der Menstruation möglich.

Blähungen und **Völlegefühl** einige Zeit **nach dem Essen** können auf zu reichlichen Genuss von blähenden Speisen, aber auch auf eine Nahrungsmittelunverträglichkeit zurückzuführen sein. Zu empfehlen ist zunächst die Überprüfung der Mahlzeiten und der aufgenommenen Menge an Nahrungsmitteln, die blähend wirken könnten. Manche Menschen haben eine angeborene Verdauungsschwäche für bestimmte Zucker, z.B. Fruchtzucker, Milchzucker oder Sorbit. Diese an sich harmlose Anomalie lässt sich am einfachsten durch diätetische Maßnahmen, also durch das Vermeiden der unverträglichen Speisen, behandeln. Auch sehr reichliche Nahrungsmengen können die Verdauungsleistung des Körpers überfordern und zu Blähungen führen.

Nahrungsmittel-unverträglichkeit ▸ S. 408

Blähungen, die **innerhalb von 30 Minuten nach einer Mahlzeit** auftreten, können durch eine bakterielle Fehlbesiedelung des Dünndarms bedingt sein. Normalerweise gibt es nur eine geringe Bakterienflora im Dünndarm. Nach einer Operation oder durch Fehlbildungen (z.B. Aussackungen) kann es zu einer verstärkten Besiedlung mit Bakterien kommen. Diese bauen bereits im Dünndarm die vorhandene Nahrung ab, wobei es zu Gasbildung und dadurch zu Blähungen kommen kann, die mitunter so heftig sind, dass sie Schmerzen auslösen.

Blähungen mit **Völlegefühl** und **Bauchschmerzen an wechselnden Stellen** sind Hinweise auf einen Reizdarm (irritables Kolon), eine der häufigsten Ursachen für unerklärliche Blähungen und Bauchschmerzen. Begleiterscheinungen sind abwechselnd Durchfälle und Verstopfungen, „Schafkotstuhl", Schleimbeimengungen zum Stuhl und Kollern (laute Bauchgeräusche), daneben Zeiträume mit geringen Beschwerden (Urlaub). Typisch ist, dass in der Nacht keine Beschwerden und Schmerzen auftreten, der Schlaf ist ungestört. Der Gasgehalt in Magen und Darm ist bei den Betroffenen normal.

Reizdarm ▸ S. 431

Übermäßige Blähungen und Winde, die mit **Appetitlosigkeit**, **Gelbsucht**, **heller Färbung des Stuhls** und **Dunkelfärbung des Urins** einhergehen, können auch Zeichen einer Lebererkrankung wie Hepatitis oder Leberzirrhose, selten auch eines Lebertumors sein. Die Ursache liegt in dem eingeschränkten Abtransport der Darmgase zur Lunge aufgrund einer gestörten Zirkulation des Blutes.

Hepatitis ▸ S. 355

Lebererkrankungen ▸ S. 382 ff.

Ein **aufgeblähter Bauch**, **geschwollene Beine** und **Atemnot** können auf eine Herzschwäche hindeuten. Die verstärkten Blähungen und Winde entstehen, weil die Darmgase durch die eingeschränkte Blutzirkulation nicht ausreichend über das Blut zur Lunge abtransportiert werden können. Weitere Zeichen sind Müdigkeit, nächtliches Wasserlassen und die Blauverfärbung der Lippen sowie Herzklopfen.

Herzschwäche ▸ S. 360

Blähungen mit **Durchfällen** und **Bauchschmerzen** können Hinweise auf eine entzündliche Dünndarmerkrankung (Crohn-Krankheit) oder eine entzündliche Dickdarmerkrankung (Colitis ulcerosa) sein. Durch die Entzündung des Darmes ist die Verdauung gestört, es treten neben Blähungen und Appetitlosigkeit Schmerzen im Unterbauch auf, gelegentlich auch mit Fieber.

Crohn-Krankheit ▸ S. 321

Colitis ulcerosa ▸ S. 320

VERDAUUNGSSYSTEM

■ **Blähungen** mit **Durchfällen, große Stuhlmengen** und **Gewichtsverlust** können Folge einer chronischen Bauchspeicheldrüsenentzündung sein. Vor allem nach fettreichem Essen und besonders nach dem Genuss von Alkohol treten **Schmerzattacken im Oberbauch** auf, die gürtelförmig bis in den Rücken ausstrahlen und Stunden bis Tage anhalten. Die Verdauungsstörungen zeigen an, dass durch den Entzündungsprozess bereits ein Großteil des Drüsengewebes in Mitleidenschaft gezogen ist. Diese Erkrankung muss baldmöglichst behandelt werden. Im Gegensatz zur akuten Bauchspeicheldrüsenentzündung ist sie jedoch nicht lebensbedrohlich.

Bauchspeicheldrüsenentzündung ▶ S. 311

■ Ein **aufgeblähter Bauch, heftige Bauchschmerzen, fehlende Winde** und **kein Stuhlgang** sind Alarmzeichen, die auf einen Darmverschluss hinweisen. Weitere Anzeichen sind Übelkeit, Brechreiz oder Erbrechen, der Betroffene fühlt sich sehr krank und hat meist Kreislaufprobleme bis hin zur Bewusstseinstrübung. Es muss sofort der Notarzt gerufen oder eine Klinik aufgesucht werden.

Darmverschluss ▶ S. 322

Treten Blähungen auf, die sich nicht auf die Ernährung zurückführen lassen, oder sind Begleiterscheinungen wie Durchfall, starke Bauchschmerzen, Erbrechen oder Verstopfung vorhanden, sollte unbedingt ein Arzt aufgesucht werden, der mit verschiedenen Untersuchungen wie Stuhl- und Bluttests, eventuell Ultraschall, Endoskopie und Röntgenuntersuchung nach der Ursache suchen wird.

Magenschmerzen

Magenschmerzen können verschiedene Ursachen haben. Häufig sind sie nur Folge einer zu üppigen, fettreichen Mahlzeit. Zu viel Alkohol und Kaffee führen zu einer Reizung der Magenschleimhaut. Bei Beschwerden im Oberbauch treten jedoch außer Völle- und Druckgefühl oft auch krampfartige Schmerzen mit Übelkeit, Sodbrennen oder auch Erbrechen auf. Da sich hier ernsthafte Erkrankungen verbergen können, sollte zur Klärung möglichst bald ein Arzt aufgesucht werden. Wenn sich in manchen Fällen trotz umfangreicher Diagnostik keine organische Ursache finden lässt, spricht man von einem Reizmagen, der auch psychosomatische Ursachen haben kann.

■ Magenschmerzen bei **Alkohol-, Kaffeegenuss und Rauchen** entstehen durch die Reizung der Magenschleimhaut. Alle drei Genussmittel enthalten Stoffe, die die Magensaftproduktion stark anregen. Ist im Magen zu viel Magensäure vorhanden, greift sie die Magenschleimhaut an, und es kann zu einer akuten Entzündung (Gastritis) kommen, die sich in Form von **Schmerzen, Appetitlosigkeit und eventuell Übelkeit** bemerkbar macht. Magenschmerzen empfindet man in der Mitte des Oberbauches und etwas links davon unter dem linken Rippenbogen (Bild). Vorübergehende Erleichterung bieten Medikamente, die den Magensaft binden und den Magen mit einer schützenden Schicht auskleiden, so genannte Antazida. Treten die Beschwerden öfter auf, muss man die Auslöser in Zukunft meiden.

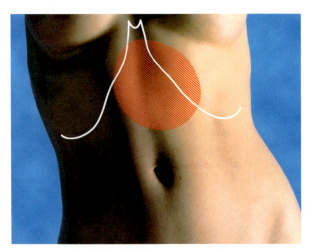

Magenschleimhautentzündung ▶ S. 391

■ Nach der Einnahme von **Medikamenten** deuten Magenschmerzen auf eine unerwünschte Reizung des Magens hin. Eine Reihe von Medikamenten verursacht Magenschleimhautentzündungen, wenn sie regelmäßig über einen längeren Zeitraum eingenommen werden. Sie können einen chronischen Verlauf nehmen und sich sogar zu einem Magengeschwür (Magenulkus) entwickeln. Beispiele für solche Medikamente sind Schmerzmittel wie Acetylsalicylsäure, verschiedene Rheumamittel, entzündungshemmende Medikamente (Kortison) und Herz-Kreislauf-Mittel.

Magenschleimhautentzündung ▶ S. 391

Magengeschwür ▶ S. 390

Verstopfung

■ Starke Magenschmerzen **nach dem Essen** mit **Druck- und Völlegefühl** können ein Anzeichen für eine chronische Magenschleimhautentzündung (Gastritis), aber auch für ein Magen- oder Zwölffingerdarmgeschwür sein. Zusätzlich kommt es oft zu Appetitlosigkeit, Sodbrennen sowie Übelkeit und Erbrechen. Aber auch Mundgeruch und eine belegte Zunge können auftreten. Ein Magengeschwür lässt sich anhand der Symptome kaum von einem Zwölffingerdarmgeschwür unterscheiden. Der einzige Hinweis auf ein Zwölffingerdarmgeschwür ist, dass die Schmerzen erst etwa zwei Stunden nach dem Essen einsetzen. Gewissheit bringt nur eine Gastroskopie, eine Untersuchung mit einer Magensonde durch einen Internisten.
Wird trotz ausgiebiger Untersuchungen **keine organische Ursache** für die Magenschmerzen gefunden, liegt ein Reizmagen vor, für den psychische Ursachen angenommen werden.

Magenschleimhautentzündung
▶ S. 391

Magengeschwür
▶ S. 390

Reizmagen
▶ S. 431

■ Magenschmerzen mit **kaffeesatzartigem Erbrechen** verbunden mit einem **allgemeinen Schwächegefühl** sind Zeichen für eine Blutung aus dem Magen oder dem Zwölffingerdarm. Diese Blutungen treten bei länger bestehenden Geschwüren oder auch aus meist bösartigen Magentumoren auf. Zusätzlich kann es zu übel riechenden, teerartigen Stühlen kommen. Bei solchen Symptomen ist schnellstmöglich ein Arzt aufzusuchen. Kommen ein **brettharter Bauch** und extrem schlechtes Allgemeinbefinden mit **Schweißausbruch**, **schnellem Puls**, **Unruhe** und starken **Angstgefühlen** hinzu, kann dies Anzeichen für einen Magendurchbruch sein. Es handelt sich um einen lebensbedrohlichen Notfall, es muss sofort ein Notarzt gerufen werden.

Magengeschwür
▶ S. 390

■ Magenschmerzen mit starkem **Druck auf der Brust**, **Ausstrahlen der Schmerzen in den linken Arm und die Schulter**, **Übelkeit** und **Erbrechen** sowie **Todesangst** sind Anzeichen für einen drohenden Herzinfarkt. Weitere Anzeichen sind ein blasses Gesicht, kalter Schweiß und Atemnot. Es ist sofort der Notarzt zu rufen.

Herzinfarkt
▶ S. 357

Magenschmerzen, die nicht nur einmalig nach einem üppigen Essen, sondern immer wieder auftreten, sind immer ein Grund, sie vom Arzt abklären zu lassen, denn es handelt sich mindestens um eine Magenschleimhautentzündung. Gehen die Schmerzen im Oberbauch mit einem starken Krankheitsgefühl, nachlassender Leistungsfähigkeit oder Begleitsymptomen wie Erbrechen, Durchfall und Gewichtsabnahme einher, ist es höchste Zeit für den Arztbesuch, denn es liegt eine ernste Erkrankung vor. Neben der körperlichen Untersuchung können Blut- und Ultraschalluntersuchungen sowie eine Magenspiegelung zur Ursache der Beschwerden führen.

Verstopfung

Von Verstopfung (Obstipation) spricht man, wenn weniger als dreimal in der Woche eine Stuhlentleerung erfolgt oder wenn der Stuhl so hart ist, dass zur Stuhlentleerung mehr als ein Viertel der Zeit gepresst werden muss. Dabei treten meist Schmerzen auf, was oft zu Angst vor der Stuhlentleerung und damit zu deren Unterdrückung führt. Insbesondere Frauen leiden unter einer langjährigen, chronischen Verstopfung, die in der Regel als eine zwar unangenehme, aber eher harmlose Funktionsstörung gilt; plötzlich neu auftretende Verstopfungen sind allerdings ernster zu bewerten. Die häufigsten Ursachen von Darmträgheit, d.h. einer verzögerten Passage des Nahrungsbreis durch den Darm, sind falsche Ernährung mit zu wenigen Ballaststoffen, eine zu geringe Flüssigkeitszufuhr und zu wenig Bewegung. Je mehr Obst und Gemüse im Essen enthalten sind, desto rascher wandern die Speisen durch den Darm. Wird weniger als 1,5 Liter Flüssigkeit am Tag getrunken, wird dem Stuhl im Dickdarm zu viel Wasser entzogen, und der Stuhl wird fest. Eine Veränderung der Lebensumstände – z.B. auf Reisen, ein Umzug oder Krankenhausaufenthalt – kann ebenso zu einer Verstopfung führen wie Stress, bei dem nicht ausreichend Zeit für die Stuhlentleerung bleibt. Bei schwangeren Frauen oder Frauen in den Wechseljahren entwickeln sich durch die hormonellen Umstellungen im Körper ebenfalls häufig Verstopfungen.
Für die Bewertung einer anhaltenden Verstopfung sollte man ein Stuhlprotokoll führen, in welchem im Verlauf von mehreren Wochen die Stuhlentleerungen protokolliert und durch Bemerkungen über Medikamenteneinnahmen, körperliche Beschwerden und besondere Lebensumstände ergänzt werden. Häufig liegen falsche Ernährung, mangelnde Bewegung oder psychische Faktoren zugrunde, und nicht selten werden regelmäßig Abführmittel eingenommen.

279

VERDAUUNGSSYSTEM

▎Verstopfung nach Einnahme von **Medikamenten** ist eine relativ häufige Nebenwirkung. Zu den Medikamenten, die eine Verstopfung begünstigen, gehören Beruhigungsmittel (z.B. Schlafmittel), Magensäure bindende Medikamente, aber auch Eisenpräparate, entwässernde Mittel und Medikamente gegen Bluthochdruck. Der häufigste Grund für Verstopfung ist allerdings der langjährige Missbrauch von Abführmitteln, der dazu führt, dass der Darm ohne Hilfsmittel nicht mehr selbstständig arbeitet.

Medikamente ▶ S. 38

▎Verstopfung mit **Blähungen** und **abwechselnd Durchfall** sind Hinweise auf einen Reizdarm (Colon irritabile) oder auf Dickdarmdivertikel. Die Anzeichen sind für beide Erkrankungen sehr ähnlich und können nur mithilfe einer Darmuntersuchung durch den Arzt genau voneinander abgegrenzt werden. Die Phasen von Verstopfung und Durchfall können unterschiedlich lang sein. Bei Dickdarmdivertikeln dauert die Verstopfung eher über einen längeren Zeitraum an.

Reizdarm ▶ S. 431

Dickdarmdivertikel ▶ S. 326

▎Verstopfung mit **Blähungen** kann, wenn es gleichzeitig zu einer **allgemeinen Verlangsamung** und leichten **Ermüdbarkeit**, **Konzentrationsschwäche** und ständigem **Frieren** kommt, auch bei Stoffwechselstörungen, insbesondere bei einer Unterfunktion der Schilddrüse (Hypothyreose), auftreten. Auch im Rahmen eines seit längerem bestehenden Diabetes kann es zur Verstopfung kommen.

Schilddrüsenunterfunktion ▶ S. 439

Diabetes ▶ S. 324

▎Verstopfung mit **Schmerzen beim Stuhlgang** und eventuell **etwas Blut** auf dem Stuhl, die von einem mehr oder minder starken **Juckreiz** am After begleitet ist, gilt als Hinweis auf Hämorrhoiden. Kommt es durch die Schmerzen zu einer Unterdrückung der Stuhlentleerung, verstärkt sich durch den Druck des harten Stuhls im Darm wiederum die Bildung von Hämorrhoiden – es entsteht ein Teufelskreis, der zu einer beständigen Verschlechterung der Beschwerden führt.

Hämorrhoiden ▶ S. 354

▎Verstopfung und **sehr starke Leibschmerzen**, die mit gleblähtem Bauch, aber **ohne Abgang von Winden** und mit Brechreiz oder **Erbrechen** einhergehen, sind bedrohliche Zeichen und können für einen Darmverschluss sprechen. Es handelt sich um eine lebensbedrohliche Situation, in der die Einweisung ins Krankenhaus erforderlich ist.

Darmverschluss ▶ S. 322

Eine Verstopfung kann Zeichen einer ernsten Krankheit sein, insbesondere wenn sie neu auftritt oder mit Begleitsymptomen wie starken Bauchschmerzen und Erbrechen einhergeht. Neben einer körperlichen Untersuchung mit Austasten des Enddarms sind auch Blut- und Stuhluntersuchungen erforderlich. Eventuell schließt sich eine Spiegelung des End- bzw. Dickdarms an.
Letztendlich kann eine anhaltende Verstopfung in Verbindung mit Appetitlosigkeit, Gewichtsabnahme und nachlassender Leistungsfähigkeit sogar auf eine fortgeschrittene Darmkrebserkrankung hinweisen; um eine solche Krankheit zu vermeiden, sollten unbedingt die angebotenen Untersuchungen zur Früherkennung in Anspruch genommen werden.

Durchfall

▎Von Durchfall spricht man, wenn häufiger als dreimal während 24 Stunden breiiger, flüssiger, oder wässriger Stuhlgang auftritt. Es handelt sich um eine beschleunigte Magen-Darm-Passage, die durch verschiedenste Störungen ausgelöst werden kann. Normalerweise benötigt der Verdauungsvorgang eine große Menge Flüssigkeit, von der das meiste wieder zurück in den Organismus aufgenommen wird. Nur etwa 100 ml bleiben im Stuhl enthalten. Die entscheidende Rolle in diesem Prozess spielt der Dickdarm: Seine Hauptfunktion ist die Zurückgewinnung von Wasser, das wieder in den Blutkreislauf gelangt. Verbleibt zu viel Wasser im Dickdarm, kommt es zum Durchfall. Ausgelöst werden kann diese Störung durch sehr verschiedene Ursachen wie Infektionen, Medikamente, Stoffwechselerkrankungen oder Tumoren, aber auch durch psychische Störungen. Im Alltag reichen häufig schon Angst auslösende Situationen, wie eine bevorstehende Prüfung oder eine Flugreise, um vorübergehenden Durchfall hervorzurufen.

280

Durchfall

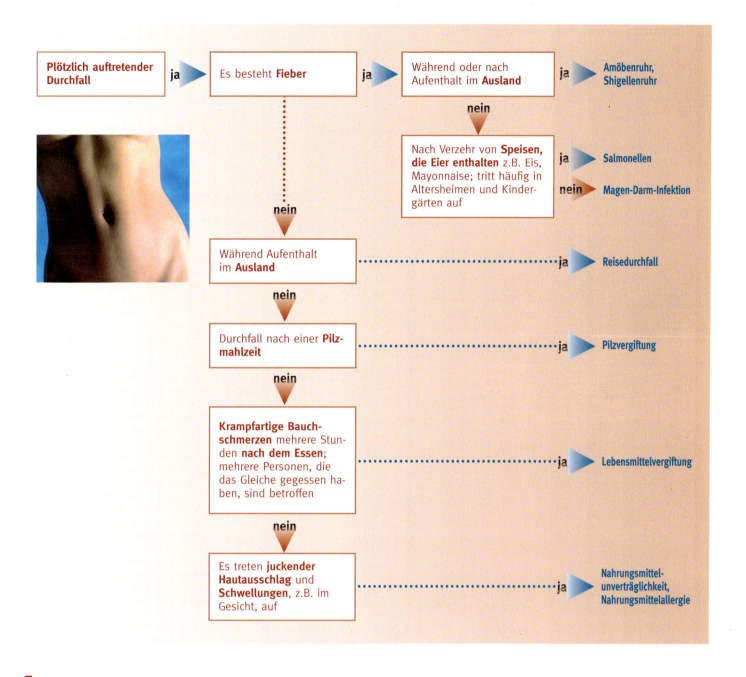

Plötzlicher akuter Durchfall ist in den meisten Fällen harmlos. Es handelt sich um Magen-Darm-**Infekte** mit Bakterien oder Viren, von denen sich der Körper auf diese Weise befreit. Auch ohne besondere Behandlung sind sie nach 3 bis 5 Tagen vorbei. Kommen keine Begleitsymptome wie Bauchschmerzen, Erbrechen oder Fieber hinzu, reicht es, den Verlust an Flüssigkeit und Mineralien auszugleichen.

Magen-Darm-Infektion ▶ S. 390

Durchfall mit **Erbrechen** und **Bauchschmerzen wenige Stunden nach der Mahlzeit** – z.B. nach dem Verzehr von Pilzen, Fleisch, Geflügel, Eiern, Milchprodukten, Eis oder Tiefkühlkost – sprechen für eine vor allem durch Bakterien hervorgerufene **Lebensmittelvergiftung**, die wegen des Flüssigkeitsverlustes besonders für Säuglinge und ältere Menschen bedrohlich sein kann. Ein Arzt sollte konsultiert werden, weil eine meldepflichtige Infektion zugrunde liegen kann. Falls noch Speisereste vorhanden sind, sollten diese nach Möglichkeit für eine Untersuchung aufbewahrt werden.

Lebensmittelvergiftung ▶ S. 382

281

VERDAUUNGSSYSTEM

Durchfall und juckender Hautausschlag nach dem Genuss von bestimmten Speisen sind Hinweise auf eine **Nahrungsmittelunverträglichkeit** oder eine **Nahrungsmittelallergie**. Gleichzeitig treten häufig **Schwellungen** im Gesicht auf oder ein **roter Hautausschlag** an Hals und Brust, der sich unter Umständen über den ganzen Rumpf ausbreiten kann. Es können auch Übelkeit, Erbrechen, Blähungen und Fieber hinzukommen. Als Auslöser für eine Allergie kommen manche Obst- und Gemüsesorten, Schalentiere und Nüsse infrage. Reaktionen auf Milch- oder Getreideprodukte oder Fisch sprechen eher für eine Nahrungsmittelunverträglichkeit. Betroffene müssen herausfinden, welche Nahrungmittel die Auslöser sind, diese konsequent meiden und stets ein Notfall-Medikament bei sich führen, falls lebensbedrohliche Schwellungen im Rachenraum auftreten.

Nahrungsmittelunverträglichkeit ▶ S. 408

Allergie ▶ S. 300

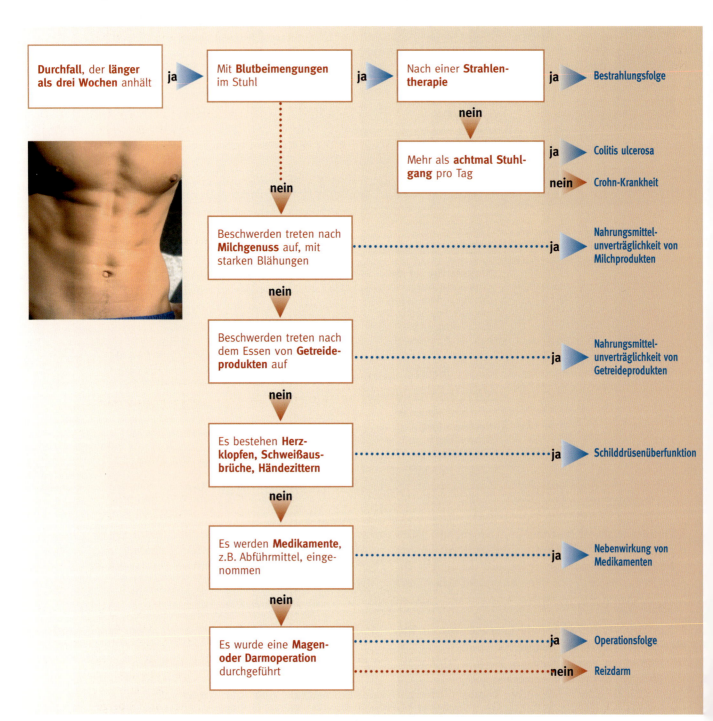

282

Schmerzen und Juckreiz am After

■ Durchfall **mit Erbrechen und Fieber** ist Zeichen für eine schwere Magen-Darm-Infektion (Gastroenteritis) durch unterschiedliche Erreger. Infrage kommen Bakterien wie Salmonellen oder Kolibakterien, aber auch Viren. Besonders ernst ist die so genannte Ruhr durch Infektion mit Amöben oder Shigellen. Länger anhaltender Durchfall und Erbrechen können durch den starken Flüssigkeitsverlust zu weiteren Beschwerden führen, deshalb sollte ein Arzt aufgesucht werden.

Magen-Darm-Infektion ▸ S. 390

Ruhr ▸ S. 435

■ Durchfall nach Einnahme von **Medikamenten** ist eine unerwünschte Nebenwirkung, die besonders bei Antibiotika, Zytostatika (zur Krebsbehandlung), Diuretika (zur Anregung der Wasserausscheidung), Antazida (zur Neutralisation der Magensäure) und Verdauungspräparaten mit Gallensäuren auftreten. Bei einer Strahlentherapie kommt es häufig zu einer Darmentzündung (Strahlenkolitis), die nach dem Ende der Behandlung wieder abklingt.

Medikamente ▸ S. 38

■ **Länger anhaltender, chronischer Durchfall** über mehr als drei Wochen deutet auf ernste Stoffwechselerkrankungen oder entzündliche Erkrankungen des Darms wie Dickdarmdivertikel (Divertikulitis) oder eine Colitis ulcerosa hin. Auch Komplikationen nach operativen Eingriffen an Magen oder Darm sind möglich. Die häufigste Ursache für chronischen Durchfall ist jedoch ein übermäßiger Gebrauch von Abführmitteln, die häufig von jungen Mädchen zur Gewichtsreduktion missbraucht werden.
Findet man trotz Untersuchungen **keine organische Ursache**, dann liegt eventuell ein Reizdarm vor.

Dickdarmdivertikel ▸ S. 326

Colitis ulcerosa ▸ S. 320

Reizdarm ▸ S. 431

■ **Durchfall mit Blutbeimengungen** im Stuhl ist ein sehr bedrohliches Zeichen. Mögliche Ursachen ist eine Amöben- oder Bakterienruhr, mit der man sich über verunreinigte Nahrung vor allem in sehr warmen Ländern mit schlechten hygienischen Verhältnissen infizieren kann. Aber auch Durchblutungsstörungen des Dickdarms können besonders bei älteren Personen der Auslöser sein. Es ist sofort ein Arzt aufzusuchen, damit er die Ursache feststellen und eine entsprechende Behandlung einleiten kann.

Ruhr ▸ S. 435

Bei jedem länger anhaltenden Durchfall sollte der Arzt zur Klärung der Ursache aufgesucht werden, besonders wenn heftiger Durchfall mit Begleitsymptomen wie Erbrechen, Bauchschmerzen und Fieber auftritt, mehrere Personen erkrankt sind oder der Betroffene vorher eine Auslandsreise gemacht hat. Neben der körperlichen Untersuchung wird der Arzt den Stuhl auf Entzündungszellen, Blut und Erreger testen und Blutuntersuchungen in die Wege leiten. Unter Umständen kann eine Darmspiegelung nötig werden.

Schmerzen und Juckreiz am After

Beschwerden am Darmausgang sind gar nicht so selten, aber es wird nicht gern darüber gesprochen. Neben Schmerzen treten oft Jucken und Brennen auf. Die Ursachen reichen von harmlosen Hautveränderungen über Hämorrhoiden bis zu schwerwiegenden Erkrankungen. Daher sollte, auch wenn es unangenehm ist, bei Beschwerden am After ein Arzt aufgesucht werden. Oft können die lästigen, das Wohlbefinden beeinträchtigenden Beschwerden mit wenig Aufwand beseitigt werden. Sind ernsthafte Erkrankungen die Ursache für die Analbeschwerden, ist eine frühzeitige Behandlung wichtig für den Heilungserfolg.

■ **Schmerzen am After bei Stuhlgang**, besonders bei hartem Stuhl, sind ein Hinweis auf Hämorrhoiden oder auf kleine Einrisse in der Schleimhaut am Darmausgang (Analfissuren). Häufig kommt es dabei zu kleinen Verletzungen mit Blutungen, die sich als hellrotes Blut auf dem Stuhl oder am Toilettenpapier bemerkbar machen. Die Schmerzen können mehrere Stunden nach dem Stuhlgang noch anhalten und Probleme beim Sitzen bereiten, zusätzlich tritt häufig Juckreiz auf. Die Entstehung von Hämorrhoiden wird durch Pressen beim Stuhlgang, Verstopfung, Übergewicht und eine sitzende Tätigkeit begünstigt. Die beste Vorbeugung und Entlastung bieten eine ballaststoffreiche Ernährung und viel Flüssigkeitszufuhr, da sie zu einem weichen Stuhlgang führen. Außerdem ist es sinnvoll, bestehendes Übergewicht zu reduzieren.

Hämorrhoiden ▸ S. 354

Analfissuren ▸ S. 302

283

VERDAUUNGSSYSTEM

■ Schmerzen am After, die sich **nach der Stuhlentleerung weiter steigern**, und gelegentliche **Absonderungen von Eiter** können ein Hinweis auf eine Fistel im Bereich des Darmausgangs sein. Manchmal können die Schmerzen auch fehlen, dann sind Eiterabsonderung und Juckreiz die einzigen Symptome. Auf jeden Fall sollte ein Arzt aufgesucht werden, da sich die Fisteln sehr vergrößern und bei längerem Bestehen zu Infektionen im ganzen Körper führen können.

Fistel ▸ S. 337

■ **Juckreiz** und **Brennen am After** und an der **umgebenden Haut** können auf verhältnismäßig harmlose Ursachen zurückgehen: eine Ernährung mit vielen Zitrusfrüchten oder scharfen Gewürzen, auf mangelnde Hygiene oder eine Allergie gegen das verwendete Toilettenpapier. Es kann aber auch eine Hauterkrankung der Grund sein, z.B. ein Ekzem, das sich in diesem Bereich ausgebreitet hat. Eine weitere Ursache für den Juckreiz können Fadenwürmer sein, die nachts den Darm verlassen, um im Bereich des Afters ihre Eier abzulegen. Um der Ursache auf den Grund zu gehen, sollte man zunächst seine Ernährungs- und Hygienegewohnheiten überprüfen und gegebenenfalls ändern. Bleiben die Beschwerden bestehen, sollte man sich vom Hausarzt untersuchen lassen.

Ekzem ▸ S. 329
Wurmerkrankungen ▸ S. 468

■ **Juckreiz** am After, **Spannungsgefühl** und die Bildung von **Bläschen** am After und im Genitalbereich deuten auf eine Infektion mit Herpes-Viren (Herpes genitalis) hin. Die Bläschen platzen mit der Zeit auf, verkrusten und heilen dann ab. Zusätzlich sind meist die Haut im Genitalbereich und bei Frauen die Schleimhäute der Scheide angeschwollen, oft tritt auch ein glasiger Ausfluss auf. Diese Art der Herpes-Viren wird bei sexuellem Kontakt übertragen. Sie verbleiben ein Leben lang im Körper und können bei allgemeiner Abwehrschwäche, z.B. während fieberhafter Infekte, erneut Beschwerden verursachen.

Herpes-Infektion ▸ S. 356

■ **Juckreiz** und **warzenartige Wucherungen** am After und im Genitalbereich sind Zeichen von durch Viren hervorgerufenen Feigwarzen (Kondylome). Die flachen, rosa aussehenden Warzen wachsen rasch (Bild), treten zunächst einzeln, später in ganzen Gruppen auf und können eine blumenkohlartige Oberfläche entwickeln. Die Übertragung erfolgt vorwiegend durch sexuellen Kontakt und wird durch kleine Verletzungen oder Entzündungen, Immunschwäche und Vitaminmangel begünstigt. Die Warzen sollten in jedem Fall behandelt werden, da die verursachenden Viren im Verdacht stehen, auch Krebs auszulösen. Aus dem gleichen Grund sollten in Abständen immer wieder Kontrolluntersuchungen durchgeführt werden.

Genitalinfektion/Feigwarzen ▸ S. 346

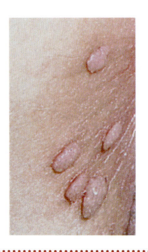

■ **Juckreiz** am After und **weiße, bewegliche Würmer im Stuhl** bedeuten, dass eine Wurmerkrankung vorliegt. Sowohl Kinder als auch Erwachsene können davon betroffen sein. Die Würmer werden fast immer durch infizierte Nahrung übertragen. Es sollte unverzüglich ein Arzt aufgesucht werden, da diese Parasiten im Körper schwerwiegende Schäden verursachen können. Je nachdem um welche Wurmart es sich handelt, stehen verschiedene Wurmmittel zur Behandlung zur Verfügung, die über einen bestimmten Zeitraum hinweg eingenommen werden müssen.

Wurmerkrankungen ▸ S. 468

Bei Beschwerden und Schmerzen am Darmausgang sollte man trotz des unangenehmen Themas nicht zögern, mit dem Hausarzt darüber zu sprechen. Häufig lassen sich die Beschwerden durch eine einfache Behandlung beheben. Außerdem ist es wichtig, ernstere Ursachen auszuschließen. An erster Stelle steht die körperliche Untersuchung, die Inspektion des Afterbereichs und eventuell des Enddarms. Speziellere Untersuchungen z.B. des Stuhls oder eine Darmspiegelung erfolgen je nach vermuteter Ursache.

Veränderungen des Stuhls

Der Stuhl setzt sich aus den unverdauten Nahrungsresten, den Stoffwechselschlacken und Verdauungssäften sowie Wasser zusammen. Die Menge und Zusammensetzung hängen von der zugeführten Nahrung ab. Für die Stuhlfarbe sind Gallenfarbstoffe verantwortlich, der Geruch wird durch Fäulnisvorgänge verursacht, bei denen Darmbakterien die Nahrungsbestandteile zersetzen. Je länger die Darmpassage dauert, desto dunkler wird der Stuhl. Sein Aussehen bietet wichtige Hinweise auf die Vorgänge während der Verdauung und ist für das Erkennen von Krankheiten von großer Bedeutung. Eine Verfärbung kann vollkommen harmlose Gründe haben, wie der Verzehr von Roter Bete oder Spinat, aber auch Signal einer Erkrankung sein, insbesondere wenn Blut für die Verfärbung verantwortlich zu sein scheint. Deshalb wird empfohlen, den Stuhl regelmäßig zu betrachten. Bei Verdauungsbeschwerden wird der behandelnde Arzt immer zunächst nach der Stuhlfarbe, der Konsistenz und dem Geruch fragen.

Bei **groben Bestandteilen** im Stuhl handelt es sich meist um harmlose unverdaute Speisereste wie Körner oder Schalen, die bei der Verdauung im Darm nicht zersetzt worden sind und deshalb in unveränderter Form wieder ausgeschieden werden. Speisereste sollten aber nicht verwechselt werden mit **Würmern oder deren Teilen** bei Wurmerkrankungen. Hinweis hierauf ist ein zusätzlicher Juckreiz am After.

Wurmerkrankungen ▸ S. 468

Eine **dunkel- bis schwarzbraune Farbe** des Stuhls ist ein Hinweis auf eine verlangsamte Stuhlpassage bei Verstopfung, kann aber auch durch bestimmte Speisen wie Heidelbeeren oder Medikamente, z.B. Eisenpräparate oder Kohletabletten, hervorgerufen werden. Die dunkle Farbe kann auch von Magen- oder Darmblutungen herrühren (Teerstuhl), besonders wenn über längere Zeit bestimmte Medikamente, z.B. Schmerzmittel, eingenommen wurden.

Blut im Stuhl ist immer ein bedrohliches Zeichen, das Anlass für eine rasche Untersuchung durch einen Arzt sein muss! Ist das **Blut auf der Oberfläche** des Stuhls zu sehen, handelt es sich – vor allem in Verbindung mit einer Verstopfung oder **hartem Stuhl** – in den meisten der Fälle um Hämorrhoiden-Blutungen.
Es gibt keine zuverlässige Möglichkeit, harmlose von bedrohlichen Blutungen auf den ersten Blick zu unterscheiden. Liegt die Blutungsstelle weiter im Darminneren, erscheint der Stuhl meist schwarz (so genannter **Teerstuhl**). Zu den ernsteren Ursachen gehören Blutungen aus Magen- oder Zwölffingerdarmgeschwüren, aus Krampfadern der Speiseröhre (Ösophagusvarizen) oder aus oberflächlichen Verletzungen der Magenschleimhaut (Erosionen), die durch die Einnahme von Schmerzmitteln entstehen können. Auch von einer Geschwulst im Darm kann eine Blutung ausgehen.
Meist kommt es aufgrund einer beständigen geringfügigen Blutung zu einem dauerhaften Blutverlust und in der Folge zu Blutarmut (Anämie) oder Eisenmangel. Die Betroffenen sind häufig müde, bemerken eine Leistungsschwäche und haben ein blasses Aussehen. Ursache können nicht zuletzt Blutungen durch eine Darmkrebserkrankung sein.

Hämorrhoiden
▸ S. 354

Magengeschwür
▸ S. 390

Zwölffingerdarmgeschwür
▸ S. 471

Ösophagusvarizen
▸ S. 416

Darmkrebs
▸ S. 322

Fahlgelber, fettiger Stuhl mit **salbenartiger** Konsistenz oder Fettaugen, die auf dem Stuhl oder auch im Spülwasser der Toilette zu sehen sind, ist Zeichen für eine Störung der Fettverdauung. Ursache sind in erster Linie Krankheiten der Bauchspeicheldrüse, z.B. eine chronische Entzündung (Pankreatitis), seltener Bauchspeicheldrüsenkrebs, seltener auch chronische Dünndarmerkrankungen. Die Stühle sind häufig sehr umfangreich und übel riechend. Begleitsymptom ist als Folge der verminderten Nährstoffaufnahme in den Organismus eine ungewollte Gewichtsabnahme.

Bauchspeicheldrüsenentzündung ▸ S. 311

Bauchspeicheldrüsenkrebs
▸ S. 311

Heller, weißgrauer oder lehmfarbener Stuhl entsteht bei fehlender Ausschüttung von Gallensäften in den Darm, die ihm normalerweise eine gelbbraune Farbe geben; tritt zusätzlich eine **gelbliche Verfärbung der Haut** und der Augen auf (Gelbsucht) und verfärbt sich der **Urin dunkel**, ist wahrscheinlich eine gestörte Funktion der Leber z.B. durch eine Leberentzündung (Hepatitis) die Ursache. In diesem Fall muss unbedingt ein Arzt aufgesucht werden.

Hepatitis ▸ S. 355

VERDAUUNGSSYSTEM

■ **Schleimbeimengungen** im Stuhl zeigen eine vermehrte Schleimbildung der Darmdrüsen an. Sie kann auf eine Darminfektion mit Kolibakterien, Salmonellen, aber auch mit Viren hinweisen. Im Vordergrund stehen bei einer Darminfektion allerdings meist eher Durchfall und Erbrechen. Kommt es gleichzeitig zu einem **Wechsel zwischen Durchfall und Verstopfung** sowie zu Schafkotstühlen und Leibschmerzen, können Schleimbeimengungen auch beim Reizdarm (irritables Kolon) auftreten.

Magen-Darm-Infektion ▶ S. 390

Reizdarm ▶ S. 431

■ **Ganze Würmer** oder **kleine Teile von ihnen im Stuhl** verbunden mit **Juckreiz** am After sowie **Stuhldrang** und eventuell **Durchfall** sprechen für eine Wurmerkrankung. Sind die Würmer schmal und 10 bis 15 Zentimeter lang (ähnlich Regenwürmern), handelt es sich um **Spulwürmer**, die den Dünndarm befallen und bei Durchfall über den Stuhl nach außen gelangen. Die Infektion geschieht meist über verunreinigte Nahrung.
Fadenwürmer (auch Madenwürmer genannt) werden nur bis zu 1 Zentimeter groß und siedeln im Dickdarm. Der typische Juckreiz am After entsteht, wenn die Weibchen, bevorzugt in der Nacht, am After ihre Eier ablegen. Die Übertragung erfolgt bei Kleinkindern meist über verunreinigte Hände und von dort in den Mund.
Sind im Stuhl **flache weißliche Stücke von Würmern** zu sehen (ähnlich wie Nudelstücke) und kommt es gleichzeitig zu einem starken **Gewichtsverlust**, ist das ein Hinweis auf einen **Bandwurmbefall**. Diese siedeln im Darm und können von wenigen Zentimetern bis meterlang werden. Typischerweise gehen nur einzelne Segmente des Wurms über den Stuhl nach außen ab. Man infiziert sich über den Verzehr von befallenem Fleisch oder Fisch. Eine ärztliche Behandlung ist bei einem Wurmbefall dringend erforderlich.

Wurmerkrankungen ▶ S. 468

Aussehen und Beschaffenheit des Stuhls können wichtige Hinweise auf eine Erkrankung geben. Genauere Auskunft geben Labortests mit Stuhluntersuchungen, bei denen insbesondere nach Krankheitserregern und Blut gesucht wird. Neben der körperlichen Untersuchung werden Bluttests durchgeführt. Zu den spezielleren Untersuchungen, die je nach vermuteter Krankheitsursache eingesetzt werden, gehören Ultraschalldiagnostik, Magen- und Darmspiegelung, Röntgenuntersuchungen sowie Computer- und Kernspintomographie.

VERLETZUNGEN

Viele Unfälle führen zu Verletzungen. Am häufigsten treten Stürze im Wohnbereich, Verletzungen beim Sport und Verkehrsunfälle auf. Übermüdung und Alkohol am Steuer sind genauso gefährliche Ursachen wie rutschige Teppiche und wackelige Leitern im Haushalt. Kinder sind besonders gefährdet: Ihre Neugier, ihr Bewegungsdrang und ihr mangelnder Sinn für gefährliche Situationen erfordern, dass sich die Erwachsenen besonders vorsichtig und vorausschauend verhalten. Auch ältere Menschen sind gefährdet, da sie häufig nicht mehr so sicher auf den Beinen sind, nicht mehr so gut sehen und hören und langsamer reagieren.

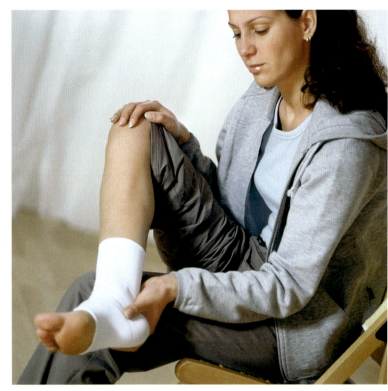

Tritt eine Verletzung auf, ist es wichtig, Ruhe zu bewahren, besonders wenn Kinder betroffen sind, um sie nicht zusätzlich zu ängstigen. Die betroffene Person sollte wenn nötig aus der Gefahrenzone gebracht werden, um weitere Verletzungen zu vermeiden. Dabei darf der Helfer sich allerdings nicht selbst in Gefahr bringen. In schwierigen Situationen darf man nicht zögern, sofort professionelle Hilfe wie die Feuerwehr oder den Notarzt zu verständigen.
Jede Verletzung muss erst genauer betrachtet werden:
▶ Leichte Wunden können selbst versorgt werden.
▶ Bei größeren Verletzungen sollte zunächst eine Erstversorgung der Wunde erfolgen, soweit am Ort Material zur Verfügung steht, ehe der Arzt aufgesucht oder gerufen wird.
▶ Bei schweren Verletzungen muss sofort die Rettungsleitstelle angerufen werden.
Auch in Zweifelsfällen oder Situationen, in denen es einem Betroffenen schlecht geht, ohne dass eine offene Verletzung erkennbar ist, sollte man vorsichtshalber professionelle Hilfe durch einen Arzt anfordern.

> Bei allen offenen Verletzungen gilt, dass über die Wunde Krankheitserreger in den Körper eindringen können. Deshalb ist bei Wunden und Verbrennungen eine Überprüfung des **Tetanus-Impfschutzes** erforderlich!

Wunden

Eine offene Wunde kann oberflächlich sein (z.B. bei einer Abschürfung), aber auch tiefere Strukturen betreffen (z.B. bei einer Schnitt- oder Platzwunde). Kleinere Verletzungen sind unter Beachtung von Sauberkeitsregeln leicht selbst zu versorgen. In Zweifelsfällen sollte jedoch der Hausarzt aufgesucht werden. Dies gilt auch, wenn eine Wunde schlecht heilt oder zusätzliche Symptome wie Rötung und Schwellung des Gewebes oder allgemeine körperliche Abgeschlagenheit auftreten. Der frühzeitige Arztbesuch kann verhindern, dass Komplikationen bei der Wundheilung auftreten.

VERLETZUNGEN

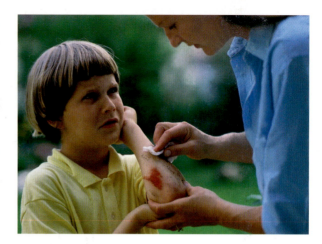

■ Bei **kleineren offenen Wunden** ist es wichtig, die Wunde nicht zusätzlich zu verschmutzen und sie möglichst nicht zu berühren. Zunächst wird sie gesäubert: Falls Fremdkörper in der Wunde vorhanden sind, z.B. kleine Steine bei einer Abschürfung oder ein Holzsplitter, werden diese mit einer sauberen Pinzette vorsichtig entfernt. Danach wird ein Desinfektionsmittel aufgesprüht oder mit einer Mullkompresse vorsichtig aufgetragen. Anschließend wird die Wunde abgedeckt, je nach Größe mit einem passenden Pflaster oder einer Mullkompresse, die mit Pflasterstreifen befestigt wird. War die Wunde verschmutzt oder liegt die letzte Tetanusimpfung mehr als fünf Jahre zurück, sollte man sicherheitshalber doch noch zum Hausarzt gehen.

■ **Größere Verletzungen** und **Wunden mit sehr unregelmäßigen Rändern**, z.B. Risswunden, sollten vom Arzt versorgt werden. Die Wunde sollte zunächst, ohne sie dabei zu berühren, mit Mullkompressen sorgfältig abgedeckt werden, um eine Infektion mit Keimen zu vermeiden. Die Kompressen werden mit Pflaster oder einer Mullbinde befestigt. Sollte der Verband durchbluten, werden weitere Kompressen von außen aufgelegt. Der Arzt übernimmt die weitere Wundversorgung. Saubere Wunden mit glatten Rändern können genäht bzw. geklammert werden, bei verschmutzten Wunden oder Wunden mit unregelmäßigen Rändern ist das oft nicht möglich. Die Wunde wird durch den Arzt gesäubert, die Wundränder wenn nötig beschnitten und alles fachmännisch verbunden.

■ Bei **sehr stark blutenden Wunden**, insbesondere wenn das **Blut rhythmisch aus der Wunde spritzt**, handelt es sich um eine **Verletzung von Schlagadern** (Arterien); es muss sofort ein Druckverband angelegt werden. Dazu deckt man die Wunde mit Kompressen ab, legt ein Verbandspäckchen darauf und fixiert es mit einer Mullbinde unter mittlerem Zug (notfalls kann man sich auch mit mehreren sauberen Geschirrtüchern behelfen). Dann sollte sofort der Arzt aufgesucht oder ein Notarzt gerufen werden. Blutet die Wunde weiter, wird ein weiteres Verbandspäckchen aufgelegt und in gleicher Weise befestigt.

■ Bei einer **Amputationsverletzung** wird ein Körperteil vollständig abgetrennt; die Wunde wird lediglich keimfrei abgedeckt bzw. bei sehr starken Blutungen ein Kompressionsverband angelegt. Da der abgetrennte Körperteil in vielen Fällen wieder angenäht werden kann, muss er – ohne ihn zu reinigen oder zu desinfizieren – in eine saubere, trockene und dichte Plastiktüte verpackt werden. Diese wird gut verschlossen und in eine zweite, mit Wasser und etwas Eis gefüllte Plastiktüte gegeben. Dann muss sofort die nächstgelegene Klinik aufgesucht oder der Notarzt informiert werden.

■ **Bisswunden** müssen immer durch den Arzt versorgt werden, da sie sehr stark zur **Wundinfektion** neigen. Die größte Gefahr geht dabei von **Tollwut**- oder **Wundstarrkrampf-Infektionen** aus. Deshalb wird der Arzt den Impfschutz für beide prüfen und gegebenenfalls Auffrischungsimpfungen verabreichen. Als Erstmaßnahme wird die Wunde mit Seife und reichlich Wasser ausgewaschen; bedrohliche Blutungen müssen gestillt werden. Es wird ein Verband angelegt und sofort ein Arzt aufgesucht.

Tollwut ▶ S. 453
Tetanus ▶ S. 452

■ **Heilt eine Wunde nicht zu oder nässt sie**, sollte der Hausarzt aufgesucht werden. Eventuell besteht eine **Störung der Wundheilung**, oder es sind **Fremdkörper** in der Wunde verblieben. Der Hausarzt wird die Wunde erneut säubern und verbinden. Wundheilungsstörungen kommen häufig bei Menschen mit Diabetes oder während der Behandlung mit Kortison vor.

288

Verbrennungen und Verbrühungen

▌**Überwärmung im Wundbereich**, **Schwellung**, **Rötung** oder gar das Austreten von **Eiter** aus der Wunde sind Zeichen für eine **Infektion der Wunde**. Auf jeden Fall sollte der Hausarzt aufgesucht werden, da eine nicht behandelte, infizierte Wunde zur **Blutvergiftung** (Sepsis) führen kann.

Blutvergiftung
▸ S. 316

Wichtig bei offenen Verletzungen ist immer, dass ein ausreichender Impfschutz gegen Wundstarrkrampf (Tetanus) besteht. Selbst bei Bagatellverletzungen muss darauf geachtet werden. Besonders gefährdet sind mit Erde oder Sand verschmutzte Wunden. Ob der Impfschutz noch wirksam ist, kann anhand des Impfpasses beurteilt werden. Liegt die letzte Impfung länger als fünf Jahre zurück, ist eine erneute Auffrischungsimpfung erforderlich.

Verbrennungen und Verbrühungen

▌Verbrennungen entstehen durch starke Hitzeeinwirkung, z.B. eine heiße Herdplatte, starkes Sonnenlicht oder elektrischen Strom. Bei heißen Flüssigkeiten oder heißen Dämpfen spricht man von Verbrühungen. Beide sind äußerst schmerzhaft und können – insbesondere wenn sie großflächig oder tief sind – Komplikationen wie Schock und Bewusstlosigkeit und im weiteren Verlauf eine starke Narbenbildung zur Folge haben. Auch die Gefahr für Infektionen ist sehr groß, da die Haut eine natürliche Barriere gegen Keime von außen bildet und bei Verbrennungen und Verbrühungen oft großflächig geschädigt ist.

▌Ist die Haut **schmerzhaft**, **gerötet** und **leicht geschwollen**, ohne dass die Hautoberfläche erkennbar verletzt ist, handelt es sich um **Verbrennungen ersten Grades**. Wichtigste Maßnahme ist die Kühlung: Hierzu wird die betroffene Stelle etwa 15 Minuten unter fließend kaltes Wasser gehalten (Bild).
Treten nach der Hitzeeinwirkung **Brandblasen** und **extrem starke Schmerzen** auf, handelt es sich um eine **Verbrennung zweiten Grades**. Auch hier ist die Kühlung wichtigste Sofortmaßnahme. Anschließend sollte sie möglichst keimfrei abgedeckt werden.
Ist die **Oberfläche der Haut völlig zerstört**, die **Wunde grauweiß oder braun verfärbt** und sind auch tiefer liegende Bereiche betroffen, handelt es sich um **Verbrennungen dritten Grades**. Keimfreies Abdecken der Wunde kann durch den Ersthelfer erfolgen, die weitere Versorgung erfolgt durch den Notarzt.

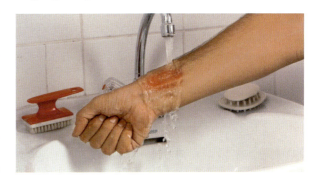

▌Ist **Kleidung mit der Brandwunde verschmolzen**, darf sie auf keinen Fall mit Gewalt entfernt werden. Besser ist es, sie zu belassen und den Hausarzt aufzusuchen. Die Verletzung wird trotz der anhaftenden Kleidung gekühlt und steril abgedeckt. Die weitere Versorgung erfolgt durch den Arzt.

▌Bei **großflächigen Verbrennungen** und **Verbrennungen bei Kindern** muss unabhängig vom Schweregrad frühzeitig der Notarzt gerufen werden. In der Zwischenzeit sollte die Wunde möglichst steril oder zumindest mit frisch gewaschenen Baumwolltüchern abgedeckt werden. Ist der Verletzte bei Bewusstsein, sollte er Wasser mit etwas Salz trinken, um den großen Flüssigkeitsverlust über die Wunde auszugleichen. Bei Kindern ist die Gefahr von Komplikationen besonders hoch – bereits die Verbrennung eines Arms oder einer Kopfhälfte bedeutet Lebensgefahr! Die Kinder werden vom Notarzt versorgt und schnellstmöglich in eine Klinik gebracht.

Auch kleinere Brandverletzungen neigen zu Infektionen; deshalb muss wie bei allen Wunden auf einen ausreichenden Tetanusschutz geachtet werden. Liegt die letzte Impfung länger als fünf Jahre zurück, ist eine erneute Auffrischungsimpfung erforderlich. Bei größeren Verbrennungen besteht – wenn mehr als 10 % der Körperoberfläche bei Kindern oder mehr als 15 % bei Erwachsenen betroffen sind – akute Lebensgefahr.

VERLETZUNGEN

Verätzung und Vergiftung

Verätzungen entstehen durch Kontakt mit Chemikalien, z.B. starken Säuren oder Laugen wie Abflussreiniger oder Kalilauge. Dabei werden Haut oder Schleimhäute durch die ätzenden Chemikalien angegriffen und verletzt. Die Schwere der Verätzung hängt von der Menge und der Stärke der Substanz sowie von der Einwirkdauer ab. Bei einer Vergiftung dringen die giftigen Stoffe über die Haut, die Atemwege oder über den Mund in den Körper ein und schädigen so den Organismus. Dabei kann die Vergiftung sehr schnell auftreten, z.B. beim Verschlucken von Pflanzenschutzmitteln oder nach dem Genuss eines Pilzgerichtes, oder sich über Monate und Jahre entwickeln, wie bei einem beständigen Kontakt mit Umweltgiften. Auch körpereigene Stoffe können Vergiftungen hervorrufen, z.B. wenn sie infolge einer Nierenerkrankung nicht mehr richtig ausgeschieden werden und sich im Körper ansammeln.

▌Ist die **Haut stark schmerzhaft**, **gerötet** und **geschwollen**, handelt es sich um eine äußere Verätzung. Eventuell benetzte Kleidung muss entfernt werden. Damit sich der Helfer nicht selbst gefährdet, muss er Gummihandschuhe anziehen und vorsichtig vorgehen. Der verätzte Hautbereich wird mit viel Wasser gespült, danach möglichst mit einer keimfreien Wundauflage abgedeckt. Da hier schnelle Behandlung nötig ist, sollte der Notarzt gerufen werden.

▌Wurden **Säuren oder Laugen verschluckt** und bestehen **starke Schmerzen im Bereich von Mund und Speiseröhre**, sind die oberen Verdauungsorgane durch die Verätzung stark gereizt oder geschädigt. Es kann sogar zu Durchbrüchen kommen. Die meisten Unfälle durch das Trinken ätzender Substanzen geschehen bei Kleinkindern. Der Betroffene sollte den Mund ausspülen und kleine Mengen Wasser trinken. Es darf niemals Erbrechen herbeigeführt werden! Der Notarzt muss sofort informiert werden.

▌**Geraten Säuren oder Laugen in die Augen**, so treten sehr **starke Schmerzen** auf. Man sollte sofort die Augen mit viel klarem Wasser spülen. Dabei neigt man den Kopf auf die betroffene Seite und lässt Wasser von der Nasenwurzel aus in das Auge fließen. Es muss dann möglichst sofort ein Augenarzt oder die Ambulanz einer Augenklinik aufgesucht werden.

▌Durch das **Einatmen von Säuredämpfen**, wie sie z.B. in Chemielabors entstehen, kann es zu **Atemnot** infolge einer Verätzung der Atemwege kommen. Da das Ausmaß der Verletzung von außen nicht erkennbar ist, muss der Notarzt gerufen werden. Der Vergiftete sollte an die frische Luft gebracht (Achtung auf Selbstschutz des Helfers!) und bis zum Eintreffen des Arztes so gelagert werden, dass er leichter atmen kann.

▌Je nach Giftstoff treten Störungen des Nervensystems mit **Schwindel**, **Kopfschmerzen**, **Krämpfen** und eventuell **Bewusstlosigkeit** als Folge von Vergiftungen auf. Auch Verhaltensänderungen wie Aggressivität oder Halluzinationen können Zeichen einer Vergiftung sein. **Übelkeit**, **Erbrechen** und **Durchfall** sind typisch für Lebensmittelvergiftungen. Atemstörungen und Herzrhythmusstörungen sind ebenfalls möglich. Findet man eine Person, bei der ein Verdacht auf Vergiftung besteht, muss sofort der Notarzt verständigt werden. Falls sich die verdächtige Substanz noch in der Nähe befindet (z.B. Schlafmittelröhrchen, Putzmittelflaschen), sollte sie dem Notarzt übergeben werden. Durch die Kenntnis des eingenommenen Giftes wird die Behandlung deutlich vereinfacht. Im Krankenhaus wird meist der Magen ausgespült, um das noch nicht in den Körper aufgenommene Gift zu entfernen. Bei manchen Giften ist die Gabe eines Gegengiftes möglich.

Lebensmittelvergiftung ▶ S. 382

 Verätzungen und Vergiftungen sind ernst zu nehmende Verletzungen, die immer ärztliche Hilfe erfordern. Bis zum Eintreffen des Notarztes sollten Erste-Hilfe-Maßnahmen durchgeführt werden. In der Klinik werden dann spezielle Maßnahmen eingeleitet. Wichtige Hinweise für den Vergiftungsfall erteilen telefonisch die Giftnotrufzentralen (zu finden unter dem Buchstaben G im Telefonbuch).

Stumpfe Verletzungen

Stumpfe Verletzungen treten am häufigsten in Form von Prellung, Verstauchung, Verrenkung und Knochenbruch auf. Sie werden alle durch starke Krafteinwirkung von außen hervorgerufen. Dies kann z.B. durch einen Autounfall oder schwere, umstürzende Lasten geschehen. Die häufigste Ursache sind jedoch Stürze beim Sport oder im Haushalt. Dabei kann auch eine Schutzreaktion die Verletzung hervorrufen, z.B. indem man sich beim Fallen abstützen will und sich dabei den Unterarm bricht.

Prellungen entstehen durch **äußere Gewalteinwirkung auf den Körper** z.B. bei einem Sturz, dem Aufprall gegen ein Hindernis, durch einen Tritt oder Schlag. Es treten **Schmerzen** auf, und es entsteht relativ schnell ein **Bluterguss**. Dabei tritt Blut aus den Gefäßen ins Gewebe über, es kommt zu einer **Schwellung** und **Rötung**. Im weiteren Verlauf der Prellung wird das Blut wieder abgebaut, die Farbe wechselt dabei von Dunkelblau und Grün zu Blassgelb und verschwindet dann von selbst. Kleine Prellungen bedürfen keiner Behandlung. Bei größeren Prellungen wird der betroffene Körperteil ruhig gelagert und gekühlt.

Prellung ▸ S. 426

Verstauchungen entstehen durch **Überdehnung der Bänder und der Kapsel von Gelenken** als Folge von unnatürlichen und übermäßigen Bewegungen im Gelenk. Es kommt zu starken **Schmerzen, Schwellungen, Blutergüssen und Bewegungseinschränkungen**. Am häufigsten ist die Verstauchung des Sprunggelenkes, die z.B. beim Umknicken des Fußes entsteht. Das Gelenk sollte sofort gekühlt und ruhig gestellt werden, um ein stärkeres Anschwellen zu verhindern. Der Arzt kann durch eine körperliche Untersuchung und eventuell Röntgenaufnahmen feststellen, ob die Bänder überdehnt oder gerissen sind.

Verstauchung ▸ S. 463

Bei einer Verrenkung werden die durch ein **Gelenk verbundenen Knochen aus ihrer normalen Position gerissen** und in eine **Fehlstellung** gebracht, z.B. beim Auskugeln des Arms aus dem Schultergelenk. Üblicherweise müssen sehr starke Kräfte wirken, um eine Verrenkung hervorzurufen, es gibt jedoch auch Menschen, bei denen ein Gelenk bereits bei einer falschen Bewegung auskugelt. Häufig ist dies beim Schultergelenk der Fall. Ursachen sind vorausgegangene Verletzungen, bei denen es zur Überdehnung der Gelenkbänder und -kapsel gekommen ist, oder angeborene Veränderungen des Gelenkes. Nach der Auskugelung treten sehr starke Schmerzen auf, das Gelenk schwillt an, es bestehen ein Bluterguss und eine auffällige Fehlstellung. Bis zum Eintreffen des Notarztes sollte man das Gelenk ruhig stellen und möglichst wenig bewegen. Es wird durch einen erfahrenen Arzt wieder eingerenkt. Ist es durch die Krafteinwirkung zur Verletzung von Nerven und Gefäßen gekommen, muss unter Umständen operiert werden.

Verrenkung ▸ S. 462

Steht nach einer **starken Gewalteinwirkung** (z.B. durch einen Verkehrsunfall oder einen Sturz) ein Körperteil in einer **unnormalen Stellung**, kommt es zu **Schwellungen**, **Blutergüssen** und einer **Störung der Beweglichkeit**, kann es sich um einen Knochenbruch handeln. Der Knochen wird dabei ganz oder teilweise durchtrennt. Bei Kindern treten Knochenbrüche durch den starken Bewegungsdrang häufiger auf. Bei älteren Menschen ist die Ursache eine im Alter auftretende Osteoporose, die die Knochen spröder macht, sodass sie bei Stürzen leichter brechen. Knochenbrüche sind äußerst schmerzhaft. Bei manchen Bruchformen tritt **keine Fehlstellung** auf, und zunächst kommt es auch nur zu **geringen Beschwerden**, z.B. bei einem Bruch eines Handwurzelknochens. Daher sollte bei entsprechenden Beschwerden nach einem Sturz immer ein Arzt aufgesucht werden. Die Diagnose wird durch eine Röntgenuntersuchung gestellt.
Einfache Knochenbrüche werden in einem Gipsverband ruhig gestellt. Schwierigere Brüche, bei denen sich die Bruchstellen gegeneinander verschoben haben, werden operativ eingerichtet und fixiert.

Knochenbruch ▸ S. 373

 Stumpfe Verletzungen sind meist Folge großer Krafteinwirkung. Äußerlich sind sie durch die Gelenkschwellung und einen Bluterguss erkennbar, bei schwereren Verletzungen sind auch Fehlstellungen vorhanden. Als Erstmaßnahme helfen Ruhigstellen und Kühlung des betroffenen Körperteils. In den meisten Fällen wird eine Röntgenaufnahme zur genauen Diagnose erstellt. Die Behandlung richtet sich nach Art und Schwere der Verletzung.

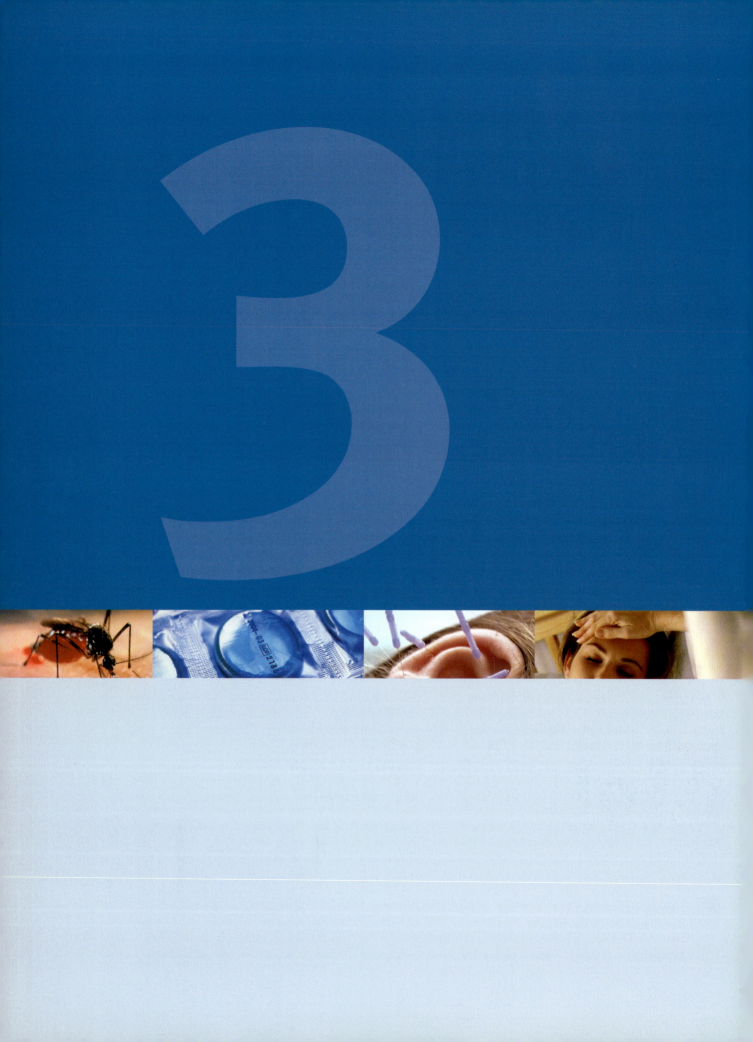

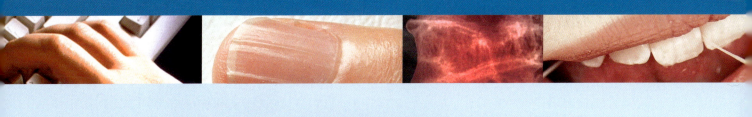

Krankheiten
von A bis Z

Abhängigkeit

Abhängigkeit

Besteht ein unbezwingbares Verlangen, eine bestimmte Substanz (das Suchtmittel) regelmäßig einzunehmen, um ein Gefühl des Wohlbefindens zu erzielen oder um Missempfinden auszuschalten, spricht man von Abhängigkeit.
Zu den häufigsten Suchtstoffen zählen:
- frei verkäufliche Mittel (z.B. Alkohol, Nikotin und Koffein)
- Medikamente (z.B. Schlaf- und Beruhigungsmittel, Aufputschmittel)
- illegale Drogen (z.B. Haschisch, Heroin, Kokain, synthetisch hergestellte „Designerdrogen")
- so genannte Schnüffelstoffe.

Das Bedürfnis, bestimmte Handlungen zu verrichten, kann übersteigert sein und Suchtcharakter annehmen; hierzu zählen u.a. Spiel-, Internet- oder Esssucht.
Alkoholabhängigkeit betrifft einerseits sehr viele Menschen, andererseits scheint das Problembewusstsein aber eher gering zu sein: Alkohol kann über viele Jahre hinweg sehr unauffällig konsumiert werden, bevor überhaupt ein Verdacht auf Abhängigkeit aufkommt oder gar Probleme mit der Suchtkrankheit entstehen (Suchterkrankungen, S. 450).
Illegale Drogen machen dagegen häufig sehr schnell abhängig (z.B. Heroin nach wenigen Anwendungen), und allein die Abhängigkeit führt nur durch den Erwerb des Suchtstoffes schon in die Straffälligkeit.

Missbrauch ist der Anfang

Wer eine Veranlagung zur Abhängigkeit hat, konsumiert ein Suchtmittel, um ein bestimmtes Gefühl wie Selbstsicherheit zu erzeugen oder ein anderes wie Enttäuschung, Unzufriedenheit oder Einsamkeit zu betäuben. Im Lauf der Zeit wird aus gelegentlichem Konsum eine Gewöhnung, beim entstehenden Alkoholismus wird die Trinkmenge allmählich größer, und man braucht immer mehr, um die erwünschte Wirkung zu erzielen. Später wird zur Unzeit getrunken, der Konsum wird verheimlicht, z.B. werden die Flaschen versteckt. Werden die Betroffenen darauf angesprochen, bagatellisieren sie ihr Verhalten oder versuchen sich zu verteidigen. Diese Phase des Suchtmittelmissbrauchs gilt als Vorstufe zur Sucht. Im weiteren Verlauf wird immer öfter und zu ungewöhnlicheren Zeiten, z.B. auch morgens, getrunken, Familie, Beruf oder Freunde werden vernachlässigt. Irgendwann vernachlässigt der Alkoholkranke auch die eigene Person.

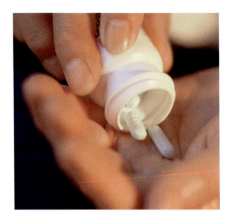

Wer das Gefühl hat, ohne ein bestimmtes Medikament nicht mehr auszukommen, sollte mit seinem Arzt darüber sprechen.

Körperliche und psychische Abhängigkeit

Bei Alkohol, Drogen, bestimmten Medikamenten, Nikotin und Koffein wird zwischen der körperlichen und der psychischen Abhängigkeit unterschieden. Die körperliche Abhängigkeit zeigt sich durch Entzugszeichen, wenn der Suchtstoff ausbleibt:
- Trinkt ein Alkoholabhängiger jeden Tag größere Mengen Alkohol und beendet er dies von einem Tag auf den anderen, wird er bald darauf beginnen zu schwitzen und zu zittern, er wird nervös und reizbar – dies sind die ersten körperlichen Entzugszeichen.
- Trinkt der Betroffene weiterhin nichts, können vorübergehend Verwirrtheit und Desorientiertheit auftreten, möglicherweise kommt es sogar zu Krampfanfällen.

Entzugszeichen können von selbst abklingen; die körperliche Abhängigkeit ist damit erst einmal überwunden.
Die psychische Abhängigkeit aber besteht weiterhin. Sie verursacht das unwiderstehliche Verlangen nach dem Suchtstoff, egal welche Folgen dies hat. Diese Form der Abhängigkeit wird als Craving bezeichnet, das besonders bei den illegalen Drogen schon in einem sehr frühen Stadium der Abhängigkeit auftritt. Ein Abhängiger versucht in dieser Situation al-

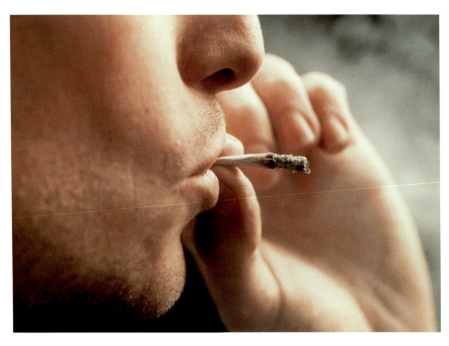

Bereits wenige Zigaretten können abhängig machen; Nikotin hat einen körperlichen und psychischen Suchteffekt.

294

Medikamentenmissbrauch

Fast alle Medikamente haben ein so genanntes Suchtpotenzial, d.h. sie können zu einer Abhängigkeit führen. Besonders Schlaf- und Beruhigungsmittel aus der Gruppe der Benzodiazepine machen nach einiger Zeit der regelmäßigen Einnahme süchtig. Medikamente, die zur Gruppe der Opiate gehören, werden zur Behandlung von starken Schmerzen eingesetzt und machen nur süchtig, wenn sie kein Symptom behandeln – werden sie bei bestehenden Schmerzen gegeben, entsteht in der Regel keine Sucht. Starke Schlaf-, Beruhigungs- und Schmerzmittel sollten nie ohne Verordnung des behandelnden Arztes eingenommen werden, da sonst immer die Gefahr einer Abhängigkeit besteht.

les, um in ausreichender Menge an den Suchtstoff zu gelangen. Während dies bei den meisten der so genannten harten Drogen dazu führt, mit dem Gesetz in Konflikt zu kommen, steht insbesondere Alkohol jederzeit auch in großen Mengen ohne Probleme zur Verfügung.

Sich zur Behandlung entscheiden

Die körperliche Abhängigkeit wird medizinisch behandelt, indem man die Entzugssymptome mit bestimmten Medikamenten lindert. Nach einigen Tagen klingen sie ab, sobald der gesamte Suchtstoff aus dem Körper ausgeschieden ist. Diese Entgiftung findet meist in einer Spezialklinik statt.
Die sich anschließende Behandlung der psychischen Abhängigkeit, die Entwöhnung, dauert einige Wochen bis Monate. Da es dafür nur eine begrenzte Zahl an Plätzen gibt, müssen die Betroffenen oft eine lange Wartezeit zwischen Entgiftung und Entwöhnung überbrücken. Diese harte Bewährungsprobe zeigt, ob der Betroffene wirklich schon bereit ist und genügend eigene Kraft hat, eine Entwöhnungstherapie durchzuhalten. Denn ohne diese Motivation ist die Entwöhnung zum Scheitern verurteilt. Hierbei helfen Selbsthilfegruppen, in denen sich die Teilnehmer gegenseitig unterstützen. Es gibt viele Patienten, die mehrere Versuche gebraucht haben, bevor sie endgültig „trocken" (bei Alkoholikern) oder „clean" (bei Drogenabhängigen) geblieben sind. Aber selbst dann bleibt ein Leben lang die Veranlagung, abhängig zu werden, erhalten.

Abszess

Eine im Gewebe abgekapselte Eiteransammlung wird als Abszess bezeichnet. Außer im Bereich der Haut können sich Abszesse an allen inneren Organen sowie an der Zahnwurzel bilden.
Bei einem Abszess in der Haut entwickelt sich zuerst ein kleiner roter Fleck. Innerhalb weniger Tage schwillt er an, und es bildet sich eine Eiteransammlung. Die betroffene Stelle kann stark schmerzhaft sein. Durch den Druck der Schwellung entzündet sich meist auch das umliegende Gewebe. Größere Abszesse können sich in tiefere Gewebeschichten ausbrei-

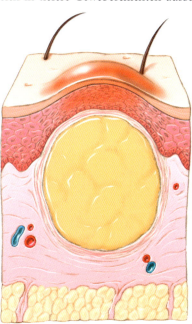

Abszesse können sowohl an der Körperoberfläche als auch an inneren Organen entstehen. Die Eiteransammlung ist von Bindegewebe umgeben; bei Abszessen der Haut zeigt sich eine gerötete schmerzhafte Schwellung.

ten; bei größeren oder mehreren Abszessen kann auch Fieber auftreten. Die Behandlung besteht in der Öffnung des Abszesses unter lokaler Betäubung. Es werden entzündungshemmende oder auch keimtötende Salben angewendet.
Bei größeren oder inneren Abszessen kann eine antibiotische Behandlung erforderlich sein. Auf keinen Fall sollte man Hautabszesse selbst öffnen, da die Gefahr besteht, die Infektion zu verschleppen.

Addison-Krankheit

Die nach dem Londoner Arzt Thomas Addison benannte Krankheit wird durch eine Nebennierenrindenschwäche verursacht, die einen Mangel an Nebennierenhormonen zur Folge hat. Kortisol (bzw. Kortison), das in Belastungssituationen vermehrt ausgeschüttet wird, um den Körper vor inneren Überreaktionen zu schützen, erhöht den Blutzuckerspiegel, wirkt entzündungshemmend, reduziert Abwehrreaktionen und kann die Bildung weißer Blutzellen hemmen. Kortison wird deshalb auch als Medikament gegen allergisch-entzündliche Erkrankungen eingesetzt.
Bei einer Schädigung der Nebennierenrinde, z.B. durch eine Autoimmunerkrankung, Entzündung oder einen Tumor, kann eventuell nicht mehr genügend des lebensnotwendigen Hormons gebildet werden. Die Betroffenen leiden an allgemeiner Schwäche, Gewichtsverlust, Depression und stark erniedrigtem Blutdruck. Bisweilen sind die Fußsohlen, die Handflächen oder die Mundschleimhaut bräunlich verfärbt (so genannte Bronzehaut-Krankheit). Diese Beschwerden können auch auftreten, wenn nach einer längeren Kortisonbehandlung die Medikamenteneinnahme zu rasch beendet wird.
Die Diagnose erfordert große Sorgfalt, da die Symptome der Addison-Krankheit auch einer Depression oder einer Magersucht ähneln können. Im Rahmen einer Laboruntersuchung kann festgestellt werden, ob in der Nebennierenrinde noch genügend Hormone produziert werden können.

Adenom

Die Behandlung erfolgt mit kortisonhaltigen Medikamenten, die je nach Ursache längerfristig eingenommen werden müssen. Da es sich hier um den Ersatz von fehlenden Hormonen handelt, sind die sonst häufig auftretenden Nebenwirkungen dieses Medikaments nicht zu befürchten.

Die Erkrankten sollten stets einen Notfallausweis mit einem entsprechenden Vermerk bei sich tragen. Denn wenn zu einer Nebennierenrindenschädigung noch eine Infektion, Durchfall oder eine Verletzung hinzukommt, so kann sich der Zustand zu einer so genannten Addison-Krise mit Kreislaufschock zuspitzen: Es handelt sich um eine Notfallsituation, in der die sofortige Verabreichung von Kortison in Form einer Infusion erforderlich ist.

Adenom

Gutartige Geschwulste, die von Drüsengewebe oder von der Schleimhaut des Magen-Darm-Trakts ausgehen, werden als Adenome bezeichnet.

Bei Männern kommt es ab dem 45. Lebensjahr häufig zu einer Vergrößerung und Verdickung der Vorsteherdrüse (Prostatavergrößerung, S. 427), die als Prostataadenom bezeichnet wird.

Adenome können sich auch in der Schilddrüse, in der Bauchspeicheldrüse, an der Brustdrüse, im Eierstock, in der Gebärmutter, in Hoden, Nieren oder Lunge bilden. Obwohl die Geschwulste gutartig sind, kann es durch Vermehrung von Drüsengewebe zu einer Überfunktion des betroffenen Organs und zu einer Überproduktion der dort produzierten Hormone kommen.

Ein Adenom im Magen-Darm-Bereich wie ein Dickdarmpolyp (Dickdarmpolypen, S. 326) kann so weit in das Innere des Darms hineinragen und so sehr an Größe zunehmen, dass die Darmpassage behindert ist.

Da bei allen Adenomen ein gewisses Risiko besteht, dass aus der zunächst gutartigen Geschwulst im Laufe der Zeit ein bösartiger Tumor (Krebs, S. 378) entsteht, werden sie meist operativ entfernt.

Adipositas

Ausgeprägtes Übergewicht, das mit einer Vermehrung der Fettzellen verbunden ist, wird als Adipositas oder Fettsucht bezeichnet. Seit Mitte der 80er-Jahre hat sich die Zahl der stark übergewichtigen Menschen in Deutschland fast verdoppelt. Abhängig von der Altersgruppe sind in Deutschland zwischen 25 und 70 % der Bevölkerung übergewichtig. Schon 16 % der Schulkinder in Deutschland sind fettsüchtig. Nach Ansicht von Experten wird die Zahl der Betroffenen in den nächsten Jahren weiter steigen.

Was ist normal?

Um einschätzen zu können, ob das eigene Körpergewicht noch im Normalbereich liegt oder ob man schon als übergewichtig gilt, verwendet man heute den Body-Mass-Index (BMI), der in gewisser Weise auch individuelle Unterschiede berücksichtigen kann. Den BMI errechnet man mit folgender Formel:

$$\frac{\text{Körpergewicht (kg)}}{\text{Körpergröße (m)}^2}$$

Als normal gilt z.B. für die Altersklasse der 25- bis 34-Jährigen ein BMI bis ca. 25, das entspricht bei einer Körpergröße von 1,70 m einem Gewicht von etwa 72 kg. Übergewicht besteht, wenn der BMI zwischen 25 und 30 liegt, und bei einem BMI von über 30 spricht man von behandlungsbedürftigem Übergewicht – dies entspricht bei einer Größe von 1,70 m bereits einem Gewicht von 86 kg. Ein BMI von über 40 wird als sehr schwere Adipositas bezeichnet, bei 1,70 m Körpergröße bedeutet dies ein Gewicht von 115 kg.

Nur sehr selten wird eine Adipositas durch Krankheiten wie eine Schilddrüsenunterfunktion (S. 439) oder die Cushing-Krankheit (S. 321) verursacht. Häufig besteht eine ererbte Veranlagung zum Übergewicht. So liegt für ein Kind mit zwei übergewichtigen Eltern die Wahrscheinlichkeit, selbst übergewichtig zu werden, bei ca. 80 %. Hinzu kommen in der Regel Bewegungsmangel und Fehlernährung. Meist wird nicht einmal zu viel, sondern das Falsche gegessen, d.h. zu wenig Ballaststoffe, Eiweiß, Vitamine. Zwar

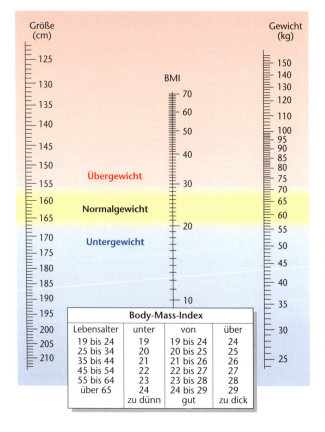

Der Body-Mass-Index (BMI) ist ein Wert zur Bestimmung des optimalen, altersgerechten Gewichts. Mithilfe der nebenstehenden Abbildung kann der BMI ermittelt werden: indem man eine Verbindungslinie zwischen Körpergröße und Gewicht zieht.

AIDS

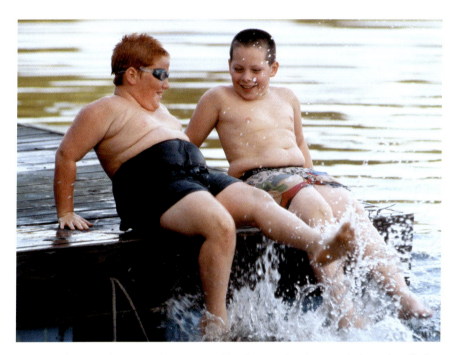

Die Zahl übergewichtiger Kinder in Deutschland steigt; bereits etwa jedes achte Kind zwischen sechs und zehn Jahren trägt zu viele Pfunde mit sich herum.

wird der Kalorienbedarf eines Tages z.B. durch einen Hamburger mit Pommes, 2 Liter Cola und eine Tüte Chips mehr als gedeckt, dem Körper werden mit diesen so genannten leeren Kalorien aber keine lebensnotwendigen Vitalstoffe zugeführt, und er hat trotz ausreichender Kalorienzufuhr den Eindruck, zu wenig zu bekommen, und verlangt nach mehr. Es wird noch mehr gegessen, und es kommt zu einer weiteren Gewichtszunahme.

Risikofaktor für viele Krankheiten

Adipositas stellt eine dauernde Belastung für den Organismus dar und fördert die Entstehung vieler Krankheiten. So steigt mit zunehmendem Gewicht der Blutdruck (Bluthochdruck, S. 314), und durch den geänderten Fett- und Zuckerstoffwechsel treten vermehrt Diabetes (S. 324) und Fettstoffwechselstörungen auf; Koronare Herzkrankheit (S. 375) und eine Herzschwäche (S. 360) können ebenso die Folge sein. Auch die Entwicklung von Lebererkrankungen, Nierenerkrankungen, Gallensteinen (S. 339) und Thrombosen (S. 452) wird gefördert. Darüber hinaus werden durch das hohe Gewicht die Gelenke übermäßig belastet; Gelenkverschleiß (Arthrose, S. 306), insbesondere der Kniegelenke, tritt gehäuft auf.

Abnehmen – aber wie?

Durch eine Gewichtsnormalisierung können viele dieser Folgekrankheiten vermieden werden. Allerdings ist es in der Regel nicht einfach, wieder zu einem Normalgewicht zu gelangen. Kurzfristige und einseitige Diäten helfen nicht weiter, denn nach dem schnellen Gewichtsverlust steigt das Gewicht wieder an, oft stärker als zuvor (so genannter Jo-Jo-Effekt). Abnehmen funktioniert am besten durch eine konsequente Umstellung der Lebensweise. Dabei kommt es nicht darauf an, gar nichts mehr zu essen, sondern sich gesund zu ernähren sowie Schädliches und Überflüssiges wegzulassen. Neben einer ausgewogenen Vollwerternährung mit viel Obst, Gemüse und Getreide sollte vor allem auf Zucker, Alkohol und fettreiche Nahrung verzichtet werden. Wichtig ist darüber hinaus Sport. Ohne regelmäßige Bewegung ist es fast nicht möglich, abzunehmen. Auch die Einbeziehung der Familie in die Ernährungsumstellung spielt eine große Rolle. Leichter fällt eine Diät zusammen mit Gleichgesinnten, z.B. in Selbsthilfegruppen, wie sie die „Weight Watchers" oder auch viele Krankenkassen anbieten. Abnehmen mit ärztlicher Unterstützung ist besonders bei ausgeprägter Fettsucht erforderlich, um die gesundheitlichen Veränderungen jederzeit kontrollieren zu können.

AIDS

Von der Immunschwächekrankheit AIDS (**acquired immunodeficiency syndrome**, zu Deutsch: erworbene Immunschwäche) sind inzwischen weltweit mehr als 40 Millionen Menschen betroffen. Allein in Deutschland leben etwa 40 000 HIV-Infizierte, und jedes Jahr kommen ungefähr 2000 neue Fälle hinzu. Der Begriff AIDS wird im engeren Sinne erst für das voll ausgeprägte Krankheitsbild im späten Stadium der Erkrankung verwendet. **HIV** (human immunodeficiency virus) ist die Kurzbezeichnung für das Virus, das die Erkrankung verursacht.

Das körpereigene Abwehrsystem des Menschen bekämpft normalerweise alle eindringenden Krankheitserreger wie Bakterien, Pilze, Viren und Mikroorganismen. Das HI-Virus hat die Eigenschaft, gerade diese Schutzmechanismen des Immunsystems außer Kraft zu setzen. Es dringt in bestimmte weiße Blutzellen, die T-Helfer-Zellen oder CD4-Zellen (Lymphzellen), ein und baut in diese Abwehrzellen seine eigene Erbsubstanz ein. Die infizierten Abwehrzellen werden allmählich zerstört, und das HI-Virus vermehrt sich.

Der Krankheitsverlauf

Die Symptome einer HIV-Infektion sind je nach Krankheitsstadium sehr unterschiedlich. Nachdem das Virus in den Körper gelangt ist, kann es nach einigen Tagen bis Wochen grippeähnliche Beschwerden mit Fieber, Kopf- und Gliederschmerzen und geschwollenen Lymphknoten hervorrufen. Bei anderen Personen treten zunächst gar keine erkennbaren Beschwerden auf (Stadium I). In einer individuell unterschiedlich langen unauffälligen Phase von bis zu 9 Jah-

AIDS

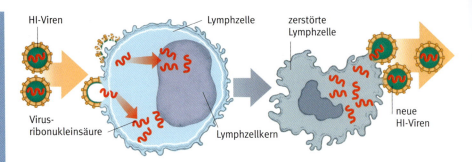

Nachdem die HI-Viren in eine Lymphzelle eingedrungen sind, gelangt ihr Erbgut in den Zellkern der Lymphzelle und verändert ihr Erbgut so, dass sich die Lymphzelle selbst zerstört und neue HI-Viren hervorbringt.

Übertragungswege von HIV

Das Virus ist sehr empfindlich und stirbt außerhalb des Körpers schnell ab. Nach bisherigen Erkenntnissen kann es durch alltägliche Begegnung (Essgeschirr, Handtücher, Türgriffe), gewöhnlichen Körperkontakt (Handgeben, Umarmen) und auch durch Küssen nicht übertragen werden. Auch durch stechende und Blut saugende Insekten besteht keine Infektionsgefahr. Die Übertragung erfolgt nur durch direkten Kontakt mit infiziertem Körpersekret:

- über Körperflüssigkeiten (Samenflüssigkeit, Scheidensekret) beim Geschlechtsverkehr
- durch offene Hautwunden, die mit einer größeren Menge von infektiösem Körpersekret in Berührung kommen
- durch infizierte Injektionsnadeln z.B. beim gemeinsamen Gebrauch von Drogenbesteck, in seltenen Fällen auch durch unbeabsichtigte Stichverletzungen z.B. bei Krankenhauspersonal
- von der Mutter auf das Kind während des Geburtsvorgangs
- vor 1985 durch Bluttransfusionen oder Blutprodukte; seit dieser Zeit werden alle Blutprodukte zuverlässig auf eine Infektion mit HIV überprüft.

ren vermehrt sich das Virus unbemerkt und zerstört immer mehr der wichtigen Abwehrzellen. Durch Laboruntersuchungen kann die Abnahme der betroffenen CD4-Lymphozyten nachgewiesen werden (Stadium II, Latenzphase). Es folgt bei einem Teil der Infizierten eine allgemeine Schwellung der Lymphknoten (Stadium III). Die letzte Krankheitsphase (Stadium IV oder eigentliche AIDS-Erkrankung) kündigt sich durch länger anhaltendes Fieber, Nachtschweiß und Durchfälle an, es kommt zu Müdigkeit und Gewichtsverlust.

In dieser Phase der ausgeprägten AIDS-Krankheit treten Infektionen auf, gegen die sich der Körper normalerweise leicht wehren kann (so genannte opportunistische Infektionen): Mikroorganismen können die Lunge befallen und dort zu einer schweren Lungenentzündung (S. 387) führen. Ein Befall mit Candida-Pilzen im Mundraum und in der Speiseröhre äußert sich durch Schluckbeschwerden und brennende Schmerzen sowie einen weißen Belag auf den Schleimhäuten. Eine sehr seltene Form von Krebs an der Gefäßwand (Kaposi-Sarkom) kann sich durch rot-bläuliche Flecken auf der Haut bemerkbar machen. Oft ist das Gehirn in Mitleidenschaft gezogen, es kommt zu Wesensveränderungen und Demenz. Auch die in Europa weitgehend besiegt geglaubte Tuberkulose (S. 456) kommt bei AIDS-Kranken gehäuft vor. Diese so genannte Multimorbidität führt schließlich zum Tode.

HIV-Test

Durch eine Blutuntersuchung kann frühestens 12 Wochen nach einer Infektion sicher festgestellt werden, ob Antikörper gegen das Virus gebildet wurden (ELISA-Test). Ein anderes Verfahren weist direkt Virusbestandteile im Blut nach und kann auch schon früher aussagekräftige Ergebnisse liefern. Bei einem positiven Test, d.h. wenn Antikörper oder Erreger im Blut nachgewiesen wurden, wird auf jeden Fall zur Sicherheit ein weiterer Test zur Bestätigung des Ergebnisses durchgeführt.

Wegen der Tragweite der Untersuchung und ihres Ergebnisses gelten strenge rechtliche Bestimmungen. So darf ohne ausdrückliches, möglichst schriftliches Einverständnis des Betroffenen kein Test durchgeführt werden. Vor dem Test sollte ein Aufklärungsgespräch stattfinden. Das

Allgemeine Maßnahmen im Krankheitsfall

Die wegen der Immunschwäche zusätzlich auftretenden Erkrankungen stellen für den Infizierten die größte Gefahr dar und sollten durch gezielte Behandlung günstig beeinflusst werden. Gerade hierbei spielen allgemeine Maßnahmen zur Vorbeugung eine wichtige Rolle:

- Behandlung durch einen erfahrenen Arzt
- sorgfältige und regelmäßige Einnahme der verordneten Medikamente
- Verzicht auf Rauchen
- Ernährung mit viel frischem Obst und Gemüse, regelmäßige Mahlzeiten, ausreichende Flüssigkeitszufuhr
- viel körperliche Bewegung und regelmäßiger, ausreichender Schlaf
- sorgfältige Hygiene zum Schutz vor Infektionen, z.B. Hände waschen vor der Zubereitung von Speisen, allzu engen Kontakt mit Haustieren vermeiden
- bei psychischen Problemen und Depression können eine psychiatrische Behandlung und der Kontakt zu Selbsthilfegruppen hilfreich sein.

Akne

> **Schutz vor HIV-Infektion**
> ▸ Bei Geschlechtskontakt mit einem Partner, den man nicht zuverlässig kennt, sollte man immer ein Kondom benutzen. Es verhindert auch die Übertragung anderer Geschlechtskrankheiten wie Tripper (S. 349), Genitalherpes (S. 347), Syphilis (S. 349) oder Chlamydieninfektion (S. 348).
> ▸ Beim Gebrauch von Injektionsnadeln sollte man immer darauf achten, dass diese steril verpackt sind. Insbesondere bei Reisen in afrikanische Länder sollte man eine Auswahl an Injektions- und Infusionsnadeln für den Notfall selbst im Reisegepäck mitnehmen.

Ergebnis muss persönlich mündlich vom Arzt mitgeteilt werden, und es schließt sich im Falle einer Infektion ein Beratungsgespräch an. Die Kosten für den Test werden von der Krankenkasse erstattet, wenn ein begründeter Verdacht auf eine Infektion besteht. Gesundheitsämter führen den Test anonym, teilweise kostenlos oder gegen eine geringe Gebühr durch.

Wie kaum eine andere Erkrankung löst die HIV-Infektion bei den Betroffenen schwerwiegende Ängste aus, ebenso bei deren Freunden, Bekannten und Verwandten. Oft können die damit verbundenen Sorgen nicht alleine bewältigt werden. Gespräche über Trauer und Verzweiflung führen bei den Nahestehenden nicht selten zu einer Überforderung. Aus diesem Grund wurden Aids-Hilfen und Beratungsstellen eingerichtet.

Medikamente

Trotz intensiver Forschung gibt es bislang kein Heilmittel gegen HIV. Eine Reihe von Medikamenten können den Krankheitsverlauf bremsen und die Lebensqualität über Jahre deutlich verbessern. Einige Medikamente verlangsamen die Vermehrung der Viren im Blut. Doch reagiert das HI-Virus schnell und passt sich an, es wird resistent, und das Medikament wirkt nicht mehr. Als Gegenmaßnahme werden daher häufig Medikamentenkombinationen verabreicht, um auf diese Weise die Zahl der Viren im Blut zu reduzieren.

Es steht keine Impfung zur Verfügung. Auch hier ist die Forschung erschwert, da sich das Virus schnell verändert. Einige erfolgversprechende Substanzen befinden sich derzeit in Erprobung.

Akne

Die Akne (**Akne vulgaris**) gehört zu den häufigsten Hauterkrankungen. Sie beginnt meist in der Pubertät und klingt in der Regel spätestens im dritten Lebensjahrzehnt wieder ab. Mindestens acht von zehn Jugendlichen in Deutschland leiden darunter, die schweren Formen treten vorwiegend bei Jungen auf. Akne ist nicht ansteckend, kann jedoch bei starker Ausprägung für den jungen Menschen psychisch sehr belastend sein.

Verursacht wird Akne meist durch eine verstärkte Produktion männlicher Sexualhormone. Sie kann jedoch auch durch äußere Faktoren ausgelöst werden. Dazu zählen der Umgang mit bestimmten Ölen, Fetten oder chlorierten Kohlenwasserstoffen (Chlor-Akne), aber auch innerlich und äußerlich angewendete Medikamente (Steroid-Akne) und ungeeignete Kosmetika. Begünstigend auf die Entwicklung und Verstärkung einer Akne wirken sich Stress und seelische Belastungen aus.

Akne entsteht durch verstärkte Talgproduktion in den Talgdrüsen der Haut, die im Gesicht, auf der Brust und auf dem Rücken besonders zahlreich vorhanden sind. Der Ausführungsgang der Talgdrüsen wird bei Akne durch eine verstärkte Verhornung der oberen Zellschicht verschlossen, wodurch der Talg nicht mehr abfließen kann und sich staut. Es entstehen so genannte Mitesser, die sich entzünden können. Man unterscheidet zwischen offenen Mitessern (schwarzer Punkt), geschlossenen Mitessern (weißes Knötchen) und Aknepusteln, die sich entzündet haben. Die Akne kann in einer leichten oberflächlichen oder einer schwereren tiefen Form auftreten. Bei der schweren Form bleiben häufig Narben zurück.

Die Behandlung ist meist langwierig und erfordert Geduld. Am wichtigsten sind die richtige Reinigung der Haut mit einer milden Seife oder einem pH-neutralen, seifenfreien Syndet und die Entfernung verhornter Haut durch regelmäßiges Peeling. Der Hautarzt kann eine Schälbehandlung mithilfe chemisch wirksamer Mittel, z.B. Vitamin-A-Säure oder Benzoylperoxid verordnen. Außerdem können bei leichten bis mittelschweren Akneformen antibiotische Salben gegen die bakterielle Infektion der Haut verschrieben werden. Bei schweren, entzündlichen Formen der Akne kann allgemeine Antibiotikatherapie erforderlich sein.

Bei Frauen mit schwereren Akneformen ist auch eine Hormonbehandlung mit weiblichen Sexualhormonen möglich. Die hierzu eingesetzten Antibabypillen weisen einen erhöhten Anteil an Östrogenen auf. Eine Hormontherapie sollte nur

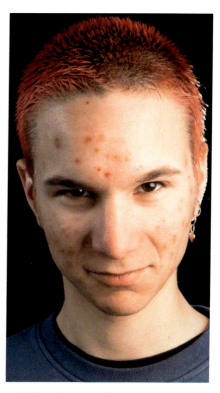

Pickel und Mitesser bei Akne sollten nur vom Arzt oder der Kosmetikerin fachgerecht entfernt werden.

Akustikusneurinom

in Absprache mit dem Frauenarzt erfolgen. Wird die Pille abgesetzt, kann jedoch auch die Akne wieder auftreten.

Das Öffnen und Entleeren von Pusteln und Mitessern sollte von einer Fachkraft durchgeführt werden, um weitere Infektionen zu verhindern.

Akustikusneurinom

Die Hirnnerven sind von einem speziellen Gewebe, den so genannten Schwann-Zellen, umgeben. Kommt es hier zu einer Wucherung, kann sich ein Nervenfasertumor (Neurinom) bilden. Geht ein solcher Tumor vom Hör- und Gleichgewichtsnerv aus, spricht man von einem Akustikusneurinom. Viele Patienten bemerken zu Beginn der Erkrankung eine einseitige, zunehmende Schwerhörigkeit, die innerhalb von Jahren zu einseitiger Taubheit führen kann. Häufig klagen die Betroffenen über Ohrgeräusche (Tinnitus, S. 453) und Schwindelgefühl.

Der Tumor ist gutartig, er wächst langsam und nicht stark raumgreifend. Dennoch entstehen früh Probleme, weil in der Enge des Gehirns zusätzliches Gewebe auf die Umgebung drückt. Andere Hirnnerven, wie der für die Mimik zuständige Gesichtsnerv, werden durch den Druck geschädigt. Ein „hängender Mundwinkel" signalisiert die Lähmung des Gesichtsnervs (Fazialislähmung, S. 334).

In Rahmen der Recklinghausen-Krankheit (Neurofibromatose), einer erblichen Erkrankung mit Knotenbildung an verschiedenen Nerven, kann das Akustikusneurinom auch gleichzeitig an beiden Hör- und Gleichgewichtsnerven auftreten.

Der Tumor sollte frühzeitig operativ entfernt werden. Durch eine besondere Form der Bestrahlung (Gamma Knife) kann ein weiteres Wachstum verhindert werden.

Allergien

Krankhaft veränderte Reaktionen des Körpers, bei denen eine Überempfindlichkeit gegenüber eigentlich harmlosen Substanzen besteht, werden als Allergien bezeichnet. Es können viele verschiedene

Allergietests

Beim Auftreten der typischen Symptome ist die Diagnose „Allergie" meist nahe liegend. Doch es kann zur Behandlung und zur Vermeidung von Beschwerden wichtig sein, zu wissen, auf welchen Stoff genau die allergische Reaktion erfolgt. Um das herauszufinden, stehen verschiedene Untersuchungsmöglichkeiten zur Verfügung:

▶ Beim so genannten **Prick-Test** werden Lösungen mit häufigen Allergenen auf jeweils eine kleine Einritzung in der Haut getropft. Nach 20 Minuten kann abgelesen werden, an welcher Stelle es zu einer Reaktion mit Rötung und Quaddelbildung gekommen ist. Da bei der Untersuchung die, wenn auch geringe, Gefahr eines allergischen Schocks besteht, werden stets Notfallmedikamente bereitgehalten.

▶ Beim **Intrakutantest** werden die gleichen Lösungen mit einer kleinen Nadel unter die Haut gespritzt.

▶ Der **Epikutantest** findet dann Verwendung, wenn der Verdacht auf eine Kontaktallergie besteht. Dabei werden Testpflaster mit den vermuteten Substanzen auf die Haut geklebt. Nach 2 bis 3 Tagen bilden sich an den Stellen der allergischen Reaktion Rötungen und Bläschen.

▶ Durch Blutuntersuchung lassen sich **spezifische Antikörper**, die gegen bestimmte Allergene gebildet wurden, direkt nachweisen.

▶ Wenn Verdacht auf Asthma besteht, wird zusätzlich eine **Lungenfunktionsprüfung** durchgeführt.

Stoffe als Auslöser (Allergene) wirken; zu den häufigsten zählen die Pollen bestimmter Pflanzen oder Gräser (Heuschnupfen, S. 361), Hausstaubmilben, Tierhaare, Lebensmittel, Schmuckmetalle (z.B. Nickel), das Gift von Insekten nach einem Stich, Medikamente, Desinfektions- und Reinigungsmittel sowie Kosmetika. Bei Kontakt mit einem Allergen (durch Einatmung, Verzehr, Berührung oder Injektion) kommt es zu einer überschießenden Reaktion des Immunsystems: Die körpereigene Abwehr, die den Organismus vor schädlichen Stoffen (z.B. Bakterien oder Viren) schützen soll, beginnt plötzlich auch harmlose Substanzen zu bekämpfen.

Allergietypen

Grundsätzlich treten zwei verschiedene Möglichkeiten der überschießenden Immunreaktion mit entsprechend unterschiedlichen Symptomen auf:

Bei der so genannten **Sofortreaktion** treten unmittelbar (nach Sekunden oder Minuten, aber auch noch nach wenigen Stunden) nach dem Kontakt mit dem Allergen die typischen Beschwerden auf, vor

allem Hautrötung, Hautquaddeln und Juckreiz (Nesselsucht), Fließschnupfen, Niesen, tränende Augen, Durchfall, Wassereinlagerung im Gewebe und Verengung der Bronchien; bei einer besonders heftigen Reaktion kann auch Atemnot hinzukommen (Asthma, S. 307). Gefürchtet ist der so genannte allergische Schock, bei dem es durch schlagartige Erweiterung der Blutgefäße und massiven Blutdruckabfall zum lebensbedrohlichen Kreislaufversagen kommen kann. Hervorgerufen werden diese Beschwerden durch den Botenstoff Histamin, der bei der Sofortreaktion in großer Menge ausgeschüttet wird. Bei der **Spätreaktion** greifen Abwehrzellen des Körpers das Allergen selbst an: Nach Tagen, manchmal auch erst nach Wochen bildet sich an der Haut an den Stellen, wo Kontakt mit dem Allergen bestand, eine juckende Hautrötung mit Bläschen, auf der sich später auch Schuppen und Krusten bilden können (Kontaktekzem). Eine solche Reaktion tritt beispielsweise bei einer allergischen Reaktion auf Nickel in Hosenknöpfen oder Modeschmuck auf. Weitere häufige Kontaktallergene sind Chrom, Zement sowie

Allergien

Duft- und Konservierungsstoffe in Kosmetika oder Desinfektionsmitteln.

Entstehung und Behandlung
Eine Allergie kann entstehen, wenn eine erbliche Neigung (Atopie) und häufiger intensiver Allergenkontakt zusammentreffen. Als begünstigende Faktoren gelten Umweltschadstoffe und Stress. Während der ersten Lebensjahre lernt das Immunsystem zwischen körpereigenem Gewebe und Fremdstoffen zu unterscheiden. Außerdem werden bestimmte Substanzen als harmlos eingestuft und damit von den Abwehrzellen nicht weiter beachtet. Beim Allergiker ist dieser Prozess gestört: Auch harmlose Stoffe werden plötzlich angegriffen. Wenn das Immunsystem auf eine Substanz einmal allergisch reagiert hat, „merkt" es sich diesen Stoff und bildet eine Art Gedächtnis aus (Sensibilisierung). Fortan kommt es immer wieder zu einer vergleichbaren Reaktion, wenn der Körper mit dieser Substanz in Berührung kommt.

Durch spezielle Medikamente, so genannte Antihistaminika, kann man die Symptome einer Allergie weitgehend unterdrücken. In schweren Fällen kommt auch Kortison zum Einsatz. Wenn ein bestimmter Stoff als Allergieauslöser bekannt ist, kann eine Hyposensibilisierung durchgeführt werden: Dabei wird dem Immunsystem gewissermaßen antrainiert, einen Stoff zu akzeptieren. Die allergieauslösende Substanz wird dazu in starker Verdünnung über einen längeren Zeitraum regelmäßig unter die Haut gespritzt oder geschluckt und die Konzentration des Stoffes dabei schrittweise erhöht.

Vorbeugung und Selbsthilfe
Wenn das Allergen bekannt ist, sollte es in jedem Fall gemieden werden. Das ist allerdings häufig leichter gesagt als getan.
▶ Bei einer Pollenallergie lässt sich vielleicht der Urlaub in die Zeit des größten Pollenflugs legen, und man verbringt dann einige Wochen im pollenarmen Hochgebirge oder an der See.
▶ Bei einer Allergie gegen Hausstaubmilben sollte man sich nach speziellen Matratzen erkundigen und nach Möglichkeit Teppichböden in der Wohnung durch abwischbare Böden ersetzen. Staub sollte feucht gewischt, die Wohnung regelmäßig kurz und intensiv gelüftet werden.
▶ Wer an einer Wespen- oder Bienengiftallergie leidet, sollte während der warmen Jahreszeit immer ein Notfallset mit Inhalationsspray und Kortison sowie einem Antihistaminikum bei sich tragen.

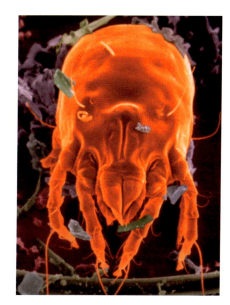

Hausstaubmilben setzen sich auch in Kleidungsstücken fest; ihre Ausscheidungen lösen die allergische Reaktion aus.

> **Allergiepass**
> In einem vom Arzt ausgestellten Allergiepass werden alle Stoffe aufgeführt, auf die schon einmal eine allergische Reaktion beobachtet wurde, auch Medikamente oder andere im Rahmen einer medizinischen Behandlung relevante Stoffe wie z.B. Röntgenkontrastmittel oder Latex.

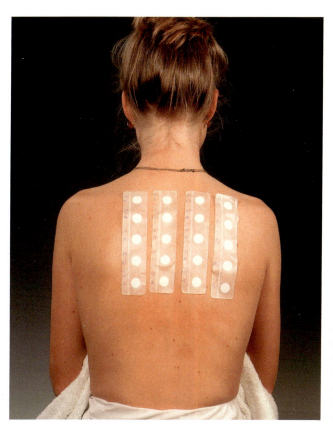

Bei einem Epikutantest werden Pflasterstreifen, die mit unterschiedlichen Allergenen beschichtet sind, auf den Rücken geklebt.

Wenn im Zusammenhang mit einer bekannten Allergie zusätzlich akute Atembeschwerden auftreten, sollte dies immer ernst genommen und konsequent behandelt werden. Auf diese Weise lässt sich

Altersschwerhörigkeit

die Entstehung von schwerem Asthma in vielen Fällen vermeiden.

Die Rolle der Psyche wird oft unterschätzt. So weiß man z.B., dass Allergiker allein beim Anblick ihres Allergens (z.B. Bild einer Blume) eine Überempfindlichkeitsreaktion zeigen können. Auch treten allergische Symptome bei Stress, Ängsten, Partnerschaftsproblemen und anderen Belastungen eher auf als in einem ruhigen und ausgeglichenen Zustand.

Eine gesunde Lebensführung, die auch Raum für Entspannung gewährt, kann helfen, Häufigkeit und Schwere der Allergiesymptome zu lindern. Gerade im Umgang mit allergiekranken Kindern ist es für die Eltern wichtig, die richtige Balance zwischen berechtigter Sorge und übergroßer Einschränkung zu finden. Auch weiß man inzwischen, dass eine Kindheit mit häufigem Kontakt zu Schmutz, Erde, Staub, Tieren und Pflanzen eine gesunde Entwicklung des Immunsystems fördert und die Wahrscheinlichkeit einer späteren Allergie reduziert.

Altersschwerhörigkeit

An dieser Form der Schallempfindungsstörung leiden in Deutschland etwa 50 % aller Menschen über 60 Jahre. Meist sind beide Ohren betroffen. Es werden zunächst die höheren Töne nicht mehr wahrgenommen, später dann auch tiefere Töne. Ursache ist der im Alter zunehmende Verlust an Haarzellen und der dazugehörenden Hörsinneszellen im Hörorgan. Dieser degenerative Prozess kann nicht aufgehalten werden.

Schwerhörigkeit kann durch ein Hörgerät ausgeglichen werden, das der Hals-Nasen-Ohren-Arzt verschreibt. Es gibt heute eine Vielzahl von verschiedenen Geräten. Der Umgang mit dem Hörgerät muss in enger Zusammenarbeit mit dem Hörgeräteakustiker erlernt werden. Deshalb ist die frühzeitige Gewöhnung an dieses Hilfsmittel günstig und verbessert langfristig die Lebensqualität, da die Kommunikationsfähigkeit erhalten bleibt.

Wichtig ist in jedem Fall bei einsetzenden Symptomen (wenn bei Gesprächen immer wieder nachgefragt werden muss oder der Fernseher oder das Radio immer lauter gestellt werden), rechtzeitig den Arzt aufzusuchen.

Alzheimer-Krankheit

Diese besondere Form der Demenz (S. 323) betrifft nur ältere Menschen und ist gekennzeichnet durch fortschreitenden Abbau von Gehirngewebe, was den allmählichen Verlust bestimmter geistiger Fähigkeiten zur Folge hat.

Zunächst ist besonders das Kurzzeitgedächtnis betroffen; das Langzeitgedächtnis, mit dessen Hilfe man sich oft an Jahrzehnte zurückliegende Ereignisse erinnert, bleibt noch für längere Zeit intakt. Die Erkrankten verlieren allmählich die Orientierung in Raum und Zeit, ihre Denkabläufe sind verlangsamt, planvolles Denken und Handeln ist nicht mehr möglich. Schließlich können die Erkrankten auch vertraute Dinge nicht mehr richtig benennen und alltägliche Verrichtungen (Körperpflege, Ankleiden, Haushalt) nicht alleine bewältigen. Im weiteren Krankheitsverlauf wird die Bewegungsfähigkeit eingeschränkt, und der Alzheimer-Patient wird bettlägerig. Das emotionale Erleben bleibt allerdings noch relativ lange unbeeinträchtigt.

Über Ursache und Entstehung der Krankheit wird zwar intensiv geforscht, bisher sind die Zusammenhänge aber noch nicht geklärt. Bekannt ist, dass sich im Gehirn Eiweiße um- und in Nervenzellen ablagern und wichtige Hirnbereiche immer mehr beeinträchtigen. Möglicherweise wirken bestimmte Infektionen, z.B. mit Herpes-Viren, als Auslöser. Bisher kann die Alzheimer-Krankheit nicht geheilt werden, jedoch lässt sich durch den Einsatz neuer Medikamente ein schnelles Voranschreiten für etwa ein Jahr hinauszögern. Intensiv wird derzeit nach verbesserten Therapiemöglichkeiten gesucht. So gibt es zwar ermutigende Ergebnisse beim Test einer besonderen Impfung, es zeigten sich bei dieser Behandlung aber auch starke Nebenwirkungen, sodass in naher Zukunft nicht damit gerechnet werden kann, dass hier eine wirksame Methode zur Verfügung steht.

Regelmäßige Gedächtnisübungen und spielerische Programme („Gehirnjogging") können helfen, die intellektuellen Fähigkeiten möglichst lange zu erhalten. Musik- und Rhythmustherapien sprechen den Patienten auf emotionaler Ebene an und tragen dazu bei, die Symptome zu lindern.

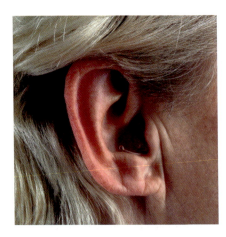

Moderne Hörgeräte sind heute praktisch nicht mehr sichtbar, da sie im Ohr getragen werden.

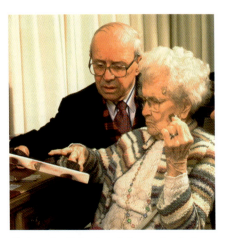

Aktives Gedächtnistraining und geistige Beschäftigung helfen, die intellektuellen Fähigkeiten von Alzheimer-Patienten möglichst lange zu erhalten.

Analfissur

Ein schmerzhafter Einriss der Haut und Schleimhaut in der Nähe des Afters entsteht durch harten Stuhl und starkes Pressen beim Stuhlgang. Bei der Stuhlentleerung treten starke Schmerzen auf, die einige Stunden anhalten können. Gelegentlich finden sich hellrote Blutstreifen auf dem Stuhl oder dem Toilettenpapier. Meist hilft eine Umstellung der Ernährung auf eine ballaststoffreiche Kost, wodurch der Stuhlgang weicher wird. Schmerzstillende Salben oder Zäpfchen mildern die Beschwerden, eine zusätzliche Dehnungsbehandlung mit dem Finger oder mit einem Analdehner führt fast immer zur Abheilung der Fissur. Eine Operation ist nur sehr selten erforderlich.

Anämie

Bei einer **Blutarmut** sind in der Blutflüssigkeit zu wenig rote Blutkörperchen vorhanden, oder der rote Blutfarbstoff (Hämoglobin) ist vermindert. Eine Anämie kann unterschiedliche Ursachen haben. Eine der häufigsten Formen, vor allem bei Frauen, ist die Eisenmangelanämie. Eisen wird für die Bildung des roten Blutfarbstoffs benötigt. Ein Mangel kann entweder infolge von Blutverlusten, z.B. bei einer starken Monatsblutung, schleichend bei einem Magengeschwür oder aufgrund einer Störung der Verwertung von Eisen in den Zellen entstehen. Dies ist z.B. bei schweren, chronischen Erkrankungen oder bei Krebsleiden der Fall. Anämien können jedoch auch angeboren sein (z.B. Sichelzellanämie) oder durch Zerfall der Blutkörperchen, z.B. bei Malaria, auftreten.
Bei einer Anämie sind die Betroffenen meist müde, abgeschlagen, antriebsschwach und sehr blass; das zeigt sich zuerst an der Bindehaut des Auges und unter den Fingernägeln. Auch Herzrasen oder Atemnot bei leichteren Belastungen sind möglich. Zur Diagnose werden im Rahmen einer Blutuntersuchung die roten Blutkörperchen gezählt und der Hämoglobin- und der Eisengehalt bestimmt.
Je nach Art der Anämie können weitere Untersuchungen erforderlich werden. Die Behandlung richtet sich nach der Ursache der Erkrankung: Bei einer Eisenmangelanämie ist es erforderlich, Eisenpräparate einzunehmen.

Aneurysma

Als Aneurysma wird eine Aussackung einer Schlagader (Arterie) oder der Herzwand bezeichnet. Aussackungen der großen Körperschlagader (Aorta) nennt man Aortenaneurysma, sie treten am häufigsten im Bereich der Bauchschlagader auf.
Es gibt viele Ursachen für ein Aneurysma; die Erkrankung kann angeboren sein, am häufigsten wird sie jedoch durch Arterienverkalkung (Arteriosklerose, S. 305) verursacht. Weitere Ursachen sind Entzündungen oder Verletzungen der Gefäßwände oder vorausgegangene Operationen. Das Herzwandaneurysma entsteht als Folge eines Herzinfarkts.
Meist verursachen Aneurysmen zunächst keine Beschwerden. Größere Aussackungen können sich je nach Lage durch ein Druckgefühl oder andere unspezifische Beschwerden bemerkbar machen. Die Gefäßaussackung kann man im Rahmen einer Ultraschalluntersuchung, einer Computertomographie oder einer Kontrastmitteldarstellung der Gefäße feststellen. Bei einem kleineren Aneurysma, das kaum Beschwerden verursacht, genügen regelmäßige Kontrolluntersuchungen. Bei großen Aneurysmen besteht die Gefahr, dass sie platzen, was zu einer schweren, kaum zu stillenden Blutung führen würde. Daher werden sie operativ überbrückt oder entfernt.

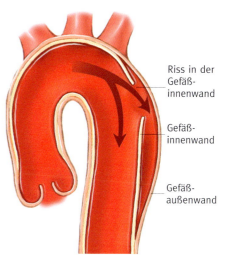

Besonders häufig tritt ein Aneurysma am so genannten Aortenbogen unmittelbar oberhalb des Herzens auf.

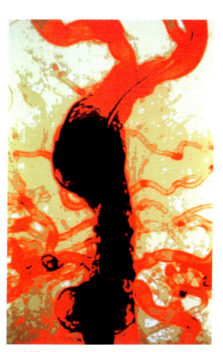

Mithilfe einer Kontrastmitteluntersuchung lässt sich die Aussackung der Gefäßwand sichtbar machen.

Angina

Im weiteren Sinne versteht man unter Angina Erkrankungen, die mit einem Gefühl der Enge oder Beklemmung verbunden sind.
Im allgemeinen Sprachgebrauch werden alle Entzündungen im Rachen als Angina bezeichnet, also auch die Mandelentzündung (S. 393) und die Seitenstrangangina (S. 445). Im engeren Sinne versteht man unter einer Angina in erster Linie die Rachenentzündung (**Pharyngitis**), die oft im Zusammenhang mit einer Erkältungskrankheit (S. 332) entsteht und in der Regel durch Viren verursacht wird. Bei einem Blick in den Hals ist die hintere Rachenwand erkennbar gerötet und etwas geschwollen. Durch diese entzündete Rachenschleimhaut treten Halsschmerzen, besonders beim Schlucken, auf. Auch Kloßgefühl im Hals und Reizhusten sind möglich, Fieber ist selten. Neben der akuten Form der Rachenentzündung durch Infektion tritt auch eine chronische Form auf, die durch

Angina pectoris

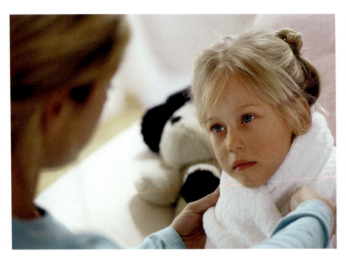

Warme Halswickel lindern Halsschmerzen und Heiserkeit. Bei sehr starken Schluckbeschwerden und Schmerzen kommen abschwellende und entzündungshemmende kalte Wickel zum Einsatz.

die Einwirkung von reizenden Stoffen über einen längeren Zeitraum verursacht wird. Dazu zählen vor allem Nikotin, Alkohol, Staub, Reizgase und andere chemische Stoffe.

Die Behandlung richtet sich nach der Schwere der Pharyngitis und der Ursache. Bei der durch Viren verursachten Halsentzündung im Rahmen einer Erkältung können nur die Beschwerden gelindert werden. Geeignet sind entzündungshemmende Lösungen zum Gurgeln, Kamillen- oder Salbeitee, Lutschtabletten in Form von Salzpastillen (Emser Salz), warme oder kalte Halswickel sowie das Trinken warmer Flüssigkeiten wie warme Milch mit Honig. Bei Fieber können fiebersenkende Medikamente verabreicht werden. Sind Bakterien als Ursache für die Halsentzündung nachgewiesen, kann je nach Schwere mit einem Antibiotikum behandelt werden.

Angina pectoris

Die Brustenge entsteht durch eine Minderdurchblutung der Herzkranzgefäße; ziehen sie sich krampfartig zusammen, kommt es zum Sauerstoffmangel im Herzmuskel. Angina pectoris tritt häufig bei Menschen mit Koronarer Herzerkrankung (S. 375) auf und ist generell als Alarmzeichen für einen Herzinfarkt (S. 357) anzusehen. Ausgelöst wird sie durch Aufregung, aber auch durch körperliche Anstrengung oder Kälte. Die typischen Anzeichen sind ein Beklemmungsgefühl, Atemnot sowie bohrende und dumpfe Schmerzen in der Herzgegend, die in die linke Schulter, den linken Arm und möglicherweise bis in die Fingerspitzen, aber auch in die rechte Schulter ausstrahlen. Oft kommt es außerdem zu Oberbauchbeschwerden und Übelkeit. Bei solchen Beschwerden muss umgehend ein Arzt aufgesucht werden, um einen möglicherweise drohenden Herzinfarkt rechtzeitig zu erkennen und schnell behandeln zu können.

Angina pectoris kann im Rahmen eines Belastungs-EKG (Ergometer-Untersuchung) festgestellt werden. Medikamente wie Nitroglyzerin wirken gefäßerweiternd und sorgen im Notfall für eine schnelle Schmerzbefreiung; Betablocker verlangsamen die Herzfrequenz und verhindern, dass sich die Blutgefäße zusammenziehen.

Angststörung

Angst ist ein grundlegendes Gefühl des Menschen. Sie warnt vor Gefahr und Bedrohung und hat somit eine wichtige Schutzfunktion.

Von einer Störung oder Angsterkrankung hingegen spricht man, wenn dieses Gefühl auch in eigentlich ungefährlichen Situationen auftritt. Der Betroffene versucht, die für ihn angstauslösenden Situationen zu meiden. Dadurch verselbstständigt sich die Angst, und sie tritt schließlich völlig unerklärlich auf. Diese so genannte frei flottierende Angst bzw. **generalisierte Angststörung** ist besonders unangenehm, weil man ihr nicht entkommen kann und sie das Leben zunehmend einengt.

Im Gegensatz zur generalisierten Angststörung findet man bei Phobien (S. 421) einen klar erkennbaren Auslöser (z.B. Spinnen, große Hunde), der sorgfältig gemieden wird. Tritt Angst anfallartig und plötzlich auf, so spricht man von **Panikattacken** (Panikstörung, S. 419).

Angststörungen bilden einen großen Teil der psychischen Erkrankungen. Durchschnittlich zwei von hundert Personen erkranken im Lauf ihres Lebens an einer Panikstörung, Frauen mehr als doppelt so oft wie Männer. Am häufigsten tritt eine generalisierte Angststörung auf – und diese bei Frauen und Männern mit einer etwa gleichen Häufigkeit.

Angst steht dem Betroffenen oft buchstäblich ins Gesicht geschrieben; es

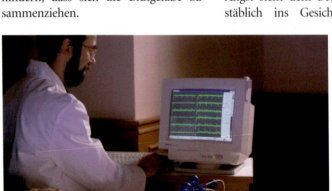

Bei einem Elektrokardiogramm (EKG) lassen sich die elektrischen Impulse aufzeichnen, die den Herzschlag steuern. Die EKG-Kurve gibt beispielsweise Auskunft über Herzrhythmus und Schlagfrequenz.

kommt zu Herzklopfen, Schwitzen, trockenem Mund, Schwindelgefühl und beschleunigter Atmung.
Oft werden psychische Ursachen für scheinbar unmotivierte Ängste verantwortlich gemacht. Da aber auch körperliche Ursachen wie Herz- und Lungenerkrankungen, Störungen des Stoffwechsels (z.B. Überfunktion der Schilddrüse, Unterzuckerung) oder hormonelle Probleme zugrunde liegen können, ist unbedingt eine ärztliche Diagnose notwendig. Ergeben sich durch Blutuntersuchungen, EKG und EEG (Ableitung der Hirnströme) keine Hinweise auf eine körperliche Ursache, kann eine Psychotherapie entscheidend zur Verbesserung der Beschwerden beitragen. Der Betroffene lernt, aufkommende Angstgefühle unter therapeutischer Begleitung nicht mehr zu vermeiden, sondern auszuhalten. Es tritt eine Gewöhnung ein, sodass Häufigkeit und Schwere der Angstzustände abnehmen.
Vorübergehend kann auch der Einsatz von angstlösenden Medikamenten erforderlich sein (Benzodiazepine, Tranquilizer), die zwar kurzfristig helfen, bei längerfristiger Einnahme jedoch zu Gewöhnung und Abhängigkeit führen können.

Aphthen

Die schmerzhaften Defekte (Erosionen) der Mundschleimhaut sind linsengroß, rund oder oval und haben einen roten Rand sowie einen gelblichen Belag, der fest haftet. Aphthen heilen meist nach 1 bis 2 Wochen wieder ab. Bei manchen Menschen können sie allerdings immer wieder auftreten; eine familiäre Veranlagung wird beobachtet. Sie treten oft als Begleiterscheinung anderer Erkrankungen auf, z.B. bei chronischer Gastritis und Magengeschwüren oder im Rahmen von Viruserkrankungen wie Herpes (S. 356) und Keuchhusten (S. 372). Ebenso können sie durch den Genuss scharfer Speisen oder die Verwendung zu scharfer Zahnputzmittel verursacht werden. Der Heilungsprozess wird durch entzündungshemmende und wundheilende Mundspülungen unterstützt. In schwereren Fällen kann der Hautarzt auch eine kortisonhaltige Salbe, die fest auf der Wunde haftet, verschreiben.

Arteriosklerose

Bei der **Arterienverkalkung** liegt eine Verhärtung und Verdickung der Gefäßwände und in der Folge eine zunehmende Einengung der Blutgefäße vor. Die Veränderungen beginnen mit der Ablagerung von Fett an den Gefäßwänden. In diesen Bereichen stirbt das Gewebe ab, und es bildet sich eine Narbe (Sklerose). Hier kann sich Kalk ablagern. Die Veränderungen nehmen an Größe zu und engen das Gefäß immer mehr ein. Dadurch wird die Blutversorgung gestört, und die hinter dieser Engstelle liegenden Bereiche werden nicht mehr ausreichend mit Sauerstoff versorgt. Typischerweise treten daher die ersten Beschwerden nach Belastung auf, wenn der Organismus mehr Sauerstoff als in Ruhe benötigt.
Die Entstehung einer Arteriosklerose wird durch bestimmte Risikofaktoren gefördert: Neben einer familiär vererbten Veranlagung zählen Rauchen, zu hohe Blutfettwerte, Bluthochdruck (S. 314), Stoffwechselkrankheiten wie Diabetes (S. 324), aber auch Stress, Bewegungsmangel, eine Erhöhung der Harnsäure im Blut sowie Übergewicht (Adipositas, S. 296) dazu.

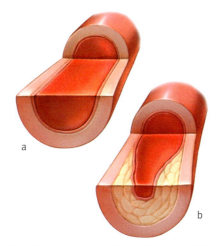

Durch eine gesunde Arterie kann das Blut ungehindert strömen (a). Eine verkalkte Arterie wird durch die Ablagerungen enger und der Blutfluss behindert (b).

Eine Arteriosklerose kann, abhängig vom Ort der Gefäßeinengung, lange Zeit unbemerkt verlaufen. Ist das Herz betroffen, tritt eine Angina pectoris (S. 304) auf. Bei einer Verengung der Becken- oder Beingefäße kommt es beim Gehen zu starken Schmerzen in den Beinen, die sich in Ruhe wieder bessern (Schaufensterkrankheit, S. 437). Die größte Gefahr ist, dass sich ein Herz- oder Hirngefäß ganz verschließt und es zum Herzinfarkt (S. 357) oder zum Schlaganfall (S. 441) kommt. Bei Verdacht auf eine Arteriosklerose lassen sich die Gefäße mithilfe einer Ultraschall- oder Kontrastmitteluntersuchung darstellen.
Eine Arteriosklerose kann sich wieder zurückbilden. Deshalb ist die wichtigste Maßnahme zur Behandlung und zur Vorbeugung einer Arteriosklerose der Abbau von Risikofaktoren: Das Rauchen sollte aufgegeben werden, die Ernährung möglichst fettarm sein. Wichtig sind Gewichtsnormalisierung und regelmäßige körperliche Bewegung. Bei Stress können Entspannungsübungen wie Autogenes Training oder Yoga erlernt werden. Bluthochdruck (S. 314) oder Diabetes (S. 324) sollten medikamentös behandelt und regelmäßig kontrolliert werden.
Auch die Blutfettwerte müssen immer wieder überprüft werden. Wird durch entsprechende Ernährung, Gewichtsabnahme und Sport keine Normalisierung erreicht, müssen eventuell blutfettsenkende Medikamente eingenommen werden. Wenn alle diese Maßnahmen nichts bewirken, kann bei örtlich begrenzter Arterienverkalkung eine verengte Arterie operativ gedehnt und so wieder durchgängig gemacht werden; ein betroffener Gefäßabschnitt kann auch ganz entfernt und durch eine Gefäßprothese ersetzt werden.

Arthritis

Eine Gelenkentzündung kann isoliert an einem oder an mehreren Gelenken gleichzeitig auftreten, im zweiten Fall spricht man von Polyarthritis. Die Ursachen von Gelenkentzündungen sind vielfältig: Es kann sich um eine Reaktion auf

Arthrose

bakterielle, chemische oder mechanische Reize handeln, oder es liegen entzündlich-rheumatische Geschehen zugrunde wie bei der chronischen Polyarthritis (S. 424). Die Arthritis tritt häufig als Folgeerscheinung von Virusinfektionen wie Herpes (S. 356), Mumps (S. 403), Röteln (S. 434), Hepatitis (S. 355) oder von Stoffwechselerkrankungen wie z.B. Diabetes (S. 324) oder Gicht (S. 349) auf.

Bei einer durch Bakterien hervorgerufenen Gelenkentzündung gelangen die Erreger durch eine Verletzung, eine Injektion oder durch ein Einschwemmen über die Blutbahn in das Gelenk. Auch eine Ausbreitung von Erregern aus einer benachbarten Wunde oder einem Abszess ist möglich. Die am häufigsten vorkommenden Erreger sind Bakterien wie Staphylokokken, Streptokokken, Enterobakterien und Gonokokken.

Eine Gelenkentzündung äußert sich durch bewegungs- und berührungsabhängige Schmerzen sowie durch eine Rötung, Überwärmung und Schwellung des Gelenks. Diese Symptome können entweder plötzlich und massiv auftreten oder sich schleichend und weniger heftig entwickeln.

Die Diagnose wird durch eine Blutprobe gesichert: Hinweise auf eine Infektion sind erhöhte Werte der so genannten Entzündungsparameter im Blut. Außerdem kann das Gelenk punktiert und die so gewonnene Gelenkflüssigkeit auf Keime untersucht werden. Röntgenaufnahmen des betroffenen Gelenks und in besonderen Fällen auch eine so genannte Knochenszintigraphie können ebenfalls aufschlussreiche Ergebnisse bringen. Bei einer nachgewiesenen bakteriellen Entzündung des Gelenks wird nach einer genauen Keimbestimmung ein entsprechend wirksames Antibiotikum verabreicht. Eine Schonung des Gelenks sowie Hochlagerung und Kühlung unterstützen die Heilung.

Die entzündliche Polyarthritis (S. 424) nimmt dagegen immer einen chronischen Verlauf, der zu weitgehender Bewegungseinschränkung führt, wenn die Entzündungsherde nicht ausreichend behandelt werden.

Arthrose

Der chronische Verschleiß der Gelenke ist durch den Verlust von Gelenkknorpel und einer dadurch entstehenden Schädigung des gesamten Gelenks gekennzeichnet. Durch die fehlende stoßdämpfende Wirkung des Gelenkknorpels reiben die darunter liegenden Knochen bei Bewegungen direkt aneinander. Schmerzen und Abnutzungserscheinungen der Knochen sind die Folge. Die Ursachen für diese Veränderungen sind neben dem normalen altersbedingten Abbau des Knorpels Entzündungen im Gelenk, chronische Überlastungen, Gelenkfehlstellungen und erbliche Faktoren. Übergewicht und mangelnde Bewegung begünstigen die Entstehung von Arthrosen. In erster Linie sind Knie, Hüfte, Wirbelsäule, das Sprunggelenk im Fuß sowie die Finger der Arbeitshand von einer Arthrose betroffen. Treten die Verschleißerscheinungen an mehreren Gelenken gleichzeitig auf, spricht man von einer Polyarthrose. Frühzeitige Abnutzungserscheinungen an den kleinen Wirbelgelenken der Wirbelsäule werden als Spondylarthrose bezeichnet.

Wichtigstes Symptom einer Arthrose ist der Schmerz. Er entsteht bei Belastung des Gelenks und lässt in Ruhe wieder nach. Eine Beanspruchung des betroffenen Gelenks kann besonders nach einer längeren Ruhephase, z.B. morgens beim Aufstehen, so genannte Anlaufschmerzen auslösen, die sich durch Bewegung sogar wieder etwas bessern können. Wird das Gelenk wegen der Schmerzen über einen längeren Zeitraum geschont, kommt es zu Muskelverkürzungen und dadurch zu Bewegungseinschränkungen. Im Kniegelenk können gelegentlich Gelenkergüsse (S. 345) auftreten.

Die Diagnose einer Arthrose kann anhand der Symptome und eines Röntgenbildes im Allgemeinen leicht gestellt werden. Abzugrenzen ist die Arthrose allerdings von rheumatisch bedingten Gelenkschmerzen wie der chronischen Polyarthritis (S. 424), die ähnliche Beschwerden verursacht.

Eine Behandlung der Ursachen einer Arthrose gibt es bislang nicht. Ziele der Behandlung sind Entzündungshemmung, Schmerzlinderung und Funktionsverbesserung. Krankengymnastik und physikalische Behandlungen werden verordnet, um das Fortschreiten der Arthrose aufzuhalten. Die Beschwerden können durch gelenkschonendes Verhalten und viel Bewegung ohne Belastung lange Zeit auf ein erträgliches Maß reduziert werden. Bei starken Schmerzen werden schmerzlindernde Medikamente eingesetzt, vor allem nichtsteroidale Antirheumatika mit dem Wirkstoff Diclofenac, die auch die Entzündung hemmen und gegen Gelenkschwellungen wirksam sind. Durch die Schmerztherapie werden eine norma-

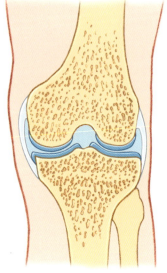 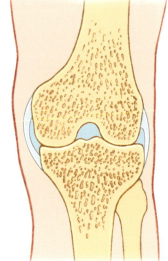

Bei einem gesunden Knie (links) ist die Knorpelschicht (blau) gleichmäßig stark. Beim von Arthrose betroffenen Knie (rechts) hat sich der Knorpel vollständig zurückgebildet, und die Knochen reiben direkt aufeinander.

le Bewegung und die krankengymnastische Übungsbehandlung des Gelenks ermöglicht, was wiederum dem Fortschreiten der Arthrose entgegenwirkt. Gut wirksam sind oft auch Kortisoninjektionen in das betroffene Gelenk.
Bei einer relativ neuen und erwiesenermaßen sehr erfolgreich eingesetzten Behandlung wird Hyaluronsäure, eine Art künstliche Gelenkschmiere, in das Gelenk gespritzt. Der zunehmende Verschleiß kann auf diese Weise jedoch bestenfalls verzögert, aber nicht vollständig verhindert werden.
Sind alle konservativen Therapiemaßnahmen ausgeschöpft, ist vor allem im Fall von Knie- oder Hüftgelenksarthrose (S. 306 und 364) ein künstlicher Gelenkersatz in Erwägung zu ziehen.

Asthma

Immer mehr Menschen erkranken an Asthma, genauer an **Asthma bronchiale**. In Deutschland sind schon etwa 10 % der Erwachsenen von dieser Krankheit betroffen, bei Kindern und Jugendlichen liegt der Anteil sogar bei etwa 12 %. Asthma ist damit eine der häufigsten chronischen Erkrankungen in Deutschland. Meist ist die Ursache eine allergische Reaktion auf Umweltreize wie Hausstaub, Tierhaare, Pollen, Schimmelpilzsporen und vieles andere. Diese Form der Erkrankung wird auch als **allergisches**

Verhalten bei einem Asthmaanfall
▸ Den Oberkörper kann man entlasten, indem man sich stehend mit den Armen auf einer Tischplatte abstützt – das erleichtert die Atmung.
▸ Die verordneten Notfallmedikamente, in der Regel ein Asthmaspray, bringen meistens schnelle Besserung.
▸ Versuchen, sich selbst zu beruhigen und zu entspannen, z.B. mit Autogenem Training.
▸ Für frische, aber nicht zu kalte Luft sorgen.
▸ In sehr schweren Fällen oder falls keine Besserung eintritt, den Notarzt rufen.

Asthma bezeichnet und tritt besonders im Kindes- und Jugendalter auf. Mit zunehmendem Alter sind Virusinfekte oder Luftschadstoffe häufigere Auslöser für Asthma-Erkrankungen.
Asthma bronchiale ist eine nichtinfektiöse Entzündung der Lunge, die zu anfallsartiger Atemnot führt. Diese Luftnot wird durch die krampfartige Verengung der Atemwege (Bronchien) ausgelöst. Bei einem Asthmaanfall schwillt die Schleimhaut in den Bronchien an, die Muskeln in ihren Wänden ziehen sich zusätzlich zusammen und verengen dadurch die Bronchien noch mehr. Als zusätzliche Reaktion tritt eine Eindickung des Bronchialsekrets auf: Der zäh gewordene Schleim verstopft die Atemwege und trägt zusätzlich zur Atemnot bei. Ein Asthmaanfall wird von Husten und Schweißausbrüchen begleitet. Bei einem schweren Anfall tritt Erstickungsangst auf, in diesem Fall ist unbedingt der Notarzt zu rufen.
Für eine erfolgreiche Behandlung muss zuerst der Auslöser für das Asthma gefunden werden. Dies kann durch Beobachtung (Führen eines Asthma-Tagebuches) oder durch Allergietests erfolgen. Meist ist eine dauerhafte, regelmäßige Medikamenteneinnahme notwendig, um Asthmaanfälle grundsätzlich zu vermeiden. Hierzu gehören bronchienerweiternde oder entzündungshemmende Medikamente und Antiallergika. Asthmatiker sollten für den akuten Asthmaanfall immer ein Asthmaspray mit sich führen, das ein schnell wirkendes Medikament zur Erweiterung der Bronchien enthält. Weitere hilfreiche Maßnahmen zur Vorbeugung sind
▸ das Erlernen von Atemgymnastik
▸ das Vermeiden von Luftschadstoffen (z.B. durch Rauchen!)
▸ Urlaub und Kuren in günstigen Klimazonen, z.B. am Meer oder im Hochgebirge
▸ regelmäßige körperliche Aktivitäten wie Fahrradfahren, Schwimmen, Wandern, Walking
▸ Entspannungsübungen wie Autogenes Training oder Yoga.

Astigmatismus

Wird ein Punkt nicht mehr als Punkt, sondern als Strich oder Stab gesehen, spricht man von **Stabsichtigkeit** oder Astigmatismus. Ursache ist eine Hornhautverkrümmung, die sich zusätzlich durch herabgesetzte Sehschärfe, Blendungsempfindlichkeit und Kopfschmerzen bemerkbar machen kann. Sie ist meist vererbt, tritt aber auch nach Verletzungen und Staroperationen und im Zusammenhang mit Kurz- oder Weitsichtigkeit auf. Astigmatismus kann durch

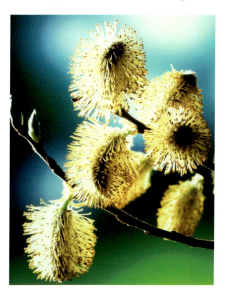

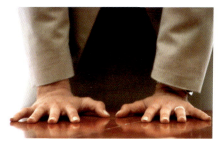

Bei einem Asthmaanfall hilft es, sich stehend und leicht vornübergebeugt auf einer Tischplatte abzustützen.

Allergieauslösende Pollen fliegen besonders bei trockenem, warmem und windigem Wetter durch die Luft.

307

Aufmerksamkeits-Defizit-Syndrom (ADS)

speziell geschliffene Brillengläser ausgeglichen werden. Eine einmalige Behandlung mit Laserstrahlen ist mittlerweile ebenfalls möglich.

Aufmerksamkeits-Defizit-Syndrom (ADS)

Die auch **Hyperkinetisches Syndrom** genannte Verhaltensstörung tritt am häufigsten bei 6- bis 12-jährigen Jungen auf, sehr viel seltener bei Mädchen. Die betroffenen Kinder haben im Vergleich zu ihren Altersgenossen eine verkürzte Aufmerksamkeitsspanne, sie sind leicht ablenkbar und unkonzentriert. Sie sind meist überaktiv, nervös und ständig in Bewegung, bisweilen wirken sie auch verträumt. Sie handeln unkontrolliert und impulsiv, ohne sich Gedanken über die Konsequenzen ihres Tuns zu machen, werden schnell wütend oder aggressiv und leiden unter ausgeprägten Stimmungsschwankungen. Die Kommunikation mit Bezugspersonen, vor allem in der Schule, ist oft gestört, die schulische Leistung infolgedessen beeinträchtigt (so genannte Teilleistungsschwäche). Auch andere Sozialkontakte, insbesondere Freundschaft mit Gleichaltrigen, sind schwierig herzustellen oder nur von kurzer Dauer. Die Eltern sind großer Belastung ausgesetzt, müssen sich für das Verhalten ihrer Kinder entschuldigen, die Erziehung wird häufig zum Kampf.

Zu beobachten ist heute allerdings eine besondere Häufung der Diagnose ADS, wobei nicht immer klar ist, ob es sich dabei wirklich um eine Störung mit Krankheitswert oder aber nur um ein besonders aktives, aber immer noch im Rahmen einer normalen, gesunden Bandbreite sich entwickelndes Kind handelt.

Die genauen Ursachen dieser Störung sind bisher nicht bekannt. Gesichert ist, dass in bestimmten Gehirnbereichen ein Mangel an so genannten Botenstoffen (vor allem Dopamin) besteht. Zusatzstoffe in der Nahrung (z.B. Phosphat) scheinen die Störung zu begünstigen, manchmal liegt gleichzeitig eine Nahrungsmittelallergie vor.

Je nach Ursache und Schwere stehen bei

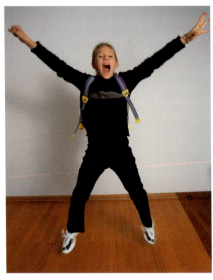

Nicht jedes lebhafte Kind leidet gleich an ADS. Sogar zu wenig Schlaf kann ähnliche Symptome verursachen.

der Behandlung die psychosoziale Betreuung sowie verhaltenstherapeutische und heilpädagogische Maßnahmen im Vordergrund, sodass das Kind lernt, seine Impulse zu kontrollieren. Eine Besserung kann durch eine langfristige medikamentöse Therapie mit so genannten Stimulanzien erzielt werden, die das Gleichgewicht der Botenstoffe im Gehirn wieder herstellen. Eine solche Behandlung ist allerdings nicht unumstritten und sollte nur von ausgewiesenen Fachleuten (erfahrenen Kinder- und Jugendpsychiatern) durchgeführt und begleitet werden, da sie zu Abhängigkeit führen kann.

Im Erwachsenenalter klingt die Störung in den meisten Fällen ab; manche der Betroffenen haben jedoch auch später noch Schwierigkeiten im psychischen oder sozialen Bereich.

Autismus

Im Verlauf der Persönlichkeitsentwicklung lernt der Mensch, enge und langfristige Beziehungen zu seinen Mitmenschen aufzubauen und sich mit anderen über seine innersten Gefühle auszutauschen. Bei einer kleinen Zahl von Kindern, vor allem bei Jungen, zeigt sich bereits in der frühen Entwicklung (etwa um das dritte Lebensjahr), dass sie auch zu den engsten Bezugspersonen kein inniges Verhältnis aufbauen können. Sie ziehen sich zurück, sind selbstbezogen (der Begriff Autismus kommt vom griechischen Wort autos = selbst), sie spielen nicht wie ihre Altersgenossen und reagieren auf ein Lächeln oder auf Liebkosung kühl und zurückhaltend oder sogar abwehrend. Oft bestehen die Betroffenen auf einer ganz bestimmten Ordnung und reagieren gereizt oder sogar aggressiv, wenn sie in ihren vertrauten Verhaltensmustern unterbrochen werden.

Die Ursachen für diese Entwicklungsstörung sind nicht bekannt, eine ursächlich wirksame Therapie steht nicht zur Verfügung. Verhaltenstherapeutische und heilpädagogische Maßnahmen orientieren sich immer an den individuellen Bedürfnissen des Betroffenen: Ganz gezielt werden möglichst früh fördernde Maßnahmen eingeleitet.

Bei schwerer Verhaltensauffälligkeit kann auch eine Behandlung mit Medikamenten wie Neuroleptika und Antidepressiva eine Besserung bringen. Auch mit Rücksicht auf die Bezugspersonen sollten schwere Angstzustände, Unruhe und aggressives Verhalten durch einen erfahrenen Therapeuten behandelt werden.

Autistisches Verhalten

Ein erwachsener Autist mit typischem Verhalten wird von Dustin Hoffman in dem Film „Rain Man" dargestellt. Er zeigt:
▶ immer wiederkehrende, teilweise sinnlos erscheinende Handlungen (Stereotypien)
▶ besondere Fähigkeiten auf ganz eng umgrenztem Gebiet wie z.B. Auswendiglernen von Zahlenkombinationen
▶ Angst und Unruhe, wenn die vertraute Umgebung verlassen wird und
▶ Schwierigkeiten beim normalen Gebrauch der Sprache
▶ die Intelligenz der Betroffenen muss nicht beeinträchtigt sein.

Bänderzerrung Bänderriss

An allen Gelenken dienen Bänder der Verstärkung der Gelenkkapsel und damit der Stabilität des Gelenks. Bei Gewalteinwirkung auf das Gelenk durch Verdrehen oder Überdehnung können die Bänder gezerrt werden oder sogar reißen. Besonders häufig werden die Bänder im Fuß- oder Kniegelenk bei Belastung und gleichzeitiger Drehbewegung verletzt, z.B. beim Fußball- oder Tennisspielen oder beim Skifahren.

Reißt ein Band, ist oft ein schnalzendes oder krachendes Geräusch zu hören. Es entsteht ein Bluterguss, das Gelenk schwillt an und schmerzt bei Druck. Eine Belastung des Gelenks ist schmerzhaft und eingeschränkt oder sogar unmöglich. Der Arzt untersucht den Bandapparat auf Druckschmerzhaftigkeit und prüft, ob das Gelenk über das normale Maß hinaus bewegt werden kann. Meist kann die Diagnose schon anhand dieses Befundes gestellt werden. Um einen Bruch auszuschließen, werden Röntgenaufnahmen angefertigt. Die Behandlung richtet sich nach dem betroffenen Gelenk und der Schwere der Verletzung.

Sowohl bei der Bänderzerrung als auch beim Bänderriss besteht die Behandlung in erster Linie aus Hochlagerung, Kühlung und Ruhigstellung für einige Wochen mithilfe eines Kompressions- oder Stützverbandes bzw. einer speziellen Schiene (Orthese). Beim Bänderriss ist danach eine langsame funktionsgerechte Belastung unter physiotherapeutischer Anleitung erforderlich. Die volle Belastung und Funktionsfähigkeit des Gelenks ist nach 8 bis 12 Wochen wieder erreicht. Sind beim Bänderriss zusätzlich Verletzungen der Knochen aufgetreten oder ist das Gelenk sehr instabil, kann eine Operation erforderlich werden.

Bandscheibenvorfall

Die einzelnen Wirbelkörper der Wirbelsäule sind durch Knorpelscheiben, die Bandscheiben, voneinander getrennt. Durch die 24 übereinander liegenden Wirbel der Wirbelsäule verläuft der Wirbelkanal mit dem Rückenmark; aus jedem Wirbelsegment treten zwei Spinalnerven aus. Die Bandscheiben zwischen den einzelnen Wirbelkörpern bestehen aus einem elastischen Faserring und einem inneren Gallertkern. Die Bandscheiben sollen zum einen Erschütterungen und Stöße dämpfen, und zum anderen verhindern sie das Reiben der Wirbelkörper aufeinander. Die Bandscheiben sind einem Alterungsprozess und Verschleißerscheinungen durch z.B. ständige Fehlbelastungen unterworfen. Ihre Elastizität lässt nach, der Knorpelring kann porös und rissig werden. Beim Bandscheibenvorfall kann dann der innere Gallertkern den ihn umgebenden, rissig gewordenen Knorpelring durchbrechen oder Teile des Knorpelrings nach außen drücken. Dadurch wird Druck auf die aus dem Rückenmark austretenden Nerven oder sogar auf das Rückenmark selbst ausgeübt. Am häufigsten sind Bandscheibenvorfälle an der Lendenwirbelsäule, wo verstärkt mechanische Belastungen auftreten. Seltener treten Bandscheibenvorfälle an der Hals- oder Brustwirbelsäule auf. Betroffen ist in erster Linie die Altersgruppe der 40- bis 50-Jährigen sowie Menschen, die beruflich bedingt viel sitzen oder täglich schwere Lasten heben.

Der Bandscheibenvorfall verursacht Schmerzen im Bereich des Körpers, der von dem entsprechenden Nerv versorgt wird; sie treten sehr plötzlich auf und können unerträglich stark sein. Husten, Niesen und Pressen beim Stuhlgang können die Schmerzen verstärken. Bei einem Vorfall im Lenden-Kreuzbein-Bereich werden die Schmerzen im Kreuz durch Anheben des gestreckten Beines ausgelöst. Die Schmerzen strahlen in das Gesäß, das Bein und eventuell bis in den Fuß aus. Im schlimmsten Fall drückt die Bandscheibe im Lendenwirbelbereich direkt auf das Rückenmark bzw. auf mehrere im Spinalkanal verlaufende Nervenwurzeln, was zu einer kompletten Lähmung der Beine, zu Harnverhalt und Harninkontinenz führen kann. Letzteres stellt einen absoluten Notfall dar, der

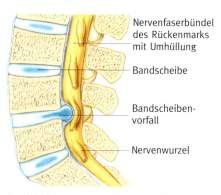

Am häufigsten treten Bandscheibenvorfälle im unteren Lendenwirbelbereich auf. Der Gallertkern der Bandscheibe rutscht zwischen den Wirbeln heraus und drückt auf die Nerven des Rückenmarks.

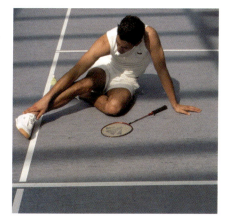

Eine Gelenkverletzung sollte sofort mindestens 30 Minuten gekühlt werden. Das verringert Schwellungen und Schmerzen.

Vorbeugung

- Beim Heben schwerer Gegenstände sollte man in die Hocke gehen und darauf achten, sich mit einem geraden Rücken wieder aufzurichten.
- Bei längerem Sitzen am Schreibtisch oder im Auto müssen regelmäßig Pausen für Bewegungs- und Lockerungsübungen eingelegt werden.
- Beim Tragen von größeren Lasten (z.B. Einkaufstüten) sollte das Gewicht gleichmäßig verteilt werden.
- Training der Rücken- und Bauchmuskulatur beugt generell Wirbelsäulenbeschwerden vor.

Basaliom

noch am selben Tag operativ behandelt werden muss. Bei einem Bandscheibenvorfall im Bereich der Halswirbelsäule verursacht die Beugung, Streckung oder das Drehen des Nackens Schmerzen, die in den Arm ausstrahlen können.

Im Versorgungsgebiet der betroffenen Nerven können Taubheitsgefühle und Kribbeln, Lähmungserscheinungen und eine Abschwächung oder der Ausfall bestimmter Reflexe auftreten.

Die Feststellung, ob Rückenschmerzen und Beschwerden von einem Bandscheibenvorfall ausgehen, erfolgt durch eine genaue körperliche Untersuchung sowie spezielle Röntgenverfahren wie der Computertomographie (CT) und der Magnetresonanztomographie (MRT). Die Behandlung des Bandscheibenvorfalls besteht in den meisten Fällen aus Schmerzlinderung durch Medikamente und Thermotherapie (Wärme- oder Kältebehandlung). Nach der entlastenden Ruhigstellung kann mit einer gezielten Krankengymnastik häufig schon eine Besserung der Beschwerden erzielt werden. Halten die Beschwerden und Schmerzen auch nach intensiver physiotherapeutischer Behandlung an und treten zusätzlich Lähmungserscheinungen und Muskelschwäche auf, ist meist eine Operation erforderlich, bei der das vorgefallene Bandscheibenmaterial chirurgisch entfernt wird.

Basaliom

Die auch als **Basalzellenkrebs** oder **Basalzellenkarzinom** bezeichnete Hautgeschwulst gehört zu den häufigen Hauttumoren. Sie bildet aber nur sehr selten Tochtergeschwülste (Metastasen), ganz im Gegensatz zu anderen Hauttumoren wie dem Melanom (S. 396) und dem Stachelzellkrebs (S. 449). Das Wachstum des Karzinoms geht von der so genannten Basalzellenschicht der Haut aus. Starke Sonneneinstrahlung ist der Hauptrisikofaktor für die Entstehung eines Basalioms. Es entwickelt sich deshalb vorwiegend im Gesicht bzw. auf Hautbereichen, die der Sonne stark ausgesetzt sind.

Der Basalzellenkrebs kommt meist bei älteren Menschen ab 50 Jahren vor, sind

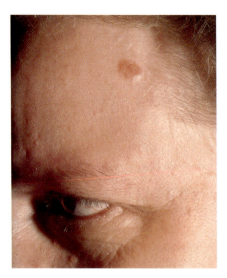

Oftmals entspricht die Färbung eines Basalioms annähernd der gesunden Haut, winzige rote Äderchen sind typisch.

jüngere Menschen betroffen, liegt in der Regel eine erbliche Veranlagung vor.

Das Aussehen eines Basalioms ist sehr unterschiedlich und hängt ab von der Art, wie der Tumor wächst (kompakt oder verästelt, oberflächlich oder tief), sowie vom Umfang der Hautzerstörung und der Farbstoffeinlagerung (Pigmentierung). Der Tumor kann kompakt knollig erscheinen, aber auch flach und geschwürartig. Bei ungünstigem Verlauf kommt es zu erheblichen Zerstörungen im Gesicht. Zur Behandlung wird das Tumorgewebe operativ entfernt; ist dies aufgrund seiner Lage nicht möglich, wird er einer Strahlentherapie unterzogen.

Basedow-Krankheit

Diese Form der Schilddrüsenerkrankung ist nach dem Merseburger Arzt Karl von Basedow benannt. Die von ihm erstmals im 19. Jahrhundert beschriebene charakteristische Kombination von Symptomen bezeichnet man heute als „Merseburger Trias": Kropfbildung, hervorstehende Augen und beschleunigter Puls. Neben diesen Anzeichen einer Schilddrüsenüberfunktion (S. 439) findet sich häufig eine teigige Schwellung und blaurote Verfärbung der Haut am Schienbein. Trockene, gerötete Augen können ein weiteres Anzeichen sein, bisweilen kommt es auch zu einer Schädigung der Hornhaut und zum Sehen von Doppelbildern. Betroffen sind vorwiegend Frauen im Alter zwischen 30 und 50 Jahren.

Diese Beschwerden werden durch eine so genannte Autoimmunerkrankung verursacht, bei der sich das körpereigene Abwehrsystem gegen bestimmte Gewebe der Schilddrüse richtet. Dadurch wird sie zu einer übermäßigen Bildung von Schilddrüsenhormonen angeregt. Die hervorstehenden Augen entstehen durch eine Reaktion des Immunsystems gegen Gewebe hinter dem Augapfel.

Die Diagnose erfolgt durch eine Blutuntersuchung, bei der die Konzentration der Schilddrüsenhormone gemessen wird. Zur genauen Diagnose sind eine Ultraschalluntersuchung oder eine Szintigraphie (siehe Kasten unten) der Schilddrüse sowie die Bestimmung von Antikörpern im Blut erforderlich.

Medikamente können die Produktion des Schilddrüsenhormons hemmen. Bei einer ausgeprägten Vergrößerung der Schilddrüse kommt eine operative Teilentfernung des Organs infrage. Sollte eine Operation nicht möglich sein oder

---

Szintigraphie

Mithilfe radioaktiver Stoffe in minimaler Dosierung können bei einer Szintigraphie Organfunktionen oder Krankheitsherde dargestellt werden: Eine Lösung mit schwach radioaktiven Substanzen wird in die Blutbahn gespritzt, die sich aufgrund spezieller Trägersubstanzen in dem gewünschten Zielorgan anreichert. Mit einer Spezialkamera kann dann die radioaktive Strahlung aufgenommen und sichtbar gemacht werden.

Auf diese Weise erhält man nicht nur Informationen über Größe und Lage des Organs, sondern auch über dessen Stoffwechselaktivität. Am bekanntesten ist die Schilddrüsenszintigraphie zur Unterscheidung von aktivem und nichtaktivem Schilddrüsengewebe.

tritt nach der chirurgischen Behandlung erneut ein starkes Wachstum der Schilddrüse auf, kann die Behandlung mit schwach radioaktivem Jod die Beschwerden lindern. Bei etwa einem Drittel der Betroffenen klingt die Erkrankung nach einiger Zeit von selbst wieder ab.

Bauchhöhlen- und Eileiterschwangerschaft

Bei der relativ seltenen Bauchhöhlen- oder Eileiterschwangerschaft (**Extrauteringravidität**) nistet sich das befruchtete Ei im Eileiter oder in der freien Bauchhöhle ein. Sie kann auf Engstellen und Narben im Eileiter, z.B. als Folge von Infektionen, zurückzuführen sein, aber auch auf das Tragen einer so genannten Spirale zur Empfängnisverhütung, die die Beweglichkeit der Eileiter hemmt, sodass das befruchtete Ei nicht bis in die Gebärmutter transportiert wird.

Auch bei einer Bauchhöhlenschwangerschaft treten alle typischen Zeichen einer Schwangerschaft auf, wie das Ausbleiben der Menstruationsblutung, und auch ein Schwangerschaftstest ist eindeutig positiv. Erstes Warnzeichen und erster Hinweis auf eine Extrauterinschwangerschaft sind Schmierblutungen rund 6 bis 8 Wochen nach der letzten Periode, die oft von krampfartigen Unterbauchschmerzen begleitet werden. Wächst der Embryo weiter, besteht die Gefahr, dass der Eileiter reißt. Schmerzen in der Bauchdecke, Schwindelgefühl und Schwäche weisen auf die beginnende Notsituation hin.

Bei entsprechenden Symptomen ist unverzüglich der Frauenarzt oder eine Klinik aufzusuchen, da es zu lebensbedrohlichen inneren Blutungen kommen kann. Eine Bauchhöhlen- oder eine Eileiterschwangerschaft kann nicht ausgetragen werden und muss immer mithilfe von Medikamenten oder durch eine Operation, bei der in der Regel auch gleich die Durchgängigkeit des Eileiters wieder hergestellt wird, beendet werden.

Auch nach einer Eileiter- oder einer Bauchhöhlenschwangerschaft ist jederzeit wieder eine reguläre Schwangerschaft möglich.

Bauchspeicheldrüsenentzündung

Bei der Entzündung der Bauchspeicheldrüse (**Pankreatitis**) werden körpereigene Stoffe frei gesetzt (Enzyme), die dazu führen, dass die Bauchspeicheldrüse beginnt, sich selbst zu verdauen. Dies führt zu einer Einschränkung oder zum vollständigen Verlust der Bauchspeicheldrüsenfunktion. Die häufigsten Ursachen sind chronischer Alkoholmissbrauch oder Gallenerkrankungen.

Die akute Form der Pankreatitis beginnt plötzlich mit sehr starken, gürtelförmigen Oberbauchschmerzen, die in den Rücken ausstrahlen. Es besteht Übelkeit und Erbrechen, eventuell auch eine ausgeprägte Gesichtsrötung. Bewusstlosigkeit ist ebenfalls möglich.

Neben der akuten Form tritt die chronische Bauchspeicheldrüsenentzündung auf, bei der es wiederholt zu Schmerzattacken im Oberbauch kommt, vor allem nach Alkoholgenuss oder besonders fettreichen Mahlzeiten. Gewichtsverlust und Verdauungsstörungen weisen auf die zunehmende Zerstörung des Organs hin.

Durch Bluttests, Ultraschalluntersuchungen, Röntgenaufnahmen und eventuell eine Computertomographie lässt sich die Erkrankung nachweisen. Zur Behandlung darf der Betroffene mehrere Tage lang keine Nahrung zu sich nehmen, er wird künstlich ernährt. Außerdem werden schmerzstillende Medikamente und möglicherweise Antibiotika gegeben. Je nach Verlauf und Schwere der Erkrankung kann auch eine Operation erforderlich werden.

Bauchspeicheldrüsenkrebs

Die bösartige Geschwulst in der Bauchspeicheldrüse (Pankreas) wird auch als **Pankreaskarzinom** bezeichnet. Die Ursachen für die Entstehung sind nicht bekannt. Meist tritt die Erkrankung zwischen dem 60. und 70. Lebensjahr auf. Männer sind etwas häufiger betroffen als Frauen. Der Bauchspeicheldrüsenkrebs verursacht zu Beginn meist keine Beschwerden. Später kommt es zu unspezifischen Störungen wie Oberbauchschmerzen, Druck im Oberbauch, Völlegefühl, Verdauungsstörungen oder Gewichtsverlust. Typische Beschwerden treten meist erst mit Fortschreiten der Krankheit auf. Dazu zählen Gelbsucht (S. 345), sehr massige, übel riechende Stühle, eine sich entwickelnde Zuckerkrankheit (Diabetes, S. 324) oder Thrombosen (S. 452), besonders in den Blutgefäßen der inneren Organe wie der Milz.

Zur Diagnose werden neben Bluttests eine Ultraschalluntersuchung der Bauchspeicheldrüse sowie eine endoskopische

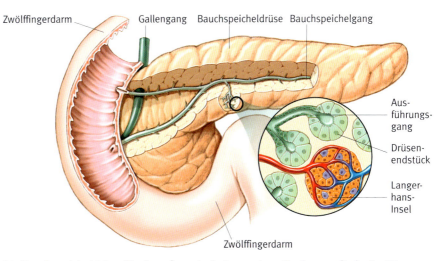

Die Bauchspeicheldrüse (Pankreas) produziert zum einen Pankreassaft, der im Dünndarm für den Verdauungsvorgang wichtig ist, zum anderen reguliert sie mithilfe des Hormons Insulin den Blutzuckerspiegel.

Bechterew-Krankheit

Untersuchung durchgeführt. Dabei muss, ähnlich wie bei der Magenspiegelung, ein Schlauch geschluckt werden, der bis zum Zwölffingerdarm geschoben wird. Durch diesen Schlauch wird Kontrastmittel in die Gallengänge und in die Bauchspeicheldrüsengänge gespritzt. Auf einer Röntgenaufnahme lassen sich dann Veränderungen der Gallenblase und der Bauchspeicheldrüse erkennen.

Da Bauchspeicheldrüsenkrebs meist erst sehr spät festgestellt wird, sind die Heilungschancen schlecht. Bei einer rechtzeitigen Diagnose und wenn sich noch keine Tochtergeschwülste (Metastasen) gebildet haben, kann eine umfangreiche Operation die Krebserkrankung heilen, bei der Bauchspeicheldrüse, Gallenblase, Zwölffingerdarm und Teile des Magens entfernt werden.

Bechterew-Krankheit

Von der Bechterew-Krankheit (**Spondylitis ankylosans**) sind die Wirbelsäule und die benachbarten großen Gelenke betroffen. Bei dieser Erkrankung aus dem so genannten rheumatischen Formenkreis kommt es zur Verknöcherung und Versteifung der Wirbelsäule sowie der Schulter- und Hüftgelenke.

Die Erkrankung befällt Männer etwa dreimal häufiger als Frauen und beginnt meist im Alter zwischen 20 und 40 Jahren. Die Bechterew-Erkrankung wird vererbt. Sie verläuft schubweise, zum Teil mit langen beschwerdefreien Zeiträumen. Die krankhaften Veränderungen beginnen meist im Kreuzbein-Darmbein-Gelenk, es kommt im Verlauf der Erkrankung zu einer zunehmenden Versteifung der Wirbelsäule mit der Ausbildung des typischen Rundrückens.

Charakteristisches Symptom ist der tief sitzende Kreuzschmerz, der meist in den frühen Morgenstunden auftritt. Er kann unterschiedlich stark sein und mit einem Steifegefühl im Bereich der Wirbelsäule einhergehen. Typischerweise bessern sich die Beschwerden durch Bewegung. Frühe Zeichen können auch Entzündungen der Regenbogenhaut des Auges und allgemeine Krankheitssymptome wie unge-

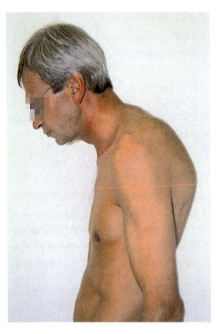

Typisch für einen Patienten mit fortgeschrittener Bechterew-Krankheit ist der erkennbare Knick in der Wirbelsäule.

wollter Gewichtsverlust, mäßiges Fieber und chronische Müdigkeit sein. Treten Rückenschmerzen besonders im Lenden- und Hüftgelenkbereich auf und liegen in der Verwandtschaft Bechterew-Erkrankungen vor, besteht eine hohe Wahrscheinlichkeit, dass ebenfalls eine Spondylitis ankylosans vorliegt. Der Nachweis erfolgt durch Blut- und durch Röntgenuntersuchungen.

Zur Behandlung muss intensiv, wenn möglich täglich Krankengymnastik durchgeführt werden, um die Versteifung der Gelenke möglichst lange hinauszuzögern. Während der akuten entzündlichen Krankheitsschübe werden entzündungshemmende nichtsteroidale Antirheumatika verordnet. Alle medizinischen Maßnahmen bewirken jedoch keine Heilung, sondern wirken sich lediglich lindernd und verzögernd auf das Krankheitsgeschehen aus.

Bindehautentzündung

Die Bindehaut ist eine durchsichtige Schleimhautschicht, die das Auge bedeckt. Die Entzündung der Bindehaut (**Konjunktivitis**) ist eine häufig vorkommende Augenerkrankung, die durch Infektionen, Allergien wie Heuschnupfen, eine Überempfindlichkeit gegen Umweltreize wie Staub, Rauch, Zugluft, grelles Sonnenlicht, Überanstrengung der Augen durch Bildschirmarbeit oder Fremdkörpereinwirkung ausgelöst wird.

Aufgrund des Entzündungsreizes wird das Auge stärker durchblutet, und es kommt zur typischen Rötung. Außerdem werden aus den Blutgefäßen Eiweißstoffe und weiße Blutkörperchen (Abwehrreaktion) abgesondert. Das führt zu Beschwerden wie Augenbrennen, Jucken, Fremdkörpergefühl sowie zu Schlieren auf dem Auge. Häufig sind darüber hinaus die Lider verklebt, besonders am Morgen.

Eine Bindehautentzündung ist normalerweise harmlos. Trotzdem sollte bei jeder ungewöhnlichen und länger anhaltenden Rötung des Auges der Augenarzt aufgesucht werden, um andere schwerwiegende Augenerkrankungen, die die Sehfähigkeit beeinträchtigen könnten, auszuschließen. Zur Behandlung einer Bindehautentzündung werden desinfizierende, antibakterielle Augentropfen eingesetzt.

> **Symptome ernst nehmen**
>
> Hinter den Symptomen einer Bindehautentzündung können sich auch schwerwiegende Erkrankungen des Auges verbergen wie z.B. Verletzungen der Hornhaut. Auch ein akuter Glaukomanfall (Grüner Star, S. 351) beginnt mit ähnlichen Symptomen. Wird dieser nicht rechtzeitig behandelt, kann das Sehvermögen dauerhaft geschädigt werden. Infektionen der Hornhaut, der Regenbogenhaut und tieferer Schichten des Auges zeigen ebenfalls vergleichbare Symptome. Deshalb sollte bei einer Rötung des Auges, besonders wenn gleichzeitig Sekret abgesondert wird, Schmerzen im Auge sowie eine Sehverschlechterung oder einseitige Pupillenveränderungen auftreten, immer sofort der Augenarzt aufgesucht werden.

Blasenentzündung

Die häufig auftretende Entzündung der Harnblase (**Zystitis**) wird durch Bakterien verursacht, die über die Harnröhre in die Blase aufsteigen.

Frauen leiden etwa 25-mal häufiger als Männer an einer Blasenentzündung, ganz besonders betroffen sind Frauen im Alter zwischen 20 und 50 Jahren. Durch die nur etwa 4 Zentimeter lange weibliche Harnröhre können Keime rasch aufsteigen und in die Harnblase eindringen. Weitere Faktoren können eine Blaseninfektion begünstigen, vor allem Östrogenmangel (z.B. in den Wechseljahren) oder eine geschwächte Abwehrlage z.B. bei Diabetes (S. 324). Auch intensive mechanische Reizung der Harnröhre und der Blase durch häufigen Geschlechtsverkehr schwächt die Abwehr und führt zur so genannten Flitterwochenzystitis. Außerdem können nichtpassende Diaphragmen oder die ausschließliche Verwendung von Schaumzäpfchen als Verhütungsmittel eine Blasenentzündung hervorrufen. Eine Blasen- oder Gebärmuttersenkung hat oftmals zur Folge, dass nach der Blasenentleerung noch Restharn in der Blase bleibt, von dem immer wieder Entzündungen ausgehen können.

Beim Mann kann es u.a. infolge einer Vergrößerung der Vorsteherdrüse (Prostatavergrößerung, S. 427) und der dadurch nicht vollständig entleerten Harnblase zu einer Blasenentzündung kommen.

Erster Hinweis auf eine Blasenentzündung ist ein ungewöhnlich häufiger Harndrang. Typisch für den Blaseninfekt ist, dass der Drang zum Wasserlassen sehr plötzlich und zwingend wird (so genannter imperativer Harndrang). Doch die Blase ist gar nicht voll, und es gehen nur wenige Tröpfchen Urin unter krampfartigen und brennenden Schmerzen ab. Der Urin ist häufig verändert, er kann blutig verfärbt, dunkelgelb oder trüb sein. Oftmals riecht er auch besonders streng.

Die Blasenentzündung lässt sich durch Selbsthilfemaßnahmen lindern, vor allem durch Steigerung der Trinkmenge (Kräuter-Blasentee aus der Apotheke) und durch lokale Wärmeanwendungen (Wärmflasche, Heizkissen). Bringen diese Maßnahmen nach 2 Tagen keine deutliche Besserung, ist unbedingt eine ärztliche Untersuchung erforderlich. Eine 1 bis 3 Tage andauernde Antibiotika-Stoßtherapie kann sinnvoll sein, um einer chronischen Infektion vorzubeugen. Frauen jenseits der Wechseljahre kann bei wiederholten Blaseninfektionen auch die Behandlung mit östrogenhaltigen Scheidenzäpfchen zu einer stabileren Abwehrlage verhelfen. Eine Immuntherapie für Frauen, die zu Blasen- und Harnwegsinfektionen neigen, die die Bildung von Antikörpern gegen die häufigsten Keime stimuliert, ist möglich.

Blasenkrebs

An einem bösartigen Tumor der Schleimhaut, mit der die Harnblase ausgekleidet ist, erkranken Männer deutlich häufiger als Frauen. Das Blasenkarzinom tritt in erster Linie zwischen dem 60. und dem 70. Lebensjahr auf und kann durch Nikotin oder giftige Stoffe, die über die Nieren ausgeschieden werden (z.B. Nitrosamine), verursacht werden. Auch eine andauernde Reizung der Harnblase durch Entzündungen oder Blasensteine kann Blasenkrebs verursachen.

Ein möglicher Hinweis auf ein Blasenkarzinom ist Blut im Urin. Später kommen Schmerzen beim Wasserlassen oder häufiger Harndrang hinzu. Im Rahmen einer Urinuntersuchung können Krebszellen nachgewiesen werden. Bei einer Blasenspiegelung wird ein dünner, beweglicher Schlauch durch die Harnröhre in die Harnblase eingeführt, wodurch der Arzt die Harnblase durch ein Sichtgerät von innen betrachten und kleine Gewebeproben entnehmen kann. Diese Gewebeproben werden auf Krebszellen untersucht.

Bei einem Blasenkarzinom ist eine schnelle Operation erforderlich. Das Karzinom muss vollständig entfernt werden. Bei kleinen Tumoren ist es möglich, die Blase zu erhalten, bei größeren Tumoren ist die teilweise oder vollständige operative Entfernung der Blase erforderlich. Zusätzlich kann eine Strahlen- oder Chemotherapie durchgeführt werden, um eventuell noch vorhandene Krebszellen zu zerstören. Nach Entfernung der Blase muss der Urin über einen künstlichen Ausgang abgeleitet werden. Während bei kleinen Blasenkarzinomen eine vollständige Heilung möglich ist, sind die Heilungschancen bei großen Tumoren geringer.

Blinddarmentzündung

Die Entzündung des so genannten Wurmfortsatzes (**Appendizitis**) tritt relativ häufig auf. Wird sie nicht rechtzeitig erkannt und behandelt, kann es zum Blinddarmdurchbruch kommen, und ein so genannter akuter Bauch oder akutes Abdomen (plötzlich heftige Bauchschmerzen, starke Blähungen, Erbrechen, hohes Fieber, stark angespannte Bauch-

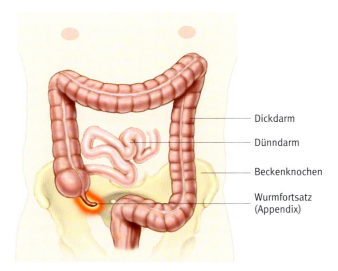

Der Blinddarm liegt zwar im unteren rechten Bauchbereich, bei einer Entzündung treten die Schmerzen aber in der Regel deutlich weiter oben auf.

- Dickdarm
- Dünndarm
- Beckenknochen
- Wurmfortsatz (Appendix)

Blutdruck, hoher

decke) tritt auf. Diese Komplikation ist lebensbedrohend – eine Blinddarmentzündung muss unverzüglich behandelt werden. Einzige Möglichkeit ist die Entfernung des Wurmfortsatzes im Rahmen einer Operation.

Meist beginnt die Erkrankung mit Übelkeit und Schmerzen im Oberbauch, die sich dann in den rechten Unterbauch verlagern. Eventuell werden Schmerzen beim Strecken des rechten Beins verspürt. Beim Fiebermessen ist die unter der Achsel gemessene Temperatur deutlich niedriger als die rektal gemessene (im Darmausgang).

Bei Kindern bestehen oft ausgeprägte Beschwerden, während die Blinddarmentzündung bei alten Menschen häufig sogar völlig beschwerdefrei verlaufen kann. Der Arzt stellt bei der Tastuntersuchung Schmerzen im Unterbauch fest, die sich beim Nachlassen des Drucks verstärken (so genannter Loslassschmerz). Mithilfe einer Blutuntersuchung und einer Ultraschalluntersuchung des Unterbauchs lässt sich die Diagnose meist stellen. Gelegentlich ist jedoch nicht ganz sicher, ob tatsächlich eine Blinddarmentzündung vorliegt. Da eine Operation relativ risikoarm ist, anderseits jedoch die Lebensgefahr durch einen möglichen Blinddarmdurchbruch hoch ist, wird in unklaren Fällen meist operiert und dann auch der nicht entzündete Wurmfortsatz entfernt.

Blutdruck, hoher

Der Bluthochdruck – auch **arterielle Hypertonie** genannt – ist eine häufige Erkrankung und verursacht zusammen mit anderen Herz-Kreislauf-Erkrankungen mehr Todesfälle als Krebserkrankungen. Eine Hypertonie liegt vor, wenn der systolische (obere) Wert bei mehreren Messungen über 140 mmHg oder der diastolische (untere) Wert über 90 mmHg beträgt. Ein Blutdruck von 150/90 mmHg gilt also als erhöht. Da Bluthochdruck zunächst kaum Beschwerden verursacht, wird er oft spät festgestellt. Eine frühzeitige Behandlung ist aber wichtig, weil die Hypertonie Organschäden und Folgeerkrankungen nach sich ziehen kann.

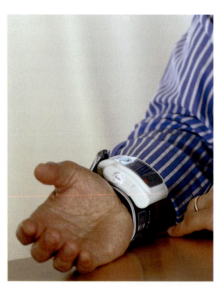

Moderne Blutdruckmessgeräte sind leicht zu handhaben; die regelmäßige Kontrolle kann gut selbst durchgeführt werden.

Entstehung

In über 90 % der Fälle kann keine organische Ursache für einen Bluthochdruck festgestellt werden; vermutet wird eine erbliche Veranlagung. Es gibt allerdings zahlreiche Faktoren, die den Bluthochdruck verstärken. Zu den Hauptrisikofaktoren gehört die Arteriosklerose (S. 305), bei der die Gefäßwände starr und brüchig werden. Auch Übergewicht fördert Bluthochdruck.

Da der Bluthochdruck selbst, aber auch die auslösenden Risikofaktoren zu starken Veränderungen der Blutgefäße führen, können zahlreiche Folgeschäden auftreten: Hierzu gehören z.B. ein Schlaganfall (S. 441), der durch das Platzen einer Gehirnarterie verursacht wird, sowie Schädigungen der Nieren und der Augen. Auch das Herz kann geschädigt werden (Herzschwäche, S. 360). Selten, besonders bei jüngeren Menschen, lassen sich andere Erkrankungen als Ursache für einen Bluthochdruck feststellen. Hierzu zählen u.a. eine Einengung der Nierenarterien (Nierenarterienstenose, S. 413) oder eine Überproduktion von blutdruckerhöhenden Hormonen, zu denen die Hormone der Nebennieren zählen. Auch seltene Gefäßkrankheiten, wie eine Einengung der Hauptschlagader, können einen Bluthochdruck verursachen.

Symptome

Erst bei sehr hohen Blutdruckwerten kann es zu Schwindel, Kopfschmerzen, Sehstörungen, Ohrensausen oder Nasenbluten kommen. Um Bluthochdruck rechtzeitig zu erkennen, sind daher regelmäßige Kontrollen des Blutdrucks sinnvoll. Da jedoch Stress, Aufregung oder Angst den Blutdruck auch bei Gesunden in die Höhe treiben, wird der Blutdruck in der Arztpraxis oft zu hoch gemessen. Bei Verdacht auf Bluthochdruck sind daher mehrere Messungen täglich oder eine 24-Stunden-Blutdruckmessung erforderlich. Andere Untersuchungen dienen dazu, Folgeschäden zu entdecken. Hierzu gehören eine Überprüfung des Augenhintergrundes, ein EKG und eventuell eine Ultraschalluntersuchung des Herzens sowie Laboruntersuchungen zur Überprüfung der Nierenfunktion und zur Messung von blutdruckerhöhenden Hormonen.

Eine konsequente Behandlung ist wichtig! Viele unterschiedliche Medikamente können den Blutdruck senken: Sie erweitern entweder die Gefäße, erhöhen die Herzkraft oder beeinflussen die hormonelle Steuerung des Blutdrucks. Welches Medikament sich am besten eignet, ist

> **Vorbeugung**
>
> Da alle Risikofaktoren, die zur Entstehung von Bluthochdruck führen, gleichzeitig auch mit für die Folgeerkrankungen verantwortlich sind, müssen die Lebensgewohnheiten umgestellt werden: Wichtigste Maßnahme ist eine Normalisierung des Gewichts. Eine gesunde, fettarme Ernährung, das Meiden von Alkohol und Nikotin sowie körperliche Aktivität unterstützen die Blutdrucknormalisierung. Zu empfehlen sind alle nicht belastenden Ausdauersportarten, wie Radfahren, Schwimmen, Joggen, Kanufahren oder Bergwandern. Gemieden werden müssen starke einseitige Belastungen, wie sie z.B. beim Krafttraining oder beim Heben schwerer Lasten auftreten.

von vielen individuell unterschiedlichen Faktoren abhängig. Bei der Blutdruckeinstellung sollte man daher etwas Geduld mitbringen. Häufig müssen mehrere Medikamente ausprobiert werden, bis das richtige Präparat oder die passende Kombination mehrerer Wirkstoffe gefunden ist. Eine regelmäßige Einnahme ist unbedingt erforderlich, um Folgeschäden zu vermeiden. Auf keinen Fall dürfen die Medikamente eigenmächtig und ohne Rücksprache mit dem Arzt abgesetzt werden, da sich der Blutdruck ohne Medikamente sofort wieder erhöht.

Blutdruck, niedriger

Liegt der systolische (obere) Wert unter 100 mmHg, spricht man von niedrigem Blutdruck oder **arterieller Hypotonie**. In der Regel ist der niedrige Blutdruck völlig harmlos und muss nicht behandelt werden. Bei den meisten Betroffenen lässt sich auch keine Ursache für einen niedrigen Blutdruck finden. Bei älteren Menschen können Erkrankungen wie eine Herzinsuffizienz (Herzschwäche, S. 360), hormonelle Störungen, lange Bettlägerigkeit oder Nebenwirkungen von Medikamenten die Ursache sein.

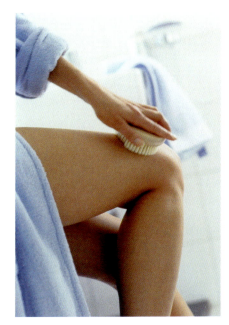

Morgendliche Bürstenmassagen helfen, den Kreislauf in Schwung zu bringen und niedrigem Blutdruck entgegenzuwirken.

Eine Sonderform des niedrigen Blutdrucks ist die **orthostatische Dysregulation**, die besonders bei Jugendlichen auftritt. Sie macht sich durch zahlreiche unspezifische Symptome, z.B. Abgeschlagenheit, Müdigkeit oder Schwindel, bemerkbar. Typischerweise wird es den Betroffenen gelegentlich schwarz vor den Augen. Oft treten die Beschwerden beim Lagewechsel vom Liegen zum Stehen auf. Auch kurze Bewusstlosigkeiten sind möglich. Die Diagnose wird durch Blutdruckmessen gestellt. Zusätzlich wird eventuell Blut abgenommen, um hormonelle Veränderungen auszuschließen. Ein EKG stellt sicher, dass keine Herzerkrankung vorliegt. Die orthostatische Dysregulation kann mit einem einfachen Kreislauftest festgestellt werden. Dabei wird der Blutdruck mehrfach im Liegen und Stehen gemessen. Eine medikamentöse Behandlung ist nur in Ausnahmefällen erforderlich. Meist genügen regelmäßiger Sport und ein Kreislauftraining mit Wechselduschen und Bürstenmassagen.

Bluterkrankheit

Bei der Bluterkrankheit (**Hämophilie**) ist der Vorgang der Blutgerinnung gestört, sodass es bei der geringsten Verletzung zu einer starken, lebensbedrohlichen Blutung kommen kann. Betroffen sind in Deutschland rund 8000 Menschen, fast ausschließlich Männer. Die Krankheit wird vererbt; das für die Hämophilie verantwortliche Gen befindet sich auf dem geschlechtsgebundenen X-Chromosom. Frauen (Geschlechtschromosomen XX) erkranken äußerst selten, da bei ihnen das betroffene Gen meist in einer zweiten, gesunden Kopie im Erbgut auf dem zweiten X-Chromosom vorhanden ist. Frauen können jedoch auf ihre männlichen Nachkommen (Geschlechtschromosom XY) die Anlage für diese Erkrankung weitergeben. Bei einem Teil der Betroffenen entsteht die entscheidende Veränderung im Erbgut aber auch von selbst. Damit das Blut bei einer Verletzung außerhalb der Blutgefäße gerinnen kann, müssen komplizierte Stoffwechselvorgänge in einer genau abgestimmten Reihenfolge ablaufen. Daran wesentlich beteiligt sind 13 so genannte Gerinnungsfaktoren (die mit römischen Ziffern bezeichnet werden). Bei der Bluterkrankheit werden zwei Hauptformen unterschieden: Die häufigere Hämophilie A wird durch einen Mangel an Faktor VIII verursacht, die seltenere Hämophilie B durch den Mangel an Faktor IX. Je nachdem, ob die Gerinnungsfaktoren nur in geringer Menge oder überhaupt nicht gebildet werden, kommt es zu einer leichteren oder schweren Form der Erkrankung. Bei den leichteren Formen werden die Blutungen durch Verletzungen ausgelöst, bei der schweren Form können auch ohne äußere Ursache Blutungen der inneren Organe oder in die Gelenke auftreten. Labortests ermöglichen eine zuverlässige Diagnose der Erkrankung. Gemessen werden bestimmte Gerinnungswerte im Blut und die einzelnen Gerinnungsfaktoren.

Besonders wichtig für die Betroffenen ist es, Verletzungen nach Möglichkeit zu vermeiden. Der Bluter sollte immer einen Notfallausweis bei sich tragen. Es dürfen keine gerinnungshemmenden Medikamente wie die schmerzstillende Acetylsalicylsäure (ASS) eingenommen werden. Wenn es zu einer Blutung kommt, sollte sofort ein Druckverband angelegt werden, die betroffene Extremität (Arm oder Bein) wird hochgelagert und gekühlt. Die fehlenden Gerinnungsfaktoren können gespritzt oder als Infusion verabreicht werden. Da diese aber nur für einen kurzen Zeitraum wirken, muss die Gabe im Abstand von wenigen Tagen wiederholt werden. Für den Notfall können Betroffene das lebensrettende Medikament auch zu Hause vorrätig halten und es selbst spritzen.

Früher wurden die Gerinnungsfaktoren ausschließlich aus Spenderblut hergestellt. Dabei kam es vor 1985 wiederholt zu Infektionen mit AIDS (S. 297) oder Hepatitis C (Hepatitis, S. 355). Inzwischen wird durch genaue Tests weitestgehend sichergestellt, dass durch diese Blutprodukte keine Infektionen mehr übertragen werden können. Auch die gentechnische Herstellung von Gerinnungsfaktoren ist inzwischen möglich. Bei der Verwendung dieser noch recht teuren Medikamente ist eine Infektion ausgeschlossen.

Blutschwamm

Bei einem Blutschwamm oder **Hämangiom** handelt es sich um eine meist angeborene oder in der frühen Kindheit entstehende Wucherung der Blutgefäße in der Haut, Unterhaut und Schleimhäuten, gelegentlich auch in inneren Organen. Das Hämangiom zählt zu den gutartigen Tumoren. Besonders häufig kommt es im Gesicht vor. Zu Beginn ist oft nur ein kleiner roter Punkt zu sehen, der sich in den ersten 9 bis 12 Monaten nach der Geburt vergrößert und dunkelrote Bezirke bildet. Der Blutschwamm geht im Laufe

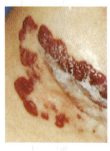

Ein Blutschwamm (auch kavernöses Hämangiom) kann sich bei Babys wieder zurückbilden.

der weiteren Lebensjahre oft von selbst zurück. Meist bleibt aber eine sichtbare Veränderung an der Haut bestehen. Eine Entfernung mittels Laserbehandlung kann durchgeführt werden.

Blutvergiftung

Von einer Blutvergiftung (**Sepsis**) ist der gesamte Organismus betroffen, da die Erreger z.B. über eine Wunde in die Blutbahn eindringen und sich im ganzen Körper verteilen. Sie können sich in anderen Organen, z.B. am Herzen oder in der Niere, festsetzen und dort neue Krankheitsherde bilden. Besonders betroffen sind Menschen mit einer Abwehrschwäche, z.B. kranke oder alte Personen. Eine Sepsis kann durch viele unterschiedliche Erreger ausgelöst werden, wie Bakterien, Viren oder Pilze selbst, aber auch durch Giftstoffe (Toxine), die von diesen Erregern gebildet werden. Der Beginn ist meist schleichend mit leichtem Fieber

und einer Störung des Allgemeinbefindens. Rasch bildet sich dann jedoch das typische Krankheitsbild aus. Es tritt schubweise sehr hohes Fieber mit Schüttelfrost auf, der Betroffene zeigt schwere Krankheitszeichen, sein Zustand verschlechtert sich zusehends, und er ist unter Umständen verwirrt. Puls und Atmung sind schnell und flach, der Blutdruck ist sehr niedrig. Als Sofortmaßnahme werden Medikamente und Flüssigkeit über eine Infusion verabreicht und Sauerstoff gegeben. Da bei der Sepsis die Möglichkeit schwerer Organschädigungen und somit Lebensgefahr besteht, ist eine sofortige Einweisung ins Krankenhaus erforderlich. Die Beseitigung des Krankheitsherdes ist die wichtigste Maßnahme. Hierzu sind zahlreiche Untersuchungen, wie z.B. umfangreiche Bluttests, Ultraschall- und Röntgenuntersuchungen, erforderlich. Gleichzeitig wird eine Therapie mit Infusionen und Antibiotika eingeleitet. Ist der Herd gefunden, muss er operativ entfernt werden.

Eine unmittelbar lebensbedrohliche Komplikation der Blutvergiftung ist der so genannte septische Schock mit Blutdruckabfall und Erhöhung der Herzfrequenz. Die Versorgung lebenswichtiger Organe mit Sauerstoff ist gefährdet; die

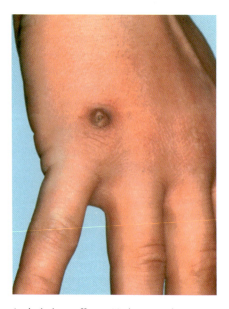

Ist bei einer offenen Verletzung das umliegende Gewebe geschwollen, kann dies auf eine Blutvergiftung hinweisen.

Folge können schwere Schäden vor allem an Lunge, Nieren und Herz sein. Eine künstliche Beatmung ist in der Regel notwendig.

Borderline-Störung

Bei der zu den Persönlichkeitsstörungen (S. 420) zählenden Borderline-Störung (**Emotional-instabile Persönlichkeitsstörung**) befinden sich die betroffenen Patienten im Grenzbereich (engl. borderline = Grenzlinie) zu Psychosen (S. 428). Sie leiden manchmal so sehr unter ihrer Krankheit, dass sie vorübergehend unter Wahnvorstellungen leiden. Es handelt sich um eine Persönlichkeitsstörung, deren Ursprung in der frühen Kindheit zu suchen ist. Während der entwicklungsprägenden ersten drei Lebensjahre ist es für die Kleinkinder sehr wichtig, eindeutige Bezugspersonen zu haben. Entscheidend sind dabei der zwischenmenschliche Kontakt und die Erfahrung, dass man sich auf eine Regelmäßigkeit verlassen kann. Dies vermittelt Sicherheit, Geborgenheit und Urvertrauen. Auch bildet sich in diesen ersten Lebensjahren die Erkenntnis heraus, dass „Ich" jemand anderer ist als „Du".

Kinder, die in den ersten drei Jahren keinen dauerhaften Kontakt hatten oder deren Bezugspersonen ihnen kein Gefühl der Sicherheit geben konnten, bleiben zutiefst verunsichert. Sie konnten kein eindeutiges „Ich" entwickeln, ihr Fundament ist erschüttert, ihre Gefühlswelt ist nicht stabil und verlässlich (daher der Begriff „emotional-instabil"). Auch haben sie nicht gelernt, ihre Gefühle richtig einzuschätzen und mit ihnen umzugehen. Sie zeigen regelrechte Gefühlsausbrüche (so genanntes Externalisieren der Gefühle) und gehen dabei mit ihrer Umwelt recht schonungslos um; sie können ihre Mitmenschen durch unkontrollierte Ausbrüche und unüberlegte Äußerungen sehr verletzen.

Frauen reagieren den Gefühlsdruck eher autoaggressiv ab, d.h., sie verletzen sich selbst z.B. durch Ritzen, Schneiden oder Verbrennen, auch um sich selbst wieder zu spüren und das nahezu unerträgliche

Gefühl der inneren Leere zu überwinden. Im Moment der Selbstverletzung verspüren die Betroffenen in einer Art Rauschzustand keinen Schmerz, erst anschließend wird ihnen die Konsequenz ihres Verhaltens bewusst. Männer werden häufig fremdaggressiv, d.h., sie reagieren ihre Gefühle nach außen ab, weshalb sie oft mit dem Gesetz in Konflikt kommen.
Von Borderline-Störungen sind weit mehr Frauen als Männer betroffen. Sie werden in der Regel psychotherapeutisch behandelt. Bewährt hat sich in der Therapie, die Betroffenen zuerst zu „stabilisieren", d.h. ihnen dabei zu helfen, mit ihren Gefühlen sinnvoll umzugehen. Das erfordert bei Patienten und Therapeuten viel Geduld und Durchhaltevermögen.

Borreliose

Die Borreliose wird – ebenso wie **FSME** (S. 337) – durch Zeckenbiss übertragen. Sie wird auch **Lyme-Krankheit** oder **Lyme-Borreliose** genannt, da sie 1976 erstmals in der Ortschaft Lyme (USA) beobachtet wurde. Sie ist in ganz Deutschland verbreitet. Die Erkrankung wird durch das Bakterium Borrelia burgdorferi verursacht.
Die Erkrankung ist 1 bis 2 Wochen nach einem Biss an einer kreisförmigen Rötung um die Bissstelle zu erkennen, eventuell bestehen auch grippeähnliche Beschwerden. Die Symptome klingen zunächst ab. Nach mehreren Wochen oder Monaten können dann Gelenk- oder Herzbeschwerden auftreten. Selten kann

Vorbeugung
Zecken halten sich vorwiegend im hohen Gras oder in Büschen auf. Daher sollte auf geeignete Kleidung (z.B. lange Hosen, festes Schuhwerk) geachtet werden. Nach dem Aufenthalt in zeckengefährdeten Gebieten (z.B. in Nadelwäldern) sollte man sich sorgfältig auf Zecken absuchen und dabei auch den Haaransatz nicht vergessen. Da der Zeckenbiss nicht sofort zur Infektion führt und innerhalb der ersten 24 Stunden die Erkrankungsgefahr gering ist, beugt das rechtzeitige Entfernen der Zecke der Erkrankung vor. Die Borrelien werden bei dem Zeckenbiss nicht sofort übertragen, sondern nur, wenn die Zecke erbricht. Um dies zu vermeiden, sollte die Entfernung der Zecke sehr vorsichtig mit einer Spezialpinzette erfolgen. Eine Impfung gegen die Lyme-Borreliose gibt es nicht.

es im weiteren Verlauf zu einer Beteiligung des Nervensystems mit brennenden Nervenschmerzen oder Lähmungserscheinungen kommen. Die Diagnose erfolgt durch Bluttests, ist jedoch in späteren Stadien der Erkrankung nicht immer möglich. Bei Beschwerden, die nach einem Zeckenbiss auftreten, sollte der Hausarzt aufgesucht werden. Bereits bei Verdacht auf Borreliose erfolgt eine mindestens 2 Wochen andauernde Behandlung mit Antibiotika, um einen schweren Krankheitsverlauf zu vermeiden. Bestehen stärkere Beschwerden oder neurologische Symptome, ist die Behandlung in einem Krankenhaus erforderlich.

Bronchitis

Eine Entzündung der Schleimhaut der Atemwege, überwiegend der größeren Bronchien wie der Luftröhre, kann akut auftreten oder einen chronischen Verlauf nehmen. Die akute Bronchitis wird in der Regel durch eine Infektion im Zusammenhang mit einer Erkältungskrankheit oder Grippe verursacht. Darüber hinaus kann auch das Einatmen von giftigen Stoffen zu einer Entzündungsreaktion der Bronchialschleimhaut führen. Dazu zählt neben giftigen Gasen wie Schwefeldioxid vor allem Tabakrauch, der auch als häufigste Ursache der chronischen Bronchitis anzusehen ist. Eine chronische Bronchitis wiederum wird durch Infektionen verschlimmert.
Wichtigstes Symptom der akuten wie der chronischen Bronchitis ist ein schmerzhafter Hustenreiz mit Auswurf, der zu Beginn weißlich-schleimig und später gelblich oder grünlich aussehen kann. Fieber und allgemeines Krankheitsgefühl treten vor allem bei der akuten Form auf. Bei einer chronischen Bronchitis halten die Symptome über Monate an, und es kommt auch zu Atembeschwerden. Sie ist eine häufige Erkrankung bei starken Rauchern. Die Diagnose wird durch Abhören und Abklopfen der Lunge gestellt. Bei einer schweren Erkrankung ist eventuell eine Röntgenuntersuchung erforderlich, um ausschließen zu können, dass eine Lungenentzündung vorliegt.
Behandelt wird die Bronchitis mit schleimlösenden Medikamenten. Der sich bildende Schleim in den Luftwegen muss unbedingt abgehustet werden, deshalb sind Mittel, die den Husten unterdrücken, nicht geeignet. Bei einer schweren Bronchitis mit hohem Fieber ist eventuell die Gabe von Antibiotika erforderlich. Die chronische Bronchitis wird mit Antibiotika und Kortison sowie durch Inhalation von Sauerstoff behan-

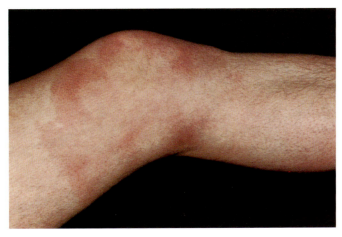

Bis zu zehn Wochen nach einem Zeckenbiss kann an der Bissstelle ein kreisförmiger roter Fleck auftreten. Die als „Wanderröte" bezeichnete Hautveränderung wird in der Fachsprache Erythema migrans genannt.

Brustentzündung

delt. Wichtigste Maßnahme bei einer Bronchitis ist der völlige Verzicht auf das Rauchen.

Brustentzündung

Die Brustentzündung (**Mastitis**) kommt fast ausschließlich während der Stillzeit vor, wenn sich im Nährboden der Muttermilch Hautkeime vermehren, die durch winzige Hautverletzungen ins Drüsengewebe gelangt sind. Durch Entlastung (fester BH, Hochbinden) und Kühlen der betroffenen Brust mit essigsaurer Tonerde oder Quarkumschlägen bildet sich die Entzündung oft von selbst zurück. Kommt es nicht zu einer Besserung, sollten Hebamme oder Arzt feststellen, ob eine Antibiotikatherapie nötig wird, um die Bildung von Abszessen in der Brust zu verhindern. Um das Stillen nicht vorzeitig beenden zu müssen, ist es sinnvoll, die Milch aus der betroffenen Brust abzupumpen.

Entzündet sich die Brust außerhalb der Stillzeit, kann eine Hormonstörung die Ursache sein. Diese kann nur ärztlich durch eine Blutuntersuchung abgeklärt werden.

Brustkrebs

Allein der Gedanke an Brustkrebs (**Mammakarzinom**) ängstigt bereits viele Frauen, und eine entsprechende Diagnose kann ihr Selbstwertgefühl zutiefst erschüttern. Jede zehnte Frau in Deutschland ist irgendwann in ihrem Leben betroffen. Der erste Hinweis auf Brustkrebs ist meist ein schmerzloser fester Knoten, der zu 50 Prozent im äußeren, oberen Brustbereich auftritt und von der Frau selbst ertastet wird. Weitere Symptome sind Einziehungen der Haut, Orangenhaut, Rötungen, Veränderungen in der Form der Brust, das Austreten von blutiger Flüssigkeit aus der Brustwarze oder leicht tastbare, geschwollene Lymphknoten im Bereich der Achselhöhle. Betroffen sind hauptsächlich Frauen zwischen 40 und 50 Jahren.

Wie bei allen Krebskrankheiten sind an der Entstehung mehrere Faktoren beteiligt: Erbliche Vorbelastung, Umweltfaktoren, fettreiche Ernährung und ungesunde, hektische Lebensweise sind in diesem Zusammenhang zu nennen. Auch die ständigen Auf- und Abbauprozesse im Brustdrüsengewebe durch die Schwankungen des Östrogenspiegels während des Menstruationszyklus können generell die Entstehung von Krebs begünstigen. Je früher ein Knoten gefunden wird, desto besser sind die Heilungschancen. Die regelmäßige Selbstuntersuchung der Brust (siehe hierzu auch **Brustkrebs rechtzeitig erkennen**, S. 26) ist deshalb der erste und wichtigste Schritt in der Früherkennung. Jeder Knoten in der Brust sollte vom Arzt untersucht werden. Neben der Tastuntersuchung sind Mammographie, Ultraschall und auch die Entnahme einer Gewebeprobe sinnvoll. Von einer Punktion der Knoten durch Feinnadelbiopsie wird heute eher abgeraten. Wird Krebs festgestellt, muss der Tumor entfernt werden. Je früher die Diagnose klar ist und je eher eine Operation erfolgen kann, desto größer ist die Wahrscheinlichkeit, die Brust bei der Operation weitestgehend zu erhalten. Zusätzlich werden die Lymphknoten aus der Achsel entfernt. An die Operation schließt sich in der Regel eine Strahlenbehandlung an, um weitere, noch unerkannte Krebszellen zu zerstören. Bei Lymphknotenbefall kommen zusätzlich eine Chemo- oder Hormontherapie infrage. Bei fortgeschrittenem Brustkrebs wird ein Medikament mit Antikörperwirkung gegen bestimmte spezifische Eigenschaften der Krebszellen eingesetzt.

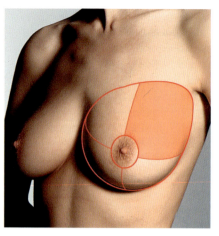

Unterteilt man die Brust in vier Quadranten, so tritt Brustkrebs am häufigsten im oberen äußeren Quadranten auf.

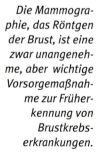

Die Mammographie, das Röntgen der Brust, ist eine zwar unangenehme, aber wichtige Vorsorgemaßnahme zur Früherkennung von Brustkrebserkrankungen.

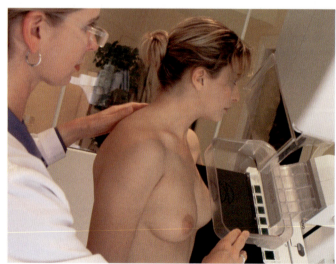

Candida-Infektion

Verursacht wird die Candida-Infektion, auch **Candidiasis** genannt, durch eine Infektion mit dem Soorpilz Candida albicans, der häufig auf gesunder Haut oder Schleimhaut angesiedelt ist. Nur unter bestimmten Bedingungen wie z.B. einer Abwehrschwäche des Körpers durch Krankheit, während der Schwangerschaft oder der Einnahme von Antibiotika kann er sich massiv vermehren und zu einer Entzündung von Haut oder Schleimhäuten führen. Oft ist der Befall der Mundschleimhaut (Soor) oder der Rachenmandeln (Soorangina) zu beobachten. Eine Pilzinfektion kann aber auch auf feuchter Haut, in Hautfalten (besonders bei übergewichtigen Personen) und zwischen den Zehen auftreten. Nehmen Frauen die Antibabypille oder sind schwanger, kommt es aufgrund des niedrigeren Säuregehalts in der Scheide häufig zu einer Candidiasis.

Die Infektion äußert sich in einer Rötung und Schwellung der Schleimhaut und durch das Auftreten eines weißlichen Belags, der sich abstreifen lässt. Begleitet wird die Pilzinfektion von quälendem Juckreiz.

Bei den Anzeichen einer Pilzinfektion sollte der Hautarzt aufgesucht werden, damit eine genaue Diagnose gestellt und andere Hauterkrankungen ausgeschlossen werden können. Es wird in der Regel ein Abstrich von der befallenen Hautpartie genommen und unter dem Mikroskop zur genauen Erregerbestimmung untersucht. Zur Behandlung stehen verschiedene Antipilzmittel (Antimykotika) in Form von Salben, Lotionen und Sprays zur Verfügung.

Infektionen der Scheide sollten durch einen Gynäkologen behandelt werden; die Medikamente werden in Form von Zäpfchen angewandt. Der Partner sollte mitbehandelt werden, um eine gegenseitige Neuinfektion zu verhindern (Pingpong-Effekt).

Soor

Die Infektion der Schleimhaut der Mundhöhle und des Rachens mit Candida albicans wird als Soor oder **Mundsoor** bezeichnet. Sie äußert sich in Form einer geröteten Mundschleimhaut, auf der sich weißlich-gelbliche Flecken bilden. Der Belag kann abgestreift werden, und darunter ist eine kleine, leicht blutende Wunde zu erkennen.

Soor kommt oft bei Säuglingen vor. Werden in der Mundhöhle Beläge beobachtet, sollte der Kinderarzt aufgesucht werden. Zur Behandlung können pilzabtötende Lösungen verwendet werden, die mit einem Pinsel aufgetragen werden. Auch ältere Menschen erkranken häufig an Mundsoor. Meist ist eine ungenügende Pflege der Zahnprothesen die Ursache. Der Haus- oder Zahnarzt kann in diesen Fällen ebenfalls ein örtlich anzuwendendes Pilzmittel (Antimykotikum) in Form einer Lotion verordnen. Nur in sehr schweren Fällen ist es erforderlich, ein Antipilzmittel einzunehmen. Zahnprothesenträgern ist zu empfehlen, auf eine sorgfältige Mundhygiene zu achten.

Soorangina

Bei einer Soorangina sind die Mandeln (Tonsillen) von den Soorpilzen befallen. Es bilden sich weiße, stecknadelkopfgroße Beläge, die gelblich-eitrig werden können. Die Mandeln sind gerötet und vergrößert. Es treten Schluckbeschwerden mit Halsschmerzen auf, und die Rachenschleimhaut kann stark gerötet sein. Gelegentlich ist auch der gesamte Mundraum mitbetroffen. Zur Behandlung werden pilztötende (antimykotische) Lösungen verordnet, mit denen mehrmals täglich gegurgelt werden muss. Je nach Schwere der Schluckbeschwerden sollte die Nahrung aus weicher Kost bestehen.

Cholera

Die schwere bakterielle Durchfallerkrankung wird von dem Bakterium Vibrio cholerae verursacht, das in Asien, Afrika und Teilen Südamerikas verbreitet ist. Es ist in Mitteleuropa zwar nicht heimisch, wird aber gelegentlich, meist durch Fernreisende, eingeschleppt. Der Erreger wird mit dem Stuhl ausgeschieden und kann ins Trinkwasser gelangen, wodurch es zu schweren Massenerkrankungen (Epidemien) kommen kann.

Wenige Stunden bis einige Tage nach der Ansteckung kommt es zu heftigen, wässrigen Durchfällen (auch Reiswasserstühle genannt) und Erbrechen. Der Flüssigkeitsverlust ist sehr hoch: Jeden Tag kann der Erkrankte bis zu 20 Liter Wasser ausscheiden. Die große Gefahr der Cholera liegt in der dadurch verursachten Austrocknung des Körpers, die innerhalb weniger Stunden zum Verdursten führen kann. Typisch bei Erkrankten ist das so genannte Choleragesicht, das durch eine spitze Nase, eingefallene Wangen und faltige Haut gekennzeichnet ist.

Bei rechtzeitiger Behandlung sind die Heilungsaussichten gut. Neben reichlichem Trinken und der Einnahme von Mineraltabletten sind meist zusätzlich Infusionen mit Flüssigkeit und Minera-

Stoffwechselerkrankungen wie Diabetes oder der Einsatz von Kortisonpräparaten, Krebsmedikamenten (Zytostatika) sowie Immunsuppressiva können Infektionen mit dem Candida-Pilz begünstigen.

Chondromatose

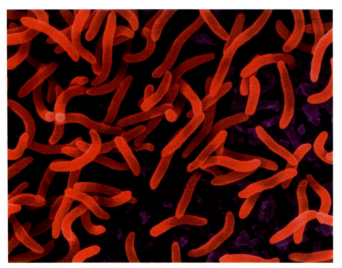

Nach einer Infektion mit Cholera-Bakterien können Übelkeit, Erbrechen und reiswasserartige Durchfälle erst vier bis fünf Tage später auftreten. Die Diagnose wird durch den Nachweis der Erreger im Stuhl und im Erbrochenen gestellt.

lien erforderlich. Der Erreger wird mithilfe von Antibiotika bekämpft. Reist man in choleragefährdete Gebiete, ist es möglich, sich gegen die Erkrankung impfen zu lassen. Allerdings bietet die Impfung keinen vollständigen Schutz. Deshalb sollten Touristen in betroffenen Gegenden grundsätzlich besonderen Wert auf einwandfreie Wasser- und Nahrungsmittelhygiene legen.

Chondromatose

Durch Umwandlung von Gewebe der Gelenkschleimhaut in Knorpelgewebe können sich Knorpelgeschwülste bilden, die in der Regel gutartig sind und sich als freie Gelenkkörper (so genannte Gelenkmaus) im Gelenk befinden. Sie können verkalken und verknöchern und durch Einklemmen stechende Schmerzen verursachen. Das Gelenk schwillt häufig an. Ein Auftreten der Chondromatose wird nach wiederholten Ellenbogenverletzungen, z.B. beim Judo, beobachtet. Auch das Kniegelenk kann betroffen sein. Die freien Gelenkkörper des Ellenbogengelenks sind oft zu ertasten. Kalkeinlagerungen oder Verknöcherungen sind im Röntgenbild erkennbar. Zur Behandlung werden sie operativ entfernt.

Colitis ulcerosa

Die entzündliche Erkrankung des Dickdarms verläuft in Schüben, die 4 bis 8 Wochen anhalten. Dazwischen treten beschwerdefreie Zeiträume auf, die Monate bis Jahre anhalten können. Die Ursachen der Erkrankung sind nicht geklärt. Es besteht vermutlich eine erbliche Veranlagung. Darüber hinaus kann eine Störung des körpereigenen Abwehrsystems (Autoimmunerkrankung) und vielleicht auch eine frühere bakterielle Darmentzündung die Colitis ulcerosa auslösen. Es kommt zu blutig-schleimigen Durchfällen, die auch nachts auftreten. Während eines Schubs treten zwischen 10 und 20 Durchfällen täglich auf. Weitere Symptome sind Unterbauchkrämpfe, Übelkeit, Appetitlosigkeit, Fieber und Gewichtsverlust. Als Komplikation kann eine starke Erweiterung des Dickdarms auftreten (toxisches Megakolon), die bis zum Platzen führen kann.

Die Erkrankung kann durch eine Darmspiegelung (Koloskopie) festgestellt werden. Die Behandlung erfolgt mit entzündungshemmenden Medikamenten. In schweren Fällen werden auch Glukokortikoide (z.B. Kortison) gegeben. Ist die medikamentöse Therapie nicht erfolgreich, muss eventuell eine Operation durchgeführt werden, um die Darmerweiterung und die damit verbundenen Risiken zu vermeiden. Bei der Operation werden alle betroffenen Teile des Dickdarms entfernt. In der Regel ist jedoch die medikamentöse Behandlung völlig ausreichend. Regelmäßige Kontrolluntersuchungen, auch mit Darmspiegelung, sind wichtig, um Veränderungen der Darmschleimhaut und das Entstehen bösartiger Veränderungen rechtzeitig zu erkennen und zu behandeln.

Darmspiegelung

Zur Diagnose bestimmter Erkrankungen des Darms wird eine Untersuchung mithilfe eines so genannten Endoskops vorgenommen. Es besteht aus einem Schlauch, an dessen Ende eine Lichtquelle und eine optische Vorrichtung angebracht sind. Mit ihm ist es möglich, insbesondere Hohlräume des Körpers zu betrachten. Zur Untersuchung der Darmschleimhaut wird der Schlauch durch den After in den Darm geschoben. Gegebenenfalls kann an das Endoskop auch eine Kamera angeschlossen werden, um den Untersuchungsvorgang aufzuzeichnen.
Außerdem lassen sich kleine Instrumente wie eine Zange oder Schere in das Endoskop einführen, um Polypen zu entfernen oder um Gewebeproben zu entnehmen.

Creutzfeldt-Jakob-Krankheit

Bei der äußerst seltenen Erkrankung zerfällt das Hirngewebe schwammartig. Sie führt nach wenigen Monaten zum Tode. Eine Häufung in der Familie wird vermutet, sehr selten kommt es bei Operationen am Kopf zu einer Ansteckung.

In jüngerer Zeit wird eine besondere Form der Creutzfeldt-Jakob-Krankheit mit der Rinderseuche BSE („Rinderwahnsinn") in Zusammenhang gebracht. Diese Variante der Erkrankung ist bislang vor allem in England und Frankreich aufgetreten. Als Auslöser gelten nach bisheriger Erkenntnis infektiöse Eiweißpartikel, so genannte Prionen. Diese können durch Verzehr von Rindfleischprodukten, die Nervengewebe enthalten, auf den Menschen übertragen werden. Die Erkrankung kündigt sich durch zunehmende Ungeschicklichkeit bei allen Bewegun-

Cushing-Krankheit

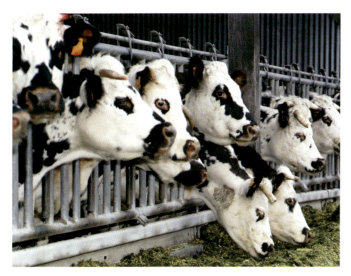

Rinder, die konsequent nur artgerechtes Grünfutter erhalten, können nicht von der Rinderseuche BSE befallen werden.

gen an, sie führt zu einer rasch fortschreitenden Demenz (S. 323) und Muskelstarre. Innerhalb von wenigen Monaten verschlechtert sich der Gesundheitszustand dramatisch, und der Patient stirbt. Eine Behandlung ist noch nicht möglich.

Crohn-Krankheit

Unter der Crohn-Krankheit, auch als **Morbus Crohn** oder **Ileitis terminalis** bezeichnet, versteht man eine entzündliche Darmerkrankung, die meist im unteren Teil des Dünndarms und im Dickdarm auftritt. Sie kann auch im gesamten Magen-Darm-Trakt vorkommen.
Die Ursachen sind ungeklärt. Neben erblicher Veranlagung werden eine Störung des körpereigenen Abwehrsystems (Autoimmunerkrankung) oder frühere Darmentzündungen vermutet. Allgemeine Beschwerden sind Schwäche, Appetitlosigkeit und eventuell Fieber. Wichtigstes Symptom sind die Durchfälle, die meist attackenartig bis zu sechsmal täglich auftreten, allerdings nur selten blutig sind. Bauchschmerzen sind häufig. Meist beginnen sie leicht und werden im Verlauf der Krankheit stärker und krampfartig. Auch Hautveränderungen, Gallenerkrankungen oder Gelenkschmerzen kommen vor. Im Lauf der Erkrankung können narbige Veränderungen der Darmwand auftreten, und es besteht die Gefahr eines Darmverschlusses. Die Bildung von Eiterherden (Abszesse, S. 295)

oder Verbindungen zwischen dem Darm und anderen Organen (Fisteln, S. 337) ist ebenfalls möglich.
Um die Erkrankung festzustellen und ihren Verlauf zu kontrollieren, sind Darmspiegelungen und Röntgenuntersuchungen des Darms erforderlich. Behandelt wird mit entzündungshemmenden Medikamenten. Bei starken Beschwerden muss eventuell der Darm für einen gewissen Zeitraum durch künstliche Ernährung entlastet werden. Komplikationen wie Fisteln oder Abszesse müssen

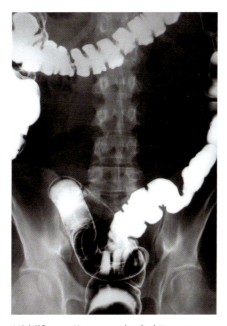

Mithilfe von Kontrastmitteln können die Strukturen des Darms im Röntgenbild sichtbar gemacht werden.

operativ entfernt werden. Starke Beschwerden sind selten; die meisten Betroffenen können ein völlig normales Leben führen.

Cushing-Krankheit

Die auch als **Cushing-Syndrom** bezeichnete Erkrankung entsteht durch die übermäßige Ausschüttung von körpereigenen Hormonen, den Glukokortikoiden, die in den Nebennieren gebildet werden. Ihre Produktion wird durch das Nervensystem geregelt. Das Cushing-Syndrom kann entweder durch Erkrankungen der Nebenniere selbst oder durch eine Störung der Steuerung im Nervensystem bedingt sein. Häufig liegt eine gutartige Geschwulst der Nebenniere, ein so genanntes Nebennierenrindenadenom, oder eine gutartige Geschwulst im Steuerzentrum des Gehirns, ein Hypophysentumor, zugrunde. Das Cushing-Syndrom kann auch durch die lange Einnahme von Glukokortikoiden (Kortison) verursacht werden.
Die Erkrankung beginnt zunächst unspezifisch mit Müdigkeit und Leistungsschwäche. Später kommen die typischen Beschwerden des Cushing-Syndroms hinzu. Es tritt eine so genannte Stammfettsucht auf, bei der der Rumpf schwer und massig wird, während Arme und Beine schlank bleiben. Im Nacken bilden sich Fettansammlungen, es entsteht das typische Vollmondgesicht. Die Haut ist dünn und fettig und neigt zu Einblutungen, Akne und Bindegewebsstreifen. Bei Frauen kommt es zu Menstruations-, bei Männern zu Potenzstörungen. Erhöhter Blutdruck (S. 314) und Diabetes (S. 324) sind ebenfalls mit der Erkrankung verbunden. Außerdem treten Muskelschwund und Rückenschmerzen durch zunehmenden Knochenabbau (Osteoporose, S. 417) auf. Die Erkrankung lässt sich durch umfangreiche Bluttests feststellen. Um den Ort der Geschwulst zu finden, sind Ultraschall- und Röntgenaufnahmen der Nierenregion und des Schädels erforderlich. Zur Behandlung wird der Tumor meist operativ entfernt. Fast immer heilt die Erkrankung daraufhin vollständig aus.

Darmkrebs

Darmkrebs

Darmkrebs tritt meist im Bereich des Dickdarms (Kolon) auf. Genauer ist dann die Bezeichnung **Dickdarmkrebs** oder **Kolonkarzinom**. Der Darmkrebs gehört zu den drei häufigsten Krebserkrankungen in Deutschland. Die meisten Patienten erkranken zwischen dem 50. und 70. Lebensjahr, Frauen sind öfter betroffen als Männer. Die Entstehung des Dickdarmkrebses wird durch ballaststoffarme und fettreiche Ernährung begünstigt. Bestehen Dickdarmpolypen (S. 326), Dickdarmdivertikel (S. 326) oder eine Colitis ulcerosa (S. 320), erhöht sich das Risiko, an Dickdarmkrebs zu erkranken; regelmäßige ärztliche Kontrolluntersuchungen sind daher sehr wichtig. Der Darmkrebs macht sich durch eine Änderung der Stuhlgewohnheiten, z.B. einen ständigen Wechsel von Verstopfung zu Durchfall, bemerkbar. Auch Blut im Stuhl kann auf Dickdarmkrebs hinweisen. Weitere Beschwerden sind krampfartige Bauchschmerzen, Gewichtsverlust und Abgeschlagenheit.

Da die Heilungschancen bei einer frühzeitigen Entdeckung der Erkrankung am größten sind, sollte man die Möglichkeiten zur Vorsorgeuntersuchung wahrnehmen und auch bei Veränderungen der Stuhlgewohnheiten immer den Hausarzt aufsuchen. Er kann durch eine Tastuntersuchung des Mastdarms häufig bereits

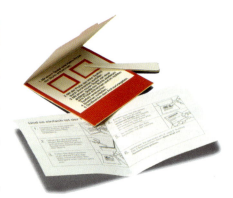

Der Haemoccult®-Test bietet die einfachste Möglichkeit, Blut im Stuhl nachzuweisen. Die Stuhlproben werden vom Patienten selbst zu Hause genommen und auf die Testkärtchen gestrichen.

feststellen, ob der Verdacht auf eine bösartige Erkrankung besteht. In diesem Fall ist als weitere Untersuchung eine Darmspiegelung mit Gewebeentnahme erforderlich. Wird die Erkrankung rechtzeitig entdeckt, genügt meist eine operative Entfernung der befallenen Darmabschnitte. Ein künstlicher Darmausgang ist nur erforderlich, wenn sich der Tumor an einer sehr ungünstigen Stelle befindet. Ist der Krebs weiter fortgeschritten, sind meist eine umfangreichere Operation sowie eine Chemotherapie und Bestrahlung notwendig. Ist keine Operation mehr möglich, werden nur eine Bestrahlung und Chemotherapie durchgeführt. Die Heilungschancen sind bei frühzeitig einsetzender Behandlung sehr gut.

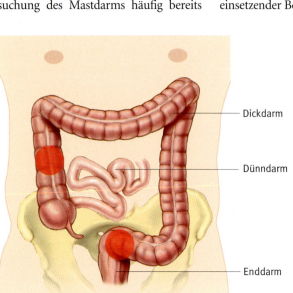

Am häufigsten entsteht Darmkrebs im aufsteigenden Teil des Dickdarms (links) oder am Übergang vom Dick- zum Enddarm (unten).

Darmpilze

Pilze, insbesondere Candida-Pilze, gehören zur normalen Besiedelung von Haut und Schleimhäuten, sie kommen also auch im Darm vor. Eine Darmerkrankung durch Pilze (**Enteromykose**) tritt in der Regel nur bei Menschen mit Abwehrschwäche, z.B. bei alten und mangelernährten Personen, bei Erkrankungen des Immunsystems (z.B. AIDS) oder während der Einnahme bestimmter Medikamente auf.

Es treten Durchfälle auf, die auch blutig sein können. Meist sind weitere Organe wie Speiseröhre, Mund oder Haut ebenfalls vom Pilz befallen (Candida-Infektion S. 319). Die Erkrankung kann anhand der typischen weißlichen Beläge, z.B. im Mund, festgestellt werden. Der Arzt macht einen Abstrich, und die folgende mikroskopische Untersuchung weist den Pilzbefall nach. Behandelt wird die Erkrankung mit Medikamenten gegen Pilze (Antimykotika).

Gelegentlich wird eine so genannte Darmsanierung empfohlen, bei der Einläufe durchgeführt werden und eine Diät eingehalten wird, bei der man auf bestimmte Nahrungsmittel wie Zucker, Hefe, Alkohol und Weißmehl verzichtet, die das Wachstum des Candida-Pilzes fördern könnten. Zur Erholung der Darmflora werden saure Milchprodukte wie Joghurt und Kefir empfohlen.

Darmverschluss

Der Darmverschluss (**Ileus**) ist Folge einer bereits bestehenden Erkrankung. Er kann sowohl im Dünndarm als auch im Dickdarm auftreten, wenn die Darmlichtung stark eingeengt oder verschlossen wird (mechanischer Ileus) oder durch eine Lähmung die Darmbeweglichkeit eingeschränkt ist (paralytischer Ileus). Eine Verengung der Darmlichtung wird von Verwachsungen, z.B. nach Bauchoperationen, oder aufgrund von Gallensteinen (S. 339), Darmkrebs (S. 322), Dickdarmdivertikeln (S. 326) oder der Crohn-Krankheit (S. 321) verursacht. Die Darmlähmung entsteht meist nach schweren Bauchope-

rationen, nach Unfällen mit Bauchverletzungen oder bei einer Bauchfellentzündung.
Die Beschwerden sind meist von heftigen Bauchschmerzen mit Übelkeit und Erbrechen geprägt. Bei der Darmlähmung kann auch nur ein leichtes Druckgefühl im Bauch bestehen. Eventuell wird Kot erbrochen. Der Bauch erscheint durch den Stuhl- und Windverhalt dick und aufgebläht.
Der Arzt stellt die Diagnose durch Abhorchen des Bauches, Röntgen- und Ultraschalluntersuchungen. Die Behandlung der Erkrankung erfolgt immer im Krankenhaus. Der Betroffene darf keine Nahrung zu sich nehmen und wird künstlich ernährt. Bei einem mechanischen Darmverschluss muss in der Regel die Ursache durch eine Operation beseitigt und gegebenenfalls das verschlossene Darmstück entfernt werden. Auch bei der Darmlähmung ist meist eine Operation erforderlich. In seltenen Fällen gelingt eine Beseitigung der Lähmung auch mit Medikamenten, die die Darmbewegung fördern. Ist die Ursache des Darmverschlusses gutartig und wird sie frühzeitig behandelt, heilt die Erkrankung meist aus. Bei einem zu späten Behandlungsbeginn, einer bösartigen Erkrankung oder einer Bauchfellentzündung sind die Heilungsaussichten schlechter.

Demenz

Demenz (**Hirnleistungsschwäche**) ist ein Sammelbegriff für Erkrankungen, bei denen die geistige Leistungsfähigkeit eines Menschen dauerhaft und fortschreitend beeinträchtigt ist. Eine Demenz kann durch alle Erkrankungen verursacht werden, die die empfindlichen Nervenzellen im Gehirn schädigen.

Verschiedene Formen der Demenz
Am häufigsten ist eine Demenz durch die Alzheimer-Krankheit (S. 302). Eine weitere häufige Form ist die so genannte vaskuläre Demenz, die durch einzelne große oder viele kleine Schlaganfälle (S. 441) verursacht wird und meist zu einer plötzlichen Verschlechterung der geistigen

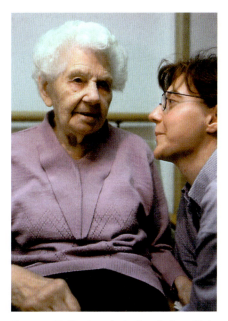

Demenz-Patienten sind oftmals ängstlich und unruhig und brauchen sehr viel persönliche Zuwendung.

Leistungsfähigkeit führt. Infrage kommen außerdem Stoffwechselstörungen, wie ein Mangel an Vitamin B_{12}, Schilddrüsenfehlfunktionen, Infektionen des Gehirns durch Viren (Herpesenzephalitis, AIDS), Bakterien (Syphilis im Spätstadium, Borreliose) oder nervenschädigende Gifte (fortgesetzter Alkoholmissbrauch) sowie Verletzungen des Gehirns durch Schläge (Boxerdemenz) oder Unfälle (schweres Schädel-Hirn-Trauma).

Allmähliche Verschlechterung
Zu Beginn lässt das Kurzzeitgedächtnis nach: Kurz zurückliegende Dinge werden schneller vergessen als Begebenheiten aus früherer Zeit. Dies kann beispielsweise dazu führen, dass Betroffene wiederholt ihren Hausschlüssel oder ihre Geldbörse verlegen oder ständig wichtige Termine versäumen. Anfangs werden solche Zeichen oft als Zerstreutheit oder normale Altersvergesslichkeit verkannt. Wenn der Krankheitsprozess fortschreitet, leidet die Orientierung: Wochentage und Datum können nicht mehr zuverlässig erkannt und benannt werden, in weniger vertrauter Umgebung finden sich die Betroffenen zunehmend schlechter zurecht oder verirren sich sogar. Später kann auch das Wissen, wer man ist und warum man sich gerade an einem bestimmten Ort aufhält, verloren gehen. Die Urteilsfähigkeit ist mehr und mehr eingeschränkt, kompliziertere und abstrakte Sachverhalte können nicht mehr verstanden werden. Frühere Interessen werden vernachlässigt, die Lebens- und Haushaltsführung gelingt nicht mehr. Das Wesen und die Persönlichkeit der an Demenz Erkrankten können sich deutlich verändern: Stimmungsschwankungen mit depressiven Einbrüchen bei vorher fröhlichen Menschen treten auf, freundliche und ausgeglichene Menschen können impulsiv und misstrauisch werden. Oft ist dies für Angehörige und Freunde eine schwere Belastung.

Umfassende Pflege
Wenn auch vertraute Dinge und Personen nicht mehr wiedererkannt werden, wenn auch das Ankleiden und die Essenszubereitung nicht mehr gelingt, ist eine umfassende pflegerische Betreuung erforderlich. Solange der Betroffene in der eigenen Wohnung lebt, übernehmen oft nahe Angehörige den größten Teil der Pflege. Hier kann die Unterstützung durch professionelle Dienste sehr hilfreich sein, z.B. ambulante Pflegedienste, Tagespflege zur Strukturierung des Tagesablaufs und zur Förderung zwischenmenschlicher Kontakte. Nehmen im Verlauf der Erkrankung die körperlichen Gebrechen zu, ist oft die Versorgung in einem auf die speziellen Probleme von Demenzkranken eingerichteten Pflegeheim die einzige sinnvolle Möglichkeit.

Depression

Etwa jeder zehnte Erwachsene leidet irgendwann in seinem Leben an einer Depression, erkannt wird davon allerdings nur ein Bruchteil. Auch gilt es zu unterscheiden, ob der Betroffene eine längere Phase großer Trauer durchlebt, was z.B. nach Verlust eines nahe stehenden Menschen oder nach schwerem Schicksalsschlag eine völlig normale Reaktion ohne Krankheitswert ist, oder ob er tatsächlich an einer Depression er-

Diabetes

krankt ist. Von einer echten Krankheit spricht man, wenn länger als zwei Wochen mehrere Symptome gleichzeitig bestehen, ohne dass ein konkreter Anlass zugrunde liegt.

Viele Depressionen verstecken sich hinter körperlichen Beschwerden wie Magendrücken, Schlaflosigkeit, diffusen Schmerzen oder Infektanfälligkeit. Umgekehrt kann aber auch eine körperliche Krankheit den Betroffenen so schwer belasten, dass die Entstehung einer Depression die Folge ist.

Besonders bei schweren Depressionen geht man davon aus, dass im Gehirn in bestimmten für Gefühle zuständigen Bereichen die so genannten Botenstoffe (vor allem Serotonin) vermindert und damit in ihrer Funktion eingeschränkt sind, sodass die Informationsübertragung zwischen den Nervenzellen nicht mehr ausreichend gewährleistet ist.

Eine Einteilung der Depressionen nach Ursachen ist schwierig, weil sich nur selten eindeutige Ursachen feststellen lassen. Die Weltgesundheitsorganisation (WHO) unterscheidet nach dem Krankheitsverlauf und der Schwere der einzelnen Episoden: Es gibt Menschen, die einmal im Leben eine Depression haben. Andere leiden wiederholt (rezidivierend)

> **Symptome einer Depression**
> - Trauer und Niedergeschlagenheit
> - Verlust von Interesse und Lebensfreude
> - Antriebsminderung bzw. Antriebslosigkeit
> - eingeschränkte Aktivität und erhöhte Ermüdbarkeit.
>
> Begleitet werden diese Hauptsymptome von so genannten Zusatzsymptomen wie:
> - verminderte Konzentration und Aufmerksamkeit
> - vermindertes Selbstwertgefühl bis hin zu Gefühlen von Wertlosigkeit und Schuld
> - pessimistische Grundhaltung
> - Schlaflosigkeit
> - Selbstmordgedanken.

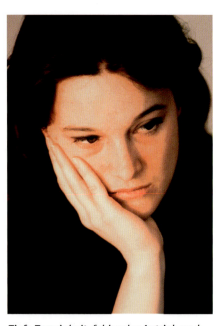

Tiefe Traurigkeit, fehlender Antrieb und ein Gefühl der Sinnlosigkeit und Leere kennzeichnen die Depression.

an Depressionen, man nennt diese Krankheit dann „Rezidivierende depressive Störung". Wieder andere Menschen leiden abwechselnd an einer Depression und an einer Manie (S. 394), was als „bipolare Störung" bezeichnet wird.

Die Behandlung richtet sich nach der aktuellen Schwere und dem bisherigen Verlauf der Erkrankung. Meist werden Antidepressiva verabreicht, die in den Gehirnstoffwechsel eingreifen und ein Gleichgewicht der Botenstoffe herstellen sollen. Außerdem erfolgen eine psychotherapeutische Begleitung und verschiedene weitere Maßnahmen wie z.B. kreative Tätigkeiten und Verhaltenstrainings, die dem Patienten helfen, ein positiveres Selbstbild aufzubauen. Moderne Antidepressiva haben weniger Nebenwirkungen, da sie nur noch in ganz bestimmten Gehirnregionen oder auf ganz bestimmte Vorgänge im Botenstoffwechsel wirken. Wichtig ist eine regelmäßige und über einige Wochen erfolgende Einnahme, da sonst keine Wirkung erzielt werden kann. Anfangs überwiegen manchmal die unerwünschten Wirkungen. Diese Phase sollte nicht dazu verleiten, das Medikament abzusetzen; eine Wirkung tritt in der Regel erst nach einigen Tagen ein.

Diabetes

Von der so genannten **Zuckerkrankheit** ist fast jeder zehnte Erwachsene betroffen, und die Zahl der Betroffenen nimmt stetig zu. Die Zuckerkrankheit, korrekt als **Diabetes mellitus**, umgangssprachlich nur als Diabetes bezeichnet, ist heute gut zu behandeln. Bei kaum einer anderen Erkrankung ist jedoch die aktive Mithilfe der Betroffenen, z.B. durch Einhalten der Diät, so wichtig wie beim Diabetes. Bei einem gut behandelten – „eingestellten" – Diabetes, sind keine schwerwiegenden Folgen wahrscheinlich. Wenn der Blutzuckerspiegel z.B. durch Diätfehler oft zu hoch ist, sind allerdings schwere Folgeerkrankungen wie z.B. Erblindung oder Nierenversagen möglich.

Ursachen und Entstehung

Bei der Nahrungsaufnahme werden Zucker und andere Kohlenhydrate, die z.B. in Brot, Kartoffeln oder Nudeln vorhanden sind, in Glukose umgewandelt, die leicht in die Körperzellen aufgenommen werden kann und deshalb einer der wichtigsten Energielieferanten des Körpers ist. Damit Glukose in die Zellen gelangen kann, ist das Hormon Insulin erforderlich, das in der Bauchspeicheldrüse gebildet wird. Beim Diabetes ist die Aufnahme von Glukose in die Zellen gestört. Dafür gibt es im Wesentlichen zwei Ursachen: ein Mangel an Insulin oder eine gestörte Aufnahme von Glukose in die Zelle, obwohl Insulin vorhanden ist. Insulinmangel ist typisch für den selteneren Typ-1-Diabetes mellitus. Er betrifft meist Kinder und Jugendliche und wird deshalb auch juveniler (jugendlicher) Diabetes genannt. Bei einer erblichen Veranlagung kann eine grippeähnliche Erkrankung die Zerstörung der Insulin produzierenden Zellen in der Bauchspeicheldrüse auslösen – der Körper kann kein oder nur noch sehr wenig Insulin produzieren. Zur Behandlung dieser Art der Zuckerkrankheit muss immer Insulin gespritzt werden.

Beim Typ-2-Diabetes, auch Alters- oder Erwachsenendiabetes genannt, ist Übergewicht die hauptsächliche Ursache. Es

Diabetes

kommt zu einer verminderten Wirkung des Insulins in den Körperzellen. Dies kann zunächst durch eine verstärkte Insulinproduktion wieder ausgeglichen werden. Bei längerem Bestehen kann die Bauchspeicheldrüse den erhöhten Bedarf nicht mehr decken, die Insulinproduktion geht sogar zurück, und der Diabetes entsteht. Normalisiert sich das Körpergewicht wieder, geht auch der Insulinbedarf zurück, die Zuckerkrankheit bessert sich oder verschwindet ganz. Beim Altersdiabetes stehen deshalb die Diät und eventuell eine medikamentöse Behandlung im Vordergrund. Das Spritzen von Insulin ist nicht unbedingt erforderlich. Darüber hinaus gibt es noch seltene Sonderformen der Zuckerkrankheit wie den Schwangerschaftsdiabetes, der nur während der Schwangerschaft auftritt. Nach der Entbindung normalisieren sich die Blutzuckerwerte wieder.

Symptome

Gerade der Altersdiabetes beginnt langsam. Oft wird er nur durch Zufall bei einer Blutuntersuchung durch den Hausarzt festgestellt. Typische Anzeichen sind vermehrtes Wasserlassen bei ungewöhnlich starkem Durst, eventuell auch Müdigkeit und Leistungsschwäche. Häufige Infekte wie Blasenentzündungen können ebenfalls auf eine Zuckerkrankheit hinweisen.

Der Typ-1-Diabetes beginnt dagegen meist sehr dramatisch mit einer plötzlichen Bewusstlosigkeit, dem so genannten diabetischen Koma. Warnzeichen für ein diabetisches Koma sind Übelkeit, Erbrechen, Bauchschmerzen, Azetongeruch (Nagellackentferner) in der Atemluft. In diesem Fall muss sofort der Notarzt alarmiert werden. Ein Krankenhausaufenthalt zur weiteren Diagnostik und zur Festlegung der Behandlung ist fast immer erforderlich.

Hauptproblem Folgekrankheiten

Während die Zuckerkrankheit selbst ohne wesentliche Beschwerden verläuft, stellen die Folgekrankheiten ein großes Problem dar. Sie sind abhängig von der Einstellung des Blutzuckerspiegels. Spätschäden können bei einer schlecht eingestellten Zuckerkrankheit bereits nach 5 bis 10 Jahren auftreten. Es werden vor allem die Blutgefäße angegriffen. An den großen Blutgefäßen kommt es zur **Arteriosklerose** (S. 305), an den kleinen Blutgefäßen zur so genannten Mikroangiopathie. Durch die Schädigung der kleinen Gefäße kann z.B. die Niere stark angegriffen werden, was langfristig zum Nierenversagen führen kann und eine regelmäßige Blutwäsche (Dialyse) erforderlich macht. Eine Nierentransplantation ist wegen der Zuckerkrankheit meist nicht möglich. Durch die Erkrankung der kleinen Gefäße kann es im Auge zu Netzhautschäden mit Einblutungen und zur Netzhautablösung kommen. Diabetes ist eine der häufigsten Ursachen für die Erblindung bei Erwachsenen. Die kleinen Blutgefäße versorgen auch die Nerven. Daher sind Störungen der Nervenversorgung, insbesondere in den Beinen, sehr häufig. Typische Zeichen einer diabetischen Polyneuropathie sind Kribbeln oder ein pelziges Gefühl an Füßen und Beinen sowie brennende Schmerzen und Wadenkrämpfe. Da die Beine auch häufig von der Mikroangiopathie betroffen sind, kann eine Folge der so genannte diabetische Fuß sein, bei dem sich aus kleinsten Verletzungen große, entzündliche Wunden entwickeln, die nur schlecht heilen. Ursache ist eine Kombination aus einer vermehrten Neigung zu Entzündungen, der Gefäßschädigung und der Nervenschädigung. Daher ist eine sehr sorgfältige Fußpflege bei Zuckerkranken äußerst wichtig.

Behandlung: Von Diät bis Spritze

Das Einhalten einer speziellen Diät ist immer erforderlich. Sie entspricht im Wesentlichen einer Vollwertkost mit viel Obst, Gemüse und Vollkornprodukten. Hierzu werden auch entsprechende Schulungen zur Ernährungsumstellung angeboten. Die Mahlzeiten sollten gleichmäßig über den Tag verteilt werden, also fünf bis sechs kleinere statt zwei bis drei große Mahlzeiten. Dadurch werden Schwankungen des Blutzuckerspiegels vermieden. Körperliche Bewegung und regelmäßiger Ausdauersport sind ebenfalls wichtig. Geeignet sind Fahrradfahren, Laufen oder Bergwandern. Da sich die Blutzuckerwerte gerade beim Altersdiabetes durch eine Normalisierung des Gewichts deutlich verbessern, ist eine Gewichtsreduktion unerlässlich. Wenn beim Altersdiabetes durch diese Allgemeinmaßnahmen der Blutzucker nicht ausreichend gesenkt wird, können zusätzlich Tabletten verordnet werden, die eine Diät, körperliche Bewegung und eine Gewichtsabnahme allerdings nicht

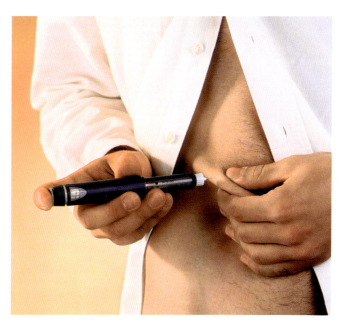

Viele Diabetiker sind auf blutzuckersenkendes Insulin angewiesen. Mit modernen Hilfsmitteln lässt es sich problemlos selbst unter die Haut spritzen. In der Regel ist diese Selbstbehandlung lebensnotwendig.

Dickdarmdivertikel

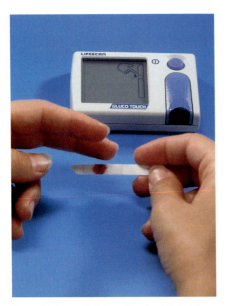

Je nach Therapie ist es für den Diabetiker notwendig, bis zu viermal täglich seinen Blutzucker zu kontrollieren.

ersetzen können. Mit all diesen Maßnahmen lässt sich ein Altersdiabetes in der Regel gut in den Griff bekommen. Gelingt es mit all diesen Maßnahmen dennoch nicht, den Blutzucker dauerhaft optimal einzustellen, muss auf das Spritzen von Insulin zurückgegriffen werden. Beim Typ-1-Diabetes besteht ein absoluter Insulinmangel, der immer eine Insulintherapie erforderlich macht. Da die Betroffenen in der Regel jung sind, ist eine ausführliche Schulung erforderlich, bei der die Zuckerkranken lernen, mit modernen Hilfsmitteln ihren Blutzuckerspiegel zu überwachen und sich das Insulin selbst zu verabreichen. Regelmäßige Kontrolluntersuchungen durch den behandelnden Arzt sind bei allen Zuckerkranken dringend erforderlich.

Dickdarmdivertikel

Divertikel sind harmlose, sackartige Vorwölbungen, die am häufigsten im Dickdarm, aber auch in Speiseröhre, Magen, Dünndarm und Harnblase vorkommen. Dickdarmdivertikel sind besonders häufig und treten meist in größerer Anzahl auf. Sie verursachen normalerweise keine Beschwerden. Bei Verstopfung kann sich in den Divertikeln jedoch Darminhalt sammeln, der die Darmwand reizt und zu einer Entzündung der Divertikel führt (Divertikulitis). Es treten krampfartige Bauchschmerzen auf, die nach dem Essen zunehmen und sich unmittelbar nach der Stuhlentleerung bessern; es kommt zu Stuhlunregelmäßigkeiten mit Verstopfung und Durchfall sowie gelegentlich zu Fieber. Die Beschwerden ähneln einer Blinddarmentzündung, die Schmerzen sind jedoch meist linksseitig. Besonders bei nicht ausreichender Behandlung einer Divertikulitis können Komplikationen auftreten. Sie kann zu Eiterherden im Darm (**Abszess**, S. 295), zu Gangbildungen (**Fistel**, S. 337) und zum **Darmverschluss** (S. 322) führen.

Die Untersuchung und die Behandlung erfolgen meist im Krankenhaus. Röntgen- und Ultraschalluntersuchung des Bauches sowie eventuell eine Computertomographie sind die wichtigsten Diagnosemethoden. Während der Therapie darf der Betroffene keine Nahrung zu sich nehmen und wird künstlich ernährt. Die medikamentöse Behandlung erfolgt mithilfe von Antibiotika und krampflösenden Medikamenten. Beim Auftreten von Komplikationen kann eine Operation erforderlich werden.

Dickdarmpolypen

Dickdarmpolypen sind gutartige Wucherungen der Darmschleimhaut, die in die Darmlichtung hineinragen, relativ häufig auftreten und meist keine Beschwerden verursachen. Eventuell kann es zu Blut- oder Schleimbeimengungen im Stuhl kommen. Sehr große Polypen können Durchfälle oder Bauchschmerzen hervorrufen.

Besteht der Verdacht auf einen Dickdarmpolypen, lässt sich dieser durch eine Darmspiegelung leicht feststellen. Dabei wird meist gleich der ganze Polyp entfernt, da sich insbesondere aus größeren Polypen mit der Zeit bösartige Tumoren entwickeln können. Je nach Größe und Anzahl sollten deshalb regelmäßig Darmspiegelungen durchgeführt werden, um neu auftretende Polypen rechtzeitig zu entdecken.

Bei mehr als 100 Polypen spricht man von einer **Polyposis intestinalis**. Diese erbliche Erkrankung ist selten. Da diese Polypen ebenfalls zu einem bösartigen Entarten neigen, kann eine operative Entfernung des gesamten befallenen Dickdarms erforderlich sein, um eine Krebserkrankung zu verhindern.

Diphtherie

Die sehr ansteckende akute Infektionserkrankung wird durch das Corynebacterium diphtheriae hervorgerufen und tritt vor allem bei Kindern auf. Durch Tröpfcheninfektion (Husten, Niesen) gelangen die Erreger in den Nasen-Rachen-Raum, wo sie die Schleimhaut befallen und nach etwa 1 bis 6 Tagen einen dünnen, hautartigen Belag bilden (eine so genannte Pseudomembran).

Zu Beginn der Erkrankung können die Symptome leicht mit einer Mandelentzündung oder mit anderen bakteriellen Racheninfektionen verwechselt werden. Bei einem Befall des Kehlkopfes tritt ein bellender Husten auf, die Einatmung kann behindert sein, was sich durch ein ziehendes Geräusch (den so genannten Stridor) bemerkbar macht; es kann in schweren Fällen sogar zu regelrechten Erstickungsanfällen kommen. Das Bakterium produziert einen Giftstoff, der zu einer Entzündung des Herzmuskels und der Nerven sowie zu einer Schädigung der Nieren führen kann. Vor Einführung der Impfung und Entwicklung eines wirksamen Gegengiftes verlief die Erkrankung nicht selten tödlich. Aufgrund einer allgemeinen Impfmüdigkeit treten auch in Europa wieder häufiger Infektionen auf. Die Erkrankung ist in Deutschland meldepflichtig.

Weil die schweren Schäden durch den Giftstoff des Bakteriums hervorgerufen werden, ist eine sofortige Behandlung mit dem neutralisierenden Gegengift erforderlich. Zusätzlich erfolgt eine Behandlung mit einem Antibiotikum, nachdem ein Rachenabstrich abgenommen und zur Identifizierung des Erregers unter dem Mikroskop untersucht wurde. Am wichtigsten ist immer noch die vor-

Durchblutungsstörung

beugende Impfung, für die der Impfstoff aus dem abgeschwächten Gift des Krankheitserregers gewonnen wird. Sie ist gut verträglich und wird gewöhnlich bei jedem Kind ab dem 3. Lebensmonat durchgeführt. Der Körper bildet dann so genannte Antikörper, mit denen er das Bakteriengift bei einer eventuellen Infektion wirksam bekämpfen kann. Drei Grundimpfungen werden im Abstand von 3 Monaten bzw. 1 Jahr verabreicht. Dabei wird das Kind im Rahmen der so genannten DPT-Impfung zusätzlich gegen Keuchhusten (Pertussis) und Wundstarrkrampf (Tetanus) immunisiert. Eine Auffrischung ist alle 10 Jahre erforderlich. In den letzten Jahren traten kleinere Epidemien vermehrt in osteuropäischen Staaten auf. Vor einer Reise in betroffene Gebiete sollte man deshalb den Impfpass kontrollieren, den Impfstatus vom Hausarzt überprüfen und sich gegebenenfalls erneut impfen lassen. Eine Grundimpfung gegen Diphtherie ist in jedem Lebensalter möglich.

Durchblutungsstörung, arterielle

Durchblutungsstörungen in Arterien können in allen Regionen des Körpers auftreten. Am häufigsten handelt es sich um Veränderungen der Blutgefäße, die sich nur langsam entwickeln und als chronische Verschlusskrankheit (arterielle Verschlusskrankheit, AVK) bezeichnet werden. Plötzlich auftretende, komplette Verschlüsse von Blutgefäßen werden akuter peripherer Gefäßverschluss (S. 342) genannt. Die mit Abstand häufigste Ursache von arteriellen Durchblutungsstörungen ist die Arteriosklerose (S. 305). Andere Ursachen wie Arterienentzündungen sind sehr selten.

Die Beschwerden richten sich nach dem Ort der Störung. Sehr häufig treten die Durchblutungsstörungen in den Beinen auf – sie werden dann auch als periphere arterielle Verschlusskrankheit (pAVK) bezeichnet. Dabei kommt es unter Belastung (z.B. beim Gehen) zu starken Schmerzen in den Beinen, die sich in Ruhe wieder bessern. Der Betroffene

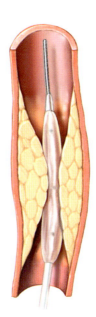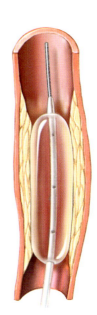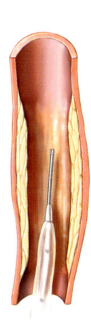

Mithilfe der Ballondilatation werden verengte Blutgefäße geweitet. Dieses Verfahren kommt häufig nach einem Herzinfarkt an den Herzkranzgefäßen zur Anwendung.

bleibt häufig stehen, bis die Beschwerden wieder abgeklungen sind (so genannte Schaufensterkrankheit). Durchblutungsstörungen können aber auch am Herzen (Koronare Herzkrankheit, S. 375), an den Nieren (Nierenversagen, S. 415) oder am Darm vorkommen. Häufig treten auch Durchblutungsstörungen des Gehirns auf: Durch die Einengung der Blutgefäße, die das Gehirn versorgen, kann es zu Schwindel, Ohnmachten, kurzfristigen Lähmungserscheinungen oder sogar Sprachstörungen kommen. Diese auch als transitorische ischämische Attacken (TIA, S. 452) bezeichneten neurologischen Ausfallerscheinungen können auch die Vorboten eines Schlaganfalls (S. 441) sein.

Bei einer Blutuntersuchung wird festgestellt, ob Risikofaktoren wie erhöhte Blutfettwerte vorliegen. Außerdem wird der Betroffene sehr genau untersucht. Eine Ultraschalluntersuchung der Gefäße zeigt, wo sich Engstellen befinden; zusätzlich sind manchmal Röntgenaufnahmen der Gefäße mithilfe eines Kontrastmittels erforderlich.

Die wichtigste Maßnahme zur Behandlung von Durchblutungsstörungen ist die Beseitigung von Risikofaktoren, die zu einer Arteriosklerose (S. 305) führen können. Außerdem wird Acetylsalicylsäure (ASS) in einer sehr geringen Dosis verordnet, um das Blut zu verflüssigen und auf diese Weise die Durchblutung zu er-

Ballondilatation

Mithilfe einer Ballondilatation werden durch Kalkablagerungen oder Blutgerinnsel verengte oder verschlossene Blutgefäße wieder erweitert.
Bei diesem Eingriff wird ein dünner Schlauch, an dem sich ein kleiner, zusammengefalteter Ballon befindet, durch ein Blutgefäß am Arm oder am Bein bis zur Engstelle vorgeschoben; der Ballon wird aufgeblasen und so das Gefäß erweitert. Die Verengung oder der Verschluss kann jedoch einige Zeit nach einer solchen Behandlung jederzeit wieder auftreten, da mit dieser Methode nicht die Ursache des Gefäßverschlusses beseitigt wird.

leichtern. Bei starken Beschwerden kann es erforderlich werden, die betroffenen Blutgefäße mit einem Ballon zu weiten (Ballondilatation) und gegebenenfalls mithilfe eines so genannten Stents zu stützen, um ein erneutes Verschließen zu verhindern.
Ist ein Weiten der Gefäße auf diese Weise nicht erfolgreich, kann eine Operation erforderlich werden, bei der das verengte oder verschlossene Gefäß umgangen (Bypass) oder ersetzt wird.

Eierstock- und Eileiterentzündung

Eierstock- und Eileiterentzündung

Entzündungen der Eierstöcke (**Adnexitis**) und der Eileiter (**Salpingitis**) können anhand der spürbaren Beschwerden wie diffusem Bauchschmerz und Fieber nicht voneinander unterschieden werden. Meist sind von einer Infektion beide Organe gleichzeitig betroffen. Diese Entzündungen können einseitig oder auch auf beiden Seiten gleichzeitig auftreten.

Eine Adnexitis wird durch Bakterien hervorgerufen, die über die Scheide in das Körperinnere aufsteigen – vor allem die Eiter bildenden Staphylokokken, Streptokokken und Kolibakterien aus dem Darm sind hier zu nennen. Normalerweise reicht das leicht saure Milieu der Scheide aus, um Krankheitserreger abzuwehren. Auskühlung, Stress, seelische und körperliche Belastungen und chronische Krankheiten wie Diabetes (S. 324) können die körpereigene Abwehr so schwächen, dass genügend Keime bis in die Geschlechtsorgane aufsteigen und die Infektion verursachen können. Häufig tritt eine Adnexitis nach einer Periodenblutung auf.

Eine chronische Adnexitis ruht in der Regel ohne merkbare Symptome und flammt während der Periode auf. Andere Auslöser können körperliche und seelische Belastungen sein, die zu leicht erhöhter Infektionsneigung während der Periode führen. Bei Frauen mit wechselnden Sexualpartnern ist das Infektionsrisiko größer – sofern sie nicht konsequent Kondome benutzen.

Eileiter- und Eierstockinfektionen können – wenn sie nicht behandelt werden – zu Unfruchtbarkeit führen. Deshalb sind eine frühzeitige frauenärztliche Diagnose und eine je nach Erreger gezielte Therapie mit Antibiotika sowie viel körperliche Ruhe erforderlich.

Eierstockkrebs

Eierstockkrebs (**Ovarialkarzinom**) tritt zwar selten auf, wird jedoch oft erst so spät erkannt, dass die Aussichten auf Heilung eher ungünstig sind. Am häufigsten betroffen sind Frauen zwischen 50 und 70 Jahren. Der Ovarialkrebs breitet sich unauffällig aus und verursacht erst im fortgeschrittenen Stadium überhaupt Beschwerden. Ab und zu treten diffuse Bauchschmerzen als erstes Symptom auf. Meist jedoch fällt er zufällig bei der Vorsorgeuntersuchung als großer Knoten im Bauchraum oder bei einer Ultraschalluntersuchung als zystenähnliche Veränderung im Eierstock auf. Im weiteren Verlauf kommt es zu aufgetriebenem Leib und Blutungsstörungen. Das Ovarialkarzinom bildet Metastasen auf dem Bauchfell und der Darmoberfläche sowie über die Lymphbahnen im Becken.

Risikofaktoren für Eierstockkrebs
Bestimmte Voraussetzungen und Vorbedingungen scheinen das Erkrankungsrisiko zu erhöhen:
▸ Mutter oder Schwester sind bereits an Eierstockkrebs erkrankt
▸ spät einsetzende Wechseljahre erst nach dem 55. Lebensjahr
▸ eine erste Schwangerschaft erst nach dem 35. Lebensjahr
▸ besonders fettreiche Ernährung
▸ bereits eine Krebserkrankung eines anderen Organs.

Die genauen Ursachen für den Eierstockkrebs sind noch nicht geklärt. Bekannt ist allerdings, dass je länger die fruchtbare Zeit im Leben einer Frau andauert, desto höher auch das Risiko für eine bösartige Zellentartung ist.

Zu den verdächtigen Untersuchungsbefunden zählen Vergrößerungen an den Eierstöcken sowie Schwellungen und Zysten – insbesondere jenseits der Menopause. Sie sollten unbedingt vom Arzt abgeklärt werden. Wie bei vielen anderen Krebserkrankungen (S. 378) auch ist nach einer Operation eine Chemotherapie oder Bestrahlung erforderlich.

Eierstockzysten

Zysten sind Hohlräume im Gewebe, die Flüssigkeit enthalten. Häufig entstehen Eierstockzysten (**Ovarialzysten**) aus nicht gesprungenen Eibläschen (Retentionszysten) und füllen sich mit der Zeit mit immer mehr Flüssigkeit. Auch aus gesprungenen Follikeln (Corpus luteum) können Zysten wachsen.

Bei der Entstehung von Eierstockzysten spielen Hormonschwankungen eine Rolle, die auch die Folge psychosomatischer Belastungen sein können. Als polyzystische Ovarien (PCO-Syndrom) werden Störungen bezeichnet, bei der sich in der Rinde beider Eierstöcke zahlreiche Zysten von 1 bis 2 Zentimetern Größe befinden. Sie entstehen durch ein hormonelles Ungleichgewicht, bei dem der Spiegel von männlichen Hormonen im Blut erhöht ist. Die Ursache für dieses Ungleichgewicht ist ungeklärt.

Zysten lösen erst ab einer gewissen Größe Beschwerden aus, erst dann nämlich, wenn sie das Bauchfell reizen. Auch können hormonaktive Gewebeanteile Blutungsstörungen bewirken. Verdacht auf Ovarialzysten besteht bei Unterbauchschmerzen, Blutungsstörungen oder ungewöhnlich aufgetriebenem Bauch. Hier sollte umgehend eine gynäkologische Untersuchung erfolgen. Zysten von weniger als 4 Zentimeter Durchmesser können zunächst in Ruhe beobachtet werden. In vielen Fällen bilden sie sich nach der nächsten Periodenblutung zurück.

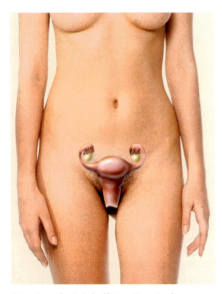

Die etwa dreieinhalb Zentimeter langen Eierstöcke befinden sich am Ende der Eileiter zu beiden Seiten der Gebärmutter.

Ekzem

Die Behandlung erfolgt zunächst mit pflanzlichen Präparaten, z.B. mit Mönchspfeffer (Agnus castus). Die Antibabypille kann ebenfalls eingesetzt werden, denn sie bremst die körpereigene Hormonproduktion und kann so die Rückbildung von Zysten anregen.

Zysten von mehr als 4 Zentimetern Größe müssen etwa alle 4 Wochen in den Tagen nach der Regelblutung kontrolliert werden. Vergrößern sie sich trotz Behandlung, sollten durch weitere Untersuchungen die Entstehung von Eierstockkrebs (S. 328) oder Endometriose (S. 330) ausgeschlossen werden. Gegebenenfalls ist sogar die Entfernung des betroffenen Eierstocks im Rahmen einer Bauchspiegelung erforderlich.

Ekzem

Ein flächiger, oft juckender Hautausschlag wird als Ekzem bezeichnet. Die krankhafte Veränderung der oberen Hautschichten ist oft durch Knötchen, Blasen oder Schuppenbildung gekennzeichnet. Ursache eines Ekzems ist meist eine Überempfindlichkeit des Körpers gegenüber einem äußeren Reiz (Kontaktekzem) oder einem inneren Reiz (endogenes oder atopisches Ekzem). Die bekannteste Form des endogenen Ekzems ist die Neurodermitis (S. 412).

Kontaktekzem

Bei dieser Form des Ekzems – auch als **Kontaktdermatitis** bezeichnet – wird eine Entzündung der Haut durch äußere Einflüsse hervorgerufen, auf die das Abwehrsystem reagiert. Die obere Hautschicht rötet sich, es entwickeln sich kleine Bläschen, die mit Flüssigkeit gefüllt sind, leicht platzen und verkrusten. Beim Abheilen wird die Haut häufig schuppig und trocken. In manchen Fällen kann sich ein hartnäckiges dauerhaftes Ekzem bilden. Die Haut brennt an den betroffenen Stellen und juckt.

Ursache für die Hautreaktionen ist in der Regel eine Kontaktallergie. Die allergische Reaktion setzt sofort nach dem Kontakt mit dem Allergen ein und beschränkt sich auf den Kontaktbereich. Materialien, die häufig eine solche Allergie auslösen, sind Nickel (Modeschmuck), Duft- und Aromastoffe, Haarfärbemittel, Konservierungsstoffe und Latex.

Zur Behandlung wird nach dem auslösenden Stoff gesucht und der Kontakt möglichst gemieden. Eine sorgfältige Hautpflege ist wichtig. Bei sehr starker Ausprägung sollte der Hautarzt aufgesucht werden, um eine genaue Diagnose zu stellen. In schweren Fällen können Medikamente wie kortisonhaltige Salben eingesetzt werden.

Lidekzem

Bei einem Lidekzem ist die dünne und empfindliche Haut des Augenlides entzündet. Schon geringe Reizungen können die Reaktion auslösen. Am häufigsten tritt das Ekzem in Form einer schuppenden, trockenen Hautrötung mit Juckreiz auf. Die Ursache ist in den meisten Fällen eine allergische Reaktion auf Kosmetika und Waschmittel sowie auf Hausstaubmilben, Pflanzen oder Tierhaare. Viele am Auge eingesetzte Medikamente (Augentropfen oder -salben) können bei Anwendung über einen langen Zeitraum

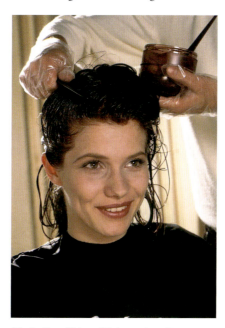

Die in Haarfärbemitteln vorhandenen Chemikalien verursachen häufig das so genannte Friseur-Ekzem, vor dem man sich mit Handschuhen schützen kann.

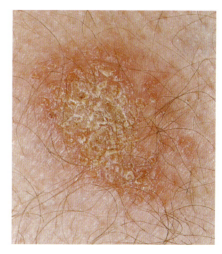

Gerötete, entzündete, juckende und oftmals schuppige Hautstellen sind typische Anzeichen eines Ekzems.

zu einer Kontaktallergie und damit zum Lidekzem führen. Das Lidekzem ist häufig ein Hinweis auf eine Neurodermitis (S. 412). Zur Behandlung gilt es herauszufinden, wodurch das Lidekzem verursacht wird, und den Auslöser der Reaktion zu meiden. Der Hautarzt kann entzündungshemmende Salben verschreiben, die das Abheilen begünstigen.

Windelekzem

Bei Babys und Kleinkindern tritt häufig auf den Hautbereichen, die mit der Windel in Berührung kommen, eine Rötung auf, meist nässt die Haut und schuppt sich. Das so genannte Windelekzem wird auch als Windeldermatitis bezeichnet und entsteht durch die erhöhte Wärme im Bereich der Windel im Zusammenhang mit Nässe durch Urin und Stuhl. Auch Seifenreste, Salben, Puder oder eine ungünstige Ernährung von Säugling oder stillender Mutter (z.B. Fruchtsäfte) können ein Windelekzem verursachen.

Je länger das Baby eine nasse Windel am Körper trägt, umso größer wird das Risiko für die Bildung eines Ekzems. Die Windel sollte oft gewechselt werden. Zum Waschen genügen warmes Wasser und eine milde Seife. Danach wird die Haut vorsichtig mit einem weichen Handtuch abgetrocknet. Wenn möglich, sollten Säuglinge immer eine Weile ohne Windel liegen, damit die Haut an der Luft

Endokarditis

trocknen kann. Ungünstig sind eng abdichtende Kunststoffwindeln oder Höschen, besser sind Einmalwindeln. Tritt trotzdem ein Windelekzem auf und bessert es sich nicht innerhalb weniger Tage bzw. bilden sich Bläschen auf der Haut, sollte der Kinderarzt aufgesucht werden. Er kann die genaue Ursache feststellen und bei Bedarf entzündungshemmende Salben oder – falls es schon zu einer Infektion mit Pilzen oder Bakterien gekommen ist – antimykotische und antibakterielle Medikamente verordnen.

Endokarditis

Durch die Entzündung der Herzinnenhaut, des so genannten Endokards, mit dem die Herzräume und Herzklappen ausgekleidet sind, können die Herzklappen angegriffen und zerstört werden. Dadurch entstehen Herzklappenfehler (S. 359). In der Regel ist die Endokarditis Folge einer Infektion mit Keimen, die über die Blutbahn bis ins Herz verschleppt werden. Sie kann z.B. infolge einer Blutvergiftung (S. 316) auftreten. Dabei verfangen sich die Bakterien in den Herzklappen, nisten sich ein und zerstören sie. Auch rheumatisches Fieber (Rheuma, S. 432) kann eine Endokarditis verursachen. Es wird durch dieselben Bakterien (Streptokokken) ausgelöst wie eine Mandelentzündung (S. 393). So kann ca. 2 Wochen nach einer Mandelentzündung rheumatisches Fieber und als dessen Folge eine Endokarditis entstehen. Um dies zu verhindern, muss daher bei einer Mandelentzündung immer ein Antibiotikum eingenommen werden.

Die Endokarditis kann schlagartig mit starken Beschwerden auftreten oder sich langsam über Monate entwickeln. Meist bestehen nur uncharakteristische Symptome wie Abgeschlagenheit, Fieber, Gewichtsverlust und Nachtschweiß. Bei der durch rheumatisches Fieber ausgelösten Endokarditis können Herz- und Gelenkbeschwerden auftreten.

Die Untersuchung erfordert umfangreiche Blutuntersuchungen, um die Erreger festzustellen, außerdem ein EKG und eine Ultraschalluntersuchung des Her-

Vorbeugung

Die Endokarditis bildet sich besonders leicht an vorgeschädigten Herzklappen, z.B. wenn bereits ein leichter Herzklappenfehler (S. 359) wie z.B. ein Mitralklappenprolaps besteht. Daher müssen Menschen mit Herzklappenfehlern, aber auch Personen, die schon einmal eine Endokarditis durchgemacht haben, bei Zahnbehandlungen oder anderen operativen Eingriffen vorbeugend Antibiotika einnehmen. Damit wird verhindert, dass Bakterien ins Blut gelangen und eine (erneute) Infektion auslösen.

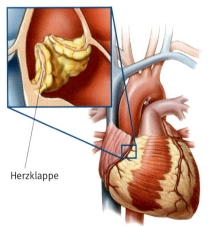

Die Entzündung der Herzinnenhaut kann zu einer dauerhaften Schädigung der Herzklappen führen.

zens, um zu prüfen, ob und wie stark das Herz bereits geschädigt ist. Behandelt wird mit Antibiotika, die genau auf den Erreger abgestimmt sein müssen. Zusätzlich wird die Entzündung mit Acetylsalicylsäure oder Kortison behandelt. Die Therapie ist langwierig und muss strikt eingehalten werden, um das Risiko einer dauerhaften Schädigung des Herzens zu vermeiden.

Endometriose

Die Endometriose ist als Krankheit erst bekannt, seit verbesserte Verfahren wie Ultraschalluntersuchungen und Bauchspiegelungen eine genaue Diagnose von Veränderungen im Bauchraum möglich machen. Bei Endometriose befindet sich Gebärmutterschleimhaut nicht nur innerhalb, sondern auch außerhalb der Gebärmutter. Grundsätzlich kann sie in allen Organen auftreten, insbesondere am Bauchfell, an Blase und Darm. Die Ursachen der Endometriose sind unklar. Die Beschwerden entstehen dadurch, dass die Schleimhaut außerhalb der Gebärmutter die gleichen Eigenschaften hat wie innerhalb: Sie baut sich während des Menstruationszyklus auf und blutet während der Periode. So kommt es zu Blutungen überall dort, wo Endometrioseherde sitzen. Aufgrund der Blutungen entstehen mit der Zeit blutgefüllte Zysten. Betroffene Frauen leiden deshalb über einen langen Zeitraum vor allem an auffällig starken Periodenbeschwerden mit Schmerzen und Krämpfen. Die Schmerzen strahlen in den gesamten Unterbauch und in die Oberschenkel sowie in den Rücken aus. Charakteristischerweise beginnen die Beschwerden schon vor der eigentlichen Blutung und bessern sich erst allmählich während der Regel. Da die Endometrioseherde über die Jahre größer werden, steigern sich die Beschwerden ganz allmählich.

Endometriose ist eine häufige Ursache für ungewollte Kinderlosigkeit, weil sie die Eileiter verschließen und verkleben kann. Sie kann bei der Tastuntersuchung erst diagnostiziert werden, wenn sich Zysten von mehr als 5 Zentimeter Durchmesser gebildet haben; kleinere sieht man im Ultraschall. Genauen Aufschluss kann nur eine Bauchspiegelung bringen, bei der die Endometrioseherde durch Hitze oder mittels Laserstrahlen beseitigt werden. Endometriose kann auch mit östrogenhemmenden Medikamenten behandelt werden, die vorübergehend künstliche Wechseljahre auslösen und die Herde gewissermaßen austrocknen.

EPH-Gestose

Im Verlauf einer Schwangerschaft kommt es zu weit reichenden hormonellen Umstellungen und Stoffwechselbelastungen im Körper der Frau. Der Begriff EPH-Gestose (**Eklampsie**, **Schwangerschaftstoxikose**) bezeichnet die Kombination von drei Symptomen: Ödeme (**E** für engl. edema), Eiweißausscheidung im Urin (**P** für Proteinurie) und Bluthochdruck (**H** für Hypertonie).

Eine Wasseransammlung (**Ödeme**, S. 416) vor allem in den Unterschenkeln kann auch im Rahmen der normalen Schwangerschaft vorkommen und hat für sich allein genommen noch keinen Krankheitswert. Bei jeder zehnten Schwangeren tritt besonders im letzten Schwangerschaftsdrittel dazu ein Bluthochdruck mit Werten von über 140/90 mmHg auf (SIH, **s**chwangerschafts**i**nduzierte **H**ypertonie bzw. Gestationshypertonie). Kommen zu diesen Symptomen noch akute neurologische Störungen wie Krampfanfälle, Augenflimmern oder gesteigerte Reflexaktivität hinzu, liegt das Vollbild der Erkrankung vor: die so genannte Eklampsie. Dabei besteht akute Lebensgefahr für Mutter und Kind, und es sind intensivmedizinische Maßnahmen erforderlich. Eine Sonderform der Eklampsie geht mit einer Auflösung der roten Blutkörperchen, Schädigung der Leber und Blutgerinnungsstörung einher (so genanntes HELLP-Syndrom).

Vor allem ältere Erstgebärende sind betroffen. Weitere Risikofaktoren sind eine bereits vor der Schwangerschaft bestehende Zuckerkrankheit (**Diabetes**, S. 324), Übergewicht, eine Nierenerkrankung oder schon bestehender Bluthochdruck (**Blutdruck, hoher**, S. 314).

Die Ursachen für die EPH-Gestose sind unklar. Möglicherweise werden die Symptome durch eine Minderdurchblutung der Plazenta verursacht.

Ein zu hoher Blutdruck kann längere Zeit unerkannt bleiben, da er zunächst keine Beschwerden hervorruft. Bei stark erhöhten Werten kommt es zu frühmorgendlichem Kopfschmerz, Schwindel, Ohrensausen, Herzklopfen, Nasenbluten und Kurzatmigkeit. Die Wassereinlagerung im Gewebe macht sich durch eine plötzliche starke Gewichtszunahme bemerkbar. Bei jeder Schwangerschaftsuntersuchung wird daher routinemäßig der Blutdruck gemessen und der Urin auf Eiweiße untersucht. In der Anfangsphase der Erkrankung können Ruhe und Entspannung die Beschwerden lindern. Ist das Krankheitsbild voll ausgeprägt, ist unbedingt eine Behandlung im Krankenhaus erforderlich. Durch Medikamente wird der erhöhte Blutdruck gesenkt, und die Ödeme werden ausgeschwemmt. Wichtig ist eine genaue Überwachung des Kindes. Eventuell muss das Kind vorzeitig durch einen Kaiserschnitt entbunden werden.

Epikondylitis

Die in der Umgangssprache auch als **Tennisarm** bzw. **Golferarm** bezeichnete Epikondylitis entsteht durch eine längere Überbeanspruchung der Greifmuskulatur und bestimmter Teile der Unterarmmuskulatur. Jede immer wiederkehrende belastende Bewegung kann die Beschwerden auslösen. Während beim Tennisarm die Muskeln des Unterarms überlastet werden, die an der äußeren Ansatzstelle der Sehne (= Epikondylus) des Ellenbogens entspringen, ist beim Golferarm die innere Ansatzstelle der Sehne betroffen. In diesem Fall sind die Handbeugemuskeln überbeansprucht. Die Schmerzen beschränken sich zuerst auf den Ellenbogen und können sich bei weiterer Belastung über den Unterarm bis ins Handgelenk ausdehnen.

Die Behandlung ist schwierig, langwierig und erfordert Geduld. Zuerst muss festgestellt werden, durch welche Bewegungen und Belastungen die Beschwerden ausgelöst wurden, und diese müssen möglichst vermieden werden. Therapeutisch werden verschiedene physikalische Methoden von Ultraschall- bis zur Lasertherapie angewendet. Auch Injektionen mit örtlichen Betäubungsmitteln oder Kortison im Bereich der Sehnenansätze der Muskeln am Knochen kommen infrage. Empfohlen wird auch eine Ruhigstellung in Beugehaltung für 2 Wochen. Durch anschließende krankengymnastische Übungen sollen die Fehlspannungen der Muskeln vermindert werden. Akupunktur kann ebenfalls erfolgreich sein. Meistens heilt die Epikondylitis

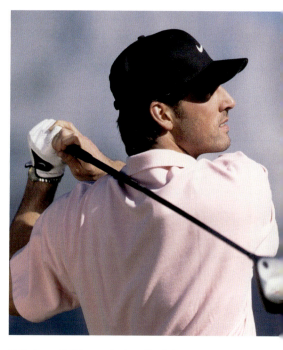

Bei einem Golferarm treten die Schmerzen am Knochenvorsprung auf der Innenseite des Ellenbogens auf.

durch diese konservativen Therapiemaßnahmen aus. Bestehen die Schmerzen jedoch trotz intensiver Behandlung fort, ist eine Operation erforderlich.

Epilepsie

In der Antike wurden die im Rahmen der Epilepsie wiederholt auftretenden **Krampfanfälle** (S. 377) als Zeichen von Besessenheit durch göttliche oder dämonische Mächte angesehen. Heute steht fest, dass unkontrollierte elektrische Entladungen in den Nervenzellen die normale Nerventätigkeit stören und zu verschiedensten Symptomen führen.

Besonders bei den in der Jugend erstmals auftretenden Anfallsformen kann häufig keine Ursache gefunden werden. Man spricht dann von „genuiner Epilepsie". Mithilfe eines Elektroenzephalogramms (EEG) lassen sich die Gehirnströme messen und als Verlaufskurve darstellen. Durch diese Untersuchung kann häufig eine genauere Aussage über die vorliegende Epilepsieform gemacht werden. Bestimmte Einflüsse erhöhen das Risiko, dass ein Anfall ausgelöst wird; sie müssen

Erkältungskrankheit

Anfallskalender und Epilepsie-Pass
Zeitpunkt, Dauer und Art der Anfälle sollten in einem so genannten Anfallskalender vermerkt werden, um dem behandelnden Arzt detaillierte Information geben zu können, die er für die richtige Behandlung braucht. Auch sollten Betroffene für den Notfall immer einen Epilepsie-Pass bei sich tragen, in dem neben der genauen Art der Erkrankung auch die regelmäßig eingenommenen Medikamente aufgeführt sind.

von den Betroffenen gemieden werden. Hierzu zählen insbesondere:
- Schlafmangel
- Flackerlicht (z.B. in einer Diskothek)
- Flimmern von Fernseh- oder Computer-Bildschirmen
- Alkohol- und Koffeingenuss in größeren Mengen.

Eine medikamentöse Behandlung führt in vielen Fällen zu einer deutlichen Abnahme der Anfallshäufigkeit oder verhindert weitere Anfälle ganz. Bei den Medikamenten gegen Epilepsie (Antiepileptika) muss ganz besonders auf eine regelmäßige Einnahme geachtet werden, da die Wirkung bei zu geringer Dosierung ausbleiben und es wieder zu Anfällen kommen kann, während bei zu starker Dosierung schnell Vergiftungserscheinungen auftreten.

In seltenen Fällen kann auch durch eine Operation eine Verbesserung erzielt werden, bei der bestimmte Nervenbahnen durchtrennt werden, von denen das Anfallsgeschehen ausgeht. Relativ neu ist eine Behandlungsmethode, bei der ein Schrittmacher eingepflanzt wird, der elektrische Impulse an den Vagus-Nerv, den wichtigsten Nerv des vegetativen Nervensystems, abgibt, um auf diese Weise eine gleichmäßige Erregung der Nerven zu erreichen. Auf diese Weise soll den unkontrollierten Entladungen vorgebeugt werden können.

Erkältungskrankheit

Vor allem im Herbst und Winter kommt es häufig zu Infektionen der oberen Atemwege, die als Erkältungskrankheit oder auch **grippaler Infekt** bezeichnet werden. Oft wird auch fälschlich der Begriff Grippe verwendet. Die Ursache sind Viren, die sich in der kühleren Jahreszeit aufgrund der Abkühlung des Körpers und einer wahrscheinlich herabgesetzten Immunabwehr im Körper ausbreiten. Die Übertragung erfolgt von Mensch zu Mensch durch Tröpfcheninfektion. Es vergehen meist 2 bis 5 Tage von der Ansteckung bis zum Ausbruch der Krankheit. Die Erkrankung ist lästig, aber harmlos und dauert rund eine Woche. Halten die Beschwerden länger an, sollte der Hausarzt aufgesucht werden, um zu prüfen, ob eine ernstere Infektionskrankheit vorliegt oder es vielleicht zu einer zusätzlichen Infektion gekommen ist.

Vorbeugung
Eine Erkältungskrankheit kann immer wieder auftreten, da sich die Viren, die diese Infektion hervorrufen, ständig verändern und der Körper keine effektive Abwehr aufbauen kann. Dennoch können geeignete Maßnahmen zur Vorbeugung besonders in der kalten Jahreszeit dazu beitragen, dass einem die eine oder andere Erkältung erspart bleibt:
- Tragen Sie der Jahreszeit angepasste Kleidung – auch wärmende Kleidungsstücke können schick sein.
- Trainieren Sie Ihr Abwehrsystem und bereiten Sie so den Körper auf die kühlere Jahreszeit vor. Neben regelmäßigen Spaziergängen und sportlichen Aktivitäten an frischer Luft sind auch abhärtende Maßnahmen wie Wechselduschen oder Saunabesuche günstig.
- Ebenfalls wichtig ist eine ausgewogene, vitaminreiche Ernährung mit viel Obst, Gemüse und Kohlenhydraten.

Bei einer Erkältung tritt zu Beginn dünnflüssiges Sekret aus der Nase aus – die Nase läuft. Nach und nach kann es dickflüssiger und bei einer zusätzlichen bakteriellen Infektion grüngelb werden. Aufgrund der angeschwollenen Nasenschleimhäute fällt es schwer, durch die Nase zu atmen. Man fühlt sich oft müde und abgeschlagen. Häufig treten zusätzlich Halsschmerzen, Husten und leichtes Fieber sowie Kopf-, Hals- und Gliederschmerzen auf.

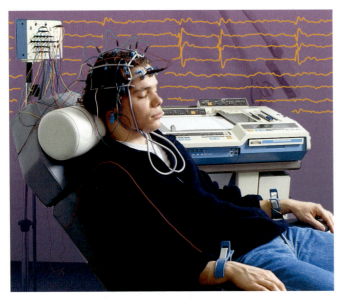

Die Schwere einer Epilepsie und die betroffenen Gehirnbereiche können mithilfe des EEG, bei dem die Gehirnströme aufgezeichnet werden, beurteilt werden.

Ess-Brech-Sucht

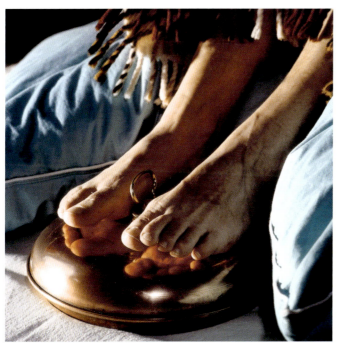

Gut durchblutete Füße schützen vor Erkältung – sind die Füße unterkühlt, verengen sich auch die Blutgefäße der Nasenschleimhaut! Dadurch verringert sich ihre Durchblutung, und sie wird anfälliger für Infektionen.

Die Beschwerden können durch die kurzzeitige Anwendung von Nasentropfen, die Einnahme von Acetylsalicylsäure (ASS) und eventuell durch Inhalationen gelindert werden.

Erysipel

Als Wundrose wird eine großflächige bakterielle Entzündung der Haut bezeichnet, die meist durch Streptokokken, die über kleine Wunden in die Haut eingedrungen sind, verursacht wird. Besonders Menschen mit Fußpilz sind häufig betroffen. Innerhalb kurzer Zeit zeigen sich auf den betroffenen Hautstellen zungenförmige, scharf begrenzte Rötungen, die anschwellen und schmerzempfindlich sind. Durch das Anschwellen der Haut entsteht ein Spannungsgefühl. Hohes Fieber, in schweren Fällen auch Schüttelfrost und Blutungen in der Haut können auftreten. Betroffen sind in erster Linie Gesicht und Beine, bevorzugt die Unterschenkel.

Ein Erysipel wird mit hoch dosierten Antibiotika und lokalen Desinfektionsmitteln behandelt. Sind die Beine betroffen, sollten sie hochgelagert und gekühlt werden, um einem Lymphstau entgegenzuwirken und Beschwerden zu lindern.

Ess-Brech-Sucht

Bei etwa drei Prozent vor allem jüngerer Frauen, aber zunehmend auch bei Männern führt der verzweifelte Versuch, einem schlanken und grazilen Schönheitsideal gerecht zu werden, zu einer krankhaften Störung der Essgewohnheiten. Ein Teil der Betroffenen versucht, um dieses Ziel zu erreichen, die Nahrungsaufnahme in extremer Weise einzuschränken (Magersucht, S. 391); bei der Ess-Brech-Sucht (**Bulimie**) hingegen wird kalorienreiche Nahrung in großer Menge und ungewöhnlich schnell verzehrt, es kommt zu regelrechten Heißhungerattacken. Anschließend wird Erbrechen herbeigeführt oder auf andere Weise versucht (z.B. durch den übermäßigen Gebrauch von Abführmitteln), eine Gewichtszunahme zu verhindern. Auch werden Appetitzügler oder Entwässerungsmittel (Diuretika) eingenommen. Gleichzeitig kreisen die Gedanken ständig um das Essen.

Das Verhalten hat Suchtcharakter; erkennbar ist dies daran, dass die Betroffenen meist nicht mehr allein in der Lage sind, ihr Verhalten dauerhaft zu kontrollieren. Infolge des ständigen Erbrechens bzw. durch den Medikamentenmissbrauch treten zusätzliche körperliche Beschwerden auf:

- Entzündungen der Magen- und Speiseröhrenschleimhaut
- Anschwellen der Speicheldrüsen
- Verfall der durch die Magensäure angegriffenen Zähne
- Störungen im Flüssigkeits- und Salzhaushalt mit zum Teil lebensgefährlichen Komplikationen durch Herzrhythmusstörungen oder Knochenschwund.

Das zwanghafte Verhalten kann schwere psychische Störungen zur Folge haben: Hierzu zählen soziale Vereinsamung durch den Versuch, das Erbrechen auch vor vertrauten Personen geheim zu halten, Depressionen und Schuldgefühle bis hin zu Selbstmordgedanken. Dennoch leben viele Bulimiker unerkannt und sozial angepasst, gehen ihrem Beruf nach und sind beständig bemüht, nach außen ein normales Leben zu leben.

Eine eindeutige Ursache der Erkrankung ist bisher nicht bekannt. Vermutet werden Schwierigkeiten in der Persönlichkeitsentwicklung, ein in der Familie erlerntes problematisches Verhältnis zum Essen sowie eine Störung des Gleichgewichts der Botenstoffe im Gehirn, die mit einem verminderten Sättigungsgefühl einhergeht.

Für eine erfolgreiche Behandlung ist es zunächst entscheidend, die Störung selbst als krankhaft anzuerkennen, ähnlich wie bei anderen Suchterkrankungen. Gefährliche körperliche Komplikationen müssen durch einen Arzt festgestellt und behandelt werden. Im Rahmen einer Psychotherapie wird mit den Betroffenen ein hilfreicher Umgang mit den eigenen Gefühlen, vor allem mit Frustration und Depression, erarbeitet. Ein neues Bewusstsein für die Nahrungsaufnahme ist erforderlich, sodass genussvolles Essen wieder möglich ist. Sinnvoll ist auch der Austausch in einer Gruppe von Menschen mit ähnlichen Problemen. Oft ist eine Krankenhausbehandlung in einer psychosomatischen Klinik oder Tagesklinik sinnvoll. Medikamente gegen Stimmungsschwankungen (Antidepressiva) können dazu beitragen, das Hungergefühl zu normalisieren.

Fazialislähmung

Fazialislähmung

Der Gesichts- oder Fazialisnerv versorgt vor allem die Muskulatur des Gesichts, die für die Mimik verantwortlich ist. Das Nervensystem ist beim Menschen symmetrisch angelegt: Auch die beiden Gesichtshälften werden von zwei getrennten Nerven auf jeweils einer Seite versorgt. Bei einer Schädigung des Fazialisnervs zeigt sich deshalb meist eine Schwäche der mimischen Muskulatur nur auf einer Gesichtshälfte: Ein Mundwinkel hängt etwas herab, ein Auge kann nicht mehr ganz geschlossen werden, und auch Stirnrunzeln ist auf einer Gesichtshälfte nicht mehr möglich. Nicht selten werden Betroffene von Freunden oder Angehörigen angesprochen, dass sich die Gesichtszüge verändert haben. Da der Nerv auch Fasern für die Geschmacksempfindung mit sich führt, kann bei einer Störung auch das Schmecken beeinträchtigt sein. Es gibt verschiedene Ursachen für eine solche Lähmung, und je nach Ort der Schädigung sind die Beschwerden unterschiedlich. Es können nur die Muskeln im Mundbereich, aber auch die Stirnmuskeln mit betroffen sein. Oftmals lässt sich keine klare Ursache für die Lähmung finden (idiopathische Lähmung oder Bell-Parese), man vermutet eine Herpes-Infektion (S. 356) als möglichen Auslöser. Diese Form der Lähmung heilt meist ohne Komplikationen aus, eine vorübergehende Kortisonbehandlung kann die Heilung beschleunigen.

Insbesondere wenn noch weitere Lähmungs- und Ausfallsymptome an den Gliedmaßen hinzukommen, kann auch der Verdacht auf einen leichten Schlaganfall (S. 441) bestehen. Schwerwiegendere Ursachen wie ein Gehirntumor, ein Akustikusneurinom, ein Schädel-Hirn-Trauma oder Entzündungen des Gehirns können ähnliche Symptome verursachen und müssen daher ärztlich abgeklärt werden. Die Behandlung richtet sich in erster Linie nach der Ursache. Während der Rehabilitation können die Betroffenen entscheidend mitwirken und durch regelmäßige mimische Übungen den Heilungsprozess erheblich unterstützen.

Fehlgeburt

Bei einer Fehlgeburt (**Abort**) kommt es zu einem vorzeitigen Ausstoßen des noch nicht lebensfähigen Embryos oder Fetus mit einem Gewicht von weniger als 500 Gramm. Häufigster Grund für eine Fehlgeburt ist eine aus unbekannter Ursache entstandene Chromosomenstörung, seltener wird der Abort durch Hormonstörungen verursacht. In wenigen Fällen kann eine Immununverträglichkeit zwischen Mutter und dem Kind vorliegen. Späte Aborte jenseits der 16. Schwangerschaftswoche sind meist auf organische Störungen in der Gebärmutter selbst zurückzuführen: Schließen der Muttermund (Portio) oder der Gebärmutterhals (Zervix) nicht fest oder bestehen besonders große Myome (S. 407), können vorzeitige Wehen zu einer Fehlgeburt führen. Auch Krankheiten wie Diabetes (S. 324), Hypertonie (Blutdruck, hoher, S. 314), Röteln (S. 434) und Chlamydieninfektionen (Genitalinfektion, S. 347) stellen ein Risiko dar.

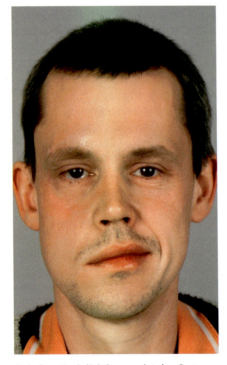

Bei einer Fazialislähmung ist das Sprechen behindert, da die Wangen- und die Lippenmuskulatur eingeschränkt sind.

Missed Abortion

Eine Sonderform der Fehlgeburt ist die so genannte verhaltene Fehlgeburt, englisch missed abortion. Bei dieser wird der tote Embryo nicht abgestoßen, sondern in der Gebärmutter gehalten. Erst nach einigen Wochen zeigt sich, dass der Bauch nicht wächst. Im Ultraschall ist erkennbar, dass der Embryo im Wachstum zurückgeblieben ist. Ein Herzschlag ist nicht zu sehen. In diesem Fall muss eine so genannte Ausschabung erfolgen.

Keine der üblichen Alltagsaktivitäten kann allein bereits eine Fehlgeburt herbeiführen. Bestimmte allgemeine Einflüsse können allerdings das Risiko deutlich vergrößern: vor allem Rauchen, Alkohol, Koffein, chemische Schadstoffe, Schwermetalle, Röntgen- und radioaktive Strahlung sowie verschiedene Medikamente.

Typisches Zeichen für einen drohenden Abort sind ziehende, periodenähnliche Schmerzen in Unterbauch oder im Rücken sowie Blutungen; sie können dunkel und spärlich wie Schmierblutungen, jedoch auch hellrot sein, von selbst wieder aufhören, aber auch einige Tage lang in unregelmäßigen Abständen auftreten. Kommt es zu einer längeren, heftigen Blutung, die deutlich stärker als eine Periode ist und möglicherweise auch geronnenes Blut enthält, kann der Abort in der Regel nicht mehr aufgehalten werden.

Bei jedem Anzeichen für eine drohende Fehlgeburt muss die schwangere Frau sofort zur Untersuchung! Die wichtigste Maßnahme ist körperliche und seelische Ruhe. Magnesiumtabletten dienen zur Entspannung der Gebärmuttermuskulatur; erst nach der 25. Schwangerschaftswoche können Wehenhemmer verabreicht werden, denn erst dann kann die Gebärmutter ausreichend auf diese Medikamente reagieren.

Falls es zur Fehlgeburt kommt, ist besonders wichtig, dass es keinen Anlass für Schuldgefühle gibt. Trauer über den Verlust muss allerdings ausreichend Raum gegeben werden. Es ist in jedem Fall hilfreich, sich auszusprechen. Manche Frauen benötigen professionelle psychotherapeutische Hilfe, wenn der Kummer unüberwindbar scheint. Man sollte sich genug Zeit lassen für ein neues Baby. Medizinisch spricht nach ein bis zwei regulären Zyklen nichts dagegen.

Fehlsichtigkeit

Kann die Außenwelt nicht klar und scharf gesehen werden, spricht man von Fehlsichtigkeit. Sie entsteht, wenn z.B. der Augapfel zu kurz oder zu lang, die Hornhaut verkrümmt oder die Linse im Auge nicht mehr hinreichend elastisch ist. Oft geht mit Fehlsichtigkeiten ein Astigmatismus (S. 307) einher.

Kurzsichtigkeit

Bei Sehstörungen, die durch unscharfes Sehen in der Ferne gekennzeichnet sind, entsteht das Bild schon vor und nicht auf der Netzhaut. Die häufigste Ursache ist ein zu langer Augapfel, der meist aufgrund von Vererbung oder einer sehr frühen Geburt entsteht. Ausgeglichen wird die Kurzsichtigkeit (**Myopie**) mithilfe einer Brille. Inzwischen kann die Kurzsichtigkeit in den meisten Fällen durch eine Laserbehandlung korrigiert werden.

Weitsichtigkeit und Alterssichtigkeit

Bei Weitsichtigkeit, die auch als Übersichtigkeit bezeichnet wird, werden weit entfernte Objekte gut gesehen, nicht jedoch Gegenstände in der Nähe. Bei dieser Fehlsichtigkeit entsteht ein scharfes Bild hinter und nicht auf der Netzhaut. Hervorgerufen wird die **Hyperopie** durch eine Minderung der Brechkraft der Linsen des Auges oder durch eine angeborene Verkürzung des Augapfels.
Ebenfalls um eine Weitsichtigkeit handelt es sich bei der so genannten Alterssichtigkeit (**Presbyopie**), die durch einen Elastizitätsverlust der Linse entsteht. Dieser Prozess beginnt etwa ab dem 45. Lebensjahr und schreitet allmählich voran. Bei weitsichtigen Menschen macht sich die Alterssichtigkeit früher bemerkbar. Die

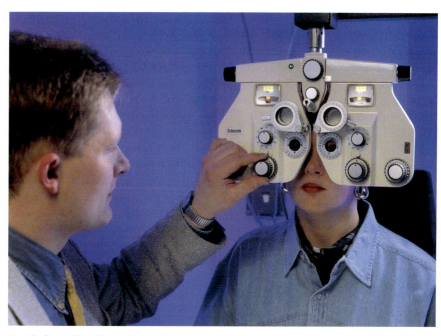

Damit die Brillengläser eine Fehlsichtigkeit exakt ausgleichen und optimal sitzen, passt der Optiker oder der Augenarzt ihre Stärke und ihre Position vor dem Auge genau an.

Korrektur sowohl der Weit- als auch der Alterssichtigkeit erfolgt mit einer Brille.

Schielen

Normalerweise stehen und bewegen sich beide Augen parallel; beim Schielen (**Strabismus**) weicht ein Auge von der Sehachse ab. Durch diese Fehlstellung werden unterschiedliche Bilder an das Sehzentrum übermittelt. Tritt beim Erwachsenen ein Schielen auf, sieht er Doppelbilder, da das Gehirn die beiden unterschiedlichen Seheindrücke nicht überlagern kann.
Das kindliche Gehirn hat die Fähigkeit, den Seheindruck eines Auges zu unterdrücken, wenn dieser durch eine Fehlsichtigkeit des einen Auges zu schlecht ist oder wenn durch die Abweichung von der Blickachse Doppelbilder entstehen. Es kann sich allerdings kein räumliches Sehen entwickeln, und die Sehschärfe des abweichenden Auges lässt immer mehr nach. Deshalb muss Schielen, auch wenn es nur gering ist oder nur zeitweilig auftritt, immer behandelt werden. Eltern, die bei ihren Kindern auch nur leichtes Schielen beobachten, sollten unbedingt mit dem Kind einen Augenarzt aufsuchen, der die Ursache für das Schielen er-

mitteln und mit einer Behandlung beginnen wird. Dabei wird wechselseitig ein Auge abgedeckt, um das schwächere Auge zu trainieren.
Da sich Schielen und eine einseitige Sehschwäche gegenseitig bedingen, kann auch die Verordnung einer Brille, bei der die Fehlsichtigkeit des einen Auges ausgeglichen wird, bereits helfen. Bei einer Operation kann die Abweichung des Auges korrigiert werden.
Die Behandlung des Schielens erfordert Geduld: sie ist in der Regel sehr langwierig und kann mehrere Jahre in Anspruch nehmen.

Fersensporn

Infolge dauernder Über- oder Fehlbelastung des Fußes entsteht an den Ansätzen der Sehne an der Unterseite des Fersenbeins eine chronische Entzündung, die der Körper durch vermehrte Kalkablagerung zu heilen versucht. Dieser Fersen- oder **Kalkaneussporn** findet sich häufig bei Personen mit unkorrigierter Fehlstellung des Fußes (Fußfehlformen, S. 338) sowie bei übergewichtigen Personen. Er tritt gehäuft im mittleren Lebensalter auf. Ein Fersensporn muss nicht schmerzhaft

Fettleber

sein, kann aber zu belastungsabhängigen, stechenden Fersenschmerzen führen, die in Ruhe wieder abklingen. Hinweisend ist eine Schmerzauslösung bei Druck mit dem Daumen auf die Fersenmitte. Der Nachweis eines Sporns im Röntgenbild bestätigt den Verdacht. Ein negativer Röntgenbefund schließt die Erkrankung im Frühstadium jedoch nicht aus.

Zur Behandlung können spezielle Einlagen getragen werden, die im Bereich des Sporns eine Aussparung haben und so den schmerzenden Punkt beim Gehen entlasten. Gleichzeitig muss eine vorhandene Fußfehlstellung korrigiert werden. Zur Linderung der Schmerzen können Schmerzmittel verordnet werden. Gut wirksam sind oft Mischinjektionen aus Kortison zur Entzündunghemmung und einem lokalen Betäubungsmittel zur Schmerzbekämpfung. Eine Stoßwellentherapie kann in 60 bis 80 % der Fälle Schmerzfreiheit oder zumindest eine deutliche Schmerzlinderung bewirken. Sind all diese Maßnahmen nicht erfolgreich, ist eine Operation möglich.

Fettleber

Zu der sehr häufigen Lebererkrankung kommt es, wenn durch eine abnorme Fettspeicherung oder eine Störung des Fettabbaus vermehrt Fette in die Leberzellen eingelagert werden. Sind weniger als die Hälfte der Leberzellen betroffen, wird dies als Leberzellverfettung bezeichnet, sind dagegen mehr Leberzellen verfettet, spricht man von einer Fettleber. Auf Dauer verlieren die Zellen dadurch ihre Funktionsfähigkeit, gehen zugrunde und werden durch Narbengewebe ersetzt. In diesem Stadium spricht man von einer Leberzirrhose (S. 383).

Die mit Abstand häufigste Ursache der Fettleber ist der Alkoholismus (so genannte alkoholische Fettleber), seltener liegen eine Zuckerkrankheit, Fettstoffwechselstörungen, Medikamente (z.B. bestimmte Antibiotika), Fehlernährung oder seltene Stoffwechselkrankheiten zugrunde.

Beschwerden bestehen in der Regel keine. Gelegentlich tritt ein leichtes Druckgefühl im Oberbauch auf. Der Arzt entdeckt die vergrößerte Fettleber bei der Tastuntersuchung des Bauches oft zufällig. Bei der Blutuntersuchung werden erhöhte Leberwerte festgestellt, die Ultraschalluntersuchung der Leber zeigt ebenfalls eine deutliche Vergrößerung.

Wird die auslösende Ursache im Anfangsstadium beseitigt, erholt sich die Leber wieder vollständig. Gelingt dies nicht, also z.B. bei fortgesetztem Alkoholmissbrauch, entwickelt sich in der Regel eine Leberzirrhose.

Fettstoffwechselstörungen

Bei Fettstoffwechselstörungen liegt meist eine Erhöhung der Konzentration der Blutfette (Hyperlipoproteinämie) vor; zu niedrige Werte sind selten. Erhöhungen der Blutfette betreffen in der Regel entweder das Cholesterin oder die Triglyzeride. Ein Cholesterinwert von mehr als 250 mg/dl und ein Triglyzeridwert über 200 mg/dl gilt als zu hoch. Etwa 20 % der Bevölkerung in Deutschland hat zu hohe Blutfettwerte. Eine Erhöhung der Blutfette gilt als Risikofaktor für viele Erkrankungen wie Arteriosklerose (S. 305), Herzinfarkt (S. 357) oder Durchblutungsstörungen (S. 327). Erhöhte Blutfettwerte können erblich bedingt sein. Meist werden sie jedoch durch Fehlernährung, Übergewicht oder Alkohol verursacht. Seltener liegen Stoffwechselkrankheiten, z.B. eine Zuckerkrankheit (Diabetes, S. 324), eine Schilddrüsenunterfunktion (S. 439), oder Lebererkrankungen zugrunde. Auch manche Medikamente, z.B. die Antibabypille, Betablocker oder Kortison, können erhöhte Blutfettwerte verursachen.

Unmittelbare Beschwerden verursachen erhöhte Blutfettwerte nicht. Lediglich die Folgeerkrankungen wie die Arteriosklerose (S. 305) führen früher oder später zu Symptomen. Zur Bestimmung der Blutfettwerte nimmt der Arzt Blut ab, nachdem der Betroffene für 12 Stunden keine Nahrung zu sich genommen hat. Im Blut werden dann Cholesterin, Triglyzeride und verschiedene andere Werte des Fettstoffwechsels bestimmt. Die Behandlung konzentriert sich in erster Linie auf eine Ernährungsumstellung. Die Nahrung muss fettarm sein, d.h., der Fettanteil sollte unter 30 % liegen. Besonders der Anteil tierischer Fette sollte reduziert werden; dazu schränkt man den Fleischkonsum ein und weicht auf fettarme Sorten (z.B. Geflügel) und Fisch aus; statt Butter sollten pflanzliche Öle und Margarine sparsam verwendet werden. Wichtig ist auch ausreichend Bewegung, mindestens eine halbe Stunde täglich. Führen diese Maßnahmen nicht zu einer ausreichenden Senkung der Blutfettwerte, werden ergänzend Medikamente eingesetzt, um den Blutfettwert zu senken.

Feuermal

Ursache der gutartigen Hautveränderung (**Naevus flammeus**) ist eine Fehlbildung der feinen Blutgefäße unter der Haut. Diese sind stark erweitert und haben die Tendenz zu wuchern. Besonders häufig kommen Feuermale im Gesicht und am Nacken vor. Das Feuermal hat eine dunkelrote bis rötlich-violette Farbe, ist scharf begrenzt, aber unregelmäßig geformt. Die Ausdehnung ist unterschiedlich: Sie können linsengroß sein, sich aber

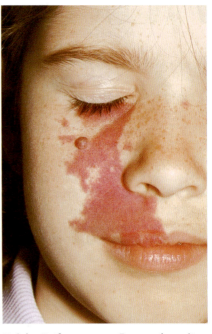

Bei der Entfernung von Feuermalen mit dem Laser bilden sich keine Narben.

auch über die gesamte Gesichtshälfte erstrecken. Ein Feuermal ist entweder von der Geburt an vorhanden oder bildet sich im frühen Kindesalter.
Die meist blassen Feuermale, die im Nacken von Neugeborenen auftreten, werden auch als Storchenbiss bezeichnet, die sich in der Regel in den ersten Lebensjahren von selbst zurückbilden und ebenfalls harmlos sind.
Feuermale können je nach Ausmaß der Gefäßveränderungen durch eine laserchirurgische Behandlung entfernt werden. Ist eine Entfernung ausgeschlossen, bleibt nur die Möglichkeit, es kosmetisch abzudecken.

Finger, schnellender

Ist der Gleitvorgang der Fingerbeugesehne beim Beugen oder Strecken des Fingers gestört, kommt es typischerweise zu schnellenden oder ruckartigen Bewegungen. Die Ursache ist eine knotige Verdickung im Bereich der Sehnenscheide sowie eine Verdickung der Sehne selbst. Hervorgerufen werden sie entweder durch Überlastungen oder Entzündungen sowie aufgrund altersbedingter Verschleißerscheinungen.
Bei Schmerzen und Beschwerden kann durch Schonen sowie Wärme- oder Kälteanwendungen eine Linderung erreicht werden. Dauern die Schmerzen an, ist meist eine Operation erforderlich.

Fistel

Unter einer Fistel versteht man einen röhrenförmigen, normalerweise nicht bestehenden Verbindungsgang zwischen zwei Hohlorganen oder einem Organ und einer Körperhöhle (innere Fisteln) oder einem Organ und der Körperoberfläche (äußere Fisteln).
In Bezug auf die Entstehung wird zwischen zwei Formen unterschieden: Die so genannte angeborene Fistel ist während der Embryonalentwicklung im Mutterleib entstanden und bei der Geburt bereits angelegt. Die erworbene Fistel bildet sich später, z.B. als Folge einer Entzündung. So kann eine nicht abklingende Entzündung von Darmabschnitten bei der Crohn-Krankheit (S. 321) die Ursache für Fisteln im Bauch- und Beckenraum sein. Bei Frauen treten die Blasen-Scheiden- und die Scheiden-Mastdarm-Fistel auf.
Eine Fistel muss nicht unbedingt zu Beschwerden führen. Wenn jedoch Sekrete aus Hohlorganen wie Darm oder Blase über die Fistel in andere Körperöffnungen eindringen können, kann es dort häufig zu Entzündungen und Schmerzen kommen.
Durch einen chirurgischen Eingriff kann eine Fistel vollständig entfernt werden. Zunächst wird durch Einspritzen eines Kontrastmittels und eine Röntgenaufnahme festgestellt, ob der Fistelgang durchgängig ist und wie er verläuft. Dann wird das Gewebe des Fistelganges vollständig ausgeschnitten und die Wunde vernäht. Bei erworbenen Fisteln, die durch Entzündung entstanden sind, muss gleichzeitig die zugrunde liegende Störung behandelt werden.
Fisteln, die eine direkte Verbindung zwischen arteriellen und venösen Blutgefäßen herstellen, bezeichnet man als Shunt. Sie kommen bei bestimmten angeborenen Herzfehlern vor.

Flechte

Der Begriff Flechte ist eine umgangssprachliche Bezeichnung für verschiedene chronische Hauterkrankungen, die mit einer feinen Schuppenbildung der Haut einhergehen. Hervorgerufen werden Flechten in erster Linie durch Pilze oder Bakterien (z.B. die Eiterflechte oder die Bartflechte).
Der Begriff wird aber auch bei anderen nicht ansteckenden Hauterkrankungen wie der Schuppenflechte (Psoriasis, S. 443) verwendet.

FSME

Die **Frühsommer-Meningoenzephalitis**, kurz FSME, wird wie die Borreliose (S. 317) durch Zeckenbiss übertragen. Erreger der Erkrankung ist ein Virus. Die Erkrankung tritt vor allem im Juni und Juli auf, da die Zecken während dieser Zeit am ak-

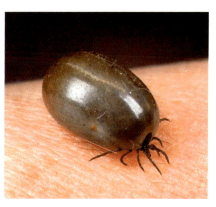

Hat sich eine Zecke in die Haut gebohrt, sollte man sie umgehend mit einer Pinzette oder Zeckenzange entfernen.

tivsten sind. Das Risiko, zu erkranken, ist etwas geringer als bei der Borreliose, ca. 1 bis 5 % der Zecken sind mit dem Virus infiziert. Die regionale Verteilung ist unterschiedlich. Verbreiteter ist die FSME in Bayern und Baden-Württemberg. In Höhen oberhalb von 1000 m halten sich keine Zecken auf. Auch führt nicht jeder Stich einer infizierten Zecke zu einer Infektion. Nach erfolgter Infektion treten bei ca. 30 % der Betroffenen nach 2 bis 4 Tagen Beschwerden auf. Es kommt in der ersten Phase der Erkrankung zu grippeähnlichen Symptomen mit mäßigem Fieber (bis ca. 38 °C), Kopfschmerzen, Erbrechen und Schwindelgefühl. Nach einer beschwerdefreien Phase von etwa einer

Vorbeugen und Impfen?

Grundsätzlich sollte man versuchen, Zeckenbisse von vornherein zu vermeiden. Für besonders gefährdete Personengruppen wie Waldarbeiter und Förster oder Urlauber, die sich in gefährdeten Gebieten aufhalten, wird eine vorbeugende aktive Impfung empfohlen. Besteht der Verdacht auf eine schon erfolgte FSME-Infektion, sollte umgehend ein Arzt aufgesucht werden, damit eine so genannte passive Impfung verabreicht werden kann, die den Krankheitsverlauf in der Regel deutlich abschwächt.

Furunkel

Woche entsteht bei etwa 10 % der Patienten eine Gehirnhautentzündung (S. 343) mit Fieber, Erbrechen, Nackensteifigkeit, massiven Kopfschmerzen, zunehmender Bewusstseinstrübung und gelegentlich sogar Krampfanfällen. Auch Lähmungserscheinungen können auftreten.

Die Erkrankung heilt auch bei schweren Verläufen fast immer vollständig aus. Sie lässt sich durch eine Blutuntersuchung nachweisen. Die Behandlung erfolgt meist im Krankenhaus. Es werden Medikamente gegen Fieber und Schmerzen verabreicht.

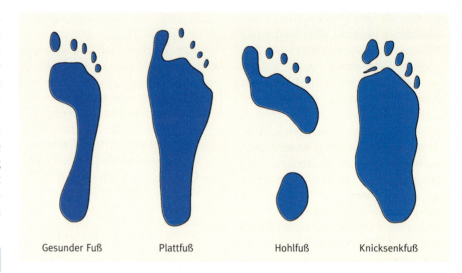

Gesunder Fuß — Plattfuß — Hohlfuß — Knicksenkfuß

Furunkel

Bei einer Entzündung eines Haarbalgs bildet sich ein schmerzhafter Knoten, der im Inneren mit Eiter gefüllt ist. Am häufigsten treten Furunkel im Gesicht, im Nacken, in den Achselhöhlen oder am Gesäß auf.

Ausgelöst wird der Furunkel durch eine Infektion mit Bakterien, meist Staphylokokken. Sind mehrere Haarbälge entzündet und verschmelzen die Eiterherde miteinander, wird von einem Karbunkel gesprochen. Die meisten Furunkel entleeren sich von selbst, wenn sie reif sind. Feuchtwarme Umschläge fördern die Entleerung. Zu beachten ist die Ansteckungsgefahr am Eiter. Ausreichende hygienische Maßnahmen beugen einer Weiterverbreitung der Bakterien vor. Bei größeren Furunkeln und Karbunkeln sollte man den Arzt aufsuchen, der den Eiterherd mit einem kleinen Schnitt öffnet, damit der Eiter abfließen kann. Danach kann der Hautbezirk mit entzündungshemmenden Salben versorgt werden, um eine schnellere Abheilung zu fördern.

Fußfehlformen

Unter Fehlformen des Fußes versteht man Abweichungen von der normalen Fußachse und Veränderungen der Fußwölbungen. Typische Beschwerden sind Schmerzen im Fußgewölbe, in der Ferse und Ermüdung des Fußes beim Laufen.

Der **Knickfuß** ist die häufigste Fußfehlform; er entwickelt sich durch das Abkippen der Ferse nach außen. Die Ursache ist meist eine Bindegewebeschwäche. Schmerzen können bei Jugendlichen und Erwachsenen bei Belastungen auftreten. Vorbeugend sollten im Kindesalter die

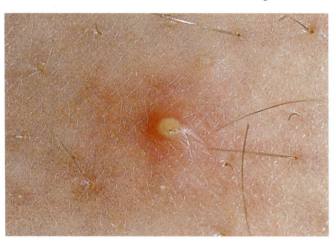

Treten Furunkel immer wieder auf, sind sie sehr schmerzhaft, heilen sie schlecht oder kommen sie im Gesicht vor, sollte man einen Arzt aufsuchen.

Am Abdruck der Fußsohle kann der Orthopäde die Art und Schwere einer Fehlstellung des Fußes erkennen.

Fußmuskeln durch häufiges Barfußlaufen und viel Bewegung gekräftigt und die Fußentwicklung durch passendes Schuhwerk mit entsprechend geformtem Fußbett unterstützt werden.

Beim **Plattfuß** ist das Längsgewölbe des Fußes stark abgeflacht, oder es ist gar keine Wölbung erkennbar. Der Plattfuß kann angeboren sein, aber auch infolge von Bindegewebe- und Muskelschwäche entstehen; er wird dann als Senkfuß bezeichnet.

Beim **Spreizfuß** ist das Quergewölbe des Fußes aufgehoben. Dadurch verbreitert sich der Vorfuß. Typisch dafür ist die Entwicklung von Hornschwielen an der Fußsohle im vorderen Fußbereich. Der Spreizfuß begünstigt auch die Entstehung einer so genannten Ballenzehe (Hallux valgus, S. 353).

Der **Senk-Spreizfuß** ist eine häufige Kombination, bei der sowohl das Längs- als auch das Quergewölbe des Fußes abgeflacht ist.

Die Behandlung erworbener Fußveränderungen erfolgt durch Einlagen oder in schwereren Fällen durch das Tragen von orthopädischen Schuhen, die individuell nach einem Fußabdruck angefertigt werden. Auch Fußgymnastik zur Kräftigung der Fußmuskeln ist sinnvoll.

Gallensteine

Gallenblasenentzündung

Die Entzündung der Gallenblase (**Cholezystitis**) wird fast immer durch Gallensteine (S. 339) verursacht, die den Gallengang oder den Ausgang der Gallenblase verschließen können.

Bei einer plötzlich auftretenden, akuten Gallenblasenentzündung kommt es zu starken Schmerzen im rechten Oberbauch, die auch in die Schulter ausstrahlen können, sowie zu Übelkeit, Erbrechen, Fieber und Schüttelfrost.

Wichtigste Diagnosemethoden sind die Blut- und die Ultraschalluntersuchung des Bauches. Behandelt wird mit schmerzstillenden und krampflösenden Medikamenten. Der Betroffene darf vorübergehend nichts essen und wird künstlich ernährt. Es werden Antibiotika zur Bekämpfung der Erreger gegeben. Eine Abflussstörung der Gallenflüssigkeit aus der Gallenblase muss beseitigt werden. Sind die Schmerzen erst vor kurzem aufgetreten, wird die Gallenblase meist sofort operativ entfernt. Bei länger bestehenden Beschwerden wird die Behandlung mit Medikamenten fortgesetzt, bis keine Beschwerden mehr bestehen. Erst dann kann eine Operation durchgeführt werden.

Eine Gallenblasenentzündung kann auch ohne plötzliche, starke Beschwerden verlaufen. Bei der chronischen Entzündung werden bestimmte Nahrungsmittel wie Kaffee, Fett oder Eier nicht vertragen. Es besteht ein Druckgefühl im Bauch, eventuell kommt es auch zu Gallenkoliken und einem aufgeblähten Bauch. Die Beschwerden kehren in unregelmäßigen Abständen wieder, es kann sich eine akute Gallenblasenentzündung entwickeln. Die Diagnose wird ebenfalls durch Blut- und Ultraschalluntersuchung gestellt. Um Komplikationen oder die Entstehung von Gallenblasenkrebs (S. 339) zu vermeiden, wird die Gallenblase entfernt.

Gallenblasenkrebs

Das **Gallenblasenkarzinom** entwickelt sich meist bei Menschen, die bereits Gallensteine (S. 339) haben und deshalb unter einer Entzündung der Gallenblase (Gallenblasenentzündung, S. 339) leiden. Daher wird bei Gallenblasenentzündungen immer die Gallenblase entfernt. Der Gallenblasenkrebs tritt meist jenseits des 60. Lebensjahres auf; Frauen sind häufiger betroffen als Männer.

Beschwerden machen sich erst sehr spät bemerkbar. Meist haben sich dann bereits Tochtergeschwülste (Metastasen) gebildet. Symptome können Völle- oder Druckgefühl im Oberbauch, eine langsam zunehmende Gelbsucht (S. 345), Übelkeit, Erbrechen oder Gewichtsverlust sein. Mit einer Ultraschalluntersuchung des Bauches sowie Blut- und Röntgenuntersuchungen und einer Computertomographie lässt sich die Erkrankung nachweisen. Durch die meist erst sehr spät gestellte Diagnose ist eine Operation häufig nicht mehr möglich. Im Vordergrund steht deshalb eine lindernde und – falls erforderlich – schmerzstillende Behandlung.

Gallensteine

Gallensteine sind sehr verbreitet und bleiben oft unbemerkt. Frauen leiden häufiger darunter als Männer. Wie Gallensteine entstehen, ist nicht sicher geklärt, es gibt jedoch einige Risikofaktoren: Neben dem Alter und einer familiären Veranlagung zählen dazu erhöhte Blutfettwerte, Übergewicht (Adipositas, S. 296) und Diabetes (S. 324). Gallensteine können eine Gallenblasenentzündung (S. 339) oder sogar einen kompletten Verschluss der Gallengänge verursachen.

Symptome sind Druckgefühl im Oberbauch, Völlegefühl und Blähungen. Die Beschwerden treten oft nach dem Genuss von fettem Essen, Kaffee oder Alkohol auf. Es kann auch zur Gallenkolik kommen, die sich durch heftigste, krampfartige Oberbauchschmerzen mit Ausstrahlung in die rechte Schulter, Übelkeit und Erbrechen bemerkbar macht. In diesem Fall wird ein krampflösendes Medikament gespritzt, wodurch sich die Beschwerden schnell bessern.

Gallensteine werden bei einer Ultraschalluntersuchung des Oberbauches nachgewiesen. Außerdem ist eine Blutuntersuchung erforderlich, um eine Entzündung festzustellen. Bestehen keine oder nur leichte Beschwerden, sollte zunächst eine Ernährungsumstellung erfolgen. Eine fett- und cholesterinarme Ernährung und viele kleine Mahlzeiten sind wichtig. Das Körpergewicht sollte normalisiert werden. Unterstützend helfen bei leichten Beschwerden pflanzliche Medikamente. Bei stärkeren Beschwerden oder nach einer Gallenkolik ist eine Operation zur Entfernung der Gallenblase die häufigste Behandlungsmethode. Manchmal werden die Steine vor der Operation durch eine Stoßwellenbehandlung zertrümmert.

Computertomographie

Die Computertomographie (CT) ist eine computergesteuerte Röntgen-Schichtaufnahme. Es werden Serien von Querschnittsbildern einzelner Körperbereiche erstellt. Im Gegensatz zum normalen Röntgen werden bei diesem Verfahren nicht nur die Knochen, sondern auch die Weichteile dargestellt.

Die CT spielt eine wichtige Rolle bei der Früherkennung von Tumoren oder von inneren Blutungen. Die Strahlenbelastung ist jedoch höher als beim normalen Röntgen, weshalb die Computertomographie nur in dringenden Fällen angewandt wird.

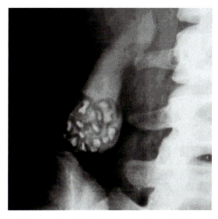

Gallensteine sind in den meisten Fällen schon deutlich auf einem Röntgenbild zu erkennen.

Gangrän

Einen Gewebeschaden, der aufgrund einer arteriellen Durchblutungsstörung entstanden ist, in deren Folge das Gewebe nicht mehr ausreichend mit Sauerstoff und Nährstoffen versorgt wird, bezeichnet man als Gangrän oder in der Umgangssprache auch als **Brand**. Besonders Menschen, die unter Diabetes (S. 324) oder Bluthochdruck (S. 314) leiden, aber auch starke Raucher können betroffen sein. Eine Gangrän entwickelt sich meist an den Zehen und am Knöchel und breitet sich schnell aus. Die betroffenen Bereiche sind stark schmerzempfindlich. Unterschieden werden zwei Formen: Bei der **trockenen Gangrän** wird das betroffene Gewebe hart, trocknet ein und verfärbt sich schwärzlich, ein Vorgang, der auch als Mumifizierung bezeichnet wird. Bei der **feuchten Gangrän** ist das abgestorbene Gewebe mit Fäulnisbakterien infiziert; an den betroffenen Bereichen bilden sich nässende Geschwüre.

Die Behandlung richtet sich in erster Linie nach der Ursache der Durchblutungsstörung, d.h., bei Zuckerkranken muss der Zuckerstoffwechsel richtig eingestellt werden, und Raucher müssen mit dem Nikotinkonsum aufhören. Die Wunde muss gereinigt und desinfiziert werden. Bei einer ausgedehnten Gangrän sind oft chirurgische Maßnahmen wie Wundausschneidungen oder in schweren Fällen auch eine Amputation erforderlich. Zur weiteren Verbesserung der Durchblutung werden unter Umständen auch Gefäßoperationen notwendig.

Gebärmutterentzündung

Die **Endometritis** ist außerhalb des Wochenbetts eine sehr seltene Erkrankung. Sie tritt in erster Linie nach einer Entbindung oder nach einer Fehlgeburt (S. 334) auf. Weitere mögliche Ursachen sind eine verschleppte Eileiterentzündung, eine Infektion als Begleiterscheinung einer Gebärmutterkrebserkrankung oder eine unsachgemäße, nicht steril durchgeführte medizinische Maßnahme wie das Legen einer Spirale ohne vorherige Desinfektion. Sie äußert sich durch drückende Unterbauchschmerzen, plötzliches, hohes Fieber und Zwischenblutungen sowie durch eine Veränderung von Stärke und Dauer der Monatsblutung. Bei einer Gebärmutterentzündung im Wochenbett besteht vermehrter, übel riechender Wochenfluss. Kommt es infolge des Abbaus von Schleimhautgewebe zur Entzündung, geht diese typischerweise mit eitrigem Ausfluss einher.

Eine ärztliche Untersuchung ist umgehend erforderlich. Meist wird bei einer Gebärmutterentzündung eine Ausschabung durchgeführt, um die entzündete Schleimhaut weitgehend abzutragen und um anhand der gewonnenen Gewebeproben den Erreger genau zu bestimmen. Die Einnahme von Antibiotika ist unumgänglich, aber auch schnell wirksam.

Gebärmutterhalskrebs

Unter einem **Zervixkarzinom** versteht man sowohl einen Krebsbefall des Muttermundes als auch des Gebärmutterhalses. Er wird dank der Krebsfrüherkennung mithilfe des so genannten Pap-Tests immer häufiger in einem ganz frühen Stadium diagnostiziert. Das Zervixkarzinom ist der häufigste Krebs der inneren weiblichen Organe. Betroffen sind vor allem Frauen zwischen 35 und 60 Jahren, 6 Prozent der erkrankten Frauen sind unter 30 Jahre alt (Krebs, S. 378).

Das erste Anzeichen wird oft übersehen: ein leicht verstärkter, dünnflüssiger Ausfluss aus dem Muttermund. Im fortgeschrittenen Stadium erst kommt es zu Blutungen außerhalb der Regel. Der Krebs entsteht auf der Schleimhaut an der Oberfläche des Muttermundes. Sein Wachstum wird begünstigt durch innere (z.B. mangelnde Immunabwehr) und äußere Faktoren: So kann das Smegma – der Zellrückstand, der sich unter der Vorhaut des Mannes ansammelt und mit dem durch Geschlechtsverkehr Kontakt besteht – krebsauslösend wirken. Auch Virusinfektionen des Muttermundes und der Scheide mit Herpes- und Papillomaviren stehen in Zusammenhang mit Muttermundkrebs.

Risikofaktoren für Muttermund- und Gebärmutterhalskrebs

Das Risiko steigt, wenn bestimmte Faktoren sich ungünstig gegenseitig verstärken. Dazu zählen:

- häufiger Sex schon seit frühen Teenagerjahren
- Sex ohne Kondom mit häufig wechselnden Sexualpartnern
- Sex mit einem Partner mit unzureichender Genitalhygiene
- gehäufte Infektionen mit Vaginalherpes (Genitalinfektion, S. 347)
- gehäufte Infektionen mit Feigwarzen (S. 347)
- HIV-Infektion
- Vernachlässigung der Früherkennungsuntersuchung (Pap-Abstrich)
- Nikotinkonsum.

Jeder ungeklärte Ausfluss und jede ungewöhnliche Blutung sollten umgehend Anlass für eine ärztliche Untersuchung sein. Im Pap-Abstrich zeigen sich bereits erste Hinweise: Auffallend veränderte Zellen können bereits die Folge einer entzündlichen Reizung sein, die zuerst behandelt werden muss. Nach Abschluss der Therapie wird der Abstrich wiederholt. Liegt wieder ein auffallender Abstrichbefund vor, ist eine weitere Abklärung unumgänglich, für die eine Gewebeprobe entnommen werden muss.

Hat der Krebs bereits die so genannte Basalmembran durchwachsen und auf die Muskulatur übergegriffen, muss die Gebärmutter entfernt werden. Je nach Stadium der Krankheit werden auch Lymphknoten im Becken entfernt. Bei einem fortgeschrittenen Stadium ist eine Nachbestrahlung erforderlich.

Das Zervixkarzinom wird in fünf Stadien eingeteilt: Beim Stadium 0 haben die Krebszellen die so genannte Basalzellschicht nicht durchwachsen, sondern liegen nur an der Oberfläche des Muttermundes. Dieses Stadium hat die günstigste Prognose: Drei von vier Frauen werden ohne Komplikationen oder Spätfolgen wieder gesund. Im Stadium III, bei

Gebärmuttersenkung

dem auch die Lymphknoten im Becken und Nachbarorgane der Gebärmutter betroffen sind, liegen die Heilungschancen bei rund 30 Prozent.

Gebärmutterkrebs

Vor allem Frauen zwischen 50 und 60 Jahren jenseits der Wechseljahre sind von Gebärmutterkrebs (**Endometriumkarzinom**, **Korpuskarzinom**) betroffen. Er tritt seltener auf als Gebärmutterhalskrebs (S. 340). Die Aussichten auf Heilung sind hier im Vergleich zu allen anderen Krebserkrankungen der Frau die besten: 85 Prozent der Patientinnen gesunden nach der Behandlung.

Die Ursachen für den Gebärmutterkrebs sind zum Teil nach wie vor unbekannt. Sicher ist – wie bei vielen anderen Krebsformen der Frau auch –, dass das Hormon Östrogen eine Rolle spielt. Bei Einnahme von Hormonpräparaten ist es deshalb wichtig, dass Frauen nur Östrogenmedikamente mit dem Zusatz von Gestagenen verordnet bekommen, die für das regelmäßige Abstoßen der aufgebauten Schleimhaut sorgen und auf diese Weise Krebs vorbeugen.

Erste Anzeichen sind dünnflüssiger, blutig gefärbter, manchmal auch eitriger Ausfluss, der unangenehm riechen kann. Schmerzen treten meist erst im fortgeschrittenen Stadium auf. Deshalb gilt generell, dass jede Blutung und jeder ungewöhnliche Ausfluss nach den Wechsel-

> **Gebärmutterkrebs: Risikofaktoren**
> Unter bestimmten Voraussetzungen steigt das Risiko, an Gebärmutterkrebs zu erkranken:
> ▸ frühe erste Menstruation vor dem 11. Lebensjahr
> ▸ späte Menopause nach dem 55. Lebensjahr
> ▸ deutliches Übergewicht
> ▸ Kinderlosigkeit
> ▸ jahrelange Östrogeneinnahme ohne Gestagene.

jahren unbedingt vom Arzt abgeklärt werden muss, um einen Krebsverdacht frühzeitig auszuschließen. Die Spiegelung der Gebärmutter (Hysteroskopie) sowie eine Gewebeentnahme durch eine gezielte Ausschabung hat sich seit einigen Jahren als beste Untersuchungsmethode durchgesetzt.

Bei einer eindeutigen Diagnose muss die Gebärmutter zusammen mit der Krebsgeschwulst entfernt werden; die Bauchhöhle wird bei der Operation gleich auf eventuelle Absiedelungen von Metastasen überprüft. In manchen Fällen werden zusätzlich Eierstöcke und Eileiter entfernt, um die Östrogenbildung zu bremsen. Frauen, die vor dem Eingriff noch nicht in den Wechseljahren waren, erhalten im Anschluss an eine solche so genannte Totaloperation eine niedrig dosierte Hormontherapie mit Östrogenen und Gestagenen in einer konstanten Dosis, um Wechseljahresbeschwerden vorzubeugen. Bestrahlungen sind erforderlich, wenn der Krebs Metastasen im Bauchraum gebildet hat.

Gebärmuttersenkung

Die Gebärmutter wird im Becken von kräftigen Bindegewebsbändern gehalten. Dieser so genannte Beckenboden wird im Laufe des Lebens schwächer, weniger elastisch und deshalb weniger tragfähig. Aufgrund dieser Bindegewebsschwäche weichen die Beckenbodenmuskeln auseinander, und die Gebärmutter kann aus ihrer Lage im Unterbauch nach unten in die Scheide absinken (**Deszensus**). Jede

Schwangerschaft belastet den Beckenboden, und bei jeder natürlichen Entbindung dehnt sich die Muskulatur der Scheidenöffnung sehr weit auf. Die elastischen Muskeln ziehen sich zwar wieder zusammen, doch können feinste Muskelrisse dazu führen, dass die Elastizität auf Dauer nachlässt, insbesondere infolge von schwierigen und häufigen Entbindungen, Geburten von Kindern über 4000 Gramm und bei Zangen- oder Saugglockenentbindungen. Weitere mögliche Gründe für eine Gebärmuttersenkung sind Übergewicht, das eine allmähliche und zunehmende Strapazierung des Beckenbodens zur Folge hat, sowie chronische Verstopfung oder Dauerhusten, die immer wieder kräftiges Pressen erfordern. Andauernde, ausschließlich sitzende Tätigkeiten führen ebenfalls zu einem Nachlassen der Spannung in der Beckenbodenmuskulatur.

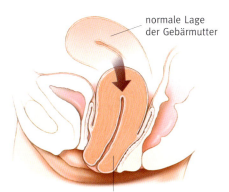

Bei einem Gebärmuttervorfall ist der Gebärmuttermund teilweise im Scheideneingang sichtbar.

Eine Gebärmuttersenkung kündigt sich mit ziehendem Druckgefühl im Unterbauch an. Hinzu kommen meist Rückenschmerzen, vor allem im Lenden- und Kreuzbeinbereich, außerdem Blasenbeschwerden und Schwierigkeiten, bei voller Blase das Wasser zu halten. Typischerweise gehen die Beschwerden im Liegen zurück, bei langem Sitzen oder Stehen und besonders beim Pressen zum Stuhlgang verstärken sie sich.

Zur Abklärung ist in jedem Fall ein Arztbesuch sinnvoll. Ergänzend zur gynäkologischen Untersuchung wird eine Bla-

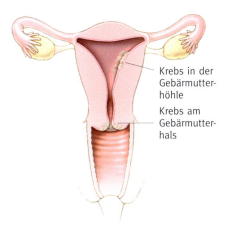

Je nach Entstehungsort wird zwischen Gebärmutterhals- und Gebärmutterkörperkrebs unterschieden.

Gefäßverschluss, akuter peripherer

sendruckmessung vorgenommen. Sie gibt Aufschluss darüber, ob und wie stark die Blase beeinträchtigt ist. Gezielte Beckenbodengymnastik über einen Zeitraum von mindestens einem halben Jahr ist die wichtigste Behandlung. Zusätzlich kann ein Kunststoffring (Pessar) in die Scheide eingelegt werden, der die Gebärmutter stützt. Nur bei unzureichender Wirkung dieser Maßnahmen wird eine operative Beckenbodenstraffung in Erwägung gezogen.

Gefäßverschluss, akuter peripherer

Bei einem akuten peripheren Gefäßverschluss wird ein Blutgerinnsel aus dem Herzen ausgeschwemmt und bleibt in einem Blutgefäß hängen. Es tritt plötzlich ein vollständiger Verschluss eines Blutgefäßes auf, das einen Körperteil wie das Bein versorgt. Die Ursache können eine bestehende Arteriosklerose (S. 305) oder Durchblutungsstörungen sein, wesentlich häufiger ist jedoch ein Herzklappenfehler (S. 359) oder eine Herzklappenentzündung (Endokarditis, S. 330) der Auslöser. Folgen sind plötzlich auftretende, extreme Schmerzen in dem betroffenen Bein, Bewegungsunfähigkeit und Blässe. Die Betroffenen fühlen sich schwer krank, es kommt zu Erschöpfung, Schweißausbrüchen und eventuell Ohnmacht. Der Notarzt muss sofort verständigt werden, da es ohne sofortige Behandlung zum Absterben des betroffenen Körperteils und infolgedessen zur Amputation kommen kann. Die Erkrankung kann durch eine Ultraschalluntersuchung der Gefäße festgestellt werden. Meist wird der Verschluss durch eine Operation behoben. Manchmal ist es möglich, das Blutgerinnsel mittels Medikamenten aufzulösen (so genannte Fibrinolyse).

Gehirnblutung

Verletzungen von Blutgefäßen im Gehirn führen durch das ausgetretene Blut zu einer Reizung und Entzündung des angrenzenden Hirngewebes. Zusätzlich drückt die Blutmenge auf das umgebende Gewebe, wodurch eine Gehirnschwellung entsteht. Je nachdem, ob das Blut aus Arterien oder aus Venen stammt, sind die Folgen unterschiedlich: Blutungen aus einer Vene entwickeln sich meist langsam. Sie können sich nach einem Sturz oder Schlag auf den Kopf auch erst über Wochen verzögert bemerkbar machen durch Wesensveränderungen, Kopfschmerzen und Lähmungserscheinungen. Blutet eine der Arterien, die das Gehirn umgeben, so treten schlagartig schwerste Kopfschmerzen mit Übelkeit, Erbrechen und Nackensteife auf, weil die Hirnhäute gereizt wurden. Größere Gehirnblutungen führen zu Lähmungserscheinungen und Bewusstlosigkeit und enden häufig tödlich.

Ursache dieser auch bei jüngeren Menschen auftretenden Erkrankung ist häufig eine angeborene Schwäche von Blutgefäßwänden im Schädelinneren. Es kommt dabei zu einer immer stärkeren Aussackung und Ausdünnung der Gefäßwand (Aneurysma, S. 303), bis sie schließlich reißt. Ursache für Blutungen aus kleineren Arterien in der Tiefe des Gehirns (intrazerebrale Blutung) ist oft eine Arteriosklerose (S. 305).

Bei Verdacht auf eine Gehirnblutung ist eine Einweisung ins Krankenhaus erforderlich. Durch eine Computertomographie (CT) des Gehirns kann man die Blutung meist erkennen und beurteilen, ob sie Hirngewebe verdrängt und zu einem erhöhten Hirndruck führt. Durch das Einbringen von Kontrastmittel in die Arterien des Kopfes kann mit speziellen Röntgenaufnahmen (Angiographie) der Ort der Blutung festgestellt werden. Im Rahmen einer Operation wird versucht, das verletzte Gefäß zu verschließen.

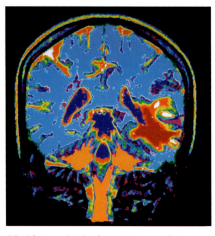

Die Blutung ist in der unteren rechten Gehirnhälfte deutlich an der roten Einfärbung zu erkennen.

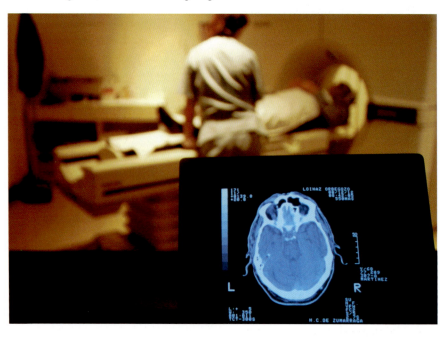

Bei einer Computertomographie-Untersuchung liegt der Patient in einem röhrenförmigen Gerät, während schichtweise einzelne Röntgenaufnahmen gemacht werden.

Gehirnentzündung

Dringen Krankheitserreger wie Viren, Bakterien oder Pilze in das Gehirn ein, so können sie entweder das Gehirn selbst (**Enzephalitis**), die Gehirnhäute (Meningitis, Gehirnhautentzündung, S. 343) oder beides (Meningoenzephalitis) infizieren. Das empfindliche Steuerzentrum des Organismus wird dadurch stark in seiner Arbeit gestört, das Bewusstsein trübt ein, Verwirrtheit tritt auf. Auch Krampfanfälle und andere Ausfälle wie Sprachstörungen oder Lähmungen sind keine Seltenheit. Zusätzlich tritt Fieber auf, und es kommt zu grippeähnlichen Symptomen. Durch einen Zeckenbiss kann eine bestimmte Form der Enzephalitis, die Frühsommer-Meningoenzephalitis (FSME, S. 337), übertragen werden, gegen die eine vorbeugende Impfung möglich ist, die aber nur in Regionen mit erhöhter Infektionsgefahr empfohlen wird (allerdings auch vor Reisen in diese Regionen). Auch Tollwut (S. 453) ist eine durch Viren übertragene Gehirnentzündung, gegen die eine Impfung zur Verfügung steht. Sie wird meist durch Bisse von infizierten Tieren übertragen. Wenn die Erkrankung bereits begonnen hat, können bestimmte Abwehrstoffe (Immunglobuline) verabreicht werden. Bei Verdacht auf eine Tollwut-Infektion ist umgehend eine Krankenhausbehandlung erforderlich.

Für den Laien ist schwer zu erkennen, ob eine Entzündung des Gehirns vorliegt. Beim geringsten Verdacht, insbesondere wenn jemand plötzlich verwirrt ist oder dauernd einschläft, sollte der Betroffene gründlich untersucht werden. Mithilfe der Magnetresonanztomographie (MRT, früher auch als Kernspintomographie bezeichnet) kann die Entzündung direkt sichtbar gemacht werden, jedoch ist durch diese Untersuchung keine Aussage über die genaue Ursache möglich. Eine Untersuchung der Rückenmarkflüssigkeit (Liquor) kann Aufschluss über den Krankheitserreger geben. Oft wird schon bei einem entsprechenden Verdacht mit einer Infusionsbehandlung begonnen, um keine Zeit zu verlieren. Je nach vermuteter Ursache werden Antibiotika, viren- oder pilzhemmende Mittel verabreicht. Trotz sorgfältiger Behandlung ist nicht auszuschließen, dass Folgeschäden am Gehirn zurückbleiben.

Gehirnerschütterung Gehirnprellung

Durch einen Schlag oder Stoß gegen den Kopf kann das Gehirn vorübergehend in seiner Funktion beeinträchtigt sein, auch wenn es dabei nicht zu einer Verletzung des Schädelknochens oder der Hirnsubstanz selbst gekommen ist.

Gehirnerschütterung

Die Gehirnerschütterung (**Commotio cerebri**) führt zu einer Bewusstlosigkeit von einer Dauer von wenigen Sekunden bis zu einer Stunde. Erinnerungslücken können vorkommen, die einen Zeitraum von bis zu einer Stunde vor und nach dem auslösenden Ereignis umfassen. Viele Patienten klagen über länger anhaltende Kopfschmerzen, Schwindel, Übelkeit und Erbrechen. Wichtig sind eine genaue ärztliche Untersuchung und eine Beobachtung des Betroffenen, um auf Verletzungen und Blutungen im Gehirn sofort reagieren zu können, die sich womöglich erst verzögert bemerkbar machen.

Gehirnprellung

Eine Gehirnprellung (**Contusio cerebri**) hat die gleichen Ursachen wie die Gehirnerschütterung, allerdings war die Krafteinwirkung stärker. Das Gehirn wird im Schädelinneren erst durch den Schlag weggedrückt und dann wieder zurückgepresst. Nervenzellen des Gehirns werden schwer geschädigt, was zu einer längeren Bewusstlosigkeit und typischen Erinnerungslücken führen kann. Die Patienten müssen im Krankenhaus behandelt und streng überwacht werden. Ob und welche Folgen durch die Verletzung entstehen, lässt sich oft erst nach einer längeren Beobachtung des Patienten ermessen.

Gehirnhautentzündung

Eine Entzündung der das Gehirn umgebenden Hirnhäute (**Meningitis**) wird häufig durch Bakterien (Meningokokken, Haemophilus influenzae) oder Viren (z.B. Mumpsvirus, Herpesvirus) ausgelöst. Greift die Entzündung auch auf das Gehirn über, spricht man von einer Meningoenzephalitis. Die Krankheitserreger gelangen über das Blut aus anderen Körperbereichen, oft auch aus Entzündungsherden am Kopf (z.B. bei Mittelohrentzündung, S. 401, oder Nasennebenhöhleninfektion, S. 409) zur Gehirnhaut. Die Folge ist ein schweres Krankheitsgefühl mit Fieber, Kopfschmerzen und einer oft schmerzhaften Nackensteifigkeit besonders beim Vorbeugen des Kopfes auf die Brust (so genannter Meningismus).

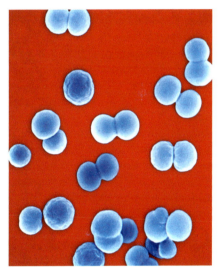

Meningokokken werden besonders leicht durch Tröpfcheninfektion, also über die Atemluft, übertragen.

Eine schnelle Behandlung im Krankenhaus ist erforderlich, da die Entzündung ansonsten zu Benommenheit und Koma (S. 375) führen kann. Im Krankenhaus wird Rückenmarkflüssigkeit (Liquor) entnommen und auf Krankheitserreger und Eiter untersucht. Durch die Verabreichung eines genau abgestimmten Antibiotikums oder eines virenhemmenden Medikaments in Form einer Infusion werden die Krankheitserreger an einer weiteren Ausbreitung gehindert.

Zur Vorbeugung gegen die häufigsten Erreger der Meningitis wird heute empfohlen, Kinder gegen Haemophilus influenzae und Meningokokken zu impfen.

Gehirnschwellung

Bei einer Entzündung durch eine vermehrte Einlagerung von Flüssigkeit kann das Gehirn anschwellen (Hirnödem). Da es sich aber in der starren knöchernen Schädeldecke kaum ausdehnen kann, wird es leicht gequetscht. Benommenheit, Erbrechen und Kopfschmerzen sind die ersten Anzeichen. Wenn sie weiter fortschreitet, kann es zu Krämpfen und zum Koma (S. 375) kommen.
Eine Gehirnschwellung kann ausgelöst werden durch
- eine Gehirnentzündung (S. 343) infolge einer Infektion mit Krankheitserregern
- einen Gehirntumor (S. 344)
- eine Einblutung oder Verletzung, z.B. Schädel-Hirn-Trauma (S. 436)
- einen Schlaganfall (S. 441).

Bei diesem lebensbedrohlichen Krankheitsbild ist eine intensive Überwachung erforderlich und – wenn möglich – eine schnelle Behandlung der Ursachen. Zusätzlich kommen Maßnahmen zum Einsatz, die den Druck im Schädelinneren reduzieren sollen: Hierzu zählen das Hochlagern des Oberkörpers, ein Eindämmen der Entzündung mithilfe von Kortison, Infusionen zur Reduzierung der Flüssigkeitseinlagerung und im äußersten Fall auch eine operative Entlastung mit vorübergehender Öffnung von Teilen der Schädeldecke.

Gehirntumor

Im Gegensatz zu Geschwülsten in anderen Körperregionen steht im knöchernen Schädel kaum zusätzlicher Raum für eine Ausdehnung von Gewebe zur Verfügung. Wächst dort ein Tumor, drückt er immer Hirnmasse zusammen, was zu einer Steigerung des Drucks im Schädel und infolgedessen zu anhaltendem starkem Kopfschmerz und zu Übelkeit führt.

Gutartige und bösartige Tumoren

Auch gutartige Tumoren, die nur verdrängend wachsen, können aufgrund ihrer Ausdehnung einen lebensbedrohlichen Zustand verursachen. Bösartige Tumoren neigen dazu, in gesundes Ge-

Häufige Gehirntumoren
Im Bereich des Gehirns treten sowohl gutartige als auch bösartige Tumoren auf:
- Die häufigsten gutartigen Tumoren im Gehirn sind Wucherungen der bindegewebigen Hirnhäute (Meningeome), die bevorzugt bei Frauen im Alter von etwa 60 Jahren auftreten.
- Das ebenfalls gutartige Akustikusneurinom (S. 300) entsteht durch Wucherung der Hüllen des Hör- und Gleichgewichtsnervs nahe dem Austrittspunkt aus dem Gehirn.
- Die häufigsten bösartigen Tumoren im Gehirn sind Tochtergeschwülste (Metastasen), die ursprünglich von anderen Tumoren im Körper, vor allem von Brustkrebs und Lungenkrebs, ausgehen. Nicht selten wird man zuerst durch Beschwerden der Gehirnmetastasen, wie z.B. Krampfanfälle, auf den eigentlichen Tumor aufmerksam.

webe einzuwachsen, Tochtergeschwülste zu bilden und so das befallene Gewebe zu zerstören.
Je nach der Region, in der der Tumor wächst, können neurologische Ausfälle wie Gefühlsstörungen, Sprachstörungen und Lähmungen die Folge sein.
Oft machen Gehirntumoren durch einen im Erwachsenenalter erstmalig auftretenden Krampfanfall auf sich aufmerksam.

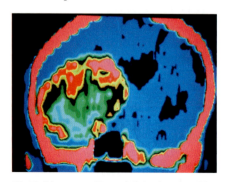

Ein Gehirntumor lässt sich in der Regel im Rahmen einer Computertomographie am eindeutigsten diagnostizieren.

Eine Abklärung durch Computer- oder Kernspintomographie des Schädels ist erforderlich. Auch sich langsam entwickelnde Wesensveränderungen können auf einen Gehirntumor hinweisen.
Für die Behandlung gilt: Je früher ein Tumor entdeckt wird, desto besser sind die Heilungsaussichten. In der Regel wird man versuchen, den Tumor bei einer Operation möglichst vollständig zu entfernen. Schwierig ist dies besonders dann, wenn der Tumor in tiefen oder lebenswichtigen Gehirnbereichen wächst.

Gehörgangsentzündung

Die Entzündung des äußeren Gehörgangs (Otitis externa) wird durch eine Infektion mit Bakterien oder Pilzen, seltener durch eine allergische Reaktion hervorgerufen. Normalerweise reinigt sich der äußere Gehörgang selbst durch die Absonderung von Ohrenschmalz, das die abgestorbenen Hautzellen zusammen mit kleinen Schmutzpartikelchen nach außen befördert. Dieser Selbstreinigungsprozess kann durch unsachgemäße Reinigung der Ohren mit Wattestäbchen gestört werden. Auch häufiges Schwimmen in Chlorwasser, das die Gehörgangshaut austrocknet, erhöht das Infektionsrisiko. Ebenso kann eine empfindliche Gehörgangshaut bei Hauterkrankungen, einer allgemeinen Abwehrschwäche des Körpers oder bei Diabetes (S. 324) das Entstehen von Gehörgangsentzündungen begünstigen.
Die Anzeichen sind Juckreiz, Rötung, starke Schmerzen, vor allem beim Kauen, Zuschwellen des Gehörgangs, eventuell Absonderung von Sekret und eine Verminderung des Hörvermögens. Die Entzündung kann entweder nur die Ohrmuschel oder den gesamten äußeren Gehörgang betreffen. Nicht selten kommt es im Zusammenhang mit der Entzündung zur Bildung eines Furunkels, der sich durch eine lokale Schwellung im äußeren Gehörgang äußert.
Bei dem Verdacht auf eine Otitis externa sollte der Hals-Nasen-Ohren-Arzt aufgesucht werden, um die Ausbreitung einer Infektion auf das Mittel- oder Innenohr

Gelenkinfektion

zu verhindern. Nach der Untersuchung des Gehörganges wird eventuell eine Reinigung vorgenommen und bei Bedarf eine lokale Behandlung zur Bekämpfung der Bakterien oder Pilze durchgeführt. Bei sehr starken Schmerzen können schmerzstillende Mittel verordnet werden. Ist ein Ohrfurunkel entstanden, muss dieser eventuell vom Arzt eröffnet werden: Der Eiter wird abgelassen und die Wunde mit desinfizierenden Salben oder Lotionen behandelt.

Gelbfieber

Gelbfieber wird durch Blut saugende Mücken von Mensch zu Mensch (Stadtfieber) oder von Affen auf den Menschen (Dschungelfieber) übertragen. Verursacht wird diese Infektionskrankheit durch Viren, die vor allem in den tropischen Gebieten Afrikas, Mittel- und Südamerikas vorkommen.
3 bis 6 Tage nach einer Infektion treten die für die meisten Viruserkrankungen charakteristischen grippeähnlichen Symptome wie Kopf- und Gliederschmerzen sowie Fieber auf. Wer kurz nach der Rückkehr aus einem tropischen Land grippeähnliche Symptome bekommt, sollte sofort einen Arzt aufsuchen und ihn über Reiseziel und Reiseroute informieren.
Die Erkrankung kann ohne weitere schwerwiegende Beschwerden verlaufen und daher unerkannt bleiben. Die Dia-

> ### Gelbfieberimpfung
> Bei Reisen in gefährdete Gebiete empfiehlt sich die sehr zuverlässig wirksame Impfung gegen Gelbfieber. Sie erfolgt durch eine einmalige Injektion unter die Haut mindestens 10 Tage vor der Abreise. Sie wird jedoch nur von besonderen, staatlich zugelassenen Impfstellen (z.B. am Gesundheitsamt) durchgeführt. Der Impfschutz hält etwa 10 Jahre an.

gnose kann durch den Nachweis des Virus im Blut zuverlässig gestellt werden. Eine abgelaufene Infektion lässt sich anhand von spezifischen Antikörpern im Blut auch nachträglich noch feststellen.
Das Vollbild jedoch führt nach einem kurzen fieberfreien Intervall zu Gelbsucht, Blutungen an Haut und Schleimhäuten, Bluterbrechen sowie Gehirnhautentzündung (S. 343) und psychischen Auffälligkeiten. Bei dieser schweren Verlaufsform besteht akute Lebensgefahr.
Im Rahmen einer Behandlung können nur die Symptome gelindert werden. Der Flüssigkeits- und Mineralhaushalt des Körpers wird kontrolliert und mithilfe von Infusionen ausgeglichen, außerdem werden Medikamente gegen die Blutungen eingesetzt.

Gelbsucht

Gelbsucht ist an einer gelblichen Verfärbung der Haut, der Schleimhäute und der Augen erkennbar. Sie ist keine eigenständige Erkrankung, sondern ein Symptom, das im Zusammenhang mit Leber- und Gallenwegserkrankungen sowie einigen Blutkrankheiten auftritt. Zu einer Gelbfärbung der Haut kommt es, weil der Anteil von Bilirubin, das in der Leber beim Abbau der roten Blutkörperchen entsteht, im Blut erhöht ist und es im Gewebe abgelagert wird.
Als Ursache kann eine Entzündung der Leber (Hepatitis, S. 355), eine Abflussstörung der Galle (z.B. Gallensteine, S. 339) oder ein vermehrter Zerfall von roten Blutkörperchen zugrunde liegen.

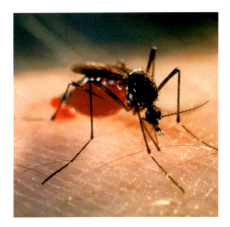
Gegen eine Gelbfieber-Übertragung helfen Impfungen, Mückenschutzmittel, geeignete Kleidung und Moskitonetze.

Gelenkerguss

Bei einem Gelenkerguss sammelt sich Flüssigkeit in der Gelenkkapsel. Gelenkergüsse können bei einer Verletzung des Gelenks mit Schädigung des Kapsel-Band-Apparates, einer Infektion des Gelenks (S. 345) oder bei rheumatischen Gelenkerkrankungen (chronische Polyarthritis, S. 424) und Gicht (S. 349) entstehen. Der Erguss führt zu einer Gelenkschwellung, die sich prall-elastisch anfühlt. Die Konturen des Gelenks sind häufig nicht mehr zu erkennen. Bewegungen sind meist schmerzhaft, es wird eine Schonhaltung eingenommen.
Zur Diagnose wird eine Gelenkpunktion durchgeführt: Aus dem Gelenk wird mit einer Spritze Flüssigkeit abgesaugt. Die Gelenkflüssigkeit kann je nach Ursache wässrig-klar, eitrig oder blutig sein. Die entnommene Flüssigkeit wird im Labor untersucht. Röntgenaufnahmen des Gelenks, Ultraschalluntersuchungen oder auch Gelenkspiegelungen (Arthroskopie) können weitere Hinweise auf die Ursache geben. Da bei einem länger bestehenden starken Erguss das Gelenk geschädigt werden kann, ist das Absaugen der Flüssigkeit sinnvoll. Das Gelenk wird dadurch sofort entlastet. In jedem Fall sollte aber auch die auslösende Ursache behandelt werden.

Gelenkinfektion

Eine Gelenkinfektion wird meist durch Bakterien wie Staphylokokken, Streptokokken, Pneumokokken oder Kolibakte-

> ### Punktion
> Bei einer Punktion wird z.B. bei krankhaften Flüssigkeitsansammlungen mithilfe einer Spritze aus Gelenken oder Körperhohlräumen Flüssigkeit oder Gewebe für eine Laboruntersuchung entnommen. Dies erfolgt in der Regel unter örtlicher Betäubung. Die Punktion kann auch der Entlastung, der Spülung oder dem Einbringen von Medikamenten dienen.

Gelenksperre

rien hervorgerufen. Diese Keime können durch Verletzungen, Injektionen oder bei Operationen in das Gelenk gelangen. Außerdem ist es möglich, dass die Bakterien von entfernten eitrigen Herden über die Blutbahn eingeschleppt werden oder aus gelenknahen bakteriellen Entzündungen in das Gelenk gelangen (Osteomyelitis, S. 417). Das betroffene Gelenk ist geschwollen, gerötet und fühlt sich heiß an. Es ist oft hochgradig schmerzhaft, was dazu führt, dass eine Schonhaltung eingenommen wird. Fieber kann auftreten, auch das Allgemeinbefinden kann erheblich beeinträchtigt sein. Eine genaue Bestimmung der Erreger erfolgt durch eine Untersuchung der aus dem Gelenk durch Punktion gewonnenen Flüssigkeit.

Zur Behandlung wird das Gelenk entlastet und ruhig gestellt. Bei einer sehr starken Vereiterung kann das Gelenk auch gespült werden. Außerdem werden Antibiotika verabreicht.

Gelenksperre

Bei einer Gelenksperre lässt sich das Gelenk plötzlich nicht mehr im vollen Umfang bewegen. Ist das Strecken nicht möglich, liegt eine Strecksperre vor, kann das Gelenk nicht mehr vollständig gebeugt werden, handelt es sich um eine so genannte Beugesperre.

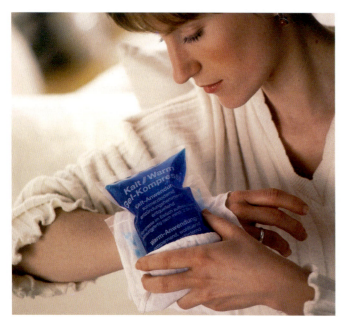

Neben der Ruhigstellung ist das Kühlen des verletzten Gelenkes eine der wichtigsten Sofortmaßnahmen, die Schmerzen und ein Anschwellen verhindert.

Die Ursache sind in der Regel eingeklemmte Sehnen, Bänder oder Knorpelbestandteile des Gelenks. Dies ist beim Knie häufig nach Meniskusverletzungen der Fall, wenn Teile des eingerissenen Meniskus in das Gelenk geraten (Meniskusschaden, S. 397). Eine Bewegung gegen die Sperre kann starke Schmerzen auslösen. Eine Behandlung ist meist nur operativ möglich.

Gelenksprengung

Unter einer Gelenksprengung versteht man die unvollständige oder vollständige Zerreißung der Kapsel und Bänder des Schultergelenks. Hervorgerufen wird die Gelenksprengung meist durch einen Sturz auf den ausgestreckten Arm, z.B. beim Fahrradfahren, Skilaufen oder Reiten, aber auch beim Kampfsport. Zeichen sind Schmerzen nach einem Sturz, besonders beim Bewegen des Armes. Außerdem ist die betroffene Schulter geschwollen, und es kann zu einer Stufenbildung im Bereich des Schlüsselbeins kommen. Das Schlüsselbein steht deutlich erkennbar nach oben ab. Um einen Knochenbruch (Fraktur) auszuschließen, ist eine Röntgenaufnahme erforderlich. Die Behandlung richtet sich nach dem Schweregrad der Verletzung. Bei einer Zerrung und Teilverletzung reicht ein spezieller Verband, der 1 bis 3 Wochen getragen wird, aus. Sind Bänder gerissen, kann eine Operation erwogen werden, in vielen Fällen ist eine Ruhigstellung mit anschließender krankengymnastischer Übungsbehandlung ausreichend.

Gelenkverletzung

Die Gelenke sind bewegliche Verbindungsstellen von Knochen. Gebildet wird ein Gelenk von den Knochenenden, die mit einer Knorpelschicht überzogen sind, der Gelenkkapsel, die die Gelenkanteile umschließt, und Bändern, die für die Stabilität sorgen. Bei einer Verletzung von Gelenken können die Bänder gezerrt werden oder auch reißen (Bänderzerrung, Bänderriss, S. 309). Weitere Gelenkverletzungen sind die Verstauchung (S. 463) und die Verrenkung (S. 462). Bei größeren Gewalteinwirkungen können offene oder geschlossene Gelenkverletzungen die Folge sein. Dabei kann es auch zur Beschädigung von Knochen und Knorpel kommen. Wichtige Anzeichen für eine geschlossene Gelenkverletzung sind ein Gelenkerguss, ein Druckschmerz und die Blockierung, d.h. Bewegungsunfähigkeit. Zur genauen Feststellung der Schwere der Verletzung sind neben einer genauen körperlichen Untersuchung Röntgenaufnahmen hilfreich. In jedem Fall ist ein Arzt zur genauen Feststellung der Verletzung aufzusuchen.

Die Behandlung erfolgt je nach Art und Schwere der Gelenkverletzung. Meist wird nach einer vorübergehenden Ruhigstellung durch Stützverbände mit aktiven, kontrollierten krankengymnastischen Übungen begonnen. Bei schweren Gelenkverletzungen ist in der Regel eine operative Versorgung erforderlich.

Genitalinfektion

Infektionen der Geschlechtsorgane bei Männern und Frauen können durch unterschiedliche Erreger entstehen: durch Bakterien, Pilze, Viren oder Mikroorganismen. Genitalinfektionen sollte man immer ärztlich abklären und behandeln lassen, damit sie keine Spätfolgen nach

Genitalinfektion

sich ziehen; bei Frauen können die Erreger in die Eileiter aufsteigen und dort zu schweren Allgemeininfektionen, Bauchfellreizung oder Eileitervernarbung mit der Folge einer dauerhaften Unfruchtbarkeit führen.

Feigwarzen

Feigwarzen (**Condylomata acuminata**, **HPV-Infektion**) werden durch das so genannte Humanpapillomavirus hervorgerufen. Vielfach treten sie im Gefolge einer Gonorrhoe (S. 349) auf. Schwangere können sich leichter infizieren, weil ihre Abwehr herabgesetzt ist. Feigwarzen sind die häufigste sexuell übertragene Krankheit: 60 bis 70 Prozent der Bevölkerung sind Virusträger, doch zur tatsächlichen Erkrankung kommt es nur bei rund 2 Prozent. Typische Symptome sind einzeln stehende oder ineinander wachsende, hellrosa bis graue Hautwarzen an den Schamlippen, am Scheideneingang, am Muttermund und am After. Nur selten jucken oder bluten sie. Beim Mann entstehen sie hauptsächlich am Penis. Eine HPV-Infektion kann niemals endgültig ausheilen, denn die Viren bleiben – wie bei der Herpes-Infektion – im Organismus. Die infektiösen Warzen selbst können und sollten allerdings entfernt werden. Mithilfe eines Medikamentes, durch Vereisen mit flüssigem Stickstoff, durch Abtragen mit der Elektroschlinge oder durch Laserbehandlung schrumpfen die Warzen und lösen sich auf. Häufig verschwinden sie auch spontan.

Schwangere sollten die Feigwarzen unbedingt und baldmöglichst entfernen las-

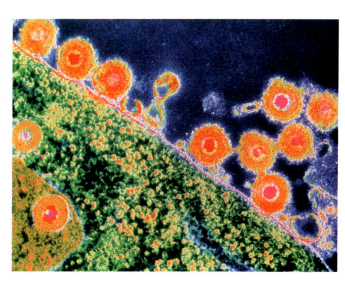

Herpes-simplex-Viren verursachen Genitalherpes, die am weitesten verbreitete sexuell übertragbare Krankheit.

sen, damit das Baby sich nicht bei der Geburt infiziert. Hier ist eine medikamentöse Behandlung nicht geeignet, denn es kann zu einer Schädigung des Ungeborenen kommen. Laserbehandlungen sind in diesem Fall schonender wirksam.

Genitalherpes

Der Herpes-genitalis-Erreger (das Herpes-simplex-Virus) stammt aus der gleichen Familie wie die Erreger von Windpocken und der Gürtelrose (Herpes zoster). Viele Menschen kennen Herpes als Lippenbläscheninfektion (Herpes labialis), die immer wieder auftritt. Die Herpes-Bläschen kommen immer wieder zum Vorschein, wenn die Immunabwehr die Viren nicht ausreichend kontrolliert: bei Stress, Grippe, Sonnenbestrahlung oder belastenden Operationen.

Frühzeichen bei Genitalherpes sind Brennen und kribbelndes Jucken an den äußeren weiblichen Genitalien (Vulva) und in der Scheide. Anschließend kommt es zum typischen Herpes-Ausschlag mit wassergefüllten kleinen, schmerzenden Bläschen, die nach einigen Tagen spurlos abheilen. Die Bläschen sind hochinfektiös – Partner oder Partnerin können sich genital, aber auch über Lippen und Zunge anstecken.

Bei der Erstinfektion mit dem Herpes-simplex-Virus kommt es zu bis zu 3 Wochen andauerndem heftigem Fieber und grippeähnlichen Muskelschmerzen; ein späterer erneuter Schub (Rezidiv) ist meist nach wenigen Tagen vorbei und geht mit deutlich schwächeren Symptomen einher. Zur Behandlung eines akuten Schubes einer Ersterkrankung können virushemmende Salben eingesetzt werden. Sie verkürzen die Erkrankung und bessern ihre Symptome. Bei Frühzeichen eines neuerlichen Schubs sollte auf Geschlechtsverkehr verzichtet werden, um den Partner nicht zu gefährden.

Tritt Genitalherpes kurz vor der Entbindung auf, wird in der Hälfte aller Fälle das Neugeborene infiziert. Dies kann zu schweren Schäden beim Kind führen. Frauen, die Windpocken hatten, tragen Antikörper gegen Herpes-Viren im Blut, die auf das Baby übertragen werden. Dadurch ist es in den ersten Wochen weitgehend geschützt. Liegt zum Zeitpunkt der Entbindung jedoch eine aktive Infektion vor, sollte das Baby vorsichtshalber per Kaiserschnitt entbunden werden.

Genitalsoor

Pilze kommen auf der gesunden Haut vor, ohne Beschwerden zu verursachen. Sie können aber, wenn z.B. der Darm infiziert ist, auch in die Scheide gelangen und dort wiederholte Infektionen auslösen. Am häufigsten sind Infektionen mit dem Hefepilz Candida (Soor). Oft treten Pilzinfekte auch bei einer neuen Partnerschaft auf, wenn sich noch keine gemeinsam verträgliche Genitalflora ausgebildet hat; in diesem Fall können Infektionen manchmal nicht abgewehrt werden.

Krebsrisiko Papillomavirus

Bestimmte Humanpapillomaviren stehen im Verdacht, Krebs am Muttermund zu verursachen. Deshalb sollten alle Frauen, die schon einmal Feigwarzen hatten, jährlich zur Vorsorgeuntersuchung gehen. Das Virus verbleibt im Körper, auch wenn keine sichtbaren Krankheitszeichen vorliegen, und kann jederzeit wieder aktiv werden.

Gerstenkorn

Meist bessert sich diese Infektneigung nach einiger Zeit.

Typische Symptome eines Genitalsoor sind krümeliger, weiß-gelblicher Ausfluss, starker Juckreiz mit Rötung der Haut und weißlichen Auflagerungen. Betroffen sind besonders Frauen, die die Antibabypille verwenden, ältere Frauen, Zuckerkranke, chronisch Kranke, Menschen unter großem Stress, aber auch Kleinkinder im Zusammenhang mit einer Windeldermatitis. Schwangere können aufgrund der geschwächten Abwehr erkranken. Eine Antibiotikatherapie kann die gesunde Scheidenflora vorübergehend so schwächen, dass sich Pilze ausbreiten.

Nach einer genauen Diagnose durch den Arzt sollte ein Antipilzmittel (Antimykotikum) als Salbe eine Woche lang auf die betroffene Haut aufgetragen werden. Bei Scheideninfektionen helfen entsprechende Vaginalzäpfchen. Der Partner sollte immer mitbehandelt werden, auch wenn er keine Beschwerden hat. Bei Rötung der Eichel ist eine Salbenbehandlung unerlässlich. Bei nicht ausreichend behandelter Infektion oder chronisch herabgesetzter Immunabwehr müssen meist Antimykotika in Tablettenform verwendet werden, die im ganzen Organismus wirksam sind.

> **Risiko Unfruchtbarkeit**
> Chronische Scheideninfektionen können zu Eierstock- und Eileiterentzündungen führen, die unbehandelt Unfruchtbarkeit zur Folge haben können. Deshalb ist bei jeder Scheideninfektion eine ärztliche Abklärung und Therapie dringend erforderlich.

Trichomonadeninfektion

Die einzelligen Trichomonaden sind etwa doppelt so groß wie die weißen Blutkörperchen. Typische Symptome bei dieser Infektion sind grünlich-schaumiger, unangenehm stechend riechender Ausfluss, Brennen beim Wasserlassen, Schmerzen in der Blase sowie eine wunde und gerötete Scheide.

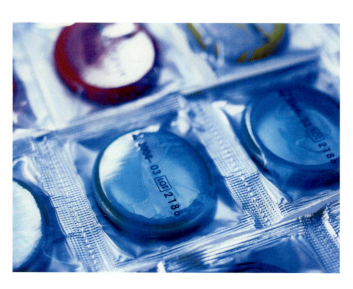

Bei richtiger Anwendung bieten Kondome zuverlässigen Schutz nicht nur vor einer ungewollten Empfängnis, sondern auch vor sexuell übertragbaren Krankheiten.

Bei Männern zeigen sich meist nur unauffällige Symptome wie eine Harnröhrenreizung und manchmal grünlicher Ausfluss.

Die Behandlung erfolgt mit einem Antibiotikum in Tabletten- oder Zäpfchenform. Beide Partner müssen es für etwa eine Woche konsequent anwenden. Um sich in dieser Zeit nicht erneut anzustecken, müssen die Partner beim Geschlechtsverkehr Kondome verwenden oder ganz verzichten.

Infektion mit Anaerobiern

Anaerobe Bakterien sind Keime, die sich unter Luftabschluss besonders gut vermehren. In der Scheide finden sie dafür sehr günstige Lebensbedingungen. Typische Symptome bei einer Infektion sind vor allem nach dem Geschlechtsverkehr unangenehmer fischartiger Geruch und vermehrter, grünlich-gelblich verfärbter Ausfluss. Die Behandlung erfolgt mit metronidazolhaltigen Antibiotika.

Chlamydieninfektion

Chlamydien vermehren sich besonders auf der Oberfläche von Zellen, in der Scheide vor allem auf dem Muttermund. Durch die Reizung des Muttermundes entsteht ein verstärkter, andauernder, dünnflüssiger, manchmal gelblicher Ausfluss. Schmerzen beim Wasserlassen und im Unterbauch können hinzukommen. In der Frühschwangerschaft kann eine Chlamydieninfektion eine Fehlgeburt auslösen, später in der Schwangerschaft bewirkt sie vielfach vorzeitige Wehen. Beide Partner müssen mit Antibiotika behandelt werden, wobei Tetrazykline die geeigneten Mittel sind. Während der Schwangerschaft wird dieses Antibiotikum nicht angewandt, da es das Ungeborene schädigen kann; hier wird deshalb Erythromycin verabreicht.

Etwa 25 bis 50 Prozent aller Eileiterentzündungen sind die Folge von Chlamydieninfekten. Werden sie nicht rechtzeitig erkannt, können sie durch Verklebungen der Eileiter Unfruchtbarkeit hervorrufen. Bei Männern befallen Chlamydien hauptsächlich die Harnröhre und können auch hier durch Verklebung der Samenleiter zur Sterilität führen.

Gerstenkorn

Die schmerzhafte, eitrig entzündete Schwellung der Augenlidranddrüsen (**Hordeolum**, von lat. hordeum = Gerste) wird durch eine Infektion mit Bakterien ausgelöst. Das Augenlid ist an einer Stelle geschwollen und gerötet, meist bildet sich im Inneren des Gerstenkorns Eiter.

Auch wenn ein Gerstenkorn harmlos ist, sollte ein Augenarzt aufgesucht werden, der nach Bedarf eine antibiotische Augensalbe verordnen kann, um ein Übergreifen der Infektion auf andere Lidranddrüsen zu verhindern. Häufig wird empfohlen, das betroffene Auge mit Wärme (z.B. Rotlicht) zu behandeln, um die Reifung des Gerstenkorns zu unterstützen. Dies sollte auf jeden Fall mit dem Augenarzt abgesprochen werden, da sich eine Infektion auf diese Weise auch ausbreiten kann. Ist die Entzündung nach einigen Tagen immer noch nicht abgeklungen, kann der Arzt das Gerstenkorn durch einen kleinen Schnitt öffnen und so den Eiter abfließen lassen.

Geschlechtskrankheiten

Infektionen an Scheide und Penis werden in der Regel durch Geschlechtsverkehr übertragen. Eine Ausnahme bilden Pilzinfekte, die auch durch Kontakt mit Hautpilzen in der Sauna oder im Schwimmbad übertragen werden können oder sich manchmal auch über eine Darminfektion mit Pilzen (Genitalinfektion, S. 347) auf die Geschlechtsorgane ausbreiten. Wenn das Immunsystem sehr geschwächt ist, beispielsweise bei einer HIV-Infektion (AIDS, S. 297), können auch Keime, die auf der gesunden Haut keinen Schaden anrichten, in die Scheide eindringen und sich dort vermehren.

Es ist sinnvoll, Infektionen immer vom Arzt abklären und behandeln zu lassen, damit sie keine Spätfolgen hinterlassen (bei Frauen können Infektionen in die Eileiter aufsteigen und dort zu schweren Allgemeininfektionen, Bauchfellreizung oder Eileitervernarbung führen).

Bestimmte sexuell übertragbare Krankheiten sind meldepflichtig, um eine seuchenartige Ausbreitung zu verhindern. Dazu zählen Syphilis (Lues), Gonorrhoe (Tripper) und der inzwischen sehr seltene Weiche Schanker. Gesetzlich ist außerdem festgelegt, dass diese Infektionen nur von Ärzten und nicht von Heilpraktikern behandelt werden dürfen. Vor Infektionen kann man sich nur durch die Benutzung von Kondomen schützen.

Gonorrhoe

Die Gonorrhoe (**Tripper**) wird durch Bakterien, die Neisseria-Gonokokken, hervorgerufen. Akute Beschwerden bei einer Infektion sind schmerzhafter, eitriger Ausfluss aus der Harnröhre sowie Harndrang, häufig begleitet von einem kurzfristigen Krankheitsgefühl wie bei einer Grippe, mit Fieber und Unterbauchschmerzen.

Chronische Gonorrhoe verursacht bei Frauen meist keinerlei eindeutige Beschwerden mehr. Infizierte Männer hingegen haben erkennbar eitrigen Ausfluss aus der Harnröhre. Eine gezielte Antibiotikatherapie ist für beide betroffene Partner erforderlich. Gonokokken-Infektionen können, wenn sie nicht ausreichend zur Abheilung kommen, die Eileiter verkleben.

Infiziert sich ein Neugeborenes während der Geburt, kann es zu schweren Bindehautentzündungen kommen; es besteht das Risiko, zu erblinden.

Syphilis

Die Syphilis (**Lues**) gilt als die klassische und gleichzeitig als gefürchtetste Geschlechtskrankheit. Sie wird durch die spiralförmigen Treponema-Bakterien verursacht, die im Abstrich aus frischen Syphilisgeschwüren in großer Zahl zu finden sind. Im Blut lässt sich eine Infektion anhand der Antikörper nachweisen. Etwa 3 Wochen nach der Infektion treten schmerzlose Geschwüre mit hartem Rand an den äußeren weiblichen Genitalien, in Mund oder Scheide bzw. am Penis auf (Primärstadium). Sie sind hochinfektiös und heilen nach wenigen Wochen oberflächlich von selbst ab. Anschließend kommt es zu einer fieberhaften Allgemeinreaktion mit Hautausschlag, Lymphknotenschwellung, Halsentzündung, Kopfschmerzen und Haarausfall (Sekundärstadium). Auch diese Beschwerden bilden sich ohne Behandlung zurück. In dem inzwischen seltenen Tertiärstadium kommt es nach Jahren oder Jahrzehnten zu schweren Krankheitszeichen und allgemeinem Verfall bis zum Tode: Die Betroffenen leiden an Lähmungserscheinungen, geistigem Verfall, Blindheit, Taubheit, Herz- und Knochenkrankheiten.

Während der Schwangerschaft kann sich das ungeborene Kind infizieren (Lues connata): Das Kind leidet oft an Sehschäden, Taubheit, Leber- und Zahnschäden und der typischen tief eingesunkenen Nasenwurzel.

Syphilis kann heute in allen Stadien durch Penicillin behandelt und geheilt werden. Bei Allergien gegen Penicillin werden Erythromycin oder Tetrazyklin verabreicht.

Gicht

Bei dieser Stoffwechselstörung kommt es zu einem übermäßigen Anstieg der Harnsäurekonzentration im Blut und dadurch zur Ablagerung von Harnsäurekristallen in den Gelenken. Die Folge sind plötzlich auftretende heftige Schmerzen im Gelenk, das anschwillt und gerötet ist. Typisch sind heftige Schmerzen bei Berührung. Meist ist das Großzehengrundgelenk betroffen. Die Gicht kann sich aber auch am Knöchel, den Knie- und Handgelenken sowie an den Ellenbogen zeigen. Allgemeinsymptome wie Krankheitsgefühl mit Fieber und Schüttelfrost können zusätzlich auftreten. Kennzeichnend für die Erkrankung ist, dass die

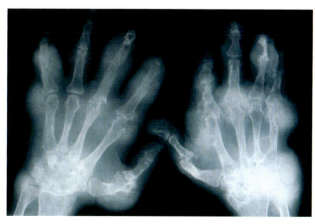

Bei einer fortgeschrittenen Gicht können im Röntgenbild die Schädigungen der Gelenke beurteilt werden.

Glossitis

Symptome anfallsartig auftreten. Zum so genannten Gichtanfall kommt es typischerweise erstmals nachts und meist nur an einem Gelenk; er kann bis zu mehreren Tagen andauern.

Ausgelöst werden die Gichtanfälle häufig durch Stress, übermäßigen Alkoholgenuss, Genuss größerer Mengen purinhaltiger Speisen wie Innereien, Fleisch und fettreichem Fisch oder auch durch intensives Fasten. Später können die Anfälle auch mehrere Gelenke gleichzeitig oder nacheinander betreffen.

Unbehandelt verursachen chronisch wiederkehrende Attacken bleibende Gelenkveränderungen mit einer gestörten Gelenkfunktion. Ablagerungen von Harnsäurekristallen sind häufig auch außerhalb der Gelenke zu finden und werden als Gichtknoten oder Gichttophi bezeichnet. Sie sind am äußeren Ohr oder an Händen und Füßen zu finden. Aber auch in den Nieren können sich Ablagerungen bilden und zu **Nierensteinen** (S. 414) führen.

Ursache für die Störung des Harnsäurestoffwechsels kann eine ererbte Veranlagung sein. Sehr häufig führt allerdings falsche Ernährung mit purinreicher Kost wie Innereien, Fleisch und Fleischprodukten, fettreichen Fischen wie Ölsardinen, Sprotten oder Aal sowie Hülsenfrüchten und übermäßiger Alkoholkonsum zur Gicht. Auch Übergewicht und mangelnde Flüssigkeitsaufnahme können zu Störungen des Harnsäurestoffwechsels und damit zu einer Gicht führen. Männer mittleren Alters sind wesentlich häufiger betroffen als Frauen, die in der Regel erst jenseits der Wechseljahre erkranken. Die Krankheit kann viele Jahre ohne jegliche Krankheitszeichen verlaufen. Die Gicht wird durch den Nachweis erhöhter Harnsäurewerte im Blut sowie aufgrund von Röntgenbildern sicher diagnostiziert.

Bei einem akuten Gichtanfall werden Schmerzmittel verordnet. Acetylsalicylsäure ist nicht geeignet, da sie die Harnsäureausscheidung hemmt. Die betroffenen Gelenke werden geschont und mit feuchten Umschlägen gekühlt. Wichtig ist eine reichliche Flüssigkeitszufuhr. Zu meiden sind Kaffee und Alkohol. Um weiteren Anfällen vorzubeugen, muss der Harnsäurespiegel dauerhaft gesenkt werden. Im Vordergrund steht dabei eine purinarme Kost. Zusätzlich können Medikamente eingesetzt werden.

Glossitis

Bei der Entzündung der Zungenschleimhaut bilden sich auf der Zunge Bläschen. Die Zunge brennt und kann etwas anschwellen. Auch Schmerzen, Bewegungseinschränkungen und Schluckbeschwerden können auftreten. Auslöser sind häufig Pilzinfektionen der Mundschleimhaut (**Candida-Infektion**, S. 319); auch eine Allergie oder eine Verletzung kann zu einer Glossitis führen. Eine lang andauernde Entzündung der Zunge kann auf Vitamin-B-Mangel oder **Diabetes** (S. 324) hinweisen. Wichtig ist die Behandlung der Ursachen. Eingesetzt werden Mundspülungen mit entzündungshemmenden Lösungen. Bis die Entzündung abgeklungen ist, sollten säurehaltige und scharf gewürzte Speisen und Getränke gemieden werden, da sie erneute Reizungen verursachen und die Entzündung fördern. Dazu gehören z.B. Fruchtsäfte und Obst mit viel Fruchtsäure, Salate, die mit Essig angerichtet sind, oder sauer eingelegtes Gemüse.

Grauer Star

Als grauer Star oder **Katarakt** wird die Eintrübung der Augenlinse bezeichnet, die normalerweise klar und durchsichtig ist. Die Pupille erscheint im fortgeschrittenen Stadium der Erkrankung nicht mehr schwarz, sondern grau bis weiß. Beim Sehen legt sich ein leichter Schleier über das Bild, der mit der Zeit immer dichter wird. Oft nimmt die Blendungsempfindlichkeit zu.

Am häufigsten kommt es zum so genannten Altersstar, der ab etwa dem 60. Lebensjahr auftritt und aufgrund des altersbedingt veränderten Stoffwechsels entsteht. Er tritt immer an beiden Augen auf, kann jedoch unterschiedlich ausgeprägt sein und sich verschieden entwickeln. Selten kommen angeborene Linsentrübungen vor. Ein grauer Star kann außerdem durch äußere Einflüsse wie Prellungen des Augapfels (Faustschlag oder Ball) oder das Eindringen von Fremdkörpern mit Beschädigung der Linse sowie durch Stoffwechselerkrankungen wie z.B. **Diabetes** (S. 324) ausgelöst werden.

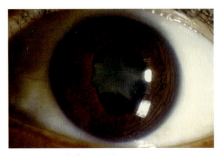

Der graue Star ist an einer stärker fortschreitenden Eintrübung der Linse häufig mit dem bloßen Auge erkennbar.

Eine Behandlung mit Augentropfen führt nur zu Beginn der Linsentrübung zu einer Linderung der Sehverschlechterung, kann jedoch die Erkrankung nicht zum Stillstand bringen. Bei einer starken Trübung in der Linse besteht die Möglichkeit, diese zu entfernen und durch eine künstliche Linse zu ersetzen. Wenn keine anderen Augenerkrankungen vorliegen, ist danach wieder ein normales Sehen möglich. Kann keine künstliche Linse eingepflanzt werden, besteht die Möglichkeit, nach der Entfernung der getrübten Linse eine spezielle Kontaktlinse zu verwenden. Zum Lesen ist nach der so genannten Staroperation allerdings immer eine Brille erforderlich, da sich die künstlichen Linsen nicht an verschiedene Entfernungen anpassen können.

Grippe

Die Grippe (**Influenza**) ist eine akute, besonders in der kalten Jahreszeit auftretende schwere Infektionskrankheit. Häufig sind viele Menschen gleichzeitig betroffen (Epidemie). Sie wird von Influenza-Viren verursacht. Bei Menschen mit Vorerkrankungen der Lunge und des Herzens sowie bei alten Menschen kann sie lebensbedrohliche Ausmaße annehmen. Die Übertragung der Influenza-Viren erfolgt durch Tröpfcheninfektion, d.h. durch Niesen, Husten oder Sprechen sowie durch direkten Kontakt – auch schon beim Händeschütteln ist eine Übertragung möglich. Die Grippe wird von einer gewöhnlichen **Erkältungskrankheit** (S. 332) vor allem aufgrund der wesentlich schwereren Symptome unterschieden.

Die Anzeichen sind ein plötzlich einsetzendes hohes Fieber bis 40 °C, Schüttelfrost, Kopf- und Gliederschmerzen und ein schweres Krankheitsgefühl. Durch die Vermehrung der Viren in den oberen Luftwegen kommt es zu Reizhusten, Halsschmerzen und Heiserkeit. Auch eine Bindehautentzündung mit geröteten, tränenden Augen kann auftreten. Aus einer zusätzlichen bakteriellen Infektion der Schleimhäute des Nasen-Rachen-Raumes können sich eine Mittelohrentzündung, eine Lungenentzündung oder eine Entzündung des Herzmuskels entwickeln.

Bettruhe und die Linderung der Beschwerden durch Nasentropfen zur Se-

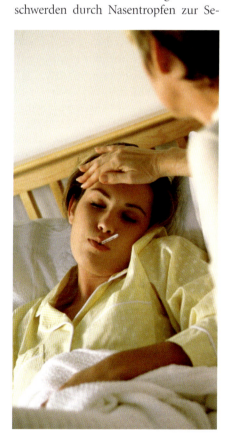

Einige Tage Bettruhe sind bei einer Grippe ebenso unerlässlich wie regelmäßige Temperaturkontrollen.

Grippeschutzimpfung

Empfohlen wird die vorbeugende Schutzimpfung für alle Menschen über 60 Jahre sowie für Jugendliche und Erwachsene mit einer geschwächten Gesundheit aufgrund anderer Erkrankungen oder einer Immunschwäche.

Ebenso sollten sich alle Menschen impfen lassen, die einem erhöhten Infektionsrisiko ausgesetzt sind (z.B. medizinisches Personal).

Die Impfung sollte im September oder Oktober vor Beginn der Grippesaison erfolgen. Sie muss jährlich wiederholt werden, da die Influenza-Viren äußerst wandlungsfähig sind und der Impfstoff jedes Jahr auf das aktuell zu erwartende Virus abgestimmt wird.

Gesunde Kinder sollten nicht geimpft werden: Bei jüngeren Kindern ist das Immunsystem noch nicht völlig ausgereift, sie leiden deshalb öfter an Erkältungskrankheiten. Dabei bilden sich im Körper natürliche Abwehrstoffe. Dieser Prozess sollte zugelassen, und nicht durch vorbeugende Impfungen unterdrückt werden. Bei ansonsten normaler Gesundheit sind auch starke Erkältungskrankheiten bei Kindern in der Regel kein Grund zur Sorge.

kretlösung sind die wichtigsten Maßnahmen. Auch bei Husten sind schleimlösende Mittel angezeigt, da der Schleim einen Nährboden für zusätzliche Infektionen mit Bakterien darstellt. Hustenstillende Medikamente sind nur bei trockenem Husten sinnvoll. Bei Fieber über 39 °C sind fiebersenkende Maßnahmen wie Wadenwickel oder Medikamente hilfreich. Bei starken Kopfschmerzen können Schmerzmittel angewendet werden. Wichtig ist in jedem Fall, dass reichlich Flüssigkeit in Form von Tee oder Mineralwasser getrunken wird.

Bei den Anzeichen einer Grippeerkrankung sollte in jedem Fall der Hausarzt aufgesucht werden, damit Komplikationen rechtzeitig erkannt und behandelt werden. Gegen Grippeviren gibt es noch keine spezifischen Medikamente, es werden zwar verschiedene Präparate angeboten, deren Wirksamkeit ist aber noch nicht endgültig geklärt.

Grüner Star

Bei einem grünen Star (**Glaukom**) ist der Augeninnendruck erhöht. Er kann an beiden Augen gleichzeitig oder nur an einem Auge auftreten. Der Begriff grüner Star geht auf die grünliche Verfärbung der Regenbogenhaut zurück, zu der es bei einer sehr lang andauernden unbehandelten Augeninnendruckerhöhung kommt (Endstadium eines Glaukoms).

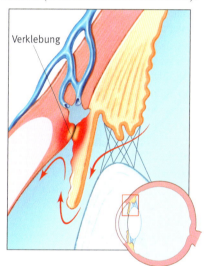

Kann das Kammerwasser im Auge nicht abfließen, steigt der Augeninnendruck; das Nervengewebe wird geschädigt.

Die Erhöhung des Drucks im Auge entsteht durch einen gestörten Abfluss des so genannten Kammerwassers, das die Nährstoffe für die Hornhaut und die Linse liefert. Der erhöhte Augeninnendruck schädigt mit der Zeit die Netzhaut und den Sehnerv. Ursache des gestörten Kammerwasserabflusses kann eine Verlegung des Augenkammerwinkels oder des Abflusssystems im Auge sein. Wird der erhöhte Augeninnendruck nicht behandelt, kann das Auge erblinden.

Im Anfangsstadium der Erkrankung werden kaum Beschwerden verspürt, sodass sie oft zu spät erkannt wird. Anzeichen

Gürtelrose

Früherkennung

Die Risiko, an einem grünen Star zu erkranken, nimmt ab der Lebensmitte stark zu. Da das Glaukom lange Zeit keine Beschwerden verursacht, sollte ab dem 40. Lebensjahr regelmäßig die schmerzlose Untersuchung des Augeninnendrucks durchgeführt werden. Die Früherkennung ist für eine erfolgreiche Therapie wichtig und der erste Schritt zum Erhalt des Sehvermögens. Besonders wenn in der Familie schon Glaukomerkrankungen aufgetreten sind, ist die Gefahr einer Erkrankung hoch; auch Diabetiker und stark Kurzsichtige sind gefährdet.

sind allmähliche Sehverschlechterung, Nebelsehen und Gesichtsfeldausfälle. Die Behandlung erfolgt meist mit Augentropfen, die den Augendruck regulieren sollen. Reichen medikamentöse Methoden zur Druckregulierung nicht aus, muss durch einen chirurgischen oder laserchirurgischen Eingriff der Abfluss des Kammerwassers verbessert werden.

Glaukomanfall

Bei der akuten Form des grünen Stars erhöht sich durch eine plötzliche Verlegung des Augenkammerwinkels schlagartig der Innendruck im Auge. Es handelt sich um einen augenärztlichen Notfall, der schnellstens behandelt werden muss, da der Verlust der Sehkraft droht. Bemerkbar macht sich der Glaukomanfall durch heftige Schmerzen im Auge, die in die gesamte betroffene Gesichtshälfte ausstrahlen. Zunächst wird oft ein Migräneanfall vermutet. Das Auge ist stark gerötet, hart und tränt, meist tritt eine Sehverschlechterung (Nebelwand) ein. Bei Dunkelheit werden um eine Lichtquelle herum Farbringe wahrgenommen. Begleitend können Übelkeit und Erbrechen sowie Herzrhythmusstörungen auftreten. Zur Behandlung werden zunächst Augentropfen verabreicht, die den Augeninnendruck senken. Danach erfolgt in der Regel ein kleiner operativer Eingriff, bei dem dafür gesorgt wird, dass das angestaute Kammerwasser abfließen kann.

Gürtelrose

Die Gürtelrose (**Herpes zoster**) geht mit einem schmerzhaften Hautausschlag aus roten Flecken, Pusteln und Krusten einher. Die Hautveränderungen und die Ausstrahlung der Schmerzen treten meistens gürtelförmig im Bereich von Brustkorb oder Bauchraum auf. Die Gürtelrose kann auch im Gesicht auftreten. In diesen Fällen ist meist der Trigeminus-Nerv betroffen.

Die Gürtelrose wird durch dasselbe Virus hervorgerufen wie die Windpocken. Sie entsteht in der Regel durch eine Reaktivierung von Viren, die nach einer Windpockenerkrankung im Körper verblieben sind, und tritt fast ausschließlich im Erwachsenenalter auf. Die Viren wandern nach einer überstandenen Windpockenerkrankung an den Nerven entlang zu den Nervenknoten an der Wirbelsäule, den Spinalganglien, und verbleiben dort. Die Ursachen für die Reaktivierung sind nicht bekannt. Auffallend häufig erkranken jedoch Menschen mit einer Störung des Immunsystems. Auch starker Stress und seelische Belastungen können die Viren aktivieren und zum Ausbruch einer Gürtelrose führen.

Die Erkrankung beginnt mit einem allgemeinen Krankheitsgefühl und Fieber.

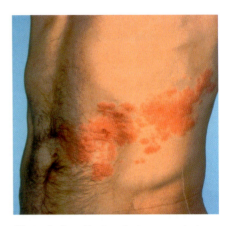

Die typischen Hautveränderungen bei einer Gürtelrose treten in der Regel nur einseitig auf.

Nach 2 bis 3 Tagen treten heftige Schmerzen im Bereich des betroffenen Nervs auf. Bald darauf bilden sich in dem empfindlichen Gebiet stecknadel- bis erbsengroße Bläschen, die mit einer wässrigen oder blutigen Flüssigkeit gefüllt sind.

Die Krankheit kann meist schon an den typischen Hauterscheinungen und der Schilderung des Krankheitsverlaufs erkannt werden. Auch eine Blutuntersuchung kann die Diagnose sichern.

Zur Behandlung werden Medikamente gegen Viren eingesetzt, die sowohl eingenommen werden können als auch in Form von Salben zur lokalen Behandlung des Ausschlags verwendet werden. Außerdem kommen entzündungshemmende Medikamente und gegebenenfalls auch Schmerzmittel zum Einsatz.

Die Gürtelrose heilt nach 4 bis 6 Wochen ab. Danach bleiben oft stärker pigmentierte (gebräunte) oder auch depigmentierte (weiße) Flecken zurück. Auch eine Schmerzempfindlichkeit des betroffenen Hautbereichs, eine so genannte zosterische Neuralgie, kann über Monate bis Jahre bestehen bleiben.

Haltungsschäden

Hagelkorn

Ein Hagelkorn oder **Chalazion** entsteht am Auge, wenn sich das Sekret einer Lidranddrüse staut und zu einer kugelförmigen Schwellung führt. Zu fühlen ist ein fester Knoten am oberen oder unteren Lidrand, der keine Schmerzen verursacht. Charakteristisch ist, dass sich die Haut über dem Knoten verschieben lässt. Eine Rötung tritt selten auf. Hagelkörner sind harmlos, sollten aber zur Überprüfung dem Augenarzt gezeigt werden, da sich dahinter auch ein Tumor verbergen kann. Falls Hagelkörner nach einigen Wochen nicht von alleine abheilen, werden sie durch einen kleinen operativen Eingriff entfernt.

Hallux valgus

Die Hallux valgus (**Ballenzehe**) genannte Fehlstellung der großen Zehe kommt besonders bei Frauen häufig vor. Die Großzehe weicht im Grundgelenk von ihrer normalen Position ab, dreht sich nach innen und legt sich dabei oft über oder unter die anderen Zehen. Meist liegt zusätzlich ein Spreizfuß (Fußfehlformen, S. 338) vor, der die Ausbildung der Fehlstellung begünstigt. Hervorgerufen wird ein Hallux valgus vor allem durch mechanische Reizungen infolge von zu engem Schuhwerk und dem Tragen von hohen Absätzen. Hinzu kommt häufig eine erbliche Veranlagung. Der Hallux valgus kann ein-, aber auch beidseitig vorkommen. In einigen Fällen handelt es sich um ein rein kosmetisches Problem ohne Beschwerden. Abhängig vom Ausprägungsgrad verursacht diese Fehlstellung jedoch oft Schmerzen. Oft bilden sich zusätzlich an den anderen Zehen Veränderungen wie Hammer- und Krallenzehen (S. 354) aus; es entstehen schmerzhafte Schwielen und Hühneraugen. Das Großzehengelenk kann berührungs-, druck- und bewegungsschmerzhaft geschwollen, gerötet und überwärmt sein. Häufig entwickelt sich eine Arthrose des Großzehengrundgelenks.

Die Diagnose ist aufgrund der veränderten Stellung der großen Zehe leicht zu stellen. Im Röntgenbild zeigt sich ein deutlicher Gelenkverschleiß. Zur Behandlung sind in erster Linie entlastende Maßnahmen erforderlich. Wichtig sind gut sitzende Schuhe, die ausreichend Platz für die Zehen bieten, und eventuell geeignete Einlagen. Zur Verbesserung der Beweglichkeit sind regelmäßige Zehengymnastik, insbesondere Abspreizübungen der Großzehe, sowie Barfußgehen auf geeigneten Böden (Gras, Sand) zu empfehlen. Bei starken Schmerzen können Injektionen in das Gelenk mit örtlichem Betäubungsmittel, eventuell in Kombination mit Kortison, die Schmerzen lindern. Falls auf diese Weise keine Schmerzfreiheit erreicht werden kann, ist eine Operation zu erwägen. Aus rein kosmetischen Gründen wird im Allgemeinen nicht operiert.

Haltungsschäden

Die Haltung des Menschen spiegelt häufig seine körperliche und seelische Verfassung wider. Geschlecht, Alter, Konstitution, Körpergröße sowie die Beschaffenheit von Muskeln, Bindegewebe und Knochen und die Steuerung durch das zentrale Nervensystem beeinflussen die Körperhaltung ebenfalls.

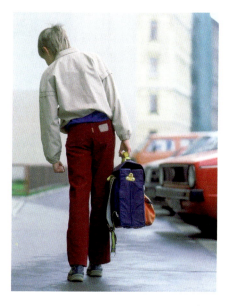

Bereits jedes achte Schulkind leidet an einer Haltungsschwäche. Eine Ursache kann die zu schwere Schultasche sein.

Unter Haltungsschäden versteht man eine Abweichung von der Normalhaltung, wobei es fließende Übergänge von der normalen zur veränderten Haltung gibt. Eine Schwäche der Rumpfmuskulatur, d.h. der Bauch- und Rückenstreckmuskulatur, kann eine so genannte funktionelle Haltungsschwäche (Fehlhaltung) bewirken, die sich bei Kindern und Jugendlichen in einem Rundrücken oder Hohlkreuz äußern kann. Diese Haltungsschwächen können in der Regel durch Gymnastik korrigiert werden, sind also zunächst nicht anatomisch fixiert. Eine ständige Fehlhaltung im Wachstumsalter kann allerdings zu einem dauerhaften Haltungsschaden (anatomisch fixierte Fehlform) führen, der sich weder aktiv noch passiv ausgleichen lässt. Die wichtigsten Fehlhaltungen sind der Rundrücken (verstärkte Krümmung der Brustwirbelsäule), der Hohlrundrücken (verstärkte Krümmung der Brustwirbelsäule mit Hohlkreuz), der Flachrücken (krankhafte Geradhaltung mit Abflachung der Brust- und Lendenwirbelsäule) und die Skoliose (S. 446), bei der die Wirbelsäule seitlich verbogen ist. Neben Fehlhaltungen können aber auch Fehlbildungen der Wirbelkörper, Verletzungen der Wirbelsäule, Osteoporose (S. 417) sowie die Bechterew-Krankheit (S. 312) oder die Scheuermann-Krankheit (S. 438) die Ursache von Haltungsschäden sein.

Die Diagnose wird durch eine einfache körperliche Untersuchung gestellt und durch Röntgenaufnahmen bestätigt. Soweit die Ursache bekannt ist, konzentriert sich die Behandlung auf deren Beseitigung. In jedem Fall sollte der Kreislauf aus Fehlhaltung und Fehlform durchbrochen werden. Dabei kommen krankengymnastischen Übungen und der Rückenschule eine große Bedeutung zu. Das Ziel ist, einer dauerhaften Fehlform entgegenzuwirken und das Gleichgewicht der Muskulatur wiederherzustellen. Sind die Haltungsschäden und die durch sie hervorgerufenen Beschwerden so groß, dass sie sich durch Krankengymnastik und physikalische Therapie nicht ausreichend behandeln lassen, kann eine operative Korrektur Abhilfe schaffen.

Hammer- und Krallenzehen

Als Hammer- und Krallenzehen werden Fehlstellungen der Zehen in Beugehaltung bezeichnet. Es können alle Zehen außer der Großzehe betroffen sein. Meist kommen sie zusammen mit einem Hallux valgus (S. 353) oder einem Spreiz- oder Knickfuß vor (Fußfehlformen, S. 338).
Die Ursache ist häufig das Tragen von zu engem Schuhwerk und hohen Absätzen. Im Frühstadium können sie noch mithilfe von Nachtschienen und speziellen Verbänden ausgeglichen werden. Dabei sind gleichzeitig auch Fehlstellungen des Fußes zu behandeln, z.B. ein Spreizfuß mit Einlagen. Bequeme Schuhe entlasten die Druckzonen. Bei sehr starken Beschwerden können Hammerzehen operativ korrigiert werden.

Hämolytisch-urämisches Syndrom

Unter dem hämolytisch-urämischen Syndrom (HUS), auch Gasser-Syndrom genannt, versteht man eine sehr schwere Erkrankung, bei der die roten Blutkörperchen zerstört werden und die zum Nierenversagen (S. 415) führt.
Die sehr seltene Erkrankung wird bei Kindern oft durch Gifte verursacht, die von Bakterien, häufig von Durchfallerregern, produziert werden. Ein Auftreten nach der Einnahme bestimmter Medikamente ist auch möglich. Die Betroffenen sind sehr schwer krank. Es treten plötzlich Blässe, Bewusstseinsstörungen, geschwollene Füße und Hände, verminderte Urinausscheidung und Bluthochdruck auf. Zusätzlich kann es zu Hautveränderungen kommen.
Um die Erkrankung nachzuweisen, sind zahlreiche Untersuchungen erforderlich: Dazu gehören Bluttests und Untersuchung des Urins, eventuell die Entnahme von Nierengewebe (Nierenbiopsie).
Die Therapie erfolgt im Krankenhaus auf der Intensivstation. Bei frühzeitig einsetzender Behandlung überstehen die meisten Betroffenen die Erkrankung ohne Folgeschäden.

Hämorrhoiden

Die knotigen, krampfaderartigen Erweiterungen der Blutgefäße am After treten vermehrt infolge starken Pressens auf, z.B. beim Stuhlgang bei chronischer Verstopfung, während der Geburt oder bei dauerhaft sitzender Tätigkeit. Hämorrhoiden machen sich durch hellrote Blutungen am Ende der Stuhlentleerung bemerkbar, die auf dem Toilettenpapier sichtbar sind. Die Blutung kann auch tropfen oder spritzen. Es können Brennen, Nässen und Juckreiz am After bestehen. Leichte Hämorrhoiden sind nicht sichtbar und nicht tastbar. Später treten die Hämorrhoiden beim Pressen hervor, gehen dann aber von selbst wieder zurück. Bei weiterem Fortschreiten sind die Hämorrhoiden immer sichtbar.
Der Arzt stellt die Diagnose durch eine körperliche Untersuchung und eine Tastuntersuchung des Mastdarms. Die Beschwerden werden durch eine Ernährungsumstellung gebessert, die für einen weicheren Stuhlgang sorgt. Ballaststoffreiche Kost mit Verzicht auf Zucker und Süßigkeiten und fünf bis sechs kleine statt drei großer Mahlzeiten sind erste Maßnahmen. Die Betroffenen sollten 2 bis 3 Liter täglich trinken. Kleie oder Leinsamen in Joghurt oder Buttermilch verbessern ebenfalls den Stuhlgang. Bei Stuhldrang sollte man möglichst bald die Toilette aufsuchen, starkes Pressen sollte vermieden werden. Wichtig ist eine sorgfältige Reinigung möglichst mit viel Wasser und wenig Papier. Zur Bekämpfung der Beschwerden und entzündlicher Veränderungen werden Salben verordnet. Bei weiterhin bestehenden Beschwerden können die Hämorrhoiden verödet werden. Dabei wird ein Medikament in die Hämorrhoiden gespritzt, das die Gefäße verschließt. Dieser Eingriff ist schmerzfrei und kann in einer Arztpraxis ambulant durchgeführt werden. Nur in sehr schweren Fällen ist eine Operation erforderlich.

Harnröhrenentzündung

Eine Entzündung der Harnröhre (Urethritis) wird durch Bakterien, Pilze oder Viren ausgelöst, die in die Harnröhre eindringen. Besonders häufig treten Entzündungen als Folge äußerer Einflüsse auf, die das normale Milieu der Harnröhre stören und durch Intimsprays, vaginale Verhütungsmittel, Kälte oder Nässe hervorgerufen werden. Die Urethritis kann auch bei anderen Erkrankungen, z.B. bei der Zuckerkrankheit (Diabetes, S. 324) oder bei Allergien sowie bei Veränderungen der Harnröhre, z.B. bei einer Verengung oder einem Blasenstein, vorkommen.
Typische Beschwerden sind Ausfluss, Juckreiz, Schmerzen oder Brennen beim Wasserlassen, häufiger Harndrang und manchmal Blut im Urin. Eine Wärmflasche und das Trinken von mindestens 3 Liter Flüssigkeit am Tag sind die wichtigsten Maßnahmen. Bei einer bakteriellen Entzündung muss zusätzlich ein Antibiotikum eingenommen werden.

Hautkrebs

Bösartige Wucherungen von Gewebezellen der Haut und ihrer Gefäße werden allgemein unter dem Begriff Hautkrebs zusammengefasst. An und auf der Haut kann es aber auch zu gutartigen Veränderungen und Tumoren kommen. Hierzu zählen der Blutschwamm (S. 316), das Feuermal (S. 336), Muttermale (S. 406), Warzen (S. 464), Lipome (S. 385) und Narbenwucherungen (S. 409). Zu den bösartigen Hauttumoren werden u.a. das Melanom (S. 396), das Basaliom (S. 310) und der Stachelzellkrebs

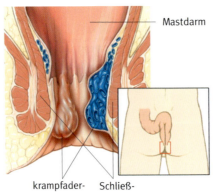

Hämorrhoiden verengen den After; die Stuhlentleerung kann dadurch erschwert und oftmals schmerzhaft sein.

krampfaderartige Knoten — Schließmuskel — Mastdarm

Hernie

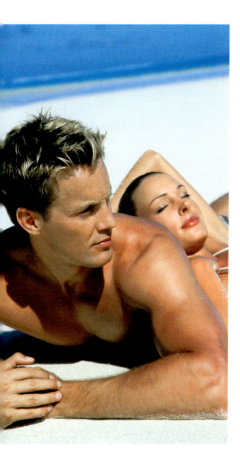

Jedes intensive Sonnenbad und jeder Sonnenbrand verändern und schädigen dauerhaft die Zellen der Haut.

(S. 449) gezählt. Je nach Art der Tumoren zeigen sich unterschiedliche Veränderungen der Haut oder von Muttermalen, wobei in der Regel schwer zu unterscheiden ist, ob es sich um gut- oder bösartige Veränderungen handelt. Es ist daher unerlässlich, bei allen unklaren Hautveränderungen den Hautarzt aufzusuchen. Die Behandlung von Hauttumoren besteht in der Regel in ihrer operativen Entfernung, soweit das möglich ist. Bei bösartigen Hauttumoren kann zusätzlich noch eine Strahlen- oder auch Chemotherapie erfolgen.

Hepatitis

Die Hepatitis (**Leberentzündung**) wird durch verschiedene Lebergifte oder Erreger hervorgerufen, am häufigsten durch Viren. Je nach Erreger werden unterschiedliche Formen der Hepatitis (A, B, C, D und E) unterschieden. Auch Alkohol und manche Medikamente können eine Hepatitis verursachen. Am häufigsten sind die Hepatitis A und die Hepatitis B. Die Hepatitis A kann durch Körpersekrete wie Urin, Stuhl oder Speichel, aber auch über infiziertes Trinkwasser oder Nahrungsmittel übertragen werden und so Epidemien auslösen. Die Hepatitis B wird auf dem Blutweg, z.B. durch nicht sterile Spritzen, Bluttransfusionen, Tätowiernadeln, oder auch durch Sexualkontakt übertragen. Die Inkubationszeit beträgt bei der Hepatitis A 10 bis 50 Tage, bei der Hepatitis B bis zu 180 Tage. Eine Hepatitis B kann lebensbedrohliche Ausmaße annehmen.

Erste Zeichen der Erkrankung sind Abgeschlagenheit, Appetitlosigkeit, Übelkeit, Erbrechen und Bauchschmerzen. Hinzu kommt eine Gelbsucht (S. 345), eine gelbliche Verfärbung der Haut, die zuerst im Weiß der Augen sichtbar wird. Die Betroffenen leiden unter starkem Juckreiz, der Urin ist dunkel, der Stuhl hell verfärbt. Durch Stuhl- und Blutuntersuchungen kann die Hepatitis nachgewiesen werden.

Eine ursächliche Behandlung der Viruserkrankung ist nicht möglich. Wichtige Maßnahmen sind strikte Bettruhe, Wärme und fettarme Diät. Alkohol und leberschädigende Medikamente sind in jedem Fall zu vermeiden. Bei schwerer oder langer Erkrankung kann unter Umständen eine Therapie mit Substanzen, die die Abwehr unterstützen (z.B. Interferon), eingeleitet werden. Eine Hepatitis ist langwierig, heilt jedoch meist nach 6 bis 12 Wochen aus. Es kann allerdings auch

Hepatitis-Impfung

Schutzimpfungen sind gegen Hepatitis A und B möglich. Diese werden besonders Menschen empfohlen, die beruflich mit Körpersekreten oder Blut anderer Menschen in Berührung kommen, also z.B. medizinischem Personal. Aber auch bei Reisen in bestimmte Länder kann eine Impfung gegen Hepatitis A oder Hepatitis B sinnvoll sein.

zu längeren Erkrankungsdauern oder zur Entwicklung einer chronischen Hepatitis bis hin zur Leberzirrhose kommen.

Hernie

Der Begriff Hernie (**Bruch, Muskellücke**) bezeichnet eine Ausstülpung von Eingeweideteilen durch eine angeborene oder später entstandene Lücke in der Bauchwand. Es bildet sich ein so genannter Bruchsack, in dem sich neben Teilen von Eingeweiden wie des Darms auch Flüssigkeit (so genanntes Bruchwasser) befinden kann. Ursache ist oftmals ein erhöhter Druck im Bauchraum, z.B. durch chronischen Husten oder starkes Pressen infolge chronischer Verstopfung, bei gleichzeitiger (erblicher) Bindegewebsschwäche. Grundsätzlich kann ein Bruch an allen Stellen der Bauchwand auftreten. Meist kommt er aber an den natürlichen Schwachstellen vor, z.B. am Durchtrittsort von Gefäßen, Nerven, des männlichen Samenstranges oder im Bereich von Narben. Starkes Übergewicht sowie das Heben und Tragen schwerer Lasten begünstigen die Entstehung eines Bruchs. Häufigste Form ist der Leistenbruch (Hernia inguinalis), bei dem Teile des Bauchfells und des Darms durch eine Lücke in der Bauchwand austreten. Hiervon sind meist Männer betroffen, da bei ihnen der so genannte Leistenkanal eine Schwachstelle in der Bauchwand darstellt. Im Leistenkanal treten die Samenstränge und die Blutgefäße des Hodens aus dem Bauchraum aus. Darüber hinaus kann eine Hernie z.B. am Nabel auftreten (Nabelbruch), in der Bauchmitte (Bauchwandbruch) oder am Oberschenkel (Schenkelbruch).

Die äußere Hernie macht sich durch eine tastbare weiche Schwellung auf dem Bauch bemerkbar, die sich oft durch sanften Druck wieder zurückverlagern lässt. Speziell beim Leistenbruch besteht manchmal ein von der Leiste abwärts ziehender Schmerz. Der Arzt kann durch Tastuntersuchung feststellen, um welche Art von Bruch es sich handelt. Mittels Ultraschall kann der Bruchinhalt näher bestimmt werden. Kleinere Hernien kön-

Herpes-Infektion

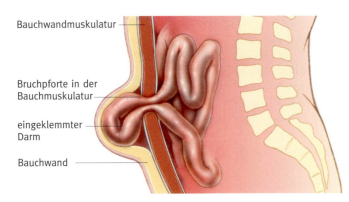

- Bauchwandmuskulatur
- Bruchpforte in der Bauchmuskulatur
- eingeklemmter Darm
- Bauchwand

Werden Darmbestandteile durch den Bruch eingeklemmt und dadurch nicht mehr durchblutet, ist eine Operation meist unausweichlich.

Vorbeugung gegen Lippenherpes
- Gesunde Ernährung und Lebensweise, genügend Schlaf und regelmäßige Entspannungsphasen stärken das Immunsystem. Die Erkrankung bricht dadurch seltener aus bzw. verläuft weniger schwer.
- Längere intensive Sonnenstrahlung im Gesicht sollte man vermeiden und auch bei kurzem Aufenthalt eine Sonnen- und Lippencreme mit hohem Lichtschutzfaktor auftragen.
- Nässende Bläschen sollte man möglichst nicht berühren bzw. nach Berührung die Hände gründlich mit Seife waschen.

nen vorübergehend durch ein so genanntes Bruchband versorgt werden, dabei drücken ein elastischer Verband und eine Stütze den Bruchsack zurück. Eine Hernie bildet sich von allein nicht zurück. Eine Operation ist langfristig unvermeidlich, zumal als akute, lebensbedrohliche Komplikation eine Brucheinklemmung auftreten kann: Teile des Darms sind dann in den Bruchsack eingeklemmt und werden nicht mehr ausreichend durchblutet. Es kommt zum Darmverschluss (Ileus), der sich durch starke Schmerzen und Erbrechen äußert: eine Notfallsituation, die sofortige Krankenhauseinweisung und eine Notoperation erforderlich macht.

Zwerchfellhernie

Bei einem Zwerchfellbruch (**Hiatushernie**) handelt es sich um eine nicht tastbare, innere Hernie, bei der Teile des Magens durch den für die Speiseröhre vorgesehenen Zwerchfellspalt hindurch in den Brustraum treten. Er bereitet oft keine Beschwerden und wird nur zufällig entdeckt. Es kann aber durch den Rückfluss von saurem Mageninhalt zu **Sodbrennen** (S. 446) und einer Entzündung der Speiseröhre kommen. Eine Zwerchfellhernie kann auch Völlegefühl, Schluckbeschwerden, Atemnot und ein Druckgefühl in der Herzgegend hervorrufen. Als Ursache gilt ein erblicher oder altersbedingter Verlust an Elastizität des Bindegewebes sowie ein erhöhter Druck im Bauchraum (z.B. während der Schwangerschaft oder bei Übergewicht). Es gibt harmlosere Formen, die nicht operiert werden müssen, und gefährlichere Formen, bei denen das Risiko von Komplikationen (Einklemmung und Abschnüren der Blutzufuhr) groß ist. Die Diagnose erfolgt durch eine Magenspiegelung (Gastroskopie) oder eine Röntgenuntersuchung des Magens.

Die so genannte konservative Behandlung richtet sich darauf, Beschwerden wie z.B. das Sodbrennen zu lindern: Die Betroffenen sollten die Mahlzeiten auf mehrere kleine Portionen verteilen und nach dem Essen nicht liegen, eventuell Gewicht reduzieren und das Zigarettenrauchen aufhören. Außerdem werden säurehemmende Medikamente verordnet. Nur in schweren Fällen und wenn das Risiko von Komplikationen groß ist, wird der durch das Zwerchfell hindurchgetretene Teil des Magens operativ in den Bauchraum zurückverlagert.

Herpes-Infektion

Herpes wird durch Viren hervorgerufen. Es gibt verschiedene Herpes-Viren, die beim Menschen unterschiedliche Erkrankungen verursachen: Während das Herpes-simplex-Virus Typ 1 (HSV 1) vor allem die Lippen und das Gesicht befällt, infiziert das Herpes-simplex-Virus Typ 2 (HSV 2) die Geschlechtsorgane (**Genitalinfektion**, S. 347). Das Varicella-Zoster-Virus (VZV) löst die **Windpocken** (S. 466) und die **Gürtelrose** (S. 352) aus, das Epstein-Barr-Virus (EBV) führt zum **Pfeiffer-Drüsenfieber** (S. 420).

Bei einer Infektion mit dem Herpes-simplex-Virus Typ 1 (**Herpes labialis, Fieberbläschen**) treten die charakteristischen Fieberbläschen auf: ein häufig wiederkehrender nässender, oft juckender oder schmerzender bläschenförmiger Ausschlag an den Lippen, der nach einigen Tagen verschorft und ohne Narben abheilt. Dabei liegt nicht jedes Mal eine neue Infektion mit dem Herpes-Virus zugrunde. Meist erfolgte die Infektion bereits im Kindesalter und fiel möglicherweise nicht weiter auf, oder es kam zu einer Entzündung der Mundschleimhaut mit Bläschen, Schmerzen und Fieber (so genannte Mundfäule). Bis zu 90 % der Menschen sind Träger dieses Virus, das per Tröpfcheninfektion übertragen wird. Das Virus kann vom körpereigenen Immunsystem zwar in der Regel unterdrückt werden, jedoch verbleibt es in den Knotenpunkten (Ganglien) bestimmter Nervenbahnen des Gesichts und kann von dort jederzeit wieder ausbrechen. Häufige Auslöser sind neben Fieber auch intensive Sonnenstrahlung, Stress, Verletzungen, hormonelle Veränderungen während der Menstruation oder eine Abwehrschwäche.

Der einfache Lippenherpes ist zwar lästig, doch nicht weiter gefährlich. Er kann aber weitere Erkrankungen zur Folge haben. Auf der Lippe entstehen durch die Herpes-Bläschen Wunden, die sich zusätzlich mit Bakterien infizieren können (Superinfektion), was zur Eiterbildung führt. Bei Personen mit Hautekzemen (**Neurodermitis**, S. 412) breitet sich das Virus

Herzinfarkt

manchmal stark auf der Haut aus. Wird ein Gesichtsnerv befallen, kann eine vorübergehende Fazialislähmung (S. 334) auftreten. Wenn sich die Infektion, besonders bei abwehrgeschwächten Personen, weiter ausbreitet, kann es zu Entzündungen am Ohr oder am Auge kommen, mit der Gefahr einer Geschwür- und Narbenbildung und schlimmstenfalls sogar der Erblindung. Als ernste Komplikation kann auch eine Entzündung von Gehirn und Gehirnhaut (Gehirn- und Gehirnhautentzündung, S. 343) auftreten. Erkrankte sollen daher unbedingt einen Arzt aufsuchen, wenn der Ausschlag außerhalb der Lippen auftritt oder wenn sie plötzlich Fieber und Nackenschmerzen bekommen. Menschen mit einer Immunschwäche, z.B. bei AIDS (S. 297), sind besonders gefährdet, eine schwere Infektion zu erleiden.

Die Behandlung des unkomplizierten Lippenausschlags erfolgt durch virenhemmende Salben. Am besten wirkt diese Behandlung, wenn sie sofort bei den ersten Krankheitszeichen (Ziehen, Jucken und Brennen in der Lippengegend) begonnen wird. Bei einer Ausbreitung der Infektion auf das Auge oder das Ohr muss schnellstmöglich eine ebenfalls virenhemmende Therapie mit Tabletten oder Infusionen eingeleitet werden.

Herzbeutelentzündung

Die Entzündung des Herzbeutels wird auch als **Perikarditis** bezeichnet. Sie tritt oft zusammen mit der Entzündung anderer Schichten des Herzmuskels auf. Meist lässt sich keine Ursache feststellen. Gelegentlich können Viren eine Herzbeutelentzündung verursachen. Auch andere Erkrankungen, z.B. Autoimmunerkrankungen, Herzinfarkt (S. 357) oder Stoffwechselstörungen können mit einer Herzbeutelentzündung auftreten. Bei einer Perikarditis kann es zur Ansammlung von Flüssigkeit im Herzbeutel kommen (Perikarderguss).

Meist kommt es zu Fieber, Krankheitsgefühl und Herzrasen. Oft treten starke Schmerzen hinter dem Brustbein auf, die mit einem Herzinfarkt verwechselt werden können. Die Schmerzen sind lage- und atemabhängig. Die Blutuntersuchung kann Hinweise auf eine Entzündung geben. Es können typische Herzgeräusche bestehen, die schon beim einfachen Abhören festgestellt werden. Im EKG zeigen sich meist eindeutige Hinweise auf eine Perikarditis. Auch bei einer Herzultraschalluntersuchung kann man die Erkrankung feststellen.

Eine der wichtigsten Behandlungsmaßnahmen ist die Bettruhe. Es werden schmerzstillende und entzündungshemmende Medikamente verabreicht. Bei bakteriellen Ursachen werden Antibiotika gegeben. Bei einem großen Perikarderguss muss eventuell eine Punktion des Herzbeutels erfolgen, um die Flüssigkeitsansammlung zu entfernen.

Herzinfarkt

Jährlich erleiden ca. 280 000 Menschen in Deutschland einen Herzinfarkt, ca. 13 % aller Männer und 8 % aller Frauen sterben an einem Herzinfarkt. Bei einer rechtzeitigen Behandlung sind die Chancen, einen Herzinfarkt zu überleben, allerdings sehr gut. Daher ist die sofortige Benachrichtigung des Notarztes beim Auftreten der typischen Symptome unerlässlich. Eine genauso große Bedeutung kommt der Vorbeugung zu, denn das Risiko, einen Herzinfarkt zu erleiden, kann vermindert werden.

Entstehung

Ein Herzinfarkt entsteht durch den plötzlichen Verschluss eines Herzkranzgefäßes. Das hinter dem Gefäßverschluss liegende Herzmuskelgewebe wird nicht mehr mit Sauerstoff und Nährstoffen versorgt und stirbt ab, das Herz kann nicht mehr ausreichend arbeiten. Dieser Gefäßverschluss entsteht in der Regel aufgrund bereits vorhandener Schädigungen der Blutgefäße, z.B. bei einer Arterienverkalkung (Arteriosklerose, S. 305).

Schon 20 bis 30 Minuten nach dem Verschluss beginnt das Herzmuskelgewebe abzusterben, und innerhalb von 6 Stunden ist das Gewebe so stark geschädigt, dass die Veränderungen nicht mehr rückgängig zu machen sind. Eine Behandlung ist also umso erfolgreicher, je früher nach dem Gefäßverschluss sie einsetzt. Das Ausmaß des Herzinfarktes ist von der Größe des abgestorbenen Bezirkes abhängig.

Risikofaktoren

Alle Faktoren, die die Blutgefäße schädigen, zählen zu den Risikofaktoren für einen Herzinfarkt. Neben einer ererbten Neigung und dem Alter gehören dazu Bluthochdruck (S. 314), insbesondere wenn er nicht ausreichend behandelt wird, erhöhte Blutfettwerte (Fettstoffwechselstörungen, S. 336), z.B. durch falsche Ernährung, Diabetes (S. 324), Übergewicht (Adipositas, S. 296) und Rauchen. Auch Bewegungs-

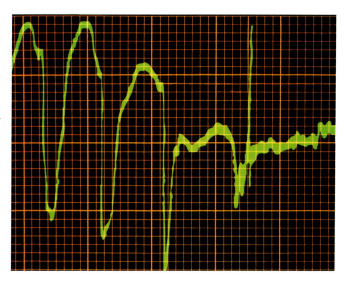

An eindeutig veränderten EKG-Linien kann ein Herzinfarkt erkannt werden. Sie ermöglichen dem Arzt außerdem Rückschlüsse auf den Ort des Infarktes sowie das Ausmaß der Schädigung des Herzmuskels.

Herzinfarkt

mangel und hektische Lebensweise erhöhen das Risiko für einen Herzinfarkt. Da bestimmte weibliche Hormone (die Östrogene) eine gefäßschützende Wirkung haben, erleiden Frauen seltener und meist erst nach den Wechseljahren einen Herzinfarkt.

Typische Beschwerden

Bei einem Herzinfarkt treten massive linksseitige Brustschmerzen auf, die in den linken Arm oder in den Unterkiefer ausstrahlen. Verbunden ist dieser heftige Schmerz mit massiven Angst- und Vernichtungsgefühlen, oft auch mit Übelkeit, Schweißausbrüchen, Blässe und Luftnot.

Ein Herzinfarkt kann jedoch auch völlig ohne Symptome verlaufen oder nur geringe oder untypische Schmerzen verursachen. Bei einem solchen so genannten stummen Infarkt ist in der Regel nur ein kleiner Herzabschnitt betroffen, oder es liegt gleichzeitig eine Zuckerkrankheit vor. Bei allen Anzeichen für einen Herzinfarkt muss sofort der Notarzt alarmiert werden.

Diagnose und Behandlung

Der Notarzt verabreicht schmerzstillende und angstlösende Medikamente sowie Sauerstoff, um die Versorgung des Herzens zu verbessern. Im Krankenhaus erfolgen die genaue Diagnose und die weitere Behandlung auf der Intensivstation. Ein Infarkt zeigt typische Veränderungen im EKG; sowohl der genaue Ort als auch die Größe des Infarktes können mit seiner Hilfe bestimmt werden. Im Blut kann man Stoffe aus dem abgestorbenen Herzmuskelgewebe nachweisen. Zur Behandlung werden Medikamente zur Blutverdünnung, zur Verbesserung der Herzfunktion und gegen Herzrhythmusstörungen eingesetzt. Relativ schnell muss entschieden werden, ob der Gefäßverschluss mit Medikamenten aufgelöst werden kann (Lysetherapie) oder der Verschluss mit einem Herzkatheter durch Ballondilatation (vgl. Durchblutungsstörung, arterielle, S. 327) geöffnet wird. Danach ist zunächst strenge Bettruhe erforderlich. Bereits nach wenigen Tagen wird mit leichtem körperlichen Training begonnen. Die weitere Behandlung richtet sich dann nach Art und Ausmaß des Herzinfarktes. Während der gesamten Behandlungs- und Genesungsphase werden regelmäßig Bluttests und EKGs durchgeführt, um den Heilungsfortschritt zu beurteilen.

Nach einer erfolgreichen Behandlung eines Infarkts schließt sich eine stationäre Anschlussheilbehandlung an, bei der der Patient lernt, seine Lebensgewohnheiten umzustellen und mit der neuen Situation umzugehen. Dazu gehören auch das richtige Maß an körperlicher Belastung, das Vermeiden von Stresssituationen und der richtige Umgang mit den Medikamenten. Wenn es gelingt, sich auf die

---

Elektrokardiogramm – EKG

Die Herzmuskelzellen erzeugen bei ihrer Tätigkeit eine elektrische Spannung. Diese kann an verschiedenen Körperstellen mithilfe von Elektroden auf der Haut gemessen und in einer charakteristischen Kurve, dem EKG, aufgezeichnet werden. Am Kurvenverlauf kann man erkennen, ob das Herz richtig durchblutet wird und ob bzw. wo es eventuell bereits z.B. durch einen Herzinfarkt geschädigt wurde. Auch Herzrhythmusstörungen können im EKG sichtbar gemacht werden.

Über die Leistungsfähigkeit des Herzens kann ein so genanntes Belastungs-EKG Auskunft geben. Dazu muss der Patient während der Messung einige Minuten Rad fahren, auf einem Tretband laufen oder Treppen steigen.

Verhalten beim Herzinfarkt

Bis zum Eintreffen des Notarztes sollte der Betroffene in einer halbsitzenden Position mit leicht angehobenem Oberkörper gelagert werden. Jede körperliche Anstrengung muss unbedingt vermieden werden. Es ist wichtig, den Patienten zu beruhigen und auch möglichst selbst Ruhe auszustrahlen.

Ist eine Koronare Herzerkrankung (S. 375) bekannt, sollten die für Notfallsituationen verordneten Medikamente eingenommen werden. Da Acetylsalicylsäure positiv auf den Verlauf der Erkrankung wirkt, kann eine entsprechende Schmerztablette (mit 500 mg Wirkstoff) eingenommen werden.

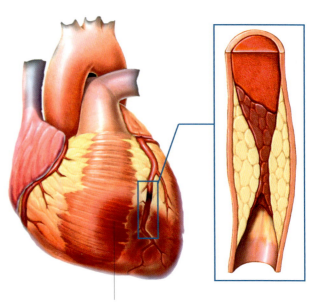

Ablagerungen in den Herzkranzgefäßen sind die häufigste Ursache für die Entstehung eines Herzinfarktes.

Abgestorbenes Herzmuskelgewebe im Bezirk nach dem Verschluss (rotbraun)

Herzklappenfehler

> **Herzkatheteruntersuchung**
>
> Bei diesem Verfahren wird ein dünner Schlauch über ein Blutgefäß (z.B. die große Oberschenkelvene) bis zum Herz vorgeschoben. Es wird ein Kontrastmittel in die Herzkranzgefäße gespritzt und ein Röntgenbild angefertigt, um so genau sehen zu können, welche Gefäße verschlossen sind.
> Ebenfalls möglich sind die Messung des Blutdurchflusses, des Drucks, der Sauerstoffsättigung des Herzens und die Entnahme von Gewebeproben (Biopsie).
> Eine Ballondilatation (S. 327), also die Weitung eines verschlossenen Gefäßes, wird ebenfalls im Rahmen einer Herzkatheterisierung durchgeführt.

Dort befindet sich am Übergang vom linken Herzvorhof zur linken Herzkammer die Mitralklappe und am Übergang von der linken Herzkammer zur großen Körperschlagader (Aorta) die Aortenklappe. Wenn sich die Herzkammer zusammenzieht, um Blut in den Körper zu pumpen, öffnet sich die Aortenklappe, um Blut durchströmen zu lassen. Gleichzeitig muss die Klappe zwischen Herzkammer und Herzvorhof, die Mitralklappe, geschlossen sein, damit kein Blut zur Lunge zurückfließt. Umgekehrt verhält es sich, wenn das Herz wieder mit Blut gefüllt wird. Dann ist die Mitralklappe weit offen, um das Blut in die Kammer einströmen zu lassen, die Aortenklappe ist jedoch geschlossen, um das Blut in der linken Kammer zu halten.

Grundsätzlich gibt es zwei verschiedene Möglichkeiten für eine Fehlfunktion der Herzklappen: Entweder die Herzklappe kann sich nicht weit genug öffnen, sodass nicht ausreichend Blut durch die Klappe hindurchfließen kann. In diesem Fall spricht man von einer Stenose. Oder die Herzklappe schließt nicht richtig, und es fließt Blut in den Vorhof bzw. die Kammer zurück. Dies wird als Insuffizienz bezeichnet. Herzklappenfehler können angeboren sein – dies ist z.B. bei der Aortenklappenstenose möglich. Die meisten Herzklappenfehler werden jedoch durch andere Erkrankungen verursacht. Sehr häufig liegt ein Verschleiß zugrunde. Auch nach einem rheumatischen Fieber (Rheuma, S. 432) oder nach einer Entzündung der Herzinnenhaut (Endokarditis, S. 330) können Herzklappenfehler auftreten. Die häufigsten Herzklappenerkrankungen sind die Mitralklappeninsuffizienz und die Aortenklappenstenose.

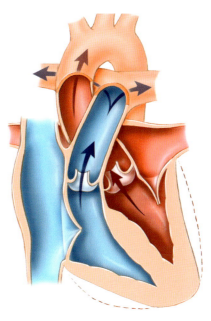

Als Ventile sorgen die Herzklappen für einen ausreichenden und richtigen Blutfluss im Herzen.

neuen Umstände einzustellen, steht einem langen und genussvollen Leben nichts im Weg.

Vorbeugung und das Leben nach dem Infarkt

Zur Vorbeugung eines erneuten wie auch eines erstmalig auftretenden Herzinfarkts sind eine gesunde, fettarme Ernährung, der Verzicht auf das Rauchen und ausreichend Bewegung wichtig. Alkohol sollte man nur in Maßen genießen. Übergewicht muss abgebaut, vorbestehende Erkrankungen wie Bluthochdruck, Zuckerkrankheit oder Fettstoffwechselstörungen müssen optimal behandelt werden. Ebenso wichtig ist der bewusste Umgang mit den Anforderungen des Alltags, der Umwelt und dem, was man sich selbst abverlangt: Der Mensch bzw. sein physisches und psychisches Wohlergehen müssen an erster Stelle stehen.

Herzklappenfehler

Das Herz besitzt vier Klappen, die den Blutfluss wie Ventile steuern. Während die Klappen des rechten Herzens, die Pulmonalklappe und die Trikuspidalklappe, nur sehr selten erkranken, sind Herzklappenfehler im linken Herzen häufiger.

Mitralklappeninsuffizienz

Bei der Mitralklappeninsuffizienz kann sich die Mitralklappe nicht richtig schließen. Während das Herz das Blut in die Körperschlagader pumpt, fließt ein Teil des Blutes in den Vorhof zurück, und es kommt zu einer verstärkten Belastung von Herzkammer und Vorhof durch das vergrößerte Blutvolumen. Im weiteren Verlauf der Erkrankung kann durch eine solche Stauung auch die Lunge beeinträchtigt werden.

Bei einer geringen Undichtigkeit bestehen keine Beschwerden. Dies ist z.B. bei dem nicht seltenen Mitralklappenprolaps oft der Fall, einer leichten, angeborenen Veränderung der Mitralklappe. Bei ausgeprägteren Veränderungen der Mitralklappe kommt es zu Leistungsschwäche, Atemnot bei Belastung und Herzstolpern. Da sich auch stärkere Undichtigkeiten der Herzklappe meist langsam über viele Jahre entwickeln, treten die Beschwerden in der Regel sehr spät auf. Eine häufige und gefährliche Komplikation der Mitralklappeninsuffizienz ist das Auftreten von Embolien. Dabei bilden sich im Herzvorhof Blutgerinnsel, die in den Körper und in das Gehirn gespült werden und dort einen Schlaganfall (S. 441) verursachen können.

Der Arzt kann die Mitralinsuffizienz meist bereits beim Abhören mit dem Stethoskop erkennen. Bei der Ultraschalluntersuchung des Herzens (Echokardiographie) kann die Stärke der Undichtigkeit genau bestimmt werden. Ein EKG und eine Röntgenuntersuchung des Herzens können zusätzlich erforderlich sein. In leichten Fällen ist keine Behandlung

Herzmuskelentzündung

erforderlich. Allerdings sollten regelmäßige Kontrollen durch einen Herzspezialisten erfolgen. Bestehen Beschwerden oder ist der Klappenfehler stark ausgeprägt, werden wie bei der Herzschwäche (S. 360) Medikamente zur Ausschwemmung von Wasser (Diuretika) und eventuell zur Herzstärkung Digitalis eingenommen.

Wichtig ist die medikamentöse Hemmung der Blutgerinnung, um die Bildung von Blutgerinnseln zu vermeiden. Da sich an geschädigten Herzklappen gerne Bakterien festsetzen, muss eine so genannte Endokarditisprophylaxe (Endokarditis, S. 330) erfolgen. Eine Herzoperation ist nur selten erforderlich.

Aortenklappenstenose

Ist die Aortenklappe verengt und kann sie sich nicht ausreichend weit öffnen, spricht man von einer Aortenklappenstenose oder kurz Aortenstenose. Dadurch gelangt nicht genug Blut in den Körper. Die Aortenklappenstenose ist oft angeboren, kann jedoch auch durch Verschleiß oder rheumatisches Fieber verursacht werden. Auch dieser Herzklappenfehler kann über viele Jahre völlig beschwerdefrei bleiben. Typisch sind Schwindelanfälle oder Ohnmachten, die während oder direkt nach körperlicher Belastung auftreten. Außerdem können Herzschmerzen (Angina pectoris, S. 304) und Atemnot bestehen.

Die Aortenklappenstenose kann der Arzt durch Abhorchen des Herzens diagnostizieren. Wie bei der Mitralklappeninsuffizienz wird im Rahmen einer Ultraschalluntersuchung des Herzens das Ausmaß des Klappenfehlers beurteilt. EKG und eine Röntgenuntersuchung ergänzen die Diagnostik. Gelegentlich, z.B. vor einer geplanten Herzoperation, ist auch eine Herzkatheteruntersuchung notwendig. Bestehen keine Beschwerden und ist die Aortenklappenstenose nicht zu ausgeprägt, ist keine Behandlung erforderlich. Allerdings müssen regelmäßige Kontrolluntersuchungen durchgeführt werden. Treten Beschwerden wie Ohnmachten auf, muss sofort der Arzt aufgesucht werden. Auch hier ist eine Endokarditisprophylaxe (Endokarditis, S. 330) erforderlich. Bei Beschwerden können ausschwemmende Medikamente (Diuretika) gegeben werden.

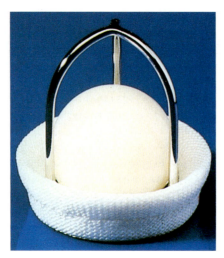

Ob künstliche Herzklappen zum Einsatz kommen können, entscheiden auch Alter und Grunderkrankung des Patienten.

Häufig ist allerdings eine Operation notwendig. Dabei wird entweder die bestehende Klappe geweitet, oder es wird eine künstliche Herzklappe eingesetzt.

Herzmuskelentzündung

Bei einer Entzündung des Herzmuskels (**Myokarditis**) kann es zu Herzrhythmusstörungen oder anderen schweren Herzerkrankungen kommen. Eine konsequente Behandlung ist daher besonders wichtig. Eine Herzmuskelentzündung kann infolge von Infektionskrankheiten durch Bakterien (Diphtherie, Scharlach) oder Viren (Zytomegalie, Grippe) auftreten. Auch rheumatisches Fieber (Rheuma, S. 432) oder bestimmte Medikamente können eine Myokarditis hervorrufen.

Meist sind die Beschwerden zunächst von der Infektionskrankheit bestimmt. Es bestehen Zeichen einer Grippe mit Abgeschlagenheit, Fieber und Gliederschmerzen. Bei einer Myokarditis sind Schwäche und Krankheitsgefühl besonders ausgeprägt. Oft erholt man sich von der Infektion nicht richtig. Herzschmerzen, Herzrhythmusstörungen und Atemnot können hinzukommen und treten oft noch 1 bis 2 Wochen später auf. Die Symptome sind allerdings sehr unterschiedlich: Manchmal bestehen gar keine Beschwerden, in extremen Fällen kann es aber auch zu einem Herzstillstand kommen. Durch eine Blutuntersuchung kann die Entzündung nachgewiesen werden. Im EKG sind oft typische Veränderungen zu erkennen. Auf einer Röntgenaufnahme des Brustkorbs und bei einer Herzultraschalluntersuchung ist eine bestehende Herzvergrößerung zu erkennen.

Die wichtigste Behandlungsmaßnahme ist absolute körperliche Schonung für 3 bis 6 Monate. Bei Atemnot und anderen Zeichen der Herzschwäche (S. 360) ist strenge Bettruhe erforderlich. Nur so kann die Gefahr schwerer Herzrhythmusstörungen und des so genannten plötzlichen Herztodes eingeschränkt werden. Zusätzlich werden Medikamente zur Bekämpfung der Herzrhythmusstörungen und der Herzinsuffizienz gegeben. Ist die Herzmuskelentzündung durch Bakterien verursacht, werden Antibiotika verordnet. Nehmen die Beschwerden trotz Behandlung zu, ist eine intensivmedizinische Versorgung erforderlich. In seltenen, schweren Fällen kann eine Herztransplantation erforderlich sein.

Herzschwäche

Als **Herzinsuffizienz** wird eine Schwäche des Herzmuskels bezeichnet, bei der das Herz nicht mehr in der Lage ist, ausreichend und kräftig genug Blut durch den Körper zu transportieren. Es gibt viele Ursachen für eine Herzinsuffizienz, die Erkrankung ist besonders im höheren Alter nicht selten. Die häufigste Ursache für eine Herzinsuffizienz ist Bluthochdruck (S. 314). Da der Druck in den Körpergefäßen höher ist als normal, muss das Herz wesentlich stärker pumpen. Dies geht jedoch nur bis zu einem bestimmten Maß. Ist die Leistungsfähigkeit des Herzens überschritten, tritt die Herzinsuffizienz auf. Weitere Ursachen sind Herzklappenfehler (S. 359), Herzrhythmusstörungen oder Erkrankungen des Herzmuskels (Kardiomyopathie).

Durch die Herzinsuffizienz wird nicht alles im Herz vorhandene Blut in den Kör-

Hexenschuss

per transportiert. Es staut sich, und das Herz wird größer, aber nicht kräftiger. Mit zunehmender Erkrankung staut sich das Blut auch in der Lunge, Atemnot tritt auf. Später staut es sich auch im übrigen Körper, und Ödeme („Wasser in den Beinen") besonders an Knöchel und Unterschenkel sind die Folge.

Die Beschwerden sind abhängig von körperlicher Belastung. Oft schafft es das Herz, den Körper in Ruhe zu versorgen, bei Anstrengungen, z.B. Treppensteigen, tritt dann jedoch Atemnot auf, die bei Belastung als erstes Symptom der Herzinsuffizienz gilt. Später treten Reizhusten („Herzasthma") und bläuliche Lippen auf. Atemnot tritt dann auch im Liegen auf (Orthopnoe). Man schläft mit erhöhtem Oberkörper, mit mehreren Kissen. Nachts muss man häufig Wasser lassen (Nykturie).

Der Arzt hört zunächst die Lunge ab, um festzustellen, ob Wassereinlagerungen vorliegen. Beim Abhören des Herzens kann der Arzt Herzklappenerkrankungen diagnostizieren. Der Blutdruck wird gemessen, da der Bluthochdruck die häufigste Ursache einer Herzinsuffizienz ist. Auch im EKG oder beim Röntgen des Brustkorbs sind typische Veränderungen erkennbar. Eventuell wird auch ein Herzultraschall durchgeführt.

Die Behandlung der Herzinsuffizienz beruht auf drei Säulen: der Bekämpfung des **Bluthochdrucks** (S. 314), dem Ausschwemmen der Wassereinlagerungen und der Kräftigung der Herzmuskulatur. Entwässernde Medikamente (Diuretika) sowie ACE-Hemmer oder Digitalis zur Kräftigung der Herzmuskulatur werden verordnet, eventuell auch blutverdünnende Medikamente, z.B. Acetylsalicylsäure, gegeben. Wichtig sind körperliche Schonung, kochsalzarme Ernährung, der Verzicht auf Alkohol und Nikotin und, wenn notwendig, eine Gewichtsreduktion.

Heuschnupfen

Mit dem Frühjahr beginnt für viele Menschen nicht in erster Linie eine schöne Jahreszeit, sondern auch eine Leidenszeit. Die Nase läuft, und man muss ständig niesen. Beim Heuschnupfen ist nicht das Heu, sondern der Blütenstaub (Pollen) Auslöser von allergischen Reaktionen (**Allergie**, S. 300). Das Immunsystem des Körpers sieht die Pollen nicht mehr als harmlose Fremdstoffe an: Es aktiviert die körpereigenen Abwehrkräfte, die diese Stoffe (Allergene) aktiv bekämpfen. Dabei treten die Symptome einer Entzündung auf, die typisch für eine Abwehrreaktion sind. In der Nase äußert sich das mit einem Anschwellen der Nasenschleimhaut; sie produziert laufend wässrigen oder dickflüssigen Schleim, die Nase kann regelrecht verstopft sein. Dazu kommt ein heftiger Juckreiz in der Nase mit häufigen Niesanfällen. Oft sind auch die Augen betroffen, sie röten sich, jucken und tränen. Diese Beschwerden können zu einem Krankheitsgefühl mit Abgeschlagenheit und allgemeiner Leistungsschwäche führen. Wandern die Krankheitszeichen vom Nasen-Rachen-Raum weiter in die tieferen Atemwege, die Bronchien, äußert sich das häufig durch Husten. Daraus kann sich als Komplikation ein allergisches **Asthma** (S. 307) entwickeln.

Tritt Schnupfen im Frühjahr mit Beginn der Baumblüte auf, ist immer an einen allergischen Heuschnupfen zu denken. Man kann einen Allergietest durchführen lassen, um das Allergen zu finden und wenn möglich zu meiden. Gegen die geschwollenen Nasenschleimhäute helfen abschwellende Nasentropfen, und bei geröteten Augen können entzündungshemmende Augentropfen verordnet werden. Bei starken, akuten Beschwerden helfen antiallergische Medikamente (Antihistaminika) und stärker wirkende entzündungshemmende Medikamente, z.B. mit dem Wirkstoff Kortison. Außerdem kann durch eine Hyposensibilisierung (auch Desensibilisierung genannt) versucht werden, die Überempfindlichkeit gegenüber bestimmten Stoffen herabzusetzen.

Hexenschuss

Als Hexenschuss oder **Lumbago** wird ein plötzlich einschießender, heftiger Kreuzschmerz bezeichnet, der meist im Zusammenhang mit einer falschen, verdrehten Bewegung auftritt, z.B. beim Heben schwerer Lasten aus dem Kreuz mit gleichzeitiger Drehung des Rumpfes („Verheben"). Oft sind junge Leute ohne chronische Wirbelsäulenleiden betroffen. Ein Verschleiß der Wirbelsäule kann, muss aber nicht vorliegen (**Wirbelsäulensyndrome**, S. 467).

Das typische Zeichen für einen Hexenschuss ist, dass das Gehen nur in gebeugter Haltung möglich ist. Das Aufrichten ist aufgrund der Schmerzen meist unmöglich, und auch eine Bewegungsprüfung der Wirbelsäule durch den Arzt ist durch die Schmerzen kaum durchführbar. Die Muskulatur im Bereich der Lendenwirbelsäule ist sehr stark verspannt. Es handelt sich immer um Kreuzschmerzen, die nicht in andere Körperbereiche ausstrahlen und nicht von neurologischen Ausfällen begleitet werden. Die körperliche Untersuchung durch den Arzt reicht für die Diagnose in der Regel aus, weitere diagnostische Maßnahmen sind im Normalfall nicht nötig.

Als Behandlungsmaßnahmen kommen Wärme (Rotlicht und warme Bäder) so-

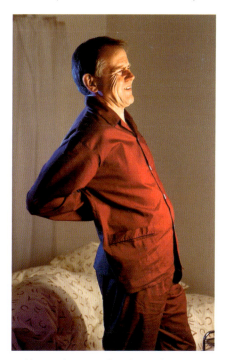

Helfen weder Wärmflasche noch Wärmepflaster bei einem Hexenschuss, ist möglichst schnell ein Arzt aufzusuchen.

361

Hirndurchblutungsstörungen

wie schmerzlindernde Medikamente, eventuell in Form von Spritzen eines örtlichen Schmerzmittels in den Bereich der Lendenwirbelsäule, infrage. Im Normalfall verschwinden die Beschwerden innerhalb von wenigen Tagen vollständig. Sollten die Schmerzen weiter bestehen oder sich plötzlich verschlimmern, sind weitere Untersuchungen notwendig. Beim Auftreten von Taubheitsgefühlen oder Lähmungen im Bereich der Beine bzw. Störungen beim Wasserlassen oder Stuhlgang ist sofort ein Arzt aufzusuchen, da dies auf eine schwerwiegendere Schädigung der Wirbelsäule, von Nerven oder des ganzen Rückenmarks hinweist.

Hirndurchblutungsstörungen

Es wird unterschieden zwischen einer kurzen, vorübergehenden Durchblutungsstörung (**transitorische ischämische Attacke**, S. 452) und dem dauerhaften Verschluss eines Gefäßes, der einen **Schlaganfall** (S. 441) zur Folge hat. Ursache ist oft eine **Arteriosklerose** (S. 305), die ein Blutgefäß verengt. Je nach betroffener Gehirnregion, Größe der geschädigten Arterie und Umfang der Schädigung können die Durchblutungsstörungen ganz unterschiedliche Beschwerden verursachen: Krampfanfälle, Lähmungen, Empfindungsstörungen, Sehstörungen, Sprech- und Schluckstörungen, Schwindel bis hin zu Bewusstseinsstörungen und Verhaltensauffälligkeiten.

Die Diagnose erfolgt durch Untersuchung der Herz-Kreislauf-Funktionen (EKG, Blutdruckmessung), außerdem wird der Blutfluss in den großen Arterien, die zum Gehirn führen, durch eine spezielle Ultraschalluntersuchung (Doppler-Sonographie) gemessen.

Hitzschlag

Wenn sich der Körper z.B. durch anstrengende Tätigkeit in der prallen Sonne stark erhitzt und (vor allem bei hoher Luftfeuchtigkeit) durch Schwitzen nicht genügend Kühlung erreicht werden kann, kann es zu einem Wärmestau im Organismus kommen. Die Körpertemperatur steigt, die Betroffenen leiden an Kopfschmerz, Schwindel und Erbrechen, es droht ein Kollaps mit Bewusstlosigkeit. Der Puls schlägt schnell, die Haut ist zunächst rot und heiß. Bei einem Kreislaufkollaps hingegen wird die Haut blass. In diesem Fall muss schnell erste Hilfe geleistet werden. Es gelten die gleichen Maßnahmen wie beim Schock: Der Betroffene wird flach gelagert, die Beine leicht angehoben. Zusätzlich sorgt man durch kalte Tücher, Besprühen mit kaltem Wasser und Luftfächeln für eine Normalisierung der Körpertemperatur.

Hodenentzündung

Zu einer Hodenentzündung (**Orchitis**) kommt es meist im Rahmen einer Allgemeininfektion mit Viren oder Bakterien, bei der die Erreger auf dem Blutweg in den Hoden gelangen. So kann es z.B. bei **Mumps** (S. 403) auch zu einem Befall der Hoden kommen. Wegen der engen Nachbarschaft von Hoden und Nebenhoden im Hodensack kann sich eine Infektion wiederum auf die **Nebenhoden** ausbreiten (S. 410). Seltener wird eine Hodenentzündung durch Verletzung oder eine Autoimmunreaktion hervorgerufen.

Wichtigstes und eindeutigstes Symptom ist der starke Schmerz, der in die Leistengegend und in den unteren Rückenbereich ausstrahlen kann. Außerdem kommt es zu einer deutlich sichtbaren Schwellung mit geröteter und überwärmter Haut am Hodensack. Oft tritt hohes Fieber auf.

Zur Behandlung werden meist schmerzstillende und entzündungshemmende Medikamente gegeben. Antibiotika können bei einer bakteriellen Infektion helfen. Lindernd wirken außerdem Bettruhe und das Lagern des Hodens auf feuchtkühle Tücher. Bei sorgfältiger Behandlung klingt die Entzündung innerhalb einer Woche wieder ab.

Es besteht jedoch bei einer Orchitis, insbesondere wenn sie beidseitig auftritt und zu spät oder gar nicht behandelt wird, die Gefahr einer dauerhaften Schädigung der Hoden und infolgedessen einer Zeugungsunfähigkeit: Das Samen bildende Gewebe reagiert auf Überwärmung sehr empfindlich, außerdem können durch die Entzündung die feinen Gänge im Gewebe des Hodens verkleben.

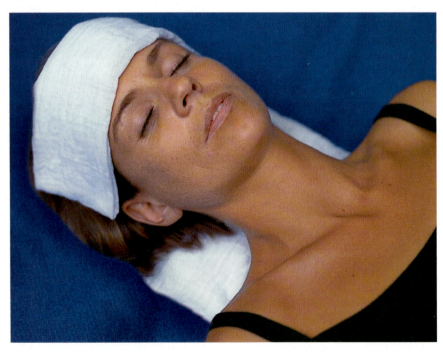

Für Schatten und Kühle zu sorgen ist die wichtigste Maßnahme bei einem Hitzschlag. Feuchte Tücher auf der Stirn und im Nacken sorgen für die notwendige Abkühlung.

Hodenhochstand

Bereits im Mutterleib wandert beim Fetus der Hoden normalerweise aus der Bauchhöhle durch den Leistenkanal in den Hodensack. Manchmal bleibt diese Hodensenkung aus, und es besteht beim Neugeborenen ein Hodenhochstand. Bei einem Teil der Säuglinge gleitet der Hoden innerhalb des 1. Lebensjahres von selbst in den Hodensack. Später kann dies nicht mehr von allein geschehen, und es ist ärztliche Hilfe erforderlich.

Ist der Hoden auch beim Baden im warmen Wasser nicht im Hodensack tastbar, sollte ein Kinderarzt aufgesucht werden. Er kann durch die körperliche Untersuchung und eventuell unterstützt durch eine Ultraschalluntersuchung feststellen, ob und in welcher Form eine Behandlung erforderlich ist.

Pendelhoden

Nicht außergewöhnlich oder behandlungsbedürftig ist beim erwachsenen Mann der so genannte Pendelhoden. Bei großer Kälte kann es vorkommen, dass der Hoden vorübergehend nicht im Hodensack tastbar ist. Es besteht kein Grund zur Sorge, solange der Hoden – sobald man in die Wärme zurückkehrt – in den Hodensack zurückrutscht.

Zunächst wird das betroffene Kind mit bestimmten Hormonen behandelt. Sollte auch dies nicht helfen, ist ein operativer Eingriff (Orchipexie) erforderlich, bei dem der Hoden freigelegt, in den Hodensack herabgezogen und in seiner normalen Position fixiert wird.

Wenn der Hoden bis ins Erwachsenenalter nicht in seine richtige Position gelangt ist, besteht zum einen ein erhöhtes Risiko, an Hodenkrebs (S. 363) zu erkranken, zum anderen kann es leichter zu einer Hodenverschlingung (Hodentorsion) kommen.

Durch die Position im oder zu nahe am Körper befindet sich der Hoden nicht im etwas kühleren Hodensack, sondern ist dauerhaft der höheren Temperatur des Körperstammes ausgesetzt; er kann deshalb keine Spermien bilden, und es besteht, wenn beide Hoden betroffen sind, die Gefahr der Zeugungsunfähigkeit.

Hodenkrebs

Ein bösartiger Tumor am Hoden (Hodenkarzinom) kommt zwar insgesamt gesehen selten vor, gilt aber speziell bei jungen Männern zwischen 20 und 40 Jahren als die häufigste Krebserkrankung (Krebs, S. 378). Es werden zwei Formen unterschieden, je nachdem ob der Krebs vom Samen bildenden Keimgewebe (Seminom) oder von anderem Gewebe (Nicht-Seminom) ausgeht. Die Ursache ist unklar, man vermutet aber, dass die Krebsentstehung mit einem Hodenhochstand (S. 363) im Zusammenhang steht.

Der Hodenkrebs ist gekennzeichnet durch eine schmerzlose, langsam größer werdende Schwellung des Hodens. Oft werden die betroffenen Männer erst aufmerksam, wenn Schwere- und Zuggefühl hinzukommen. Die ärztliche Diagnose erfolgt durch Tast- und Ultraschalluntersuchung, meist ist auch die Entnahme einer Gewebeprobe erforderlich. Je früher der Tumor erkannt wird, desto besser sind die Heilungschancen.

Selbstuntersuchung des Hodens

Bei frühzeitiger Behandlung sind die Heilungschancen bei Hodenkrebs sehr gut. Deshalb kommt der regelmäßigen Selbstuntersuchung des Hodens eine besonders große Bedeutung zu (Keine Chance dem Hodenkrebs, S. 27). Sie sollte gerade für Männer bis zum 40. Lebensjahr selbstverständlich sein.

Im Durchschnitt können 90 % der an einem bösartigen Hodentumor erkrankten Männer geheilt werden. Zur Behandlung wird das betroffene Gewebe operativ entfernt. Bei Seminomen schließt sich eine Strahlenbehandlung, bei Nicht-Seminomen eine Chemotherapie an (Krebs, S. 378).

Hornhautentzündung

Die Hornhaut bedeckt das Auge wie ein Uhrglas die Uhr. Sie besteht aus mehreren Schichten. Die Hornhaut ist durchsichtig; sie bricht das auf das Auge auftreffende Licht und ist für die scharfe Abbildung von Gegenständen auf der Netzhaut von größter Bedeutung.

Eine Entzündung der Hornhaut (Keratitis) kann durch Bakterien, Viren oder Pilze ausgelöst werden. Die Entzündung kann aber auch die Folge einer unzureichenden Benetzung der Hornhaut mit Tränenflüssigkeit sein. Das tritt häufig bei älteren Menschen auf. Außerdem sind trockene Heizungsluft in Räumen oder Fahrtwind, z.B. beim Fahren im Cabrio ohne Brille, Ursache für ein Austrocknen des Auges und begünstigen die Entwicklung einer Hornhautentzündung.

Die Anzeichen sind rote Augen, die brennen, und ein unangenehmes Fremdkörpergefühl. Bei diesen Symptomen sollte der Augenarzt aufgesucht werden. Nicht rechtzeitig behandelte Entzündungen der Hornhaut können zu einer schweren Beeinträchtigung der Sehkraft führen. Behandelt wird sie mit entzündungshemmenden Augentropfen sowie je nach Ursache mit antibakteriellen oder antiviralen Tropfen.

Hörsturz

Ein Hörsturz macht sich durch eine plötzlich auftretende, meist einseitige Schwerhörigkeit oder sogar Taubheit bemerkbar, die vom Innenohr ausgeht. Der Hörsturz beginnt meist mit einem Druckgefühl auf einem Ohr, das mit einer plötzlichen Hörverschlechterung einhergeht. Im weiteren Verlauf kann auch das andere Ohr betroffen sein. Oft treten zusätzlich Ohrgeräusche, z.B. ein hoher Pfeifton, Rauschen, Klingeln, Zischen oder Summen, auf (Tinnitus, S. 453). Seltener sind Schwindelgefühle.

Die Ursachen für einen Hörsturz sind nicht genau bekannt. Angenommen wird, dass eine verschlechterte Durchblutung im Innenohr zum Absterben von Hörsinneszellen führt. Als mögliche Aus-

363

Hüftgelenksarthrose

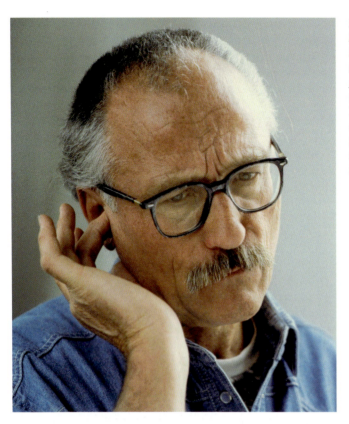

Im Zusammenhang mit einem Hörsturz treten häufig auch Ohrgeräusche auf (Tinnitus): Die Töne sind auch dann noch zu hören, wenn man sich das Ohr zuhält.

löser für diese Mangeldurchblutung im Inneren des Ohres werden neben seelischen Belastungen und übermäßigem Stress auch Übergewicht, Fettstoffwechselstörungen, Herzerkrankungen, Blutdruckschwankungen, Virusinfektionen und übermäßiger Nikotin- und Alkoholkonsum angenommen.

Wird ein Hörsturz nicht rechtzeitig erkannt und konsequent behandelt, können eine dauerhafte Schwerhörigkeit oder sogar Taubheit die Folge sein. Bei plötzlich einsetzendem Druckgefühl im Ohr und einer deutlichen Reduzierung des Hörvermögens sollte deshalb unverzüglich ein Hals-Nasen-Ohren-Arzt aufgesucht werden, der durch eine genaue Untersuchung des Ohres und eine Hörprüfung feststellen kann, ob es sich tatsächlich um einen Hörsturz handelt.

Zur Behandlung eines Hörsturzes ist die Verbesserung der Durchblutung im Innenohr die wichtigste Maßnahme. Dazu wird in der Regel eine Infusionstherapie mit speziellen blutverdünnenden und blutgefäßerweiternden Medikamenten durchgeführt. Auch eine spezielle Sauerstofftherapie erhöht die Heilungschancen. Zusätzlich sollten alle infrage kommenden Auslöser wie übermäßiger Stress, Rauchen und reichlicher Alkoholkonsum vermieden werden.

Hüftgelenksarthrose

Aufgrund der starken mechanischen Belastung des Hüftgelenks kommt es an dieser Stelle häufiger als an anderen Gelenken zu einer Arthrose (S. 306). Die Hüftgelenksarthrose, auch **Koxarthrose** genannt, entwickelt sich meist jenseits des 60. Lebensjahres. Schäden am Hüftgelenk, z.B. durch entzündliche rheumatische Erkrankungen oder auch Verletzungen, können ebenfalls zu einer Hüftgelenksarthrose führen. Oft liegt auch eine erbliche Veranlagung vor. Die Entstehung des Hüftgelenksverschleißes wird durch Übergewicht und Bewegungsmangel, aber auch durch Medikamente wie beispielsweise Kortison oder Stoffwechselerkrankungen gefördert. Die Hüftgelenksarthrose ist eine chronische Erkrankung und entwickelt sich schleichend.

Ein typisches Symptom ist der Anlaufschmerz, d.h. ein Auftreten von Schmerzen nach längerem Nichtbewegen des Beines z.B. beim Aufstehen oder beim Loslaufen. Nach einigen Schritten bessert sich der Schmerz oder verschwindet ganz, solange die Bewegung anhält. Im weiteren Verlauf der Erkrankung nehmen die Schmerzen unter Belastung zu, es treten nächtliche Ruheschmerzen auf, und es kommt zu Bewegungseinschränkungen im Hüftgelenk, vor allem bei Drehbewegungen des Beines nach innen und beim Strecken nach außen. Die Schmerzen können auch in das Knie ausstrahlen. Charakteristischerweise verkürzen sich die Muskeln, die die Hüfte beugen, weil der Patient das Bein unwillkürlich in eine möglichst schmerzarme Position bringt. Die Oberschenkelmuskeln werden schmerzbedingt geschont, was einen Muskelabbau zur Folge hat. Die Schmerzen führen also zur Schonung des Gelenks, die anhaltende Schonung wiederum fördert jedoch den weiteren Verschleiß und somit die Zunahme der Schmerzen. Um diesen Kreislauf zu durchbrechen, ist eine Behandlung dringend erforderlich.

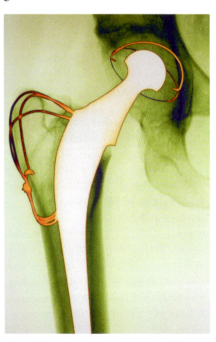

Eine Hüftgelenksprothese ermöglicht dem Patienten wieder die volle Beweglichkeit ohne Schmerzen.

Eine fortgeschrittene Hüftgelenksarthrose kann man bereits am typischen Gangbild erkennen. Weitere Untersuchungen erhärten den Verdacht auf eine Arthrose, der durch eine Röntgenaufnahme bestätigt werden kann. Das Ausmaß der im Röntgenbild erkennbaren Degeneration muss nicht mit dem Ausmaß der Beschwerden in Einklang stehen: Es können trotz starker Veränderungen keine Schmerzen auftreten, umgekehrt aber auch starke Beschwerden vorhanden sein, obwohl fast keine Veränderungen im Röntgenbild erkennbar sind.

Im Frühstadium der Erkrankung wird mit krankengymnastischen Übungen behandelt. Bewegung der Hüfte bei möglichst geringer Gewichtsbelastung wirkt dem Verschleiß entgegen, weshalb Radfahren und Schwimmen ideal sind. Auch Injektionen mit künstlicher Gelenkschmiere (Hyaluronsäure) in das verschlissene Gelenk, dem die eigene Gelenkschmiere fehlt, können für einen Zeitraum von mehreren Monaten eine deutliche Schmerzlinderung bewirken. Manchmal kann auch Akupunktur die Beschwerden lindern.

Eine Operation kann zwar durch intensive konservative Behandlungen aufgeschoben, jedoch meist nicht endgültig vermieden werden. Zur Erhaltung der Beweglichkeit und zur Schmerzreduzierung ist es erforderlich, ein künstliches Hüftgelenk einzusetzen.

Hüftluxation Hüftdysplasie

Die Hüftluxation oder **Hüftgelenksverrenkung** entsteht meist aufgrund einer anlagebedingten Fehlbildung der Hüftpfanne, der so genannten Hüftgelenksdysplasie. Bei der Hüftgelenksdysplasie ist die Hüftpfanne steiler und flacher ausgebildet. Dadurch findet der Oberschenkelkopf keinen sicheren Halt und hat die Tendenz, aus der Hüftpfanne herauszurutschen, die Hüftluxation ist die Folge. Oft ist auch der Schenkelhals steiler als normal und etwas nach vorn verdreht. Die Anlage für die Dysplasie wird schon während der kindlichen Entwicklung im

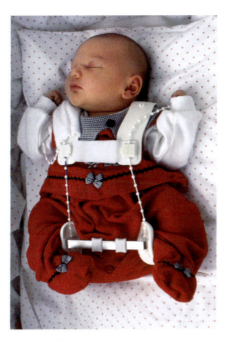

Werden die Beine des Babys abgespreizt, kann sich das Hüftgelenk stabilisieren und so in aller Ruhe entwickeln.

Mutterleib gelegt. Mädchen sind etwa sechsmal häufiger betroffen als Jungen. Da eine Hüftdysplasie umso schwieriger zu behandeln ist, je länger sie besteht, werden heute alle Neugeborenen routinemäßig vom Arzt auf diese relativ häufige Anlagestörung untersucht.

Für die Diagnose einer Hüftluxation beim Kind genügt manchmal schon die bloße körperliche Untersuchung, meist ist die Asymmetrie der Hautfalten im Bereich der betroffenen Hüfte auffallend. Mithilfe der Ultraschalluntersuchung lassen sich Fehlbildungen der Hüfte sehr gut erkennen. Die Untersuchung hat keinerlei Nebenwirkungen. Behandelt wird die Hüftdysplasie ohne Luxation mit einer so genannten Spreizhose, die für einen Zeitraum von einigen Wochen bis Monaten getragen werden muss. Durch die Spreizhose werden die Hüften des Säuglings in Abspreizstellung ausreichend fixiert, Strampelbewegungen werden dabei zugelassen. Liegt eine Hüftluxation vor, wird die Hüfte zunächst wieder eingerenkt, was im Frühstadium meist ohne Operation möglich ist. Anschließend muss das Hüftgelenk so fixiert werden, dass eine erneute Luxation vermieden wird. Dies geschieht durch spezielle Bandagen, Schienen oder auch durch Gipsverbände. Durch die so erreichte Fixierung der Hüften in Abspreizstellung kommt es zu einer Normalisierung der Pfannenform. Bei älteren Kindern und Jugendlichen mit Hüftdysplasie muss eine operative Korrektur der Hüftpfanne erwogen werden, um einen frühzeitigen Hüftgelenksverschleiß (Hüftgelenksarthrose, S. 364) zu verhindern.

Hüftluxationen bei Erwachsenen entstehen in der Regel durch Unfälle, z.B. nach Stürzen aus großer Höhe oder bei Verkehrsunfällen. Der Betroffene hat starke Schmerzen, es liegt eine Fehlstellung vor, und das Bein kann in der Hüfte nicht bewegt werden. Ein Röntgenbild gibt Aufschluss über die Luxation und eventuell zusätzliche Verletzungen. Das Gelenk wird so schnell wie möglich unter Narkose wieder eingerenkt, um Gefäßschäden und damit einer Hüftkopfnekrose vorzubeugen.

Hüftschnappen

Unter Hüftschnappen (Coxa saltans) versteht man das ruckartige Springen des Tractus-iliotibialis-Muskels über den großen Rollhügel (Trochanter major) des Oberschenkelknochens, der vom Beckenkamm seitlich am Oberschenkel entlang bis zum Knie verläuft.

Das gut tastbare Hüftschnappen, das auch als schnappende Hüfte bezeichnet wird, kann durch einen zu stark ausgebildeten, vorgewölbten Rollhügel, eine allgemeine Bindegewebeschwäche oder durch unterschiedliche Beinlängen verursacht werden. Betroffen sind meist junge Mädchen. Das Hüftschnappen muss keine Beschwerden auslösen. Allerdings kann sich der Schleimbeutel zwischen Tractus iliotibialis und Oberschenkelknochen durch den chronischen Reiz entzünden, und es kommt zu Schmerzen. Zusätzlich können sich durch das Scheuern des Muskels am Knochenvorsprung Verhärtungen entwickeln, die den Schmerz verstärken.

Die Behandlung mithilfe krankengymnastischer Übungen dient der Kräftigung

HWS-/BWS-Syndrom

der Hüftmuskulatur. Bei starken Schmerzen kann örtlich ein Schmerzmittel, eventuell mit Kortison, gespritzt werden. Unterschiedliche Beinlängen können mit orthopädischen Maßschuhen ausgeglichen werden. Nur in seltenen Fällen reichen diese Behandlungsmaßnahmen nicht aus, sodass eine Operation erforderlich wird.

HWS-/BWS-Syndrom

Hals- und Brustwirbelsäulen-Syndrom ist ein Sammelbegriff für Funktionsstörungen im Bereich der Hals- und Brustwirbelsäule (Wirbelsäulensyndrome, S. 467). Im Vordergrund stehen Schmerzen und Bewegungseinschränkungen. Zusätzlich können Taubheitsgefühle und Kraftminderung auftreten.

Als Ursachen kommen vor allem altersbedingte Verschleißprozesse der Wirbel und der Gelenke zwischen den Wirbelkörpern (Arthrose, S. 306) in Betracht. Veränderungen an den Wirbelkörpern durch Verschleiß, Verletzungen, Entzündungen oder Tumoren können die seitlich austretenden Nervenwurzeln des Rückenmarks zusammendrücken und Schmerzen auslösen, die in den Nacken, die Arme und eventuell bis in die Hände ausstrahlen. Eine weitere Ursache kann eine Schädigung der direkt an der Halswirbelsäule entlanglaufenden Arterie (Vertebralarterie) sein: Die verschleißbedingten Prozesse an der Wirbelsäule oder Veränderungen an der Arterienwand können die Arterie einengen und dadurch ganz ähnliche Beschwerden auslösen. Außerdem können Muskelverspannungen im Hals- und Nackenbereich sowohl Ursache als auch Folge eines HWS-/BWS-Syndroms sein. Eher selten sind Bandscheibenvorfälle der Hals- oder Brustwirbelsäule mit ausstrahlenden Schmerzen in den Arm und Taubheitsgefühlen. Besonders beim HWS-Syndrom können neben Bewegungseinschränkungen und Nackenschmerzen auch Kopfschmerzen, Schwindel und Sehstörungen auftreten. Auf Röntgenaufnahmen der Hals- und Brustwirbelsäule können Verschleißprozesse erkennbar sein, sie können aber auch trotz Beschwerden fehlen. Die Behandlung des HWS-/BWS-Syndroms richtet sich nach der Ursache: Je nachdem wie heftig die Schmerzen sind, wird die Halswirbelsäule eventuell mithilfe eines Stützkragens vorübergehend ruhig gestellt, und es werden Schmerzmittel sowie Medikamente zur Muskelentspannung verordnet.

Physikalische Behandlungsmaßnahmen wie lokale Wärme (Rotlicht) oder Kälteanwendungen werden je nach Verträglichkeit eingesetzt. Die Anwendung von Massagen ist häufig nur in Verbindung mit einer Schmerztherapie erfolgreich.

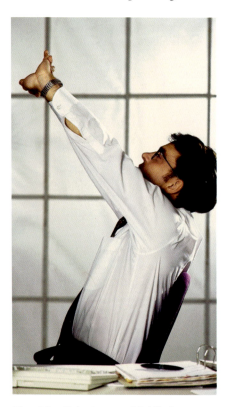

Einseitige Belastung und Fehlhaltung am Arbeitsplatz fördern muskuläre Verspannungen. Hier helfen Lockerungsübungen.

Chirotherapeutische Techniken können im Fall von Wirbelblockierungen oft mit sofortigem Erfolg eingesetzt werden. Manipulationen wie das so genannte Einrenken von blockierten Halswirbeln durch einen manuellen Impuls sollten jedoch nur durchgeführt werden, wenn keine krankhafte Veränderung der Vertebralarterie vorliegt. Bei anhaltenden Schmerzen kann auch ein örtlich wirkendes Schmerzmittel gespritzt werden. Für eine dauerhafte erfolgreiche Behandlung des HWS-/BWS-Syndroms ist Krankengymnastik besonders wichtig. Bei einem Bandscheibenvorfall mit anhaltenden Schmerzen und neurologischen Ausfällen kann eine operative Behandlung erforderlich sein.

Hyperakusis

Bei einer Hyperakusis werden alltägliche Geräusche normaler Lautstärke als schmerzhaft empfunden, verursachen Nervosität und sogar Angstgefühle. Betroffene Kinder laufen vor bestimmten Geräuschen davon, die sie als quälend empfinden. Bereits bei einem Geräuschpegel von etwa 25 Dezibel können diese Probleme auftreten.

Als Ursache einer Hyperakusis wird eine verzerrte Signalweitergabe zwischen Innenohr und Gehirn angenommen; die genauen Zusammenhänge sind noch nicht bekannt.

Eine Behandlung zur Beseitigung dieser Hörstörung gibt es nicht, es wird den Betroffenen jedoch empfohlen, sich mit angenehmen Geräuschen zu umgeben, z.B. mit leiser Radiomusik. Absolute Stille verstärkt die Beschwerden eher. Eine andere Möglichkeit besteht darin, mithilfe einer Schalltherapie eine Desensitivierung vorzunehmen und auf diese Weise eine Gewöhnung an eine normale Lautstärke von etwa 80 Dezibel zu erreichen. Diese Therapie wird in speziellen Kliniken durchgeführt.

Impingement-Syndrom

Unter einem Impingement-Syndrom versteht man Schmerzen, die durch Einengungen in einem Gelenkraum entstehen. Am häufigsten ist das Schultergelenk betroffen. Die Ursache ist oft ein Ungleichgewicht der schulterstabilisierenden Muskulatur oder mechanische Einengungen durch Knochenfortsätze.

Typische Beschwerden beim Impingement-Syndrom des Schultergelenks sind Schmerzen, die vor allem nachts und beim Anheben des Armes auftreten. Die Bewegungsmöglichkeit der Schulter ist in alle Richtungen eingeschränkt; das Liegen auf der betroffenen Körperseite ist nicht möglich, da es starke Schmerzen verursacht.

Das Impingement-Syndrom des Schultergelenks kann zu verschiedenen anderen Störungen wie Schleimbeutelentzündungen (S. 442), Sehnenschäden, einer Rotatorenmanschettenruptur (S. 434) oder einer Kalkschulter (S. 369) führen.

Die Diagnose wird sowohl durch eine körperliche als auch durch Röntgen- und Ultraschalluntersuchungen gestellt.

Die Behandlung besteht neben krankengymnastischen Übungen aus Massagen, Wärme- oder Kältebehandlungen und vor allem der Gabe schmerzlindernder und entzündungshemmender Medikamente. Ist durch diese Behandlungsmaßnahmen nach 3 bis 6 Monaten keine Besserung eingetreten, kann eine Operation in Betracht gezogen werden. Vor einer Operation wird das Schultergelenk in der Regel arthroskopisch untersucht. Je nach Ergebnis wird eine entsprechende operative Korrektur vorgenommen.

Arthroskopie
Bei der auch als Gelenkspiegelung bezeichneten Arthroskopie (griech. arthron = Gelenk) wird ein in der Regel flexibler kleiner Schlauch mit einer Lichtquelle und einem Sichtgerät (Endoskop) in das Gelenk eingebracht, um es von innen her betrachten zu können.

Inkontinenz

Bei **Harninkontinenz** kann gegelegentlicher, tröpfchenweiser oder ständiger Urinabgang auftreten. In leichten Fällen kommt es beim Husten, Niesen, Lachen, beim Heben und Pressen, Treppensteigen, Laufen oder Tragen zum Harnabgang. Ist die Inkontinenz fortgeschritten, läuft der Urin auch schon im Stehen oder Liegen aus der Blase.

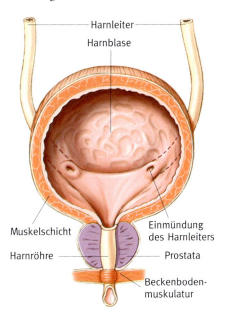

Harninkontinenz ist bei Frauen am häufigsten auf Schwächen der Beckenbodenmuskulatur, beim Mann auf Prostatabeschwerden zurückzuführen.

Durch die große Belastung bei Geburten, das Wochenbett sowie durch einen Östrogenmangel während der Wechseljahre leiden Frauen häufiger und in der Regel auch schon früher als Männer an unwillkürlichem Harnabgang. Bei ihnen handelt es sich oftmals um eine so genannte **Stress-** oder **Belastungsinkontinenz**, bei der sich die Blasenschließmuskulatur nicht mehr ausreichend zusammenziehen kann; vor allem unter körperlicher Belastung kommt es zum unwillkürlichen Harnabgang. Diese häufigste Form der Inkontinenz wird vor allem durch eine Blasensenkung und Überdehnung der Beckenbodenmuskulatur verursacht.

Bei einer weiteren Form der Blasenschwäche, der **Drang-** oder **Urge-Inkontinenz**, ist die Muskulatur der Blasenwand so stark angespannt, dass der Harndrang selbst bei geringer Urinmenge so groß wird, dass der Betroffene den Urin nicht mehr zurückhalten kann. Die Dranginkontinenz tritt vor allem bei seelischer Belastung auf. Sie kann aber auch Zeichen einer Reizung der Blasenschleimhaut sein. Ursache für diese so genannte **Reizblase** sind möglicherweise eine Blasenentzündung (S. 313), Blasensteine (S. 414), eine vergrößerte Gebärmutter während der Schwangerschaft oder eine gutartige Vergrößerung der Vorsteherdrüse (Prostatavergrößerung, S. 427). Außerdem können auch bei einem Blasentumor entsprechende Symptome auftreten (Blasenkrebs, S. 313).

Bei der **Überlaufinkontinenz** geht tropfenweise Urin ab. Darüber hinaus haben die Betroffenen Schwierigkeiten, ihre Blase vollständig zu entleeren. Sie ist bei

Was tun bei Blasenschwäche?
Beschwerden, die auf Inkontinenz hindeuten, sollten immer vom Arzt abgeklärt werden; zur Diagnose werden eine gynäkologische Tastuntersuchung sowie eine Urinprobe, Ultraschallkontrolle und Blasenspiegelung mit begleitender Blasendruckmessung beim Urologen durchgeführt.

Die wichtigste Maßnahme ist das Beckenbodentraining unter Anleitung einer Krankengymnastin. Unter Umständen sind zusätzlich Medikamente, die die Muskelspannung der Blasenwand regulieren, sinnvoll. Eine Behandlung mit Elektrostimulationsgeräten kann die Spannung der Blasenwand günstig beeinflussen.

Psychische Belastungen in der Familie oder am Arbeitsplatz, seelische Probleme mit den Wechseljahren oder dem Älterwerden können die Beschwerden oftmals verstärken. Psychotherapeutische Unterstützung kann hilfreich sein.

Interkostalneuralgie

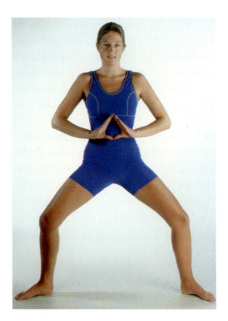

Bei Stressinkontinenz können täglich einige Minuten Training der Beckenbodenmuskulatur helfen.

Männern häufig die Folge einer gutartigen Vergrößerung der Prostata (Prostatavergrößerung, S. 427).

Da die Blasenentleerung über Nerven gesteuert wird, können manche neurologische Erkrankungen mit Harninkontinenz einhergehen. Diese **neurogenen Blasenfunktionsstörungen** treten besonders im Zusammenhang mit einem Bandscheibenvorfall (S. 309) sowie bei Diabetes (S. 324), der Parkinson-Krankheit (S. 419), Multipler Sklerose (S. 402), einem Schlaganfall (S. 441), einer Tumorerkrankung oder auch einer Verletzung des Rückenmarks (Querschnittslähmung, S. 429) auf.

Stuhlinkontinenz

Die Stuhlinkontinenz reicht vom unwillkürlichen Abgang von Winden, dem Austreten von dünnflüssigem Stuhl bis hin zu einer völlig unkontrollierbaren Darmentleerung.

Die Ursachen sind unterschiedlich. So können eine langjährige Überdehnung des Enddarmes und eine Überbeanspruchung der Beckenbodenmuskulatur durch starkes Pressen zu einer Schwäche der Schließmuskeln und zu einem Nachlassen der nervlichen Versorgung des Anus führen. Häufig handelt es sich um die Folgen einer chronischen Verstopfung oder mehrerer, schwerer Geburten. Möglicherweise ist die Kraft der Schließmuskeln auch durch Narbenbildung herabgesetzt, etwa nach einem Dammriss bei einer Entbindung oder bei Fisteln (S. 337) und deren Operation. Nimmt im Alter die Elastizität des Gewebes ab, kann es zum unwillkürlichen Abgang von Winden und Stuhl kommen.

Stuhlinkontinenz kann auch auf eine Störung der Speicherfunktion des Mastdarms zurückzuführen sein. Diese kann bei chronisch-entzündlichen Darmerkrankungen (Colitis ulcerosa, S. 320, Crohn-Krankheit, S. 321) auftreten.

Bei neurologischen Erkrankungen kann die Darmentleerung oft nicht mehr über das Gehirn und die Nerven gesteuert werden. Häufig ist das die Folge einer Demenz (S. 323), eines Schlaganfalls (S. 441), einer Parkinson-Krankheit (S. 419) oder eines Tumors (Krebs, S. 378).

Interkostalneuralgie

Als Interkostalneuralgie werden Schmerzen bezeichnet, die vom Rücken ausgehen und zwischen den Rippen bis zur Vorderseite des Brustkorbs ausstrahlen. Sie werden in der Regel durch eine Reizung der Rückennerven im Brustbereich hervorgerufen.

Durch eine plötzliche drehende Bewegung der Wirbelsäule kann es zu Blockierungen der Wirbelgelenke und zu einem Einklemmen der aus der Wirbelsäule seitlich austretenden Nervenwurzeln kommen. Manchmal treten diese Blockierungen aber auch ohne ersichtlichen Grund auf.

Weitere Ursachen für eine Interkostalneuralgie sind Erkrankungen der Lunge, des Rippenfells, des Herzens oder häufig auch eine Gürtelrose (S. 352). Die Schmerzen treten plötzlich auf, sind messerstichartig und verstärken sich beim Ein- und Ausatmen. Beim Auftreten von Schmerzen im Bereich des Brustkorbs ist immer ein Arzt aufzusuchen, da ähnliche Beschwerden auch bei lebensbedrohlichen Erkrankungen wie einem Herzinfarkt oder einer Lungenembolie vorkommen.

Ischias

Als **Ischiassyndrom** – umgangssprachlich häufig nur Ischias genannt – wird ein anfallsweise auftretender oder länger bestehender Schmerz entlang des Ischiasnervs bezeichnet. Der Ischiasnerv ist der längste Nerv im Körper, er erstreckt sich vom Gesäß bis in die Fußspitze. Die Schmerzen breiten sich im Verlauf des Nervs überwiegend vom Kreuz bis in das Gesäß hin aus, können sich aber auch weiter seitlich und im hinteren Beinbereich bis zum Knie oder sogar bis zur Wade erstrecken. Je nachdem wie sehr der Ischiasnerv selbst oder seine Nervenwurzeln im Bereich der Wirbelsäule betroffen sind, können neben den Schmerzen auch Lähmungen und Taubheitsgefühle im Bein oder Fuß auftreten. Die Schmerzen können einen leicht stechenden Charakter haben oder auch so heftig sein, dass eine Bewegung kaum noch möglich ist. Treten Lähmungen auf, kann es zu einer dauerhaften Schädigung des Nervs kommen.

Die häufigsten Ursachen des Ischiassyndroms sind Wirbelsäulensyndrome (S. 467), Bandscheibenvorwölbungen oder Bandscheibenvorfälle (S. 309), Wirbelgleiten (S. 466), eine Enge im Bereich des Rückenmarkkanals (Spinalkanalstenose, S. 449) oder selten auch Tumoren.

Die Behandlung des Ischiassyndroms besteht in erster Linie aus Bettruhe, der Verabreichung von schmerzlindernden Medikamenten (lokal im Bereich der Schmerzausstrahlung oder zum Einnehmen), Wärmeanwendungen und dem Einreiben mit durchblutungsfördernden Salben.

Meist klingen die Schmerzen schon nach wenigen Tagen allmählich wieder ab. Um eine Wiederholung möglichst zu vermeiden, ist eine heilgymnastische Behandlung, insbesondere die Rückenschule, von großer Bedeutung. Wiederholen sich die Schmerzattacken trotzdem oder treten Lähmungen auf, wird mithilfe der Computer- oder Magnetresonanztomographie nach weiteren Ursachen gesucht, die eventuell nur im Rahmen einer Operation behoben werden können.

Kalkschulter

Die Kalkschulter ist eine Folgeerkrankung eines Impingement-Syndroms (S. 367). Am Übergang vom Muskel zur Sehne kommt es zu einer so genannten Druckschwiele. Der Stoffwechsel im Sehnengewebe wird durch den Druck gestört; es entstehen Verkalkungen, und es kommt zu Schulterschmerzen, die mit der Zeit zunehmend auch in der Nacht auftreten. Betroffen sind meist Frauen.

Der Krankheitsverlauf ist sehr unterschiedlich und reicht von spontanen Rückbildungen über ständig wiederkehrende Schmerzattacken bis hin zu heftigen Dauerbeschwerden.

Die Behandlung besteht in erster Linie aus Krankengymnastik. Bei Bedarf können auch Schmerzmittel verordnet werden. Bei schweren Verläufen ist meist ein operativer Eingriff erforderlich, bei dem im Rahmen einer Gelenksspiegelung die Verkalkungen entfernt werden.

Karies

Bei der **Zahnfäule** kommt es zum Verlust von Zahnsubstanz durch bakteriell-chemische Auflösungsvorgänge. Karies beginnt an der Zahnoberfläche im Bereich des Zahnschmelzes und breitet sich in die Tiefe zum Zahnbein aus; sie kann, wenn sie nicht behandelt wird, zum Verlust des Zahnes führen.

Ausgelöst wird Karies durch Bakterien. Im Mund befinden sich immer Bakterien, die auch auf den Zähnen haften. Werden viel zuckerhaltige Nahrungsmittel gegessen oder bleiben Essensreste lange auf den Zähnen zurück, werden Bakterien aktiv, vermehren sich und bilden auf den Zähnen immer dicker werdende Zahnbeläge, die Plaque. Einige Bakterien in diesen Belägen wandeln die kohlehydratreichen Nahrungsreste, besonders den Zucker, in aggressive Säuren um, die den Zahnschmelz angreifen. Die normalerweise glatte Zahnoberfläche wird rau. Werden die Zähne nicht regelmäßig gründlich gereinigt, sammeln sich auf dieser rauen Zahnoberfläche und dem sich bildenden Zahnbelag vermehrt Bakterien an, die den Zerstörungsprozess an der Zahnoberfläche verstärken.

Karies zeigt sich zuerst durch weiße Flecken auf den Zähnen. An diesen Stellen hat durch die Säuren schon eine Entkalkung der Zahnoberfläche begonnen, und die Zahnoberfläche ist porös geworden. Die weißen Stellen verfärben sich im weiteren Verlauf bräunlich und werden zunehmend dunkler: Es entstehen Löcher im Zahn. Reagieren die Zähne auf süße, saure oder heiße Speisen besonders empfindlich, weist das darauf hin, dass der harte Zahnschmelz nicht mehr intakt ist und eventuell durch eine beginnende Karies beschädigt wurde. Bei fortgeschrittener Karies können sehr heftige Schmerzen auftreten, wenn die Karies das Zahninnere erreicht hat und Nervenfasern im Inneren des Zahnes gereizt werden.

Karies ist nicht heilbar, da die Zahnsubstanz nicht nachwächst. Der entstandene Verlust von Zahnsubstanz muss durch ein geeignetes Füllungsmaterial ausgeglichen werden.

Für die Gesunderhaltung von Zähnen und Zahnfleisch und zur Verhinderung von Karies sind zahngesunde Ernährung, eine tägliche, gründliche Zahnreinigung und regelmäßige Kontrollen durch den Zahnarzt entscheidend. Bei der Ernährung sollten zuckerhaltige Speisen und Getränke nicht so häufig zu sich genommen werden. Ungünstig sind vor allem die kleinen kohlenhydratreichen Zwischenmahlzeiten und Getränke, nach denen man häufig keine Gelegenheit zum Zähneputzen hat. Sie geben den Bakterien die Nahrung für ihr zerstörerisches Werk. Wichtig ist auch die gründliche Zahnreinigung nach den Mahlzeiten, damit keine Speisereste an und zwischen den Zähnen verbleiben. Besonders am Abend sind die Zähne gründlich und ausreichend zu säubern, damit während der Nacht die Entwicklung von Zahnbelag verhindert wird. Zusätzlich sollten ein- oder zweimal jährlich Zahnbeläge und Zahnstein gründlich entfernt und die Zahnoberfläche geglättet werden.

Karotissinus-Syndrom

Kurze Schwindelattacken mit Schwarzwerden vor den Augen, die eventuell sogar in eine kurze Ohnmacht übergehen, kennzeichnen das Karotissinus-Syndrom. Im Bereich der großen Halsschlagader befinden sich körpereigene Rezeptoren, die den Blutdruck steuern. Mit zunehmendem Alter kann dieser Bereich so empfindlich werden, dass jeder stärkere Druck in dieser Region dazu führt, dass der Blutdruck schlagartig sinkt, das Herz langsamer schlägt und es durch die reduzierte Sauerstoffzufuhr zum Gehirn zu Schwindel kommt. Auslöser des Syndroms kann bereits eine Einengung im Halsbereich durch das Anlegen des Sicherheitsgurtes oder durch zu enge Krawattenknoten sein.

Um die Erkrankung festzustellen, übt der Arzt während eines EKGs Druck auf den empfindlichen Bereich aus. Auslösende Situationen sollten vermieden werden, indem man z.B. auf Krawatten verzichtet und den Sicherheitsgurt anders einstellt. In schweren Fällen kann ein Herzschrittmacher eingesetzt werden, der den Herzschlag bei Bedarf beschleunigt.

Karpaltunnel-Syndrom

Der Karpaltunnel wird von den Handwurzelknochen gebildet und ist oft sehr eng, da neben dem mittleren Armnerv auch die Beugesehnen der Finger hindurchlaufen. Das Karpaltunnel-Syndrom, bei dem der Armnerv gequetscht wird, beginnt typischerweise mit Krib-

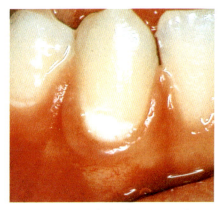

Karies kündigt sich durch weiße Verfärbungen an. Der Zahnschmelz weist an diesen Stellen bereits weniger Kalk auf.

Kauda-Syndrom

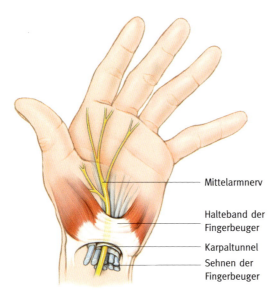

Bei einem Karpaltunnel-Syndrom schwillt das Halteband der Beugemuskeln an. Dadurch wird der Nerv, der die Hand versorgt, übermäßig gedrückt: Die Beweglichkeit der Fingersehnen ist eingeschränkt, und die Irritation des Nervs kann zu Empfindungsstörungen führen.

Mittelarmnerv
Halteband der Fingerbeuger
Karpaltunnel
Sehnen der Fingerbeuger

beln und Taubheit im Daumen sowie im Zeige- und Mittelfinger. Die Feinmotorik der Finger kann beeinträchtigt sein. Im weiteren Verlauf können nächtliche schmerzhafte Missempfindungen hinzukommen: Die Betroffenen wachen dann nachts auf und müssen sich die Hände reiben oder ausschütteln. Oft strahlen die Schmerzen über das Handgelenk und den Unterarm bis zum Ellenbogen aus. Außerdem fällt eine Kraftlosigkeit der Finger, besonders des Daumens, auf. Bei längerem Bestehen kann sich **Muskelschwund** (S. 405) entwickeln. Die Erkrankung ist relativ häufig und kommt vor allem bei Frauen im Alter von 30 bis 50 Jahren vor. Eine Ursache findet man selten, jedoch tritt das Karpaltunnel-Syndrom oft in Verbindung mit Tätigkeiten auf, bei denen das Gelenk ständig gebeugt wird. Weitere mögliche Ursachen sind ungünstig verheilte Knochenbrüche im Handwurzelbereich und **Sehnenscheidenentzündungen** (S. 444). Während der Schwangerschaft kann durch Flüssigkeitsansammlung im Gewebe ebenfalls ein Karpaltunnel-Syndrom entstehen, das jedoch in der Regel nach der Geburt wieder verschwindet.
Die Diagnose erfolgt durch verschiedene Tests und spezielle Röntgenaufnahmen. Eine Schädigung des Medianusnervs kann durch eine Messung der Leitfähigkeit des Nervs nachgewiesen werden.

Zur Schmerzlinderung wird die Hand mit einem Schienenverband ruhig gestellt. Bei anhaltenden starken Schmerzen können Schmerzmittel in Form von Tabletten verordnet werden. Auch das Spritzen von Kortison in den Karpaltunnel hilft recht gut, wobei der Erfolg jedoch oft nicht lange anhält. Verschwinden die Beschwerden trotz dieser Maßnahmen nicht und ist eine Schädigung des Medianusnervs erkennbar, muss der Karpaltunnel operativ geweitet werden.

Kauda-Syndrom

Als Kauda-Syndrom bezeichnet man eine Kompression der Rückennerven und ihrer Wurzeln im Bereich des Kreuzbeins. Typische Symptome sind heftige Kreuzschmerzen, Taubheitsgefühle an den Innenseiten der Oberschenkel (Reithosenanästhesie) und Lähmungen der Beine sowie Störungen der Funktion von Blase und Mastdarm. Das Kauda-Syndrom ist eine sehr ernste Erkrankung, da die Rückennerven mit ihren Wurzeln im Kreuzbeinbereich entweder durch einen Bandscheibenvorfall, einen Unfall oder durch einen Tumor in kurzer Zeit so geschädigt werden können, dass es zur **Querschnittslähmung** (S. 429) kommt. Nur eine schnelle Diagnose und eine Operation verhindern dann bleibende Lähmungen. Wichtig ist deshalb, bei den genannten Symptomen rasch einen Arzt aufzusuchen, der die notwendigen neurologischen Untersuchungen sowie spezielle Röntgenaufnahmen (Computer- oder Magnetresonanztomographie) veranlassen kann. Wird ein Bandscheibenvorfall oder Tumor nachgewiesen, muss umgehend operiert werden, um die Rückennerven und ihre Wurzeln von dem Druck zu befreien.

Magnetresonanztomographie
Bei dem auch als Kernspintomographie bezeichneten Untersuchungsverfahren (MRT) werden mithilfe von elektromagnetischen Wellen Schnittbilder des Körpers erstellt, die nicht nur Knochen, sondern auch Umrisse von Organen, Gewebe und Hohlräume des Körpers zeigen. Das Untersuchungsgerät gleicht einer Röhre, in die der Patient hineingeschoben wird. Im Gegensatz zum Röntgen und zur Computertomographie besteht bei der MRT keine Strahlenbelastung.

Kehlkopfentzündung

Abhängig vom Ort der Entstehung spricht man von **Laryngitis** oder **Epiglottitis**. Die Entzündung vor allem unterhalb der Stimmritze (Laryngitis subglottica) kann bei Kindern zu **Pseudokrupp** (S. 427) führen.

Laryngitis
Eine Entzündung der Schleimhaut im Bereich des Kehlkopfes tritt häufig als Begleiterscheinung eines Infektes der Nasen-, Rachen- und Bronchialschleimhaut auf (**Erkältungskrankheit**, S. 332). Meist sind die Stimmbänder bei einer solchen Infektion mitbetroffen (**Stimmbandentzündung**, S. 449), und es kommt zu Heiserkeit.
Eine lang anhaltende Entzündung des Kehlkopfes (**chronische Laryngitis**) kann Folge einer ungenügend behandelten akuten Laryngitis sein. Auch wiederholt einwirkende schleimhautreizende

Dämpfe und Gase sowie staubige oder überhitzte Luft und starkes Rauchen kommen als Auslöser infrage.
Wenn die Kehlkopfentzündung im Rahmen einer Erkältung auftritt, bewähren sich Hausmittel zur Linderung der Beschwerden. Keimtötende Rachensprays dämmen Krankheitserreger im Mund- und Rachenbereich ein, schädigen aber die Mundschleimhaut.
Wenn die Heiserkeit aber länger als 10 Tage anhält, sollten Sie unbedingt einen Arzt aufsuchen. Der Hals-Nasen-Ohren-Arzt kann mit einem Spiegel und einer Lichtquelle die Stimmbänder einsehen.

Epiglottitis

Die Kehldeckelentzündung wird bei kleinen Kindern durch ein bestimmtes Bakterium (Haemophilus influenzae) ausgelöst. Die Schleimhaut auf dem Kehldeckel, der beim Schlucken die Luftröhre abschließt, kann so stark anschwellen, dass sie die Atemwege blockiert. Ungewöhnlich starke Halsschmerzen treten gemeinsam mit hohem Fieber bis zu 40 °C auf. Die Aussprache wird kloßig, oder die Stimme versagt ganz. Das Schlucken ist erschwert, Atemnot lässt die Betroffenen nach Luft ringen, und es wird ein pfeifendes Atemgeräusch beim Ein- und Ausatmen hörbar. Wenn der Sauerstoffgehalt im Körper vermindert ist, tritt zusätzlich eine Blaufärbung der Haut (Zyanose) auf. Es besteht Lebensgefahr durch Ersticken – Hilfe durch den Notarzt ist erforderlich! Beruhigen Sie den Betroffenen, öffnen Sie ein Fenster, um kühle, frische Luft einzulassen.
Die Diagnose kann aufgrund der typischen Beschwerden schnell gestellt werden. Im Extremfall ist ein so genannter Luftröhrenschnitt erforderlich, um die Atmung sicherzustellen. Durch die Infusion von Kortison kann die Entzündungsreaktion eingedämmt werden. Eine Antibiotikatherapie bekämpft die krankheitsverursachenden Bakterien. Bei einem schweren Verlauf ist eventuell eine künstliche Beatmung nötig.
Zur Vorbeugung gegen diese schwere und lebensbedrohliche Erkrankung wird eine Impfung gegen das Bakterium Haemophilus influenzae Typ b (Hib-Impfung) empfohlen. Dreimal wird der Impfstoff ab dem dritten Lebensmonat gespritzt und verleiht zuverlässig Schutz. Kinder über 5 Jahren werden nur noch in Ausnahmefällen geimpft, da die Wahrscheinlichkeit für das Auftreten der Erkrankung mit steigendem Alter stark abnimmt.

Kehlkopfkrebs

Ein bösartiger Tumor im Bereich des Kehlkopfes geht meist vom Schleimhautgewebe aus. Der Kehlkopf im Hals trennt die Luft- und Speisewege; er enthält die Stimmbänder, die das Sprechen ermöglichen. Häufig sind bei einem Kehlkopfkrebs die Stimmbänder mit befallen.
Die genauen Ursachen sind im Einzelnen noch nicht geklärt, ein Zusammenhang zwischen der Entstehung von Kehlkopfkrebs und Rauchen ist allerdings eindeutig nachgewiesen. Das Risiko für die Entstehung eines Kehlkopfkrebses wird durch verstärkten Alkoholkonsum erhöht. Aber auch Viren kommen als Ursache infrage, und der ständige Kontakt mit Asbest gilt ebenfalls als Risikofaktor.
Im Gegensatz zu den meisten anderen Krebserkrankungen macht der Kehlkopfkrebs durch eine anhaltende Heiserkeit schon früh auf sich aufmerksam. Nimmt der Tumor an Größe zu, treten Beschwerden beim Schlucken auf, die bis in die Ohren ausstrahlen können. Auch ein Fremdkörpergefühl im Hals, Reizhusten, Atemnot und blutiger Auswurf können sich einstellen.
Bei jeder länger als 2 bis 3 Wochen bestehenden Heiserkeit sollte ein Hals-Nasen-Ohren-Arzt aufgesucht werden. Häufig ist ein Tumor schon bei einer einfachen Spiegeluntersuchung zu sehen. Bei dem Verdacht auf eine bösartige Erkrankung wird in der Regel unter Narkose eine genauere Untersuchung des Kehlkopfes vorgenommen und eine Gewebeprobe entnommen. Mithilfe einer Computertomographie kann die Ausdehnung des Tumors genauer bestimmt werden.
Der Tumor wird entweder operativ entfernt oder einer Strahlentherapie unterzogen. Es können auch beide Behandlungsformen kombiniert werden. Im fortgeschrittenen Stadium kann es erforderlich sein, den Kehlkopf ganz zu entfernen. Danach ist das Atmen durch Mund und Nase nicht mehr möglich, es muss eine künstliche Öffnung zur Luftröhre (Tracheostoma) im vorderen Teil des Halses angelegt werden. Außerdem ist das normale Sprechen nicht mehr möglich. Durch Training mit einem Logopäden kann eine andere Sprechtechnik – unter Umständen mit technischen Hilfsmitteln – erlernt werden.

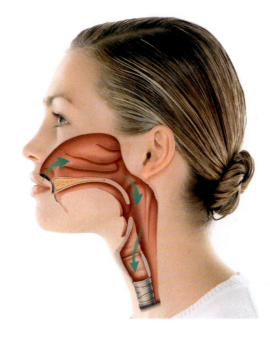

Dem Kehlkopf kommt eine besonders wichtige Aufgabe zu: Bis hierhin verlaufen Atem- und Verdauungswege gemeinsam – erst am Kehldeckel werden Nahrung und Atemluft getrennt. Erkrankungen des Kehlkopfes können deshalb sowohl die Atmung als auch die Nahrungsaufnahme stören.

Keuchhusten

Keuchhusten

Keuchhusten (**Pertussis**) ist eine durch das hochansteckende Bakterium Bordetella pertussis ausgelöste Infektionskrankheit bei Kindern (meist im Vorschulalter), die durch Tröpfcheninfektion (Anhusten oder Anniesen) übertragen wird. 1 bis 2 Wochen nach der Ansteckung treten grippeähnliche Beschwerden auf. Im weiteren Verlauf kommt es zu den ersten heftigen Hustenanfällen, die für diese Krankheit kennzeichnend sind: trockener und bellender Husten mit anschließendem keuchendem Einatmen. Die Beschwerden nehmen in den darauf folgenden Wochen an Schwere und Häufigkeit zu, vor allem nachts kommt es zu den krampfartigen Hustenanfällen. Oft wird danach glasiger Schleim hochgewürgt und erbrochen. Besonders Babys sind durch die Erkrankung gefährdet, denn es kann zu einem Atemstillstand und einer Verlegung der Atemwege mit Schleim kommen, der abgesaugt werden muss. Als weitere ernste Komplikationen treten möglicherweise eine **Lungenentzündung** (S. 387), **Mittelohrentzündung** (S. 401) oder **Krampfanfälle** (S. 377) auf.

Ohne Behandlung mit einem Antibiotikum klingt die Erkrankung erst nach 6 bis 10 Wochen wieder ab. Antibiotika verkürzen die Dauer. Durch weitere Medikamente wird versucht, den Hustenreiz zu unterdrücken. Besonders wichtig ist, dass das Kind reichlich trinkt, um bei starkem Erbrechen den Flüssigkeits- und Mineralstoffverlust auszugleichen. Notfalls sind Infusionen erforderlich. Nach Krankheitsbeginn besteht vier Wochen lang Ansteckungsgefahr. Das Kind sollte in dieser Zeit von nicht geimpften Personen fern gehalten werden.

In Deutschland kommt es jährlich zu rund 100 000 Krankheitsfällen. Eine Impfung verhindert zuverlässig das Auftreten der gefährlichen Infektion. Ab dem 3. Lebensmonat werden meist Kombinationsimpfstoffe gespritzt, die gegen Keuchhusten, Wundstarrkrampf, Diphtherie und Kinderlähmung wirksam sind. Eine Auffrischung ist im Alter zwischen 11 und 18 Jahren erforderlich.

Kiefergelenkentzündung

Das Kiefergelenk kann sowohl Gleit- als auch Drehbewegungen ausführen. Bei einer falschen Belastung des Gelenks z.B. bei einer falschen Füllungs- oder Zahnersatzhöhe oder durch nächtliches Zähneknirschen bzw. durch Pressen kann es zu sehr schmerzhaften Gelenkentzündungen kommen. Die Ursache für eine Kiefergelenkentzündung kann auch eine Gelenkverletzung sein. Ebenso kann bei einer rheumatischen Erkrankung neben anderen Gelenken auch das Kiefergelenk betroffen sein.

Da die Schmerzen häufig in den Ohrbereich ausstrahlen, wird oft angenommen, dass es sich um Ohrenschmerzen handelt, und der HNO-Arzt aufgesucht. Auch Kopf-, Gesichts- und Nackenschmerzen können bei einer Kiefergelenkentzündung auftreten. Bei einer sehr starken Entzündung kann eine so genannte Kieferklemme auftreten, bei der der Mund fast nicht geöffnet werden kann.

Kiefergelenkbeschwerden können häufig recht unangenehm werden, aber sie sind nicht gefährlich. Harte Nahrungsmittel wie Äpfel, Brotkrusten und Nüsse sollten zur Entlastung germieden, gleichzeitig aber auch nach der Ursache gesucht werden: Der Zahnarzt überprüft, ob Füllungen von Zähnen bzw. der Zahnersatz die richtige Höhe haben, gegen nächtliches Zähneknirschen wirken Entspannungsübungen oder eine spezielle Aufbissschiene. Wird eine akute Entzündung des Gelenks festgestellt, können Antibiotika verordnet werden. Ist eine rheumatische Erkrankung die Ursache, helfen entzündungshemmende Medikamente.

Kinderlähmung

Von Kinderlähmung (**Poliomyelitis**) sind vor allem Kinder betroffen, aber auch Erwachsene können sich anstecken. Ausgelöst wird die Erkrankung durch Viren, das Nervensystem der Bewegungsorgane angreifen. Übertragen werden die Viren durch Tröpfcheninfektion beim Niesen oder Husten sowie durch Schmierinfektion z.B. über Lebensmittel, die von Infizierten berührt wurden. Über den Stuhl wird das Virus in großen Mengen auch noch Monate nach Abklingen der Krankheitszeichen ausgeschieden.

Durch eine Untersuchung auf Antikörper im Blut und den Nachweis des Virus im Rachensekret oder Stuhl lässt sich die Diagnose sichern. Der Arzt ist verpflichtet, die akute Erkrankung an das Gesundheitsamt zu melden. Durch intensive und frühzeitige Krankengymnastik wird versucht, Behinderungen infolge von Lähmungen möglichst gering zu halten.

Bei vielen Infizierten treten zu Beginn der Infektion nur Durchfall oder grippeähnliche Beschwerden mit leichtem Fieber sowie Kopf- und Gliederschmerzen auf. Bei etwa 1 % der Infizierten entstehen

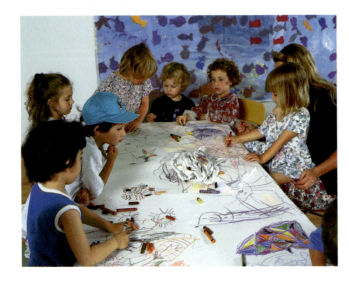

Im Kindergarten ist die Ansteckungsgefahr besonders groß: Keuchhusten wird leicht durch Anhusten und Anniesen übertragen.

372

Knochenbruch

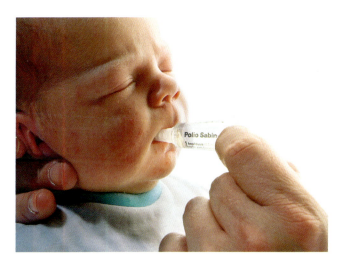

Nach den Empfehlungen der Ständigen Impfkommission wird in Deutschland gegen Kinderlähmung anstelle der Schluckimpfung die risikoärmere Injektion mit dem inaktivierten Impfserum durchgeführt.

weitere Beschwerden. Nach einer kurzen symptomfreien Zeit entwickelt sich Nackensteifigkeit infolge einer Gehirnhautentzündung (Meningitis, S. 343) sowie allgemeine Muskelschwäche. Bei etwa 0,1 % der Betroffenen kommt es zu ungleichmäßig über den Körper verteilten schlaffen Lähmungen.

Bei schwerem Verlauf ist auch die Atemmuskulatur betroffen, und es muss eine künstliche Beatmung durchgeführt werden. Nach einiger Zeit können sich die Lähmungen ganz oder teilweise zurückbilden.

Ist es zu einer Infektion gekommen und die Erkrankung erst einmal ausgebrochen, gibt es keine ursächliche Behandlung. Gerade deshalb ist die Vorbeugung durch Impfung sehr wichtig. Sie wird im Rahmen der üblichen Vorsorge beim Kleinkind angeboten, wobei in der Regel vier Impfungen in Kombination mit Tetanus, Diphtherie und Keuchhusten in bestimmten Zeitabständen durchgeführt werden. Bei dieser so genannten Aktivimpfung bildet das Immunsystem Antikörper gegen das Virus, die einen mehrjährigen Schutz vor Infektion gewährleisten. Seit einigen Jahren wird überwiegend der zu spritzende Impfstoff verwendet, der Virenbestandteile enthält. Er ist sehr sicher und zuverlässig wirksam. Der Impfstoff mit abgeschwächten lebenden Viren, der eingenommen wurde (Schluckimpfung), wird fast nicht mehr verwendet, da er in seltenen Fällen eine Kinderlähmung auslöste.

Erwachsene sollten sich vor allem dann impfen lassen, wenn sie eine Reise in gefährdete Gebiete (z.B. Indien) planen. Das Führen und Aktualisieren eines Impfpasses ist auch im Erwachsenenalter ratsam.

Knochenbruch

Ein Knochenbruch (**Fraktur**) wird entweder direkt durch einen Sturz bzw. einen Auf- oder Anprall oder indirekt durch hohen Druck auf eine Körperregion ausgelöst. Knochenbrüche können aber auch aufgrund einer Zerstörung von Knochengewebe durch Tumoren oder aufgrund einer so genannten Entmineralisierung des Knochens (Osteoporose, S. 417) verursacht werden.

Ein Knochenbruch geht immer mit Schmerzen, einer Schwellung im Bereich des Bruchs und einer schmerzbedingten Schonhaltung des betroffenen Körperteils einher. Der betroffene Körperteil ist nur eingeschränkt, gar nicht oder aber unnatürlich beweglich. Von außen sichtbare Fehlstellungen wie ein Knick oder eine unnatürliche Lage der Gliedmaßen sind möglich. In manchen Fällen liegt eine derartige Fehlstellung der Bruchenden vor, dass Nerven und Gefäße verletzt werden; die Folge können Lähmungserscheinungen und Durchblutungsstörungen sowie innere Blutungen sein, die zu einem Schock führen können.

Auch die Haut kann verletzt sein, und Knochenteile können von außen sichtbar sein; in diesem Fall spricht man von einem offenen Knochenbruch. Ein solcher Notfall muss unverzüglich chirurgisch versorgt werden, da sonst schwere Folgeschäden oder Infektionen an Knochen und Wunde auftreten können.

Zur Behandlung von Knochenbrüchen werden die getrennten Knochenenden wenn notwendig in die normale Stellung gebracht (Reposition) und zur Heilung mithilfe von Verbänden, Gips oder Schienung für einige Zeit ruhig gestellt. Bei Frakturen der Zehen oder Finger reichen meist Verbände oder spezielle Schienen zur Ruhigstellung aus.

Im Anschluss an die zum Teil mehrwöchige Ruhigstellung ist in der Regel eine Rehabilitation in Form von krankengymnastischen Übungen notwendig.

Bei komplizierten Knochenbrüchen werden die Knochen mit Drähten, Schrauben oder Platten verbunden. Auch eine Stabilisierung von außen ist bei Knochenbrüchen an Armen oder Beinen möglich, besonders wenn das umliegende Gewebe stark in Mitleidenschaft gezogen worden ist. Dabei werden dickere Gewindedrähte durch die Haut in den Knochen eingesetzt und mit Stäben außerhalb des Körpers verbunden. Zur genauen Beurteilung von Knochenbrüchen ist in der Regel eine Röntgenaufnahme notwendig. Die normale Heilungszeit beträgt 6 bis 12 Wochen.

Unterarmbrüche in der Nähe des Handgelenks treten besonders häufig auf. Dabei können sowohl die Elle als auch die Speiche betroffen sein. Typischer Auslöser ist ein Sturz auf den gestreckten Arm. Ist dabei ein Bruch entstanden, sind meist eine Fehlstellung der Knochen und eine Schwellung gut sichtbar.

Knochenbrüche am Sprunggelenk des Fußes kommen ebenfalls relativ häufig vor. Die Brüche sind je nach Beteiligung von Innen- oder Außenknöchel oder Schien- und Wadenbein oft kompliziert. Die Heilung kann langwierig sein.

Schenkelhalsbrüche treten besonders bei älteren Menschen nach Stürzen auf. Dabei handelt es sich oft um einen Oberschenkelbruch in der Nähe des Hüftgelenks. Zur Behandlung ist entweder eine

373

Knorpelschäden

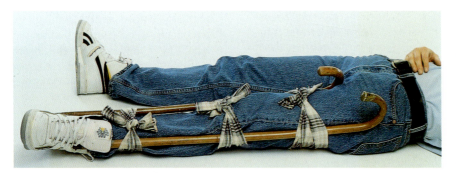

Muss der Verletzte transportiert werden, bevor ärztliche Hilfe möglich ist, ist es sinnvoll, den betroffenen Körperteil zu stabilisieren und den Bruch provisorisch zu schienen. Stöcke, Schirme, Bretter oder Stangen und Tücher leisten hierbei gute Dienste.

Verschraubung mit einer Platte oder ein künstliches Hüftgelenk (Hüftgelenksprothese) nötig.

Wirbelsäulenbrüche können mit einer Verletzung von Rückenmark und Rückennerven einhergehen. Anzeichen sind Lähmungserscheinungen, die sofort nach einem Unfall auftreten, sich aber auch erst Stunden nach dem Ereignis entwickeln können. In diesem Fall ist eine sofortige – meist operative – Behandlung erforderlich. Es besteht die Gefahr einer Querschnittslähmung (S. 429).

Rippenbrüche entstehen bei Stürzen oder einem heftigen Aufprall. Sie sind sehr schmerzhaft. Eine Ruhigstellung erfolgt mit Pflasterverbänden. Da das Atmen Schmerzen bereitet, ist meist die Einnahme von Schmerzmitteln erforderlich. Lebensbedrohlich ist es, wenn gebrochene Rippen die Lunge verletzen; eine operative Versorgung ist notwendig.

Schock

Bei schweren Knochenbrüchen, Verletzungen mit hohem Blutverlust, Verbrennungen, Lungenembolien, Blutvergiftung oder einer heftigen allergischen Reaktion kann der Körper mit einem plötzlichen lebensbedrohlichen Kreislaufversagen reagieren. Dabei werden die im Körper kreisende Blutmenge und der Blutdruck drastisch vermindert, sodass nur noch die lebenswichtigen Organe mit Blut versorgt werden.
Symptome sind Benommenheit, beschleunigter und allmählich schwächer werdender Puls, blasse und kühle Haut, kalte Gliedmaßen und Schweißausbrüche. Es droht Bewusstlosigkeit durch einen Kreislaufkollaps und sogar Koma. Schmerzen und Angst können die Situation verschlimmern. Bei Anzeichen für einen Schock muss sofort der Notarzt alarmiert werden. Bis zu dessen Eintreffen kann der Betroffene flach auf dem Rücken mit erhöhten Beinen gelagert werden, Wärme und Ruhe sind hilfreich.

Knorpelschäden

Alle Gelenkflächen sind von einer Knorpelschicht überzogen, die für ein fast reibungsloses Gleiten der gegenüberliegenden Gelenkflächen sorgt und Stöße wie ein elastisches Polster abfängt. Die Knorpelzellen werden über die Gelenkflüssigkeit ernährt, die durch die Gelenkbewegung in den Knorpel einmassiert bzw. hineingepumpt wird. Eine ausreichende Gelenkbewegung und -beweglichkeit ist daher die Voraussetzung für einen gesunden und leistungsfähigen Knorpel. Wird seine Versorgung gestört, kommt es zum Abbau des Knorpels.

Die Ursachen für Knorpelschädigungen sind u.a. Stoffwechselerkrankungen wie Gicht (S. 349), Gelenkentzündungen (Arthritis, S. 305), mechanische Überlastungen durch angeborene oder erworbene Fehlstellungen der Gelenke oder Übergewicht. Die Regenerationsfähigkeit des Knorpels lässt außerdem mit zunehmendem Alter nach. Die degenerativen Veränderungen führen zur Abnahme der Elastizität des Knorpels, der darunter liegende Knochen wird angegriffen, und es entwickelt sich eine Osteochondrose (S. 417), die zur Arthrose (S. 306) führt.

Bei Jugendlichen tritt während der Pubertät manchmal an der Vorderseite des Kniegelenks ein Knorpelschwund (Osteomalazie) auf, deren Ursache noch nicht genau geklärt ist. Man nimmt an, dass eine erbliche Veranlagung vorliegt, die bei starker Belastung zu einem Knorpelschwund an den Gelenkflächen der Kniescheibe führt. Dieses Krankheitsbild wird auch als Chondropathia patellae bezeichnet. Sie heilt meist spontan nach Monaten oder auch Jahren aus.

Kolik

Der starke, krampfartige Leibschmerz mit an- und abschwellender Intensität entsteht durch das Zusammenziehen der Muskulatur eines Bauchorgans, z.B. von Darm, Galle oder Niere. Besonders heftige Koliken entstehen beim Verschluss eines dieser Organe. Die Schmerzen werden begleitet von Schweißausbrüchen, Erbrechen oder einem Kreislaufversagen. Darmkoliken entstehen bei starkem Durchfall, aber auch bei einem Darmverschluss (S. 322), Nierenkoliken werden durch Nierensteine (S. 414), Gallenkoliken durch Gallensteine (S. 339) ausgelöst. Es sollte ein Notarzt gerufen werden, der mit einer Spritze für die sofortige Entspannung der Muskulatur und damit das Nachlassen der Schmerzen sorgen kann. Anschließend muss die Ursache für den Verschluss beseitigt werden.

Kollagenosen

Von diesen Erkrankungen des so genannten rheumatischen Formenkreises sind aus bisher ungeklärter Ursache vor allem Frauen jungen bis mittleren Alters betroffen. Den Beschwerden liegt eine Autoimmunreaktion zugrunde, bei der ein Eiweißbestandteil des körpereigenen Bindegewebes, das Kollagen, vom eigenen Abwehrsystem angegriffen wird, wodurch es zu einer Entzündung kommt.

Kollagen findet sich als Teil elastischer (d.h. dehnbarer) Fasern in der Haut, in Blutgefäßen, Sehnen, Knorpeln und Knochen. Entsprechend vielfältig können die Symptome sein, die durch eine Entzündung dieses Gewebes ausgelöst werden: Gelenksentzündungen mit Schmerzen (Arthritis, S. 305) an den verschiedensten Körperbereichen, Hautausschläge, anfallsweises Blasswerden der Finger mit anschließender bläulicher Verfärbung und Rötung (Raynaud-Krankheit, S. 430), Austrocknung und Reizung der Schleimhaut, Muskelschmerzen, Müdigkeit und allgemeines Krankheitsgefühl. Bisweilen werden auch die inneren Organe, vor allem die Nieren, befallen.

Bei Verdacht auf eine Kollagenose sollte im ausführlichen Gespräch mit einem spezialisierten Arzt (Rheumatologen) zunächst eine genaue Beschreibung der Symptome erfolgen. Oft zeigen sich anhand einer Blutuntersuchung so genannte Entzündungszeichen. Die genaue Diagnose erfolgt durch Nachweis von charakteristischen Antikörpern im Blut.

Zur Behandlung werden entzündungshemmende und schmerzstillende Medikamente eingesetzt. Kortison wird vor allem bei einem akuten Krankheitsschub gegeben. Für die Dauerbehandlung werden Substanzen verwendet, die das Immunsystem in seiner überschießenden Aktivität bremsen. Eine völlige Heilung der Krankheit ist nicht möglich, es lässt sich aber in aller Regel eine weitgehende Linderung der Beschwerden erzielen. Hierfür ist eine optimale medikamentöse Behandlung besonders wichtig, die durch Krankengymnastik, physikalische Therapie (Wärme- oder Kälteanwendung) und Massagen ergänzt wird; eine ausgewogene Lebensweise mit gesunder Ernährung, ausreichend Bewegung und Vermeidung von übermäßigem Stress helfen ebenfalls, die Auswirkungen der Erkrankung in Grenzen zu halten.

Koma

Die tiefe Bewusstlosigkeit tritt als Folge einer Gehirnschädigung auf. Das Koma entspricht im weitesten Sinne einem sehr tiefen Schlaf: Die Betroffenen sind nicht weckbar, zeigen keine Reaktion auf äußere Reize (Schmerz, Berührung, Ansprache), ihre Augen sind geschlossen. Im tiefen Koma kann die Atmung aussetzen.

Dem Koma liegt immer eine schwere Funktionsstörung des Gehirns zugrunde, die wiederum verschiedenste Ursachen haben kann: schwere Stoffwechselentgleisungen bei diabetischem bzw. hypoglykämischem Koma (Diabetes, S. 324), Nieren- oder Leberversagen, Schädel-Hirn-Trauma, Hirnblutungen und Schlaganfälle, Vergiftungen oder Kreislaufversagen. Der Verlauf hängt entscheidend von der Ursache ab. Bei einer schweren Gehirnschädigung kann es sein, dass der Patient nicht mehr aus dem Koma erwacht.

Wachkoma

Ein Sonderfall ist das so genannte Wachkoma (apallisches Syndrom). Es tritt dann auf, wenn wichtige Teile des Großhirns geschädigt sind, die lebenserhaltenden Funktionen des tiefer liegenden Hirnstamms jedoch intakt bleiben. Die Patienten sind wach, schlafen überwiegend nachts, da der Schlaf-wach-Rhythmus durch tief im Gehirninnern gelegene Bereiche gesteuert wird, die nicht beeinträchtigt sind. Infolge der Schädigung des Großhirns aber sind z.B. Denken, Erinnern, überlegtes und willentliches Handeln nicht möglich. Mit geöffneten Augen blicken die Patienten ins Leere, sie scheinen nichts und niemanden zu erkennen, bewegen sich automatisch und ungezielt, gähnen, grimassieren und machen (unbewusste) langsame Arm- und Beinbewegungen. Manche erschrecken bei Berührung oder Schmerz und zucken zusammen. Eine Kontaktaufnahme von außen scheint nicht möglich; man vermutet, dass einige Betroffene ihre Umwelt zum Teil trotzdem wahrnehmen können (Locked-in-Syndrom).

Ein Teil der Erkrankten erlangt das Bewusstsein wieder, doch können oft Behinderungen bestehen bleiben. Es gibt keine wissenschaftliche Erklärung für das äußerst seltene Phänomen, dass manche Patienten auch nach langer Zeit wie unversehrt aus dem Koma erwachen.

Koronare Herzerkrankung

Als Koronare Herzkrankheit (KHK) werden Herzkrankheiten bezeichnet, die durch eine Einengung oder einen Verschluss der Herzkranzgefäße entstehen. Sie gilt als Vorstufe des Herzinfarkts (S. 357).

Entstehung

Eine KHK hat die gleichen Ursachen wie der Herzinfarkt. Sie entsteht aufgrund einer Arteriosklerose (S. 305), und es kommt zu Einengungen der Herzkranzgefäße. Das dahinter liegende Herzmuskelgewebe wird vorübergehend schlecht oder gar nicht mit Sauerstoff und Nährstoffen versorgt. Durch den Sauerstoffmangel treten typische Herzschmerzen, die Angina pectoris (S. 304), auf.

Solange kein vollständiger Verschluss eines Herzkranzgefäßes besteht, erholt sich das Herzgewebe relativ schnell wieder, und die Beschwerden verschwinden bereits nach mehreren Minuten. Je stärker das Herz arbeiten muss, umso mehr Sauerstoff benötigt es. Verengungen von Herzkranzgefäßen, die in Ruhe keine Beschwerden verursachen, führen daher bei körperlicher Belastung oder Stress zu Schmerzen.

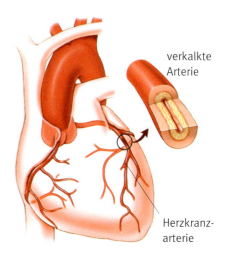

Ist der Blutfluss in den Herzkranzgefäßen gestört, wird das dahinter liegende Gewebe nicht mehr ausreichend mit Sauerstoff versorgt – es kommt zu schmerzhaften Angina-pectoris-Anfällen.

Krampfadern

Treten die typischen Angina-pectoris-Beschwerden bereits in Ruhe auf, ist dies ein Zeichen für eine starke Einengung der Herzkranzgefäße und weist auf einen eventuell unmittelbar bevorstehenden Herzinfarkt hin. Ein EKG zeigt, ob bereits stärkere Veränderungen des Herzens bestehen. Am wichtigsten für die Diagnose ist das Belastungs-EKG, das typische Veränderungen zeigt. Ergänzt werden diese Untersuchungen bei Bedarf durch ein Langzeit-EKG und einen Ultraschall des Herzens. Zur Einschätzung des Schweregrades der KHK ist gelegentlich eine Herzkatheteruntersuchung erforderlich.

Behandlung und Vorbeugung

Medikamente können die Sauerstoffversorgung des Herzens verbessern (z.B. Nitrate oder Betablocker) und das Blut verdünnen (z.B. Acetylsalicylsäure). Nitroglyzerin als Kapsel oder Spray beseitigt die Schmerzen schnell. Wirkt es nicht, liegt mit hoher Wahrscheinlichkeit bereits ein Herzinfarkt vor. Wie auch beim Herzinfarkt ist eine Umstellung der Lebensgewohnheiten wichtig. Hierzu gehören eine gesunde und fettarme Ernährung, der Verzicht auf das Rauchen und eine Einschränkung des Alkoholkonsums. Übergewicht sollte abgebaut werden. Regelmäßige, leichte sportliche Betätigung ist genauso wichtig wie der Abbau von Stress, z.B. mithilfe von Entspannungsübungen. Nur mit einer konsequenten Änderung der Lebensgewohnheiten gelingt es, einem Herzinfarkt dauerhaft vorzubeugen.

Krampfadern

Unter Krampfadern (**Varizen**, **Varikose**) versteht man Erweiterungen und Aussackungen der Venen, die sich als bläuliche, durch die Haut sichtbare Linien das Bein entlangschlängeln. Ursache ist oftmals eine erbliche Bindegewebsschwäche; begünstigend wirken Rauchen, Übergewicht und Bewegungsmangel. Hormonelle Veränderungen während der Schwangerschaft oder bei Einnahme der Antibabypille können ebenfalls die Venenwände schwächen.

In den Venen des Körpers wird das sauerstoffarme Blut von den Organen und Gliedmaßen in Richtung Herz transportiert. Damit das Blut beim Rückfluss zum Herzen nicht in den tiefer liegenden Körperteilen versackt, befinden sich in den Venen in regelmäßigen Abständen Klappen, die nur einen Durchfluss in einer Richtung erlauben. Bei Krampfadern sind die Gefäßwände schwach und überdehnt, sodass sich die Venenklappen nicht mehr richtig schließen. Es kommt zu einem Rückstrom, das Blut versackt und dehnt die ohnehin schon geschwächten Gefäßwände noch weiter aus. Schwere und müde Beine mit Spannungsgefühl können erste Zeichen für Venenprobleme sein. Auch eine vermehrte Wasseransammlung in den Beinen (Ödeme, S. 416) kann auf diese Erkrankung hinweisen. Die Beschwerden bessern sich zu Beginn durch Hochlegen der Beine oder durch Bewegung. Oft sind kleine dünne und oberflächliche Hautvenen erkennbar, die wie Spinnweben bzw. wie Reisig aussehen (so genannte Besenreiservarizen). Erst in einer späteren Phase werden die typischen, bläulich schimmernden und geschlängelten Verdickungen auf der Haut sichtbar. Krampfadern sind keineswegs nur ein kosmetisches Problem: Aufgrund der Vorschädigung und des verlangsamten Blutstroms kann

Krampfadern vorbeugen

- Durch regelmäßige Bewegung wird das Blut in den Venen weitergepumpt und kann nicht versacken. Geeignet ist vor allem Ausdauersport wie zügiges Gehen (Walking), Radfahren oder Schwimmen.
- Regelmäßiges Ausstreichen der Beine in Richtung Herz fördert den Blutstrom. Auch sollten die Beine möglichst oft hochgelagert und nachts das Fußende am Bett leicht hochgestellt werden.
- Wechselduschen mit warmem und kaltem Wasser trainiert die Blutgefäße. Allzu große Wärme sollte dabei aber vermieden werden, weil sie wiederum gefäßerweiternd wirkt.

es zur Bildung von Blutgerinnseln (Thrombose, S. 452) oder einer Venenentzündung (Phlebitis) kommen. Auch kann bei schwerer Ausprägung der Varizen ein Unterschenkelgeschwür (S. 461) entstehen. Der Arzt kann durch spezielle Untersuchungen (Lagerungsproben) feststellen, ob und an welcher Stelle sich das Blut in den Venen staut. Durch eine spezielle Ultraschalluntersuchung, die Doppler-

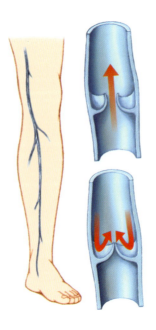
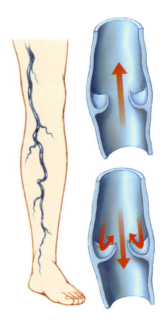

Bei gesunden Beinvenen (links) sind die Venenklappen, die den Rückfluss des Blutes zum Herzen hin unterstützen, intakt. Im Fall von Krampfadern (rechts) schließen die Venenklappen nicht mehr richtig: Das Blut versackt in den Beinvenen und dehnt die Gefäßwände aus. Dies wird als bläulich-knotige Verdickungen sichtbar.

Krampfanfall

Sonographie, kann die Durchgängigkeit der oberflächlichen und tiefen Beinvenen festgestellt werden.

Bei leichter Ausprägung können Kompressionsstrümpfe, die vom Arzt verordnet und individuell angepasst werden müssen, helfen. Durch den gleichmäßigen Druck der elastischen Strümpfe wird der Rückfluss des Blutes unterstützt. Im Handel werden eine Vielzahl von Salben angeboten, deren Wirkung nicht eindeutig nachgewiesen ist.

Kleinere Krampfadern können durch das Einspritzen von Medikamenten verschlossen („verödet") werden. Beim so genannten Stripping werden die betroffenen oberflächlich verlaufenden Venen vom Knöchel bis zur Leiste operativ entfernt; dieses Verfahren kann jedoch nur angewendet werden, wenn die Durchgängigkeit der tiefer liegenden Beinvenen gewährleistet ist.

Krampfadern bilden sich zwar vor allem am Bein, es können aber auch andere Stellen des Körpers betroffen sein. So kommt es manchmal anlagebedingt bei Männern zu einer Krampfaderbildung am Hoden (Varikozele, S. 462). Und auch Hämorrhoiden (S. 354) zählen zu den Krampfadern. Auf ernste Erkrankungen können die von außen nicht sichtbaren Krampfadern im Bereich der Speiseröhre (Ösophagusvarizen, S. 416) hinweisen.

Krampfanfall

Die Nervenzellen im Gehirn sind über ihre Zellfortsätze zu einem großen Netz verbunden. Die Informationsübertragung in diesem Netz erfolgt durch schwache elektrische Impulse. Wenn dies überschießend und unkontrolliert geschieht, sind Krampfanfälle die Folge. Wird das gesamte Gehirn von einer solchen unkontrollierten Entladung erfasst, kommt es zu Bewusstlosigkeit und Verkrampfung aller Muskeln (tonische Phase) mit anschließenden rhythmischen Zuckungen (klonische Phase). Man spricht dann von einem „großen Anfall" oder „Grand mal". Oft ist er begleitet von Schaum vor dem Mund, Einnässen und einem unwillkürlichen Biss auf die Zunge, so stark,

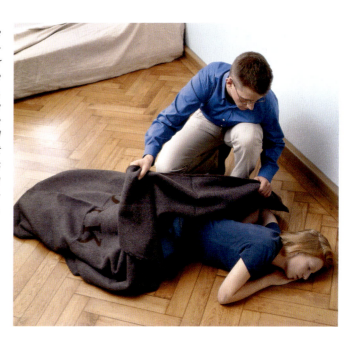

Ist der eigentliche Krampfanfall vorüber und der Betroffene ohne Bewusstsein, sollte er in die stabile Seitenlage gebracht und warm zugedeckt werden. Sein Puls und seine Atmung müssen kontrolliert werden.

dass die Zunge bluten kann. Nach wenigen Minuten folgt meist eine Entspannungsphase mit tiefem Schlaf. Obwohl dieses Geschehen auf den Beobachter sehr dramatisch wirkt, ist ein einzelner großer Anfall, für sich genommen, für den Betroffenen nicht gefährlich.

Nicht jeder Anfall geht mit einer verkrampften Muskulatur einher. Werden nur Teile des Gehirns erfasst (fokale oder partielle Anfälle), so kommt es zu einseitigen, unkontrollierten Zuckungen im Gesicht oder an den Gliedmaßen bei vollem Bewusstsein, oder es treten kurze Phasen „geistiger Abwesenheit", Angstgefühle und Trugwahrnehmungen auf.

Tritt ein Krampfanfall zum ersten Mal auf, spricht man von einem Gelegenheitsanfall. Von einer Epilepsie (S. 331) geht man erst dann aus, wenn es wiederholt zu Anfällen kommt. Die Ursachen sind äußerst vielfältig: Stoffwechselstörungen, Drogen- oder Alkoholentzug, Hirnverletzungen oder -entzündungen, Vergiftungen, Gehirntumoren oder auch Nebenwirkung von Medikamenten sind denkbar.

Schon beim ersten Auftreten eines Krampfanfalls muss nach auslösenden Ursachen gesucht werden, um diese gezielt zu behandeln. Kann keine Ursache gefunden werden und treten wiederholt Anfälle auf, so ist eine medikamentöse Dauertherapie notwendig.

Bei Kindern bis zu fünf Jahren kann es im Rahmen von Infektionskrankheiten zu Fieberkrämpfen kommen.

Maßnahmen bei einem Krampfanfall

Um den Betroffenen zu schützen und um die Behandlung durch den Arzt zu erleichtern, sollten folgende Dinge beachtet werden:
- Halten Sie die krampfende Person nicht fest.
- Führen Sie keinesfalls Gegenstände oder Finger in den Mund des Krampfenden ein.
- Entfernen Sie Gegenstände, an denen sich der Betroffene verletzen könnte.
- Bringen Sie den Krampfenden im Anschluss an die Zuckungen in die stabile Seitenlage.
- Notieren Sie die Anfallsdauer.
- Wenn bislang kein Anfallsleiden bekannt ist, informieren Sie umgehend einen Arzt.
- Dauert ein Anfall länger als fünf Minuten oder kommt es zu einem erneuten Anfall, bevor der Betroffene das Bewusstsein wiedererlangt hat, muss ein Notarzt gerufen werden.

Krätze

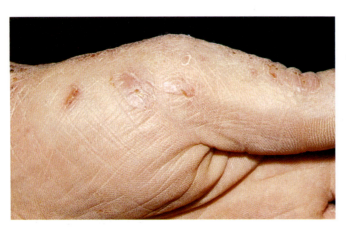

Ekzemähnliche Hautveränderungen, Knötchenbildung und Juckreiz sind typische Symptome der Krätze.

Krätze

Die Krätze oder **Skabies** wird durch Milben (Krätzmilbe) hervorgerufen. Die Weibchen der Krätzmilbe bohren Gänge in die obere Hornschicht der Haut und legen dort ihre Eier ab. Nach etwa 3 Wochen entwickeln sich daraus neue Milben, die sich wiederum vermehren können. Häufig ist der Milbengang zu sehen, eine ca. 5 Millimeter lange fadenförmig gebogene, feine rötliche Linie auf der Haut mit einer Verdickung am Ende, in der sich die Milbe befindet. Außerdem entstehen kleine rote Knötchen auf der Haut, die stark jucken. Der Juckreiz ist eine allergische Reaktion auf die Milbenstoffe. Bevorzugt sind Hände, Handgelenke, Armbeugen, Fußsohlen, Achselhöhlen, Brust und die Genitalregion befallen. Die Krätze ist durch intensiven Hautkontakt – seltener über Bettwäsche und Kleidung – übertragbar.

Aufgrund des Juckreizes kommt es zum Aufkratzen der Haut. Diese kleinen Hautwunden werden oft von Bakterien befallen, und es kommt zu Hautentzündungen und Krustenbildungen. Der Juckreiz kann, bedingt durch die Bettwärme, besonders nachts unerträglich werden. Befallen ist meist die ganze Familie, begünstigend sind enge Wohnverhältnisse. Nicht selten werden die Hauterscheinungen als Allergie oder Ekzem missdeutet und falsch behandelt.

Die Behandlung der Krätze erfolgt mit speziellen Antimilbenmitteln, die vom Hautarzt verschrieben werden. Der gesamte Körper wird 3 Tage hintereinander eingerieben; nach einer Woche ist diese Behandlung zu wiederholen. Alle möglichen Überträger und Kontaktpersonen müssen behandelt werden, auch wenn sich noch keine Hautveränderungen zeigen, da von der Ansteckung bis zum Ausbruch 3 bis 4 Wochen vergehen können. Bei Säuglingen, Schwangeren und Stillenden ist bei der Anwendung Vorsicht geboten. Um Schäden zu vermeiden, sind besondere Behandlungsrichtlinien zu beachten. Der Juckreiz kann durch kühlende Bäder oder juckreizstillende Salben gelindert werden.

Krebs

Krebs ist nach den Herz-Kreislauf-Erkrankungen die zweithäufigste Todesursache in Deutschland. Dank deutlich verbesserter Möglichkeiten der Früherkennung und Therapie besteht allerdings heute eine Chance von etwa 50 %, noch mindestens 20 Jahre trotz und mit einer Krebserkrankung weiterzuleben. Die individuellen Heilungs- und Überlebenschancen hängen sehr stark von der jeweiligen Tumorart ab und davon, wie frühzeitig er erkannt und behandelt wurde. Deshalb sind regelmäßige Vorsorgeuntersuchungen auch so wichtig. Häufigste Krebsart bei der Frau ist das Mammakarzinom (**Brustkrebs,** S. 318), beim Mann das Bronchialkarzinom (**Lungenkrebs**, S. 388).

Entstehung

Der menschliche Organismus besteht aus einer Vielzahl von spezialisierten Zellen, die gut aufeinander abgestimmt ihre Aufgabe erfüllen. Manche Zellen behalten ihre Fähigkeit zu wachsen ein Leben lang bei und können absterbende Zellen ersetzen. Dieses Zellwachstum wird durch komplizierte Stoffwechselvorgänge genau kontrolliert. Auch beim Gesunden kann es vereinzelt vorkommen, dass eine Zelle plötzlich nicht mehr auf diese Kontrollmechanismen reagiert. In der Regel kann das körpereigene Immunsystem diese zuverlässig erkennen und wirkungsvoll bekämpfen. Wenn mehr derart fehlgesteuerte („entartete") Zellen entstehen, als vom Abwehrsystem zerstört werden können, fängt das betreffende Gewebe an, unkontrolliert zu wachsen, und es entsteht ein Tumor, bei dem alle Zellen von einem gemeinsamen Vorläufer abstammen. Bösartig wachsende Krebszellen dringen dabei auch in gesundes Gewebe ein. Dabei können, z.B. über das Blut und die Lymphflüssigkeit, bösartige Zellen bis in entfernte Stellen des Körpers gelangen, sich dort festsetzen und Tochtergeschwülste (Metastasen) bilden. Absiedelungen von Tumoren finden sich meist in Leber oder Lunge, weil durch diese Organe das Blut wie durch einen Filter hindurchfließt: Zellen, die sich aus dem bösartigen Zellverband des Primärtumors gelöst haben, können darin hängen bleiben und sich vermehren.

Meist haben die Krebszellen auch die Eigenschaft verloren, die spezielle Aufgabe ihres Ursprungsgewebes zu erfüllen; man spricht von nicht differenzierten und ausgereiften Zellen. Jedoch wachsen und vermehren sie sich außerordentlich schnell, und das umgebende gesunde Gewebe bildet neue Blutgefäße aus, die den Tumor mit Nährstoffen und Sauerstoff versorgen. Der Energiebedarf der Tumorzellen ist enorm: Ein großer und verstreut liegender Tumor kann zusammen mit seinen Tochtergeschwülsten dazu führen, dass der Körper regelrecht verhungert, obwohl man normale Mengen isst und trinkt.

Bösartige und gutartige Tumoren

Bösartige, so genannte maligne Tumorzellen wachsen meist schnell, infiltrieren umgebendes Gewebe und zerstören es.

Krebs

Tumorarten

Jedes Gewebe des Körpers kann entarten. Unter dem Begriff Krebserkrankungen fasst man eine Vielzahl von Einzelformen zusammen, die nach der Art von Gewebe, von dem der bösartige Tumor seinen Ausgang nimmt, unterschieden werden:

- Das Karzinom entsteht aus Gewebe, das die Körperhöhlen und Drüsen auskleidet und die Haut bildet.
- Das sehr viel seltenere Sarkom hingegen entsteht aus Binde-, Stütz- oder Muskelgewebe oder aus Teilen des Nervengewebes.
- Sind die Blut bildenden Zellen betroffen, spricht man von Leukämie (S. 383) oder einem Lymphom.

Sie streuen Tochtergeschwülste (Metastasen). Ohne Behandlung führt eine Krebserkrankung fast immer zum Tode.

Gutartige (benigne) Tumoren wachsen eher langsam; sie verdrängen das Nachbargewebe, dringen aber nicht hinein, zerstören es nicht und bilden keine Metastasen. Sie sind in aller Regel nicht tödlich, außer wenn sie an einer anatomisch ungünstigen Stelle wachsen (z.B. im Gehirn oder in großen Blutgefäßen) und durch einen erheblichen Durchmesser lebensnotwendigen Organen und Geweben nicht mehr genug Raum lassen. Wenn ein gutartiger Tumor entfernt werden kann, sind meist keine weiteren Komplikationen zu befürchten.

Die Ursachen von Krebserkrankungen sind vielfältig und oft nicht eindeutig zu bestimmen. Mehrere Faktoren müssen zusammenkommen, damit sich ein bösartiger Tumor (Malignom) entwickelt: Nicht selten spielt Vererbung eine Rolle, z.B. bei Brustkrebs (S. 318) und Prostatakrebs (S. 426). Von bestimmten Chemikalien (z.B. Arsen, Asbest, Nitrit, Benzol), erhöhter radioaktiver Strahlung und Röntgenstrahlung sowie bestimmten Viren (vor allem die Warzen bildenden Papilloma-Viren und das Hepatitis-C-Virus) ist bekannt, dass sie die Erkrankung mit auslösen können. Eine Schwäche des Immunsystems kann die Krebsentstehung begünstigen.

Diagnoseverfahren

Zur Diagnose wird zunächst eine genaue Befragung durchgeführt. Dabei ist es wichtig, dass der Patient die Beschwerden genau beschreiben und auch Auskunft darüber geben kann, wie sie sich entwickelt haben. Wichtige Erkrankungen in der Familie (besonders von Eltern und Geschwistern) sollten dem Arzt mitgeteilt werden. Bei einer gründlichen körperlichen Untersuchung werden alle zugänglichen Körperbereiche, insbesondere die Lymphknoten in Achseln und Leiste, die Vorsteherdrüse beim Mann und der After abgetastet. Je nach vermuteter Erkrankung werden zur genaueren Diagnose so genannte bildgebende Verfahren eingesetzt. Am gebräuchlichsten sind Ultraschalluntersuchungen (Sonographie), mit denen sich die meisten Bauchorgane, die Schilddrüse und auch die Brust zuverlässig beurteilen lassen. Die Untersuchung ist schmerzlos und bringt keine Strahlenbelastung mit sich. Mit einfachen Röntgenaufnahmen können die knöchernen Strukturen dargestellt werden. Durch die Computertomographie (CT) lassen sich auch die inneren Orga-

Warnsignale

Eine Krebserkrankung verursacht zu Beginn meist gar keine oder nur geringfügige Beschwerden und auch keine Schmerzen, solange der Tumor klein ist. Eine kleine Geschwulst, die im Körperinneren verborgen liegt, ist oft nicht einmal zu tasten. Durch regelmäßige aufmerksame Selbstbeobachtung lassen sich Warnsignale aber früh feststellen. Unbedingt ärztlich abgeklärt werden sollten ungewöhnliche Veränderungen wie

- Warzen, Leberflecken oder Muttermale, die sich in Größe und Form verändern
- Wunden, die nicht verheilen
- Knoten oder Verdickungen unter der Haut oder in der Brust
- geschwollene Lymphknoten
- chronische Magen-, Darm- oder Schluckbeschwerden
- Blut im Urin oder im Stuhl
- ungewöhnliche Blutungen oder Ausfluss bei der Frau
- Dauerhusten oder anhaltende Heiserkeit
- Appetitlosigkeit und unbeabsichtigter und unklarer Gewichtsverlust.

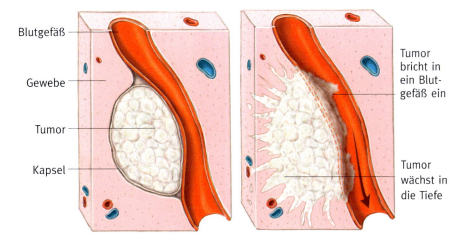

Gutartige Geschwülste wachsen abgekapselt und verdrängen das umliegende Gewebe (links). Bösartige Tumoren wuchern in umliegendes Gewebe und zerstören es (rechts).

Krebs

TNM-Klassifikation

Zur Einschätzung von Größe und Ausbreitung eines bösartigen Tumors verwendet man die internationale TNM-Klassifikation.

- T (für Tumor) beschreibt die Größe des Tumors in den Stufen 0 bis 4. T0 z.B. bezeichnet ein sehr frühes Stadium, bei dem der Tumor operativ entfernt werden kann (Carcinoma in situ).
- N (für lat. nodulus = Knoten) beschreibt, in welchem Maße Lymphknoten befallen sind. Die Ziffer 0 z.B. bedeutet: kein Lymphknotenbefall. Die Ziffer 1 besagt, dass die dem Tumor benachbarten Lymphknoten betroffen sind. Bei N2 sind auch entfernt liegende Lymphknoten befallen.
- M (für Metastasen) besagt, ob bereits Tochtergeschwülste vorhanden sind oder nicht.

ne einschließlich des Gehirns bildlich darstellen; bei der Mammographie können verdächtige Veränderungen im Gewebe der Brustdrüse erkannt werden.
Zusätzliche Verfahren sind die Thermographie, die Magnetresonanztomographie (MRT oder Kernspintomographie) und die Endoskopie (Spiegelung). Bei der Thermographie macht man sich eine besondere Eigenschaft von Tumorgewebe zunutze: Es produziert wegen des erhöhten Stoffwechsels mehr Wärme als gesundes Gewebe und kann daher sichtbar gemacht werden. Bei der MRT werden die Organe mithilfe elektromagnetischer Wellen sichtbar gemacht. Mit dem Endoskop werden Hohlorgane wie Speiseröhre, Magen, Zwölffingerdarm (Magenspiegelung, Gastroskopie) und der Dickdarm (Darmspiegelung, Koloskopie) untersucht.
Eine endgültige Diagnose ist meist erst nach Entnahme einer Gewebeprobe und einer feingeweblichen (histologischen) Untersuchung unter dem Mikroskop möglich. Dabei können auch weitere Eigenschaften des Tumors wie Empfindlichkeit gegenüber einer Hormontherapie festgestellt werden. Außerdem werden bei Tumorverdacht immer auch Gewebeproben der nächstliegenden Lymphknoten mit entnommen, um sie auf Metastasen zu untersuchen.

Therapiemöglichkeiten

Die Behandlung ist weitgehend standardisiert und richtet sich nach der Grundkrankheit, Ausbreitung und Grad der Bösartigkeit. Der Tumor wird durch einen chirurgischen Eingriff möglichst vollständig entfernt. Wenn lebenswichtige Organe betroffen sind oder der Tumor zu stark verzweigt ist, wird eventuell zuerst eine Chemotherapie oder Bestrahlung durchgeführt, um ihn zu verkleinern, und erst später operiert. Moderne chirurgische Verfahren streben immer auch ein kosmetisch gutes Ergebnis an; so wird z.B. bei Brustkrebs häufig eine die Brust erhaltende Operation durchgeführt.
Nach einer Operation schließt sich oft eine Chemotherapie an. Diese hat zum Ziel, eventuell noch verstreut vorhandene Tumorzellen zu zerstören oder zumindest zu dezimieren. Durch den gesteigerten Stoffwechsel der Tumorzellen nehmen sie mehr dieser Stoffe auf als nicht entartete Zellen; außerdem reagieren diese Zellen auf bestimmte Stoffwechselgifte sehr empfindlich. Die Behandlung wird in bestimmten Zeitabständen wiederholt,

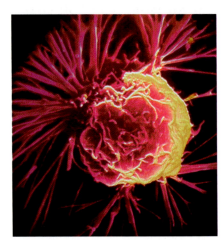

Krebszellen sind häufig sehr aggressiv: Sie vermehren sich schnell; der Tumor wächst und dringt in Nachbargewebe ein.

um möglichst viel Tumorgewebe zu zerstören. Die häufigste Nebenwirkung einer solchen Behandlung ist starkes Erbrechen. Durch moderne Medikamente lassen sich diese Beschwerden jedoch deutlich lindern. Nicht selten kommt es unter der Behandlung auch zu Haarausfall. Nachteil dieser Behandlung ist, dass Tumorzellen unempfindlich (resistent) gegen die Behandlung werden können.
An schlecht zugänglichen Körperstellen und bei Tumoren im Gehirn kommt häufig die Strahlentherapie zum Einsatz: Dabei wird das Tumorgewebe energiereicher Strahlung nach genau berechneten Mustern ausgesetzt. Diese Behandlung eignet sich insbesondere für die Bekämpfung von Metastasen. Bei Tumoren, die aus hormonabhängigem Gewebe wie Vorsteherdrüse (Prostata), Brustdrüse, Gebärmutterschleimhaut und Schilddrüse stammen, kann zusätzlich eine Hormontherapie hilfreich sein. Durch die Gabe von Gegenhormonen wird das Wachstum der Tumorzellen gehemmt.
Bei der Immuntherapie wird durch gezielte Aktivierung des Immunsystems versucht, den Tumor anzugreifen. Für die Behandlung des so genannten schwarzen Hautkrebs (malignes Melanom) und für bestimmte Arten von Leukämie wird eine Art Impfung erfolgreich eingesetzt. Gegenstand intensiver Forschung sind derzeit Medikamente, die zusammen mit bestimmten Arten von Antikörpern Tumorzellen gezielt angreifen können.
Oftmals werden zur besseren Wirksamkeit verschiedene Therapiemethoden kombiniert. Entscheidend aber für einen langfristigen Behandlungserfolg ist die Nachsorge: Über einen mehrjährigen Zeitraum erfolgen regelmäßige Untersuchungen mit dem Ziel, ein jederzeit mögliches Wiederauftreten der Erkrankung frühzeitig zu erkennen und zu behandeln. Hier spielt die Kontrolle von so genannten Tumormarkern im Blut eine große Rolle. Diese Substanzen werden vermehrt in das Blut abgegeben, wenn sich ein Tumor wieder vergrößert.
Wenn der Krebs so weit fortgeschritten ist, dass er mit allen verfügbaren Mitteln nicht mehr bekämpft werden kann, ver-

sucht man Beschwerden, vor allem die Schmerzen, bestmöglich zu lindern. Diese so genannte Palliativbehandlung gewährt vielen Patienten noch für einige Zeit eine gute Lebensqualität. Nicht zu unterschätzen ist auch die psychotherapeutische Begleitung, bei der die Betroffenen lernen sollen, trotz ihrer Erkrankung ein zufriedenes Leben zu führen. Denn nur wenn die Seele ausgeglichen ist, hat der Körper die Kraft, gegen die schwere Erkrankung anzukämpfen. Selbsthilfegruppen können hilfreich sein, sich mit anderen Patienten auszutauschen und neue Kontakte zu knüpfen.

Risikofaktoren meiden

Damit es zu einer Veränderung im Erbgut der Zelle kommt, in dessen Folge eine Krebszelle entsteht, wirken viele Faktoren zusammen, die man zum Teil nicht beeinflussen kann. Durch vernünftiges Verhalten lassen sich allerdings einige der Krebsrisiken erheblich mindern.

Der schwarze Hautkrebs (Melanom) wird durch das Einwirken von **Sonnenlicht** auf die ungeschützte Haut begünstigt. Es ist deshalb ratsam, bei jedem Aufenthalt in der Sonne die Haut durch Cremes, Öle oder Lotionen mit hohem Lichtschutzfaktor zu schützen. Besonders wichtig ist Sonnenschutz bei Kindern und Jugendlichen.

Etwa ein Drittel aller Krebstodesfälle wird durch das **Rauchen** verursacht. Langjähriges Zigarettenrauchen ist nachweislich eine der Hauptursachen von Lungenkrebs, und es begünstigt auch die Entstehung anderer Krebserkrankungen, u.a. von Mundhöhle, Speiseröhre und Kehlkopf, der Harnblase und der Bauchspeicheldrüse. Raucher, die sich von der Nikotinsucht befreien, tun ihrem Körper in vielerlei Hinsicht etwas Gutes, denn sie senken gleichzeitig auch das Risiko, einen Herzinfarkt oder Schlaganfall zu erleiden.

Das Risiko vor allem für Dickdarmkrebs lässt sich auch durch eine bewusste gesunde **Ernährung** reduzieren. Nicht nur deshalb ist eine allmähliche Ernährungsumstellung ratsam: Wenig Fett, viel ballaststoffreiche Kost, Obst und Gemüse sollten auf dem Speiseplan stehen. Gepökelte und geräucherte Nahrungsmittel sollten wegen des hohen Nitritgehaltes gemieden werden.

Auch **Alkohol** kann Krebs begünstigen: Regelmäßig und in größeren Mengen konsumiert, kann er neben Leberkrebs auch Speiseröhrenkrebs verursachen.

Regelmäßige **Bewegung** in Form von Ausgleichs- und Ausdauersport nutzt dem Körper in vielerlei Hinsicht. Sie hilft, Übergewicht zu vermeiden, verbessert die Sauerstoffversorgung der Zellen und unterstützt so das Immunsystem in seinem Kampf gegen entartete Zellen.

Von der Möglichkeit regelmäßiger **Vorsorgeuntersuchungen** sollte man unbedingt Gebrauch machen, außerdem kommt der **Selbstbeobachtung** eine erhebliche Bedeutung zu: Frauen sollten einmal monatlich, am besten kurz nach der Regelblutung, ihre Brust abtasten, um Knoten in der Brust frühzeitig zu entdecken. Männer können einen wichtigen Beitrag zur Früherkennung von Hodenkrebs leisten, indem sie selbst alle 4 Wochen ihre Hoden abtasten.

Wenn bei den engsten Verwandten Krebs aufgetreten ist, sollte dies dem Hausarzt mitgeteilt werden. Denn manche Tumorarten treten familiär gehäuft auf, und möglicherweise ist dann eine individuelle Art der Vorsorge notwendig.

Kropf

Eine Vergrößerung der Schilddrüse wird als Kropf oder **Struma** bezeichnet. Sie wird vor allem durch Jodmangel verursacht. Die Verwendung von Jodsalz und regelmäßig Seefisch auf der Speisekarte wirken vorbeugend. Ein Kropf steht nicht im unmittelbaren Zusammenhang mit der Funktion der Schilddrüse. Meist arbeitet sie normal, eine **Schilddrüsenüberfunktion** (S. 439) kommt gelegentlich, eine **Schilddrüsenunterfunktion** (S. 439) selten vor. Der Kropf entwickelt sich allmählich. Zunächst kann man die Vergrößerung nur tasten oder bei zurückgebeugtem Hals sehen, später ist sie auch bei normaler Kopfhaltung sichtbar. Prinzipiell kann ein Kropf sehr groß werden. Solche ausgeprägten Veränderungen sind aber heute selten. Die Vergrößerung kann gleichmäßig sein oder Knoten aufweisen. Die Knoten sind fast immer gutartig und kein Anlass zu Sorge.

Beschwerden treten meist erst bei einer deutlichen Vergrößerung auf. Dann kommt es zu einem Enge- oder Druckgefühl im Halsbereich oder zu Schluckbeschwerden. Zusätzlich zu einer Tastuntersuchung und der Messung des Halsumfangs werden eine Hormonbestimmung im Blut, eine Ultraschalluntersuchung der Schilddrüse und eine Szintigraphie durchgeführt.

Da ohne Behandlung die Schilddrüse immer größer wird, muss eine medikamentöse Therapie erfolgen. Lässt sich keine Über- oder Unterfunktion der Schilddrüse feststellen, wird mit Schilddrüsenhormonen in Kombination mit Jodid behandelt, die das Wachstum der Schilddrüse hemmen oder sie sogar verkleinern. Oft ist die Einnahme von Jodidtabletten ausreichend. Ist die Schilddrüse sehr groß, verursacht Beschwerden oder wächst sie trotz Medikamenten weiter, muss sie operativ verkleinert oder ganz entfernt werden. Nach der Entfernung müssen die Schilddrüsenhormone zum Ausgleich in Form von Medikamenten eingenommen werden; nach einer Verkleinerung soll die weitere Einnahme von Jodid verhindern, dass die Schilddrüse erneut wächst.

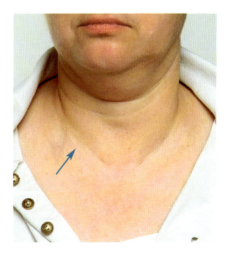

Eine kaum sichtbare Narbe in der Beugefalte des Halses ist das Einzige, was nach einer Kropfoperation zu erkennen ist.

Lagerungsschwindel

Lagerungsschwindel

Tritt für einige Sekunden ein sehr heftiger Drehschwindel mit einer eindeutig bestimmbaren Richtung rechts- oder linksherum auf, kann ein so genannter **benigner paroxysmaler Lagerungsschwindel** vorliegen. Bei der Untersuchung wird versucht, den Schwindel auszulösen und dabei eine Untersuchung des Innenohrs durchgeführt, in dem sich das Gleichgewichtsorgan befindet.

Zur Behandlung führt man Übungen durch, die den Schwindel immer wieder auslösen. Dadurch wird er immer schwächer und verschwindet schließlich ganz.

Lebensmittelvergiftung

Eine Lebensmittelvergiftung wird durch den Verzehr von Nahrung verursacht, die mit Krankheitserregern oder giftigen Stoffen verunreinigt ist. Häufig sind Fleisch, Wurst, Eier, Speiseeis, Fisch oder Meeresfrüchte die Auslöser. Die Mehrzahl der Lebensmittelvergiftungen werden durch Bakterien wie Staphylokokken oder Salmonellen hervorgerufen. Dabei lösen entweder die Bakterien selbst oder die von ihnen produzierten Giftstoffe die Erkrankung aus. Seltener werden Lebensmittelvergiftungen durch natürliche Gifte, z.B. Pilzgifte, Zersetzungsprodukte von Fleisch und Fisch, Schimmelpilzgifte (Aflatoxin) oder durch Solanin, hervorgerufen. Solanin befindet sich in unreifen Nachtschattengewächsen, z.B. in grünen Tomaten, grünen Kartoffeln oder Kartoffelkeimen. Je nach Art und Menge des aufgenommenen Giftes treten Übelkeit, Erbrechen und Durchfall sowie krampfartige Bauchschmerzen auf. Zusätzlich können Lähmungen, Taubheitsgefühle und Bewusstseinsstörungen bestehen.

Stunden (bei Staphylokokken) oder Tage (bei Salmonellen) nach dem Essen der verdorbenen Nahrung kommt es zu Bauchschmerzen, Durchfall, Übelkeit, Erbrechen und Fieber. Die Beschwerden halten einige Tage an, ihre Stärke ist abhängig von der aufgenommenen Menge der Bakterien oder Bakteriengifte. Bestehen die Beschwerden länger als 3 Tage oder wird ein Pilzgericht als Ursache vermutet, sollte man immer den Arzt aufsuchen. Er stellt die Diagnose anhand der typischen Krankheitsgeschichte und einer körperlichen Untersuchung.

Bei massenhaft auftretenden Lebensmittelvergiftungen, z.B. durch Kantinenessen, muss die verdächtige Nahrung sichergestellt und untersucht werden. In der Regel wird in solchen Fällen die amtliche Lebensmittelüberwachung oder das Gesundheitsamt informiert. Leichte Beschwerden werden mit Tee und Zwieback behandelt. Auf ausreichende Flüssigkeits- und Mineralstoffzufuhr muss geachtet werden. Mineralien sind z.B. in Elektrolytgetränken enthalten, die es rezeptfrei in der Apotheke gibt. In schweren Fällen ist eventuell eine Infusion erforderlich, um den Flüssigkeitsverlust auszugleichen. Ansonsten richtet sich die Behandlung nach der Stärke der Beschwerden und der Art des Giftes. Bei einer Pilzvergiftung muss eventuell ein Gegengift verabreicht werden.

Leberkrebs

Die bösartige Geschwulst der Leber selbst wird auch als **primäres Leberzellkarzinom** bezeichnet. Innerhalb des Organs können sich auch bösartige Geschwülste in den Gallengängen und in der Gallenblase befinden. Ebenso ist die Leber häufig das Organ, in dem sich schon sehr früh Tochtergeschwülste (Metastasen) anderer Krebserkrankungen wie des Dickdarmkarzinoms ansiedeln. Die Behandlung dieser Lebermetastasen richtet sich immer nach der ursprünglichen Krebserkrankung.

Ursachen des Leberzellkarzinoms sind u.a. die **Leberzirrhose** (S. 383), die chronische **Hepatitis** (S. 355) und die seltene Eisenspeicherkrankheit (Hämosiderose). Auch Gifte wie Schimmelpilzgifte (Aflatoxin), Arsen oder Vinylchlorid können Leberkrebs verursachen. Symptome sind rechtsseitige Oberbauchschmerzen, Müdigkeit und Gewichtsverlust. Später tritt Gelbsucht auf, und Wasser lagert sich im Bauchraum ein (Aszites).

Bei der Tastuntersuchung wird eine vergrößerte und verhärtete Leber diagnostiziert. Es werden Bluttests durchgeführt, darüber hinaus sind auch eine Ultraschalluntersuchung des Bauches, eventuell eine Ultraschalluntersuchung der Blutgefäße im Bauch, Röntgenuntersuchungen und eine Computertomographie oder eine Magnetresonanztomographie erforderlich. Unter Ultraschallkontrolle wird aus der Leber Gewebe (Leberbiopsie) entnommen, um Krebszellen mikroskopisch nachzuweisen. Eine Heilung des Leberzellkarzinoms ist in der Regel nicht möglich. Die Behandlung umfasst in erster Linie lindernde und schmerzstillende Maßnahmen. Bei kleineren Tumoren kann eventuell eine Teil-

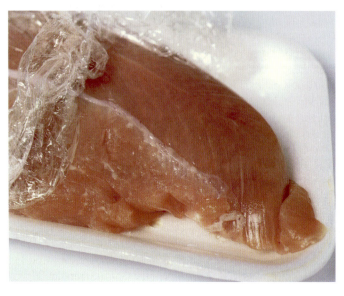

Frisches, aber auch gefrorenes Geflügelfleisch ist oftmals mit Salmonellen belastet. Um eine Salmonellenvergiftung zu vermeiden, sollte das Fleisch bei mindestens 80 °C vollständig gegart werden.

Leukämie

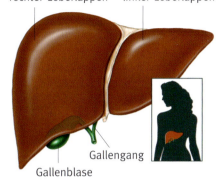

Die Leber ist die „Entgiftungszentrale" des Körpers. Das schwerste Organ des Menschen liegt unter dem rechten Rippenbogen.

entfernung der Leber oder eine Lebertransplantation durchgeführt werden.

Leberzirrhose

Bei der Leberzirrhose werden die normalen Leberzellen zerstört und durch funktionsloses Bindegewebe ersetzt. Dadurch schrumpft die Leber und kann ihre Entgiftungsfunktion nicht mehr erfüllen.
Die häufigste Ursache der Leberzirrhose ist der chronische Alkoholmissbrauch. Seltener wird die Erkrankung durch eine chronische Virushepatitis (**Hepatitis**, S. 355) sowie durch Medikamente oder Gifte verursacht.
Eine beginnende Leberzirrhose verursacht zunächst keine Beschwerden. Erst wenn ein Großteil der Leberzellen zerstört ist, treten Beschwerden wie Mattigkeit, verminderte Leistungsfähigkeit, Gewichtsverlust und Druckgefühl im Oberbauch auf. Typische Begleiterscheinung ist eine ausgeprägte **Gelbsucht** (S. 345) mit quälendem Juckreiz.
Durch den Funktionsausfall der Leber kommt es zu Hormonstörungen, die bei Männern zu Potenzstörungen, Brustvergrößerung, Hodenverkleinerung und einer so genannten Bauchglatze und bei Frauen zu Regelstörungen führen. Der Bauch wird durch Wasser, das sich in der Bauchhöhle ansammelt, aufgeschwemmt (Aszites). In der Speiseröhre können sich Krampfadern (**Ösophagusvarizen**, S. 416) bilden, die leicht platzen und zum Verbluten führen können. Im weiteren Verlauf schädigen die zunehmend im Körper vorhandenen Giftstoffe das Gehirn, es kommt zu schweren psychischen Veränderungen und schließlich zum Leberkoma. Die Diagnose kann anhand von Blutuntersuchungen und eines Ultraschalls der Leber gestellt werden. Die Leberzirrhose an sich ist nicht heilbar, allerdings kann eine Behandlung den Verlauf der Erkrankung verlangsamen. Dazu müssen alle Stoffe, die die Leber schädigen können, besonders Alkohol, strikt gemieden werden.
Als aussichtsreiche Behandlungsmethode kommt letztlich nur eine Lebertransplantation infrage.

Legionärskrankheit

In feuchtwarmer Umgebung finden Bakterien eine ideale Grundlage, um sich stark zu vermehren, Bedingungen, wie sie z.B. in schlecht gewarteten Klimaanlagen und Warmwasseranlagen vorkommen. 1976 traten bei einer Gruppe von Kriegsveteranen der „American Legion" nach einem Aufenthalt in einem Hotel in Philadelphia die Symptome einer bis dahin nicht gekannten Art der Lungenentzündung auf. Die neue Krankheit erhielt den Namen Legionärskrankheit (**Legionellose**); als Ursache fand man ein stäbchenförmiges Bakterium: Legionella pneumophila (Legionellen).
Übertragen wird die weltweit verbreitete Erkrankung nicht wie sonst bei einer **Lungenentzündung** (S. 387) vom Mensch auf den Menschen, sondern über fein zerstäubte Wassertröpfchen, so genannte Aerosole. Diese können sogar beim Duschen eingeatmet werden und bis tief in die kleinsten Verästelungen der Lunge vordringen.
Einige Tage nach der Infektion treten grippeähnliche Beschwerden mit Fieber, Schüttelfrost, Gliederschmerzen und Husten auf. Oft wird die Erkrankung mit einem grippalen Infekt verwechselt und gar nicht entdeckt. Bei Menschen mit einer geschwächten Immunabwehr oder einer Vorschädigung der Lunge aber kann sich eine schwere Lungenentzündung ausbilden, die zum Tode führen kann. Wenn entsprechende Krankheitszeichen z.B. unmittelbar nach einer Reise oder einem Hotelaufenthalt auftreten, sollte ein Arzt aufgesucht werden. Die Legionellen können durch spezielle Untersuchung vom Blut oder vom Auswurf mikroskopisch sichtbar gemacht werden. Bei Krankheitsverdacht erfolgt eine Behandlung mit speziellen Antibiotika.
Eine Impfung gegen die Legionärskrankheit ist bisher nicht möglich. Beim Aufenthalt in Hotels, insbesondere in tropischen Ländern, sollte man vor dem Duschen für kurze Zeit das heiße Wasser laufen lassen und währenddessen das Badezimmer verlassen. Falls sich Legionellen in der Wasserleitung befinden, werden sie so zum größten Teil ausgespült. Wer selbst eine Klimaanlage oder einen Luftbefeuchter betreibt, sollte für eine regelmäßige fachgerechte Wartung sorgen. Moderne Heizungsanlagen erwärmen in regelmäßigen Abständen das Brauchwasser auf über 60 °C auch in den Leitungen. Dadurch werden die Legionellen zerstört.

Leishmaniase

Durch bestimmte Parasiten (Leishmanien) ausgelöste Erkrankungen, die in tropischen, subtropischen und mediterranen Regionen auftreten können (v.a. Südeuropa, Vorderer Orient und Asien). Die einzelnen Parasiten werden durch Insektenstich (Sandmücke) auf den Menschen übertragen und verursachen Geschwüre auf der Haut und den Schleimhäuten; als Allgemeinerkrankung kann es auch zu einem Befall innerer Organe kommen.
Werden Leishmaniasen rechtzeitig erkannt und mit Antibiotika behandelt, sind alle Formen heilbar.

Leukämie

Blutzellen haben eine kurze Lebensdauer. Millionen von neuen Zellen müssen daher täglich im Knochenmark aus den so genannten Stammzellen gebildet werden. Dabei leisten die Zellen des Knochenmarks ständig und unmerklich Höchst-

Leukämie

arbeit. Bei einer Leukämie (**Blutkrebs**) kommt es zu einer bösartigen Veränderung der weißen Blutzellen (Leukozyten) im Knochenmark. Unter Leukämie (wörtlich „weißes Blut") versteht man die krankhafte und unkontrollierte Vermehrung der Leukozyten. Dabei entstehen viele Zellen, die ihre eigentliche Aufgabe im Blut nicht mehr erfüllen können. Das gesunde Knochenmark wird mehr und mehr zurückgedrängt. Die Folge ist schließlich ein Mangel an funktionsfähigen roten und weißen Blutzellen sowie an Blutplättchen.

Nach den verschiedenen Gruppen von Leukozyten werden auch verschiedene Formen von Leukämie unterschieden: Wenn die Erkrankung von den Lymphozyten ausgeht, spricht man von einer lymphatischen Leukämie, wenn Stammzellen entartet sind, die Granulozyten bilden, von einer myeloischen Leukämie. Unterschieden wird ferner zwischen der akuten Form, bei der die Erkrankung plötzlich einsetzt und der Zustand des Kranken sich schnell verschlechtert, und der chronischen Form mit einem schleichenden Verlauf.

Unscheinbare Symptome

Die ersten Krankheitszeichen sind oft uncharakteristisch und unauffällig: Eine verminderte Leistungsfähigkeit sowie anhaltendes leichtes Fieber, Nachtschweiß und Gewichtsverlust weisen nur selten auf eine so bedrohliche Erkrankung hin. Manchmal sind schmerzlose Schwellungen im Bereich der Lymphknoten, vor allem an den Achseln und in der Leiste, tastbar. Werden zu wenige rote Blutkörperchen gebildet, kommt es zu einer **Anämie** (S. 303), die von Müdigkeit, Erschöpfung und Atemnot begleitet ist. Eine erhöhte Blutungsneigung (ungewöhnlich starkes und lang anhaltendes Nasen- oder Zahnfleischbluten) kann auf eine gestörte Blutgerinnung hinweisen; sie entsteht, wenn zu wenig Blutplättchen (Thrombozyten) gebildet werden. Bei einer bestimmten Form, der chronisch-lymphatischen Leukämie (CLL), tritt als erstes Zeichen häufig starkes Hautjucken auf.

Entstehung

Letztlich ist nicht sicher geklärt, wie Leukämie entsteht. Radioaktive Strahlung kann die empfindlichen Stammzellen des Knochenmarks schädigen und das Krebsrisiko erhöhen. Dies belegen auf tragische Weise die Erfahrungen mit Überlebenden der beiden Atombombenabwürfe in Japan sowie mit Betroffenen der Reaktorkatastrophe im russischen Tschernobyl. Einige Chemikalien wie Benzol sind als Auslöser einer Leukämie bekannt. Eine genetische Vorbelastung spielt ebenfalls eine Rolle. Auch bestimmte Viren können Auslöser sein, indem sie das Erbgut von Körperzellen verändern und die Erkrankung anstoßen. Ob die durch Stromleitungen, Funkmasten und Mobiltelefone ausgesandte elektromagnetische Strahlung (so genannter Elektrosmog) als Auslöser infrage kommt, wird immer wieder diskutiert; die bisherigen Forschungsergebnisse sprechen eher dagegen.

Behandlung

Bei Verdacht auf Leukämie wird eine ausführliche Blutuntersuchung veranlasst. Im Differenzialblutbild sind die krankhaft veränderten Blutzellen oft schon unter dem Mikroskop zu erkennen. Zur Sicherung der Diagnose wird aus einer leicht zugänglichen Stelle des Knochenmarks – meist im Bereich des hinteren Beckenkamms oberhalb des Gesäßes – unter örtlicher Betäubung eine Probe entnommen (Knochenmarkbiopsie), die dann unter dem Mikroskop genau untersucht wird.

Die Behandlung richtet sich nach der Erkrankungsform und dem Lebensalter des Patienten. Als Grundregel gilt, dass die akuten Formen, die häufig bei jungen Menschen auftreten, intensiver behandelt werden können und müssen als die chronischen. Die oft im höheren Alter vorkommenden chronischen Leukämien verlaufen oft auch ohne Behandlung bis zu 20 Jahre lang ohne schwerwiegende Krankheitszeichen.

Eine Heilung kann nur durch das vollständige Abtöten aller Knochenmarkzellen erfolgen. Sie werden bestrahlt und sterben dadurch komplett ab, d.h., es sterben alle Ursprungszellen der Blutkörperchen. Anschließend muss neues Knochenmark transplantiert werden, weil sonst keine neuen Blutzellen mehr gebildet werden können. Dabei werden einem Spender, meist einem nahen Verwandten, Knochenmarkzellen entnommen und dem Betroffenen in die Vene gespritzt. Sie wandern selbstständig über die Blutbahn in die Knochenmarkhöhlen, siedeln sich dort an und nehmen ihre normale Funktion auf. Bei bestimmten Formen können auch vom Erkrankten selbst noch intakte Knochenmarkzellen entnommen, gereinigt und nach Abtöten der erkrankten Zellen wieder zugeführt werden. Der Ein-

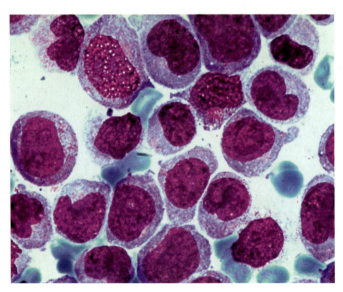

Eine Leukämie lässt sich im Blutbild erkennen, da die weißen Blutkörperchen stark vermehrt sind. Um welche Form der Erkrankung es sich handelt, wird anhand einer Knochenmarkuntersuchung festgestellt.

Lungenembolie

griff ist für die Patienten höchst strapaziös, weil sie in der Phase, in der das Knochenmark abgetötet ist, wehrlos allen Infektionen ausgesetzt sind. Deswegen werden sie auf einer speziellen Krankenhausstation aufwendig räumlich isoliert; zur größtmöglichen Keimreduzierung erfolgt der Kontakt zu ihnen nur durch Schleusen und mit Schutzkleidung. Ist diese Phase überstanden und das Knochenmark gut angewachsen, sind die Chancen auf ein buchstäblich neues Leben sehr hoch. Bei bestimmten Leukämieformen kann durch eine Chemotherapie mit Botenstoffen des Immunsystems (so genannten Interferonen) der Verlauf günstig beeinflusst werden.

Lichen ruber

Diese nichtinfektiöse, chronisch-entzündliche Erkrankung der Haut und der Schleimhäute verläuft schubweise und kommt in der Regel bei Menschen im mittleren Lebensalter vor. Als Ursache wird eine Autoimmunerkrankung vermutet. Gelegentlich tritt Lichen ruber zusammen mit anderen Erkrankungen wie Lebererkrankungen, chronischen Darmerkrankungen oder der Zuckerkrankheit auf. Begünstigend auf die Entstehung der Erkrankung wirken sich Haut- oder Schleimhautschäden, die Einnahme bestimmter Medikamente (z.B. Betarezeptorenblocker zur Behandlung von Bluthochdruck), Infekte und Stress aus.

Auf der Haut bilden sich Knötchen, die entweder einzeln auftreten, dicht zusammenstehen oder streifenförmig angeordnet sind. Sie sind flach und haben auf der Oberseite ein weißliches Streifenmuster. Besonders betroffen sind Unterarme, insbesondere die Handgelenkinnenseiten, Unterschenkel, Genitalregion und Mundschleimhaut. Aber auch der ganze Körper kann befallen sein. Juckreiz tritt in unterschiedlicher Stärke auf. Innerhalb eines Zeitraums von einem halben bis zu 2 Jahren bildet sich die Erkrankung normalerweise spontan wieder zurück.

Die Behandlung erfolgt mit kortisonhaltiger Salbe oder Kortisonpflastern. Der Juckreiz kann durch örtliche Kältebehandlung (kalte Umschläge) gelindert werden. Ebenso kann eine Lichttherapie hilfreich sein. In sehr schweren Fällen können auch Kortikoide zum Einnehmen verordnet werden.

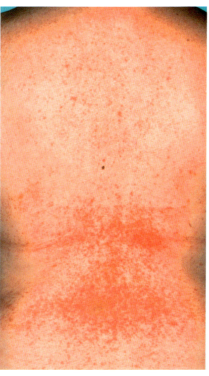

Die Lichen-Knötchen treten auf der Haut (hier am Rücken) und auf den Schleimhäuten von Mund und Genitalien auf.

Lipom

Die gutartigen, harmlosen Wucherungen des Unterhautfettgewebes werden auch **Fettgewebsgeschwülste** genannt. Sie zeigen sich als bis zu kastaniengroße, prall elastische Knoten in der Haut, die sich vorwölben, jedoch nicht schmerzhaft sind. Sie sind häufig im Nacken- und Schulterbereich zu finden und erreichen manchmal eine beträchtliche Größe. Sind die Lipome störend oder verursachen Schmerzen, können sie chirurgisch entfernt werden.

Lungenembolie

Setzt sich ein Blutgerinnsel (Embolus), das in einem Blutgefäß im Körper entstanden und durch den Blutstrom zur Lunge gelangt ist, in einer Lungenarterie fest, spricht man von einer Lungenembolie. Als Folge werden die von dieser Lungenarterie versorgten Lungenbezirke nicht mehr ausreichend mit Blut und somit auch nicht mit Nährstoffen versorgt. Die Symptome einer Lungenembolie sind abhängig von der Größe des Blutgerinnsels. Kleine Gerinnsel verursachen häufig nur geringe Beschwerden, weil sie das Lungengefäß nur teilweise verstopfen und noch Blut hindurchlassen. Es kann in diesem Fall ein flüchtiger Husten auftreten. Ist der Embolus größer und verstopft eine Lungenarterie völlig, treten Atemnot und plötzliche Brustschmerzen, besonders beim Einatmen, auf. Außerdem entwickelt sich Husten, der mit blutig-schaumigem Auswurf verbunden sein kann. Es kommt zu Angst, Unruhe, Schweißausbruch und Beklemmungsgefühlen. Lippen, Haut und Schleimhäute verfärben sich bläulich als Zeichen des Sauerstoffmangels. Bei diesen Anzeichen ist unverzüglich ein Arzt aufzusuchen oder der Notarzt zu alarmieren, da Lebensgefahr bestehen kann.

Neben dem Abhören der Lunge können durch verschiedene Untersuchungen wie EKG, Blutuntersuchungen, Ultraschalluntersuchungen des Herzens und Röntgenuntersuchungen der Sitz des Blutgerinnsels und das genaue Ausmaß der Lungenschädigung festgestellt werden.

Ursachen für die Entstehung von Blutgerinnseln ist eine Thrombose (S. 452). Die Blutgerinnsel, die zu einer Lungenembolie führen, bilden sich meist in den Blutgefäßen der unteren Körperhälfte. Risikofaktoren für die Entstehung einer Thrombose sind Bettlägerigkeit oder längere Inaktivität wie z.B. bei langen Flugreisen. Nach Operationen ist es wichtig, nicht länger als notwendig im Bett zu liegen. Ein, je nach Verfassung, möglichst frühes Umhergehen ist zur Vermeidung einer Lungenembolie sehr wichtig. Weitere Faktoren, die eine Thromboseentstehung begünstigen, sind Übergewicht und die Einnahme der Antibabypille in Verbindung mit Rauchen.

Zur Behandlung einer Lungenembolie wird sofort das blutgerinnungshemmen-

Lungenemphysem

de Heparin verabreicht, damit das Gerinnsel nicht weiter wächst. In manchen Fällen kann eine Lyse-Therapie durchgeführt werden, bei der mithilfe von Medikamenten versucht wird, das Blutgerinnsel aufzulösen. Ist das Blutgerinnsel sehr groß, wird es mithilfe eines Katheters oder durch eine Operation entfernt. Eine Komplikation der Lungenembolie ist der Lungeninfarkt (S. 388). Während der Behandlung ist absolute Bettruhe erforderlich; häufig werden schmerzlindernde Maßnahmen ergriffen.

Lungenemphysem

Wie ein hochelastisches Netz dehnt sich das gesunde Lungengewebe bei jedem Atemzug aus und zieht sich anschließend wieder zusammen. Diese besondere Eigenschaft erhält es durch feine elastische Fasern. Durch eine chronische Schädigung kann die Spannung der elastischen Fasern allmählich nachlassen, und Lungenbläschen (Alveolen) werden unwiederbringlich zerstört. Infolgedessen erweitern und vereinigen sich die noch verbliebenen Alveolen, sie blähen sich zu großen Emphysemblasen auf. Durch die Vereinigung der einzelnen Bläschen steht insgesamt weniger Oberfläche für den Gasaustausch zwischen der Atemluft und dem Blut zur Verfügung; es kommt zu chronischem Sauerstoffmangel, der alle Organe und Gewebe des Körpers betrifft. Ein Lungenemphysem (Lungenblähung) entsteht meist nach jahrelanger Vorschä-

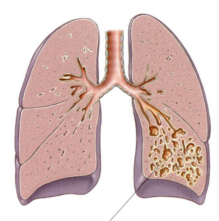

erweiterte Lungenbläschen

Bei einem Emphysem schließen sich einzelne Lungenbläschen zu größeren Blasen zusammen.

digung der Atemorgane. In erster Linie geschieht dies durch chronische Bronchitis (S. 317), Asthma (S. 307) und langjähriges Rauchen. Auch eine seltene Störung im Stoffwechsel (Alpha-1-Antitrypsin-Mangel) kann schon bei jungen Menschen zu einem Lungenemphysem führen.

Erstes und wichtigstes Symptom dieser Erkrankung ist Atemnot, die unter körperlicher Belastung rasch zunimmt. In einem späteren Stadium ringt der Kranke auch in Ruhe nach Luft. Aufgrund des Sauerstoffmangels im Blut verfärben sich Lippen und Finger bläulich (Zyanose), die Betroffenen sind müde und antriebslos. Vor allem die Ausatmung ist erschwert, und oftmals ist der Atem so schwach, dass der Betroffene nicht einmal eine Kerze ausblasen kann. Jeder auch noch so kleine Atemwegsinfekt hat eine deutliche Verschlechterung zur Folge. Der knöcherne Brustkorb nimmt allmählich die Form eines Fasses an (so genannter Fassthorax), da die Rippen ständig wie in der Einatmungsposition gehoben sind. Der rechte Teil des Herzmuskels muss gegen einen vermehrten Widerstand arbeiten, um das sauerstoffarme Blut in die Lunge zu pumpen. Dadurch wird die betroffene Herzwand immer dicker (Rechtsherzbelastung), was im Röntgenbild gut zu erkennen ist. Bei fortgeschrittenem Lungenemphysem leiden die Betroffenen an einer Rechtsherzinsuffizienz (Herzschwäche, S. 360), es kommt zu Wasseransammlung vor allem in den Beinen (Ödeme, S. 416). Eine Verdickung der großen Halsvenen deutet auf einen Rückstau von sauerstoffarmem Blut schon vor dem Herzen hin.

Bei Verdacht auf ein Lungenemphysem sollte man sich gründlich untersuchen lassen. Die Diagnose erfolgt zunächst durch das Abhören der Lunge und das Abklopfen des Brustkorbs. Eine Röntgenuntersuchung der Lunge gibt oft genauere Hinweise auf die Krankheitsursache. Mit einem Lungenfunktionstest kann festgestellt werden, wie gut die Elastizität der Lunge ist. Durch eine Blutgasanalyse wird der Sauerstoffgehalt des Blutes direkt ermittelt. Ein EKG gibt Auskunft, inwieweit die rechte Herzseite bereits belastet ist. Bei jüngeren Emphysemkranken ist eine Alpha-1-Antitrypsin-Bestimmung wichtig.

Ein schon bestehendes Emphysem kann nicht gebessert, sondern nur in seinem Fortschreiten aufgehalten werden. In erster Linie sollte der Kranke das Rauchen unterlassen. Wenn eine Lungenerkrankung zugrunde liegt, z.B. Bronchialasthma oder chronische Bronchitis, muss diese mit großer Sorgfalt behandelt werden. Ein Alpha-1-Antitrypsin-Mangel lässt sich medikamentös ausgleichen. Eine Sauerstofflangzeitbehandlung ist nötig, wenn der Sauerstoffgehalt des Bluts einen bestimmten Wert unterschritten hat. Während 18 Stunden am Tag wird dann

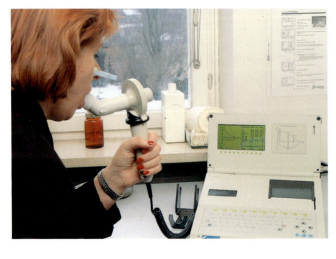

Bei einer Lungenfunktionsprüfung kann die verbleibende Leistungsfähigkeit des Atmungsorgans genau gemessen werden.

die Atemluft mit reinem Sauerstoff ange-
reichert. In sehr schweren Fällen kann
eine Lungentransplantation helfen.

Lungenentzündung

Die akute oder chronische Entzündung
des Lungengewebes (**Pneumonie**) wird
durch Bakterien, Viren oder Pilze verursacht. Einige Faktoren begünstigen die
Entstehung einer Lungenentzündung,
dazu gehören eine geschwächte Abwehrlage, eine Chemotherapie, aber auch Al-
kohol- und Drogenkonsum. Besonders
gefährdet sind Patienten, die längere Zeit
bettlägerig sind und eventuell dazu noch
künstlich ernährt werden.
Am häufigsten lösen Bakterien (Pneumokokken) eine Lungenentzündung aus.
Der Erkrankung geht meist eine Erkältungskrankheit voraus, später kommt es
meist zu dem typischen Schüttelfrost mit
einem plötzlichen steilen Fieberanstieg
bis 40 °C. Neben Husten mit Auswurf
tritt eine allgemeine körperliche Schwäche auf. Die Atmung ist schnell und oberflächlich. Beim Einatmen können
Schmerzen auftreten, die entstehen,
wenn das Lungenfell von der Entzündung mit betroffen ist. Bei Atemnot verfärben sich Lippen, Fingernägel und später die gesamte Haut bläulich.
Bei einer Entzündung des Lungengewebes durch Viren dauert es meist mehrere
Tage, bis sich die typischen Krankheitssymptome ausbilden. Im Vordergrund
stehen Kopf- und Gliederschmerzen,
Schüttelfrost kommt nur gelegentlich
vor. Der Husten ist quälend, lang anhaltend und eher trocken ohne Auswurf.
Das Fieber steigt langsam an, meist nur
bis ca. 38,5 °C. Wesentlich seltener tritt
akute Atemnot auf. Bei der Einatmung
treten kaum Schmerzen auf. Insgesamt
ist das Krankheitsgefühl nicht so stark
ausgeprägt wie bei der bakteriellen Lungenentzündung.
Bei der Behandlung ist Schonung wichtig. Darüber hinaus müssen vorbeugende
Maßnahmen gegen die Entwicklung einer Thrombose (S. 452) getroffen werden;
meist werden hierzu entsprechende Medikamente verordnet. Es sollte ausrei-

*Bei der Bronchos-
kopie können Ver-
änderungen der
Schleimhaut früh-
zeitig erkannt und
Gewebeproben ent-
nommen werden.*

Endoskop

Endoskopspitze
mit Lichtquelle
und Zängchen

Bronchialverzweigung

Lunge

chend getrunken werden. Atemgymnastik belüftet die Lunge. Bei Husten mit
schleimigem Auswurf werden Medikamente zur Schleimlösung verordnet. Bei
der bakteriellen Pneumonie oder bei Infektionen durch Pilze werden zur Bekämpfung der Erreger in der Regel Penicillin, Breitbandantibiotika oder Antimykotika (Pilzmittel) eingesetzt. Bei der
durch Viren verursachten Lungenentzündung kann man nur mit allgemeinen
Maßnahmen den Krankheitsverlauf beeinflussen oder eventuell auftretende
Komplikationen behandeln.

Lungenfibrose

Bei der Lungenfibrose kommt es durch
eine chronische Entzündung zum Um-
bau von gesundem Lungengewebe in
funktionsloses Bindegewebe bzw. Narbengewebe. Viele Lungenerkrankungen
können eine Fibrose zur Folge haben, z.B.
eine Staublunge oder eine bei Landwirten
(Farmerlunge) und Taubenzüchtern
(Vogelzüchterlunge) auftretende ent-
zündlich-allergische Reaktion auf bestimmte Schimmelpilze bzw. Vogelexkre-
mente (Allergie, S. 300). Oft ist keine unmittelbare Ursache zu finden, man
spricht dann von „idiopathischer Lungenfibrose".
Das fibrotische Gewebe ist dickwandig,
weniger durchlässig, und es schränkt die
Elastizität der Lunge ein, sodass das Blut
nicht mehr genügend mit Sauerstoff an-
gereichert wird. Als Folge des erhöhten

Widerstands im Lungenkreislauf kann es
zu einer Schädigung des rechten Herzens
kommen. Die Betroffenen leiden an
Atemnot, zunächst nur bei körperlicher
Belastung, später auch in Ruhe. Außerdem kommt es zu einem trockenen Reizhusten und immer wiederkehrenden Fieberschüben sowie zu Gewichtsverlust.
Immer wiederkehrende Atemnot ohne
erkennbare Ursache ist ein Alarmzeichen
und erfordert eine gründliche ärztliche
Untersuchung. Die Lunge wird mit dem
Stethoskop abgehört, zur weiteren Diagnose erfolgt meist eine Röntgenuntersuchung der Lunge, besser noch eine Computertomographie (CT). Mit einer Lungenfunktionsprüfung kann das Ausmaß
der Erkrankung genauer festgestellt werden. Im Rahmen einer Lungenspiegelung
(Bronchoskopie) kann eine kleine Gewebeprobe aus dem Bereich der Bronchien
entnommen und unter dem Mikroskop
untersucht werden, um auslösende Ursachen zu finden. Regelmäßige Kontrolluntersuchungen sollten durch einen Lun-
genfacharzt erfolgen.
Wenn, wie bei der Farmerlunge oder der
Vogelzüchterlunge, eine allergische Reaktion der Auslöser für die Erkrankung ist,
müssen die allergieauslösenden Stoffe in
jedem Fall strikt gemieden werden. Dies
kann sogar einen Wechsel des Berufes erforderlich machen. Durch entzündungshemmende Medikamente – vor allem
Kortison wird hier verabreicht – versucht
man die weitere Zerstörung des gesunden
Lungengewebes aufzuhalten.

Lungeninfarkt

Lungeninfarkt

Der Lungeninfarkt ist eine Folge und Komplikation einer **Lungenembolie** (S. 385). Lungengewebe geht zugrunde, weil es durch eine verstopfte Lungenarterie nicht mehr ausreichend mit Blut versorgt wird. Bei etwa einem Viertel aller Lungenembolien tritt nach 12 bis 24 Stunden ein Lungeninfarkt auf.

Die Symptome ähneln denen der Lungenembolie, sind jedoch stärker ausgeprägt. Es kommt zu plötzlicher Atemnot, starken Brustschmerzen, Unruhe, bläulicher Verfärbung von Lippen, Fingernägeln, Haut und Schleimhäuten sowie zu Herzbeschwerden und Bluthusten. Dazu können Fieber und Angstgefühle auftreten.

Zur Behandlung werden Schmerzmittel und eventuell blutverdünnende Medikamente verabreicht; eine Sauerstofftherapie und operative Maßnahmen sind in der Regel erforderlich.

Lungenkrebs

Der bösartige Tumor, der von den Schleimhautzellen der Bronchien, d.h. von den Atemwegen ausgeht (**Bronchialkarzinom**), gilt als der häufigste bösartige Tumor der Lunge in den westlichen Industrieländern (**Krebs**, S. 378). Männer sind dreimal häufiger betroffen als Frauen. Das durchschnittliche Erkrankungsalter liegt zwischen dem 55. und dem 60. Lebensjahr. Die Entstehung von Lungenkrebs wird von einer Reihe von Umwelteinflüssen begünstigt. Die größte Gefahr geht vom Rauchen aus. Ungefähr 90 % aller an Lungenkrebs erkrankten Personen sind oder waren Raucher. Neben dem Rauchen sind Asbeststaub oder polyzyklische aromatische Wasserstoffe (z.B. Benzol im Kraftstoff) Substanzen, die nach jahrzehntelanger Einwirkung zu einer Krebserkrankung führen können.

Im frühen Stadium der Erkrankung treten kaum Symptome auf. Eine frühzeitige Diagnose des Bronchialkarzinoms ist deshalb meist zufällig. Brustschmerzen, Kurzatmigkeit und hartnäckiger Husten oder Blutbeimengungen im Auswurf können Hinweise auf Lungenkrebs sein, besonders wenn Appetitlosigkeit, Müdigkeit, Atemnot, Gewichtsverlust oder Fieber hinzukommen. Die Diagnose erfolgt durch Röntgen der Lunge oder durch ein Computertomogramm. Zusätzlich kann eine Bronchoskopie, d.h. eine endoskopische Untersuchung der Bronchien vorgenommen werden. Die Behandlung ist von der Ausdehnung des Tumors und vom Stadium der Tumorerkrankung abhängig. Eine operative Entfernung kommt in der Regel nur in einem frühen Stadium infrage. Im fortgeschrittenen Stadium wird entweder eine Chemotherapie oder eine Strahlenbehandlung oder eine Kombination beider Maßnahmen durchgeführt.

Lungenödem

Die krankhafte Ansammlung von Flüssigkeit im Lungengewebe ist eine Folge verschiedener anderer Grunderkrankungen, z.B. einer Herzschwäche oder einer Nierenerkrankung mit eingeschränkter Nierenfunktion. Die Anzeichen für ein Lungenödem werden wesentlich von der Grunderkrankung bestimmt. Bei der häufigsten Ursache, der Herzschwäche, kommt es zu starker Atemnot. Die Atmung ist schnell und flach. Häufig tritt Husten mit weißlich-schaumigem Sekret auf. Der Puls ist sehr schnell, die Lippen, Fingernägel, Finger, Zehen und die Haut verfärben sich bläulich.

Das Lungenödem ist lebensbedrohlich – schnelle ärztliche Hilfe ist erforderlich. Es empfiehlt sich, den Betroffenen mit erhöhtem Oberkörper zu lagern. Häufig wird Sauerstoff verabreicht. Die medikamentöse Behandlung richtet sich nach der Grunderkrankung: Bei Herzschwäche können herzanregende und entwässernde Mittel angewendet werden. Liegt eine Nierenerkrankung mit Nierenversagen vor, ist eine regelmäßige Blutwäsche (Dialyse) erforderlich.

Lupus erythematodes

Bei der chronisch-entzündlichen Autoimmunerkrankung – abgekürzt **LE** – können nicht nur die Haut, sondern auch Gelenke und Organsysteme betroffen sein. Ursache der Krankheit, die lebensbedrohliche Ausmaße annehmen kann, ist eine Störung im Immunsystem, die dazu führt, dass der Körper Antikörper gegen das eigene Gewebe produziert. Auslöser für eine solche auch als Autoimmunerkrankung bezeichnete Abwehrreaktion können Medikamente, Infektionen oder Umweltfaktoren wie UV-Bestrahlung (Sonnenlicht) sein. Es besteht meist eine genetische Veranlagung.

Unterschieden wird zwischen dem systemischen und dem diskoiden LE. Kennzeichen des diskoiden Lupus erythematodes ist der Hautbefall, während beim systemischen LE zusätzlich innere Organe betroffen sind.

Die Symptome der Erkrankung variieren. Neben dem typischen schmetterlingsförmigen Hautausschlag im Gesicht, dem so genannten Schmetterlingserythem, können auch an anderen Körperstellen rötliche runde Flecken auftreten. Haarausfall und eine oft lichtempfindliche Haut, ein trockener Mund und **Aphthen** (S. 305) sind gängige Begleiterscheinungen. Außerdem treten Gelenkschwellungen, Glieder- und Kopfschmerzen sowie unerklärlich hohes Fieber auf. Beim systemischen Lupus erythematodes sind außerdem Organe wie Nieren, Herz, Leber, Lunge und das Nervensystem betroffen. Neben den häufig auftretenden Gelenkentzündungen kann es deshalb zu ei-

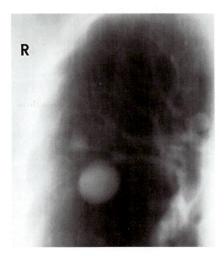

Nicht immer sind Lungentumoren auf dem Röntgenbild so gut zu erkennen.

ner Nieren-, Herzmuskel- oder Herzbeutelentzündung kommen.

Lupus erythematodes ist nicht heilbar, der Verlauf und die Behandlung hängen in entscheidendem Maße vom Ausmaß des Organbefalls bzw. vom Schweregrad der Erkrankung ab. Bei leichten Formen sind eine ausreichende Hautpflege mit schützenden Cremes und die Behandlung der von Ausschlag betroffenen Hautstellen mit entzündungshemmender Kortisonsalbe erforderlich. Wichtig ist die Vermeidung intensiver Sonnenbestrahlung. Bei Gelenkschmerzen können nichtsteroidale Entzündungshemmer (Acetylsalicylsäure) verabreicht werden. Bei schweren Erkrankungen werden Medikamente verordnet, die das Immunsystem schwächen, so genannte Immunsuppressiva. Auch entzündungshemmende Glukokortikoide und Kortison können erforderlich sein.

Da bei der Erkrankung die Gefahr besteht, dass die Netzhaut des Auges in Mitleidenschaft gezogen wird, ist eine regelmäßige Kontrolle durch den Augenarzt erforderlich.

Der systemische Lupus erythematodes verläuft in der Regel schubweise. Es können Wochen, Monate oder Jahre ohne Krankheitszeichen vergehen, die dann erneut mit unterschiedlicher Stärke auftreten. Die Krankheitsschübe können durch intensive UV-Bestrahlung, eine Schwangerschaft oder Medikamente ausgelöst werden. Auch verschiedene hormonelle Verhütungsmittel können einen Krankheitsschub auslösen, betroffene Frauen sollten deshalb andere Methoden der Schwangerschaftsverhütung anwenden.

Lymphdrüsenkrebs

Diese bösartige Erkrankung wurde erstmals im Jahr 1832 von dem englischen Arzt Thomas Hodgkin beschrieben und

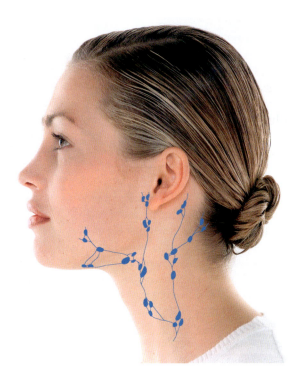

Die Lymphknoten, die an verschiedenen Stellen im Körper sitzen, gehören zum Immunsystem. Ihre Aufgabe ist es, Krankheitserreger und Krebszellen unschädlich zu machen.

später nach ihm benannt (**Hodgkin-Lymphom, Lymphogranulomatose**). Männer sind häufiger betroffen als Frauen. Das Lymphom geht vom Gewebe der Lymphknoten aus und breitet sich über die so genannten lymphatischen Organe Milz, Thymusdrüse und die Lymphgefäße aus.

Für die Erkrankung typisch sind tastbar vergrößerte Lymphknoten, die manchmal bei Genuss von Alkohol Schmerzen verursachen (so genannter Alkoholschmerz). Ein allgemeines Krankheitsgefühl mit Leistungsminderung und Müdigkeit sowie anhaltendes leichtes Fieber, Nachtschweiß und eventuell ungewöhnlicher Gewichtsverlust können auf diese Erkrankung hindeuten. Manchmal tritt auch ein unerklärlicher Juckreiz der gesamten Haut auf. Im fortgeschrittenen Stadium ist die Milz stark vergrößert, was zu einem Druckgefühl im linken Oberbauch führen kann.

Zur Diagnose wird zunächst eine allgemeine körperliche Untersuchung durchgeführt und durch eine Blutuntersuchung überprüft, ob Entzündungszeichen vorliegen. Gesichert wird die Diagnose mit einer feingeweblichen Untersuchung einer Gewebeprobe, die aus einem vergrößerten Lymphknoten entnommen worden ist. Mithilfe einer Ultraschalluntersuchung oder einer Computertomographie kann die genaue Ausbreitung der Erkrankung und eventuell der Befall anderer Organe wie Leber oder Lunge festgestellt werden. Durch eine Knochenmarkentnahme wird untersucht, ob sich der Krebs auch bis dorthin ausgebreitet hat.

Zur Behandlung werden Strahlentherapie, Chemotherapie oder eine Kombination beider Verfahren eingesetzt. Bei Rückfällen kann eine Knochenmarktransplantation wie bei der Leukämie (S. 383) infrage kommen.

Magen-Darm-Infektion

Eine **Gastroenteritis** ist eine Entzündung der Schleimhaut des Magens und des Dünndarms, die meist durch eine Infektion mit Bakterien oder Viren hervorgerufen wird. Sie tritt besonders häufig im Sommer oder bei Reisen in warme Länder auf – entweder durch Ansteckung oder durch verdorbene Speisen.
Typische Anzeichen für eine Magen-Darm-Entzündung sind Übelkeit, Erbrechen, Durchfall, Bauchschmerzen und leichtes Fieber. Meist klingen die Krankheitserscheinungen auch ohne Behandlung innerhalb von wenigen Tagen ab. Vor allem bei kleinen Kindern und älteren Menschen besteht jedoch die Gefahr, dass sie durch Erbrechen und Durchfall zu viel Flüssigkeit und Mineralstoffe verlieren. Wichtig ist deshalb, viel zu trinken, z.B. milde Kräutertees oder Elektrolytlösungen aus der Apotheke. Gegen die Bauchschmerzen hilft feuchte Wärme. Kohletabletten gegen den Durchfall sind nicht zu empfehlen, da sie stopfen und damit das Ausscheiden der Giftstoffe verhindern.

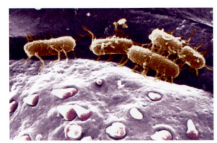

Schätzungen zufolge ist über ein Drittel aller Bundesbürger mit Helicobacter-pylori-Bakterien infiziert.

Magengeschwür

Das Magengeschwür (**Ulcus ventriculi**) ist eine sehr häufige Erkrankung, die meist zwischen dem 50. und 60. Lebensjahr auftritt. Durch einen Defekt in der Magenschleimhaut kommt es durch die Magensäure zu einer Schädigung der Magenwand. Meist wird die Erkrankung durch das Bakterium Helicobacter pylori verursacht. Rauchen, Stress und die Einnahme starker entzündungshemmender Medikamente und Kortison fördern die Entstehung von Magengeschwüren.
Typisch für das Magengeschwür ist der sofort nach einer Mahlzeit auftretende Schmerz. Ansonsten bestehen meist keine oder nur leichte Oberbauchbeschwerden. Es kann zu einer Gewichtsabnahme kommen. Zur Diagnose wird eine Magenspiegelung durchgeführt. Die Untersuchung ist erforderlich, um sicherzugehen, dass kein **Magenkrebs** (S. 390) vorliegt, der ähnliche Beschwerden verursachen kann. Der Nachweis der Bakterien erfolgt mit einem einfachen Testverfahren.
Zur Behandlung werden Medikamente gegeben, die die Magensäure binden oder die Herstellung von Magensäure verringern. Gegen Helicobacter pylori werden zusätzliche Medikamente, in der Regel Antibiotika, eingesetzt. Die Behandlung wird über einen Zeitraum von 3 Wochen durchgeführt. Nach 4 bis 8 Wochen ist eine erneute Magenspiegelung erforderlich, um den Behandlungserfolg zu überprüfen. Eine spezielle Diät muss nicht eingehalten werden. Häufig werden der Verzicht auf Rauchen und Kaffee sowie kleine leichte Mahlzeiten als angenehm empfunden. Eine Operation ist heute nur beim Auftreten von Komplikationen wie Blutungen oder einem Magendurchbruch notwendig.

Magenspiegelung
Bei der Magenspiegelung (Gastroskopie) wird das Mageninnere mit einem Endoskop untersucht. Dazu schluckt der Patient einen dünnen, beweglichen Schlauch. Durch die im Schlauch befindlichen Geräte können die Magenwand beurteilt und Gewebeproben entnommen werden. Besonders wichtig ist die Magenspiegelung zur Früherkennung von Magenkrebs.
Durch die Entwicklung immer kleinerer medizinischer Instrumente ist diese Untersuchung heute längst nicht mehr so unangenehm, wie viele Menschen befürchten. Außerdem stehen Medikamente zur Verfügung, die dem Patienten die Untersuchung erleichtern und sowohl eventuell auftretende Schmerzen als auch den Würgereiz unterdrücken.

Magenkrebs

Die Krebserkrankung, die von den Zellen der Magenschleimhaut ausgeht, wird auch als **Magenkarzinom** bezeichnet; sie tritt in der Regel zwischen dem 50. und 60. Lebensjahr auf, Männer sind häufiger betroffen als Frauen.
Bestehende Magenerkrankungen (z.B. **Magengeschwüre**, S. 390), die durch bestimmte Bakterien verursacht werden,

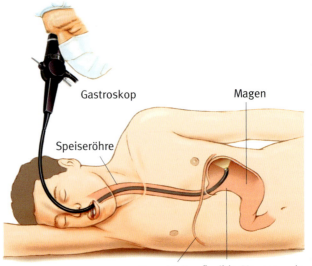

Die Magenspiegelung dient der Untersuchung von Speiseröhre, Magen und Zwölffingerdarm. Das dazu verwendete Endoskop ist mit einer Optik sowie einer Lichtquelle ausgestattet. Mittels einer kleinen Zange lassen sich über den flexiblen Schlauch außerdem kleine Gewebeproben entnehmen.

können eventuell dem Magenkrebs vorausgehen. Oft sind keinerlei Beschwerden vorhanden. Gelegentlich besteht ein empfindlicher Magen, eventuell eine Abneigung gegen Fleisch. Ein allgemeiner Leistungsabfall kann vorkommen. Schmerzen und Gewichtsverlust treten erst später auf. Verlegt die Krebsgeschwulst den Magenausgang, äußert sich dies in einem Völlegefühl; Speisen werden einige Stunden nach der Nahrungsaufnahme unverdaut erbrochen.

Der Magenkrebs kann im Rahmen einer Magenspiegelung festgestellt werden. Da die Beschwerden sehr untypisch sind, sollte bei allen länger als 3 Wochen bestehenden Magenbeschwerden eine Magenspiegelung durchgeführt werden. Wird der Magenkrebs frühzeitig behandelt, sind die Heilungsaussichten sehr gut. Meist wird der gesamte Magen operativ entfernt und ein Ersatzmagen gebildet. Selten ist auch eine Magenteilentfernung möglich. Bestehen bereits Tochtergeschwülste (Metastasen) z.B. in den Lymphknoten, den Knochen oder im Gehirn, ist eine Heilung fraglich.

Magenschleimhautentzündung

Die Entzündung der Magenschleimhaut wird auch als **Gastritis** bezeichnet. Sie kann akut oder chronisch auftreten.

Die **akute Magenschleimhautentzündung** wird durch Bakterien verursacht (Magen-Darm-Infektion), aber auch durch übermäßigen Alkohol- und Nikotingenuss, eine durch einen Schock verursachte Mangeldurchblutung der Magenwand oder die Einnahme entzündungshemmender Medikamente. Oft lässt sich keine Ursache feststellen. Meist besteht nur ein leichtes Druckgefühl im Oberbauch, eventuell kommt es zu Übelkeit und Erbrechen, ganz selten sogar zu Bluterbrechen.

Die Diagnose wird anhand der Krankheitsgeschichte gestellt. Eine Magenspiegelung ist zunächst nicht erforderlich, kann aber helfen, andere schwerwiegendere Erkrankungen wie einen Magenkrebs auszuschließen. In leichten Fällen

hilft ein 2 bis 3 Tage andauerndes Fasten. Gut geeignet sind Kräutertees wie z.B. Kamillentee. Auf Pfefferminztee sollte ebenso wie auf Alkohol, Kaffee, Nikotin und alle nicht nötigen Medikamente verzichtet werden, um eine zusätzliche Reizung des Magens zu vermeiden. Gegebenenfalls können Säure bindende Medikamente (Antazida) eingenommen werden. Die Beschwerden bessern sich in der Regel innerhalb weniger Tage.

Oft besteht eine Entzündung der Magenschleimhaut über viele Jahre, ohne dass sich Beschwerden bemerkbar machen. Allenfalls ein leichtes Druckgefühl im Oberbauch tritt dann und wann auf. Diese **chronische Magenschleimhautentzündung** wird nach ihren unterschiedlichen Ursachen in drei Formen unterteilt:

▸ **Typ A** wird durch körpereigene Abwehrstoffe gegen die Magenschleimhaut ausgelöst. Dadurch wird die Magenschleimhaut entzündlich verändert, es wird keine Magensäure mehr produziert (atrophische Gastritis).

▸ **Typ B** wird durch das Bakterium Helicobacter pylori verursacht, und

▸ **Typ C** entsteht, wenn Galle in den Magen fließen kann und so die Magenschleimhaut angreift.

Da die chronische Magenschleimhautentzündung kaum Beschwerden verursacht, wird sie meist zufällig bei einer Magenspiegelung entdeckt. Typ A kann eine Anämie (S. 303) verursachen. Bei Typ A und Typ C müssen regelmäßige Kontrolluntersuchungen erfolgen. Die chronische Gastritis Typ B wird wie ein Magengeschwür (S. 390) behandelt.

Magersucht

Die Magersucht (**Anorexie**) zählt wie die Bulimie (Ess-Brech-Sucht, S. 333) zu den krankhaften Essstörungen. Vor allem Mädchen in der Pubertät und junge Frauen sind betroffen. Sie schränken ihre Nahrungsaufnahme immer mehr ein, unterdrücken ihr Hungergefühl, mit der Zeit entwickelt sich ein psychisch bedingter Appetitverlust. Oft beginnt die Magersucht mit einer normalen, freiwilligen

Diät. Das Abnehmen wird schnell zu einem inneren Zwang, also zu einem Verhalten mit Suchtcharakter, der nicht ohne weiteres überwunden werden kann. Hungergefühl wird anfänglich unterdrückt und schließlich nicht mehr wahrgenommen; selbst der Magen kann sich der verringerten Nahrungsaufnahme anpassen und schrumpfen; schon Gedanken ans Essen können Übelkeit auslösen. Als Folge des Untergewichtes kommt es zum Ausbleiben der Monatsblutung.

Während der ersten Zeit der Gewichtsabnahme fühlen sich die meisten Magersüchtigen sehr wohl, erleben sich als besonders stark, leistungsfähig und wach. Mit der Zeit aber verlieren sie den realistischen Bezug zu ihrem Körpergewicht und ihren Proportionen. Selbst wenn sie bis auf die Knochen abgemagert sind, ändern sie ihr Verhalten nicht.

Magersucht ist fast ausschließlich in der westlichen Welt anzutreffen, und dort wiederum in Ländern mit großem Nahrungsangebot. Sie beginnt meist in der Pubertät, selten schon davor. Bei vielen Patienten ist die Anorexie mit einer Ess-Brech-Sucht gekoppelt, d.h., sie haben verstärkt Essanfälle und führen anschließend gezielt Erbrechen herbei.

Es gibt verschiedene Erklärungsmodelle für die Entstehung einer Anorexie; in der Regel kommen biologische, gesellschaftliche und psychologische Aspekte, die sich gegenseitig beeinflussen, zusammen.

Zu den gesellschaftlichen Einflüssen zählt der Zwang, einem bestimmten, schlanken Schönheitsideal entsprechen zu müssen; dick zu sein wird darüber hinaus häufig bei Frauen noch wesentlich negativer bewertet als bei Männern.

Während der Pubertät ändern sich Rolle und Selbstverständnis der Heranwachsenden erheblich; die körperlichen und seelischen Veränderungen führen zu Verunsicherungen, von den alterstypischen neuen Anforderungen fühlen sich die Betroffenen häufig überfordert; die Kontrolle von Gewicht und Essverhalten vermittelt eine gewisse Sicherheit, Selbstwertgefühl und Überlegenheit. Außerdem muss sich in diesem Lebensabschnitt eine neue, eigene Identität unab-

Makuladegeneration

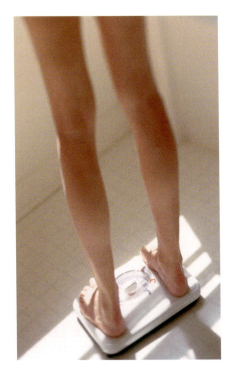

Magersüchtige stehen unter dem ständigen Zwang, ihr Gewicht zu kontrollieren, häufig sogar mehrmals täglich!

hängig von Eltern und Familie entwickeln. In dieser Phase kann es zu typischen Krisen kommen, in denen sich die Heranwachsenden gegen Bevormundungen zur Wehr setzen und sich selbst behaupten wollen. Besonders bei so genannten behüteten Kindern wird ein solcher Zusammenhang beobachtet, da hier häufig vonseiten der Eltern auf die Veränderungen und Entwicklungen der Mädchen nicht angemessen eingegangen und die selbstständige Entwicklung nicht hinreichend gefördert wird.

Biologische Ursachen, auch die Möglichkeit einer ererbten Veranlagung, werden ebenfalls vermutet.

Im schlimmsten Fall sterben Magersüchtige an Unterernährung. Damit es dazu nicht kommt, beginnt die Therapie meist mit künstlicher Ernährung. Daran schließt sich eine psychotherapeutische Behandlung an, die meist ebenfalls in einer Klinik erfolgt und in deren Verlauf die Betroffenen auch lernen, ihre tatsächlichen Körperformen realistisch einzuschätzen. Die Behandlung dauert meist einige Monate.

Makuladegeneration

Die Erkrankung des Netzhautzentrums, des so genannten gelben Flecks (Makula), am hinteren Augenpol führt zu einer erheblichen Störung der zentralen Sehschärfe. Dabei geht die Fähigkeit zum Lesen und Erkennen von Einzelheiten allmählich verloren. Die Makuladegeneration führt nicht zur Erblindung; die Orientierungsfähigkeit bleibt erhalten. Die im Alter auftretende Makuladegeneration (AMD) ist in den Industrienationen der häufigste Grund für den Verlust der Sehschärfe und tritt meist jenseits des 60. Lebensjahres auf. Die Anzeichen machen sich zuerst beim Lesen bemerkbar, in der Mitte des Schriftbildes zeigt sich ein verschwommener Fleck oder ein grauer Schatten. Dieser wird mit der Zeit größer. Weitere typische Zeichen sind Verzerrungen beim Sehen und eine Veränderung sowohl der Sehschärfe als auch der Farbwahrnehmung.

Die Ursache für diese Erkrankung ist noch nicht geklärt. Man nimmt an, dass das Netzhautzentrum durch Anhäufung von Stoffwechselprodukten geschädigt wird. Eine erbliche Veranlagung scheint ebenso eine Rolle für diese Vorgänge zu spielen wie Arterienverkalkung (**Arteriosklerose**, S. 305), Rauchen und intensive Sonneneinwirkung (UV-Strahlen).

Die Diagnose kann der Augenarzt durch Betrachtung des Augenhintergrundes stellen. Die Behandlungsmöglichkeiten sind sehr begrenzt. Zu Beginn der Erkrankung helfen vergrößernde Sehhilfen (Brille, Lupen u.Ä.). In einigen Fällen ist eine Lasertherapie möglich. Die Erkrankung schreitet mit zunehmendem Alter fort, das Tempo kann unterschiedlich sein. Eine völlige Erblindung ist jedoch nicht zu erwarten, eine Orientierung im Raum ist in der Regel auch in fortgeschrittenen Stadien noch möglich.

Malaria

Die lebensgefährliche Malaria (Wechselfieber, Sumpffieber) kommt vor allem in den tropischen Ländern Zentralafrikas, Südamerikas, Südostasiens und des Pazifikraums vor. Etwa 300 Millionen Menschen erkranken jährlich daran, in Europa etwa 12 000. In Deutschland sind es rund 1 500, die sich meist auf Reisen in die Verbreitungsgebiete infiziert haben. Jahr für Jahr sterben bis zu 3 Millionen Menschen, insbesondere Kinder, an dieser Erkrankung. Erreger ist ein Einzeller der Gattung Plasmodium, der durch den Stich der Anophelesmücke auf den Menschen übertragen wird. Die Bezeichnung Malaria bedeutet wörtlich übersetzt „schlechte Luft" und beschreibt die bereits frühe Beobachtung, dass die Infektion in sumpfigen und feuchten Gebieten bevorzugt auftritt, denn in feuchtwarmer Umgebung vermehrt sich die Anophelesmücke besonders gut.

Die Plasmodien reifen in den Stechmücken heran und werden durch den Mückenstich in den Blutkreislauf des Menschen übertragen. Sie befallen sofort die roten Blutkörperchen (Erythrozyten) und vermehren sich in ihnen. Wenn die Erreger ausgereift sind, platzen die Blutzellen und setzen die Plasmodien in die Blutbahn frei. Dieser Vorgang führt zu den charakteristischen Fieberschüben der Erkrankung. Die freigesetzten Erreger befallen nun wieder gesunde rote Blutkörperchen, und der Kreislauf beginnt von neuem. So treten immer wieder in bestimmten Zeitabständen Fieberschübe auf.

Es gibt verschiedene Malariaerreger. Gefürchtet, weil oft von schweren Komplikationen begleitet, ist die **Malaria tropica**, die durch den Erreger Plasmodium falciparum verursacht wird. Die Fieberschübe treten in unregelmäßigen Abständen auf. Die Beschwerden sind sehr stark und können lebensgefährlich sein. Zunächst kommt es oft zu Übelkeit, Durchfall und Erbrechen, die schwere Belastung des Kreislaufs kann Kollaps, Wasseransammlung in der Lunge (**Lungenödem**, S. 388), Schock und Nierenversagen hervorrufen. Wenn die Erkrankung nicht rechtzeitig erkannt und intensivmedizinisch behandelt wird, kann sie zum Koma oder sogar zum Tod durch Organversagen führen.

Beim geringsten Krankheitsverdacht,

noch während einer Reise oder des Aufenthalts in einem betroffenen Gebiet, sollte ein Arzt aufgesucht werden. Für den Laien ist der Beginn der Erkrankung leicht mit einer Grippe zu verwechseln. Ärzte in den gefährdeten Gebieten haben in der Regel viel Erfahrung mit Malaria, und einfache Blutausstriche ermöglichen einen raschen und direkten Erregernachweis. Zeigen sich die Symptome nach der Rückkehr, sollte sofort der Hausarzt aufgesucht und über den Auslandsaufenthalt informiert werden: Für den Erfolg der Behandlung ist entscheidend, dass sie möglichst frühzeitig begonnen wird. Die Erkrankung kann mit einer Verzögerung von bis zu einem Jahr auftreten. Wenn es also innerhalb eines Jahres nach einer Reise in ein gefährdetes Gebiet zu einer fiebrigen Erkrankung kommt, sollte man unbedingt den Arzt aufsuchen.

Beim Arzt wird eine Blutprobe entnommen. Die Erreger sind unter dem Mikroskop in den roten Blutkörperchen sichtbar. Außerdem lassen sich bei erfolgter Infektion Antikörper im Blut gegen die Plasmodien nachweisen. Die Malariabehandlung sollte unbedingt in einem Krankenhaus mit Intensivstation durchgeführt werden. Es steht eine Vielzahl an Medikamenten zur Verfügung, die auch als Infusion verabreicht werden können. Die Therapie wird dadurch erschwert, dass die Erreger gegen zuvor noch wirksame Medikamente mit der Zeit unempfindlich werden (Resistenzbildung). Bei schwerer Malaria tropica greift man deshalb auch heute noch auf Chinin zurück, einen Wirkstoffextrakt aus der Rinde des Fieberrinden- bzw. Chinarindenbaumes, der seit dem 17. Jahrhundert eingesetzt wird. Neben fiebersenkenden Maßnahmen ist der Ausgleich von Flüssigkeits- und Mineralstoffverlusten entscheidend. In schweren Fällen muss eine Bluttransfusion durchgeführt werden. Trotz intensiver Bemühungen ist es bisher noch nicht gelungen, eine zuverlässig wirksame Impfung zu entwickeln. Erfolgversprechend ist ein neuer Ansatz, bei dem der Körper gegen bestimmte Giftstoffe, die die schweren Symptome hervorrufen, immunisiert wird. Doch befindet sich diese Behandlung noch in der Erprobungsphase.

Malaria-Vorbeugung

Gerade weil es keine Impfung gibt, sind vorbeugende Maßnahmen besonders wichtig. So sollte man sich vor einer Reise in tropische Gebiete bei einem Tropeninstitut rechtzeitig, d.h. mindestens 2 Wochen vorher informieren, ob Malaria am geplanten Reiseziel verbreitet ist. Dies gilt insbesondere für Dschungel- und Sumpfgebiete.

▸ Erkundigen Sie sich, welche Medikamente im individuellen Fall vorbeugend einzunehmen sind. Manche Präparate sind zwar für einen kurzen Zeitraum geeignet, dürfen aber wegen möglicher Nebenwirkungen nicht länger als einige Wochen eingenommen werden.
▸ Schwangere Frauen sollten Reisegebiete, in denen Malaria verbreitet ist, wenn irgend möglich meiden, da sie die Medikamente zur Vorbeugung der Erkrankung nicht einnehmen können.
▸ Das Risiko einer Ansteckung hängt sehr von der individuellen Reisegestaltung ab. In höheren, trockenen Lagen und während der Trockenzeit sind die Anophelesmücken weniger verbreitet.
▸ Es gibt einen Malaria-Schnelltest, den man im Reisegepäck mitnehmen kann. Man sollte sich aber zuvor vom Arzt oder Apotheker in die Handhabung einweisen lassen. Der Test (MalaQuick®) kann jedoch nicht alle Malaria-Arten erkennen und ist nicht absolut sicher. Deshalb sollte man bei wiederkehrendem Fieber, auch wenn das Ergebnis des Schnelltests negativ ist, unbedingt einen Arzt aufsuchen.
▸ Ebenfalls ins Reisegepäck gehören wirksame Medikamente, die im Notfall eine Selbstbehandlung ermöglichen, da sie in den Urlaubsgebieten oft nicht verfügbar sind.
▸ Am wichtigsten ist der wirksame Schutz vor Mückenstichen. Damit lässt sich das Ansteckungsrisiko etwa um das 10fache senken. Helle Kleidung, die den ganzen Körper bedeckt, ist günstiger als dunkle Farben. Unbedeckte Körperpartien sollten mit einem wirksamen Mückenschutzmittel eingecremt oder besprüht werden. Noch besser ist es, sich in den Abendstunden möglichst wenig im Freien aufzuhalten. Vor Fenstern und Türen sollten Mückengitter angebracht sein. Das Moskitonetz, unter dem man schläft, sollte sehr engmaschig sein.

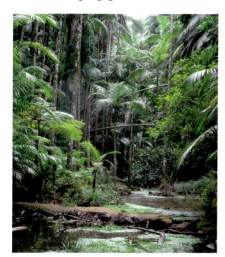

Welche Malariaprophylaxe die richtige ist, hängt vom Reiseziel, der Reiseart und -dauer sowie von der Jahreszeit ab.

Mandelentzündung

Spricht man von einer Mandelentzündung, **Tonsillitis** oder **Angina tonsillaris,** ist die Entzündung der Gaumenmandeln gemeint. Auslöser sind in der Regel Bakterien, häufig Streptokokken. Betroffen sind besonders Kinder im Schulalter. Eine allgemeine Abwehrschwäche des Körpers begünstigt den Ausbruch der Mandelentzündung. Die Übertragung der Erreger erfolgt über Tröpfcheninfektion und tritt bevorzugt in den Wintermonaten und im Frühjahr auf.

Manie

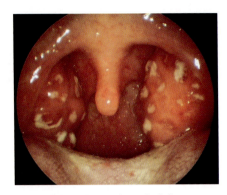

Beim Blick in den Rachen sind die geschwollenen und mit weißlichen Belägen bedeckten Mandeln meist sehr deutlich zu erkennen.

Symptome einer Mandelentzündung sind Halsschmerzen, Schluckbeschwerden und Fieber. Die Mandeln sind geschwollen, hochrot und haben weiße bis gelbliche, streifenförmige oder punktförmige Beläge. Oft sind auch die Lymphknoten im Kieferwinkel und Halsbereich geschwollen. Außerdem kann unangenehmer Mundgeruch auftreten. Eine Entzündung der Gaumenmandeln kann auch ein Begleitsymptom anderer Erkrankungen wie Scharlach (S. 437) oder Pfeiffer-Drüsenfieber (S. 420) sein. Andere Erkrankungen, bei denen Halsbeschwerden auftreten, sind z.B. die Herpangina, die durch Coxsackie-Viren hervorgerufen wird, und die Soorangina (Candida-Infektion, S. 319), die durch eine Pilzinfektion entsteht. Wenn eine Mandelentzündung nicht ganz ausheilt, kann sie chronisch werden. Die Mandeln bleiben dauerhaft vergrößert und entzünden sich immer wieder.

Die Behandlung richtet sich nach der Schwere der Erkrankung. Bei einer leichten Mandelentzündung sind in der Regel Bettruhe, Halswickel und flüssige Kost ausreichend. Bei Fieber sind als fiebersenkende Maßnahme Wadenwickel zu empfehlen. Halswickel und schmerzstillende Lutschtabletten lindern die Halsschmerzen. Gurgeln mit entzündungshemmenden Lösungen wie Kamille und Salbei unterstützt den Heilungsprozess. Eine leichte Mandelentzündung dauert etwa 1 Woche. Bei starken, akuten Krankheitszeichen mit hohem Fieber und heftigen Halsschmerzen liegt meist eine schwere Streptokokkeninfektion vor. In diesem Fall ist eine Behandlung mit Antibiotika erforderlich. Zur Bestätigung der Diagnose wird ein Abstrich von den eitrigen Mandeln genommen, um die Erreger genau zu bestimmen.

Manie

Die Manie ist eine psychische Krankheit, die manchmal alleine, meist aber im Wechsel mit Depressionen (S. 323) auftritt. Diesen Wechsel von manischen und depressiven Phasen, die jeweils über mehrere Wochen bis Monate gehen können, bezeichnet man als **bipolare affektive Störung** oder **manisch-depressive Krankheit**. Die Betroffenen empfinden den manischen Zustand nicht als belastend, ganz im Gegenteil: Sie sind in Hochstimmung, fühlen sich zufrieden, leistungsfähig und neigen zur Selbstüberschätzung. Sie brauchen kaum Schlaf, sind oft auch sexuell enthemmt, gehen gleichzeitig mehrere Beziehungen ein oder wechseln häufig die Partner. In einer manischen Phase werden oft auch die eigenen finanziellen Möglichkeiten überschätzt, es werden unüberlegte Geschäfte getätigt und Schulden gemacht, die zum wirtschaftlichen Ruin führen können. Dem Betroffenen fehlt jede Einsicht, die Einweisung in eine Klinik kann deshalb oft ohne die Zustimmung des Kranken erfolgen, um weiteren Schaden abzuwenden.

Die voll ausgebildete Manie zählt zu den Psychosen (S. 428). Oft entsteht aus der Überzeugung, besonders gut und intelligent zu sein, eine Art Größenwahn, und diese Überzeugung und Selbstüberschätzung ist unverrückbar. Interessant ist, dass die manischen Patienten sich meist gar nicht wirklich fröhlich fühlen, sondern trotz der Hochstimmung gereizt sind und leicht aus der Haut fahren. Das macht sie für ihr soziales Umfeld schwer erträglich, sodass viele Patienten schon zu einer Behandlung gedrängt werden, bevor sich das volle Krankheitsbild ausgebildet hat. Menschen, die schon früher eine manische Episode durchlitten haben, erkennen an sich selbst vor dem Ausbruch bestimmte Vorboten wie Ruhelosigkeit, vermindertes Schlafbedürfnis, gesteigerte Kreativität und dauerhaft gehobene Stimmung.

Die Therapie richtet sich nach den Symptomen. Zuerst muss, wie bei allen psychiatrischen Krankheiten, ausgeschlossen werden, dass eine körperliche Krankheit vorliegt. Ein Computertomogramm des Kopfes wird durchgeführt, da auch Gehirntumoren Symptome einer Manie hervorrufen können. Im Rahmen der psychiatrischen Behandlung steht zunächst die medikamentöse Therapie im Vordergrund. Sie erfolgt entweder mit dem Stimmungsstabilisator Lithium oder mit Neuroleptika oder Antiepileptika, die stabilisierend wirken, oder mit Beruhigungsmitteln.

So bald wie möglich wird eine soziale Schadensbegrenzung eingeleitet (z.B. Schuldnerberatung, Auflösung während der Erkrankung unterschriebener Verträge). Nach Abklingen der manischen Episode muss verhindert werden, dass die Betroffenen in eine Depression fallen. Sie schämen sich oft für ihr Verhalten während der Manie, neigen zu Selbstbezichtigung, Schuldgefühlen. Vor einem erneuten Ausbruch schützen am besten die Kenntnis der Vorboten und eine individuell angepasste Psychotherapie.

Masern

Masern sind keine harmlose Kinderkrankheit, sondern eine sehr ansteckende, weltweit verbreitete und teilweise mit schweren Folgeschäden einhergehende Viruserkrankung. Im Jahr 1995 erkrankten weltweit insgesamt über 40 Millionen Kinder an Masern, 1 Million starb daran. Diese Todesfälle hätten durch die vorhandene zuverlässige und preiswerte Masernimpfung vermieden werden können. Außerdem kann es zu Spätfolgen durch geistige Behinderung oder Hörverlust bei den schweren Verlaufsformen kommen. In Deutschland werden heute aufgrund der allgemeinen Impfmüdigkeit zu wenig Kleinkinder gegen Masern geimpft.

Das Masernvirus wird durch Tröpfcheninfektion (Husten, Niesen) übertragen.

Mastopathie

Masernimpfung

Die Kinder geimpfter Mütter haben während der ersten Lebensmonate einen natürlichen Schutz, da die von der Mutter übertragenen Antikörper noch wirken.

Die Schutzimpfung (Aktivimpfung) gegen Masern wird allgemein empfohlen, und die Kosten werden von der Krankenkasse getragen. Um den vollen Schutz zu erhalten, sind zwei Impfungen im Abstand von einem Monat notwendig. Meist werden Kombinationsimpfstoffe, die auch gegen Mumps und Röteln wirken (MMR-Impfstoff), im 2. Lebensjahr gespritzt. Der Impfschutz hält ein Leben lang zuverlässig an. Ein leichter Hautausschlag und vorübergehendes Fieber sind eine normale Reaktion des Körpers auf das abgeschwächte Impfvirus. Schwerwiegende Nebenwirkungen sind äußerst selten.

Wenn der Verdacht auf eine frische Erkrankung besteht, können bis 4 Tage nach der Infektion auch Antikörper gegen das Virus verabreicht werden (Passivimpfung). Dieser Schutz hält allerdings nur wenige Wochen an.

Etwa 10 Tage nach der Ansteckung treten Fieber, Husten und Schnupfen sowie eine Bindehautentzündung (S. 312) am Auge mit erhöhter Lichtempfindlichkeit auf. Die Beschwerden halten etwa 4 Tage lang an und können leicht mit einem grippalen Infekt verwechselt werden. An der Mundschleimhaut entstehen im Bereich der Backenzähne kalkspritzerartige weiße Flecken. Dann bildet sich, beginnend hinter den Ohren, ein Hautausschlag mit zunächst kleinen roten Flecken, die sich innerhalb von 2 Tagen über den gesamten Körper flächig ausbreiten. Der Ausschlag geht nach einigen Tagen zurück, es bleibt aber eine feine weißliche Schuppung. Die Lymphknoten im Bereich des Halses schmerzen und schwellen an, und es treten Halsschmerzen auf.

Der Arzt kann aufgrund des typischen Hautausschlages die Diagnose zuverlässig stellen. Jede Maserninfektion muss an das Gesundheitsamt gemeldet werden. Wegen der hohen Ansteckungsgefahr darf das Kind, solange der Ausschlag besteht, nicht in die Schule oder den Kindergarten gehen. Eine gezielte Behandlung gegen das auslösende Virus gibt es bisher nicht. Die Maßnahmen beschränken sich daher auf Fiebersenkung durch Medikamente und Wadenwickel. Das kranke Kind sollte (wegen der Lichtempfindlichkeit) in einem abgedunkelten Raum liegen und viel Flüssigkeit zu sich nehmen. Bei starkem Husten werden hustenstillende Medikamente verabreicht.

Weil das Immunsystem durch das Masernvirus geschwächt ist, ist das Kind während der Krankheits- und Erholungsphase leichter anfällig für zusätzliche bakterielle Infektionen; deshalb kann es als Komplikation zu einer Mittelohrentzündung (S. 401), einer Lungenentzündung (S. 387) oder einer Gehirnhautentzündung (S. 343) kommen. Deshalb ist strenge Bettruhe wichtig.

Mastoiditis

Die Entzündung des hinter dem Ohr hervorstehenden Knochens, der zum Schläfenbein des Schädels gehört, wird in der Regel von Bakterien verursacht. Der **Entzündung des Warzenfortsatzes** geht meist eine Erkältungskrankheit (S. 332) mit Schnupfen sowie eine Mittelohrentzündung (S. 401) voraus. Wird eine Mittelohrentzündung nicht behandelt oder nicht richtig ausgeheilt, breiten sich die Bakterien auf den Warzenfortsatz aus und verursachen dort eine Entzündung.

Häufig treten erste Anzeichen 2 bis 3 Wochen nach einer Mittelohrentzündung auf. Hierzu gehören Fieber, Schwellungen und Druckempfindlichkeit hinter dem Ohr über dem Warzenfortsatz. Bei starker Schwellung kann die Ohrmuschel auffallend abstehen. Im weiteren Verlauf können starke pochende Schmerzen und Schwerhörigkeit auftreten. Aus dem Ohr wird eine Flüssigkeit abgesondert. Auch ein schweres Krankheitsgefühl und Appetitlosigkeit sind typisch. Bei diesen Symptomen ist der Hals-Nasen-Ohren-Arzt aufzusuchen, da die Gefahr des Hörverlustes und einer eitrigen Gehirnhautentzündung (S. 343) besteht. Neben der Untersuchung des Ohres mit dem Ohrenspiegel können auch eine Blutuntersuchung und ein Röntgenbild erforderlich sein.

Die Behandlung einer Mastoiditis erfolgt mit Antibiotika. Tritt daraufhin keine Besserung ein, kann eine operative Eröffnung des Warzenfortsatzes erforderlich sein, bei der der Infektionsherd entfernt werden muss.

Mastopathie

Durch den Einfluss der Hormone verändert sich das Brustdrüsengewebe der Frau im Verlauf des monatlichen Zyklus. So sind die Brüste unmittelbar nach der Periode eher weich und etwas kleiner, während sie zum Ende des Zyklus hin an-

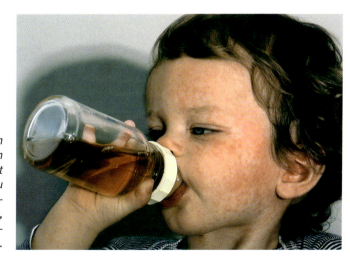

Bevor die roten Masernflecken auftreten, kommt es häufig auch zu Abgeschlagenheit, Müdigkeit, Kopf- und Bauchschmerzen.

Melanom

Typen der Mastopathie
- Die einfache Mastopathie Grad I ist zwar störend und unangenehm, aber harmlos. Sie ist gekennzeichnet durch Schmerzen und Spannungsgefühl zum Zyklusende hin.
- Die zystische Mastopathie Grad II löst nicht nur ein zyklusabhängiges Spannungsgefühl in den Brüsten aus, es finden sich bei der gynäkologischen Untersuchung auch kleine Zysten (S. 471), in der Größe zwischen wenigen Millimetern und ein bis zwei Zentimetern.
- Bei der ausgeprägteren Form, der zystischen Mastopathie Grad III, besteht wegen zahlreicher kleiner bis größerer Zysten ein gewisses Krebsrisiko.

schwellen. Parallel zum steigenden und sinkenden Östrogenspiegel lagert sich mehr oder weniger Wasser ins Gewebe ein – und an den Brüsten ist dies besonders deutlich spürbar.

Von einer Mastopathie spricht man, wenn sich das Bindegewebe der Brust vermehrt und sich die Milchgänge zu Zysten erweitern. Diese gutartige Gewebeveränderung betrifft 50 % aller Frauen zwischen 35 und 55 Jahren. Auslöser ist ein Ungleichgewicht zwischen den Hormonen Östrogen und Progesteron. Beim Tasten kann man in beiden Brüsten feine Knötchen fühlen, die mit dem Zyklus etwas härter und nach der Periode wieder weicher werden. Die Brust ist gespannt und schmerzt, vor allem bei Druck oder unvorsichtigen Berührungen.

Jeder Knoten in der Brust, und sei er noch so klein, sollte ärztlich abgeklärt werden – nur so kann man sicher sein, worum es sich handelt. Zysten können per Ultraschalluntersuchung über mehrere Monate beobachtet werden. Verschwinden sie nicht von selbst, wachsen sie aber auch nicht weiter, kann man noch abwarten. Wenn sie größer werden, sollte man jedoch spätestens dann die Zysten punktieren und die Flüssigkeit untersuchen. Unter Umständen sollten sie entfernt werden, um eine mögliche Ursache von Brustkrebs zu beseitigen.

Sinnvoll ist in jedem Fall die Behandlung mit pflanzlichen Heilmitteln. Präparate mit Mönchspfeffer harmonisieren und stabilisieren den Hormonhaushalt – vor allem auch vor und während der Wechseljahre. Moor- und Fangopackungen wärmen und beruhigen die mastopathisch schmerzenden Brüste. Sie geben auch bestimmte Moorinhaltsstoffe ab, die den Hormonhaushalt ausgleichen können. Bringen Naturheilmittel keine Besserung, kann das Hormon Progesteron verordnet werden.

Melanom

Der bösartige Hautkrebs mit brauner bis schwarzer Färbung geht von den Farbstoffzellen (Pigmentzellen) der Haut aus. Dieser Hauttumor entwickelt frühzeitig Tochtergeschwülste (Metastasen). Besonders gefährdet sind hellhäutige Menschen. Der Tumor entwickelt sich in erster Linie auf Hautbereichen, die der Sonne stark ausgesetzt sind. Oft entsteht ein Melanom aus einem Leberfleck oder

Hautkrebs vorbeugen und rechtzeitig erkennen
Extreme Sonnenstrahlung oder sogar Sonnenbrände wie auch übermäßige Solariumsbesuche fördern die Entstehung von Hautkrebs. Die beste Vorbeugung besteht in der Vermeidung extremer Sonneneinwirkung und durch Anwendung geeigneter Sonnenschutzmaßnahmen wie Sonnenschutzmittel mit hohem Lichtschutzfaktor, Tragen bedeckender Kleidung, Meiden der intensiven Mittagssonne.
Muttermale und Leberflecken sollten regelmäßig kontrolliert werden. Jede Veränderung in Größe oder Farbe oder auch plötzliches Bluten ist ein Anlass, den Hautarzt aufzusuchen. Auch andere plötzlich auftretende dunkle Hautstellen sollten vom Hautarzt überprüft werden.

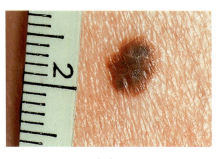

Auch kleine Hautmale können bösartig sein; deshalb müssen Flecken ab einer Größe von 2 mm kontrolliert werden!

Muttermal. Die Form und Größe eines Melanoms kann sehr verschieden sein. Der Tumor wächst entweder in die Breite oder in die Höhe, kann aber ebenso in die Tiefe wachsen. Das Melanom kann einreißen und bluten.

Zur Behandlung wird der Tumor operativ entfernt. Dabei wird meist die gesunde Haut unmittelbar um den Tumor herum zur Sicherheit mit entfernt. Ergänzend kann je nach der Schwere der Erkrankung (d.h. dem Tumorstadium) noch eine Strahlen- und Chemotherapie eingesetzt werden. Bei frühzeitiger Entdeckung sind die Heilungsaussichten sehr gut.

Menière-Krankheit

Bereits im 19. Jahrhundert beschrieb der französische Arzt Prosper Menière diese Erkrankung des Innenohrs, bei der es zu Drehschwindelattacken für Minuten oder Stunden kommt, die mit Übelkeit und Erbrechen sowie einseitigem Ohrensausen (Tinnitus, S. 453) und vorübergehender Schwerhörigkeit einhergehen. Oft tritt zusätzlich ein Druckgefühl am erkrankten Ohr auf. Sehr belastend für die Betroffenen ist, dass sich nicht vorhersehen lässt, wann die Anfälle auftreten und wie lange sie anhalten. Durchblutungsstörungen, Nikotin- und Alkoholgenuss sowie psychischer Stress können die Anfälle auslösen.

Als Ursache wird eine Störung des Gleichgewichts verschiedener Gewebsflüssigkeiten im Innenohr angenommen. Diese wiederum hat eine Flüssigkeitsansammlung im Innenohr zur Folge.

Menstruationsbeschwerden

Bei einem Anfall helfen nur Bettruhe und die Einnahme von Medikamenten gegen Übelkeit und Erbrechen. Infusionsbehandlungen können die Durchblutung verbessern. Die Betroffenen sollten auf Rauchen, Kaffee und Alkohol verzichten. Regelmäßige Entspannungsübungen helfen, psychische Belastungen abzubauen. Bei Ängsten oder sozialem Rückzug kann eine psychotherapeutische Behandlung sinnvoll sein. Wenn die Anfälle häufig auftreten, kann man versuchen, durch eine Operation die Flüssigkeitsansammlungen im Innenohr zu vermeiden.

Meniskusschaden

Die halbmondförmigen Menisken bestehen aus Knorpelgewebe. In jedem Kniegelenk gibt es einen inneren und einen äußeren Meniskus, die zwischen den Gelenkflächen von Ober- und Unterschenkel eingebettet sind, als Puffer wirken und Unebenheiten der Gelenkflächen ausgleichen.

Ein Meniskusschaden ist häufig die Folge einer Sportverletzung, wie sie besonders beim Tennis und Fußball sowie bei Laufsportarten und beim Skilaufen auftreten. Die Schäden an den Menisken entstehen oft schon bei kleineren schräg einwirkenden Kräften oder bei schnellen Drehbewegungen. Hinzu kommt der natürliche (degenerative) Verschleiß. Bei einer Verletzung kommt es zu einem teilweisen Ein- oder vollständigen Durchreißen des Meniskus (Meniskusriss). Meist ist der Innenmeniskus betroffen. Anzeichen für eine Meniskusverletzung nach einem Sturz oder einer ungünstigen schnellen Drehbewegung sind heftige Schmerzen, eine Beuge- oder Streckhemmung im Gelenk und ein Anschwellen des Kniegelenks. Die genaue Feststellung, ob ein Meniskusschaden vorliegt, erfolgt am besten mit einer Gelenkspiegelung (Arthroskopie) und eventuell durch eine Magnetresonanztomographie. Die Arthroskopie hat den Vorteil, dass der festgestellte Schaden gleich behandelt werden

kann. Dabei wird entweder ein Riss im Meniskus genäht oder der abgerissene Teil entfernt. Danach ist intensive Krankengymnastik erforderlich.

Menstruationsbeschwerden

Rund 40 Jahre lang erlebt die Frau ihre monatlich wiederkehrende Periodenblutung (außer in der Zeit von Schwangerschaft und Stillzeit); die Blutung und ihr persönlicher Rhythmus ist allen Frauen gut vertraut. Umso irritierender ist es, wenn die Monatsblutung auf einmal hinsichtlich Regelmäßigkeit, Stärke oder Dauer vom üblichen Maß abweicht.

Der normale Zyklus

Ein Zyklus vom ersten Tag der Blutung bis zum ersten Tag der nächsten dauert durchschnittlich 28 Tage. Viele gesunde Frauen haben einen regelmäßigen Zyklus, der individuell zwischen 22 und 35 Tagen dauern kann. Die Blutung selbst dauert 3 bis 7 Tage. Sie ist immer ein wenig schmerzhaft, meist kurz vor Beginn und am ersten Tag der Blutung. Manche Frauen leiden an krampfartigen, ziehenden Beschwerden bis in den Rücken, die von Verstopfung, Müdigkeit und Schwindelgefühl begleitet sein können. Diese Beschwerden treten vor allem bei Mädchen und jungen Frauen häufig auf, bei denen die Gebärmutter noch wächst. Ursache ist ein erhöhter Prostaglandinspiegel, der schmerzhafte Kontraktionen der Gebärmutter bewirkt. Der Schmerz kann auch seelische Ursachen haben, z.B. bei Frauen mit unerfülltem Kinderwunsch oder wenn Stress das Leben belastet.

Neben Entspannungsübungen, Wärme und Ruhe sind bei stärkeren Beschwerden Schmerzmittel hilfreich, insbesondere solche, die Prostaglandinhemmstoffe enthalten. Bei psychischen Problemen ist es wichtig, zu einer ausgeglicheneren Lebensgestaltung zu finden.

Amenorrhoe – Ausbleiben der Regel

Von einer **Amenorrhoe** spricht man, wenn die Blutung über 3 Monate ganz ausbleibt. Ursache sind fast immer (von

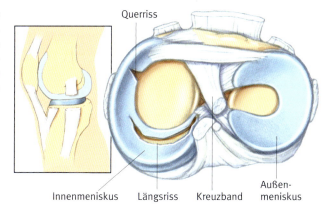

Der Innenmeniskus ist häufiger von Verletzungen wie Rissen und Einklemmungen betroffen als der Außenmeniskus.

Querriss
Innenmeniskus Längsriss Kreuzband Außenmeniskus

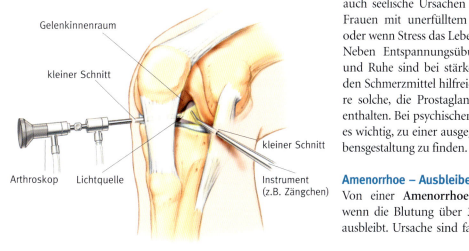

Eingriffe an Gelenken – wie beispielsweise das Entfernen eines zerstörten Meniskus – sind mithilfe eines Arthroskops weit weniger aufwendig und risikoreich als die operative Eröffnung des gesamten Gelenkes.

Gelenkinnenraum
kleiner Schnitt
kleiner Schnitt
Arthroskop Lichtquelle Instrument (z.B. Zängchen)

Menstruationsbeschwerden

Schwangerschaft, Stillzeit und Wechseljahren abgesehen) Hormonschwankungen oder -störungen, die beispielsweise auch durch seelische Erschütterungen ausgelöst werden können, seien sie nun erfreulich oder belastend. Auch ein zu geringer Körperfettanteil, übermäßige Gewichtsabnahme und ein sehr schlanker Körperbau beeinflussen die so genannten Releasing-Hormone im Gehirn, die den Eisprung und Hormonzyklus als Schutzmechanismus hemmen: Wenn das Körpergewicht der Frau mehr als 25 % unter dem Normalgewicht liegt, bleibt die Periode aus, da der Körper nicht fähig wäre, eine Schwangerschaft auszutragen.

Krankheiten der Schilddrüse und Nebennieren können ebenfalls die Periode beeinflussen, denn die hier produzierten Hormone wirken indirekt auf den Haushalt der Sexualhormone mit ein. Überwiegt der Anteil an den auch natürlicherweise im weiblichenKörper vorhandenen männlichen Hormonen, kann es zum Ausbleiben der Monatsblutung kommen. Von **primärer Amenorrhoe** spricht man, wenn bis zum 15. Lebensjahr noch keine Periodenblutung eingetreten war. Neben Hormonstörungen liegt hier in seltenen Fällen als Ursache eine anatomische Störung vor. Möglicherweise ist das Jungfernhäutchen verschlossen, und das Blut kann deshalb nicht abfließen. Typischerweise haben die davon betroffenen Mädchen im Periodenrhythmus meist starke Unterbauchschmerzen.

Bei der **sekundären Amenorrhoe** beginnt die Menstruation nach der Pubertät normal und bleibt irgendwann für länger als 3 Monate aus.

Nach jahrelanger Einnahme der Antibabypille kann die Periode ebenfalls ausfallen, insbesondere bei höher dosierten Präparaten (so genannte **Post-pill-Amenorrhoe**). Der Organismus braucht in diesem Fall oftmals mehrere Monate, um eine eigenständige Hormonproduktion wieder in Gang zu bringen.

Eine Amenorrhoe sollte immer ärztlich abgeklärt werden, um eine passende Therapie beginnen zu können. Pflanzliche Präparate, die Mönchspfeffer oder Traubensilberkerze enthalten, harmonisieren den Hormonhaushalt. Bei einer nachgewiesenen Hormonstörung ist eine Therapie mit Hormonpräparaten erforderlich. Extrem schlanke Frauen sollten versuchen, ihr Gewicht zu normalisieren. **Magersüchtige** (S. 391) gehen oft erst nach monatelanger Amenorrhoe zum Arzt; zu behandeln ist hier aber nicht in erster Linie die Amenorrhoe, sondern die Magersucht, nach deren Überwindung sich auch die Monatsblutung wieder einstellt.

Poly- und Oligomenorrhoe – häufige und seltene Blutungen

Was zu häufig und zu selten ist, lässt sich nur im Vergleich zum üblichen Periodenzyklus sagen. Bei der Polymenorrhoe verkürzt sich der Zyklus, und die reguläre Blutung kommt mehrere Tage früher als üblich. Typisch für die Oligomenorrhoe ist, dass ohne jegliche dazwischen liegenden Blutungen die nächste Periode deutlich später kommt als üblich.

Wie bei allen Zyklusstörungen ist auch hier die häufigste Ursache eine Störung im Hormongleichgewicht. Stress und Aufregung körperlicher oder seelischer Art ist vielfach der Grund. Jenseits der Lebensmitte kann der veränderte Zyklus auch ein erster Hinweis auf beginnende Wechseljahre sein. Verkürzte Zyklen lassen sich fast immer auf eine zu geringe Progesteronproduktion zurückführen.

Eine Abklärung der Zyklusveränderungen ist nur durch die ärztliche Untersuchung möglich. Dazu gehört unbedingt auch die Krebsvorsorge, denn Blutungen können auch als Frühsymptom auf **Gebärmutterkrebs** (S. 341) hindeuten.

Je nach Ursache der Blutungsstörung sind pflanzliche Heilmittel oder Hormonpräparate sinnvoll. Wenn ein Kinderwunsch besteht und der Progesteronspiegel zu niedrig ist, wird in erster Linie mit Hormonen behandelt. Beginnende Wechseljahre bedürfen an sich keiner Therapie, es sei denn, es bestehen zusätzlich andere starke Beschwerden.

Metrorrhagie – Zwischenblutungen

Vereinzelte Blutungen außerhalb der Menstruation kommen häufig vor und sind meist harmlos. Sie können unterschiedlich stark sein, von der unauffällig bräunlichen Schmierblutung bis hin zu einer Blutung, die kurzzeitig die Stärke der üblichen Regel erreicht.

Ursache ist meist, ähnlich wie bei der Amenorrhoe, eine Störung des hormonellen Gleichgewichts. Wenn z.B. der Östrogenspiegel in der Zyklusmitte kurzzeitig zu abrupt sinkt, reagiert die Gebärmutter wie kurz vor der Periode und stößt Schleimhaut ab. Die mit Östrogenen besonders niedrig dosierten modernen Mikropillen erzeugen oftmals in den ersten Monaten der Einnahme Zwischenblutungen als häufige Nebenwirkung.

Alle Zwischenblutungen, die in mehr als 3 Zyklen auftreten, sollten ärztlich abgeklärt werden, denn möglicherweise sind andere gynäkologische Erkrankungen wie **Muttermundpolypen** (S. 406), Entzündungen oder ein Tumor die Ursache. In diesem Fall muss die zugrunde liegende Störung unbedingt behandelt werden.

Hypermenorrhoe – überstarke Blutungen

Ob eine Blutung über das normale Maß hinausgeht, ist ebenfalls nur individuell zu beurteilen. Als überstark gelten Periodenblutungen, die nur mit doppelt so vielen Binden oder Tampons wie normalerweise aufgefangen werden können.

Auch überstarke Blutungen sind meist durch Hormonstörungen verursacht. Bei erhöhtem Östrogenspiegel baut sich die Schleimhaut besonders dick auf, und es blutet entsprechend stärker, wenn sie am Zyklusende abgestoßen wird. In der Pubertät und in den Jahren vor der Menopause treten solche Östrogenschwankungen besonders häufig auf. Auch eine **Endometriose** (S. 330) oder **Myome** (S. 407), über denen sich die Schleimhaut oft besonders verdickt, können eine Hypermenorrhoe zur Folge haben.

Überstarke Blutungen sollten gynäkologisch abgeklärt werden: durch ein ausführliches ärztliches Gespräch, die körperliche Untersuchung sowie die Ultraschalluntersuchung und einen Hormontest. Oftmals helfen pflanzliche Mittel, es kann auch ein entsprechendes Hormonpräparat verordnet werden. Bringt auch

Mineralhaushaltsstörungen

dieses keine Besserung, muss geklärt werden, ob die Hypermenorrhoe durch eine unerkannte Krebserkrankung in der Gebärmutterschleimhaut hervorgerufen wird (Gebärmutterkrebs, S. 340). Dieser Verdacht lässt sich nur durch eine gezielte Ausschabung ausschließen. Besonders in den Wechseljahren sollte man deshalb nicht allzu lange mit einer Untersuchung warten.

Hinter vielen überstarken Blutungen können sich auch seelische Probleme verbergen, z.B. berufliche oder private Überlastung, Trauer oder depressive Niedergeschlagenheit. Wenn körperliche Ursachen ausgeschlossen sind, kann eine psychotherapeutische Begleitung hilfreich sein und die Blutungsstörungen lindern.

Migräne

Von den anfallsweise auftretenden stechenden, bohrenden oder pulsierenden Kopfschmerzen sind am häufigsten jüngere Menschen zwischen 20 und 40 Jahren betroffen. Aber selbst Kinder können schon unter einer ausgeprägten Migräne leiden. Meist ist nur eine Kopfhälfte betroffen. Die Schmerzen gehen häufig mit Übelkeit, Erbrechen, erhöhter Licht- und Lärmempfindlichkeit einher. Bei jedem zehnten Betroffenen treten zusätzlich Lichtblitze vor den Augen, ein Kribbelgefühl am Körper oder sogar vorübergehende Lähmungen auf. Der Schmerz nimmt über Stunden zu, bis er schließlich nach einer individuell unterschiedlichen Dauer (Stunden bis Tage) wieder abklingt. Meist kündigt sich eine Attacke durch Reizbarkeit, Stimmungsschwankungen und Übelkeit an.

Die genaue Ursache der Migräne ist nach wie vor nicht geklärt. Man kennt aber unterschiedliche Auslöser der Attacken, z.B. die Inhaltsstoffe bestimmter Lebensmittel (vor allem Schokolade, reifer Käse und Alkohol, besonders Rotwein). Hormonelle Veränderungen, z.B. während und unmittelbar vor der Regelblutung, bei Einnahme der Antibabypille und in der Menopause, scheinen ebenfalls eine Rolle zu spielen, außerdem ein unregelmäßiger Schlafrhythmus, Stress und hek-

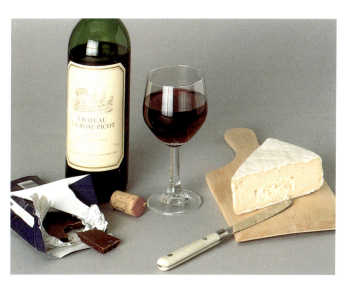

Wer unter Migräne leidet, sollte beobachten, ob die Schmerzattacken nach dem Genuss von Rotwein, bestimmten Käsesorten oder Schokolade auftreten, die als klassische Auslöser gelten.

tische Lebensweise. Da oft mehrere Mitglieder einer Familie an Migräne leiden, scheinen auch erbliche Faktoren eine Rolle zu spielen. Ein Ungleichgewicht bestimmter Botenstoffe im Gehirn, vor allem des Gewebshormons Serotonin, wird als mögliche Ursache diskutiert.

Für die Behandlung ist es wichtig, auslösende Faktoren nach Möglichkeit zu meiden. Diese lassen sich am besten anhand eines vom Patienten geführten Schmerz- oder Anfall-Tagebuchs feststellen (Beschwerden-Tagebuch, S. 33). Entspannungstechniken können Stress lindern und schaffen Distanz zu belastenden Situationen und Stressfaktoren. Regelmäßiger, ausreichender und ungestörter Schlaf ist wichtig zur Vorbeugung der Schmerzanfälle. Bei manchen Patienten lässt sich durch Yoga oder Akupunktur eine spürbare Besserung erreichen. Leichter Ausdauersport ist sinnvoll, z.B. Schwimmen, Radfahren oder Jogging. Wenn sich ein Anfall ankündigt, sollte rechtzeitig ein einfaches Schmerzmittel wie Paracetamol oder Acetylsalicylsäure in ausreichend hoher Dosierung eingenommen werden. Bei manchen Patienten trägt die zusätzliche Einnahme eines Medikaments gegen Übelkeit dazu bei, dass das Schmerzmittel schneller wirken kann.

Die Betroffenen sollten sich während des Migräneanfalls möglichst in einen ruhigen, abgedunkelten Raum legen und das Gesicht mit feuchten, kalten Kompressen bedecken. Auch spezielle im Kühlschrank aufzubewahrende Gelkissen sorgen für Linderung. Bei einer schweren Attacke helfen so genannte Triptane gut: Diese Medikamente greifen in den Gehirnstoffwechsel ein und lindern auf diese Weise die Symptome der Migräne. Wenn es häufig zu schweren und lang anhaltenden Schmerzzuständen kommt, sollte eine vorbeugende Dauerbehandlung mit Medikamenten erfolgen, die auch bei erhöhtem Blutdruck eingesetzt werden (Betablocker, Kalziumantagonisten).

Bei wiederholten Kopfschmerzen ist immer eine Abklärung durch einen erfahrenen Arzt wichtig, um andere Erkrankungen des Gehirns auszuschließen.

Mineralhaushaltsstörungen

Der menschliche Körper besteht zu 60 % aus Wasser. Im Wasseranteil des Körpers sind überlebenswichtige Salze, z.B. Natrium und Kalium, und Mineralien wie z.B. Magnesium enthalten. Mineralstoffe sind für Regulationsmechanismen des Körpers sowie für den Aufbau von Körpersubstanzen notwendig. Der Körper kann Mineralstoffe nicht selbst herstellen, sondern ist darauf angewiesen, sie regelmäßig über die Nahrung zugeführt zu bekommen. Täglich werden Mineralstoffe auch wieder ausgeschieden, z.B. über Urin, Stuhl, Schwitzen. In bestimmten Lebensphasen, z.B. während des Wachstums, der Schwangerschaft oder bei man-

Mineralhaushaltsstörungen

chen Erkrankungen, steigt der Mineralstoffbedarf an. Da Mineralstoffe im Wasseranteil des Körpers vorkommen, ist der Wasserhaushalt ein wichtiger Aspekt eines gut funktionierenden Mineralstoffhaushalts.

Wasser

Täglich nimmt der Mensch ca. 2,5 Liter Flüssigkeit auf, davon etwa 600 ml mit der Nahrung und 1,5 Liter als Getränke sowie 400 ml als Oxidationswasser, das bei der Weiterverarbeitung der Nahrung direkt im Körper entsteht. Die gleiche Menge Flüssigkeit wird auch ausgeschieden: ca. 1,5 Liter über den Urin, 200 ml mit dem Stuhl und 800 ml über die Haut durch Schwitzen und über die Atmung. Der Wasser- und Salzhaushalt wird über Hormone wie das ADH (antidiuretisches Hormon) gesteuert. Die wichtigsten Regulationsmechanismen finden in der Niere statt. Auch das Durstgefühl spielt bei der Regelung des Wasserhaushaltes eine große Rolle. Im Alter ist das Durstgefühl oft vermindert; bei älteren Menschen ist es deshalb besonders wichtig, auf eine ausreichende Flüssigkeitszufuhr zu achten.

Eine der wichtigsten Störungen des Wasserhaushaltes ist die Austrocknung des Körpers (Exsikkose). Sie kann auftreten, wenn zu wenig getrunken wird, aber auch, wenn der Körper zu viel Flüssigkeit verliert, z.B. durch starkes Schwitzen bei fieberhaften Erkrankungen, Durchfall oder Erbrechen. Auch Nierenerkrankungen und manche Stoffwechselerkrankung können eine Austrocknung verursachen. Durch den Wassermangel wird die Haut trocken und spröde. Lippen und Zunge sind trocken und rissig. Nimmt man eine Hautfalte mit Daumen und Zeigefinger hoch, verschwindet sie nicht sofort wieder, wie im Normalfall, sondern bleibt aufrecht für eine gewisse Zeit stehen. Es wird wenig Urin ausgeschieden, der Blutdruck ist niedrig, der Puls schnell und flach, und es besteht eine Neigung zu Ohnmachten. Benommenheit, Verwirrtheit und Krampfanfälle können bei starker Austrocknung auftreten. Gerade bei verwirrten älteren, pflegebedürftigen Menschen ist darauf zu achten, dass sie ausreichend trinken. Oft bessert sich dadurch sogar die Verwirrtheit deutlich. Alle Zeichen der Austrocknung bilden sich durch ausreichende Flüssigkeitszufuhr in der Regel wieder zurück. Sehr gut geeignet sind Tees oder Saftschorlen aus Mineralwasser mit wenig Kohlensäure.

In schweren Fällen muss die Flüssigkeitszufuhr über Infusionen erfolgen. Am besten ist es, den Flüssigkeitsverlust rechtzeitig auszugleichen. Man sollte immer darauf achten, ausreichend zu trinken, besonders beim Sport oder bei Erkrankungen, die mit Fieber, Durchfall oder Erbrechen einhergehen.

Kalium

Durch Wasserverlust, z.B. bei Durchfall oder Erbrechen, gehen dem Körper auch Salze wie Kalium verloren. Zu wenig Kalium im Blut (**Hypokaliämie**) führt zu Herzrhythmusstörungen, Schwäche, Schluckbeschwerden und Verstopfung. Manche Herzmedikamente werden nur noch schlecht vertragen. Oft genügt es, den Kaliummangel durch Orangensaft, Trockenobst oder Kaliumbrausetabletten auszugleichen.

Umgekehrt kann aber auch ein Zuviel an Kalium (**Hyperkaliämie**) gefährlich werden. Auch sie kann Herzrhythmusstörungen verursachen, die sogar bis zum Kammerflimmern gehen können. Häufige Ursachen sind Nierenversagen (S. 415) oder bestimmte Medikamente (z.B. Wasser ausschwemmende Medikamente, Medikamente gegen Bluthochdruck oder zur Senkung der Fettwerte). Der Kaliumspiegel wird durch einen Bluttest bestimmt. Medikamente, die zu einer Kaliumerhöhung führen, müssen gegen andere Arzneimittel getauscht werden. Eine kaliumarme Diät, bei der auf Obst und Gemüse vorübergehend verzichtet werden sollte, ist hilfreich. In ausgeprägteren Fällen können auch Medikamente verschrieben werden, die den Kaliumspiegel senken.

Magnesium

Auch **Magnesiummangel** (Hypomagnesiämie) kommt häufig vor. Magnesium ist wichtig für die Reizübertragung in den Nerven und wird für bestimmte Stoffwechselvorgänge benötigt. Ein Mangel an Magnesium kann ebenfalls durch Durchfall, Erbrechen oder starkes Schwitzen hervorgerufen werden. Auch Mangelernährung, wie sie z.B. beim Alkoholismus auftritt, kann eine Ursache sein. In der Schwangerschaft ist der Magnesiumbedarf besonders hoch.

Symptome sind Wadenkrämpfe und Müdigkeit, bei sehr starkem Magnesiummangel können auch Herzrhythmusstörungen auftreten. Die Beschwerden sind so typisch, dass eine Magnesiumbestimmung im Blut nicht erforderlich ist. Magnesiummangel kann man mit in der

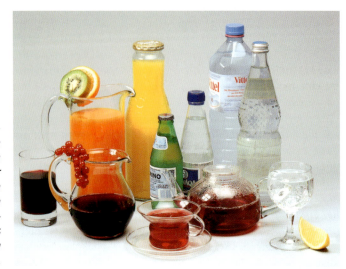

Zu einer gesunden Lebensweise gehören täglich zwei bis drei Liter Flüssigkeit; am besten in Form von Mineralwasser, Früchtetees und verdünnten Fruchtsäften.

Apotheke frei käuflichen Magnesiumtabletten ausgleichen. Eine magnesiumreiche Ernährung unterstützt die Behandlung. Magnesium ist in Mineralwasser, Nüssen (z.B. Cashewkernen), Nussprodukten (z.B. Mandelmus), Kernen und Getreide (z.B. Weizenkleie, Kürbiskernen, Sonnenblumenkernen, ungeschältem Reis, Weizenkeimen, Sojabohnen) enthalten.

Kalzium

Kalzium ist notwendig, damit Muskeln und Nervenzellen auf Reize reagieren können. Es dient der Knochenbildung und wird in die Knochen- und die Zahnsubstanz eingelagert. Außerdem spielt es bei der Blutgerinnung eine bedeutende Rolle und hat eine antiallergische Wirkung. Kalzium kann vom Darm nur aufgenommen werden, wenn genügend Vitamin D bereitsteht. Es wird in erhöhtem Maße von Heranwachsenden, Schwangeren im letzten Drittel der Schwangerschaft und während der Stillzeit benötigt. Zusätzlich wirkt es vorbeugend gegen Knochenschwund. Ein zu niedriger Kalziumspiegel im Blut kann Kribbeln in den Gliedern und Muskelkrämpfe, gelegentlich Erbrechen oder Durchfälle verursachen und führt zu trockener Haut, Haarausfall und Nagelveränderungen. Besonders bei Frauen nach den Wechseljahren kommt es zu Veränderungen des Kalziumstoffwechsels, was zu einer Verminderung von Knochensubstanz (Osteoporose, S. 417) führen kann.

Mittelohrentzündung

Die Mittelohrentzündung (**Otitis media**) ist eine meist akute, in der Regel durch Bakterien verursachte Erkrankung des Mittelohrs. Selten sind Viren die Ursache. Häufig treten Entzündungen des Mittelohrs im Zusammenhang mit einer Erkältung und Schnupfen auf. Die Erreger dringen dann vom Nasen-Rachen-Raum über die Ohrtrompete (Eustachio-Röhre) in das Mittelohr ein. Seltener gelangen bei einer allgemeinen Infektionskrankheit wie Scharlach (S. 437) die Erreger über die Blutbahn in das Mittelohr. Erreger können auch über ein defektes Trommelfell in das Mittelohr eindringen, z.B. nach einer Trommelfellperforation.

Besonders anfällig für Mittelohrentzündungen sind Kleinkinder, weil bei ihnen die Ohrtrompete noch sehr schmal ist und leichter verstopft als bei Erwachsenen. Die typischen Symptome einer Mittelohrentzündung sind stechende Ohrenschmerzen, Schwerhörigkeit und Fieber. Bei Kleinkindern zeigt sich das in Unruhe, Weinen und in einem häufigen Greifen an das erkrankte Ohr. Im Verlauf der Erkrankung kann es durch zunehmenden Druck im Ohr zum Einreißen des Trommelfells kommen. Kennzeichnend ist, dass ein gelbliches eitriges Sekret aus dem Ohr fließt. Die Schmerzen lassen nach, weil der Druck im Mittelohr sofort zurückgeht. Solche Einrisse im Trommelfell heilen in der Regel nach etwa 2 Wochen ab.

Bei Anzeichen für eine Mittelohrentzündung und besonders bei eitrigem Ausfluss aus den Ohren sollte unverzüglich der Hals-Nasen-Ohren- oder der Kinderarzt aufgesucht werden. Dieser wird das Ohr und besonders das Trommelfell mit einem Ohrenspiegel untersuchen. Bei einer akuten Mittelohrentzündung können Antibiotika notwendig werden. Nasentropfen fördern den Sekretabfluss. Bei sehr starken Schmerzen können auch Schmerzmittel und bei Bedarf fiebersenkende Medikamente verordnet werden. Auch eine Wärmebehandlung des Ohrs trägt zu einer Linderung der Beschwerden bei. Bei einer verzögerten Behandlung der Entzündung kann es zu Komplikationen wie z.B. einer Entzündung des Warzenfortsatzes (Mastoiditis, S. 395), einem durchlöcherten Trommelfell oder sogar dauerhaftem Hörverlust kommen.

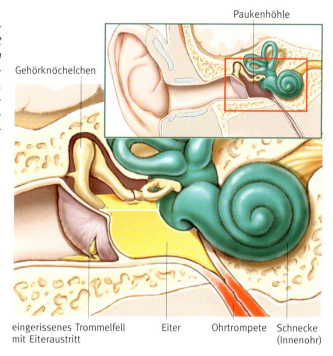

Bei einer Mittelohrentzündung sammelt sich hinter dem Trommelfell Flüssigkeit oder Eiter an, der durch die zugeschwollene Ohrtrompete nicht abfließen kann.

Paukenhöhle
Gehörknöchelchen
eingerissenes Trommelfell mit Eiteraustritt — Eiter — Ohrtrompete — Schnecke (Innenohr)

Mukoviszidose

Die Mukoviszidose (**zystische Fibrose**) gilt als die häufigste erblich bedingte Stoffwechselerkrankung in Westeuropa. In Deutschland sind etwa 8000 Menschen betroffen. Die Veranlagung für diese Erkrankung wird von den Eltern an die Kinder vererbt, wobei die Eltern selbst nicht krank sein müssen. Etwa 4 Millionen Menschen in Deutschland tragen eine entsprechende Veränderung im Erbgut. Die Erkrankung bricht nur aus, wenn beide Elternteile die entsprechende Veränderung der Erbinformation aufweisen und sie an ihre Kinder weitergeben.

In Bauchspeicheldrüse, Dünndarm, Bronchien, Gallenwegen, Hoden und

Multiple Sklerose

Schweißdrüsen bildet sich ständig ein unnatürlich zähes Sekret, das nicht auf natürlichem Wege ausgeschieden werden kann. Durch die zunehmende Verstopfung der Drüsenausgänge werden lebenswichtige Organe immer mehr geschädigt und stellen ihre Funktion schließlich ganz ein.

Verlauf der Mukoviszidose

Der Verlauf dieser Erkrankung ist sehr unterschiedlich, die Symptome können schon im 1. Lebensjahr auftreten oder erst im jugendlichen Alter. Bereits beim Neugeborenen kann durch einen Pfropf ein Darmverschluss entstehen. Wegen der ständigen Verschleimung der Atemwege husten die betroffenen Kinder viel und sind besonders anfällig für Atemwegsinfektionen. Ihre Erreger, meist Bakterien, finden in dem zähen Schleim einen idealen Nährboden und vermehren sich rasch. Die Lunge wird zunehmend geschädigt, und es kommt zu einem Lungenemphysem (S. 386) mit Atemnot. Eine Schädigung der Bauchspeicheldrüse macht sich in zweierlei Hinsicht bemerkbar: Da kaum noch Verdauungssäfte abgegeben werden, können wichtige Nahrungsbestandteile nicht verdaut und vom Organismus aufgenommen werden. Der Stuhl ist durch das unverdaute Fett hell glänzend und riecht faulig, es kommt zu anhaltendem Durchfall. Wegen der Verdauungsstörungen wachsen die erkrankten Kinder oft nicht ausreichend. Auch eine zweite wichtige Funktion der Bauchspeicheldrüse, die Bildung des für den Zuckerhaushalt zuständigen Hormons Insulin, ist gestört. Mukoviszidosekranke leiden deshalb oft an Diabetes (S. 324). Wenn die Leber schwer geschädigt ist, verfärbt sich die Haut der Betroffenen gelb (Gelbsucht, S. 345). Da sich bei Männern der Samenleiter durch zähes Sekret verschließen kann, kommt es oft zur Unfruchtbarkeit.

Bei Neugeborenen, in deren Familien Erkrankungsfälle bekannt sind, wird in den ersten Lebenstagen routinemäßig eine Untersuchung durchgeführt, mit der die Mukoviszidose zuverlässig erkannt werden kann. Hierfür wird etwas Blut auf das Eiweiß Trypsin untersucht. Durch eine Röntgenaufnahme der Lunge werden Blockaden der Luftwege und Entzündungen erkannt. Blutuntersuchungen geben Aufschluss über die Funktion von Bauchspeicheldrüse, Leber und Gallenwegen.

Eine ursächlich wirksame Behandlungsmethode gibt es bisher nicht. Die Therapie zielt deshalb darauf ab, die erkrankten Organe zu unterstützen sowie die Folgen und die eventuellen Komplikationen der Mukoviszidose möglichst lange hinauszuzögern. Schleimlösende Medikamente und Inhalationen helfen, den zähen Schleim in den Bronchien zu verflüssigen. Durch bronchienerweiternde Mittel wird versucht, den Durchmesser der Luftwege zu vergrößern. Verdauungsenzyme werden eingenommen, um die mangelnde Funktion der Bauchspeicheldrüse auszugleichen.

Bei fortgeschrittener Erkrankung und erheblicher Lungenschädigung hilft oftmals nur eine Lungentransplantation. Da die Drüsen des übertragenen Organs gesund sind, treten dann keine Atembeschwerden mehr auf. Es müssen dann allerdings Medikamente eingenommen werden, die eine Abwehrreaktion des Immunsystems dauerhaft unterdrücken, um eine Abstoßung des körperfremden Spenderorgans zu verhindern. Wegen des schweren Krankheitsbildes ist die Lebenserwartung der Betroffenen verkürzt. Große Hoffnungen werden derzeit in die Gentherapie gesetzt: Es wird untersucht, ob gesunde Erbsubstanz in die betroffenen Organe der Erkrankten eingeschleust werden kann.

Möglichkeiten der Selbsthilfe

Eltern sollten mit einem betroffenen Kind regelmäßig die ärztlichen Kontrolltermine nutzen. Besonders wichtig ist die vollständige Impfung mit den gängigen empfohlenen Impfstoffen. Auch gegen Grippe sollte jährlich geimpft werden, da bei vorgeschädigter Lunge der ansonsten für junge Menschen eher harmlose Infekt lebensbedrohliche Ausmaße annehmen kann. Wenn sich eine Erkältung ankündigt, sollte man vom Arzt rechtzeitig Antibiotika verschreiben lassen.

Intensive Krankengymnastik kräftigt die Atemmuskulatur und verbessert die Belüftung der Lunge. Regelmäßige Inhalationen mit schleimlösenden und bronchienerweiternden Mitteln sowie wiederholtes Abklopfen können den Schleim aus den verstopften Atemwegen lösen.

Die Teilnahme an einer Selbsthilfegruppe kann dem erkrankten Kind und auch den Eltern helfen, besser mit der Erkrankung umzugehen.

Multiple Sklerose

Im menschlichen Körper erfüllt ein kompliziertes System von Abwehrzellen (Immunsystem) die Aufgabe, körperfremde

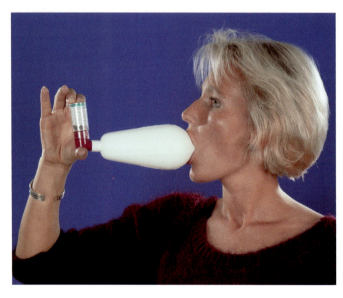

Eine wichtige Maßnahme zur Linderung der im Vordergrund stehenden Atembeschwerden bei der Mukoviszidose ist das Inhalieren schleimlösender Medikamente.

Erreger oder Substanzen wie Bakterien oder Viren zu erkennen, zu bekämpfen und zu beseitigen. Manchmal aber gerät das Immunsystem aus dem Gleichgewicht, und die Abwehrzellen greifen körpereigenes Gewebe an (so genannte Autoimmunreaktion). Dieser Vorgang kennzeichnet auch die Multiple Sklerose (**MS**, **Encephalomyelitis disseminata**), die deshalb zu den so genannten Autoimmunerkrankungen gezählt wird.

Das körpereigene Gewebe, das in diesem Fall angegriffen wird, ist die Isolationsschicht (Myelin), die die Nervenbahnen in Gehirn und Rückenmark umhüllt. Sie ist notwendig, um elektrische Impulse schnell und effizient weiterzuleiten und so den Informationsaustausch zwischen den Nervenzellen zu ermöglichen. Folge des Angriffs auf diese Isolationsschicht ist eine andauernde Entzündung, die langfristig nicht nur die Schicht selbst, sondern auch die darunter liegenden Nervenfasern angreift. Schreitet die Entzündung ungehindert voran, so hat die Zellzerstörung schwere Folgen: Die Informationsweiterleitung wird so erheblich gestört, dass der Nerv seine Funktion nicht mehr richtig erfüllen kann, und es kommt zu Fehlfunktionen.

Die Entzündungsherde können über das gesamte Gehirn und das Rückenmark verteilt sein und entsprechend unterschiedliche Symptome hevorrufen:

▶ Pelzigkeitsgefühl an einer oder mehreren Körperstellen
▶ Lähmungen
▶ Gleichgewichtsstörungen
▶ Funktionsstörung der Blase
▶ verschlechterte Sehleistung mit so genanntem Schleiersehen
▶ psychische Veränderungen.

Meist kommt es zu Krankheitsschüben, bei denen plötzlich Symptome auftreten und nach einiger Zeit wieder abklingen. Je mehr Schübe durchgemacht wurden und je länger sie anhalten, desto mehr Nervenausfälle können bestehen bleiben, die möglicherweise eine zunehmende Behinderung zur Folge haben.

Der Krankheitsverlauf ist individuell sehr unterschiedlich und keineswegs immer so dramatisch, wie viele Betroffene befürch-

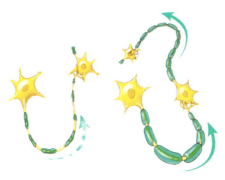

Werden die Markscheiden der Nerven zerstört (links), ist eine normale Signalübermittlung (Pfeile) von Nervenzelle zu Nervenzelle nicht mehr möglich (rechts).

ten. MS tritt vor allem bei Frauen im Alter zwischen 20 und 40 Jahren erstmals auf. Mindestens ein Drittel der Betroffenen erleidet nur ein einziges Mal einen Schub, oder die Krankheit nimmt einen so günstigen Verlauf, dass es nicht zu Behinderungen kommt. Selbst bei schwerem Verlauf bleibt immerhin ein Drittel der Betroffenen arbeitsfähig, ein weiteres Drittel kann sich noch selbst versorgen.

Durch eine Magnetresonanztomographie des Gehirns und des Rückenmarks können die entzündeten Stellen als runde Herde sichtbar gemacht werden. Die Diagnose lässt sich durch die Entnahme von Rückenmarkflüssigkeit sichern, die auf bestimmte krankhafte Eiweiße hin untersucht wird. Eine Messung der Nervenleitfähigkeit (so genannte evozierte Potenziale) gibt zusätzliche Hinweise auf betroffene Nervenbahnen.

Durch die vorübergehende Gabe von Kortison kann während des akuten Krankheitsschubs die Entzündungsreaktion gemildert werden. Für die langfristige Behandlung stehen Medikamente zur Verfügung, die die körpereigene Abwehrreaktion herabsetzen. Alle Behandlungsmethoden zielen darauf ab, die Selbstständigkeit der Betroffenen möglichst lange aufrechtzuerhalten. Besonders wichtig sind regelmäßige krankengymnastische Übungen (Physiotherapie) sowie die psychische Unterstützung durch Angehörige und Freunde. Selbsthilfegruppen vermitteln Sicherheit im Umgang mit der Erkrankung und helfen, eine Isolation zu vermeiden.

Mumps

Die Virusinfektion der Ohrspeicheldrüsen kommt vor allem bei Kindern vor und verläuft meist gutartig, möglicherweise sogar ohne sichtbare Krankheitszeichen. Doch sollte Mumps (**Ziegenpeter**, **Parotitis epidemica**) nicht verharmlost werden, denn mit dem Erkrankungsalter nimmt auch das Risiko von Komplikationen zu. Schutz vor Ansteckung bieten eine Impfung oder eine bereits früher durchgemachte Mumpsinfektion.

Übertragen wird das Mumpsvirus durch Tröpfcheninfektion (Niesen und Husten) oder durch Speichel bei engem Körperkontakt. Etwa 2 bis 3 Wochen nach der Infektion treten die ersten Symptome auf: Zunächst kommt es zu grippeähnlichen Beschwerden wie Fieber, Kopfschmerzen, Müdigkeit und Appetitmangel, später dann zu einseitigem Ohrschmerz und der charakteristischen sichtbaren Schwellung vor dem Ohr. Das Kauen und Mundöffnen bereitet schon Schmerzen. Nach einer Woche besteht meist kein Fieber mehr, nach einer weiteren Woche bildet sich auch die Schwellung zurück.

Bei etwa jedem zehnten Erkrankten treten weitere Beschwerden auf: Zunehmende Kopfschmerzen und Nackensteifigkeit deuten auf eine Gehirnhautentzündung (S. 343) oder eine Gehirnentzündung (S. 343) hin. Wenn die Bauchspeicheldrüse mit betroffen ist, kann es zu einer Pankreatitis (Bauchspeicheldrüsenentzündung, S. 311) kommen. Manchmal wird der Hörnerv geschädigt, wodurch eine Schwerhörigkeit entstehen kann. Erkranken junge Männer im geschlechtsreifen Alter (also über 14 Jahren), werden möglicherweise die Hoden befallen: Es kann zu einer Hodenentzündung (S. 362) kommen, die wiederum zu Unfruchtbarkeit führen kann.

Die typische Schwellung der Speicheldrüsen macht dem Arzt die Diagnose meist leicht. Oft sind auch Erkrankungsfälle in der Umgebung des Kindes (z.B. in Schule oder Kindergarten) bekannt. In unklaren Fällen kann das Virus im Blut direkt nachgewiesen werden. Ist die Er-

Mundschleimhautentzündung

> **Impfung gegen Mumps**
> Die Schutzimpfung gegen Mumps gehört zum empfohlenen Impfprogramm der STIKO; sie wird am Ende des 1. Lebensjahres üblicherweise in Form einer Kombinationsimpfung (MMR) gegen **Mumps** (S. 403), **Masern** (S. 394) und **Röteln** (S. 434) durchgeführt, eine Wiederholung ist nach 4 Wochen, spätestens bis zum 6. Lebensjahr erforderlich. Die Impfung bietet zuverlässigen Schutz, ist gut verträglich und hilft, schwere Komplikationen zu vermeiden.

krankung einmal ausgebrochen, lässt sie sich nicht mehr aufhalten. Die Behandlung richtet sich darauf, die Beschwerden zu lindern, z.B. durch fiebersenkende Mittel und eventuell Schmerzmittel. Wichtig sind körperliche Schonung und ausreichende Flüssigkeitszufuhr. Wegen der Kau- und Schluckbeschwerden sollte die Nahrung weich sein. Kalte Wadenwickel helfen, das Fieber zu senken. Sie sollten aber nur dann angelegt werden, wenn sich die Beine warm anfühlen. Warme Ölverbände oder Quarkwickel auf den Speicheldrüsen lindern die Schmerzen. Das Kind sollte keine sauren Obst- oder Fruchtsäfte erhalten, die die Speicheldrüsen anregen und die Beschwerden noch verstärken. Wegen der Ansteckungsgefahr muss das Kind noch eine Woche nach Abklingen der Speicheldrüsenschwellung zu Hause bleiben.

Bei den ersten Anzeichen einer Nackensteifigkeit, bei Benommenheit oder bei wiederholtem Erbrechen sollte sofort der Arzt informiert werden. Denn wenn eine Meningitis, Enzephalitis, ein Befall der Hoden oder der Bauchspeicheldrüse hinzukommt, ist eine Behandlung im Krankenhaus meist nicht mehr zu vermeiden. Durch die Gabe von Kortison wird die Entzündung eingedämmt, um Folgeschäden zu vermeiden.

Nach dem Ende der Erkrankung sollte das Hörvermögen überprüft werden. Wenn Mumps einmal durchgemacht wurde, besteht lebenslange Immunität.

Mundschleimhautentzündung

Eine Mundschleimhautentzündung (**Stomatitis**) äußert sich durch gelblich-weiße, meist recht schmerzhafte Pusteln und Bläschen mit einem leicht roten Rand auf der Mundschleimhaut.

Verursacht werden diese Entzündungen durch Viren, Bakterien oder Pilze. Häufig entsteht eine Stomatitis bei einer Abwehrschwäche des Körpers aufgrund einer anderen Erkrankung oder bei großem Stress. Aber auch mangelnde Mundhygiene oder eine Magen-Darm-Störung kommen als Ursache infrage.

Eine sehr schwere Form der Stomatitis ist die **Mundfäule** (**Stomatitis ulcerosa**), bei der sich auf der Mundschleimhaut geschwürig-eitrige Entzündungen bilden, die durch Bakterien ausgelöst werden. Charakteristisch ist das Auftreten eines unangenehmen Mundgeruchs. Die Mundschleimhaut zeigt einen gelblich-schmierigen Belag und ist schmerzempfindlich. Ein vermehrter Speichelfluss und Fieber können auftreten. Mundfäule tritt meist in Verbindung mit schweren Infektionskrankheiten oder chronischen Vergiftungen auf. Behandeln kann man diese Entzündungen mit entzündungshemmenden Mundspülungen aus Arnika-, Salbei- oder Myrrhentinktur. Auf stark reizende Lebensmittel wie Fruchtsäfte, fruchtsäurehaltiges Obst und scharfe Gewürze sollte eine Zeit lang verzichtet werden. Bei einem stärkeren Befall ist vom Hautarzt zu prüfen, ob antimykotische oder antibakterielle Medikamente erforderlich sind.

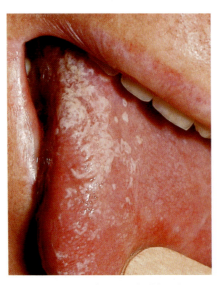

Eine Entzündung der Mundschleimhaut kann auch durch Pilze verursacht werden und zu Belägen auf der Zunge führen.

Muskelfaserriss

Die Muskeln des Bewegungsapparates setzen sich aus einzelnen Muskelfasern zusammen, die reißen können, wenn sie plötzlich übermäßig gedehnt oder belastet werden.

Eine häufige Ursache ist die ungenügende Erwärmung der Muskeln vor dem Sport. Aber auch plötzliches Abbremsen oder eine zu rasche Beschleunigung können zu Muskelfaserrissen führen.

Die Zeichen für gerissene Muskelfasern sind heftige, stechende Schmerzen, Bewegungseinschränkung, Schwellung des Muskels und die Bildung eines Blutergusses. Der verletzte Muskel muss einige Tage geschont werden. Schmerzlindernd und abschwellend wirken kalte Umschläge oder Salbenverbände. Nach 3 bis 5 Tagen kann der Muskel langsam wieder belastet werden, günstig ist eine krankengymnastische Übungsbehandlung. Sportliches Training kann je nach Ausmaß der Verletzung nach 2 bis 6 Wochen wieder aufgenommen werden.

Muskelkater

Nach einer für einen Muskel ungewohnt hohen Belastung kann mit einer zeitlichen Verzögerung von 8 bis 24 Stunden ein Muskelkater auftreten. Man vermutet, dass es sich dabei um Mikroverletzungen der Muskelfasern handelt, die die Belastung nicht gewöhnt sind. Durch diese Risse dringt langsam Wasser ein, und der Muskel schwillt an. Diese Dehnung der Muskelfaser verursacht einen Schmerz, der als Muskelkater wahrgenommen wird.

Normalerweise verschwindet der Muskelkater innerhalb weniger Tage von selbst. Warme Bäder, Sauna sowie Locke-

Muskelzerrung

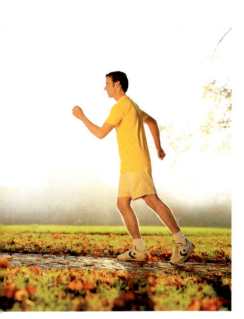

Einem Muskelkater nach dem Sport kann man durch leichtes Auslaufen, Gymnastik und heißes Duschen vorbeugen.

rungs- und Dehnungsübungen unterstützen die Selbstheilung.

Muskelriss

Bei einer starken Überdehnung eines Muskels oder wenn ein Muskel, der schon maximal angespannt ist, plötzlich zusätzlich Leistung bringen soll, kann ein Muskel einreißen. Ein typisches Beispiel ist der Riss des inneren Wadenmuskels bei Tennisspielern, was als Tennisbein (tennis leg) bezeichnet wird. In der Umgebung des gerissenen Wadenmuskels entsteht eine sehr schmerzhafte Delle. Manchmal kann auch oberhalb und unterhalb des Risses eine Beule fühlbar sein. Außerdem bildet sich ein Bluterguss, der sich nach Tagen in Richtung Sprunggelenk ausbreitet. Aber auch nach einem harten Schlag oder Stoß auf einen gespannten Muskel sind oft Muskelrisse die Folge. Ein kompletter Muskelabriss tritt nur sehr selten auf.

Zur Behandlung wird der betroffene Muskel sofort ruhig gestellt und möglichst mit Eis gekühlt, um den Bluterguss einzudämmen. Empfehlenswert ist, die Eispackungen für 15 Minuten aufzulegen und dies im Abstand von 1 Stunde mehrmals zu wiederholen (um Erfrierungen zu verhindern, dürfen Eis und Eisbeutel nicht direkt auf die Haut gelegt werden; es muss ein Tuch dazwischengelegt werden). Außerdem wird ein Kompressionsverband angelegt, der den Muskel stützt und das Abschwellen erleichtert. Bei einem Riss des Wadenmuskels wirkt sich auch eine Hochlagerung des Beines günstig aus. Ruhigstellung und Kompression sollten mindestens 2 Wochen andauern. Sind die Schmerzen sehr stark, können vom Arzt Schmerzmittel verordnet werden. Genäht werden muss ein Muskelriss nur, wenn mehr als ein Drittel des Muskelquerschnitts eingerissen ist. Für die Naht wird dabei ein Faden verwendet, der sich nach sechs bis acht Wochen von selbst auflöst.

Muskelschwund

Bei Muskelschwund (**Muskelatrophie**) kommt es entweder zu einem Dünnerwerden der einzelnen Muskelfasern oder zu einer Verringerung der Anzahl der Muskelfasern eines Muskels. Ein allgemeines Abnehmen der Muskelmasse muss allerdings noch nicht krankhaft sein. Muskelschwund tritt auf, wenn der Muskel nicht benutzt wird, z.B. bei einer Ruhigstellung durch einen Verband oder bei langer Bettlägerigkeit. Auch im Rahmen des normalen Alterungsprozesses kommt es vor allem bei nachlassender körperlicher Aktivität zu einer Verminderung der Muskelmasse. Bei chronischem Alkoholmissbrauch kommt es ebenfalls zur Muskelatrophie, vor allem an den Unterschenkeln. Sind nach einem Schlaganfall Hirnbereiche geschädigt und kommt es daraufhin zu Lähmungen, ist Muskelschwund die Folge, da die Muskeln aufgrund der fehlenden Nervenfunktion nicht mehr benutzt werden.

Muskelschwund tritt jedoch auch aufgrund von chronischen Nerven- und Muskelerkrankungen auf. Dabei kann das Muskelgewebe selbst betroffen sein, oder die Nerven, die das Muskelgewebe versorgen, arbeiten krankheitsbedingt nicht mehr richtig. Die Nervenbahnen bzw. die Impulsübertragung können schon im Gehirn, aber auch im Rückenmark, an der Nervenwurzel oder in ihrem weiteren peripheren Verlauf oder letztlich am Muskel selbst gestört sein. Dann vermindern sich innerhalb von Wochen oder Monaten sichtbar die Kontur und der Umfang von Muskelgruppen. Die Haltung, das Gangbild und der Bewegungsablauf verändern sich, die Betroffenen bewegen sich unsicher, schwerfällig oder matt. Auffallend sind die schnelle körperliche Ermüdung sowie Muskelschwäche und Steifigkeitsgefühle, aber ohne Schmerzen. Missempfindungen, Krämpfe, Schluck- und Sprachstörungen können hinzutreten. Treten feine muskuläre Zuckungen auf, gilt dies als ein besonders ungünstiges Zeichen.

Muskelschwund entwickelt sich meist über viele Jahre bis Jahrzehnte schleichend. Auch ein Stillstand ist möglich. Zu den Krankheiten, bei denen ein Muskelschwund auftritt, gehören die ererbte progressive Muskeldystrophie, erbliche stoffwechselbedingte und entzündliche Muskelkrankheiten sowie Erkrankungen der die Muskulatur versorgenden Nerven. Diese Krankheiten können nicht geheilt werden. Die Behandlung dient in erster Linie der Linderung der Auswirkungen, z.B. durch Krankengymnastik, gesunde Ernährung (wenig Fett, viel Eiweiß, Vitamine und Magnesium) sowie psychische Unterstützung. Eventuell wird eine Operation durchgeführt, um die Gehfähigkeit länger zu erhalten.

Muskelzerrung

Bei einer Muskelzerrung wird der Muskel stark überdehnt, ohne dass dabei Muskelgewebe zerstört wird. Dabei kann es zu Mikroeinrissen in den bindegewebigen Hüllen der Muskeln kommen. Es treten Schmerzen bei der Bewegung auf, die in die Umgebung ausstrahlen können, und der Muskel fühlt sich hart an. Muskelzerrungen entstehen häufig beim Sport, oft sind die Wade, der hintere oder der vordere Oberschenkel betroffen.

Der Muskel sollte sofort geschont und bandagiert werden. Günstig wirken sich kühlende Salbenverbände aus.

Muttermal

Muttermale werden medizinisch als **Naevi** bezeichnet und sind harmlose Veränderungen der Haut. Sie entwickeln sich während der Kindheit oder der Pubertät und können sich auch im Lauf des Lebens wieder zurückbilden. Fast alle Menschen haben Muttermale. Die Anzahl und das Erscheinungsbild sind individuell sehr unterschiedlich. Muttermale können braun, wenig erhaben und glatt sein, aber auch erhaben und zerklüftet mit der Neigung zur Haarbildung sowie

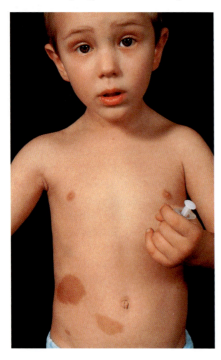

Hellbraune, teilweise großflächige Pigmenteinlagerungen in der Haut, die auch als Café-au-lait-Flecken bezeichnet werden, zählen zu den Muttermalen.

nur leicht braun bis hautfarben und kaum Haarbildung aufweisen.
Da bei Muttermalen die Gefahr besteht, dass sich aus ihnen ein bösartiger Krebs entwickelt (Melanom, S. 396), z.B. durch ständige mechanische Reizung oder intensive Sonneneinwirkung, sollen diese Hautstellen beobachtet werden. Bei Veränderungen der Größe, der Farbe oder bei plötzlichem Bluten muss der Hautarzt aufgesucht werden. Verdächtige Male werden bei örtlicher Betäubung entfernt.

Muttermundpolypen

Die gutartigen Schleimhautwucherungen treten in Hohlorganen wie Blase, Darm oder Gebärmutter auf. Obwohl sie an sich ungefährlich sind, können sie durch ihre Größe oder wenn sie Blutungen verursachen Probleme machen. Am häufigsten von Muttermundpolypen (**Zervixpolypen**) betroffen sind Frauen zwischen 40 und 60 Jahren, die bereits mehrere Schwangerschaften hinter sich haben. Warum es zu einer solchen Wucherung kommt, ist nicht geklärt.

Die meist runden, wenige Millimeter bis zu 3 Zentimeter großen, manchmal gestielten Gebilde können je nach ihrer Lage Unregelmäßigkeiten bei der Monatsblutung oder Schmerzen beim Geschlechtsverkehr hervorrufen. Kleinere Polypen machen sich meist überhaupt nicht bemerkbar, oft werden sie zufällig im Rahmen einer Vorsorgeuntersuchung beim Frauenarzt entdeckt. Wenn sie Beschwerden verursachen, können sichtbare, gestielte Polypen vom Frauenarzt mithilfe einer elektrischen Schlinge entfernt werden.

Polypen in der Gebärmutterhöhle entfernt man durch eine Ausschabung. Obwohl eine Entartung zum Gebärmutterkrebs (S. 341) sehr selten ist, wird das Gewebe vorsichtshalber mikroskopisch untersucht. Weitere therapeutische Maßnahmen sind nicht erforderlich.

Myalgie

Unter Myalgien versteht man Muskelschmerzen, die entweder an einer begrenzten Stelle des Körpers auftreten oder diffus größere Bereiche des Körpers betreffen und nicht genau abgegrenzt werden können. Der schmerzende Muskelbereich ist häufig verspannt und verhärtet. Die Ursachen für eine Myalgie können Überanstrengungen von einzelnen Muskelpartien, Entzündungen des Muskels, aber auch Stoffwechselstörungen sein. Auch im Rahmen einer Grippeerkrankung können Myalgien auftreten, die in der Regel von selbst wieder abklingen. Zur Behandlung werden Wärme- oder Kälteanwendungen und Krankengymnastik eingesetzt. Bei sehr starken Schmerzen werden als Schmerzmittel häufig Rheumamittel (nichtsteroidale Antirheumatika) und Mittel zur Muskelentspannung eingesetzt.

Als **Fibromyalgie** werden Schmerzen bezeichnet, die breitflächig ausstrahlen und sowohl auf einzelne Körperregionen begrenzt sein können, aber auch am ganzen Körper auftreten. Die Schmerzen betreffen die Muskeln und das Skelett. Typisch ist, dass bestimmte Druckpunkte häufig schmerzempfindlich sind, z.B. an der Schulter, im Nacken, der Hüfte und im Lendenwirbelbereich. Zusätzlich zu den Muskelschmerzen treten Müdigkeit, Schlafstörungen, Gelenkschmerzen, Migräne oder auch Depressionen auf.

Die Ursachen dieser Krankheit sind noch nicht geklärt. Die Behandlung konzentriert sich auf die Linderung der jeweiligen Beschwerden. Im Vordergrund stehen die Schmerzbehandlung und eine psychologische Betreuung. Günstig wirken sich Krankengymnastik und Wärmebehandlungen aus.

Myasthenie

Bei der Myasthenie (**Myasthenia gravis**) liegt eine krankhafte Muskelschwäche und Muskelermüdbarkeit vor. Zunächst sind nur kleine Muskeln befallen, vor allem der Augen, weshalb die Augenlider nur noch unvollständig geöffnet werden können. Auch nehmen die Betroffenen Doppelbilder wahr, da die Augen infolge einer Augenmuskellähmung nicht mehr richtig koordiniert werden können. Im weiteren Verlauf sind immer mehr Muskelgruppen des Körpers betroffen. Es kommt zu Sprechstörungen, Beschwerden beim Schlucken und Kauen, Arme und Beine fühlen sich schon nach einfachen Belastungen wie Treppensteigen bleischwer an. Im Extremfall ist auch die Atemmuskulatur betroffen, und das Luftholen wird immer anstrengender. Nach einer Ruhepause fallen die Bewegungen dann wieder leichter. Die Erkrankung kann in jedem Lebensalter auftreten und betrifft vor allem Frauen.

Ursache für diese Erkrankung ist eine Autoimmunreaktion, bei der sich körpereigene Abwehrzellen gegen die Verbindungsstellen (die so genannten Acetylcholinrezeptoren) zwischen Nerven und Muskeln richten. Die Befehle des Gehirns an den Muskel, eine gewünschte Bewegung auszuführen, können nicht mehr ausreichend umgesetzt werden.

Nach einer körperlichen Untersuchung und der Erhebung der Krankengeschichte wird bei einem entsprechenden Verdacht der so genannte Tensilon-Test durchgeführt: Dazu wird das Medikament Tensilon gespritzt, das für einige Minuten die Informationsübertragung vom Nerv auf den Muskel verbessert. Wenn es sich tatsächlich um eine Myasthenie handelt, werden die Beschwerden durch dieses Medikament für kurze Zeit deutlich gelindert. Im Bluttest lassen sich charakteristische Antikörper nachweisen. Mithilfe elektrischer Impulse kann die Ermüdung von Muskelfasern direkt gemessen und als Kurvendiagramm sichtbar gemacht werden (Myogramm). Außerdem kann eine Vergrößerung der Thymusdrüse durch eine Computer- oder eine Magnetresonanztomographie bildlich dargestellt werden.

Die Behandlung erfolgt mit bestimmten Medikamenten (Cholinesterase-Hemmer), die die Weiterleitung der Nervenimpulse auf den Muskel verbessern. Dabei sind eine sorgfältige Dosierung und regelmäßige Einnahme besonders wichtig. Denn eine zu hohe Dosis kann gefährliche Vergiftungserscheinungen bis hin zum Koma (cholinerge Krise) hervorrufen, bei zu geringer Dosis hingegen können die ursprünglichen Beschwerden wieder verstärkt auftreten. Manchmal führen auch die Einnahme anderer Medikamente oder ein fieberhafter Infekt zu einer so genannten myasthenischen Krise, also einer akuten Zustandsverschlechterung mit der Gefahr einer Atem- und Schlucklähmung. Dieser Notfall muss sofort behandelt werden.

Da eine Immunreaktion des Körpers die Erkrankung verursacht, können Medikamente zur Unterdrückung des Abwehrsystems (Immunsuppressiva) wie Kortison eine längerfristige Besserung bewirken. Durch eine operative Entfernung der Thymusdrüse (Thymektomie) bei Erkrankten unter 60 Jahren kann die Erkrankung manchmal zum Stillstand kommen. In schweren Fällen wird auch eine Blutaustauschbehandlung durchgeführt, um die Antikörper möglichst schnell zu entfernen.

Myom

Gutartige Geschwülste des Muskelgewebes in der Gebärmutter kommen sehr häufig vor: Rund 25 % aller Frauen über 30 Jahre sind von einem oder mehreren dieser harmlosen Muskelknoten betroffen, Frauen über 40 Jahre mit fast 30 % sogar noch häufiger.

Die meisten Myome fallen nur zufällig im Rahmen der Vorsorgeuntersuchung auf. Nur wenn sie sehr groß sind, verursachen sie überhaupt Beschwerden: Typisch sind verstärkte Blutungen, Periodenschmerzen, Rückenschmerzen, Druck- und Spannungsgefühl im Unterbauch. Auch ein verstärkter Harndrang kann ein Hinweis auf ein Myom sein, das auf die Blase drückt. Durch Druck auf den Enddarm können Myome auch Verstopfungen verursachen.

Myome entstehen und wachsen nur während der Lebensphase, in der der Östrogenspiegel hoch ist. Sie bilden sich durch das Absinken des Östrogenspiegels nach den Wechseljahren von selbst zurück. Myome können als einzelne Knoten auftreten, aber auch zu mehreren und in schwereren Fällen sogar die gesamte Gebärmutter durchsetzen. Während der Schwangerschaft vergrößern sich Myome zumeist, denn sie werden wie der Rest des Muskelgewebes in dieser Zeit kräftiger durchblutet. Nach der Entbindung schrumpfen sie wieder.

Lage und Wachstum der Myome sollten regelmäßig per Ultraschall kontrolliert werden. Sie müssen aber nur behandelt werden, wenn sie störende oder belastende Beschwerden auslösen. Man sollte sich keinesfalls ohne Not zu einer Operation überreden lassen. Es können auch so genannte Östrogenhemmstoffe verordnet werden, die das Wachstum hemmen. Nur bei größeren Myomen in ungünstiger Lage, die z.B. am Muttermund ein Geburtshindernis bilden, kann eine gezielte mikrochirurgische Entfernung erforderlich werden.

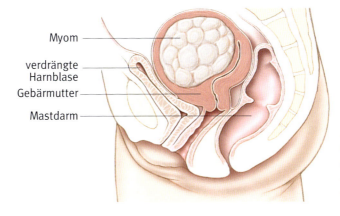

Zu den häufigsten Muskelgeschwülsten zählen Myome der Gebärmutter.

Nagelbettentzündung

Bei der eitrigen Entzündung des Nagelbettes und des seitlichen Nagelrandes (**Panaritium**) ist der Nagelwall glänzend rot, geschwollen, und es treten klopfende, pochende Schmerzen auf. Aus dem geschwollenen roten Nagelrand kann Eiter austreten. Außer am Nagelrand können sich die Entzündungsherde auch an der Fingerkuppe befinden. Diese sind ebenfalls hochrot, geschwollen und verursachen pochende, meist heftige Schmerzen. Eine gefürchtete Komplikation ist die Ausbreitung der Erreger über den gesamten Finger und auf die Hand, die auch zu bleibenden Schäden führen kann.

Die Ursache ist eine Infektion mit Bakterien aufgrund von Verletzungen, die häufig durch eine falsche oder nachlässige Nagelpflege hervorgerufen werden. Bei heftigen Schmerzen ist unverzüglich ein Arzt aufzusuchen. Der Infektionsherd muss chirurgisch versorgt werden, um die Ausbreitung der Bakterien zu verhindern. Eine Kühlung des Fingers lindert den Schmerz und hemmt die Entzündung. Eine antibiotische Therapie ist erforderlich, wenn sich die Infektion weiter auf die Hand ausgebreitet hat.

Nagelpilz

Ein Nagelpilz (**Onychomykose**) tritt meist an den Fußnägeln auf, seltener an den Fingernägeln. Dabei werden die Nägel rillig, rau und verdicken sich. Sie sind glanzlos mit fleckigen weißlich-gelben Verfärbungen, schilfern sich ab oder werden sogar bröckelig. Der Beginn der Erkrankung ist meist unauffällig und bereitet keine Schmerzen; deshalb wird der Nagelpilz oft nicht erkannt und auch nicht so ernst genommen. Unbehandelt kann der Nagel nach längerer Zeit vom Pilz so zerstört werden, dass er nicht mehr nachwächst.

Die Ursache ist eine Infektion mit Faden- oder Hefepilzen, seltener mit Schimmelpilzen. Die Ansteckung erfolgt häufig in Schwimmbädern und Saunen; dort begünstigt das feuchtwarme Klima die Verbreitung der Pilze. Aber auch Gummischuhe, die länger getragen werden und in denen man schwitzt, fördern die Entstehung einer Pilzerkrankung an den Fußnägeln. Ebenso kommt es bei einer allgemeinen Abwehrschwäche öfter zum Ausbruch einer Nagelpilzerkrankung, die nichts mit mangelnder Hygiene zu tun hat. Die Behandlung erfolgt mit einem Antipilzmittel in Form eines speziellen Nagellacks, der regelmäßig aufgetragen werden muss. Die Behandlung muss so lange durchgeführt werden, bis der befallene Nagel herausgewachsen ist. Bei Fußnägeln kann das 6 bis 12 Monate dauern. Sind mehrere Nägel intensiv befallen, kann vom Arzt auch ein Antipilzmittel zum Einnehmen verordnet werden. Bei Anzeichen einer Nagelpilzerkrankung sollte der Hautarzt aufgesucht werden, der feststellt, ob es sich tatsächlich um eine Pilzerkrankung handelt, und entscheidet, welche Form der Behandlung notwendig ist.

Nagelpilz überträgt sich durch Sporen, die sich in feuchtwarmer Umgebung ausbreiten; die Ansteckungsgefahr ist auch in der Familie relativ groß.

Nahrungsmittel-unverträglichkeit

Manche Menschen verspüren beim Verzehr bestimmter Lebensmittel wie reifem Käse, Tomaten, Avocados oder Melonen einen leichten Gaumenkitzel. Dieses weit verbreitete Phänomen kann man als die leichteste Form der Nahrungsmittelunverträglichkeit bezeichnen.

Ursache Histamin

Der Grund für dieses Phänomen ist nicht eine allergische Reaktion, denn das körpereigene Abwehrsystem ist bei dieser Erkrankung nicht beteiligt. Die Symptome gleichen jedoch denen der Allergie (S. 300), da ebenfalls das Gewebshormon Histamin in einer übergroßen Menge ausgeschüttet wird. Sie reichen je nach Stärke der Reaktion von Hautausschlag, Juckreiz, Quincke-Ödem, Verengung der Atemwege, Durchfall und Erbrechen bis zum Extremfall eines Kreislaufschocks.

Folgende Nahrungsmittelbestandteile und Medikamente können eine Unverträglichkeitsreaktion auslösen:

- Histamin, vertreten in Sauerkraut, Käse, Rotwein, Thunfisch
- Serotonin aus Bananen, Walnüssen
- Tyramin aus Käse, Fisch, Wein, Hefe, Bananen, Tomaten und Avocados
- bestimmte Lebensmittelzusätze wie der Konservierungsstoff Benzoesäure
- Bestandteile aus Wein, Bier (Sulfite) und Obst (Salicylsäure)
- Glutamat, das vor allem für die Zubereitung chinesischer Gerichte verwendet wird (so genanntes China-Restaurant-Syndrom)
- ASS (Acetylsalicylsäure).

Ursache Verdauungstrakt

Durch den Mangel an bestimmten Stoffen im Verdauungstrakt, welche normalerweise die Nahrung in ihre Bestandteile aufspalten, kann ebenfalls eine Unverträglichkeit begründet sein.

Beim dem relativ häufigen **Lactamasemangel** besteht eine Unverträglichkeit von Kuhmilch, die sich vor allem durch Durchfälle bemerkbar macht. Wenn man Kuhmilch und Kuhmilchprodukte kon-

Nasennebenhöhlenentzündung

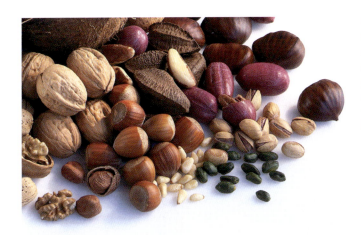

Wer unter einer Pollenallergie leidet und vor allem auf Birkenpollen allergisch reagiert, verträgt oftmals auch keine Nüsse.

sequent meidet, sind keine weiteren Beschwerden mehr zu erwarten.
Unter **Sprue** (Gluten-sensitive Enteropathie, Zöliakie) versteht man eine Unverträglichkeit von Gluten, einem Eiweißbaustein im Getreide. Der Genuss von Produkten aus Weizen, Hafer, Gerste und Roggen führt zu Durchfällen, Gewichtsverlust und einer Schädigung der Darmschleimhaut. Die Aufnahme lebenswichtiger Vitamine und Energiestoffe wird dadurch eingeschränkt. Durch das strenge Einhalten einer glutenfreien Diät bilden sich die Beschwerden zurück. Erlaubt sind auf dem Speiseplan Kartoffeln, Reis, Sojaprodukte, Hirse und Mais. Bei einer stark ausgeprägten Sprue kann gleichzeitig auch eine Kuhmilchunverträglichkeit vorliegen.

Suche nach dem Auslöser

Detektivarbeit ist oft notwendig, um die Auslöser von Unverträglichkeitsreaktionen zu finden. Am besten notiert man für einige Wochen in einer Art Tagebuch, was man wann eingenommen, gegessen oder getrunken hat, und vermerkt ebenfalls, wann und wie stark Beschwerden wie Durchfälle oder Erbrechen etc. aufgetreten sind.
Andere Erkrankungen der Verdauungsorgane mit ähnlichen Symptomen wie Magen-, Bauchspeicheldrüsen- oder Gallenerkrankungen sowie Darmerkrankungen sollten zunächst ausgeschlossen werden. Blutuntersuchungen können die Ursachen weiter eingrenzen. Ist der Auslöser erst einmal gefunden, muss er konsequent gemieden werden. Um sich trotzdem ausgewogen zu ernähren, ist eine Diätberatung erforderlich.

Narbenwucherung

Nach einer tieferen Verletzung oder bei Operationswunden heilt die verletzte Stelle nur unter Bildung von Narbengewebe wieder ab. Aus noch nicht geklärter Ursache (wenn z.B. besonders große Zugkräfte auf die Wunde einwirken) kann es zu einer Wucherung von Narbengewebe kommen, die auch als **Keloid** bezeichnet wird. Das Narbengewebe sieht hell- bis dunkelrot aus und bildet wulstartige Verdickungen. Die Wucherungen bleiben meist nicht auf die Narbe beschränkt, sondern wachsen auch auf benachbarten gesunden Hautbereichen weiter. Sie können zu Behinderungen führen, wenn sie im Bereich von Gelen-

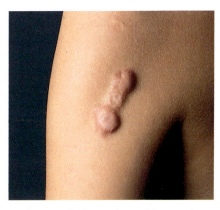

Ist die Wundheilung abgeschlossen, kann eine Überproduktion von Bindegewebsfasern zur Keloidbildung führen.

ken auftreten, oder zu psychischen Problemen, wenn ein Keloid in sichtbaren Körperbereichen wie dem Gesicht entsteht. In seltenen Fällen bilden sich diese Wucherungen von selbst zurück, meist müssen sie chirurgisch oder mithilfe von Kortisoninjektionen, Druckverbänden oder Narbensalbe entfernt werden.

Nasennebenhöhlenentzündung

Zu den Nasennebenhöhlen zählen die Stirnhöhle, die Kieferhöhle und das Siebbein, in dem sich das Geruchsorgan befindet. Bei einer Nasennebenhöhlenentzündung (**Sinusitis**) sind die Schleimhäute in den Nasennebenhöhlen entzündet. Die Schleimhäute in diesen Nasennebenhöhlen sondern normalerweise ein Sekret ab, das über Verbindungsgänge in die Nase abfließt. Bei einem Schnupfen oder einer Erkältungskrankheit verstopfen die Verbindungsgänge, das Sekret kann nicht mehr abfließen und bildet einen idealen Nährboden für Bakterien. Es kommt zu einer Entzündung und einem Anschwellen der Schleimhaut. Bemerkbar macht sich das durch ein Druckgefühl im Stirnbereich oder durch Kopfschmerzen, die sich beim Bücken verstärken. Häufig sind auch die Stirn oder der Wangenbereich (Oberkiefer) druckschmerzhaft.
Sind die Verbindungsgänge besonders eng, was bei manchen Menschen der Fall sein kann, wird das Auftreten von Nasennebenhöhlenentzündungen begünstigt. Kommen zu den geschilderten Beschwerden noch Fieber und allgemeine Abgeschlagenheit hinzu, ist unbedingt der Arzt aufzusuchen. Es besteht die Gefahr, dass sich die Erreger bis in das Gehirn ausbreiten und eine Gehirnhautentzündung (S. 343) mit schwerwiegenden Folgen verursachen. Zur Diagnose können die Nasennebenhöhlen mit speziellen Geräten wie dem Ultraschall untersucht werden. Diese Untersuchungen sind für den Patienten nicht schmerzhaft.
Zur Behandlung einer Nasennebenhöhlenentzündung wird in erster Linie versucht, das angesammelte Sekret zum Ab-

Nasenpolypen

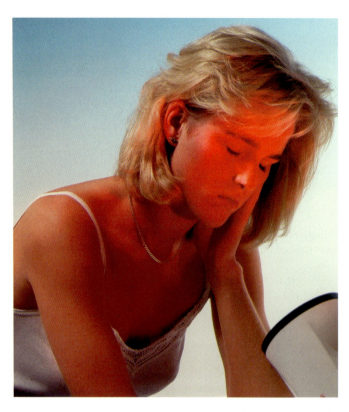

Rotlicht steigert die Durchblutung des Gewebes und unterstützt so den Heilungsprozess; außerdem hilft die Wärme dabei, das angestaute Sekret zu verflüssigen, das dadurch leichter abfließen kann.

fließen zu bringen; hierzu werden abschwellende oder sogar kortikoidhaltige Nasentropfen eingesetzt. Inhalationen mit ätherischen Ölen wie Eukalyptus- oder Zitrusöl fördern ebenfalls den Sekretfluss. Zusätzlich können entzündungshemmende, schleimlösende und fiebersenkende Medikamente eingesetzt werden. Häufig ist die Anwendung eines Antibiotikums notwendig. Heilungsfördernd kann auch eine Rotlichtbestrahlung sein, wenn dadurch keine Schmerzverstärkung auftritt.

Bei chronischen Nasennebenhöhlenentzündungen kann es in seltenen Fällen erforderlich sein, die verengten Verbindungswege der Nasennebenhöhlen zur Nase operativ zu vergrößern.

Nasenpolypen

Die Ursachen der gutartigen Wucherungen der Nasenschleimhaut, besonders der Nasennebenhöhlenschleimhaut, die in die Nasenhöhle wachsen, sind noch nicht geklärt. Es wird angenommen, dass sich die Wucherungen in der Nase besonders aufgrund einer Schädigung der Nasenschleimhaut entwickeln. Dabei kann es sich um gehäuft auftretende Entzündungen handeln, aber auch um eine Besiedlung mit Pilzen oder um eine Allergie. In Verbindung mit Heuschnupfen kommen ebenfalls gehäuft Nasenpolypen vor. Außerdem wird ein häufiges Auftreten von Polypen bei Menschen beobachtet, die keine Acetylsalicylsäure oder andere schmerzstillende Medikamente vertragen. Die Polypen führen zu einer Behinderung bei der Atmung durch die Nase, sodass verstärkt durch den Mund geatmet wird. Das Riechvermögen ist eingeschränkt, durch die verlegten Nasengänge kann eine näselnde Stimme entstehen, außerdem kann das von der Nasenschleimhaut gebildete Sekret nicht richtig abfließen. Es wird dann häufig mit Erregern besiedelt, die sich bis in die Nasennebenhöhlen ausbreiten und dort zu Entzündungen führen. Auch die Belüftung der Ohren wird durch die ungenügende Nasenatmung gestört, Hörprobleme und Ohrentzündungen können die Folge sein.

Größere Polypen kann der Hals-Nasen-Ohren-Arzt meist schon durch einen Blick in die Nase erkennen, kleinere Polypen sind durch das Endoskop zu sehen, das in die Nasenlöcher eingeführt wird. Diese Untersuchung verursacht keinerlei Schmerzen. Zur Beurteilung der Ausdehnung der Polypen wird meist ein Röntgenbild angefertigt.

Die Behandlung noch sehr kleiner Polypen kann eventuell mit einem kortikoidhaltigen Nasenspray erfolgreich sein, wodurch das Wachstum zurückgedrängt wird. Größer werdende Polypen müssen entfernt werden. Dies kann meist ambulant unter örtlicher Betäubung mithilfe spezieller Instrumente wie einer Polypenschlinge oder Laser erfolgen. Bei starkem Polypenwachstum mit Beteiligung der Nasennebenhöhlen ist ein größerer chirurgischer Eingriff erforderlich.

Nebenhodenentzündung

Die akute oder chronische Entzündung eines oder beider Nebenhoden (**Epididymitis**) tritt oft gemeinsam mit einer Hodenentzündung (S. 362) auf und ruft ähnliche Beschwerden hervor. Über die Harnröhre und die Samenleiter können Bakterien oder andere Krankheitserreger bis in den Nebenhoden eindringen und dort eine Entzündung auslösen. Zu einer akuten Nebenhodenentzündung kommt es oft auch infolge einer Geschlechtskrankheit (S. 349, z.B. Gonorrhoe) oder einer Genitalinfektion (S. 346, z.B. mit Chlamydien). Die Epididymitis äußert sich durch starke, in die Leistenbeuge und den Unterbauch ausstrahlende Schmerzen, die von Fieber und Schüttelfrost sowie Brennen beim Wasserlassen begleitet sein können. Der entzündete Nebenhoden ist geschwollen und als harter Knoten zu tasten.

Zur Behandlung ist Bettruhe erforderlich, der Hodensack wird hochgelagert, kalte Umschläge lindern die Beschwerden. Darüber hinaus werden Antibiotika und entzündungshemmende Medikamente verordnet. Wird eine Nebenhodenentzündung nicht oder zu spät behandelt, so besteht die Gefahr einer Abszess- und Fistelbildung oder auch der Zeugungsunfähigkeit.

Netzhautdurchblutungsstörung

Nervenentzündung

Wie jedes Gewebe des menschlichen Körpers kann sich auch Nervengewebe entzünden. Als Folge einer solchen Entzündung ist der betroffene Nerv in seiner Funktion beeinträchtigt. So kann beispielsweise die Entzündung des Gehör- und Gleichgewichtsnervs zu Schwindel und Schwerhörigkeit führen. Wenn der Gesichtsnerv betroffen ist, kommt es zu Lähmungen der Gesichtsmuskulatur. Es können auch entzündliche Erkrankungen auftreten, bei denen nicht einzelne, sondern viele Nerven betroffen sind (entzündliche Polyneuropathie, S. 424). Ein Beispiel hierfür ist das Guillain-Barré-Syndrom (GBS), bei dem plötzlich einsetzend eine aufsteigende Lähmung an beiden Körperhälften auftritt. Die Lähmung klingt nach einigen Wochen von selbst wieder ab, doch ist bis dahin oft eine Behandlung im Krankenhaus nötig.

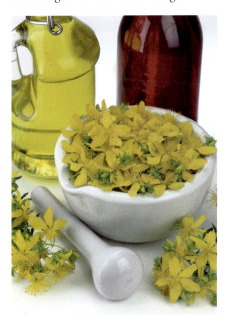

Aus Johanniskraut wird das so genannte Rotöl gewonnen, das bei Nervenschmerzen lindernd wirken kann.

Nesselsucht

Unter Nesselsucht oder **Urtikaria** versteht man eine allergische Reaktion der Haut oder Schleimhaut gegen bestimmte Substanzen. Nur wenige Minuten nach dem Kontakt mit dem Allergen bilden sich juckende Bläschen, manchmal auch größere (handtellergroße), leicht erhabene gerötete Hautbezirke. Es können sich auch Schwellungen (Ödeme) entwickeln, die gefährlich sind, wenn sie die Mundschleimhaut betreffen, da es zu Schwellungen im Halsbereich und in der Folge zu Atemnot kommen kann.

Wichtigste Maßnahme ist die Identifikation des allergieauslösenden Stoffes und dessen konsequente Meidung. Der Hautausschlag klingt in der Regel nach einiger Zeit wieder ab. Bei einer starken allergischen Reaktion können Antihistaminika eingesetzt werden. Bei Schwellungen im Mund oder im Rachen ist sofort der Arzt aufzusuchen bzw. der Notarzt zu alarmieren, da durch das Zuschwellen des Halses Lebensgefahr besteht.

Netzhautablösung

Bei der Netzhautablösung hebt sich die Netzhaut des Auges ganz oder teilweise von der hinter ihr liegenden Aderhaut ab. Diese Erkrankung ist relativ selten; da das Sehvermögen bedroht ist und sie unbehandelt immer zur Erblindung führt, ist eine rasche Behandlung erforderlich. Die Netzhautablösung tritt vorwiegend im Alter auf.

Die Ursache sind degenerative Veränderungen der Netzhaut und des Glaskörpers. Bemerkbar macht sich eine Netzhautablösung durch plötzliche Lichtblitze im Auge, die meist seitlich wahrgenommen werden, oder durch ein plötzlich verstärktes oder neu auftretendes so genanntes Mückensehen (Mouches volantes), das auf Blutungen innerhalb des Augapfels hinweist. Im fortgeschrittenen Stadium werden Schatten wahrgenommen, die sich wie ein Vorhang entweder von unten nach oben heben oder von oben nach unten bewegen.

Bei den ersten Anzeichen einer Netzhautablösung ist baldmöglichst eine Augenarztpraxis oder eine Augenklinik aufzusuchen. Die operative Therapie richtet sich nach der Art und der Schwere der Netzhautablösung. In der Regel wird mit einem Laser die Verlötung der Netzhaut mit ihrem Untergrund vorgenommen.

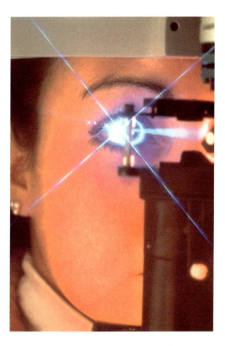

Mithilfe der schmerzlosen Lasertherapie kann einer Netzhautablösung auch vorgebeugt werden.

Netzhautdurchblutungsstörung

Eine Störung der Durchblutung der Netzhaut führt zu Veränderungen, deren Folgen schwere Sehbehinderungen oder Blindheit sein können. Es wird zwischen einer chronischen, d.h. schleichenden Form und einer akuten, plötzlich auftretenden Störung unterschieden.

Die Ursache für die chronische Form ist meist ein erhöhter Blutdruck durch Arterienverkalkung. Aber auch Gefäßveränderungen der kleinen Endgefäße (Kapillaren), wie sie z.B. bei der Zuckerkrankheit (Diabetes, S. 324) auftreten, führen zu Durchblutungsstörungen der Netzhaut. Die Sehverschlechterungen treten dabei allmählich und in der Regel auf beiden Augen gleichzeitig auf.

Bei der plötzlich auftretenden akuten Form der Durchblutungsstörung können verschiedene Blutgefäße, die das Auge versorgen, im Rahmen einer Thrombose (S. 452) verstopft sein. Teile der Netzhaut

Neurodermitis

oder auch die gesamte Netzhaut werden nicht mehr mit Blut versorgt. Die Folgen sind eine plötzliche starke Sehverschlechterung bzw. ein plötzliches Fehlen von Teilen des Gesichtsfeldes oder sogar eine Erblindung. Meistens ist nur ein Auge betroffen. Zur Behandlung müssen die Ursachen beseitigt werden: Der erhöhte Blutdruck muss gesenkt, und die Erkrankungen, die diesen verursachen, müssen behandelt werden. Im Falle der Zuckerkrankheit muss man auf gut eingestellte Blutzuckerwerte achten.

Neurodermitis

Bei der Neurodermitis kommt es zu einer stark juckenden, oberflächlichen, chronischen Entzündung der Haut von unterschiedlicher Ausprägung. Die sehr häufig vorkommende Hautkrankheit hat in den letzten Jahren immer mehr zugenommen. Sie ist nicht ansteckend. Die Neurodermitis wird auch als **endogenes** oder **atopisches Ekzem** oder **atopische Dermatitis** bezeichnet. Unter dem Begriff Atopie wird eine erhöhte Neigung zu allergischen Reaktionen und Erkrankungen verstanden, die meist familiär gehäuft vorkommen. Die Ursache der Neurodermitis ist noch unbekannt. Die Anlage für die Erkrankung wird vererbt. Zusätzliche Reizfaktoren wie Allergene führen meist zum Ausbruch der Krankheit. Häufig tritt eine Neurodermitis zusammen mit anderen allergischen Erkrankungen auf. Das können z.B. ein Heuschnupfen oder allergisches Asthma sein. Typisch ist , dass die Erkrankung in Schüben verläuft, Zeiten relativ milder Ekzeme wechseln sich mit heftigen Beschwerdephasen ab.

Die Kennzeichen einer Neurodermitis sind quälender Juckreiz, gerötete und geschwollene Haut und eventuell Bläschen, die häufig aufgekratzt sind. Meist sind die Ellenbeugen und die Kniekehlen sowie der Hals, die Handgelenke und die Waden von den ekzemartigen Hautveränderungen betroffen. Die trockenen, geröteten, verdickten und schuppenden Stellen können sich aber auch über den ganzen Körper ausbreiten. Weitere Symptome

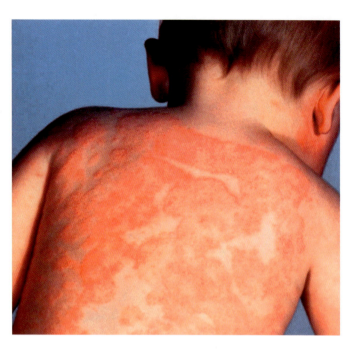

Neurodermitis kann zwar in jedem Alter erstmals auftreten, häufig zeigt sie sich aber schon im zweiten oder dritten Lebensmonat des Kindes.

sind ein seitlicher Ausfall der Augenbrauen, eine doppelte Unterlidfalte, eingerissene Mundwinkel, trockene Lippen und vertiefte Furchenbildung der Haut, vor allem an der Hand. Sehr häufig ist eine Schuppung der Haut, besonders im Gesicht und an den oberen Gliedmaßen, zu beobachten. Der starke Juckreiz verhindert oft einen ungestörten Nachtschlaf. Das Aufkratzen der juckenden Haut führt zu kleinen Hautwunden, die von Bakterien und Viren befallen werden können und dadurch eitrige Ausschläge, ein Herpes-Ekzem oder Dellwarzen verursachen können.

Eine Behandlung der Ursachen ist nicht möglich, sondern nur eine Linderung der Beschwerden. Im Vordergrund stehen den Juckreiz verringernde Maßnahmen. Als Medikamente können auch Antihistaminika eingesetzt werden. Außerdem sind allgemeine Maßnahmen wie die Vermeidung von Allergenen und das Tragen von Kleidung aus reizarmen Stoffen zu empfehlen. Wichtig ist auch die richtige Hautpflege. Die verwendeten Cremes sollten die Haut gut fetten und befeuchten, aber keine allergieauslösenden Stoffe enthalten, d.h. möglichst keine Parfüme und Konservierungsstoffe. Die vom Ekzem betroffenen Hautstellen können mit kortisonhaltigen Salben behandelt werden. Linderung bringen auch Salben oder Lotionen, die Harnstoff enthalten. Bei Infektionen der Ekzeme können eventuell auch Antibiotika erforderlich sein. Je nach Schwere der Erkrankung kann eine allgemeine Behandlung mit Medikamenten wie Immunsuppressiva, Virostatika oder Kortison erforderlich werden. Bei schweren Erkrankungen sind Klimakuren im Hochgebirge oder an der Nordsee hilfreich.

Die Neurodermitisbeschwerden können auch durch bestimmte Nahrungsmittel und durch Stress bzw. eine allgemeine Anspannung verstärkt werden. Eine Umstellung der Ernährung und eine Änderung der allgemeinen Lebensumstände hin zu einem ausgeglicheneren Lebensstil können die Symptome erheblich verbessern. Hilfreich können Entspannungstechniken sein, die sich zum Teil auch schon für Kinder gut eignen.

Sonderfall Milchschorf

Mit Milchschorf wird eine besondere Form der Neurodermitis bezeichnet, die nur bei Neugeborenen oder im frühen Säuglingsalter auftritt. Die Haut bildet gelbliche, fettige Schuppen und Krusten, die durch eine Überproduktion der Talgdrüsen entstehen. Meist tritt der Milchschorf auf dem Kopf auf. Die Ursache ist unbekannt. Wahrscheinlich handelt es sich dabei um eine Veranlagung für Allergien. Die beste Vorbeugung besteht darin, das Kind möglichst lange zu stillen, weil die Muttermilch einen natürlichen Schutz vor der Entwicklung von Allergien bietet. Die Erkrankung ist ungefährlich und stellt keinen Grund zur Besorgnis dar. Zur Behandlung sollten die Schuppen sanft gelöst werden: Die Kopfhaut des Babys wird am Abend mit Babyöl eingerieben. Am nächsten Tag wird das Kopfhaar mit einem milden Kindershampoo gewaschen; diese Prozedur wird alle paar Tage wiederholt. Falls nach diesen Maßnahmen innerhalb von einer bis maximal zwei Wochen der Milchschorf nicht verschwunden ist, sollte der Kinder- oder Hautarzt aufgesucht werden, der eine wirksame Salbe mit einem geringen Kortisongehalt verordnen kann. Eventuell ist auch ein Mittel gegen einen Befall mit Pilzen, ein Antimykotikum, erforderlich. In seltenen Fällen breitet sich der Milchschorf auf das Gesicht und andere Körperstellen wie den Windelbereich aus. In diesem Fall ist sofort der Kinderarzt aufzusuchen.

Neurose

Unter diesem Sammelbegriff wurden im 18. Jahrhundert alle Nervenerkrankungen zusammengefasst, für die keine körperliche Ursache bekannt oder erkennbar war. Später wurde die Bezeichnung auch auf Organbeschwerden angewendet, wenn keine konkrete Krankheit zu finden war, trotzdem aber Beschwerden auftraten (z.B. bei der Herzneurose).
Der Begriff wurde von Sigmund Freud neu definiert: Er ging davon aus, dass die Beschwerden Folge eines inneren Konflikts sind, der dem Betroffenen aber nicht bewusst ist. Dieser Konflikt soll in der frühen Kindheit entstanden sein, und die entstandenen Symptome spiegeln einen Kompromiss zwischen widerstreitenden inneren Bedürfnissen und deren Abwehr wider.
Häufige Neurosen sind die Angstneurose (Angststörung, S. 304) und die Zwangsneurose (Zwangserkrankungen, S. 470). Die Neurosen wurden abgegrenzt von den Psychosen (S. 428). Die Theorie von Freud fand ihren Ausdruck in der Psychoanalyse.
Heute wird der Begriff Neurose kaum mehr verwendet, weil er eine Ursache unterstellt, die umstritten ist und der Begriff darüber hinaus in der Umgangssprache abwertend benutzt wird.

Nierenarterienstenose

Bei der Nierenarterienstenose kommt es zu einer Einengung (Stenose) einer oder beider Nierenarterien, die zum völligen Gefäßverschluss führen kann.
Die Erkrankung tritt häufig zusammen mit Bluthochdruck (S. 314) auf. Ursache der Stenose ist meist eine Arterienverkalkung (Arteriosklerose, S. 305). Seltener kann auch eine Verdickung der Gefäßmuskulatur bestehen, von der meist Frauen zwischen dem 30. und 40. Lebensjahr betroffen sind. Sehr selten tritt plötzlich ein vollständiger Nierenarterienverschluss durch ein Blutgerinnsel (Nierenembolie) auf. Auch andere Veränderungen der Nierengefäße, z.B. Aussackungen (Nierenaneurysma, Aneurysma, S. 303), sind sehr selten. Beim Abhören der Nierengegend kann ein typisches Geräusch festgestellt werden. Zu den weiteren Maßnahmen gehören eine Ultraschalluntersuchung der Nieren sowie eine Nierengefäßuntersuchung mit Ultraschall (so genannte Doppler-Sonographie). Zahlreiche weitere Untersuchungen, wie eine Kontrastmitteluntersuchung der Nierengefäße, können sinnvoll sein.
Besteht Bluthochdruck oder ist die Verengung sehr ausgeprägt, kann die Nierenarterie aufgeweitet werden (Ballondilatation). Eventuell wird eine Kunststoffröhre, ein so genannter Stent, eingelegt, um die Arterie offen zu halten. Auch eine Umgehungsplastik (Bypass) ist möglich. Alle Eingriffe machen einen Klinikaufenthalt erforderlich.

Nierenbeckenentzündung

Die Entzündung des Nierenbeckens (**Pyelonephritis**) betrifft den Bereich der Niere, in dem sich der Urin sammelt, bevor er durch Harnleiter, Blase und Harnröhre abfließt. Häufig gelangen die Keime über die Harnröhre und die übrigen Harnwege in das Nierenbecken. Da die Harnröhre bei Frauen kürzer und der Abstand von Harnröhrenöffnung zum Analbereich geringer ist als bei Männern, leiden Frauen häufiger unter einer Nierenbeckenentzündung. Begünstigend auf die Entwicklung einer Nierenbeckenentzündung wirken sich Verengungen der Harnröhre, z.B. die Verdrängung der Harnwege während der Schwangerschaft, Harnsteine oder eine Prostatavergrößerung aus.
Die Betroffenen fühlen sich sehr krank und leiden unter Fieber, oft mit Schüttelfrost, Übelkeit und Erbrechen. Hinzu kommen ein- oder beidseitige Flankenschmerzen, die in die Leiste ausstrahlen und sich beim Klopfen auf das Nierenlager verstärken. Das Wasserlassen ist schmerzhaft, es besteht häufiger Harndrang. Der Urin kann rötlich oder weiß verfärbt sein.
Anhand der typischen Beschwerden kann meist schon eine Diagnose gestellt werden. Ergänzend werden eine Untersuchung von Blut und Urin sowie eine Ultraschalluntersuchung der Nieren durchgeführt.
Wichtig für die Behandlung ist strengste Bettruhe, eventuell ist sogar ein Krankenhausaufenthalt erforderlich. Die Betroffenen müssen viel trinken, mindestens 2,5 bis 3 Liter Flüssigkeit täglich. Antibiotika bekämpfen die Entzündung. Wichtig ist eine konsequente Therapie, da schwere Komplikationen wie eine vereiterte Niere (Pyonephrose) oder eine Blutvergiftung (Urosepsis) auftreten können. Außerdem neigt die Erkrankung dazu, wieder aufzutreten, wenn sie nicht völlig ausgeheilt war. In diesem Fall sind weitere Untersuchungen erforderlich, um die Ursache der Erkrankung, z.B. Engstellen der Harnwege, zu finden.

Nierenentzündung

Unter dem Begriff Nierenentzündung werden im weitesten Sinne alle entzünd-

Nierenkarzinom

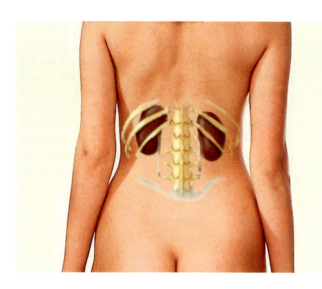

Die Nieren liegen im hinteren Bauchraum, seitlich neben der Lendenwirbelsäule. Zum Teil werden sie von den unteren Rippen geschützt.

lichen Erkrankungen im Bereich der Niere zusammengefasst. Bei der **Glomerulonephritis** handelt es sich um eine beidseitige Nierenerkrankung, bei der zunächst die Nierenkörperchen (Glomeruli) betroffen sind. Diese schwere Erkrankung der Nieren kann bis zum Nierenversagen (S. 415) führen. Eine Glomerulonephritis kann durch Bakterien oder Stoffwechselerkrankungen verursacht werden. Allen diesen Formen der Nierenentzündung ist gemeinsam, dass es zu einer gestörten Reaktion der körpereigenen Abwehr kommt, durch die die Nieren in Mitleidenschaft gezogen werden. Oft bestehen keine Beschwerden. Es kann jedoch auch Blut oder Eiweiß im Urin auftreten, oder die Urinmenge kann vermindert sein. Bluthochdruck (S. 314) kann die Folge einer Glomerulonephritis sein.

Bei Verdacht auf eine Nierenentzündung sind umfangreiche Blut- und Urinuntersuchungen erforderlich. Außerdem wird eine Ultraschalluntersuchung der Nieren durchgeführt. Gelegentlich muss eine Gewebeprobe aus der Niere (Nierenbiopsie) entnommen werden, um die Ursache feststellen zu können.

Je nach Art der Glomerulonephritis wird unterschiedlich behandelt. Fast immer ist allerdings ein Klinikaufenthalt nötig. Meist sind Bettruhe und eine genaue Überwachung der Flüssigkeitszufuhr erforderlich. Eventuell werden blutdrucksenkende Medikamente gegeben oder Mittel, die das körpereigene Abwehrsystem beeinflussen (Immunsuppressiva, Kortikoide). Tritt ein Nierenversagen (S. 415) auf, muss eine Blutwäsche (Dialyse) durchgeführt werden.

Nierenkarzinom

Der bösartige Tumor der Nieren wird auch als **Nierenzellkarzinom** oder **Hypernephrom** bezeichnet. Er tritt bei Männern öfter auf als bei Frauen und ist zwischen dem 40. und 65. Lebensjahr am häufigsten.

Die genaue Ursache ist unklar. Die langjährige Einnahme von Schmerzmitteln und Rauchen erhöhen das Erkrankungsrisiko ebenso wie Krebs erregende Stoffe wie Nitrosamine, Blei oder Pilzgifte. Beschwerden treten erst spät auf. Blut im Urin, Flankenschmerzen oder Fieber können die ersten Hinweise sein. Der Tumor kann dann jedoch bereits groß sein und Tochtergeschwülste (Metastasen), z.B. in Leber oder Knochen, gebildet haben. Die Geschwulst wird oft nur durch Zufall entdeckt. Das Nierenkarzinom kann bei einer Ultraschalluntersuchung der Nieren, einer Computer- und eventuell einer Magnetresonanztomographie festgestellt werden. Verschiedene Röntgenuntersuchungen der Knochen und eine Ultraschalluntersuchung der Leber sind notwendig, um nach Tochtergeschwülsten zu fahnden.

Bei einem Nierenkarzinom muss die betroffene Niere vollständig entfernt werden. Dabei werden auch Teile des Harnleiters und die umliegenden Lymphknoten entnommen. Eine Strahlen- oder Chemotherapie ist nicht erfolgversprechend. Ist der Tumor auf die Niere begrenzt und kann er vollständig entfernt werden, ist eine Heilung möglich.

Bei Kindern tritt als besondere Form des Nierenkarzinoms das so genannte **Nephroblastom** bzw. der **Wilms-Tumor** auf, bei dem zur Behandlung chemo- und strahlentherapeutische Maßnahmen erfolgreich eingesetzt werden können.

Nieren- und Blasensteine

Salze werden normalerweise über die Nieren und die Blase mit dem Urin ausgeschieden. Unter ungünstigen Umständen lagern sie sich aber in der Niere zunächst als feiner Nierensand oder als Nierengrieß ab. Durch Verklumpung bilden sich im Lauf der Zeit dann die größeren Nierensteine, deren Entstehung durch zahlreiche Faktoren gefördert wird. Hierzu zählen eine sehr eiweißreiche (fleischhaltige) Kost, häufige Blasenentzündungen (S. 313), Gicht (S. 349), Diabetes (S. 324), Harnleiterverengungen oder eine Erkrankung der Nebenschilddrüsen. Beschwerden treten erst dann auf, wenn sich die Steine bewegen, durch das Nierenbecken und den engen Harnleiter wandern und sich dort verklemmen. Typisch ist dann eine plötzlich auftretende Nierenkolik mit stärksten Schmerzen im Rücken oder Unterbauch, Übelkeit und Erbrechen. Auch Blut im Urin ist häufig; die auch als Harnsteine bezeichneten Steine können durch die Harnröhre in die Blase wandern oder auch erst in der Blase entstehen.

Bei Verdacht auf Nieren- oder Blasensteine kann durch eine Blutentnahme und ausführliche Urinuntersuchungen mit 24-Stunden-Sammelurin festgestellt werden, welche Erkrankung der Bildung der Steine zugrunde liegt. Durch Ultraschall- und Röntgenuntersuchungen der Harnwege lassen sich die Steine in der Niere oder der Blase darstellen.

Kommt es zu einer Nierenkolik, erfolgt zunächst eine schmerzstillende und krampflösende Behandlung. Dann wird versucht, den Stein mithilfe von Medikamenten aufzulösen. Gelingt das nicht, können Nierensteine durch Stoßwellen von außen zertrümmert (Lithotripsie) oder mit einer Schlinge, die über die Blase eingeführt wird, entfernt werden. Nur selten ist eine Operation erforderlich. Um die Bildung neuer Nierensteine zu verhindern, sollten die Betroffenen mindestens 2 Liter am Tag trinken. Auch Bewegung ist günstig. Stärkere Flüssigkeitsverluste, z.B. durch Sauna oder exzessiven Sport, sollten vermieden werden.

Je nach Zusammensetzung der Steine muss die Ernährung umgestellt werden: Bei kalkreichen Steinen sollte auf Milchprodukte verzichtet werden, bei Harnsäuresteinen und Gicht auf Fleisch, Innereien und Kaffee, bei Oxalatsteinen auf Spinat, Rote Bete, Rhabarber, schwarzen Tee und Kakao.

Nierenversagen

Beim Nierenversagen, auch als **Niereninsuffizienz** bezeichnet, kommt es zu einer Einschränkung oder dem völligen Ausfall der normalen Nierenfunktionen. Dadurch wird nur noch wenig oder gar kein Urin mehr produziert. Die Stoffe, die normalerweise mit dem Urin aus dem Körper ausgeschieden werden, gelangen ins Blut und verursachen eine Harnvergiftung (Urämie). Ein Nierenversagen kann als akutes Nierenversagen plötzlich auftreten. Ein chronisches Nierenversagen entwickelt sich dagegen langsam.

Das Nierenversagen kann viele verschiedene Ursachen haben. Ein akutes Nierenversagen entsteht z.B. infolge sehr schwerer Erkrankungen mit Schock, z.B. bei einer Blutvergiftung (S. 316), starkem Blutverlust, Lungenembolie (S. 385), Vergiftungen oder einem plötzlichen Verschluss der Blutgefäße, die die Nieren versorgen. Ein chronisches Nierenversagen ist in der Regel die Folge von Nierenerkrankungen wie einer Nierenentzündung (S. 413) oder eines Diabetes (S. 324). Auch Abflusshindernisse in den Harnwegen wie Nierensteine (S. 414) oder eine Nierenbeckenentzündung (S. 413) können ebenfalls ein Nierenversagen hervorrufen.

Bei chronischem Nierenversagen sind viele Betroffene über lange Zeit völlig beschwerdefrei, dann treten dieselben Symptome wie beim akuten Nierenversagen auf. Es kommt je nach Schwere der Erkrankung innerhalb von Stunden bis Wochen zu einer Abnahme (Oligurie) oder einem völligen Versiegen der Urinausscheidung (Anurie). Durch die sich ansammelnden Giftstoffe treten Übelkeit, Erbrechen und Durchfall auf. Die Haut wird grau. Es können Schwellungen der Beine (Ödeme) und Luftnot vorhanden sein. Später sind Bewusstlosigkeit, Krampfanfälle und sogar Koma möglich. Festgestellt wird das Nierenversagen durch umfangreiche Blut- und Urinuntersuchungen. Auch Ultraschall- und Röntgenuntersuchungen der Nieren sind erforderlich. Zur Klärung der auslösenden Erkrankung wird eventuell eine Nierenbiopsie durchgeführt.

Die Ursachen des Nierenversagens müssen gefunden und behandelt werden. Eine ausgewogene Versorgung des Körpers mit Flüssigkeit und Elektrolyten wird durch Infusionen sichergestellt. Die Urinausscheidung wird genau überwacht. Meist bessert sich während der Behandlung die Nierenfunktion wieder. Ist das nicht der Fall, muss entweder vorübergehend oder aber auch für lange Zeit eine Blutwäsche (Dialyse) durchgeführt werden. Ist die Behandlung nicht erfolgreich, kann auch eine Nierentransplantation erforderlich werden.

Nystagmus

Rhythmisches, unwillkürliches Zittern des Augapfels wird als Nystagmus bezeichnet. Die Augenbewegungen können ruckartig oder pendelnd sein. Beim natürlichen Nystagmus dienen diese rhythmischen Augenbewegungen dazu, bewegte Bilder auf der Netzhaut zu stabilisieren oder Bilder bei Kopfbewegungen auszugleichen. Ein krankhafter Nystagmus ist häufig angeboren und geht dabei meist mit einer Sehbehinderung einher. Seltener tritt ein erworbener krankhafter Nsytagmus auf.

Die Ursache kann zum einen eine Störung im Gleichgewichtsorgan sein, wobei gleichzeitig heftiger Drehschwindel und Übelkeit auftreten. Zum anderen sind Erkrankungen im Gehirn wie Hirntumoren, besonders im Hirnstamm oder im Kleinhirn, die Auslöser. Durch angestrengtes Sehen mit hohen Anforderungen an die Sehschärfe sowie bei körperlicher und psychischer Belastung kann sich das Augenzittern verstärken.

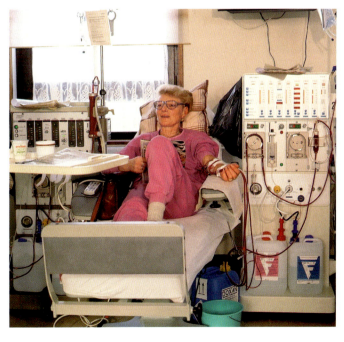

Sind die Nieren in ihrer Funktionsfähigkeit stark eingeschränkt, wird die regelmäßige Blutwäsche (Dialyse) erforderlich.

Ödem

Ödem

Einseitig oder beidseitig dicke, aufgeschwemmte Beine mit glänzend gespannter Haut darüber sind ein typisches Erscheinungsbild des Ödems. Wer lange steht oder sitzt, z.B. bei einem Langstreckenflug, kann auch bei völliger Gesundheit eine Zunahme der Dicke an Beinen und Füßen beobachten. Diese klingen bei Bewegung oder durch Hochlagern der Beine schnell wieder ab. Bei Frauen können vor der Monatsblutung ebenfalls leichte Schwellungen an den Beinen auftreten, die ganz normal sind (prämenstruelle Ödeme). Auch bei Frauen vor der Menopause treten häufig Ödeme ohne besonderen Krankheitswert auf. Diese weisen auf die wichtige Funktion der Geschlechtshormone (Östrogen und Gestagen) bei der Regulation des Wasserhaushalts im Körper hin.

Ursachen

Eine ganze Reihe von Erkrankungen ist mit Ödemen verbunden; es muss unterschieden werden, ob die Schwellung an einem begrenzten Ort – lokalisiert – auftritt, z.B. nur an einem Bein, oder ob sie sich am gesamten Körper – generalisiert – befindet. Wasseransammlungen bilden sich immer bevorzugt an den tief liegenden Körperbereichen aus. Im Stehen sind dies die Knöchel, Waden und später die Oberschenkel, im Liegen die Steißregion. Ein Ödem entsteht, wenn sich farblose Gewebsflüssigkeit übermäßig in den Spalten von Unterhaut und Schleimhäuten oder auch tiefer liegendem Gewebe ansammelt. Meist wird die Flüssigkeit aus den zum Herzen führenden Venen gepresst, wenn irgendwo ein Stau entsteht und das Blut nur noch langsam oder gar nicht mehr weiterfließt. Die Flüssigkeit lagert sich in der Umgebung der Gefäße ab. Örtlich begrenzt werden Ödeme durch eine Stauung des Blutabflusses verursacht, z.B. bei einem Venenverschluss (Thrombose, S. 452). Wenn der Abfluss von Gewebsflüssigkeit über die Lymphbahnen nach einer Entzündung oder durch einen Tumor behindert ist, kommt es zum Lymphödem.

Über den Körper verteilte, generalisierte Ödeme zeigen sich häufig bei einer Herzschwäche (S. 360): Wenn die rechte Seite des Herzmuskels das Blut nicht mehr schnell genug aufnehmen und weiterpumpen kann, staut es sich in die Körpervenen zurück. Entzündungen bei allergischen Reaktionen führen nicht selten zum Quincke-Ödem (S. 429), das vor allem im Gesichtsbereich auftritt. Auch die Schwellung nach einem Insektenstich oder nach einer Verletzung ist letztlich ein örtlich begrenztes Ödem.

Der flüssige Anteil des Blutes wird normalerweise durch Wasser anziehende Eiweißkörper (vor allem Albumin) in den Gefäßen gehalten. Bei einem Eiweißmangel, z.B. durch eine chronische Nierenerkrankung, bei starker Mangelernährung sowie bei einer gestörten Herstellung der Eiweißkörper in der Leber, wandert ebenfalls zunehmend Flüssigkeit aus den Gefäßen in das umgebende Gewebe.

Ödeme erkennen und behandeln

Ödeme fallen schnell auf. Ein einfacher Test zeigt, ob es sich um eine Schwellung aus anderen Gründen handelt: Nach kräftigem Fingerdruck für mehrere Sekunden auf eine Hautstelle gegen einen Knochen, z.B. das Schienbein, bleibt länger eine deutliche Delle bestehen.

Vorbeugung und Selbsthilfe

- Legen Sie mehrmals am Tag die Beine hoch, das entlastet das Bindegewebe.
- Vermeiden Sie langes Sitzen und Stehen in weitgehend unveränderter Position.
- Wenn Ihre Beine sehr geschwollen sind, sollten Sie regelmäßig spezielle elastische Strümpfe (Kompressionsstrümpfe) tragen, die im Sanitätshaus für den perfekten Sitz individuell angepasst werden sollten.
- Wenn sich ein Ödem im Zusammenhang mit der Einnahme eines neuen Medikamentes ausgebildet hat, informieren Sie bitte umgehend Ihren Arzt.

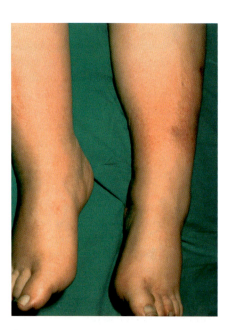

Übergewicht, Hitze und Schuhe mit hohen Absätzen können Ödeme an den Beinen erheblich verschlimmern.

Ausgeprägte Ödeme, gleichgültig ob nur an einer Stelle oder am gesamten Körper, sollten immer Anlass für einen Arztbesuch sein. Durch das Erheben der genauen Krankheitsvorgeschichte erhält man oft schon wertvolle Hinweise auf die Ursache. Die körperliche Untersuchung und eine Blutuntersuchung zur Erhebung von Nieren- und Leberwerten, wichtiger Blutsalze und des Blutbildes sowie gezielte Untersuchungen z.B. des Herzens oder der Niere werden beim Verdacht auf die jeweilige Organbeteiligung durchgeführt.

Wie sich die Krankheit weiter entwickelt, hängt entscheidend von der auslösenden Ursache ab. Eine Behandlung durch entwässernde Mittel (Diuretika) regt die Niere zu einer vermehrten Ausschwemmung von Flüssigkeit an und kann den Körper schnell entlasten.

Ösophagusvarizen

Krampfadern in der Speiseröhre finden sich in der Regel im unteren Teil der Speiseröhre und im oberen Teil des Magens. Ösophagusvarizen entstehen, wenn der normale Blutabfluss aus den Verdauungsorganen nicht möglich ist. Normalerweise wird das Blut aus den Verdauungsorganen in einer großen Ader, der Pfortader, gesammelt und zum Herzen transportiert. Die Pfortader verläuft durch die Leber. Bei manchen Lebererkrankungen, besonders häufig bei der Leberzirrhose (S. 383), wird die Pfortader immer mehr eingeengt, bis schließlich nur noch wenig oder gar kein Blut mehr hindurchfließen kann. Der Körper versucht dann, das Blut über andere vorhandene Blutgefäße abzutransportieren. Oft führt der Weg über die Blutgefäße der Speiseröhre. Diese werden durch die zusätzliche Belastung stark mit Blut gefüllt; durch ihre sehr empfindliche Gefäßwand können sie leicht zerreißen, z.B. bei starkem Husten oder während des Essens. Platzen die Ösophagusvarizen, kommt es zu einer starken, schwallartigen Blutung, und das Blut wird erbrochen. Der Blutverlust ist so groß, dass Verblutungsgefahr besteht.

Bei einer Spiegelung der Speiseröhre wird festgestellt, ob die Blutung tatsächlich von Ösophagusvarizen ausgeht. Die betroffenen Krampfadern werden entweder verödet, oder es wird versucht, die Blutung zu stoppen, indem ein Ballon in der Speiseröhre aufgeblasen wird, der die Krampfadern fest zusammendrückt. Zusätzlich werden Medikamente gegeben.

Da die Ursache der Ösophagusvarizen, z.B. die Leberzirrhose, in der Regel nicht heilbar ist, wird, nachdem eine akute Blutung behandelt wurde und keine Lebensgefahr mehr besteht, eine erneute Spiegelung von Speiseröhre und Magen durchgeführt. Dabei werden alle vorhandenen Krampfadern verödet.

Osteochondrose

Als Osteochondrose wird der Verschleiß von Knochen und Knorpeln bezeichnet. Ist die Wirbelsäule mit den Bandscheiben betroffen, vermindert sich durch die unelastisch gewordenen Bandscheiben deren Pufferwirkung, der Abstand zwischen den Wirbelkörpern verringert sich, und an ihnen entstehen Schäden in Form von Randzacken und -wülsten.

Die Osteochondrose kann in allen Wirbelsäulenabschnitten auftreten, besonders jedoch in den verstärkt belasteten Bandscheiben im unteren Hals- und im Lendenwirbelbereich. Vor dem 40. Lebensjahr tritt die Osteochondrose eher selten auf, während sie danach beinahe zur Regel wird. Die Diagnose erfolgt durch Röntgenaufnahmen, dabei können schon Veränderungen sichtbar sein, ohne dass Beschwerden vorhanden sind. Treten Schmerzen auf, sind Rheumamittel und chiropraktische (chirotherapeutische) Maßnahmen hilfreich.

Osteochondrosis dissecans

Bei einem Knochen-Knorpel-Schaden, der im Wachstumsalter an Gelenken auftritt, kommt es zum Absterben von Knochengewebe mit Herauslösung eines Knorpel-Knochen-Stückchens aus der Gelenkfläche. Dieses bildet einen freien Gelenkkörper (so genannte Gelenkmaus), der im Gelenk einklemmen kann und dadurch Schmerzen auslöst. Der an der Gelenkfläche entstandene Defekt verschlechtert das Gleiten der Gelenkflächen und führt meist zu belastungsabhängigen Beschwerden. Am häufigsten ist das Kniegelenk betroffen, seltener das Ellenbogen- oder Sprunggelenk. Die Ursache ist noch nicht genau geklärt. Die Diagnose wird durch eine Röntgenaufnahme gestellt. Die Behandlung richtet sich nach dem Grad der Schädigung, häufig ist eine Operation erforderlich.

Osteomyelitis

Unter Osteomyelitis versteht man eine **Knochenmarkentzündung**, die durch Bakterien wie Staphylokokken oder Streptokokken, selten durch andere Erreger, hervorgerufen wird. Die Erreger gelangen über die Blutbahn zum Knochen. Die Entzündung beginnt im Markraum und breitet sich meist schnell auf den gesamten Knochen aus. Anzeichen sind plötzliches hohes Fieber und heftige Schmerzen im Bereich des betroffenen Knochens. Gelenke können anschwellen und bei Bewegung stark schmerzen. Es besteht die Gefahr, dass sich die Erreger im ganzen Körper ausbreiten und zu einer Blutvergiftung (S. 316) führen. Deshalb sind eine Ruhigstellung und rasche chirurgische Hilfe notwendig. Bei einer Operation werden Antibiotika direkt in den Entzündungsherd eingebracht.

Osteoporose

Bei einem **Knochenschwund** verringert sich die Knochenmasse, und die Knochenstruktur wird porös. Die mechanische Belastbarkeit der Knochen ist herabgesetzt, und die Gefahr von Knochenbrüchen steigt.

Die Ursachen für Osteoporose stehen in Zusammenhang mit dem Alter und dem Hormon- und Kalziumstoffwechsel. Der Knochen unterliegt normalerweise einem ständigen Auf- und Abbauprozess, der von Geschlechtshormonen gesteuert wird. Als Hauptursache für den Knochenabbau wird ein Mangel an Geschlechtshormonen angesehen (Östrogenen bei der Frau und Testosteron beim Mann), der in der Regel mit Beginn der Wechseljahre bei der Frau auftritt. Neben dieser Ursache können weitere Erkrankungen und Störungen eine Osteoporose auslösen. Dazu gehören die Zuckerkrankheit (Diabetes, S. 324), die Schilddrüsenüberfunktion (S. 439) sowie Erkrankungen des Darms und Tumoren, aber auch

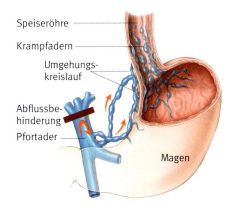

Kann das Blut nicht ungehindert durch die Pfortader in die Leber fließen, sucht es sich einen Umweg durch die Venen des Magens und der Speiseröhre, die sich dadurch übermäßig ausdehnen.

Osteosarkom

übermäßiger Alkoholgenuss, Mangelernährung und mangelnde Bewegung (Inaktivitätsosteoporose).

Der Krankheitsbeginn wird nicht bemerkt, da keine Beschwerden auftreten. Erst bei einer fortgeschrittenen Osteoporose, die schon einen erheblichen Schwund an Substanz verursacht hat, machen sich Beschwerden und Folgen wie Rückenschmerzen durch Wirbelkörperverformungen oder Knochenbruch infolge eines harmlosen Sturzes bemerkbar. Auch der so genannte Witwenbuckel bei älteren Frauen ist ein Zeichen für eine fortgeschrittene Osteoporose.

Ein einmal eingetretener Knochenschwund ist nicht mehr rückgängig zu machen, sein Fortschreiten kann aber aufgehalten werden. Wichtig ist eine gesunde Ernährung mit ausreichender Kalziumzufuhr, kein übermäßiger Genuss von Alkohol, Kaffee und schwarzem Tee. Außerdem ist regelmäßige körperliche Aktivität von großer Bedeutung, da dadurch der Knochenstoffwechsel angeregt und der Knochenaufbau gefördert wird. Besonders geeignet sind knochenscho-

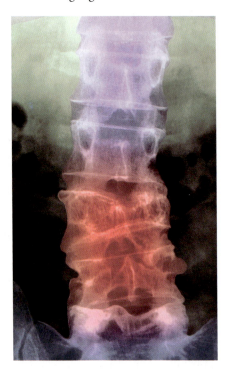

Auch die Wirbelsäule ist bei einer Osteoporose von dem Entkalkungsprozess der Knochen (roter Bereich) betroffen.

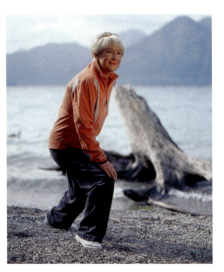

Bewegung fördert die Durchblutung und damit auch den Knochenstoffwechsel – eine bessere Vorbeugung gibt es nicht!

nende Gymnastik, Wandern, Walking, Jogging und Schwimmen. Mit sportlicher Betätigung kann man in jedem Alter beginnen – auch wenn man schon unter Osteoporose leidet.

Osteosarkom

Der seltene bösartige Knochentumor tritt am häufigsten in der Pubertät auf. Er kann jedoch in jedem Alter erstmals vorkommen und entsteht zumeist in der Knieregion. Bei der seltenen Erkrankung werden jährlich nur etwa 5 Neuerkrankungen pro 1 Million Einwohner in Deutschland registriert.

Zu Beginn der Erkrankung können die Anzeichen aus nur undeutlichen leichten Schmerzen bestehen, in der Regel treten jedoch frühzeitig heftige Schmerzen auf, die auch bei Ruhe nicht verschwinden und sich nachts verstärken. Hinzu kommt eine rasch zunehmende Schwellung. Zur Feststellung der Ursache wird eine Röntgenuntersuchung durchgeführt. Erhärtet sich der Verdacht auf ein Osteosarkom, sind weitere, speziellere Untersuchungen wie eine Computer- und eine Magnetresonanztomographie erforderlich. Ein endgültiger Befund kann durch die Entnahme einer Gewebeprobe und deren Untersuchung auf Krebszellen gesichert werden. Die Behandlung hängt von der Größe des Tumors und dem Alter des Patienten ab. In der Regel wird der Tumor operativ entfernt und anschließend eine Chemotherapie durchgeführt.

Otosklerose

Die gleichzeitige Erkrankung sowohl des Mittel- als auch des Innenohrs macht sich durch eine Hörverschlechterung bemerkbar. Durch entzündungsähnliche Umbauprozesse im Mittelohr werden die Gehörknöchelchen, besonders der Steigbügel, in ihrer Beweglichkeit eingeschränkt. Dadurch werden die Schallwellen zuerst in abgeschwächter Form und zunehmend überhaupt nicht mehr zu den Hörsinneszellen weitergeleitet. Die Folge ist eine zunehmende Schwerhörigkeit. Die Erkrankung kann schon ab dem 20. Lebensjahr auftreten. Frauen sind häufiger betroffen, oft tritt eine Verschlechterung während der Schwangerschaft ein. Die Ursachen dafür sind noch nicht geklärt.

Die Hörverschlechterung tritt meist schubweise und einseitig auf. Es besteht oft Ähnlichkeit mit einem Hörsturz (S. 363). Bei jeder auftretenden Hörverschlechterung sollte deshalb der Hals-Nasen-Ohren-Arzt zur Klärung der Ursachen aufgesucht werden. Zur Untersuchung gehören neben der Inspektion des Gehörganges mit dem Ohrenspiegel auch verschiedene Hörtests. Im Einzelfall können auch Röntgenuntersuchungen der Ohrregion erforderlich sein. Auch eine Gleichgewichtsprüfung kann Hinweise geben. Allerdings lässt sich eine Otosklerose im Anfangsstadium oft nur schwer nachweisen.

Die Behandlung gestaltet sich äußerst schwierig. Am aussichtsreichsten ist eine Operation. Dabei wird der unbewegliche Steigbügel durch ein künstliches Gehörknöchelchen aus Platin ersetzt. Bei Behandlungsversuchen mit Medikamenten konnten bislang noch keine Erfolge nachgewiesen werden. Ist keine Operation möglich, kann mit einem Hörgerät versucht werden, den Hörverlust auszugleichen.

Panikstörung

Bei der Panikstörung treten plötzlich und scheinbar grundlos Ängste auf (Angststörungen, S. 304), die sich bis zur Todesangst steigern können. Sie geht mit den typischen körperlichen Zeichen der Angst einher, insbesondere mit Herzklopfen, Schwitzen, trockenem Mund, Schwindelgefühl und beschleunigter Atmung. Die Betroffenen schränken ihre Sozialkontakte ein und meiden oft die Öffentlichkeit, weil sich eine ständige Erwartungsangst („Angst vor der Angst") einstellt.

Zur Behandlung muss geklärt werden, ob eine körperliche Krankheit zugrunde liegt. Entspannungsübungen und leichter Ausdauersport sind hilfreich. Gute Behandlungserfolge werden mit Verhaltenstherapien erzielt.

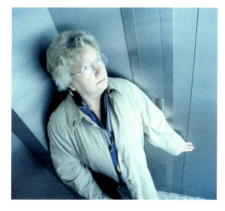

Panikattacken, die in engen, geschlossenen Räumen wie Fahrstühlen auftreten, werden als Klaustrophobie bezeichnet.

Parkinson-Krankheit

Die Parkinson-Krankheit (**Schüttellähmung, Paralysis agitans**) tritt im Alter zwischen 40 und 70 Jahren auf und schreitet über Jahre hinweg unaufhaltsam voran. Die typischen Beschwerden werden oft von Verwandten früher wahrgenommen als von den Betroffenen selbst: zunehmende Verlangsamung der Bewegungen, starre Mimik, häufig zunächst einseitiges Zittern an den Fingern in Ruhe und Muskelsteifigkeit, oft verbunden mit Rücken- und Nackenbeschwerden. Die Sprache wird leise und eintönig, die Schrift immer kleiner, das Gehen immer mühsamer. Typisch ist ein schlurfender und vornübergebeugter Gang. Im fortgeschrittenen Stadium sind die Betroffenen auf den Rollstuhl angewiesen.

Die Parkinson-Krankheit wird ausgelöst durch das Absterben von Nervenzellen in bestimmten, vor allem für die Bewegung zuständigen Gehirnbereichen. Nach einer gewissen Zeit entwickelt sich ein Mangel an dem Botenstoff Dopamin. Die Ursachen sind nicht bekannt.

Eine Behandlung kann zwar die Erkrankung nicht heilen, jedoch den Verlauf deutlich hinauszögern und über Jahre hinweg die Lebensqualität verbessern. Um den Alltag zu erleichtern, werden Hilfsmittel eingesetzt wie fest schließende Schuhe, spezielles Besteck, Haltegriffe im Haus, vor allem im Bad, und spezielle Gehhilfen.

Für die medikamentöse Therapie steht eine Vielzahl an Präparaten zur Verfügung. Auf unterschiedliche Weise normalisieren diese das Gleichgewicht der Botenstoffe im Gehirn. Wenn durch andere Maßnahmen das Zittern nicht zu bessern oder nur schwer einzuschränken ist, kann ein so genannter Hirnschrittmacher operativ eingesetzt werden. Derzeit werden Versuche gemacht, Dopamin produzierendes Hirngewebe aus Zellkulturen in das Gehirn von Erkrankten einzupflanzen. Die bisherigen Ergebnisse lassen den allgemeinen Einsatz dieser Behandlungsmethode aber noch nicht zu.

Auch die Angehörigen und betreuenden Personen sind oft erheblichen Belastungen ausgesetzt. Selbsthilfegruppen ermöglichen eine aktive Auseinandersetzung mit der Krankheit und können sowohl die Betroffenen als auch die Angehörigen entlasten.

Paronychie

Die Entzündung des Nagelhäutchens oder des seitlichen Nagelfalzes wird ausgelöst, wenn Bakterien, meist Streptokokken oder Staphylokokken, oder Pilze in kleinere Verletzungen in diesem Bereich eindringen und Entzündungen verursachen. Diese zeigt sich mit Rötung und Schwellung des Nagelhäutchens oder Nagelfalzes. Die Entzündungen sind meist sehr schmerzhaft, nach einiger Zeit bildet sich Eiter. Begünstigt wird die Entstehung durch häufige Wassereinwirkung (feuchtes Mikroklima), aber auch durch Erkrankungen wie Diabetes (S. 324). Häufiger sind Frauen davon betroffen.

Kleinere Entzündungen heilen meist von selbst wieder ab. Bei einer stärkeren Entzündung besteht die Gefahr der Ausbreitung der Erreger auf das Nagelbett (Nagelbettentzündung, S. 408) und den Finger. In diesem Fall sollte unbedingt der Hautarzt aufgesucht werden. Behandelt wird die Infektion mit antibiotischen Salben bzw. mit Antipilzmitteln. In seltenen Fällen ist die Eröffnung des Eiterherdes mit einem kleinen Einschnitt erforderlich.

Penisentzündung

Schmerzen oder quälendes Jucken, eine Rötung sowie unangenehm riechender Ausfluss und Schwellung sind die Anzeichen einer Entzündung an Eichel (**Balanitis**) und Vorhaut (**Balanoposthitis**) des männlichen Gliedes.

Relativ häufig ist die Ursache in einer unsachgemäßen Genitalhygiene zu suchen. Zwischen Vorhaut und Eichel bildet sich ständig das Smegma, ein talgartiges Produkt der Drüsen an Eichel und Vorhaut. In dieser feuchtwarmen Umgebung können sich Krankheitserreger einnisten und stark vermehren. Manchmal ist auch eine Verengung der Vorhaut (Phimose, S. 421) schuld daran, dass eine vollständige Reinigung der Eichel nicht möglich ist. Aber auch übertriebene Reinigung mehrmals täglich mit Seife kann eine Entzündung auslösen.

Zu den sexuell übertragbaren Genitalinfektionen (S. 346) und Geschlechtskrankheiten (S. 349), die zu einer Penisentzündung führen, zählen neben einer Pilzinfektion mit weißlichen Belägen auch die Gonorrhoe, bei der es zu einem eitrigen Ausfluss aus der Harnröhre kommt, und die Chlamydieninfektion. Durch Viren werden warzenartige Veränderungen an der Vorhaut mit starken Entzündungen (Feigwarzen) verursacht. Eine starke Bean-

Persönlichkeitsstörungen

spruchung des Penis bei sexuellen Aktivitäten kann ebenfalls Ursache einer Entzündung sein. Eventuell kommt auch der Kontakt mit chemischen Substanzen (Reinigungsmitteln in der Unterwäsche, Beschichtungen von Kondomen, Gleitgel) als Ursache infrage.

Durch einen Hautabstrich kann festgestellt werden, welcher Krankheitserreger die Entzündung verursacht. Um einen Harnwegsinfekt ausschließen zu können, wird eventuell auch eine Urinprobe im Labor untersucht.

Die Behandlung erfolgt mit genau auf die Erreger abgestimmten Antibiotika, die meist als Tabletten eingenommen werden. Pilztötende Mittel werden häufig als Salbe verwendet.

Bei sexuell übertragbaren Infektionen ist die Behandlung des Partners wichtig, um sich nicht sofort wieder anzustecken.

Persönlichkeitsstörungen

Die Persönlichkeit entwickelt sich von der Geburt bis zum Erwachsenenalter einerseits aus den ererbten Anlagen, andererseits durch Einflüsse von außen wie bewusste Erziehung, Erfahrung und Erlebnisse im sozialen Umfeld (Sozialisation). Verschiedene Einflüsse spielen im Guten wie im Schlechten eine Rolle, sie wirken zusammen, heben sich gegenseitig auf oder verstärken sich. Darüber hinaus haben innere Vorgänge und Verarbeitungsmechanismen einen entscheidenden Anteil. Zwei verschiedene Menschen in der absolut gleichen Situation werden nie die genau gleiche Lösung für eine Lebenslage finden, sondern je nach Veranlagung und bisherigen Erfahrungen reagieren und handeln. Die gesunde Persönlichkeit zeichnet sich dadurch aus, dass sie in verschiedensten Lebenssituationen passende und angemessene Möglichkeiten hat, den jeweiligen Anforderungen gerecht zu werden.

Die Persönlichkeitsentwicklung gilt aus entwicklungspsychologischer Sicht im frühen Erwachsenenalter als abgeschlossen. Gab es Besonderheiten bis zu diesem Zeitpunkt, können sich Persönlichkeitszüge herauskristallisieren, die gegenüber dem Verhaltensdurchschnitt auffallen, z.B. besondere Pedanterie bei zwanghaften Personen oder dauerhaft übertriebene Ängstlichkeit bei ängstlich-vermeidenden Menschen.

Als Persönlichkeitsstörung wertet man ausgeprägte Persönlichkeitszüge, die dem Betroffenen das Zusammenleben mit anderen Menschen sehr erschweren oder gar unmöglich machen. Der Ursprung liegt dabei oft in extremen Erfahrungen und Lebenssituationen während der Kindheit, wobei meist gestörte Vorgänge bei der Verarbeitung von Gefühlen sowie bei der Wahrnehmung und beim Denken zugrunde liegen. Die Persönlichkeitsstörungen werden nach den auffälligsten Verhaltensmustern eingeteilt. Eine besondere Form im Grenzbereich zur Psychose ist die so genannte **Borderline-Störung** (S. 316).

Für die Diagnose ist neben dem psychiatrischen Untersuchungsgespräch wichtig, die Angehörigen und das nähere soziale Umfeld einzubeziehen, um Entwicklungen und Veränderungen erkennen zu können. Beim therapeutischen Gespräch gilt das besondere Interesse in der Regel der Kindheit und den Bezugspersonen aus dieser Zeit. Zur Behandlung stehen die Methoden der Psychotherapie, vor allem der Verhaltenstherapie, und der Psychoanalyse im Vordergrund. Medikamente sind nur bei schweren Formen oder in Ausnahmesituationen erforderlich.

Auch bei an sich abgeschlossener Persönlichkeitsentwicklung kann es infolge bestimmter Krankheiten zu auffallenden Veränderungen kommen, z.B. nach **Schädel-Hirn-Verletzungen** (S. 436), insbesondere wenn der Gehirnbereich hinter der Stirn betroffen ist. Darüber hinaus können belastende Erlebnisse wie schwere Unfälle, Geiselnahme, Haft oder Kriegserlebnisse die Persönlichkeit verändern. Man spricht dann von einer **posttraumatischen Belastungsstörung** (S. 425).

Pfeiffer-Drüsenfieber

„Kusskrankheit" wird diese Erkrankung im Volksmund auch genannt, da sie besonders häufig zwischen Jugendlichen durch engen Körperkontakt übertragen wird. Das auslösende Virus (nach seinen Entdeckern Epstein-Barr-Virus benannt) gehört zur Gruppe der Herpes-Viren und wird auch durch Husten und Niesen (Tröpfcheninfektion) übertragen. Ist es über die Schleimhäute von Mund und Rachen in den Körper gelangt, befällt es eine Gruppe von weißen Blutkörperchen, die B-Lymphozyten. Die Erkrankung (**Mononucleosis infectiosa**) ist weit verbreitet, fast jeder steckt sich im Laufe seines Lebens damit an. Ein zweites Mal erkrankt man nicht daran, denn beim ersten Befall werden Antikörper gebildet, die für einen lebenslangen Schutz sorgen.

Eine bis mehrere Wochen nach der Infektion schwellen die Mandeln und die

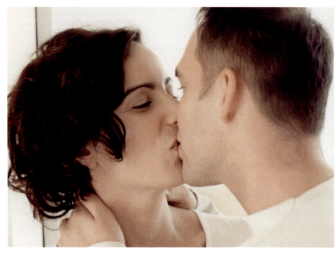

Das auch als Kusskrankheit bezeichnete Pfeiffer-Drüsenfieber wird häufig durch Speichel übertragen.

Lymphknoten am Hals schmerzhaft an. Das Fieber hält meist für etwa zwei Wochen an. Allgemeine Symptome wie Kopf- und Gliederschmerzen sowie Müdigkeit gesellen sich hinzu. Meist ist der Verlauf unkompliziert, und die Beschwerden klingen wieder von selbst ab. Manchmal jedoch befällt das Virus auch die Leber, was sich durch eine Gelbsucht (S. 345) bemerkbar macht und dringend behandelt werden muss. Manche Betroffene klagen auch noch nach Monaten über Müdigkeit und verminderte Leistungsfähigkeit.

Anhand der typischen Krankheitszeichen kann die Diagnose schnell gestellt werden. Eine Blutuntersuchung weist eine erhöhte Anzahl an aktivierten weißen Blutzellen (mononukleären Zellen) nach. Die Bestimmung von Antikörpern gegen das Virus im Blut gibt über den Verlauf Aufschluss. Eine gezielte Behandlung steht nicht zur Verfügung, ein wirksamer Impfstoff wurde noch nicht entwickelt. Die Behandlung beschränkt sich auf Medikamente zum Senken des Fiebers und gegen die Schmerzen. Wenn eine Infektion der Mandeln mit Eiter erregenden Bakterien hinzukommt, werden Antibiotika verabreicht.

Phäochromozytom

Die in 95 % der Fälle gutartige Geschwulst der Nebenniere verursacht eine ungesteuerte Überproduktion der körpereigenen Hormone Adrenalin, Noradrenalin und Dopamin, die für die typischen Beschwerden verantwortlich sind. Es kommt zu massiven Blutdruckerhöhungen, die entweder anhalten oder auch nur schubweise auftreten. Die Blutdruckerhöhungen sind oft von Kopfschmerzen, Schweißausbrüchen, Herzklopfen und Zittern begleitet. Die Hormone beschleunigen den Stoffwechsel, ein deutlicher Gewichtsverlust ist die Folge.

Der Tumor kann durch Ultraschalluntersuchung, Computer- oder Magnetresonanztomographie dargestellt werden. Mithilfe einer Szintigraphie kann festgestellt werden, ob weitere Tumoren im Körper vorhanden sind. Die Hormone und ihre Abbauprodukte lassen sich im Urin nachweisen.

Zur Behandlung wird der Tumor operativ entfernt. Dabei ist es wichtig, vor der Operation den Blutdruck mit speziellen Medikamenten gut einzustellen, um einen komplikationslosen Operationsverlauf zu gewährleisten.

Phimose

In einigen Kulturen wird grundsätzlich eine Beschneidung der Vorhaut des männlichen Gliedes vorgenommen. Auch medizinische Gründe können die Entfernung der Vorhaut erfordern. Bis zu einem Alter von etwa drei Jahren ist es normal, wenn sich die Vorhaut nicht ganz zurückstreifen lässt. Liegen danach immer noch Verengungen oder Verklebungen vor, sollte der Kinderarzt um Rat gefragt werden. Die Ursachen können von Geburt an vorliegen, oder aber es ist durch wiederholte Entzündungen zu einer Vernarbung gekommen.

Eine **Vorhautverengung** führt zu Problemen beim Wasserlassen – der Harnstrahl ist ungewöhnlich dünn, die Vorhaut bläht sich ballonartig auf. Ein Rückstau des Urins kann Harnwegsinfektionen verursachen. Da sich Krankheitserreger unter der verengten Vorhaut festsetzen, die beim Waschen nicht ausreichend entfernt werden können, kann es zu Entzündungen mit Schwellungen und Rötung kommen.

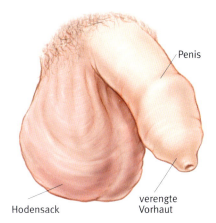

In der Regel lässt sich die operative Erweiterung oder Entfernung der Vorhaut bei einer Phimose ambulant durchführen.

Eine Vorhautverengung wird normalerweise im Rahmen der üblichen Vorsorgeuntersuchungen festgestellt. Durch einen kleinen Eingriff (Zirkumzision, Beschneidung) wird die Vorhaut ganz oder teilweise entfernt, sodass die Eichel frei liegt. Er wird in der Regel unter örtlicher Betäubung durchgeführt.

Der auch Beschneidung genannte Eingriff hat keine negativen Folgen auf das sexuelle Empfinden des Mannes. Untersuchungen zeigen, dass nach einer Beschneidung und der damit verbundenen besseren Hygiene das Erkrankungsrisiko für bestimmte Krebsarten des Penis und für Gebärmutterhalskrebs bei der Partnerin geringer wird.

Phobien

Der Anblick einer großen Spinne oder Schlange verursacht manchen Menschen panische Angst (Tierphobie). Selbst eine Fotografie oder die Vorstellung einer entsprechenden Situation kann diese Angst auslösen. Immer richtet sie sich auf einen ganz bestimmten Gegenstand oder spezielle Situationen wie den Aufenthalt in größerer Höhe (Höhenangst) oder in engen Räumen (Klaustrophobie), das Fliegen (Flugangst), Aufenthalt auf öffentlichen Plätzen oder in einer Menschenmenge (Agoraphobie). Bei der so genannten sozialen Phobie besteht Angst vor Situationen wie dem Sprechen vor anderen Personen, öffentlichen Auftritten oder dem Essen in größerer Gemeinschaft.

Die Betroffenen versuchen, die Angst auslösende Situation zu vermeiden, und ziehen sich deshalb immer mehr zurück. Sie erkennen in der Regel sogar, dass es keine logische Erklärung für ihre Ängste gibt. Solange sich die Phobie auf konkrete und leicht vermeidbare Dinge richtet, ist der Alltag kaum beeinträchtigt. Starke Angst in der Öffentlichkeit jedoch kann gerade im Beruf zu großen Schwierigkeiten führen. Die ausgeprägte soziale Phobie geht oft mit schweren Kontaktstörungen einher, eventuell können sich die Betroffenen kaum noch überwinden, die eigene Wohnung zu verlassen. Nicht selten

Pilzerkrankungen

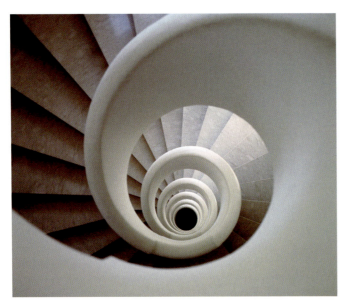

Der Blick in die Tiefe kann bei Menschen mit Höhenangst so große Ängste auslösen, dass sie handlungsunfähig werden.

ist ein solches Vermeidungsverhalten Folge einer Angststörung (S. 304).
Phobien werden in erster Linie durch eine Psychotherapie behandelt, bei der die Betroffenen sich schrittweise an die Angst auslösende Situation gewöhnen (Desensibilisierung). Bestimmte Medikamente (Antidepressiva) können unterstützend wirken.

Pilzerkrankungen

Pilzinfektionen (**Mykosen**) können von verschiedenen Erregergruppen ausgehen. Die drei wichtigsten sind Fadenpilze (Dermatophyten), Hefepilze (Candida) und Schimmelpilze.
Fadenpilze befallen oberflächliche, meist tote Gewebe wie die Hornschicht der Haut, Nägel und Haare. Hefepilze kommen im gesunden Körper als normale Flora vor. Wenn sie überhand nehmen, kann es zur Infektion der Haut (z.B. zu einer Windeldermatitis, Ekzem, S. 329) und der Schleimhäute (Mundsoor, Candida-Infektion, S. 319) kommen. Schimmelpilze treten seltener in Erscheinung.
Bei geschwächter Abwehrlage können Infektionen der Haut, Nägel oder auch der inneren Organe auftreten. Pilzerkrankungen sind hartnäckig, da die Sporen auch unter ungünstigen Bedingungen im menschlichen Organismus über längere Zeit überleben können. Finden sie irgendwann günstige Bedingungen, vermehren sie sich und bilden die typischen Beschwerden.
Bei einer Pilzinfektion kommt es zu einer Entzündung mit Rötungen der Haut oder der Schleimhaut und zu Juckreiz. Es entstehen weißlich-gelbliche Beläge, oder die Haut bildet Schuppen, die sich allmählich abstoßen. Pilzinfektionen sind häufig schwer von bakteriellen Infektionen zu unterscheiden.
Bei jeder entzündeten, juckenden, nässenden oder mit weißlichen Belägen versehenen Haut- oder Schleimhautveränderung sollte der Hautarzt aufgesucht werden. Er kann anhand des Erscheinungsbildes und mithilfe von Abstrichen eine genaue Diagnose stellen und die richtige Behandlung einleiten.
Im Falle einer Mykose werden Antipilzmittel (so genannte Antimykotika), meist in Form von Lotionen oder Salben, bzw. bei Nagelpilz (S. 408) ein antimykotischer Nagellack angewendet. Wichtig ist bei der Behandlung von Pilzinfektionen, dass diese lange genug durchgeführt wird: Auch wenn die Haut keine sichtbaren Veränderungen mehr zeigt, können sich noch Pilzsporen im Organismus befinden, und bei der nächsten günstigen Gelegenheit tritt die Pilzinfektion wieder in Erscheinung. Der Hautarzt kann am besten einschätzen, wie lange die Behandlung fortgesetzt werden muss.

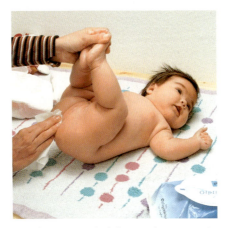

Werden nasse Windeln zu selten gewechselt, begünstigt das feuchtwarme Klima die Entstehung von Pilzinfektionen.

Pleuraerguss

Der Raum zwischen Lunge und Brustwand ist mit dem zweilagigen Lungen- und Rippenfell (Pleura) ausgekleidet, das eine reibungslose Verschiebung der Lunge zur Umgebung beim Atmen ermöglicht. Zwischen den beiden Schichten befindet sich normalerweise nur ein hauchdünner gleitender Flüssigkeitsfilm. Eine Reihe von Erkrankungen führen dazu, dass mehr Gewebsflüssigkeit in diesen Spalt gelangt, als von dort wieder aufgesaugt werden kann. Es bildet sich zunächst an der tiefsten Stelle ein Erguss.
Häufigste Ursache ist eine Schwäche der rechten Herzseite (Herzschwäche, S. 360), aber auch Entzündungen von Lunge und Bauchspeicheldrüse sowie bösartige Tumoren in Lunge, Brustdrüse oder Eierstöcken sowie ein Mangel an Wasser bindenden Bluteiweißen bei Leberzirrhose oder Nierenerkrankungen kommen als Auslöser in Betracht.
Ein Pleuraerguss führt ab einer gewissen Größe zunächst vor allem bei Belastung zu Atemnot (Dyspnoe) und einem Engegefühl im Brustkorb. Wenn sich der Erguss entzündet und mit Bakterien durchsetzt ist, spricht man vom **Pleuraempyem** (Eiter in der Pleura). Ein Anzeichen hierfür ist hohes Fieber.
Durch Abhören und Abklopfen des Brustkorbs sowie einer Beobachtung der Atembewegungen ergeben sich wichtige

Anhaltspunkte für das Vorliegen eines Pleuraergusses. Durch eine Röntgenaufnahme des Brustkorbs oder besser noch durch eine Ultraschalluntersuchung kann der Erguss sichtbar gemacht und seine Größe abgeschätzt werden.

Um die Ursache genauer zu klären, wird bei einem neu aufgetretenen Pleuraerguss in der Regel eine Probe der Flüssigkeit entnommen und auf Krankheitserreger und bösartige Zellen untersucht.

Falls der Erguss immer wieder nachläuft, werden Medikamente eingebracht, die die Pleurablätter miteinander verkleben und das weitere Eindringen von Flüssigkeit in den Spalt verhindern. Wenn sich Krankheitserreger (Bakterien) im Erguss finden, wird gezielt mit Antibiotika behandelt. Falls Krebszellen gefunden werden, steht die Behandlung des Tumors im Vordergrund. Bei einer Herzschwäche werden Wasser treibende Mittel (Diuretika) und herzstärkende Medikamente eingesetzt. Intensive Atemgymnastik kann eine Ausbreitung der Entzündung auf die Lunge verhindern.

Plexuslähmung

Unter Plexus versteht man ein Geflecht von Nerven oder Gefäßen. Der Begriff Plexuslähmung bezieht sich in der Regel auf das Oberarmnervengeflecht, auch als Oberarmplexus oder Plexus brachialis bezeichnet. Die Lähmung entsteht durch eine Beschädigung der Nervenwurzeln, die den Oberarmplexus bilden.

Ursache ist meist Gewalteinwirkung, z.B. bei Unfällen, besonders häufig bei schweren Motorradunfällen. Die Folgen einer solchen Beschädigung des Oberarmnervengeflechts sind Störungen der Funktion im Schulter-Arm-Bereich sowie Schmerzen bei bestimmten Bewegungen und bei Belastungen des Armes. Außerdem treten Empfindungsstörungen im Bereich des Armes und der Hand auf.

Zur Behandlung wird der Arm mithilfe einer Schiene oder eines Gipses besonders gelagert; außerdem sollte früh mit krankengymnastischen Übungen begonnen werden. In bestimmten Fällen kann auch eine Operation erforderlich sein.

Pneumothorax

Sammelt sich Luft zwischen den beiden Schichten des Lungenfells an, kommt es zu einem teilweisen oder auch kompletten Zusammenfallen eines Lungenflügels. Jeder Lungenflügel ist für sich vom Lungenfell, der Pleura, eingehüllt, die aus zwei Schichten besteht: einer äußeren und einer inneren. Zwischen beiden Schichten liegt ein flüssigkeitsgefüllter Spalt, der dafür sorgt, dass sich die beiden Schichten aneinander vorbeibewegen können, aber dennoch aneinander haften. Für das Funktionieren der Atmung ist dies von grundlegender Bedeutung. Gelangt Luft in den Pleuraspalt, kann die Lunge nicht mehr ausreichend oder überhaupt nicht mehr gedehnt werden. Die Folge ist ein Zusammenfallen der Lunge, die dadurch für die Atmung unbrauchbar wird.

Zu einem Pneumothorax kann es spontan, ohne ersichtliche Ursache, aber auch nach einem Unfall (traumatischer Pneumothorax) oder nach medizinischen Eingriffen kommen. Am häufigsten tritt ein so genannter spontaner Pneumothorax durch Platzen der kleinen Lungenbläschen auf. Die Luft aus den geplatzten Bläschen gelangt zwischen die beiden Blätter des Lungenfells. In einigen Fällen kann durch Fliegen in sehr großer Höhe, beim Sporttauchen oder durch verschiedene Lungenerkrankungen die Überblähung der Lunge ausgelöst werden. Eine Komplikation stellt der Spannungspneumothorax dar. In diesem Fall gelangt Luft beim Einatmen aus geplatzten Lungenbläschen in den Pleuraspalt und kann beim Ausatmen nicht mehr entweichen. Bei jedem Atemzug gelangt erneut Luft in den Pleuraspalt und bläht diesen auf. Die Luft breitet sich im Brustkorb aus und führt schließlich auch zum Zusammenfallen des nicht betroffenen Lungenflügels und damit zum völligen Zusammenbruch der Atmung.

Die Anzeichen für einen Pneumothorax können je nach Schwere von geringen Beschwerden bis zum Atemstillstand reichen. In der Regel treten jedoch plötzlich starke Brustschmerzen mit erheblicher Atemnot auf. Die Schmerzen können in die Schulter und in den Bauchraum ausstrahlen und dadurch einen Herzinfarkt oder eine Baucherkrankung vortäuschen. Gelegentlich tritt trockener Husten auf. Bei plötzlich auftretenden Schmerzen im Brustbereich ist deshalb immer der Arzt aufzusuchen. Der Arzt wird die genauen Umstände erfragen, die Lunge abhören und eventuell den Brustkorb röntgen. Die Behandlung richtet sich nach dem Ausmaß und der Ursache des Pneumothorax. Bei einem spontanen Pneumothorax geringen Ausmaßes genügt oft die Gabe von Sauerstoff, es können aber auch chirurgische Eingriffe zur Entlastung eines Spannungspneumothorax oder nach unfallbedingten Verletzungen der Lunge erforderlich sein.

Pocken

Die Pocken gelten weltweit als ausgerottet, dank einer umfassenden Impfaktion der Weltgesundheitsorganisation in den 1960er- und 70er-Jahren. Bis 1983 war die Pockenschutzimpfung in Deutschland Pflicht. Doch wegen nicht selten aufgetretener Nebenwirkungen, die bis zu einer Gehirnentzündung (S. 343) reichen können, schaffte man die Impfpflicht ab. Nur in wenigen Laboratorien werden noch intakte Erreger auf unter minus 20 Grad Celsius tiefgekühlt und streng bewacht aufbewahrt. In Zeiten des interna-

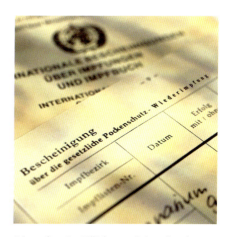

Die weltweite Pflicht zur Schutzimpfung zeigte Erfolg: Seit 1980 gibt es keine neuen Pockeninfektionen mehr.

Polyarthritis, chronische

tionalen Terrorismus wächst die Furcht, dass die Viren in falsche Hände geraten und als biologische Waffe missbraucht werden könnten. Daher werden wieder verstärkt Impfseren bereitgehalten. Bis zu vier Tage nach einer Infektion mit dem Virus kann die Impfung eine schwere Erkrankung meist noch verhindern.

Durch Speichel- und Schleimtröpfchen beim Sprechen, Husten oder Niesen verbreitet sich das Virus von einem Menschen zum nächsten (Tröpfcheninfektion). Es vermehrt sich in den Lymphknoten und verteilt sich über das Blut im gesamten Organismus. Etwa zwei Wochen nach der Infektion treten einige Tage lang grippeähnliche Beschwerden (Fieber, Kopf- und Gliederschmerzen, Erkältungssymptome) auf. Dann fällt das Fieber plötzlich ab, und es entstehen blassrote juckende Flecken auf der Haut, zuerst am Kopf und später am ganzen Körper, aus denen sich erst Knoten und dann Bläschen bilden. Die Flüssigkeit in den Bläschen verwandelt sich zu Eiter und trocknet ein. Die entstehenden Krusten lösen sich unter Bildung von Narben. Während dieser kritischen Krankheitsphase steigt das Fieber schrittweise wieder an, und die Betroffenen leiden unter Verwirrtheit und Wahnvorstellungen. Wer die Erkrankung überlebt, bleibt ein Leben lang gegen eine erneute Infektion geschützt.

Aufgrund der typischen Hautveränderungen ist die Diagnose leicht zu stellen. Eine gezielte Behandlung gegen die Infektion ist nach Ausbruch der Erkrankung nicht möglich. Die Betroffenen müssen isoliert werden; man setzt fiebersenkende Medikamente ein und achtet auf ausreichende Flüssigkeitszufuhr. Das Umfeld des Erkrankten wird unter Quarantäne gestellt. Einer von drei Erkrankten stirbt an den Pocken.

Polyarthritis, chronische

Als chronische Polyarthritis oder **rheumatoide Arthritis**, manchmal auch nur als Rheuma (S. 432), wird ein schmerzhafter Entzündungsprozess der Gelenke (Arthritis, S. 305) bezeichnet, der gleichzeitig mehrere große und kleine Gelenke befällt. Die Ursache ist nicht völlig geklärt. Es wird angenommen, dass es sich um eine Autoimmunkrankheit handelt, bei der sich das körpereigene Abwehrsystem gegen eigenes Gewebe richtet. Auch erbliche Faktoren sollen eine Rolle spielen. Die Erkrankung kann langsam und schleichend beginnen, aber auch ganz plötzlich auftreten. In immer wiederkehrenden Schüben kommt es zu Schmerzen in den Gelenken, besonders im Bereich der Hände. Hinzu kommen zunehmende Kraftlosigkeit, Gelenkschwellungen und Wärmegefühl im Gelenk. Besonders am Morgen sind die Gelenke steif und schmerzen. Typisch für die chronische Polyarthritis ist, dass die Beschwerden immer symmetrisch in den jeweiligen Gelenken der rechten und linken Körperhälfte gleichzeitig auftreten. Als Folge der sich wiederholenden Entzündung im Gelenk entstehen Veränderungen an der Knorpel-Knochen-Struktur, die im Laufe der Erkrankung zu einer Zerstörung des Gelenks führen. Es kommt zu äußerlich sichtbaren Deformierungen der Gelenke, die nur noch eingeschränkt gebrauchsfähig sind.

Eine Heilung ist nicht möglich, die Behandlung hat zum Ziel, das Fortschreiten der Erkrankung hinauszuzögern und die Beschwerden zu lindern. Mithilfe von Medikamenten sollen Entzündungen gehemmt und Schmerzen gelindert werden. Wichtig sind auch Krankengymnastik und Bewegungstherapie, damit die Gelenke beweglich bleiben.

Polymyalgia rheumatica

Von der entzündlich-rheumatischen Muskelerkrankung sind meist ältere Menschen nach dem 60. Lebensjahr betroffen. Die Ursache ist unklar, man vermutet jedoch eine Fehlsteuerung des Immunsystems. Es kommt plötzlich zu unerträglichen Schmerzen in den Schultern und meist auch im Beckenbereich, die oft sogar eine entspannte Nachtruhe verhindern. Die Beweglichkeit ist häufig sehr stark eingeschränkt. Weitere Symptome sind eine ausgeprägte Morgensteifigkeit sowie allgemeine Abgeschlagenheit, Gewichtsabnahme und gedrückte Stimmung. Zur Behandlung werden langfristig Kortisonpräparate gegeben und die Schmerzen gelindert.

Bei der Polymyalgia rheumatica sind häufig auch Blutgefäße von dem Entzündungsprozess betroffen, insbesondere die Schlagader der Schläfe und die Arterien des Auges. Dies äußert sich durch anhaltende bohrende Kopfschmerzen, die hauptsächlich im Schläfenbereich auftreten. Durch die Entzündung der Augenblutgefäße besteht die Gefahr der Erblindung. Alarmsignal ist eine plötzliche starke Sehverschlechterung oder Erblindung auf einem Auge. es muss sofort Kortison verabreicht werden.

Polyneuropathie

Die teilweise über einen Meter langen Nervenfasern werden von teilweise weit entfernt liegenden Nervenzellkörpern ernährt. Störungen im Stoffwechsel führen zur Mangelversorgung und Schädigung auch der Nervenfasern. Diese Störungen werden häufig durch Diabetes (S. 324), Nierenversagen (S. 415) und Alkohol- und Nikotinmissbrauch verursacht.

Geschädigt werden vor allem die entfernten Nervenenden an den Füßen. Kribbelnde und stechende Missempfindungen („Ameisenlaufen") sind dann die Folge. Manchmal fällt die Erkrankung

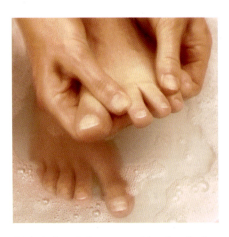

Da bei einer Polyneuropathie oftmals das Schmerzempfinden verloren geht, sollten Betroffene stets ihre Füße kontrollieren.

erst dadurch auf, dass die Berührungsempfindung vermindert ist und Schmerzen, z.B. bei einer Verletzung, nicht wahrgenommen werden. Sind Nerven betroffen, die Muskeln ansteuern, ist eine verminderte Muskelkraft die Folge. Schwindel, Übelkeit, Durchfall, ungewollter Harnverlust und Impotenz können die Zeichen dafür sein, dass Nerven geschädigt sind, die innere Organe versorgen.

Weil die Erkrankung meist schleichend beginnt, wird sie häufig erst im fortgeschrittenen Stadium entdeckt. Durch neurologische Untersuchungen (Prüfen der Reflexe, Vibrationsprüfung mit einer Stimmgabel) erhält man erste Anhaltspunkte. Weitere Untersuchungen, wie die Messung der Nervenleitgeschwindigkeit, und verschiedene Labortests schließen sich an, um die Ursache zu erkennen.

Die Behandlung richtet sich in erster Linie nach der Grundkrankheit. Ein Drittel der Polyneuropathien ist Folge eines Diabetes. Eine möglichst gute Einstellung der Blutzuckerwerte kann ein Fortschreiten hinauszögern. Ein weiteres Drittel wird durch Alkoholmissbrauch verursacht: Absoluter Alkoholverzicht ist erforderlich. Quälende Missempfindungen können mit verschiedenen Medikamenten behandelt werden.

Für die Betroffenen ist besonders wichtig, Verletzungen am Fuß möglichst zu vermeiden (z.B. durch regelmäßige fachkundige Fußpflege) und auch kleine Verletzungen am Fuß frühzeitig und sorgfältig behandeln zu lassen, da die Wundheilung oft verzögert ist und Infektionen sich sehr schnell und oft unbemerkt ausbreiten können.

Posttraumatische Belastungsstörung

Die Psychotraumatologie beschäftigt sich mit den Folgen, die schwerwiegende Erlebnisse beim Menschen hervorrufen. In der Regel sind Erlebnisse gemeint, bei denen der Betroffene selbst in akuter Lebensgefahr war oder eine solche Gefahrensituation aus unmittelbarer Nähe beobachten musste. Treten diese Ereignisse plötzlich und völlig unerwartet auf, kommt es zu einer so genannten akuten Belastungsreaktion. Bei einem solchen umgangssprachlich als Schock bezeichneten Ereignis reagieren die Betroffenen oft planlos, haben den Überblick verloren, sind ratlos, können nicht mehr sinnvoll handeln. Ihre Gefühle erscheinen wie verschüttet, was als Gefühllosigkeit oder innere Leere erlebt wird, oder die Gefühle brechen regelrecht heraus, insbesondere Wut, Verzweiflung und Verständnislosigkeit. Diese Symptome legen sich nach einigen Tagen von alleine wieder.

Verlauf

Eine posttraumatische Belastungsstörung liegt vor, wenn die akuten Symptome über Monate anhalten und wenn als Auslöser ein akutes, schwerwiegendes Erlebnis oder ein ausgeprägtes Gefühl des Ausgeliefertseins festzustellen ist. Die traumatischen Erlebnisse werden häufig im wachen Zustand wie im Film immer wieder durchlebt (Flashbacks). Weitere Symptome sind Schlaflosigkeit, Interessenverlust, Antriebsmangel, Verlust des Selbstwertgefühls, Schuldgefühle und Gedanken über die Sinnlosigkeit des Weiterlebens.

Insbesondere bei wiederholten schwerwiegenden Erlebnissen kann es im weiteren Verlauf zu einer Persönlichkeitsveränderung (Persönlichkeitsstörungen, S. 420) kommen.

Anlass zur Behandlung sind häufig aufgrund des Traumas auftretende Depression (S. 323). Häufig werden erst im Rahmen der Therapie die Zusammenhänge zu den traumatischen Ereignissen festgestellt. Die Behandlung erfolgt in erster Linie durch Psychotherapie, wobei sich die Verhaltenstherapie als sehr wirksam erwiesen hat.

Prämenstruelles Syndrom

Unter dem Sammelbegriff werden besonders intensiv und als gesundheitliche Störung erlebte Veränderungen des körperlichen und seelischen Befindens während der Tage vor der Regelblutung zusammengefasst. Zum prämenstruellen

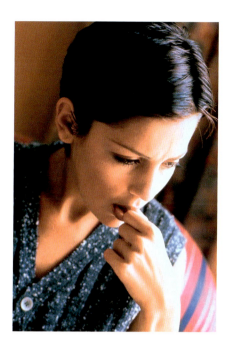

Frauen, die unter starken Menstruationsbeschwerden leiden, erwarten ihre Regel häufig mit Unbehagen.

Syndrom (**PMS**) werden über 200 verschiedene Beschwerden gerechnet.

Es gibt nach wie vor keine schlüssige Erklärung für dieses Krankheitsbild. Das legt nahe, dass es sich womöglich gar nicht um eine körperliche Krankheit handelt, sondern gerade die vielgestaltigen Empfindungen beschreibt, die Frauen im Zusammenhang mit ihrem monatlichen Zyklus erleben können. Manche davon sind unangenehm, z.B. Schmerzen im Unterbauch. Andere fallen nicht jeder Frau auf, weil sie flüchtig sind, z.B. die Stimmungsschwankungen, oder weil sie für diese Frauen als normale Begleiterscheinungen der Periode wahrgenommen werden wie eine leichte Gewichtszunahme.

Psychosomatisch orientierte Gynäkologen verstehen das PMS in diesem Sinne auch nicht als krankhafte Störung, sondern als Zusammenfassung und Negativbewertung der vielgestaltigen Erlebnisweisen von Frauen.

Nur bei ganz wenigen Frauen lassen sich tatsächlich behandlungsbedürftige Störungen im Hormonhaushalt, Stoffwechsel oder der Psyche nachweisen. Es gibt deshalb keine generell wirksamen Heilmittel gegen PMS-Beschwerden, sondern

Prellung

Typische PMS-Beschwerden

Die körperlichen und seelischen Veränderungen lassen sich in acht Gruppen zusammenfassen:
- Schmerzen: Kopf-, Muskel-, Rücken- und Ganzkörperschmerzen
- Konzentrationsstörungen: Vergesslichkeit, Verwirrtheit, Reaktionsveränderung, Koordinations- und Schlafstörungen
- Besonderheiten im Verhalten: Leistungsschwäche, Arbeitsunfähigkeit, Rückzug und Schläfrigkeit
- vegetative Störungen: Schwindel, Schweißausbrüche, Übelkeit und Erbrechen
- Folgen von Wassereinlagerung: Gewichtszunahme, Aufgeschwemmtheit, Verstopfung, Spannungsgefühl in Bauch und Brüsten
- negative Stimmungen: Einsamkeit, Traurigkeit, Weinen, Ruhelosigkeit, Gereiztheit und Stimmungsschwankungen
- besondere Gefühlslagen: Ordnungsdrang, überschäumende Gefühle und Überaktivität
- Missbefindlichkeiten: Erstickungsgefühl, Schmerzen und Druck auf der Brust, Ohrensausen, Augenflimmern, Herzrasen und Taubheitsgefühle.

nur eine je nach Symptom und der wahrscheinlichen Ursache individuell angepasste Behandlung und Lebensweise.

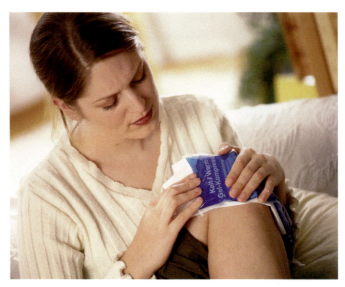

Kühlelemente sollten nicht direkt auf die Haut gelegt werden, da die direkte Kälteeinwirkung das Gewebe schädigen kann.

Prellung

Bei einer stumpfen Gewalteinwirkung durch einen Stoß oder heftigen Schlag auf Muskeln, Knochen oder Gelenke entstehen Verletzungen im Muskel oder am Knochen, ohne dass äußere Verletzungen auftreten. Das Gewebe schwillt an, und es zeigt sich ein Bluterguss (blauer Fleck). Bei Prellungen von Muskeln ist der betroffene Bereich schmerzhaft und druckempfindlich. Bei Prellungen von Gelenken können sich Ergüsse bilden, die zu einer Einschränkung der Bewegungsfähigkeit und Schmerzen bei der Gelenkbewegung führen. Außerdem kann der Knorpel beschädigt sein: Zusätzlich zum Schmerz tritt mit der Zeit ein Reibegeräusch auf, das mit den Schmerzen länger als die etwa üblichen 2 Wochen anhält.
Besonders schmerzhaft sind Knochenprellungen, z.B. der Rippen (Rippenprellung) und des Schienbeins. Ursache ist die Verletzung der empfindlichen Knochenhaut, die am Schienbein und den Rippen dicht unter der Haut liegt.
Manchmal ist es schwierig, eine Prellung von einer ernsthafteren Verletzung wie gebrochenen Rippen zu unterscheiden. Bei starken Schmerzen sollte deshalb immer ein Arzt zur Klärung der Schwere der Verletzung aufgesucht werden. Prellungen werden zur Schmerzlinderung gekühlt. Bei einer Prellung am Bein ist es günstig, dieses hochzulagern.

Prostataentzündung

Die Entzündung der Prostata (**Prostatitis**) wird meist durch Bakterien, seltener durch Viren oder Pilze verursacht. Die Erreger gelangen über die Harnröhre in die Vorsteherdrüse. Die Betroffenen leiden unter Fieber, oft auch Schüttelfrost, sind abgeschlagen und fühlen sich krank. Es kommt zu häufigem Harndrang, das Wasserlassen kann mit starkem Brennen oder Schmerzen einhergehen. Auch bei der Stuhlentleerung können Schmerzen auftreten, da die Prostata direkt an der Darmwand anliegt.
Der Arzt stellt bei der Tastuntersuchung eine geschwollene und schmerzhafte Prostata fest. Bettruhe sowie schmerzstillende und krampflösende Medikamente sind erforderlich. Ist die Prostatitis durch Bakterien verursacht, wird zusätzlich ein Antibiotikum gegeben. Die Beschwerden klingen etwa nach einer Woche ab.

Prostatakrebs

Der bösartige Tumor der Prostata (**Prostatakarzinom**) ist eine der häufigsten Krebserkrankungen des Mannes; betroffen sind in der Regel Männer über 45 Jahre. Über die Ursachen ist noch wenig bekannt. Sicher ist nur, dass die männlichen Hormone das Prostatawachstum fördern. Möglicherweise können auch erbliche Faktoren das Erkrankungsrisiko erhöhen.
Zunächst treten keine Beschwerden auf, später dann die gleichen Beschwerden wie bei der Prostatavergrößerung (S. 427): Es besteht ständiger Harndrang, der Harnstrahl ist abgeschwächt, und oft geht Urin in kleinen Mengen unwillkürlich ab.
Besteht nach der Tastuntersuchung der Verdacht auf ein Prostatakarzinom, wird eine Gewebeprobe über den Enddarm oder durch den Damm aus der Prostata

Pseudokrupp

Prostatakrebs – lebensrettende Vorsorgeuntersuchung
Gerade bei frühzeitiger Entdeckung sind die Heilungschancen sehr gut. Daher sollten Männer ab 45 die Möglichkeit der Vorsorgeuntersuchung unbedingt nutzen, bei der eine einfache und schmerzlose Tastuntersuchung der Prostata durchgeführt wird.

entnommen. Zusätzlich erfolgen eine Blutentnahme sowie eine Ultraschall- und eine Röntgenuntersuchung.

Zur Behandlung werden meist die Prostata, Teile der Harnleiter sowie die hinter der Prostata liegenden Samenbläschen und die Lymphknoten entfernt. Eine Chemotherapie oder eine Strahlenbehandlung ist möglich.

Bei größeren Tumoren wird zusätzlich eine Hormontherapie durchgeführt. Da das Krebswachstum durch männliche Hormone gefördert wird, werden entweder die männlichen Hormone medikamentös blockiert (Antiandrogene), oder es werden weibliche Hormone (Östrogene) gegeben. Auch eine Entfernung der Hoden kommt infrage.

Der rechtzeitig entdeckte Prostatakrebs ist heilbar. Dennoch bedeutet die Erkrankung einen starken Lebenseinschnitt. Durch die Entfernung der Prostata kommt es sehr häufig zu einem Verlust der Erektionsfähigkeit. Noch stärker wirken sich eine zusätzliche Hormonbehandlung oder die Entfernung der Hoden auf die Sexualität aus.

Prostatavergrößerung

Eine gutartige Vergrößerung der Vorsteherdrüse (Prostata) wird auch als **Prostatahyperplasie** oder **Prostataadenom** bezeichnet. Die langsame Vergrößerung der Prostata ist ein normaler Alterungsprozess, der etwa ab dem 45. Lebensjahr beginnt. Eine Prostatahyperplasie tritt bei über der Hälfte aller Männer auf und gilt als häufigste urologische Erkrankung.

Je nach Schwere der Beschwerden werden drei Stadien unterschieden:
- Stadium I: Es kommt zu häufigem Harndrang, der auch nachts auftritt (Nykturie). Der Beginn der Blasenentleerung ist verzögert, der Harnstrahl schwach.
- Stadium II: Die Beschwerden nehmen zu, die Blase kann nicht mehr vollständig entleert werden; es kann zu Harnwegsentzündungen kommen.
- Stadium III: Es besteht ein unwillkürliches Harntröpfeln. Der Urin staut sich und kann die Nieren schädigen.

Die Prostatahyperplasie kann vom Arzt durch eine einfache Tastuntersuchung festgestellt werden. Auch mit einer Ultraschalluntersuchung kann die Prostatavergrößerung dargestellt werden. Eine Gewebeentnahme aus der Prostata kann eine bösartige Erkrankung sicher ausschließen.

In Stadium I helfen oft einfache Maßnahmen wie das Vermeiden kalter oder alkoholischer Getränke (z.B. größere Mengen kaltes Bier), Wärme, körperliche Bewegung und regelmäßige Blasen- und Darmentleerung. Ergänzend können pflanzliche Präparate angewendet werden. Reicht dies nicht aus oder sind die Beschwerden ausgeprägter, können stärker wirksame Medikamente eingesetzt werden. Im Stadium II und III ist oft eine Entfernung der Prostata erforderlich, da es wegen des Harnstaus sonst zu einer Schädigung der Nieren durch den zurücklaufenden Urin kommen kann. Die Entfernung der Prostata kann fast immer durch die Harnröhre erfolgen (transurethrale Resektion).

Pseudokrupp

Tief tönender, bellend-rauer Husten, eine heisere Stimme und ein pfeifendes Geräusch beim Einatmen (Stridor) sind die alarmierend wirkenden Symptome von Pseudokrupp. Von der Entzündung des Kehlkopfes (**Laryngitis subglottica**) sind

Selbsthilfe bei Pseudokrupp
Anfälle von Pseudokrupp können durch einfache Maßnahmen gelindert werden:
- Befeuchten Sie die Luft im Zimmer des Kindes, indem Sie nasse Tücher aufhängen und auf die Heizung legen.
- Sorgen Sie für eine kühle, aber nicht kalte Luft, eventuell durch Öffnen der Fenster.
- Nehmen Sie dem Kind die Angst, indem Sie bei ihm bleiben und es beruhigen, denn Aufregung verschlimmert die Atemnot zusätzlich.
- Wenn das Kind häufiger Anfälle hat, lassen Sie sich vorbeugend ein schleimhautabschwellendes Medikament verschreiben.

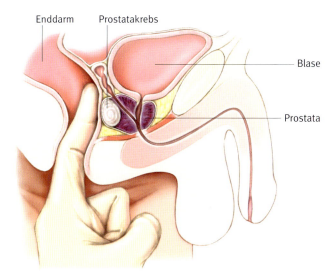

Die Tastuntersuchung durch den Darmausgang (rektale Untersuchung) im Rahmen der Vorsorge hilft, eine Vergrößerung der Vorsteherdrüse rechtzeitig festzustellen.

Psychose

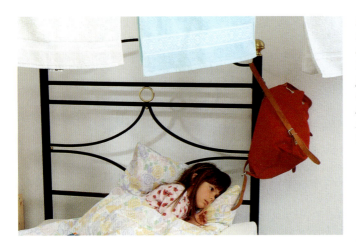

Hohe Luftfeuchtigkeit erleichtert die Atmung bei Pseudokrupp; feuchte Tücher am Bett können zu einem entspannteren Schlaf beitragen.

meist Kleinkinder im Alter zwischen einem und fünf Jahren betroffen. Durch die Entzündung im Kehlkopf unterhalb der Stimmbänder werden die Atemwege so verengt, dass das Einatemgeräusch laut zu hören ist. Besonders nachts, wenn der Schleim nicht ausreichend abgehustet werden kann, tritt auch anfallsartig die typische Atemnot auf (akuter Pseudokrupp-Anfall). Ursache sind meist Erkältungsviren, die durch Tröpfcheninfektion beim Niesen, Husten und Sprechen übertragen werden.

Es besteht ein Zusammenhang zwischen der Erkrankung und hoher Luftverschmutzung sowie psychischen Faktoren. Wenn eine anfallsartige oder zunehmende Luftnot mit Angst, Herzrasen und Blaufärbung der Haut auftritt, ist Hilfe durch den Notarzt erforderlich, da akute Erstickungsgefahr besteht. Durch das typische bellende Husten ist die Diagnose schnell zu stellen. Gegen den Pseudokrupp gibt es keine Impfung; die Erkrankung kann immer wieder auftreten.

Psychose

Verschiedenste Erkrankungen mit ähnlichen psychischen Symptomen, bei denen es zu einer veränderten Wahrnehmung der Wirklichkeit kommt, werden als Psychosen bezeichnet. Die Betroffenen sind während der Erkrankung unfähig, den üblichen Lebensanforderungen gerecht zu werden, können dies aber selbst nicht in seiner vollen Tragweite erkennen. Viele Erkrankte leiden an Halluzinationen und Wahnvorstellungen. Die Realitätswahrnehmung ist gestört, und der Betroffene kann auf seine Umwelt nicht angemessen reagieren.

Die klassische Psychose aus Sicht eines Psychiaters ist die Schizophrenie (S. 440). Aber auch Depressionen (S. 323) und die Manie (S. 394) zählen dazu. Da eine große Zahl von körperlichen Erkrankungen ebenfalls Symptome einer Psychose hervorrufen kann, muss eine gründliche ärztlich-psychiatrische Untersuchung erfolgen. Als körperliche Ursachen kommen alle Störungen infrage, die die Funktion des Gehirns beeinträchtigen, z.B. schwere Stoffwechselerkrankungen, insbesondere Schilddrüsenfehlfunktionen, Vitaminmangelzustände (Vitamin B_{12}), Schädel-Hirn-Verletzungen und Gehirntumoren.

Psychosomatische Störungen

Unter Psychosomatik versteht man die Wissenschaft von der Wechselwirkung zwischen Seele (griech. = psyche) und Körper (griech. = soma). Sie geht davon aus, dass psychische Störungen Organfunktionen beeinträchtigen können. Als besonders anfällig gelten der Magen-Darm-Trakt, das Herz-Kreislauf-System, die Geschlechtsorgane, die Rückenmuskulatur, die Haut sowie das Abwehr- und Immunsystem. Entsprechend unterschiedlich können die Beschwerden sein. Um eine psychosomatische Störung sicher zu diagnostizieren, müssen körperliche Krankheiten, die ähnliche Beschwerden verursachen, ausgeschlossen werden. Nicht selten wird von Betroffenen die Aussage eines Fachmanns, dass psychische Belastungen der Auslöser sein können, nicht ernst genommen oder sogar als Kränkung verstanden – dies führt häufig zu wiederholten Untersuchungen bei verschiedenen Ärzten ohne fassbares Ergebnis.

Besonders wichtig für eine erfolgreiche Behandlung ist ein vertrauensvolles Verhältnis zum Arzt. Auch versteckte Befürchtungen und Ängste sollten in ruhiger und entspannter Atmosphäre angesprochen werden. Auslöser für Stress und Unzufriedenheit lassen sich im Rahmen einer Verhaltensanalyse aufdecken und anschließend mildern.

Entspannungsmethoden können die Genesung unterstützen. Fachärzte für psychosomatische Medizin und Psychotherapie berücksichtigen und behandeln gleichermaßen die körperliche und seelische Dimension einer Erkrankung.

In seltenen Fällen werden zur Behandlung entspannende oder angstlösende Medikamente, vor allem Antidepressiva, unterstützend eingesetzt.

Psychosomatische Beschwerden

Treten Symptome auf, ohne dass eine konkrete körperliche Erkrankung feststellbar ist, liegen psychosomatische Beschwerden nahe. Dies kann der Fall sein bei

- Rückenschmerzen, Spannungskopfschmerz und Schmerzen an wechselnden Stellen des Körpers
- Herzrasen oder Herzstechen
- Übelkeit und Aufstoßen
- Durchfällen und Verstopfung im Wechsel
- Problemen beim Wasserlassen
- Einschränkungen des sexuellen Erlebens
- gestörter Immunabwehr mit erhöhter Anfälligkeit für Infekte
- entzündlichen Hauterkrankungen, Juckreiz.

Querschnittslähmung

Die Wirbelsäule umschließt und schützt das Rückenmark, in dem alle für die Bewegungen und Empfindungen wichtigen Nervenfasern verlaufen. Werden bei einer Verletzung die Nervenbahnen stark geschädigt, kann es zu einer Querschnittslähmung kommen.

Häufigste Verletzungsursache sind Unfälle, vor allem im Straßenverkehr. Neben Wirbelbrüchen können alle Arten von Gewebewucherungen im Bereich des Rückenmarks (Rückenmarktumoren, S. 434) zu einer Querschnittslähmung führen, wenn sie die Nerven verdrängen oder durch sie hindurchwachsen. Auch Entzündungen des Rückenmarks können das Gewebe stark schädigen.

Abhängig vom Bereich der Wirbelsäule und des Rückenmarks, in dem es zur Schädigung gekommen ist, treten Lähmungen und Empfindungsstörungen in den Versorgungsbereichen der jeweiligen Nerven auf. Bei einem hohen Querschnitt in der Halswirbelsäule sind alle vier Gliedmaßen betroffen (Tetraplegie). Bei einem tiefen Querschnitt unterhalb der Halswirbelsäule sind nur die Beine und der Unterleib eingeschränkt (Paraplegie). Die Gliedmaßen sind schlaff, Ausscheidungs- und Geschlechtsorgane ebenfalls beeinträchtigt. Sind die Nervenbahnen noch teilweise intakt, können die Ausfälle entsprechend geringer ausgeprägt sein.

Die Lähmungen sind meist mit einer verstärkten unwillkürlichen Muskelanspannung (Spastik, S. 447) verbunden und können zu Gelenkfehlstellungen führen. Die Patienten bedürfen deshalb der fachkundigen Pflege und Krankengymnastik. Durch Hilfsmittel wird versucht, die Selbstständigkeit der Betroffenen möglichst wiederherzustellen.

Das verletzte Rückenmark kann sich innerhalb weniger Wochen teilweise erholen. Danach noch verbleibende Ausfälle sind nicht rückgängig zu machen. Derzeit werden neue Behandlungsmethoden erprobt, bei denen eine operative Verpflanzung von Nervensträngen oder Medikamente, die ein Nervenwachstum stimulieren, zum Einsatz kommen sollen.

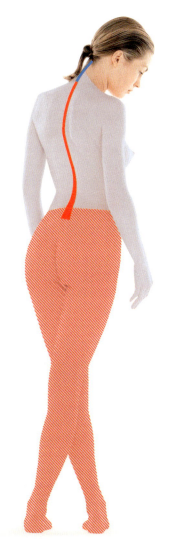

Abhängig von der Höhe der Schädigung am Rückenmark sind der gesamte Körper (blau) oder nur die untere Körperhälfte (rot) betroffen.

Quincke-Ödem

Bei einem **Angioödem** schwellen scheinbar aus heiterem Himmel plötzlich die Augenlider oder die Lippen stark an. Auch der Kehlkopf ist manchmal von einer solchen Schwellung betroffen. Es tritt ein deutliches Spannungsgefühl durch die stark gedehnte Haut auf, aber typischerweise kommt es nicht zu einem Juckreiz. Ursache ist eine überschießende Freisetzung des Gewebshormons Histamin, das die Blutgefäße weit werden und Gewebsflüssigkeit austreten lässt. Das Quincke-Ödem tritt am häufigsten begleitend zu einer allergischen Reaktion (Allergie, S. 300), z.B. nach einem Insektenstich, auf. Es kann auch auf eine Unverträglichkeit gegen Medikamente wie Acetylsalicylsäure oder bestimmte blutdrucksenkende Medikamente zurückzuführen sein (ACE-Hemmer). In seltenen Fällen kann auch ein erblicher Mangel an einem bestimmten Enzym, dem C1-Inhibitor, das Ödem auslösen.

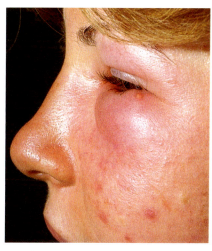

Innerhalb kürzester Zeit nach dem Kontakt mit dem auslösenden Stoff kommt es zur Ausbildung des Ödems.

Zur Behandlung wird hoch dosiertes Kortison verabreicht, bei Allergien können Antihistaminika helfen, wenn sie rechtzeitig eingenommen werden. Ein Mangel an C1-Inhibitor kann gezielt mit Medikamenten ausgeglichen werden.

Ist die Schleimhaut an Rachen und Kehlkopf betroffen, besteht akute Erstickungsgefahr, und sofortige notärztliche Hilfe ist erforderlich!

Da das Ödem dazu neigt, bei einmal betroffenen Personen immer wieder aufzutreten, sollte die Ursache abgeklärt werden. Durch eine Blutuntersuchung lässt sich unterscheiden, ob eine allergische oder eine angeborene Form vorliegt. In den meisten Fällen wird eine Allergie oder Unverträglichkeit als Auslöser gefunden. Man sollte den auslösenden Stoff meiden, sich einen Allergiepass ausstellen lassen und für den Notfall immer Medikamente bei sich tragen.

Rachitis

Rachitis

Die **Knochenerweichung** bei Kindern (Rachitis) ist in den westlichen Industrieländern extrem selten geworden. Sie wird durch einen Vitamin-D-Mangel verursacht, der zu einer mangenden Kalkeinlagerung in den Knochen führt. Der Vitamin-D-Mangel wiederum wird in der Regel durch Mangelernährung (Vitaminmangelzustände, S. 463) oder zu wenig UV-Licht, das im normalen Sonnenlicht vorhanden ist und zur Bildung von Vitamin D im Körper benötigt wird, verursacht. Rachitis war früher deshalb bei Menschen, die unter Hunger litten und in dunklen Unterkünften lebten, verbreitet. Durch den Kalkmangel werden die Knochen weich und verbiegen sich leicht. Es kommt bei Kindern neben Wachstumsstörungen zur Erweichung des Schädels, zu Auftreibungen am Übergang zwischen Brustbein und Rippen, zu einem verzögerten Zahndurchbruch und zu Karies. Das gesamte Skelett, besonders Wirbelsäule, Becken und Oberschenkelknochen, kann sich verformen. Es kommt zu Schmerzen, zusätzlich zu Reizbarkeit, Unruhe und schlaffer Muskulatur.

Heute wird zur Vorbeugung bei allen Kindern eine Rachitisprophylaxe durchgeführt. Säuglinge und Kleinkinder sollen ab der zweiten Lebenswoche im ersten und zweiten Lebensjahr von September bis Mai (in den „dunkleren" Monaten) Vitamin-D-Präparate erhalten.

Raynaud-Zeichen

Das nach dem französischen Arzt M. Raynaud benannte Phänomen (auch **vasospastisches Syndrom**) tritt in zwei Varianten auf: Häufiger bei Frauen, vorzugsweise Raucherinnen, kann es Anzeichen für eine Labilität der Gefäße (eigentliche **Raynaud-Krankheit**) sein. Wenn die Finger der Kälte ausgesetzt waren oder einfach nur der Stress überhand nimmt, verengen sich anfallsweise die Gefäße der Finger an beiden Händen, und die Durchblutung reicht nicht mehr aus. Nacheinander verfärben sich die Finger dann weißlich, später bläulich und laufen nach einigen Minuten schließlich rot an. Bleibende Schäden sind nicht zu erwarten. Mit zunehmendem Alter klingen die Symptome oft von selbst wieder ab.

Raynaud-Zeichen können auch bei einer Reihe anderer Erkrankungen, vorzugsweise bei Kollagenosen (S. 374), auftreten (sekundäre Form). Eine Entzündung der Gefäßinnenwände ist dann meistens die Ursache. Manchmal befinden sich im Blut der Betroffenen Eiweißkörper, die bei Kälte verklumpen und dann die kleinen Blutgefäße verstopfen, oder es kommt aus anderen Gründen zu einem Verschluss der kleinen Gefäße (Thrombose, S. 452). Auch Medikamente mit gefäßverengender Wirkung und andauernde Erschütterungen der Hände wie bei der Arbeit mit einem Presslufthammer führen manchmal zu diesem Zeichen. Je nach Ursache kann bei dieser Form auch Gewebe an den Gliedmaßen absterben. Aufgrund einer genauen Beschreibung der Beschwerden kann man Raynaud-Zeichen meist leicht erkennen. Durch das Eintauchen der Hände in Eiswasser kann eventuell ein Anfall ausgelöst werden. Mithilfe von Blutuntersuchungen wird versucht, die zugrunde liegende Erkrankungen zu bestimmen. Gefäßerweiternde Medikamente in Form von Tabletten oder Salben können Linderung bringen.

Raynaud-Zeichen vorbeugen

▸ Vermeiden Sie die Einwirkung von Kälte auf Hände und Füße; verwenden Sie im Winter dicke Handschuhe und Handwärmer.
▸ Verzichten Sie auf das Rauchen: Nikotin führt zu einer zusätzlichen Gefäßverengung und kann die Anfälle auslösen.
▸ Durch ein gezieltes Kreislauftraining werden die Gefäße geschmeidig: Treiben Sie regelmäßig Ausdauersport, besuchen Sie öfter die Sauna und wenden Sie Wechselduschen an.
▸ Durch Entspannungstechniken können Sie Ihren Umgang mit Stress verbessern.
▸ Wenn Sie bemerken, dass ein Anfall beginnt, halten Sie Ihre Hände in lauwarmes Wasser und bewegen Sie sie kräftig.

Reizblase

Manche Frauen leiden unter psychosomatischen Blasenbeschwerden. Die so genannte Reizblase verursacht häufigen Harndrang und Brennen beim Wasserlassen, ähnlich wie eine Blasenentzündung (S. 313), sie geht aber nicht auf eine Infektion zurück. Die Symptome stehen meist in direktem und offensichtlichem Zusammenhang mit seelischen Belastungen wie Stress oder Ängsten. Der quälende Druck auf der Blase in Stresssituationen (Prüfungen, Vorstellungsgespräche) ist ein allgemein bekanntes Phänomen.

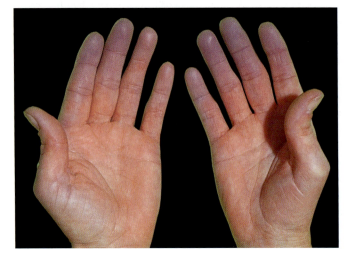

Die Raynaud-Zeichen gehen häufig auf eine Mangeldurchblutung der Finger zurück, von der Frauen fünf- bis zehnmal häufiger betroffen sind als Männer.

Dahinter verbirgt sich eine Art Fluchtreflex vor der bevorstehenden Begegnung. Die chronische Reizblase kann aber auch tiefer liegende, unbewusste Probleme als Ursache haben.

Die Beschwerden können sich besonders dann entwickeln, wenn die Blase durch frühere chronische Harnwegsinfekte oder nach Operationen schon geschwächt ist. Vermutet wird auch, dass ein hormonelles Ungleichgewicht eine Rolle spielen kann. Tritt die Reizblase über einen längeren Zeitraum dauerhaft oder immer wieder auf, wird sie also chronisch, sollte man unbedingt ärztliche Hilfe in Anspruch nehmen.

Zunächst müssen organische Ursachen ausgeschlossen werden; anschließend sind Maßnahmen wie Blasentraining und Beckenbodengymnastik sinnvoll. Entspannungstechniken können helfen, mit Stress- und Belastungssituationen besser umzugehen. Bei chronischen Beschwerden ist eine psychosomatische Beratung unumgänglich. Oftmals helfen Gespräche mit dem Frauenarzt, insbesondere wenn dieser psychotherapeutisch ausgebildet ist.

Reizdarm

Fast die Hälfte aller Menschen mit Magen-Darm-Beschwerden und gut 20 % der Bevölkerung insgesamt leiden am Reizdarmsyndrom (**Colon irritabile**). Der Reizdarm ist damit eine der häufigsten Magen-Darm-Erkrankungen. Die Beschwerden treten meist ab dem 30. Lebensjahr auf und sind zwischen dem 30. und 40. Lebensjahr besonders häufig. Frauen sind häufiger betroffen als Männer. Die Ursache der Erkrankung ist nicht endgültig geklärt. Diskutiert werden Störungen der Darmbeweglichkeit, ein verändertes Schmerzempfinden der Darmwand und psychische Faktoren.

Beim Reizdarmsyndrom kommt es zu krampfartigen Bauchschmerzen, die sich durch die Stuhlentleerung bessern und bei Stress verschlimmern. Die Schmerzen treten nie nachts auf. Oft kommen ein Druck- oder Spannungsgefühl im Unterbauch, Völlegefühl oder Blähungen hinzu. Es treten Unregelmäßigkeiten beim Stuhlgang auf, wobei sowohl Verstopfung als auch Durchfall, aber auch ein Wechsel zwischen beiden vorkommen können. Depressive Verstimmungen und Angstgefühle sind häufig vorhanden. Da die Beschwerden beim Reizdarmsyndrom anderen Darmerkrankungen wie der Colitis ulcerosa (S. 320) oder der Crohn-Krankheit (S. 321) sehr ähneln, sind oft umfangreiche Untersuchungen erforderlich, um rein organische Erkrankungen auszuschließen. Dazu zählen neben Blutentnahmen und Stuhluntersuchungen die Ultraschalluntersuchung des Bauches, Röntgenuntersuchungen sowie eine Darmspiegelung.

Da die Ursache der Erkrankung nicht geklärt ist, ist die Behandlung oft langwierig und schwierig. Eine medikamentöse Behandlung ist meist nicht erfolgreich. Empfehlenswert ist eine Umstellung der Ernährung auf faserreiche Kost, kleine und häufige Mahlzeiten und der Verzicht auf Kaffee und blähende Nahrungsmittel (z.B. Bohnen, Zwiebeln, Bier). Eine milchfreie Diät kann ebenfalls versucht werden. Darüber hinaus sind Bewegung, Entspannungsübungen wie Autogenes Training und vielfältige soziale Kontakte günstig. Auch eine psychologische oder psychotherapeutische Beratung kann sinnvoll sein. Bei vielen Betroffenen bleiben die Beschwerden trotz Behandlung über Jahre und Jahrzehnte bestehen. Auch wenn die Erkrankung als unangenehm empfunden wird, treten selbst bei langjährigem Verlauf keine körperlichen Schäden oder Komplikationen auf.

Reizmagen

Bei einem Reizmagen (**Dyspepsie**) kommt es zu verschiedenen Oberbauchbeschwerden, ohne dass sich eine körperliche Ursache finden lässt. Als Auslöser werden Störungen der Beweglichkeit des Magens, Nahrungsmittelunverträglichkeiten und psychische Faktoren vermutet. Der Reizmagen tritt wie der Reizdarm (S. 431) sehr häufig auf. Beide Erkrankungen kommen oft gemeinsam vor. Die Betroffenen leiden unter Völle- und

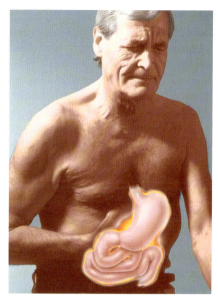

Bei einem Reizmagen kommt es zu Beschwerden, für die meist keine körperliche Ursache gefunden werden kann.

Druckgefühl im Oberbauch, gelegentlich auch krampfartigen Schmerzen, Blähungen, Übelkeit und Aufstoßen. Da die Symptome des Reizmagens anderen Magenkrankheiten, z.B. der Magenschleimhautentzündung (S. 391), dem Magengeschwür (S. 390) oder auch dem Magenkrebs (S. 390), ähneln, müssen alle anderen Erkrankungen ausgeschlossen werden. Daher sind im Einzelfall umfangreiche Maßnahmen wie Ultraschalluntersuchung des Bauches, Röntgenaufnahmen, Computertomographie oder eine Magenspiegelung erforderlich.

Die Behandlung ist oft langwierig. Werden bestimmte Nahrungsmittel nicht vertragen, kann eine angepasste Diät hilfreich sein. Nikotin und Alkohol sollten gemieden werden. Sinnvoll sind sportliche Betätigung und das Pflegen von Sozialkontakten. Je nach Beschwerden können Medikamente, die die Magensäure binden oder die die Beweglichkeit des Magens fördern, gegeben werden. Auch eine psychologische oder psychotherapeutische Betreuung kann hilfreich sein.

Restless-legs-Syndrom

Unruhige Beine (engl. restless legs) äußern sich in zeitweilig auftretenden un-

Rhagaden

angenehmen Missempfindungen in den Beinen, die mit Bewegungsunruhe verbunden sind. Die Beschwerden treten meist am Abend und vor allem nachts auf, und es kann zu Schlafstörungen kommen. Die Ursache ist unklar. Die Erkrankung kann in jedem Alter auftreten, meist jedoch erst nach dem 30. Lebensjahr. Frauen sind häufiger betroffen.

Zur Behandlung werden allgemeine Maßnahmen wie Gymnastik und gesunde Ernährung mit ausreichender Zufuhr von Eisen und Magnesium empfohlen. Bei starken Beschwerden kommen Medikamente zum Einsatz, wie sie auch bei der Parkinson-Krankheit angewendet werden. Ein Zusammenhang zwischen diesen Krankheiten besteht aber nicht.

Rhagaden

Die kleinen schmerzhaften Hauteinrisse kommen häufig in der Umgebung natürlicher Körperöffnungen wie Lippe, After und Lidwinkel vor. Die Übergangsstellen von dünner Schleimhaut zur Haut sind besonders empfindlich. Einrisse der Haut können aber auch an der Brustwarze oder an den Fingern und Zehen auftreten. Sie entstehen häufig bei sehr trockener, dünn gewordener Haut, z.B. bei älteren Menschen, oder wenn die Haut schon durch eine Pilzinfektion angegriffen ist. Eingerissene Mundwinkel können auch ein Hinweis auf eine Stoffwechselerkrankung wie Diabetes (S. 324) sein. Eisen- und Vitamin-B-Mangel begünstigen ebenfalls die Bildung von Rhagaden.

Die Einrisse sollten mit einer fetthaltigen Salbe gepflegt werden. Die Umgebung kann zum Schutz mit Zinksalbe abgedeckt werden. Etwaige Pilzinfektionen, z.B. zwischen den Zehen, sollten mit einem Antipilzmittel behandelt werden. Ein Hautarzt kann ein entsprechend wirksames Mittel verschreiben.

Rheuma

Der Begriff Rheuma leitet sich vom altgriechischen Wort für „fließen" ab und beschreibt vor allem den ausstrahlenden Charakter der Schmerzen und Beschwer-

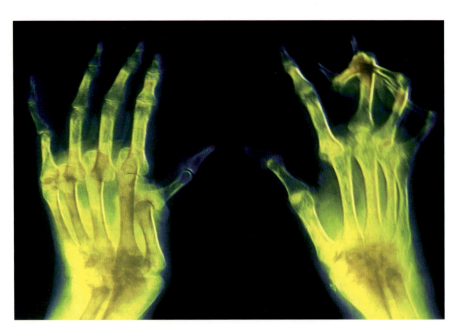

Bei der chronischen Polyarthritis kommt es infolge von wiederkehrenden Entzündungsschüben und damit verbundenen Zellwucherungen zu Gelenk- und Knorpelschäden, die sich in einer deutlichen Verformung und Funktionseinschränkung der Finger zeigen.

den, die typisch für alle Erkrankungen des so genannten rheumatischen Formenkreises sind. Die Weltgesundheitsorganisation (WHO) verwendet den Begriff Rheuma als Überbegriff für Erkrankungen, die an den Bewegungsorganen auftreten und sowohl mit Schmerzen als auch häufig mit Bewegungseinschränkungen verbunden sind.

Es werden vier Hauptgruppen von rheumatischen Erkrankungen unterschieden:

▶ **Entzündlich-rheumatische Erkrankungen** wie die chronische Polyarthritis (S. 424), die auch als rheumatoide Arthritis oder Gelenkrheumatismus bezeichnet wird.
▶ **Degenerative Gelenk- und Wirbelsäulenerkrankungen** wie Arthrose (S. 306), bei denen es besonders zu Schäden des Gelenkknorpels kommt. Häufig sind die Hüft- und Kniegelenke betroffen.
▶ **Weichteilrheuma** (S. 465) umfasst Erkrankungen, die nicht entzündlich sind, sondern durch eine Überlastung von Muskeln oder eine Reizung von Sehnen und anderen Weichteilgeweben entstehen. Beispiele dafür sind die Muskel-Sehnen-Überlastung des Ellenbogens (z.B. bei einem Tennisellenbogen, Epikondylitis, S. 331), Rücken-

schmerzen durch Fehlhaltung oder die Fibromyalgie (generalisierte Tendomyopathie, Myalgie, S. 406).
▶ **Stoffwechselerkrankungen**, die rheumatische Beschwerden an den Bewegungsorganen hervorrufen, wie die Gicht (S. 349).

Eine Heilung rheumatischer Erkrankungen ist noch nicht möglich; nur eine Linderung der Beschwerden und das möglichst lange Hinauszögern des Fortschreitens der Gelenkveränderungen.

Zur Behandlung des Gelenkrheumatismus stehen Rheuma-Medikamente zur Verfügung, die den Entzündungsprozess hemmen und die Schmerzen lindern können. Eine frühzeitige physikalische Therapie kann das Entstehen von Gelenkversteifungen und Verkrümmungen verzögern. Besonders Muskelübungen gegen einen Widerstand sind wichtig. Dabei ist es notwendig, die Übungen täglich selbst durchzuführen. Bei starken Gelenkentzündungen kann die örtliche Anwendung von Kälte (Eiswürfel oder Kältegelpackungen) die Schmerzen lindern und die Entzündung hemmen. Zu empfehlen ist generell, entsprechend den Möglichkeiten regelmäßig Sport zu treiben.

Rheumatisches Fieber

Das rheumatische Fieber entwickelt sich als Folge anderer Infektionskrankheiten wie einer Angina (S. 303), Mittelohrentzündung (S. 401), Scharlach (S. 437) oder anderer durch Streptokokken hervorgerufener Infektionskrankheiten. Die ersten Anzeichen treten etwa 1 bis 3 Wochen nach Ausbruch der Infektionskrankheit auf.

Die Ursache ist noch nicht genau geklärt, man vermutet eine Überempfindlichkeit gegenüber den Erregern, auf die das Immunsystem mit Entzündungen an den Gelenken reagiert. Die Symptome sind hohes Fieber sowie gerötete, geschwollene und schmerzende Gelenke. Das Herz kann ebenfalls betroffen sein. Dies äußert sich in Herzschmerzen, Herzschwäche (S. 360) oder auch einem beschleunigten Puls als Zeichen einer Herzmuskelentzündung (S. 360). Das rheumatische Fieber kann aber auch zur Entzündung der Herzinnenhaut (Endokarditis, S. 330) führen und Schäden an den Herzklappen verursachen. Die Folge ist häufig ein Herzklappenfehler (S. 359). Treten bei einer Infektionskrankheit wie der Mandelentzündung (S. 393) Gelenkentzündungen und hohes Fieber sowie Herzbeschwerden auf, sollte unbedingt ein Arzt aufgesucht werden, um festzustellen, ob rheumatisches Fieber vorliegt.

Die wichtigsten Behandlungsmaßnahmen sind Bettruhe, fiebersenkende Maßnahmen (z.B. Wadenwickel) und meist die Gabe von Antibiotika zur Bekämpfung der Erreger und von entzündungshemmenden Medikamenten.

Ringelröteln

Der „ansteckende rote Ausschlag", so die wörtliche Übersetzung des lateinischen Begriffs **Erythema infectiosum**, wird durch ein Virus verursacht, das vor allem über eine Tröpfcheninfektion durch Husten und Niesen und bei engem Körperkontakt übertragen wird. Das Virus befällt die Zellen im Knochenmark, die für die Bildung der roten Blutkörperchen zuständig sind. Es erkranken vor allem Kinder zwischen dem 5. und 15. Lebensjahr, in Kindergärten und Schulen können bevorzugt im Herbst und im Frühjahr regelrechte Epidemien auftreten. Häufig verläuft die Infektion völlig unbemerkt, oder es zeigen sich nur leichte grippeähnliche Beschwerden. Jeder fünfte Erkrankte entwickelt für etwa 10 Tage eine zunächst im Gesicht schmetterlingsförmig beginnende blau-rötliche Verfärbung, die sich auf den gesamten Körper ausbreitet und ein girlandenförmiges Aussehen hat. Während die Fußsohlen und Handflächen frei bleiben, ist der Ausschlag an den Streckseiten der Arme und Beine am stärksten.

Die Krankheit verläuft in aller Regel unproblematisch und erfordert keine weitere Behandlung. Bei durchgemachter Erkrankung besteht eine lebenslange Immunität. Problematisch wird das Virus jedoch für Schwangere im ersten und zweiten Schwangerschaftsdrittel, die zum ersten Mal mit dem Erreger in Kontakt kommen. Die Erkrankung kann auf das Ungeborene übergreifen und die Blutbildung beeinträchtigen. Im schlimmsten Fall kommt es zu einer Fehlgeburt. Auch bei Personen mit bestimmten Formen einer Blutarmut (chronische hämolytische Anämie) kann der Erreger größeren Schaden anrichten.

Durch einen Bluttest bzw. eine Fruchtwasseruntersuchung kann sowohl bei der Mutter als auch beim ungeborenen Kind untersucht werden, ob es zu einer Infektion gekommen ist. Eventuell ist beim Ungeborenen ein Blutaustausch noch im Mutterleib erforderlich. Schwangere sollten infizierte Personen meiden. Die Ansteckungsgefahr ist allerdings bereits vorüber, wenn die typischen Hauterscheinungen sichtbar werden.

Rippenfellentzündung

Eine **Pleuritis** entsteht meist infolge einer Lungenerkrankung wie der Lungenentzündung (S. 387) oder einer Lungenembolie (S. 385), selten auch bei Lungenkrebs (S. 388). Oft kommt es zu starken Schmerzen im Brustkorb („Teufelsgrippe") und Fieber. Der Schmerz kann auch geringer sein und als dumpf empfunden werden. Die Schmerzen verstärken sich beim tiefen Einatmen oder Husten. Im Verlauf der Erkrankung können die Schmerzen vollständig verschwinden, und es tritt starke Atemnot auf. Dies ist ein Hinweis darauf, dass sich eine Flüssigkeitsansammlung in der Brusthöhle gebildet hat (Pleuraerguss, S. 422).

Häufig kann bereits beim Abhorchen mit dem Stethoskop die Diagnose gestellt werden. Eine Röntgenuntersuchung zeigt, ob eine Lungenkrankheit besteht. Blutentnahmen sind ebenfalls erforderlich. Bei einem Erguss wird die Flüssigkeit mit einer Spritze abgezogen (Punktion) und auf Erreger untersucht.

Behandelt wird die der Rippenfellentzündung zugrunde liegende Erkrankung. Außerdem werden Schmerzmittel und fiebersenkende Medikamente gegeben. Wichtig ist eine intensive Atemgymnastik, um Verklebungen und Vernarbungen des Rippenfells zu vermeiden.

Rosazea

Die umgangssprachlich auch als **Kupferfinnen** bezeichnete chronisch-entzündliche, nichtinfektiöse Hauterkrankung tritt meist zwischen dem 4. und 5. Lebensjahrzehnt auf und verläuft schubweise. Betroffen sind das Gesicht, vor allem

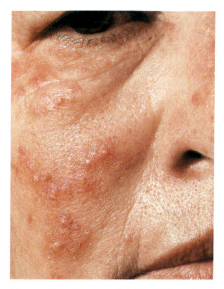

Wer an einer Rosazea leidet, sollte auf heiße und scharfe Speisen verzichten sowie Stress und überhitzte Räume meiden.

433

Nase, Wangen und Stirn, seltener Rücken und Brust sowie bei Männern die Glatze. Die Anzeichen zu Beginn sind Hautrötungen mit Erweiterung der kleinen Gefäße (so genannte Teleangiektasien), die als kleine geplatzte Äderchen im Gesicht zu sehen sind. Später bilden sich Knötchen und Eiterbläschen. Das Hautbild ähnelt einer Akne. Nach längerer Krankheitsdauer können sich Verdickungen bilden (Talgdrüsenwucherungen), und besonders bei Männern kann es zur Bildung einer Knollennase kommen.

Die Ursache der Rosazea ist unbekannt. Angenommen wird eine abnorme Reaktion der Gefäße, die durch bestimmte Faktoren wie Kaffee und Alkohol oder auch durch Störungen des Verdauungssystems verstärkt wird.

Zur Behandlung werden antibiotische Cremes angewendet, in schweren Fällen kann auch die Einnahme von Antibiotika erforderlich sein. Eine sorgfältige Reinigung und die Pflege der Haut sind wichtig. Darüber hinaus sollten alle Faktoren, die die Haut reizen oder zu einer verstärkten Durchblutung der Haut führen können (z.B. Kaffee, Tee, Alkohol und Sonneneinstrahlung), gemieden werden.

Rotatorenmanschettenruptur

Als Rotatorenmanschette bezeichnet man die flache Sehnenplatte, die das Schultergelenk vorn, hinten und oben bedeckt. Sie ist mit zahlreichen Muskeln verbunden und ermöglicht, dass der Arm fast in alle Richtungen bewegt werden kann. Einem Riss der Rotatorenmanschette liegt in der Regel ein Sturz auf die Schulter oder ein Sturz, der mit dem Arm abgefangen wird, zugrunde. Mit zunehmendem Alter kann es an der vorgeschädigten Rotatorenmanschette auch ohne Gewalteinwirkung zu Einrissen kommen. Die Anzeichen für einen Riss sind eingeschränkte Beweglichkeit im Schultergelenk und nachlassende Kraft.

Zur Diagnose werden Röntgenaufnahmen oder Ultraschalluntersuchungen durchgeführt. Ist der Betroffene noch jung und liegt der Riss noch nicht lange zurück, wird in der Regel operiert. Bei einer Rotatorenmanschettenruptur, die aufgrund einer Vorschädigung entstanden ist, ist es am wichtigsten, die Schulter ruhig zu stellen. Auftretenden Bewegungseinschränkungen wird durch Krankengymnastik entgegengewirkt.

Röteln

Röteln (**Rubella**, **Rubeola**) gehören wie Masern und Mumps zu den klassischen infektiösen Kinderkrankheiten.

Das verursachende Rubella-Virus wird durch Tröpfcheninfektion (Sprechen, Husten, Niesen) von Mensch zu Mensch übertragen. Es wird von der Mundschleimhaut aufgenommen, vermehrt sich und breitet sich im gesamten Körper aus. Dies führt häufig zu Beschwerden, wie sie bei einer Erkältung auftreten: Husten, Schnupfen sowie die Rötung der Augenbindehaut. Als Reaktion der körpereigenen Immunabwehr schwellen die Lymphknoten im Hals- und Nackenbereich stark an und schmerzen. Anschließend bildet sich ein rötlicher Ausschlag vor allem am Hals und an der Brust, wobei die geröteten Bereiche scharf abgegrenzt bleiben und – im Gegensatz zum Ausschlag bei Masern – nicht ineinander fließen. Nach etwa drei Tagen klingt der Ausschlag wieder ab. Die Symptome sind charakteristisch und können vom Arzt zuverlässig erkannt werden; am wichtigsten ist es, die Röteln von anderen Kinderkrankheiten, die ebenfalls mit einem Hautausschlag einhergehen können, wie Masern (S. 394) und Scharlach (S. 437) zu unterscheiden.

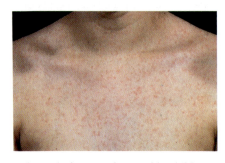

Beim typischen Rötelnausschlag bilden sich klar abgegrenzte Flecken, die nicht mit Juckreiz einhergehen.

Eine gezielte Behandlung der Erkrankung ist meist nicht nötig, sie verläuft in der Regel ohne stärkere Beschwerden. Kindergarten oder Schule sollten erst dann wieder besucht werden, wenn der Ausschlag bereits seit etwa 2 Wochen abgeklungen ist.

Die größte Gefahr stellt eine Röteln-Infektion bei Schwangeren für das ungeborene Kind dar: Im ersten Drittel der Schwangerschaft kann es beim Embryo zu Augenschäden, Taubheit, Herzfehlern und geistiger Behinderung kommen (Rötelnembryopathie). Man versucht diesen schwerwiegenden Schäden dadurch zu begegnen, dass generell eine Impfung gegen Röteln für alle Kinder empfohlen wird. Eine zuverlässig wirksame und gut verträgliche Impfung steht zur Verfügung. Meist wird ein Kombinationsimpfstoff gegen Masern, Mumps und Röteln im ersten und zweiten Lebensjahr gespritzt. Es besteht dann eine lebenslange Immunität.

Zu Beginn der Geschlechtsreife sollte noch einmal überprüft werden, ob ausreichender Impfschutz besteht. Eine Blutprobe wird dabei auf Antikörper gegen Röteln untersucht. Nur ein ausreichend hoher Antikörperspiegel schützt zuverlässig vor einer Infektion. Gegebenenfalls wird eine Nachimpfung durchgeführt.

Rückenmarktumoren

Sowohl gut- als auch bösartige Tumoren können, ähnlich wie im Gehirn (Gehirntumor, S. 344), auch im Bereich des Rückenmarks auftreten. Dort können sie zu Beschwerden führen, wenn die Nervenbahnen zunehmend durch Druck geschädigt werden.

Je nachdem in welchem Bereich des Rückenmarks sich der Tumor befindet, kommt es zu ähnlichen Beschwerden wie bei einem Bandscheibenvorfall (S. 309): Missempfindungen (Kribbeln und Taubheitsgefühl in Armen und Beinen) sowie Schmerzen und Lähmungserscheinungen, die bis zu einer Querschnittslähmung (S. 429) reichen können.

Veränderungen im Rückenmark können durch eine Computer- oder eine Kern-

Rundrücken

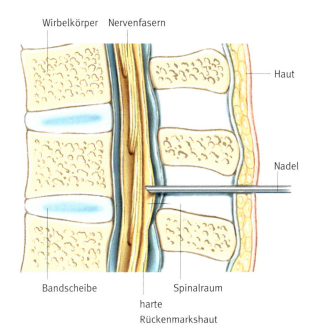

Wirbelkörper — Nervenfasern — Haut — Nadel — Bandscheibe — Spinalraum — harte Rückenmarkshaut

Für die Diagnostik im Bereich des Rückenmarks wird im Rahmen einer so genannten Lumbalpunktion mit einer feinen Nadel Rückenmarkflüssigkeit entnommen und auf mögliche Tumorzellen untersucht.

spintomographie gut sichtbar gemacht werden. Zur Behandlung stehen ausgefeilte Operationsmethoden unter dem Mikroskop (Mikrochirurgie) für die Tumorentfernung zur Verfügung.

Ruhr

Die infektiöse Darmerkrankung wird entweder durch Bakterien (Shigellen – bakterielle Ruhr) oder durch Parasiten (Amöben – Amöbenruhr) hervorgerufen. Beide Formen der Erkrankung kommen in den Tropen und Subtropen vor und werden über verunreinigtes Wasser übertragen. Daher sollte man bei Reisen in gefährdete Länder selbst zum Zähneputzen nur Mineralwasser verwenden und ungeschältes Obst, Salate, Gemüse, Eiswürfel und Softeis meiden.

Die Beschwerden sind bei beiden Erkrankungen sehr ähnlich: Es treten schleimig-blutige Durchfälle, Fieber und Bauchkrämpfe auf. Die bakterielle Ruhr macht sich 1 bis 5 Tage nach der Ansteckung bemerkbar, bei der Amöbenruhr vergehen

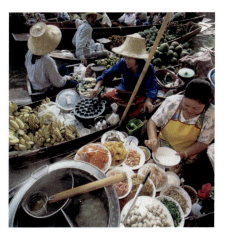

Warmes Klima, mangelnde Hygiene und schlechte sanitäre Verhältnisse begünstigen die Ausbreitung von Ruhr-Bakterien.

2 Wochen, manchmal auch Monate, bis die Beschwerden auftreten. Bei der Amöbenruhr können sich im Laufe der Krankheit Eiterherde (Abszesse) in verschiedenen Organen, meist jedoch in der Leber, bilden. Werden diese Abszesse nicht rechtzeitig erkannt und behandelt, kann die Krankheit zum Tode führen.

Festgestellt wird die Ruhr durch die typischen Beschwerden und die Untersuchung einer Stuhlprobe, in der die Erreger festgestellt werden.

Wichtigste Maßnahmen bei allen Formen der Ruhr sind der Ersatz der durch die Durchfälle übermäßig ausgeschiedenen Flüssigkeit und spezielle, gegen die Erreger gerichtete Antibiotika. Zur Vermeidung von weiteren Ansteckungen sind hygienische Vorsichtsmaßnahmen notwendig wie die Desinfektion aller Gegenstände, mit denen der Kranke in Berührung gekommen ist.

Rundrücken

Ein Rundrücken ist bei Kindern und Jugendlichen entweder die Folge von Haltungsfehlern oder ein Anzeichen für die Scheuermann-Krankheit (S. 438), einer bei Jugendlichen häufigen Wirbelsäulenerkrankung. Die Bildung eines Rundrückens im höheren Lebensalter entsteht durch den Verlust an Knochensubstanz. Bei dem auch als Osteoporose (S. 417) bezeichneten Abbauprozess sinken die Wirbel besonders im Brustbereich zusammen. Dadurch wird die Rundung der Wirbelsäule in diesem Abschnitt verstärkt und kann im extremen Fall bis zur Ausbildung eines Buckels reichen.

Geeigneter Sport wie regelmäßiges Schwimmen sowie Krankengymnastik wirken einem Rundrücken entgegen.

SARS

Im März 2003 tauchte eine neue Infektionskrankheit in China und Kanada auf, an der viele Menschen starben: SARS (**Severe Acute Respiratory Syndrome** = schweres akutes Atemwegssyndrom). Ganze Wohngebiete wurden unter Quarantäne gestellt, Schulen und öffentliche Gebäude geschlossen, um die Ansteckungsgefahr zu unterbinden und eine weitere Ausbreitung zu verhindern. Ein Virus, das vermutlich schon Hunderte von Jahren bei Tieren verbreitet ist, hatte seine Erbinformationen so verändert, dass es sich auch im Menschen vermehren konnte. Vermutet wird, dass ein enges Zusammenleben von Mensch und Tier unter hygienisch nicht einwandfreien Bedingungen in ländlichen Regionen Chinas diese Übertragung auf den Menschen ermöglicht hat. Von dort aus konnte sich das Virus sehr schnell in verschiedene Teile der Welt ausbreiten.

Durch Tröpfcheninfektion wird das Virus ähnlich wie bei der Grippe durch Sprechen, Husten und Niesen von Mensch zu Mensch übertragen – für eine Infektion genügt es bereits, neben einem akut Erkrankten im Flugzeug zu sitzen. Etwa 10 Tage nach der Infektion zeigen sich erste Krankheitszeichen: Fieber, Husten und eine zunächst leichte Lungenentzündung treten auf. In der zweiten Woche kommt es dann zu einer schweren Form der Lungenentzündung, die vor allem bei älteren Menschen nicht selten tödlich endet. Bei jüngeren Erkrankten stirbt immerhin noch jeder Zehnte an den Folgen der Lungenentzündung.

Bei einem deutlichen Röntgenbefund an der Lunge erhärtet sich der Verdacht. Mit einem Schnelltest, der Antikörper gegen das Virus nachweist, kann die Diagnose schnell und sicher gestellt werden. Durch Laboruntersuchungen kann das Virus auch direkt nachgewiesen werden.

Eine zuverlässig wirksame Behandlung gegen das Virus wurde bisher nicht gefunden. Der Erreger kann bis zu einigen Tagen im ausgeschiedenen Stuhlgang oder auch auf Oberflächen von Möbeln und Türen überleben. Auch Kälte macht ihm nicht viel aus. Allerdings überlebt er Temperaturen über 60 °C und die Behandlung mit herkömmlichen Desinfektionsmitteln nicht. Die wichtigste Maßnahme bei Krankheitsverdacht ist die Isolierung des Betroffenen auf einer Infektionsstation. Alle Personen, die in den letzten Tagen davor mit dem Erkrankten Kontakt hatten, werden unter Beobachtung gestellt und dürfen ein bestimmtes Gebiet nicht verlassen (Quarantäne).

> **SARS-Verdacht**
> Der Verdacht auf das Vorliegen von SARS richtet sich nach folgender Definition:
> Es treten Fieber über 38 °C und entweder Husten oder Atemnot auf, und der Erkrankte hatte innerhalb der letzten 10 Tage vor Beginn der Symptome Kontakt mit einem anderen Erkrankten, oder er hat sich in einer Region aufgehalten, in der die Infektion noch verbreitet ist.

Durch Kortison und Viren hemmende Medikamente konnten einzelne Erfolge in der Behandlung erzielt werden. Eine Impfung steht trotz intensivster Forschung noch nicht zur Verfügung.

Schädel-Hirn-Verletzungen

Infolge starker Gewalteinwirkung auf den Kopf, wie sie vor allem bei Unfällen oder Stürzen aus größerer Höhe auftritt, kann es zu einer Verletzung des knöchernen Schädels kommen (Schädelbasisbruch oder Bruch an der Schädelkalotte), zum Riss von Blutgefäßen mit nachfolgender Blutung oder auch zu einer Quetschung des Gehirngewebes.

Als Hinweis auf einen Bruch an der Schädelbasis gelten:

▸ Blutungen aus Mund, Nase oder Ohr
▸ ringförmige Blutergüsse um die Augen (so genanntes Brillen- oder Monokelhämatom)
▸ Austritt von klarer Rückenmarkflüssigkeit aus der Nase.

Eine Blutung innerhalb des Schädelknochens (Gehirnblutung, S. 342) und eine Schwellung des Gehirns (Gehirnschwellung, S. 344) brauchen Platz, der innerhalb des geschlossenen Schädelknochens nicht zur Verfügung steht. Nach einer Verletzung kann das Gehirn durch diesen erhöhten Druck zusätzlich geschädigt werden. In diesem Fall muss umgehend eine Operation durchgeführt werden, bei der der Schädel geöffnet werden muss.

Häufig kommt es zu einer längeren Bewusstlosigkeit und bei sehr schwerer

Da es keine wirksame Impfung gegen SARS gibt, ist es besonders wichtig, sich in entsprechenden Gebieten vor einer Ansteckung zu schützen.

Schaufensterkrankheit

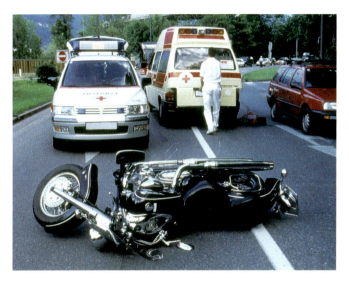

Über die Hälfte aller im Straßenverkehr Verletzten erleidet ein Schädel-Hirn-Trauma. Dabei sind Motorradfahrer besonders gefährdet.

Schädigung eventuell zum lang anhaltenden Koma (S. 375).
Der Verletzte darf nicht bewegt werden, er wird sofort in ein Krankenhaus transportiert. Die Behandlung auf der Intensivstation richtet sich nach der Schwere der Verletzung.

Scharlach

Ein heftiger Krankheitsbeginn mit Halsschmerzen, Husten und hohem Fieber bis über 40 °C kennzeichnet diese Erkrankung, die häufig im Kindesalter auftritt. Anders als bei vielen anderen Kinderkrankheiten, die durch Viren verursacht werden, kann man an Scharlach mehrmals erkranken, denn Auslöser sind eine Gruppe verschiedener Eiter bildender Bakterien (Streptokokken), gegen die auch keine vorbeugende Impfung möglich ist. Die gleichen Bakterienarten verursachen auch die eitrige Angina (S. 303); diese bilden allerdings nicht zusätzlich den Giftstoff (Toxin), der für den typischen Scharlach-Ausschlag verantwortlich ist.
Die Bakterien werden durch Tröpfchen beim Sprechen, Husten und Niesen von einem Menschen auf den nächsten übertragen. Nach wenigen Tagen treten die typischen Krankheitszeichen wie Schluckbeschwerden durch Halsschmerzen, ein stark geröteter Rachen und Fieber auf. Manchmal sind auch Eiterpunkte auf den Gaumenmandeln (Mandelentzündung,

S. 393) zu sehen. Die Lymphknoten in der Halsregion schwellen an. Zunächst ist die Zunge weiß belegt, nach wenigen Tagen schwellen die Geschmacksknospen der Zunge an und sind gerötet. Dies verleiht der Zunge ein typisches Aussehen ähnlich einer roten Himbeere (Himbeerzunge). Etwa drei Tage nach Krankheitsbeginn breitet sich ein Hautausschlag mit kleinen Rötungen vom Hals und Brustkorb ausgehend auf fast den gesamten Körper aus, nur das Kinn und der Mund bleiben frei davon. Nach etwa 5 Tagen klingt der Ausschlag ab, und die oberflächliche Hautschicht schuppt sich.
Wenn ein Kind an einem eitrigen Infekt des Rachens und hohem Fieber erkrankt,

> **Sofortmaßnahmen bei Scharlach**
> Suchen Sie den Kinderarzt auf, wenn Sie bei Ihrem Kind eine eitrige Halsentzündung bemerken.
> ▸ Sorgen Sie für eine ausreichende Flüssigkeitszufuhr.
> ▸ Machen Sie bei hohem Fieber kalte Wadenwickel.
> ▸ Schmerzen beim Schlucken lassen sich durch weiche Kost und lauwarme Getränke lindern. Vermeiden Sie Zitrusfrüchte, da die Mundschleimhaut durch die Fruchtsäure zusätzlich gereizt wird.
> ▸ Solange das Fieber anhält, ist viel Ruhe erforderlich.

sollte immer der Kinderarzt aufgesucht werden. Durch die Untersuchung eines Rachenabstriches können die Bakterien erkannt werden. Im Blut lassen sich Antikörper zur Sicherung der Diagnose nachweisen. In aller Regel muss mindestens 10 Tage lang ein Antibiotikum, meist ein Penicillinpräparat, eingenommen werden. Innerhalb von zwei Tagen klingt das Fieber dann ab. Wird mit der Einnahme rechtzeitig begonnen, bildet sich der Ausschlag gar nicht erst stark aus.
Die Erkrankung sollte nicht auf die leichte Schulter genommen werden, denn die Eitererreger können erheblichen Schaden anrichten: Häufigste Folgeerkrankung ist eine schwere Schädigung der Nieren, auch der Herzmuskel und das Gehirn, die Nebenhöhlen und das Mittelohr können von der Entzündung befallen werden.

Schaufensterkrankheit

Die chronische Durchblutungsstörung der Beine entsteht, wenn die Arterien in den Beinen so stark verengt sind, dass kaum noch Blut hindurchfließen kann. Bei Belastung, d.h. beim Gehen oder Treppensteigen, entstehen starke, krampfartige Wadenschmerzen. Die Gehstrecke, die ohne Schmerzen bewältigt werden kann, ist stark eingeschränkt. Beim Stehenbleiben verschwinden die Beschwerden nach einigen Minuten und treten beim Gehen erneut auf.
Als häufigste Ursache für die Verengung der Arterien gilt eine Verkalkung der Gefäße, die Arteriosklerose (S. 305). Die Gründe hierfür können individuell unterschiedlich sein, fest steht aber, dass besonders das Rauchen den Verkalkungsprozess fördert. Bei verschiedenen anderen Erkrankungen besteht ein erhöhtes Risiko für eine Gefäßverengung. Dazu gehören hoher Blutdruck (S. 314), Diabetes (S. 324) und ein erhöhter Cholesterinspiegel.
Mithilfe von Ultraschalluntersuchungen und Röntgen-Kontrastmitteldarstellungen wird das Ausmaß der Durchblutungsstörung festgestellt. Zur Behandlung werden als Erstes die Lebensgewohnheiten analysiert und eventuell

Scheidenentzündung

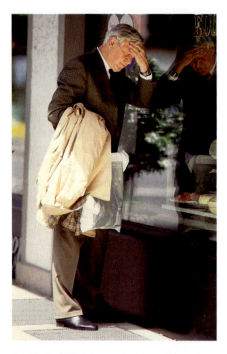

Ist die Gefäßverengung stark ausgeprägt, muss der Betroffene beim Gehen bereits nach kurzen Strecken Pausen einlegen.

deren Änderung erwogen, z.B. Aufgeben des Rauchens, gesunde Ernährung, ausreichend Bewegung. Zusätzlich kann mit Medikamenten die Fließfähigkeit des Blutes verbessert werden. Bei sehr starken Verengungen der Gefäße sind verschiedene operative Eingriffe möglich. Ist allerdings die Durchblutung des Beines so stark gestört, dass das Gewebe abstirbt, ist eine Amputation oft nicht abzuwenden.

Scheidenentzündung

Säure bildende Bakterien sorgen in der Scheide normalerweise für ein gesundes Milieu (Scheidenflora), doch verschiedene äußere Faktoren können das Gleichgewicht stören und die Scheide anfällig für Infektionen mit Bakterien, Viren oder Pilzen machen (**Vaginitis, Kolpitis**). Unnötige Scheidenspülungen, die Verwendung von Intimsprays, chemische Verhütungsmittel (Spermien tötende Salben), die Verwendung von Diaphragma oder Portiokappe, die Einnahme von Antibiotika und Erkrankungen wie **Diabetes** (S. 324) oder Östrogenmangel bei älteren Frauen schaffen ideale Bedingungen für die Krankheitserreger, um sich zu vermehren. Außerdem kann eine Scheideninfektion auch durch die Übertragung von Erregern beim Geschlechtsverkehr ausgelöst werden.

Typische Beschwerden sind vermehrter, verfärbter und unangenehm riechender Ausfluss, Juckreiz an der Scheide, Brennen beim Wasserlassen und Schmerzen beim Geschlechtsverkehr.

Aus einem Abstrich aus der Scheide können die Erreger bestimmt werden. Die Behandlung erfolgt lokal mit Zäpfchen, Salben oder Vaginaltabletten. Den Juckreiz mildern Sitzbäder mit Kamille. Auf Vorlagen mit Plastikeinlage sollte verzichtet werden. Der Partner muss immer mitbehandelt werden, um eine gegenseitige Ansteckung zu vermeiden.

Scheuermann-Krankheit

Die Entwicklungsstörung der Wirbelsäule tritt relativ häufig bei männlichen Jugendlichen auf und beginnt in der Regel zwischen dem 11. und dem 13. Lebensjahr. Rückenschmerzen gehen dabei mit einer verstärkten Krümmung der Brustwirbelsäule einher. Es kommt zur Bildung eines Rundrückens.

Die Ursache für diese Wachstumsstörung, die zu Veränderungen an den Brustwirbelkörpern führt und familiär gehäuft auftritt, ist unklar. Auslöser ist oft eine Überbelastung, z.B. durch Leistungssport. Die Rückenschmerzen sind chronisch wiederkehrend, aber eher gering ausgeprägt. Die Scheuermann-Krankheit kann mehrere Jahre andauern, kommt aber mit dem Ende des Wachstumsalters zum Stillstand. Zurück bleibt eine verstärkte Krümmung der Wirbelsäule. Ist diese sehr ausgeprägt, kommt es in späteren Jahren aufgrund stärkerer Verschleißerscheinungen meist zu schmerzhaften Rückenbeschwerden.

Das Röntgenbild der Brustwirbelsäule zeigt die typischen, keilförmigen Veränderungen der Wirbelkörper. Bei leichten Krankheitsverläufen kann mit krankengymnastischen Übungen und Schwimmen, vor allem Rückenschwimmen, vermieden werden, dass es zu dauerhaften Schäden und Fehlstellungen kommt. Bei stärkeren Krümmungsgraden muss eventuell zusätzlich ein Korsett getragen werden, bei einer sehr starken Krümmung und Rückenschmerzen kann eine operative Korrektur erforderlich sein.

Schiefhals

Die Schiefhaltung des Kopfes tritt bei verschiedenen Erkrankungen auf. Der Schiefhals kann angeboren sein: Dann ist die Ursache entweder eine muskuläre oder knöcherne Fehlbildung. Eine schiefe, verspannte Haltung des Kopfes kann auch als Folge einer Unterkühlung im Kopf-Hals-Bereich (Zugluft) oder einer ungünstigen Haltung im Schlaf auftreten. Die Bewegung des Kopfes und der Schulter ist dabei schmerzhaft. Dieses Phänomen verschwindet meist nach 1 bis 2 Tagen wieder. Verspannungen im Schulter-Nacken-Bereich können auch auf Stress und Überlastungen zurückgehen und so zu einem Schiefhals führen.

Plötzlich auftretende, heftigste Schmerzen im Nacken-Schulter-Arm-Bereich, stark verspannte Nackenmuskeln und eine dadurch erzwungene Schiefhaltung des Kopfes werden als **akuter Schiefhals**, **HWS-Syndrom** (S. 366) oder auch **Zervikalsyndrom** bezeichnet. Die häufigste Ursache für diese Beschwerden sind Blockierungen der gelenkigen Verbindungen der Halswirbelsäule (Wirbelblockierungen). Bei einem sich langsam entwickelnden Schiefhals, der als **Torticollis spasticus** bezeichnet wird, kommt es auf einer Seite des Halses zunehmend zu einem Zusammenziehen (Kontraktion) der Muskeln, sodass der Kopf in eine schiefe Position gezogen wird. Es kommt zunehmend zu Muskelverspannungen und Muskelkrämpfen und meist auch zu Schmerzen. Die Ursache ist noch nicht genau geklärt, es wird eine Fehlsteuerung im Gehirn vermutet. Behandelt wird diese Form des Schiefhalses oft mit Medikamenten, die eine Entkrampfung (bzw. Lähmung) der Muskulatur bewirken. Die Wirkung lässt allerdings nach einigen Monaten nach. Eine andere Behand-

Schilddrüsenunterfunktion

lungsmöglichkeit besteht in der Gabe von muskelentspannenden Wirkstoffen (Muskelrelaxanzien). Oft ist jedoch kein dauerhafter Erfolg zu erzielen.

Ein anderer Behandlungsansatz geht von einem Beckenschiefstand als Ursache für den Schiefhals aus und korrigiert Bewegungsmuster, die die Körpersymmetrie wiederherstellen, indem die Muskeln des Rückens und der Schulter gleich kräftig ausgebildet werden sollen. Ein tägliches Training von einer halben Stunde ist allerdings über einen längeren Zeitraum erforderlich.

Schilddrüsenüberfunktion

Produziert der Körper zu viel Schilddrüsenhormone, wird dies als Schilddrüsenüberfunktion oder auch **Hyperthyreose** bezeichnet. Oft gibt es in der Schilddrüse einige Bezirke, die ungeregelt zu viele Hormone ausschütten. Diese Bereiche werden als Schilddrüsenadenome bezeichnet und sind eine mögliche Ursache für eine Schilddrüsenüberfunktion. Die Schilddrüse kann jedoch auch insgesamt durch bestimmte Stoffe, die im Körper gebildet werden, so genannte Autoantikörper, zur Bildung von Schilddrüsenhormonen angeregt werden. Dies ist bei der Basedow-Krankheit (S. 310) der Fall. Weitere Ursachen können seelische Belastungen, Infektionen, hormonelle Umstellungen während der Pubertät, der Schwangerschaft oder der Wechseljahre sein.

Die vermehrt vorhandenen Schilddrüsenhormone verursachen typische Beschwerden. Den Betroffenen ist warm, sie haben eine warme, verschwitzte Haut, und häufig kommt es zu einem feinen Zittern der Hände. Familienangehörigen fällt auf, dass die Betroffenen sehr nervös und reizbar sind. Trotz gutem Appetit tritt ein deutlicher Gewichtsverlust und manchmal auch Durchfall auf. Bei der Basedow-Krankheit kommt es zusätzlich zu Beteiligung der Augen. Sie sind gerötet und trocken, jucken und können hervortreten.

Bei einer Blutuntersuchung werden die Schilddrüsenhormonwerte im Blut bestimmt und so die Überfunktion festgestellt. Bei der Basedow-Krankheit lassen sich auch die Autoantikörper im Blut nachweisen. Um festzustellen, welche Ursache der Erkrankung zugrunde liegt, sind eine Ultraschalluntersuchung der Schilddrüse und eine Szintigraphie erforderlich. Besteht der Verdacht auf die Basedow-Krankheit, sollten die Betroffenen etwas ältere Fotos von sich mitbringen, damit man das Aussehen der Augen vergleichen kann.

Zur Behandlung wird Jod zugeführt, das die Freisetzung der Schilddrüsenhormone reduziert. Außerdem werden so genannte Thyreostatika verordnet, die ebenfalls die Hormonproduktion senken. Je nach Ursache kann eine Operation oder eine Strahlentherapie mit radioaktivem Jod, die Radiojodtherapie, erforderlich werden.

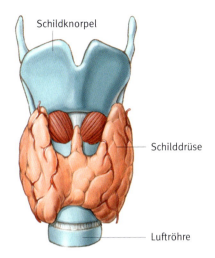

Die Schilddrüse mit ihrer schmetterlingsähnlichen Form umschließt die Luftröhre unterhalb des Kehlkopfes.

Schilddrüsenunterfunktion

Bei der **Hypothyreose** besteht ein Mangel an Schilddrüsenhormonen. Heute ist die Erkrankung eher selten und tritt meist nur noch nach einer Entfernung der Schilddrüse oder nach einer Schilddrüsenentzündung (Thyreoiditis) auf. Früher war die Schilddrüsenunterfunktion, hervorgerufen durch einen ausgeprägten

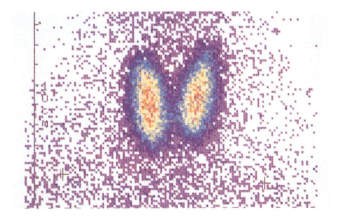

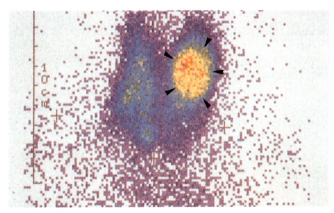

Mithilfe einer Szintigraphie lassen sich die Lage und die Größe der Schilddrüse sowie ihre Funktion beurteilen. Während bei der Schilddrüse oben beide Drüsenlappen gleichmäßig arbeiten, ist in der unteren Aufnahme eine deutliche Veränderung auf einer Seite zu erkennen.

439

Schizophrenie

Jodmangel, in den Alpenländern sehr verbreitet. Ein Mangel an Schilddrüsenhormonen zeigt sich durch eine allgemeine Verlangsamung. Die Betroffenen sind kälteempfindlich, müde und schläfrig. Meist kommt es auch zu Übergewicht und Verstopfung. Die Haut ist kalt, blass und trocken, die Haare sind spröde. Da die Krankheit meist schleichend beginnt, werden die Veränderungen zunächst kaum wahrgenommen und später oft als Depression fehlgedeutet.

Die Blutuntersuchung zeigt den Mangel an Schilddrüsenhormonen. Ergänzend werden eine Ultraschalluntersuchung der Schilddrüse und eine Szintigraphie durchgeführt.

Zur Behandlung werden Schilddrüsenhormone verabreicht. Diese dürfen zunächst aber nur sehr niedrig dosiert werden, um den Organismus nicht zu sehr zu belasten. Nach und nach wird dann die Dosis erhöht, bis eine normale Schilddrüsenhormonkonzentration vorhanden ist. Die Betroffenen wirken durch die Therapie oft wie ausgewechselt. Sie nehmen an Gewicht ab, sind wieder interessiert und lebhaft.

Schizophrenie

Bei der Schizophrenie handelt es sich nicht, wie oft behauptet, um eine gespaltene Persönlichkeit; vielmehr sind einzelne psychische Vorgänge wie zerfallen: Denken, Fühlen und Handeln scheinen aus verschiedenen Bruchstücken zu bestehen. Der Kranke erlebt sich immer wieder erneut und zusätzlich wie in einer seltsam veränderten Welt. Sein Denken ist typischerweise verwirrt, von außen lässt sich nicht mehr nachvollziehen, was er spricht und schreibt, seine Gedanken scheinen unlogisch.

Die Schizophrenie bricht häufig zusammen mit einer akuten **Psychose** (S. 428) aus, wobei es fast immer unauffällige Vorboten gibt wie Schlafstörungen, Gereiztheit, Licht- und Lärmempfindlichkeit, Nervosität und das Gefühl zunehmender Bedrohung ringsum.

Während der akuten Psychose ist das Denken so sehr verändert, dass es für den

Formen der Schizophrenie

Es werden drei Formen der Erkrankung nach ihrer Ausprägung unterschieden:

▸ Bei der so genannten paranoid-halluzinatorischen Schizophrenie leiden die Betroffenen zusätzlich an Wahnvorstellungen, insbesondere an dem Gefühl, verfolgt, beobachtet und ausspioniert zu werden. Viele Kranke erleben Halluzinationen. Typisch dabei ist das Hören von Stimmen, die z.B. Befehle geben oder das Verhalten des Betroffenen beständig kommentieren.

▸ Die so genannte Hebephrenie tritt schon im jugendlichen Alter auf und ist zusätzlich zu den erwähnten Symptomen gekennzeichnet durch gehobene alberne Stimmung und völlig sorgloses Verhalten.

▸ Die Katatonie als dritte Form geht mit einer Störung der körperlichen Bewegungsmuster einher. Die Betroffenen sitzen oft völlig starr in einer ganz unnatürlichen Haltung oder bewegen sich einförmig über Stunden hinweg. Viele laufen einem inneren Drang folgend kilometerweit und sind dabei nicht zu bremsen.

Kranken unmöglich wird, die Krankheit selbst zu erkennen. Daher wehren sie sich oft gegen eine Behandlung oder zögern sie hinaus. Dabei ließe sich durch eine frühzeitige Therapie eine schwere Verlaufsform verhindern oder zumindest abmildern.

Ein Drittel der Patienten erleidet nur einmal im Leben einen Ausbruch und ist danach wieder gesund. Ein weiteres Drittel hat immer wieder Ausbrüche, wird nach der Behandlung weitgehend gesund und lebt unauffällig und sozial integriert. Das letzte Drittel der Patienten dagegen leidet schon früh nach Ausbruch der Schizophrenie an Spätfolgen, dem so genannten

Residualsyndrom oder Residuum. Dieses ist gekennzeichnet durch Interessenverlust, Antriebsmangel, Gefühlsstarrheit und sozialen Rückzug. Viele Betroffene erscheinen skurril, kleiden sich ungewöhnlich und legen keinen Wert mehr auf Dinge, die ihnen früher wichtig waren. Eine Ausbildung brechen sie ab, auch den Beruf können sie in der Regel nicht mehr ausüben.

Durchschnittlich ein Mensch von hundert erkrankt an Schizophrenie. Sie beginnt im frühen Erwachsenenalter, meist ausgelöst durch eine besonders stressreiche Situation. Erbliche Faktoren spielen eine Rolle, doch müssen ungünstige äußere Belastungen hinzukommen, damit die Krankheit ausbricht. Man geht davon aus, dass eine Störung im Gleichgewicht der Botenstoffe (insbesondere Dopamin) vorliegt.

Zur Behandlung von Schizophrenien werden hauptsächlich Medikamente aus der Gruppe der Neuroleptika eingesetzt. Sie wirken schnell und zuverlässig gegen die psychotischen Symptome und gleichzeitig gegen die Residualsymptome. Besonders die neue Generation von Neuroleptika wirkt nur noch in bestimmten Gehirnbereichen und verhindert so die früher üblichen schweren Nebenwirkungen wie körperliche Steifigkeit. In der akuten Krankheitsphase bedarf es oft einer höheren Dosierung, während nach Abklingen der Symptome eine niedrig dosierte so genannte Erhaltungstherapie über mindestens zwei Jahre empfohlen wird. Wer schon mehrere Krankheitsausbrüche hinter sich hat, sollte mindestens fünf Jahre kontinuierlich Neuroleptika in niedriger Dosierung einnehmen.

Zur ärztlichen Behandlung kommen begleitende Maßnahmen hinzu: die gründliche Aufklärung über die Krankheit (Psychoedukation), ihren Verlauf und die verordneten Medikamente. Des Weiteren werden die Betroffenen sozial betreut, z.B. bei der Wohnungs- und Arbeitsplatzsuche. Schwer Kranke können in Beschützenden Werkstätten arbeiten. Wichtig sind eine feste Tagesstruktur und der Kontakt zu anderen, um sozialen Rückzug und Vereinsamung zu verhindern.

Schlaganfall

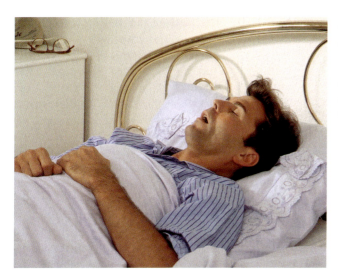

Männer leiden doppelt so häufig an einer Schlafapnoe als Frauen, wobei etwa 80 % der Betroffenen deutliches Übergewicht aufweisen.

Symptome bei Schlaganfall
▸ plötzliche Lähmungserscheinungen an einer Körperhälfte (Halbseitenlähmung)
▸ plötzliches Taubheits- oder Pelzigkeitsgefühl an einer Körperhälfte
▸ hängender Mundwinkel auf einer Seite
▸ unklare Aussprache oder Unfähigkeit, zu sprechen
▸ unfähigkeit, Gesprochenes zu verstehen

Schlafapnoe

Ausgeprägte Müdigkeit tagsüber, Konzentrationsstörungen und depressive Verstimmungen können, neben anderen Ursachen, auch Folge eines gestörten und wiederholt durch kurzen Atemstillstand unterbrochenen Nachtschlafs sein. Jeder vierte Deutsche leidet an einer Schlafapnoe; besonders häufig sind übergewichtige Männer betroffen. Die Partner der Betroffenen berichten meist über starkes Schnarchen, das mehrmals für einen Zeitraum von 10 Sekunden bis zu 2 Minuten während des Schlafes aussetzt. Dadurch entsteht eine Sauerstoffunterversorgung im Gehirn und im Blut, der erholsame Tiefschlaf ist durch die Atemaussetzer bis zu mehrere hundert Mal pro Nacht unterbrochen. Der Körper wird durch den zunehmenden Sauerstoffmangel in einen Alarmzustand versetzt. Durch diese Situation kommt es phasenweise zu stark erhöhtem Blutdruck, was ein erhöhtes Schlaganfall- und Herzinfarktrisiko zur Folge hat. Der Schlafende kann sich am folgenden Morgen nicht daran erinnern und ahnt oft nichts von seiner Krankheit. Mögliche Ursache für die Schlafapnoe ist ein zeitweiser Verschluss der Atemwege durch eine zu stark erschlaffte Rachenmuskulatur oder eine behinderte Nasenatmung. Es gibt aber auch Formen, bei denen der Atemantrieb im Gehirn infolge einer Schädigung zeitweise nachlässt. Begünstigt wird die Störung durch Alkoholkonsum oder Einnahme bestimmter Medikamente, vor allem Schlaf- und Beruhigungsmittel.

Durch eine Untersuchung im Schlaflabor lässt sich die Störung zuverlässig feststellen. Dabei werden Herzschlag und Hirnströme, Atemfrequenz, Sauerstoffgehalt des Blutes und die Muskelbewegungen kontinuierlich gemessen; zusätzlich wird der Schlaf des Betroffenen zur späteren Auswertung auf Video aufgezeichnet.

Bisher gibt es keine gut wirksame medikamentöse Behandlung. Übergewichtige sollten in jedem Fall versuchen, ihr Körpergewicht zu reduzieren. Auch sollten die Betroffenen auf Alkohol und Schlafmittel verzichten. Apnoe-Phasen treten vor allem bei Rückenlage auf, weshalb das Schlafen in Seitenlage ratsam ist. Das Wohlbefinden kann durch das Tragen einer speziellen Atemmaske (CPAP) beim Schlafen verbessert werden. Manchmal ist eine Operation hilfreich, bei der der weiche Gaumen verkleinert oder die Nasenscheidewand begradigt wird.

Schlaganfall

Wenn die empfindlichen Nervenzellen im Gehirn nicht ausreichend und nicht kontinuierlich über das Blut mit Sauerstoff versorgt werden, können sie bereits innerhalb von Minuten schwer geschädigt werden oder sogar absterben. Beim Schlaganfall (**Gehirnschlag**, **Apoplexie**) kommt es zu einer akuten Durchblutungsstörung im Gehirn. Häufige Ursache dieser Mangelversorgung ist eine infolge von Arteriosklerose (S. 305) verengte Arterie im Gehirn. Auch ein Blutgerinnsel, das sich an anderer Stelle im Körper gebildet hat und dann in das Gehirn transportiert wurde, kann eine Gehirnarterie verschließen (Gehirninfarkt). Darüber hinaus kann eine plötzliche Blutung im Gehirn zu einem Schlaganfall führen (Gehirnblutung, S. 342).

Für den Betroffenen selbst ist der Schlaganfall, den er bei vollem Bewusstsein erlebt, ein schreckliches Ereignis. Je nach Ort und Umfang der Schädigung kommt es „schlagartig" zu verschiedenen Ausfällen der Gehirnfunktion.

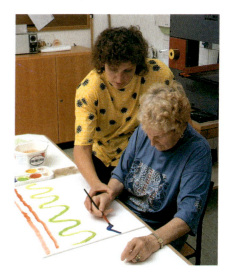

Nach einem Schlaganfall müssen koordinierte Bewegungsabläufe mit fachkundiger Unterstützung neu erlernt werden.

Schleimbeutelentzündung

Frühwarnzeichen

Nicht selten treten einzelne Schlaganfallsymptome schon früher auf und klingen nach Minuten bis Stunden wieder ab. Eine solche **transitorische ischämische Attacke** (TIA, S. 452) wird von vielen Betroffenen aber nicht ernst genommen, und sie lassen wertvolle Zeit vergehen, in der sie einem unmittelbar drohenden Schlaganfall vorbeugen könnten.

Innerhalb von drei Stunden nach Einsetzen der Beschwerden ist es im Krankenhaus oft noch möglich, das verstopfte Gefäß im Gehirn durch blutverdünnende Medikamente (Lysetherapie) wieder teilweise oder ganz durchgängig zu machen. Schwere Ausfälle und Behinderungen lassen sich damit oft vermeiden. Daher gilt: Auch beim geringsten Verdacht auf einen Schlaganfall sollte unbedingt der Notarzt gerufen werden!

Für die Behandlung im Krankenhaus muss zunächst vom Arzt geklärt werden, ob der Schlaganfall durch eine Gehirnblutung oder durch einen unblutigen Gehirninfarkt verursacht ist. Daher wird bei Einlieferung des Patienten zunächst eine Computertomographie angefertigt. Liegt eine Blutung vor, dürfen keine blutverdünnenden Medikamente eingesetzt werden. Eventuell muss das ausgetretene Blut durch eine Operation abgesaugt werden.

Als Folge eines Schlaganfalls bleibt oft eine teilweise oder vollständige Lähmung der Körperhälfte zurück, die der betroffenen Gehirnhälfte gegenüberliegt, d.h., bei einer Schädigung der linken Gehirnhälfte tritt die Lähmung auf der rechten Körperseite auf und umgekehrt. Auch Sprachstörungen sind nicht selten, vor allem wenn der Schlaganfall die linke Gehirnhälfte mit dem Sprachzentrum betrifft. Oft muss auch die kontrollierte Ausscheidung von Harn und Stuhl wieder mühsam erlernt werden.

Frühzeitig wird versucht, durch verschiedene intensive Übungen wie Krankengymnastik (Physiotherapie), Hilfe bei der Selbstversorgung (Ergotherapie) und Sprachtherapie (Logopädie) die Selbstständigkeit der Betroffenen zu fördern. Um diese Maßnahmen zeitnah und intensiv durchführen zu können, muss sich nach der Stabilisierung in der Akutklinik eine längere Rehabilitationsbehandlung anschließen.

Schleimbeutelentzündung

Die kleinen, flachen, dünnwandigen Beutel zwischen Muskeln, Knochen, Sehnen und Gelenken sind mit einer schleimähnlichen Flüssigkeit gefüllt; sie dienen der Druckverteilung und der Erleichterung der Bewegung. Muskeln und Sehnen können mit ihrer Hilfe besser über die Gelenke gleiten. Bei einer starken Belastung kann sich der Schleimbeutel entzünden, man spricht von einer **Bursitis**. Auch ein Dauerreiz in Form von ständigem Druck auf den Schleimbeutel, eine Fehlbelastung oder eine Verletzung können Ursachen einer Schleimbeutelentzündung sein. Seltener kommen entzündliche rheumatische Gelenkerkrankungen (Rheuma, S. 432) als Ursache infrage. Häufig ist das Ellenbogengelenk betroffen, aber auch das Knie oder das Schultergelenk. Die Anzeichen sind Schmerzen bei Bewegung, ein Druckschmerz im Bereich des Schleimbeutels, Schwellungen im Gelenkbereich und Bewegungseinschränkung.

Die Ruhigstellung des betroffenen Gelenks lindert in der Regel die Beschwerden. Durch Kühlen wird der Entzündungsprozess gehemmt. Bei starken Schmerzen werden Schmerzmittel eingesetzt. Hält die Entzündung trotzdem an, können die gestaute Flüssigkeit abgesaugt und entzündungshemmende Medikamente eingesetzt werden. Bei Wiederaufnahme der auslösenden Bewegungen sollte überprüft werden, ob Maßnahmen zum Schutz des Gelenks, z.B. Schutzpolster am Knie, erforderlich sind. Bei Aufnahme von sportlichen Aktivitäten sind die Techniken oder die Ausrüstung, z.B. die Laufschuhe, zu überprüfen.

Schleudertrauma

Bei einem Schleudertrauma kommt es zu einer Verletzung der Halswirbelsäule. In manchen Fällen können auch Brust- und Lendenwirbelsäule beteiligt sein. Die Ursache ist in der Regel ein Auffahrunfall mit einem Pkw, nicht zu unterschätzen sind aber auch die Zusammenstöße beim Autoskooter.

Beim Aufprall wird der Kopf peitschenhiebartig nach vorn und dann wieder zurück geschleudert. Je nach Stärke der Krafteinwirkung und eventuell fehlender Abstützung (Nackenstütze) treten Verletzungen auf, die von einer Bänder- oder Muskelzerrung über ein- oder durchgerissene Bänder bis zu komplizierten Wirbelbrüchen reichen können. Das führt entweder zu einer vorübergehenden, schmerzhaften Muskelverspannung oder bei Wirbelbrüchen eventuell auch zu Lähmungen.

Typisch für ein Schleudertrauma sind Schmerzen im Nacken sowie Kopfschmerzen und ein steifer Nacken. Diese Beschwerden treten nicht sofort nach dem Unfallereignis auf, sondern oft erst Stunden oder manchmal sogar erst Tage danach.

Zur Behandlung wird die Halswirbelsäule vorübergehend mit einer Halskrause aus Schaumgummi oder notfalls einem zusammengewickelten Handtuch abgestützt, Wärme und bei Bedarf die Einnahme von Schmerzmitteln sowie von

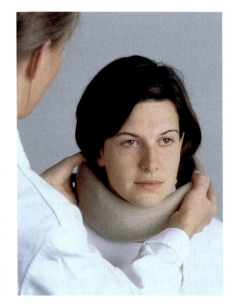

In den ersten 2 bis 3 Tagen nach einem Schleudertrauma gibt eine Halskrawatte der Wirbelsäule die notwendige Stütze.

Medikamenten zur Entkrampfung der Muskeln lindern die Beschwerden. Krankengymnastik fördert die Heilung. Meist dauert es einige Wochen, bis der Nacken wieder ohne Schmerzen bewegt werden kann. Hält der Nackenschmerz nach einem einfachen Schleudertrauma jedoch länger als 6 Wochen an, liegt der Verdacht auf eine zusätzliche oder verbliebene Wirbelblockierung (meist des obersten Halswirbels) nahe. Eine Chirotherapie ist in diesem Fall häufig sehr erfolgreich.

Schnupfen

Beim Schnupfen, auch als **Rhinitis** bezeichnet, kommt es zu einer Entzündung der Nasenschleimhaut, die durch Viren verursacht wird und meist in Verbindung mit einer Erkältungskrankheit (S. 332) auftritt. Der Schnupfen beginnt meist mit Brennen und Kitzeln in der Nase sowie Niesreiz. Auch zu Kopfdruck und tränenden Augen kann es kommen. Die Nasenschleimhäute schwellen an und sondern ein zuerst wässriges und später dickflüssiges Sekret ab. Dies führt meist zu einer Störung der Geruchs- und Geschmackswahrnehmung.

Die Schnupfenviren werden durch Tröpfcheninfektion übertragen, d.h. durch Niesen, Husten oder Sprechen mit einer schon erkrankten Person oder durch Hautkontakt. Sind die Abwehrkräfte des Körpers geschwächt, oder ist die Nasenschleimhaut durch trockene Raumluft vorgeschädigt, ist die Wahrscheinlichkeit hoch, dass sich ein Schnupfen entwickelt. Auch eine allgemeine Unterkühlung des Körpers begünstigt den Ausbruch eines Schnupfens. Haben sich die Viren auf der Nasenschleimhaut ausgebreitet, können sich zusätzlich auch noch Bakterien ansiedeln. Das dickflüssige Nasensekret verfärbt sich dabei meist gelblich-grünlich.

In der Regel klingt der Schnupfen nach einigen Tagen wieder ab. Zur Unterstützung des Heilungsprozesses sollte viel getrunken und die Raumluft angefeuchtet werden (viel lüften). Auch Dampfbäder mit Kamille und Nasentropfen, die ein Abschwellen der Nasenschleimhäute bewirken, lindern die Beschwerden, die mit der verstopften Nase verbunden sind. Nasentropfen sollten nicht länger als eine Woche verwendet werden, da es bei längerem Gebrauch ebenfalls zu einem Anschwellen der Nasenschleimhaut kommen kann, was wiederum zum weiteren Gebrauch der Nasentropfen verleitet. Langfristig hat dies die Zerstörung der Nasenschleimhaut zur Folge.

Bei ungünstigem Verlauf des Schnupfens können sich die Viren weiter ausbreiten und den Rachen, die Bronchien, die Nasennebenhöhlen (Nasennebenhöhlenentzündung, S. 409) und eventuell den Gehörgang befallen. Klingt der Schnupfen nach einer Woche nicht ab, sondern treten weitere Symptome wie Halsschmerzen, Husten, Kopf- und Ohrenschmerzen sowie Fieber auf, sollte durch eine gezielte Behandlung eine weitere Ausbreitung der Infektion verhindert werden. Je nach Erkrankungszustand und Ausbreitungsgebiet werden dann Hustentropfen, fiebersenkende Mittel, Schmerzmittel und eventuell Antibiotika verordnet.

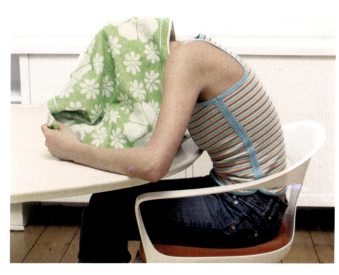

Wer Schnupfen hat, sollte dreimal täglich für 10 bis 15 Minuten mit zwei Litern kochendem Wasser inhalieren.

Schulter-Arm-Syndrom

Unter dem Begriff Schulter-Arm-Syndrom werden verschiedene Erkrankungen zusammengefasst, die mit sehr ähnlichen Beschwerden einhergehen. Im Vordergrund stehen dabei Schmerzen im Schulter-Nacken-Bereich, die in den Arm ausstrahlen. Oft kommt es nach einer Überanstrengung zu den typischen Beschwerden. Nicht selten beginnt aber auch ohne erkennbare Ursache erst der Nacken, dann die Schulter bis in den Arm und die Hand hinunter zu kribbeln und zu ziehen. Man kann den Arm nicht heben, auf der Schulter nicht mehr schlafen und muss nachts häufig die Hand ausschütteln. Der Arm scheint kraftlos und die Fingerspitzen taub.

Die häufigste Ursache für Schulter- und Armbeschwerden sind Blockierungen der Wirbelgelenke im Halsbereich. Weitere Krankheitsbilder wie ein Impingement-Syndrom (S. 367), eine Kalkschulter (S. 369), Osteoporose (S. 417) oder bei älteren Menschen häufig auch eine chronische Polyarthritis (S. 424) können die Symptome auslösen.

Schuppenflechte

Unter **Psoriasis vulgaris** versteht man eine Verhornungsstörung der Haut in Verbindung mit einer Entzündung. Die Erkrankung verläuft in Schüben und ist nicht ansteckend. Ist sie erst einmal ausgebrochen, bleibt sie ein Leben lang bestehen, wobei Häufigkeit, Dauer und Intensität der Schübe variieren.

Die Neigung, an Schuppenflechte zu erkranken, wird meist vererbt. Der Ausbruch und die Schwere der Erkrankung werden jedoch von zusätzlichen Faktoren bestimmt wie Infektionskrankheiten, übermäßige seelische Belastungen und Stress sowie hormonelle Umstellungen und Alkoholkonsum.

Sehnenriss

Die Schuppenflechte zeigt sich vorwiegend in Form von runden, scharf begrenzten, erhabenen und leicht geschichteten silbrigen Schuppen. Die oberflächlichen Schuppen fallen ab, die darunter sitzende tiefer liegende Schuppenschicht sitzt dagegen fest auf. Beim Entfernen bilden sich kleine Hautblutungen, und infolge dieser kleinen Verletzungen kann es immer wieder zu Entzündungen kommen. Am häufigsten sind die Ellenbogen, die Knie, die Kreuzbeingegend und der behaarte Kopf befallen. Bei stärkerer Ausprägung der Krankheit ist auch die Haut an Armen, Beinen und Körperstamm betroffen.

Eine Heilung ist nicht möglich. Eine Linderung der Hautausschläge kann lokal mit salicylsäure- oder glukokortikoidhaltiger Salbe erfolgen. Bei schweren Formen ist auch die Einnahme von Medikamenten mit stärkerer Wirkung auf den Gesamtorganismus möglich. Der Einsatz der Präparate richtet sich nach der Schwere der Erkrankung und den spezifischen Hautveränderungen. Neben diesen Maßnahmen kann zusätzlich eine Lichttherapie helfen. Eine Kombination aus einem lichtsensibilisierenden Medikament und Bestrahlung mit UV-A-Licht ist die PUVA-Therapie, die die Schuppenflechte ebenfalls günstig beeinflusst. Auch eine Klima- und Bädertherapie kann sich lindernd auswirken, besonders geeignet sind See- oder Hochgebirgsklima und sonnenreiche Klimazonen sowie der Aufenthalt am stark salzhaltigen Toten Meer.

Sehnenriss

Mithilfe der Sehnen sind die Skelettmuskeln an den Knochen befestigt. Sehnen bestehen aus einzelnen Bindegewebsfasern, die zu Bündeln (Kollagenbündel) zusammengeschlossen sind. Sehnenrisse (**Sehnenrupturen**) entstehen vor allem durch mechanische Überbelastung, z.B. beim Sport. Häufig spielt dabei ein gewisser altersbedingter Verschleiß eine Rolle, mit dem schon ab dem 30. Lebensjahr gerechnet werden muss. Ein typisches Beispiel ist der Achillessehnenriss. Eine Verletzung, die beim Sport, besonders bei Sprint- und Sprungbelastungen, häufig vorkommt.

Man unterscheidet einen völligen Durchriss der Sehne von Einrissen. Bei einem kompletten Durchreißen der Sehne ist ein plötzlicher intensiver Schmerz zu verspüren. Der betroffene Muskel kann aktiv nicht mehr bewegt werden, und an der Stelle des Risses ist meist sofort eine Ausbuchtung zu sehen (zusammengezogener Muskel). Außerdem kann ein knallartiges Geräusch auftreten. Durch Einblutungen kommt es zu Schwellungen und bläulichen Verfärbungen im Bereich des Risses. Ein vollständiger Riss einer Sehne ist relativ selten. Häufiger sind die Sehnen nur teilweise eingerissen, was allerdings oft nicht eindeutig festzustellen ist. Es treten zwar ebenfalls sofort heftige Schmerzen auf, diese lassen jedoch meist schnell nach. Bei erneuter Bewegung können wieder Schmerzen auftreten, besonders wenn gegen einen Widerstand bewegt wird. Weitere Hinweise sind eventuell Schwellungen und ein Bluterguss im Bereich der eingerissenen Sehne. Behandelt werden Sehnenrisse mit Ruhigstellung und Schonung, Kühlung, Salbenumschlägen und bei Bedarf Schmerzmitteln. Komplett durchgerissene Sehnen müssen meist im Rahmen einer Operation genäht werden.

Sehnenscheidenentzündung

Die röhrenförmigen Hüllen, durch die die Sehnen der langen Finger- und Zehenmuskeln geführt sind, können sich besonders bei einer Überbeanspruchung der Sehnen der Fingermuskeln entzünden. Häufig ist auch eine ungünstige Handhaltung bei bestimmten Tätigkeiten, wie das Schreiben auf der Computertastatur oder das Arbeiten mit der Maus, der Auslöser für eine Sehnenscheidenentzündung. Die Anzeichen sind starke, ziehende Schmerzen.

Bei einer beginnenden Entzündung treten die Schmerzen nur bei Bewegung, später auch in Ruhe auf. Manchmal kommt es auch zu Schwellungen und Rötungen im Handbereich. Wichtigste Behandlungsmaßnahme ist die Entlastung und Ruhigstellung der betroffenen Hand durch eine Schiene und Kühlung. Je nach Schwere der Erkrankung können entzündungshemmende und schmerzlindernde Medikamente verordnet werden.

Sehnenzerrung

Durch eine abrupte, schnelle Bewegung kann die Sehne, die den Muskel mit dem Knochen verbindet, übermäßig gedehnt, d.h. gezerrt werden, was sich durch einen plötzlichen Schmerz bemerkbar macht. Die Sehnenzerrung ist die Vorstufe des Sehnenrisses (S. 444). Bei Sehnenzerrungen an der Schulter ist in der Regel die Bizepssehne betroffen, aber auch die Achillessehne des Wadenmuskels kann überdehnt werden.

Günstig ist bei einer Sehnenzerrung ein sofortiges Ausschütteln des betroffenen

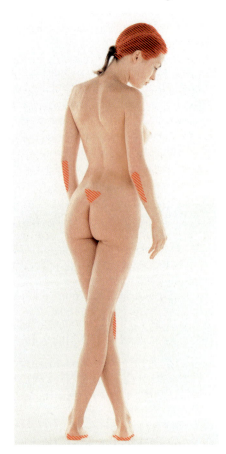

Häufig treten die typischen Psoriasis-Hautdefekte an Ellenbogen, Knien, Haaransatz sowie Kopfhaut auf.

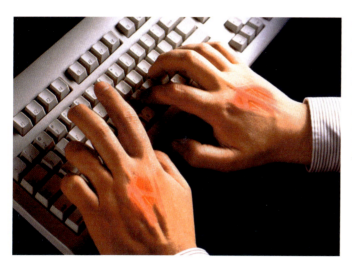

Einseitige Belastungen, wie sie beim Arbeiten am Computer auftreten, belasten Gelenke und Sehnen und können zu einer Sehnenscheidenentzündung führen.

Bereichs, z.B. des Armes oder Beines, um die Muskeln zu lockern. Anschließend sollte man den betreffenden Körperteil für einige Zeit schonen.

Seitenstrangangina

Bei dieser besonderen Form der akuten Rachenentzündung (**Pharyngitis**) sind besonders die Seitenwände des Rachens mit den dort verlaufenden Lymphbahnen betroffen. Die Lymphbahnen beginnen in unmittelbarer Nähe der Eustachio-Röhre, die das Ohr mit dem Rachen verbindet. Deshalb kommt es in Verbindung mit entzündeten Seitensträngen häufig zu Ohrenschmerzen. Eine Seitenstrangangina tritt meist nach einer Virusinfektion der oberen Luftwege auf, z.B. nach einer Erkältungskrankheit (S. 332). Nachdem die Viren eine Entzündung der Nasenschleimhaut mit Schnupfen (S. 443) ausgelöst haben, breiten sie sich meist auf den Rachen aus und können die Seitenwände des Rachens befallen. Die Gefahr, dass sich bei einer Infektion der oberen Luftwege auch eine Seitenstrangangina entwickelt, ist bei Personen erhöht, bei denen die Rachenmandeln operativ entfernt wurden.

Symptome einer Seitenstrangangina sind Schluckbeschwerden, die bis in das Ohr ausstrahlen können, Halsschmerzen, Trockenheit und Kratzen im Hals sowie Hustenreiz, Abgeschlagenheit und eventuell Fieber. Im Kieferwinkelbereich sind die Lymphknoten oft angeschwollen und schmerzempfindlich. Der seitliche Rachenbereich ist stark gerötet, ebenfalls geschwollen und eventuell mit weißen Stippchen besetzt.

Zur Behandlung werden Bettruhe verordnet und die Beschwerden durch warme Halswickel, Nasentropfen, Kamillentee und eventuell Lutschtabletten gelindert. Nur in schweren Fällen und wenn bakterielle Infektionen hinzukommen, ist die Einnahme von Antibiotika erforderlich. Für den schnelleren Heilungsprozess sollte auf Rauchen und Alkoholgenuss verzichtet werden.

In der Regel sind die Schluckbeschwerden und das Fieber nach 3 bis 6 Tagen abgeklungen. Bei sehr schweren Verläufen und schlechter Abwehrlage kann die Heilung länger dauern, und es können Komplikationen auftreten, weil sich die Erreger ausbreiten können und zu einer Mittelohrentzündung (S. 401), zu rheumatischem Fieber (S. 433), einer Nierenentzündung (S. 413) oder einer Herzmuskelentzündung (S. 360) führen können.

Sexualprobleme

Die meisten Menschen wünschen sich ein befriedigendes, beglückendes Sexualleben. Doch nicht jedem Paar gelingt es, sich selbst und dem anderen die ersehnte Befriedigung zu geben. Lustvolle Sexualität lernt man erst allmählich im Leben kennen, und jeder muss seinen persönlichen Weg dorthin erst suchen. Das Erleben und Wahrnehmen von Sexualität wird durch gesellschaftliche Normen beeinflusst. Dies kann einerseits zu Blockaden aufgrund von Angst, falscher Scham oder einem unnatürlichen und verkrampften Selbstverständnis führen, andererseits eine Übersättigung durch eine ständige Konfrontation mit sexuellen Reizen zur Folge haben.

Die sexuelle Genussfähigkeit ist ein sehr sensibler und störungsanfälliger Lebensbereich. Stress, Sorgen, Überarbeitung, Krankheit oder Schmerzen dämpfen die sexuelle Erregbarkeit und Empfänglichkeit. Alle Energie scheint verbraucht, und für Sexualität bleibt weder Raum noch Kraft. Solche Probleme sind meist vorübergehend, und die Lust kehrt wieder, sobald die Anspannung nachlässt. Die Ursachen anhaltender sexueller Störungen und Probleme sind vielfältig: innere Hemmungen, sich anderen zu öffnen, Angst vor körperlichen und seelischen Verletzungen, bedrückende Erfahrung mit Demütigung, Missbrauch oder Vergewaltigung.

Grundsätzlich können einer Sexualstörung immer auch körperliche Ursachen zugrunde liegen, deren man sich nicht bewusst ist und die behandelt werden könnten. Daher ist bei vorzeitigem Samenerguss, Erektionsstörungen, Schmerzen an Penis oder Scheide oder Scheidenkrampf eine Beratung beim Urologen bzw. bei der Frauenärztin in jedem Fall sinnvoll.

Die Ursachen für ein unbefriedigendes Sexualleben müssen immer paarbezogen herausgefunden werden. In manchen Fällen ist es sinnvoll, Hilfe von außen in Anspruch zu nehmen: Spezielle Beratungsstellen bieten entsprechende Einzel- und Paartherapien an.

Sklerodermie

Die seltene Erkrankung des Bindegewebes ist durch eine Verhärtung von Haut, Gefäßen und inneren Organen gekennzeichnet. Es handelt sich um eine Autoimmunkrankheit, d.h., das Immunsystem richtet sich gegen bestimmte Zellen bzw. Gewebe des eigenen Körpers. Die genaueren Zusammenhänge des Krankheitsgeschehens sind noch nicht geklärt.

Skoliose

Frauen im Alter zwischen 40 und 60 Jahren erkranken viermal so häufig wie Männer. Die Erscheinungsformen der Sklerodermie sind vielfältig. Es werden zwei wesentliche Formen unterschieden: Die **zirkumskripte Sklerodermie** (CS) beschränkt sich nur auf das Bindegewebe der Haut, während die **progressive Sklerodermie** (PSS) auch das Bindegewebe von Gefäßen und inneren Organen mit einbezieht.

Eine Heilung der Sklerodermie ist nicht möglich. Im Vordergrund der Therapie steht die Linderung der Beschwerden. Krankengymnastik, Massagen, Wärmeanwendungen, physikalische Behandlungen und Ergotherapie lindern die Schmerzen und sollen die Bewegungsunfähigkeit verhindern. Bei starken Schmerzen (besonders der Gelenke) können Schmerzmittel genommen werden. Ein Fortschreiten der Erkrankung kann durch die Einnahme von Kortikoiden und Immunsuppressiva aufgehalten werden. Wichtig sind sorgfältige Hautpflege, Vermeidung von Kälte und Feuchtigkeit sowie der Verzicht auf Nikotin, da diese Faktoren die Gefäßdurchblutung verschlechtern und den Krankheitsprozess damit beeinflussen.

Skoliose

Unter einer **Wirbelsäulenverkrümmung** versteht man eine dauerhafte seitliche Wirbelsäulenverbiegung mit einer Verdrehung der einzelnen Wirbelkörper.

Die Ursache für die Entstehung der Skoliose ist meist unbekannt, gelegentlich sind Veränderungen der Knochenstruktur oder Muskel- und Nervenerkrankungen feststellbar. Mädchen sind drei- bis viermal häufiger betroffen als Jungen.

Bei der Skoliose verändern sich nach und nach die Wirbelkörper, und es kommt zu einem allmählichen Verlust der Beweglichkeit. Außerdem kann die seitliche Verbiegung der Brustwirbelsäule zu Störungen an den inneren Organen führen, vor allem am Herzen und an der Lunge. Die Diagnose erfolgt meist zwischen dem 10. und 12. Lebensjahr, da zu Beginn häufig keine Beschwerden auftreten, au-

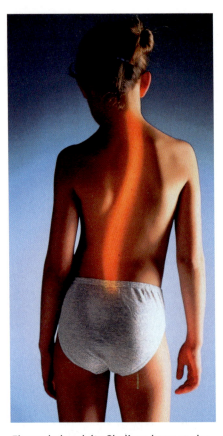

Eine unbehandelte Skoliose kann an der Wirbelsäule und möglicherweise auch an inneren Organen Schäden verursachen.

ßer bei extremen seitlichen Verbiegungen. Da die Fehlstellung der Wirbelkörper zu einer frühzeitigen Abnutzung führt, treten schon in jungen Jahren zum Teil heftige Rückenschmerzen auf.

Die Behandlung richtet sich nach dem Alter, in dem die Skoliose bemerkt wird, und dem Ausmaß der Fehlstellung. Im Säuglingsalter lässt sich eine nicht zu starke Skoliose oft mit konsequenter Bauchlagerung und krankengymnastischen Übungen ausheilen. Bei älteren Kindern, Jugendlichen und Erwachsenen richtet sich die Behandlung nach dem Schweregrad der Abweichung. Bei leichteren Formen können Krankengymnastik und selbstständiges aktives Üben die Fehlstellung durchaus korrigieren. Bei fortgeschritteneren Graden der Skoliose wird zusätzlich ein Korsett erforderlich, das konsequent getragen werden muss. Bei schweren Skoliosen ist eine Operation unumgänglich.

Sodbrennen

Saures Aufstoßen aus dem Magen ist meist von einem brennenden Gefühl im Rachen und in der Speiseröhre begleitet, für das die Magensäure verantwortlich ist. Gelegentliches Sodbrennen als Folge von zu fetten, zu scharfen oder zu umfangreichen Mahlzeiten ist nicht krankhaft. Wiederholen sich die Beschwerden häufig, kann es langfristig jedoch zu einer Speiseröhrenentzündung (S. 448) kommen, die durch den ständigen Kontakt der Schleimhaut mit dem ätzenden Magensaft verursacht wird.

Unter Umständen ist die Einnahme von Medikamenten sinnvoll, die die Magensäure binden oder deren Bildung blockieren. Außerdem muss die Ernährung auf kleinere, fettarme Mahlzeiten umgestellt und auf schleimhautreizende Genussmittel wie Kaffee, Alkohol und Nikotin verzichtet werden, damit sich die Magensäurebildung reduziert. Auch eine Änderung der Lebensweise mit weniger Stress und häufigeren Entspannungsphasen verringert die Magensaftproduktion.

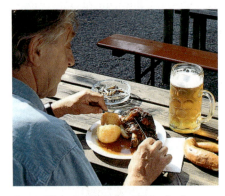

Fettes Fleisch, Frittiertes, fette Backwaren regen wie Scharfes die Magensaftproduktion an – es kommt zu Sodbrennen.

Sonnenstich

Wenn der Kopf längere Zeit ungeschützt der Sonnenstrahlung ausgesetzt ist, kann es zu einer Reizung der Gehirnhäute und zu einer Schwellung des Gehirngewebes kommen. Kleinkinder sind gegenüber der Sonneneinwirkung besonders empfindlich und sollten daher beim Aufent-

Speichelsteine

halt in der Sonne immer eine Kopfbedeckung tragen. Bei einem leichteren Sonnenstich kommt es zu Kopfschmerz, Schwindel und Übelkeit mit Erbrechen. Bedrohlich wird der Zustand bei Verwirrtheit, Krämpfen und Bewusstlosigkeit. Der Betroffene muss sofort an einen schattigen, möglichst kühlen Platz gebracht werden, wichtige Erstmaßnahme bis zum Eintreffen des Arztes sind Hochlagern des Kopfes und Kühlung des Kopfes mit kalten, feuchten Tüchern.

Spannungskopfschmerz

Die meisten Menschen kennen den dumpfen Kopfschmerz, der sich vom Nacken ausgehend im ganzen Kopf ausbreitet und im Tagesverlauf immer mehr zunimmt. Dieses Gefühl, „als ob der Kopf in einen Schraubstock gezwängt ist", wird häufig durch Stress, Wetterfühligkeit oder Wirbelsäulenbeschwerden ausgelöst, außerdem spielen Verspannungen der Muskulatur im Gesichts- und Nackenbereich eine wichtige Rolle. Eigentliche Ursache ist eine gestörte Schmerzverarbeitung im Gehirn, die zu einer erhöhten Schmerzempfindlichkeit führt.

Bei gelegentlichem Spannungskopfschmerz zeigen die üblichen Medikamente mit Wirkstoffen wie Acetylsalicylsäure, Paracetamol oder Ibuprofen gute Wirkung. Von einer dauerhaften Einnahme ist jedoch abzuraten. Denn paradoxerweise können Kopfschmerzen auch durch eine zu häufige Schmerzmitteleinnahme hervorgerufen werden.

Andere Maßnahmen sind sinnvoller, um die Häufigkeit der Schmerzen auf Dauer zu verringern: Bewährt haben sich Entspannungsverfahren wie Autogenes Training oder Yoga, das so genannte Biofeedback (dabei erhält man durch ein Gerät Rückmeldung über die Spannung bestimmter Muskeln und kann lernen, diese gezielt zu entspannen) sowie eine den eigenen Bedürfnissen besser angepasste Lebensweise. Es ist wichtig, für ausreichende Ruhephasen und genügend Schlaf zu sorgen und Stress zu reduzieren. Ein Verzicht auf Nikotin und Alkohol, die den Kopfschmerz verstärken, ist sinnvoll. Wenn der Schmerz über einen längeren Zeitraum anhält oder immer wieder auftritt, bezeichnet man ihn als chronisch. Spätestens dann ist ein Arztbesuch unbedingt erforderlich.

Spastik

Gestörte Bewegungsabläufe, die auf einer Gehirnschädigung beruhen, bezeichnet man als Spastiken. Die Schädigung des Gehirns kann schon während der Geburt entstanden oder aufgrund eines Unfalls (Schädel-Hirn-Verletzungen, S. 436) eingetreten sein. Auch nach einem Schlaganfall (S. 441) kann es zu spastischen halbseitigen Lähmungen kommen.

Bei der Spastik kommt es zu einer unwillkürlichen Erhöhung der Spannung in der Skelettmuskulatur, die keine normale Bewegung zulässt. Je nach Ort und Größe der Schädigung treten verschiedene Formen auf. Die Spastik kann auf ein Körperglied wie Arm oder Bein beschränkt sein, aber auch alle vier Gliedmaßen gleichzeitig betreffen. Oft kommt es dabei zu einer anhaltenden Verkrampfung. Häufig treten zusätzlich unwillkürliche Bewegungen auf. Bei Kindern können begleitend Störungen der geistigen Entwicklung beobachtet werden.

Die Behandlung der Spastik besteht in einer krankengymnastischen Übungstherapie mit dem Ziel, verbliebene Bewegungsfunktionen zu erhalten und Gelenkversteifungen zu vermeiden bzw. aufzuhalten. Je nach Schwere der Erkrankung können auch muskelentspannende Medikamente (Muskelrelaxanzien) eingesetzt werden.

Speichelsteine

Speichelsteine bestehen meist aus Kalk, sie wachsen schichtweise wie Perlen und sind mit Nieren- oder Gallensteinen vergleichbar. Sie können in allen Speicheldrüsen vorkommen und zwischen 2 Millimetern und mehreren Zentimetern groß sein. Am häufigsten treten sie in den Ohrspeicheldrüsen und der Unterkieferspeicheldrüse auf. Die Ohrspeicheldrüsen liegen vor den Ohren und die Unterkieferspeicheldrüse im Mundboden an der Innenseite des Kieferwinkels. Selten ist die Unterzungenspeicheldrüse betroffen. Die Steine werden in der Regel erst bemerkt, wenn sie so groß sind, dass sie sich tasten lassen, oder der Speichelfluss gestört ist. Dies führt zu einem Rückstau von Sekret in der Drüse, was heftige, kolikartige Schmerzen auslösen kann. Außerdem können sich durch den Stau Entzündungen entwickeln, in deren Folge die Drüse anschwillt. Schmerzen treten häufig beim Essen auf, weil dann der Speichelfluss besonders stark ist. Der Stein kann meist getastet werden, der

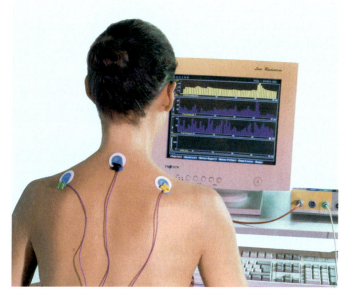

Beim Biofeedback-Verfahren zeigt ein Gerät dem Patienten an, welche Übungen die Muskeln lockern und so die Beschwerden lindern, und er kann diese gezielt anwenden.

Speiseröhrendivertikel

Nachweis kann aber auch mithilfe einer Ultraschalluntersuchung oder in schwierigen Fällen mit einer Röntgenaufnahme erfolgen.

Zur Behandlung kann bei sehr kleinen Steinen versucht werden, diese durch Anregung des Speichelflusses auszuschwemmen. Bei größeren Steinen gelingt dies nicht mehr, aber die Anregung des Speichelflusses kann zumindest eine Infektion verhindern. Größere Steine werden in der Regel chirurgisch entfernt. Als Alternative zur chirurgischen Entfernung können die Steine mithilfe von Stoßwellen von außen zertrümmert werden. Diese so genannte extrakorporale Stoßwellenlithotripsie hat sich schon bei der Behandlung von Nieren- und Harnleitersteinen bewährt.

Speiseröhrendivertikel

Die Ausstülpungen in der Speiseröhrenwand verursachen zunächst keine Beschwerden. Sie entstehen, wenn sich aufgrund von Schwachstellen in der muskulösen Wand der Speiseröhre Teile der Speiseröhrenwand nach außen stülpen. In diesen sackartigen Ausbuchtungen können sich Speisereste ansammeln. Am häufigsten treten die Divertikel im oberen Bereich der Speiseröhre auf, sie werden dann als **Zenker-Divertikel** bezeichnet. Häufig betroffen sind Männer im höheren Alter.

Die Symptome bestehen anfangs aus Schluckbeschwerden und einem Fremdkörpergefühl im Hals. Später kommt es zum Zurückfließen unverdauter Nahrung in den Mund. Häufig finden sich nachts Speisereste auf dem Kopfkissen. Es kommt zu starkem, üblen Mundgeruch. Speiseröhrendivertikel lassen sich durch eine Röntgenaufnahme der Speiseröhre darstellen. Vor der Aufnahme muss etwas Kontrastmittel geschluckt werden. Bestehen keine Beschwerden, ist auch keine Therapie erforderlich. Beim Auftreten von belastenden Symptomen werden die Divertikel operativ entfernt.

Speiseröhrenentzündung

Die **Ösophagitis** wird durch den Rückfluss von Magensäure in die Speiseröhre verursacht, wenn der Übergang von der Speiseröhre zum Magen nicht mehr dauerhaft verschlossen werden kann. Der Rückfluss wird durch Alkohol, Rauchen, Übergewicht und manche Medikamente begünstigt. Auch ein Zwerchfellbruch (S. 471) und verschluckte Säuren oder Laugen können eine Speiseröhrenentzündung verursachen.

Typische Beschwerden sind Sodbrennen (S. 446), vor allem nach den Mahlzeiten, Aufstoßen und Schmerzen im Oberbauch. Um die Erkrankung festzustellen, ist eine Spiegelung der Speiseröhre erforderlich, bei der das Innere der Speiseröhre direkt angesehen und kleine Gewebeproben entnommen werden können. Die Untersuchung ist nötig, um den Schweregrad der Erkrankung zu bestimmen und die richtige Therapie festzulegen.

Zur Behandlung werden Medikamente eingesetzt, die die Magensäure binden. Zusätzlich wird gelegentlich ein Medikament gegeben, das die Transportfunktion der Speiseröhre fördert. Schlafen mit erhöhtem Oberkörper und eine Ernährungsumstellung auf kleinere Mahlzeiten und fettarme Kost lindern die Beschwerden. Außerdem sollte auf Schokolade, Alkohol und Nikotin verzichtet und das Gewicht normalisiert werden.

Speiseröhrenkrebs

Eine bösartige Geschwulst der Speiseröhrenwand wird auch als **Ösophaguskarzinom** bezeichnet. Der Krebs entsteht meist durch andauernde, starke Reizung der Speiseröhre. Dies ist besonders beim Rauchen und beim Trinken von hochprozentigem Alkohol (Schnaps, Whiskey, Grappa etc.) sowie bei einer länger bestehenden Speiseröhrenentzündung (S. 448) der Fall. Letztere kann zu einer Veränderung der Schleimhaut führen (Barrett-Ösophagus), auf der sich häufig ein Krebs entwickelt. Weitere Risikofaktoren sind Ernährungsmangelzustände, wie sie auch bei Alkoholikern vorkommen, sehr heiße, scharfe Speisen, andere Erkrankungen der Speiseröhre und eine vorausgegangene Verätzung der Speiseröhre, z.B. durch versehentliches Trinken von Reinigungsmitteln.

Beschwerden treten erst auf, wenn der Krebs sehr weit fortgeschritten ist. Dann ist er in der Regel bereits über die Speiseröhre hinaus in benachbarte Organe eingedrungen und hat Tochtergeschwülste gebildet. Durch die verengte Speiseröhre kommt es zu Schluckstörungen und starkem Gewichtsverlust. Speisen werden unverdaut wieder aufgestoßen, oft tritt fauliger Mundgeruch auf. Meist ist beim Auftreten der ersten Beschwerden die Speiseröhre bereits zu zwei Dritteln verschlossen.

Eine Röntgenaufnahme mit Kontrastmittel und eine Spiegelung der Speiseröhre werden zur Diagnose durchgeführt. Weitere Untersuchungen wie der Ultraschall des Bauches sowie eine Computertomographie und die Skelettszintigraphie dienen der Suche nach Tochtergeschwülsten.

Falls eine Operation noch möglich ist, wird der Speiseröhrenkrebs chirurgisch

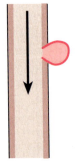
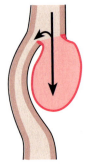

Stadium I Stadium II Stadium III

Divertikel – Ausstülpungen der Speiseröhre – verursachen in der Regel erst mit zunehmender Größe Beschwerden.

entfernt. Um alle Krebszellen zu entfernen, ist meist ein sehr großer, risikoreicher Eingriff erforderlich. Nach der Operation erfolgt eine Strahlenbehandlung. Oft ist eine Operation jedoch nicht mehr möglich. Dann wird versucht, die Speiseröhre durch Bestrahlung oder Laserbehandlung offen zu halten. Gelegentlich wird auch eine Kunststoffröhre in die Speiseröhre eingelegt, um ein Zuwachsen zu verhindern. Die Heilungsaussichten beim Speiseröhrenkrebs sind gering.

Spinalkanalstenose

Als Spinalkanalstenose wird eine Verengung des Rückenmarkkanals bezeichnet. Im Rückenmarkkanal verlaufen das Rückenmark und die Rückennerven. Eine Enge des Kanals kann angeboren sein oder durch Abnutzungsprozesse, Knochenerkrankungen oder Verletzungen im Laufe des Lebens entstehen. Je nachdem wo sich die Engstelle befindet, sind die Anzeichen und Beschwerden unterschiedlich. Typisch ist, dass sie meist nur bei Belastung oder bestimmten Körperhaltungen auftreten.

Einengungen im Bereich der Lendenwirbelsäule kommen am häufigsten vor. Sie werden durch degenerative Veränderungen an den Wirbelkörpern verursacht, an denen sich Knochenzacken bilden können, oder die Wirbelkörper sacken aufgrund einer Osteoporose (S. 417) zusammen. Aber auch Verdickungen der hinteren Längsbänder, deren Aufgabe es ist, die Wirbelkörper zusammenzuhalten, können den Spinalkanal einengen. Anzeichen dafür sind vor allem Schmerzen, die bei Belastung im Lenden-Kreuzbein-Bereich auftreten. In Ruhe klingen diese häufig ab. Beim Gehen treten die Schmerzen nach einer gewissen Gehstrecke auf; sie verschwinden wieder, wenn man stehen bleibt oder sich hinsetzt.

Verengungen im Bereich der Halswirbelsäule können Schmerzen im Nacken, der Schulter, im Arm und sogar in der Hand hervorrufen. Der Arm und die Hand werden oft kraftlos, und es kann zu Empfindungsstörungen kommen. Zusätzlich können Kopfschmerzen auftreten.

Zur Diagnose werden neben der genauen Untersuchung durch den Arzt Röntgenaufnahmen angefertigt. Bei einer eindeutig nachgewiesenen Verengung des Rückenmarkkanals ist meist eine Operation unumgänglich. Körperliche Schonung, Wärme und gezielte krankengymnastische Übungen sowie bei Bedarf die Einnahme von schmerzlindernden Medikamenten können die Beschwerden zwar für eine gewisse Zeit erträglich halten, den notwendigen Eingriff aber nicht verhindern.

Stachelzellkrebs

Der Stachelzellkrebs, auch als **spinozelluläres Karzinom**, **Plattenepithelkarzinom** oder **Spinaliom** bezeichnet, gehört zu den bösartigen Hautkrebserkrankungen. Er ist nach dem Basaliom (S. 310) der zweithäufigste Hautkrebs weltweit und kann die Haut am gesamten Körper sowie die Schleimhäute befallen und Tochtergeschwülste bilden. Betroffen sind vorwiegend ältere Menschen und hellhäutige Personen.

Hauptursache für das Entstehen dieses Hautkrebses ist intensive Sonneneinwirkung. Durch die Sonne kommt es zu Veränderungen der Hautzellen, die eine Krebsvorstufe, auch aktinische Keratose genannt, bilden. Aus diesen Zellen entwickeln sich später die Krebszellen. In gemäßigten Klimazonen ist dieser Hautkrebs noch relativ selten, aber in sonnenreichen Ländern, besonders in Australien, kommt er sehr häufig vor. Ein Zusammenhang mit der dort verstärkten UV-Strahlung der Sonne infolge des Ozonlochs über der südlichen Erdhalbkugel gilt als eindeutig.

Die ersten Anzeichen für diese bösartige Veränderung sind nur kleine Rötungen auf der Haut. Darauf befindet sich eine bräunliche Hornschicht, die beim Abkratzen eine blutende Wunde bildet. Später wächst der Tumor blumenkohlartig und bildet oft geschwürartige Bezirke. Zur Behandlung wird der Tumor operativ entfernt oder bestrahlt. Auch eine Chemotherapie kann in einem fortgeschrittenen Stadium notwendig werden.

Stimmbandentzündung

Elastisches Bindegewebe, das von einer feinen Schleimhaut überzogen ist, bildet die im Kehlkopf aufgespannten beiden Stimmbänder (Chorda vocalis) des Menschen. Durch die aus der Luftröhre ausströmende Luft werden sie in Schwingungen versetzt und erzeugen Töne. Tritt eine Veränderung an den Stimmbändern auf, sei es durch eine Entzündung (**Chorditis**) oder durch eine Gewebswucherung, kann die Stimme versagen. Oft kündigt sich dies zuvor durch Heiserkeit und eine krächzende Stimme an.

Am häufigsten entzünden sich die Stimmbänder als Folge von Erkältungskrankheiten (S. 332), wenn auch der Kehlkopf betroffen ist (Kehlkopfentzündung, S. 370). Eine übermäßige Beanspruchung vor allem bei falscher Atemtechnik kommt ebenfalls als Ursache infrage. Bei Personen, die von Beruf aus ihre Stimmbänder einsetzen, wie Lehrer oder Sänger, führt die Überlastung nicht selten zu kleinen gutartigen Knötchen (Stimmband- oder Sängerknötchen). Bereits bei Kleinkindern, die ihrem Unmut mit häufigem Schreien Ausdruck verleihen, werden so genannte Schreiknötchen beobachtet.

Keimtötende Rachensprays können die Krankheitserreger im Mund- und Rachenbereich eindämmen, zerstören aber auch die normale Mundflora, die eine wichtige Schutzfunktion innehat. Sind Viren die Auslöser der Erkältungskrankheit, helfen derartige Mittel nicht, da sie

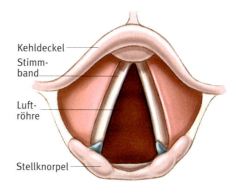

Von einer Entzündung können sowohl beide Stimmbänder gleichzeitig als auch nur eines betroffen sein.

Subclavian-steal-Syndrom

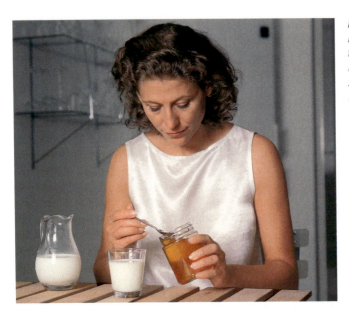

Heiße Milch mit Honig ist ein natürliches Mittel, um gereizte Stimmbänder zu beruhigen.

Selbsthilfe bei Stimmbandentzündung

Tritt die Entzündung im Rahmen einer normalen Erkältung auf, bewähren sich altbekannte Hausmittel, um schnell wieder bei Stimme zu sein:

- Trinken Sie schluckweise und über den Tag verteilt regelmäßig heiße Milch oder warmen Tee mit Honig.
- Lutschen Sie über den Tag verteilt (möglichst zuckerfreie) Halspastillen, z.B. mit Salbei oder Emser Salz.
- Geben Sie in eine Schüssel mit heißem, nicht mehr kochendem Wasser einige Blätter Salbei oder einige Tropfen des ätherischen Öls. Decken Sie ein Handtuch über den Kopf und inhalieren Sie tief durch den Mund.
- Verzichten Sie auf das Rauchen und begeben Sie sich auch nicht in Räume, in denen geraucht wird.
- Schonen Sie Ihre Stimme.
- Die Unterweisung in eine richtige Atem- und Stimmtechnik durch Logopäden hilft vor allem denjenigen, die ihre Stimme beruflich stark beanspruchen.

nur Bakterien abtöten können. Sinnvoller sind Mittel mit pflanzlichen Wirkstoffen oder Hausmittel, die die Beschwerden lindern.

Wenn die Heiserkeit länger als 10 Tage anhält, sollte man einen Arzt aufsuchen, um andere Ursachen wie einen **Kehlkopfkrebs** (S. 371) auszuschließen. Mit einem Spiegel und einer Lichtquelle können die Stimmbänder untersucht werden. Bei einer Entzündung sind sie gerötet und eventuell etwas geschwollen. Möglich ist eine ständige Reizung der Stimmbänder durch aufsteigende Magensäure (**Speiseröhrenentzündung**, S. 448): Hier helfen säurehemmende Medikamente, das nächtliche Hochstellen des Kopfteiles am Bett sowie eine Normalisierung des Körpergewichtes. Wenn sich verdächtige Bereiche mit einer Wucherung zeigen, wird eine Gewebeprobe entnommen. Kleinere Knoten können sofort entfernt werden; für diese Eingriffe kommt häufig ein Laser zum Einsatz.

Subclavian-steal-Syndrom

Das Subclavian-steal-Syndrom entsteht durch eine Einengung einer Schlüsselbeinarterie, wodurch ein Arm nicht ausreichend mit Blut versorgt wird. Um diese Unterversorgung auszugleichen, wird Blut aus Gefäßen abgezweigt, die eigentlich das Gehirn versorgen, sodass es dort nicht mehr zur Verfügung steht. Der Blutmangel im Gehirn löst dann die Beschwerden aus, die von Schwarzwerden vor den Augen reichen bis zur Ohnmacht bei Bewegungen eines Armes oder bei Tätigkeiten mit zurückgebeugtem Hals wie Glühlampeneinschrauben oder Fensterputzen. Zusätzlich können Seh- oder Hörstörungen auftreten, ein Arm ist sehr blass und kühl.

Dem Arzt fällt bei der Untersuchung der unterschiedliche Blutdruck im rechten und im linken Arm auf. Die Engstelle kann man durch eine Ultraschalluntersuchung der Gefäße entdecken. Sie wird dann entweder aufgedehnt (Ballondilatation) oder operativ durch Einsetzen eines Bypasses umgangen.

Suchterkrankungen

Als Sucht wird nach einer Definition der Weltgesundheitsorganisation (WHO) ein Krankheitszustand bezeichnet, der von einem unbezwingbaren Verlangen geprägt ist, regelmäßig eine bestimmte Substanz einzunehmen oder eine Handlung vorzunehmen, um entweder ein Wohlgefühl zu erreichen oder Missempfindungen zu beseitigen. Grundsätzlich können daher alle Substanzen, die in irgendeiner Weise in den Gehirnstoff-

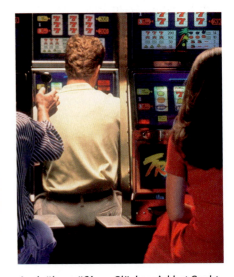

Auch übermäßiges Glücksspiel hat Suchtcharakter und kann – wie eine Drogensucht – eine Existenz zerstören.

Suchterkrankungen

wechsel eingreifen, als Suchtmittel missbraucht werden, vor allem Alkohol, illegale Drogen und bestimmte Medikamente. Auch können nahezu alle Verhaltensweisen des Menschen Suchtcharakter bekommen. Der Begriff Suchterkrankungen umfasst deshalb

- Alkoholismus sowie Drogen- und Medikamentenabhängigkeit (Abhängigkeit, S. 294)
- verschiedene Essstörungen (Magersucht, S. 391, und Ess-Brech-Sucht, S. 333)
- bestimmte Tätigkeitssüchte wie z.B. Spielsucht, Kaufsucht oder Internetsucht.

Man schätzt, dass in Deutschland 5 % aller Menschen an einer Suchtkrankheit leiden, wobei die überwiegende Mehrheit von einer legal verfügbaren Substanz abhängig ist (Alkoholkrankheit, schwere Nikotinsucht und Medikamentenmissbrauch). Zahlreiche Menschen sind gleichzeitig von mehreren Suchtmitteln abhängig. Unter den illegalen Rauschdrogen besitzt Heroin das mit Abstand höchste Suchtpotenzial, gefolgt von Kokain und synthetischen Amphetaminen; das bedeutet, dass die Einnahme dieser Stoffe sehr schnell oder sogar unmittelbar zur Abhängigkeit führt.

Es gibt suchtartige Verhaltensweisen, die mit Suchtmitteln mehr als nur die äußeren Erscheinungsformen gemeinsam haben: So nimmt man beispielsweise an, dass die nervlichen Anspannungen und das Auf und Ab der Gefühle beim Glücksspiel körpereigene, psychogene Substanzen in einem Maß freisetzen, die einem von außen zugeführten Suchtstoff ähneln und zur Fortsetzung des krankhaften Spielverhaltens führen.

Die Grenzen zwischen vermehrtem Konsum und Suchtverhalten sind fließend und von außen entsprechend schwer zu beurteilen. Eine Sucht könnte vorliegen, wenn

- andere Interessen und menschliche Beziehungen vernachlässigt werden
- der Wunsch nach dem Suchtmittel extrem stark oder zwanghaft ist
- das Verlangen nicht kontrolliert oder beendet werden kann
- auch bei negativen körperlichen oder sozialen Folgen der Konsum oder das Verhalten nicht geändert wird.

Die Heilung einer Suchterkrankung ist nur möglich, wenn sich der Betroffene seine Situation eingesteht und er selbst die Sucht wirklich überwinden will. Dazu sind eine grundlegende Änderung der Lebensumstände und in der Regel ein lebenslanger völliger Verzicht auf das Suchtmittel nötig. Da es bei körperlicher Abhängigkeit von konsumierten Suchtstoffen beim Absetzen meist zu heftigen psychischen und körperlichen Entzugserscheinungen kommt, sollte ein Entzug nur unter ärztlicher und psychotherapeutischer Betreuung stattfinden. Beratungsstellen und Selbsthilfegruppen helfen bei der Entscheidung, begleiten den Ausstieg und den Aufbau eines neuen sozialen Umfeldes.

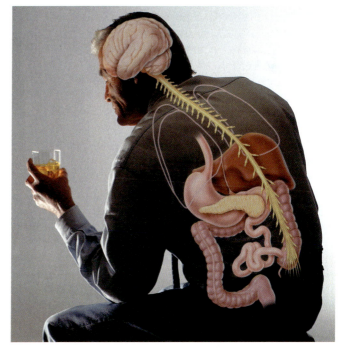

Ständiger Alkoholkonsum schädigt fast alle inneren Organe: Das zentrale Nervensystem, Leber, Magen, Bauchspeicheldrüse und Darm werden in Mitleidenschaft gezogen.

Tetanus

Wundstarrkrampf ist eine schwere, oft tödlich verlaufende, entzündliche Erkrankung, die durch den Erreger Clostridium tetani ausgelöst wird, der weltweit verbreitet ist und besonders häufig im Erdreich vorkommt. Durch eine offene Wunde, wie sie bei der Gartenarbeit leicht entstehen kann, gelangt der Erreger in den Körper. Die Erkrankungsgefahr ist besonders hoch, wenn die Wunde zerklüftet und verschmutzt ist und dadurch nur wenig Sauerstoff erhält. Durch die konsequente Impfung ist der Tetanus in den Industrieländern selten geworden.

Bei einer Infektion treten Tage bis 2 Wochen nach der Verletzung zunächst allgemeine Beschwerden wie Abgeschlagenheit, Kopfschmerzen oder Schlaflosigkeit auf. Dann kommt es zu Krämpfen der Zungen- und Kiefermuskulatur bis hin zur so genannten Kieferklemme, bei der der Unterkiefer gar nicht mehr bewegt werden kann. Die Muskelkrämpfe breiten sich weiter auf das Gesicht aus, und es kommt zu typischen Verzerrungen der Gesichtsmuskulatur (so genanntes Teufelsgrinsen oder Risus sardonicus). Die Krämpfe befallen dann den Rumpf und zuletzt die Atemmuskulatur, was zum Atemstillstand führen kann.

Ein sofort verabreichtes Gegengift kann die Erkrankung verhindern. Außerdem werden Antibiotika und schmerzstillende sowie krampflösende Medikamente verabreicht. In schweren Fällen ist eine künstliche Beatmung erforderlich. Die wichtigste Maßnahme ist die regelmäßige Überprüfung des Impfstatus und bei Verletzungen eine Auffrischungsimpfung.

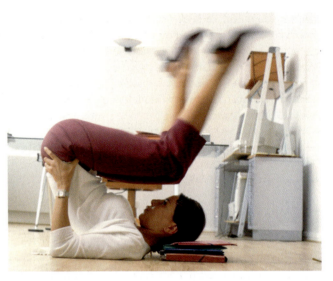

Trainierte Beinmuskulatur schützt vor Thrombose: Werden die Muskeln angespannt, drücken sie von außen auf die Venenwände. Auf diese Weise unterstützen sie die Venen bei ihrer Arbeit, das Blut zum Herzen zurückzutransportieren.

Thrombose

Ein Blutgerinnsel (Thrombus) bildet sich meist in den Venen, da hier das Blut langsamer fließt und sich deshalb eher zu Gerinnseln verklumpen kann. Die Thrombose entsteht am häufigsten in den tiefen Venen der Beine (**Beinvenenthrombose** oder **Phlebothrombose**).

Ursachen für eine Thrombose können Krampfadern sein – hier fließt das Blut noch langsamer aus den Beinen in den Körper –, langes Sitzen (z.B. bei Interkontinentalflügen oder bei langen Busreisen) oder Bettlägerigkeit. Die Antibabypille erhöht die Gerinnungsneigung des Blutes ebenfalls und kann zu Thrombosen führen. Auch Rauchen und Übergewicht begünstigen die Entstehung.

Bei einer Thrombose kommt es zu einem Schweregefühl in dem betroffenen Bein. Die Haut ist geschwollen, glatt und glänzend. Gelegentlich tritt leichtes Fieber auf. Bei einer Ultraschalluntersuchung kann der Gefäßpfropf entdeckt werden. Die größte Gefahr bei der Thrombose besteht darin, dass sich das Blutgerinnsel löst, mit dem Blutstrom in die Lunge gelangt und dort eine Lungenembolie (S. 385) auslöst. Um dies zu verhindern, ist strenge Bettruhe erforderlich. Die Beine werden leicht hochgelagert, um den Blutfluss zu verbessern. Es werden blutverdünnende Medikamente verabreicht. Manchmal muss ein Gerinnsel operativ entfernt werden.

Da eine Thrombose jederzeit wieder auftreten kann, sollten im Anschluss an die Behandlung gut angepasste Kompressionsstrümpfe getragen werden. Eventuell müssen die blutverdünnenden Medikamente für ein halbes bis 1 Jahr weiter genommen werden.

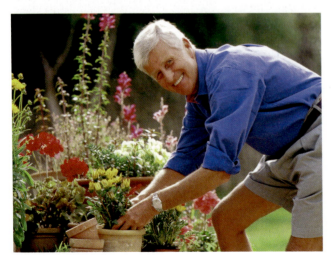

Gartenarbeit kann ein hohes Risiko bergen, wenn kein ausreichender Impfschutz gegen Tetanus besteht. Die Schutzimpfung sollte alle 10 Jahre aufgefrischt werden.

TIA – transitorische ischämische Attacke

Durchblutungsstörungen im Gehirn können sich durch bestimmte Ausfallserscheinungen, die den Anzeichen eines Schlaganfalls (S. 441) ähneln, bemerkbar machen. Wenn sich diese Ausfälle – z.B. Sprechstörungen, Empfindungsstörungen oder Lähmungen – innerhalb von Minuten bis Stunden zurückbilden, spricht man von einer transitorischen ischämischen Attacke, d.h. einer vorübergehenden Mangeldurchblutung. Dieses Warnsignal sollte sehr ernst genommen werden, denn statistisch gesehen erleiden 40 % der Betroffenen innerhalb der nächsten 5 Jahre einen Schlaganfall.

Tics

Unwillkürliche, sinnlose und sich ständig wiederholende Bewegungen des Kopfes oder des Gesichts werden Tics genannt, z.B. Blinzeln, Zwinkern, Gähnen, Kopfwackeln, Räuspern oder Lippenbeißen. Die Bewegungen lassen sich kaum unterdrücken und nehmen bei emotionaler Belastung zu. Sie sind häufig bei Kindern und Jugendlichen zu beobachten, bei denen sie meist etwa ein Jahr nach ihrem Auftreten von alleine wieder verschwinden und nicht behandelt werden müssen. Treten jedoch mehrere verschiedene Arten von Tics gleichzeitig auf und werden zusätzlich unwillkürlich Laute ausgestoßen, so spricht man von einem Tourette-Syndrom. Diese Erkrankung tritt in der Regel erstmals etwa im 7. Lebensjahr auf, ihre Ursache ist bislang unbekannt. Das Gleichgewicht der Botenstoffe im Gehirn ist gestört, vor allem der Botenstoff Dopamin ist in bestimmten Gehirnbereichen stark erhöht, an anderer Stelle vermindert.

Die Symptome können am besten medikamentös mit so genannten Neuroleptika unterdrückt werden, die Ursache wird damit aber nicht beseitigt. Erfolgversprechende Forschungsergebnisse wurden mit einem Wirkstoff der Cannabispflanze in einer nicht süchtig machenden Form erzielt.

Tietze-Syndrom

Die Erkrankung der Knorpel am Übergang von den Rippen zum Brustbein entsteht aufgrund körperlicher Überanstrengung. Meist kommt es an der zweiten und dritten Rippe zu schmerzhaften Schwellungen, andere Beschwerden sind nicht vorhanden. Durch Blut- und Ultraschalluntersuchungen sowie Röntgenaufnahmen werden andere Erkrankungen ausgeschlossen. Bei unangenehmen Beschwerden können entzündungshemmende Medikamente und Schmerzmittel eingesetzt werden. Die Erkrankung bildet sich meist auch ohne Behandlung nach wenigen Wochen von selbst zurück.

Tinnitus

Ohrgeräusche können im Innenohr erzeugt werden, ohne dass dafür ein Geräusch in der Umwelt vorliegt. Es handelt sich um Geräusche wie Pfeifen, Brummen, Zischen, Klingeln, Rauschen, Hämmern oder Knacken. Falls man sich nicht sicher ist, ob ein Geräusch von außen oder innen kommt, braucht man sich nur die Ohren zuzuhalten: Bleiben die Töne in gleicher Lautstärke bestehen, handelt es sich um einen Tinnitus. In den meisten Fällen ist nur ein Ohr betroffen. Gleichzeitig können auch Hörverschlechterungen, Schwindelgefühle und Gleichgewichtsstörungen auftreten.

Die Ohrgeräusche entstehen durch eine falsche Verarbeitung der Signale in den Hörsinneszellen im Innenohr. Häufig ist der Tinnitus auf Stress und andauernde psychische Belastung zurückzuführen, aber auch Lärmeinwirkungen, Erkrankungen des Ohres wie die Menière-Krankheit (S. 396) oder allgemeine Erkrankungen wie Bluthochdruck oder hoher Cholesterinspiegel können ein Auslöser sein.

Auch bei kurzzeitig und sporadisch auftretenden Ohrgeräuschen sollte ein Hals-Nasen-Ohren-Arzt aufgesucht werden. Je früher die Behandlung beginnt, desto besser sind die Heilungschancen und umso eher verhindert man eine Verschlechterung oder sogar einen Hörsturz (S. 363). Behandelt wird der Tinnitus mit durchblutungsfördernden Medikamenten. In manchen Fällen kann auch eine spezielle Behandlung mit Sauerstoff, die so genannte hyperbare Sauerstofftherapie, helfen. Gleichzeitig muss, soweit möglich, die zugrunde liegende Ursache beseitigt werden. Bei übermäßigem Stress und psychischer Belastung helfen Entspannungstechniken wie Autogenes Training. Darüber hinaus kommen spezielle Hörgeräte zum Einsatz, so genannte Tinnitus-Masker, die das störende Geräusch überlagern.

Tollwut

Nach dem seltsam veränderten Verhalten der Betroffenen, das durch Reizbarkeit, Überempfindlichkeit, Ängste und starke Stimmungsschwankungen gekennzeichnet ist, wird die Krankheit als Tollwut (**Rabies**, **Lyssa**) bezeichnet. Die Erkrankung wird durch den Speichel eines befallenen und erkrankten Tieres übertragen, der durch einen Biss oder eine kleine Wunde in den menschlichen Körper gelangt. Seit 1884 steht ein Impfstoff gegen diese Infektion zur Verfügung, die unbehandelt immer tödlich verläuft.

In Europa sind die Tollwut-Viren vor allem bei Waldtieren wie dem Fuchs zu fin-

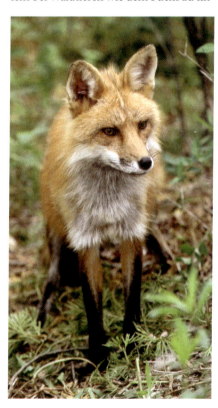

Die Tollwut wird häufig durch den Biss eines infizierten Wildtieres wie des Fuchses übertragen.

Toxoplasmose

den. Durch einen Biss werden die Erreger auf Haustiere wie Hunde und Katzen übertragen und gelangen damit in die Nähe des Menschen. Aber auch Igel kommen als Überträger infrage. Durch umfangreiche Impfaktionen bei den Tieren mithilfe von ausgebrachten und präparierten Ködern wurde die Verbreitung der Erkrankung stark eingeschränkt. In asiatischen Ländern ist die Tollwut aber auch bei frei lebenden Hunden noch weit verbreitet.

Je nach Eintrittspforte des Krankheitserregers in den Körper benötigt das Virus unterschiedlich lange Zeit, um sich bis ins Gehirn auszubreiten: Ist die Verletzung im Gesichtsbereich, bricht das Vollbild der Erkrankung schneller aus als bei einem Biss ins Bein. Etwa 3 bis 10 Wochen nach dem Biss durch ein befallenes Tier treten grippeähnliche Symptome mit Fieber, Kopfschmerzen und eventuell Übelkeit und Erbrechen auf. Dann macht sich zunehmend eine Empfindlichkeit gegenüber Licht, Geräuschen und Berührung bemerkbar (besonders typisch ist Wasserscheu), Krämpfe und Muskelzuckungen gehen mit einer ängstlichen Unruhe und starken Stimmungsschwankungen einher. Während das Fieber weiter ansteigt, breiten sich die Lähmungserscheinungen immer weiter über den Körper aus. Der Tod tritt nach Koma durch eine Atemlähmung ein. Insgesamt vergehen von den ersten Krankheitszeichen bis zum Tod nur etwa sieben Tage!

Bereits der Verdacht auf Tollwut muss vom Arzt an das Gesundheitsamt gemeldet werden. Das Virus wird in Körperflüssigkeiten wie Speichel und Urin nachgewiesen. Solange die Krankheitssymptome nicht aufgetreten sind, kann eine Impfung den ansonsten fatalen Verlauf der Erkrankung aufhalten. Wenn die Erkrankung beim Menschen erst einmal ausgebrochen ist, kann auch eine Behandlung auf der Intensivstation eines Krankenhauses den Betroffenen meist nicht mehr retten. Daher ist es unbedingt erforderlich, dass man beim geringsten Verdacht, mit einem tollwütigen Tier in Kontakt gekommen zu sein, den Arzt aufsucht!

Tollwut-Gefahr! Was tun bei Verletzungen?

Auch ein kleiner Kratzer, in den Speichel eines infizierten Tieres gelangt ist, kann für die Übertragung des Virus genügen. Spülen Sie die Wunde mit klarem Wasser gründlich aus und desinfizieren Sie mit Alkohol oder Jodlösung. Suchen Sie umgehend einen Arzt oder ein Krankenhaus auf, um die Tollwut-Impfung durchführen zu lassen. Diese wird nach 3 und 7 Tagen sowie nach 2, 4 und 12 Wochen wiederholt. Bei blutenden Wunden wird zusätzlich ein kurz wirksames Antiserum verabreicht.
Wenn möglich, lassen Sie das Tier, welches Sie verletzt hat, durch einen Förster für weitere Untersuchungen sicherstellen.

Vorbeugung

Für Reisen in Länder mit hoher Tollwut-Verbreitung wird besonders bei längeren Aufenthalten eine vorbeugende Impfung empfohlen. Drei Injektionen in den Muskel innerhalb von drei oder vier Wochen werden für die zuverlässig schützende Impfung benötigt. Die Impfung verleiht allerdings nur für einen begrenzten Zeitraum Schutz: Lassen Sie daher jährlich Ihr Blut auf ausreichenden Schutz mit Antikörpern (so genannte Titerbestimmung) untersuchen. Schwangere sollten sich nicht impfen lassen.

Bei einer Fahrt in tropische Länder vermeiden Sie am besten jeglichen Kontakt mit frei laufenden Haustieren!

Soll ein Haustier mit ins Ausland genommen werden, gelten in der Regel genaue Impfvorschriften: Meistens wird eine Tollwut-Impfung verlangt. Grundsätzlich empfiehlt sich aber auch zu Hause eine jährlich aufzufrischende Impfung, insbesondere wenn sich das Tier häufig draußen und im Wald aufhält.

Toxoplasmose

Kleine einzellige Parasiten, Toxoplasma gondii genannt, befallen Katzen und katzenartige Raubtiere und vermehren sich in deren Darm. Ausgeschieden werden eiähnliche Vorstadien, die einige Tage lang an der Luft reifen und dann erneut Katzen befallen. Die Krankheitserreger können jedoch auch andere Tiere befallen: Kommen Schlachttiere mit dem Erreger in Berührung, können sie infiziert werden. Nimmt der Mensch dann das Fleisch dieser Tiere zu sich, kann auch er

Um eine Toxoplasmose-Infektion zu vermeiden, sollte man sich nach dem Kontakt mit Katzen die Hände waschen.

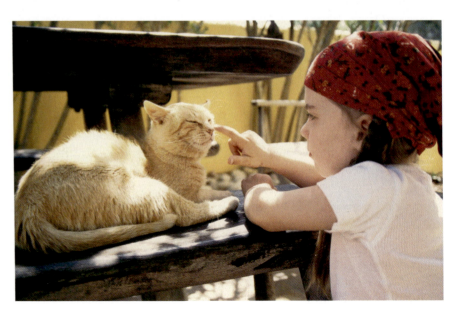

Trommelfellerkrankungen

Toxoplasmose vorbeugen
Vor allem Menschen mit einer Abwehrschwäche und Schwangere sollten die folgenden Regeln beachten, um eine Toxoplasmose-Infektion zu vermeiden:
- Waschen Sie sich gründlich die Hände mit Wasser und Seife, nachdem Sie rohes Fleisch berührt haben.
- Gemüse und Obst sollten Sie gründlich waschen, es könnte durch Tierausscheidungen verunreinigt sein.
- Achten Sie darauf, nur gut durchgegartes Fleisch zu essen.
- Wenn Sie eine Hauskatze haben, leeren Sie jeden Tag die Katzentoilette, denn die ausgeschiedenen Eizellen werden nach zwei bis vier Tagen ansteckend. Reinigen Sie die Katzentoilette mit heißem, gerade nicht mehr kochendem Wasser!
- Waschen Sie sich nach einem Kontakt mit einer Katze gründlich die Hände.
- Schwangere sollten durch eine Blutuntersuchung überprüfen lassen, ob sie bereits eine Toxoplasmose-Infektion durchgemacht und Antikörper gebildet haben. Wenn ja, besteht keine Gefahr mehr.

trolliert ausbreiten: bei Menschen mit einer Immunschwäche und bei Schwangeren, die sich während der frühen Schwangerschaft anstecken. Ohne eine rechtzeitige Behandlung mit Antibiotika können schwere Hirn-, Organschäden und Entwicklungsstörungen beim Ungeborenen die Folge sein.

Trigeminusneuralgie

Der Trigeminusnerv versorgt große Teile des Gesichts. Bei einer Neuralgie kommt es im Versorgungsgebiet dieses Nervs an jeweils einer Gesichtshälfte immer wieder zu blitzartig einschießenden und fast unerträglich starken, stechenden oder brennenden Schmerzen. Sie halten nur Sekunden oder Minuten an, sind jedoch so heftig, dass der Betroffene handlungsunfähig ist. Der Anfall wird durch kleine Bewegungen wie beim Kauen, Sprechen, Gähnen oder Schlucken sowie durch kalte Nahrung ausgelöst.
Ursache kann eine **Herpes-Infektion** (S. 356) oder eine auf den Nerv drückende Geschwulst sein; bei vielen Betroffenen ist jedoch keine eindeutige Ursache feststellbar. Auch der stetige Druck bestimmter kleinerer Arterien in der Umgebung des Nervs kommt als möglicher Auslöser infrage, eine Störung, die sich unter Umständen durch einen operativen Eingriff lindern lässt. Herkömmliche Schmerzmittel helfen bei dieser Art Schmerzen nicht, doch sind Medikamente, die auch bei Epilepsie eingesetzt werden (Antiepileptika), gut wirksam.

Trommelfellerkrankungen

Das zarte Häutchen trennt das Mittelohr im Gehörgang vom äußeren Ohr ab. Die nur ein Zehntel Millimeter dünne, schwingende Membran nimmt die eintretenden Schallwellen auf und leitet sie an die Gehörknöchelchen weiter, die wiederum eine Verbindung zum Innenohr herstellen. Eine Reihe von Erkrankungen kann das Trommelfell betreffen: Eine gutartige Geschwulst (**Cholesteatom**), die sich im Mittelohr ausbreiten kann, führt zu Ohren- und Kopfschmerzen sowie zu zunehmender Schwerhörigkeit. Wenn sie sich weiter ausbreitet, reißt oft das Trommelfell ein, und es tritt ein übel riechender Ausfluss aus dem Ohr aus. Eine Operation ist erforderlich, um weitere Schäden durch das Wachstum des Tumors zu verhindern. Die Geschwulst kann schwere Schäden anrichten, weil sie die Gehörknöchelchen und die umliegenden wichtigen Nerven beschädigt.

Die schmerzlindernde, ausgleichend-regulierende Wirkung der Akupunktur nutzt man auch bei Trigeminusneuralgie.

von dem Parasiten befallen werden. Nicht jeder Fleischgenuss hat allerdings eine Infektion zur Folge: Bei Temperaturen von mehr als 70 °C stirbt der Erreger ab; er wird vor allem durch rohes und halbrohes Fleisch verbreitet.
Bei den meisten Menschen verläuft eine Infektion weitgehend unbemerkt oder nur mit vorübergehenden grippeähnlichen Beschwerden. Der Körper bildet Abwehrstoffe (Antikörper) und bleibt in Zukunft vor einer weiteren Infektion geschützt. Im mittleren Lebensalter hat fast jede zweite Person die Infektion bereits ohne weitere Probleme durchgemacht. In zwei Fällen kann sich der Erreger unkon-

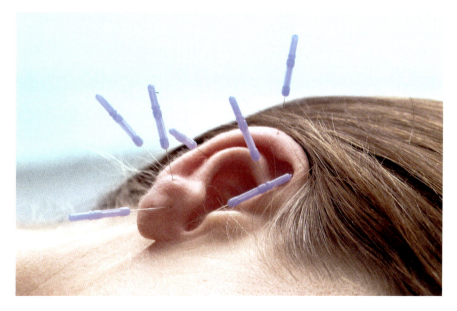

Tubenkatarrh

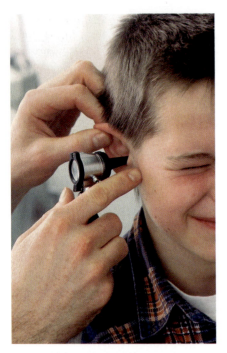

Die harmlose Untersuchung mit dem Otoskop ermöglicht dem Arzt eine genaue Betrachtung des Trommelfells.

Bei einer Mittelohrentzündung (S. 401) kann sich Eiter hinter dem Trommelfell ansammeln. Dieses wird nach außen gewölbt, es kann sich entzünden und schließlich reißen (**Perforation**). Durch einen kleinen Schnitt und das Einlegen eines winzigen Röhrchens kann der Facharzt für Erleichterung sorgen, wenn es immer wieder zu dieser recht schmerzhaften Erkrankung kommt. Die Flüssigkeit läuft ab, und der Defekt im Trommelfell heilt meist schnell wieder.

Zerreißen kann das Trommelfell auch durch einen Schlag mit der flachen Hand auf das Ohr bei einer Ohrfeige, was den gleichen Effekt hat wie eine Explosion: Das Trommelfell kann dem plötzlich stark erhöhten Luftdruck nicht standhalten und reißt (**Barotrauma**).

Auch das allzu eifrige Reinigen des Ohres mit Wattestäbchen oder das gedankenlose Einführen von Fremdkörpern bei Kindern führen nicht selten zu einer Verletzung der empfindlichen Membran.

Beim Tauchen oder bei schnellem Anstieg in größere Höhen (Fliegen) ohne ausreichenden Gegendruck in einer Druckkabine wird das Trommelfell zwar stark beansprucht, reißt aber normalerweise nicht ein.

Eine Trommelfellverletzung äußert sich durch schlagartig einsetzende Ohrenschmerzen, das Hörvermögen ist beeinträchtigt, und Ohrgeräusche können auftreten. Manchmal tritt auch etwas Blut in den Gehörgang aus. Durch den Defekt können Krankheitserreger ins Mittelohr eindringen, daher darf kein Wasser, z.B. beim Duschen oder Haarewaschen, in den Gehörgang gelangen, solange die Verletzung nicht verheilt ist. Das Trommelfell wird mit einem so genannten Otoskop untersucht; es ist durch eine beleuchtete Lupe vergrößert sichtbar. Eine kleinere Verletzung des Trommelfells heilt meist innerhalb von Wochen von selbst. Um das Zusammenwachsen bei größeren Defekten zu fördern, kann eine Folie als Schiene eingesetzt werden. Sollte die Verletzung in seltenen Fällen nicht heilen, kann man ein künstliches Trommelfell operativ einsetzen.

Tubenkatarrh

Unter einem Tubenkatarrh versteht man eine Entzündung des Verbindungsganges zwischen Rachen und Ohr, der auch als Eustachio-Röhre bezeichnet wird. Dieser Gang sorgt für den Druckausgleich zwischen der Paukenhöhle im Mittelohr und dem Rachen. Bei einer Erkältungskrankheit mit Entzündungen im Nasen-Rachen-Raum ist häufig auch dieser Verbindungsgang entzündet und geschwollen. Bei allergischen Reaktionen wie Heuschnupfen kann die Eustachio-Röhre ebenfalls betroffen sein. Die Folge ist ein Druckgefühl auf dem Ohr, weil der Ausgleich des Luftdrucks nicht mehr richtig funktioniert. Bei einer stärkeren Schwellung der Schleimhaut ist der Verbindungsgang überhaupt nicht mehr durchgängig. Dadurch können auch Ohrenschmerzen, Rauschen im Ohr und eine Hörverschlechterung auftreten. Die Behandlung besteht je nach Schwere der Infektion in der Gabe von abschwellenden Nasentropfen oder -sprays, Inhalationen und reichlichem Trinken (Tees oder Mineralwasser).

Bei gleichzeitig auftretendem hohen Fieber ist unbedingt der Hausarzt aufzusuchen, um die genaue Krankheitsursache festzustellen. Bei Bedarf können Antibiotika verordnet werden, um eine Ausbreitung der Erreger z.B. auf das Mittelohr zu verhindern.

Tuberkulose

Die gefürchtete Infektionskrankheit Tuberkulose, oft auch als **Tbc** oder **Schwindsucht** bezeichnet, befällt in der Regel zuerst die Lunge. Besonders in der Dritten Welt ist die Tuberkulose immer noch weit verbreitet. Weltweit sterben jedes Jahr etwa 3 Millionen Menschen an ihren Folgen. In Mitteleuropa erkranken in erster Linie immungeschwächte Menschen, z.B. AIDS-Kranke, Alkohol- und Drogenabhängige oder durch Krankheit geschwächte Menschen. Die Infektion mit dem Bakterium Mycobacterium tuberculosis erfolgt durch Kontakt mit Erkrankten überwiegend über Tröpfcheninfektion, d.h. durch Husten, Niesen oder auch Sprechen. Tuberkulose ist in Deutschland meldepflichtig und unterliegt dem Infektionsschutzgesetz: Träger der Tuberkulose-Erreger können sogar gegen ihren Willen isoliert werden.

Im ersten Stadium der Erkrankung ist die Infektion mit Tuberkulose-Bakterien auf die Lunge beschränkt (**Lungentuberkulose**). Im zweiten Stadium kann sich

Tbc-Schutzimpfung

Zur Tuberkulose-Vorbeugung steht eine Impfung zur Verfügung, die die Bildung von speziellen Abwehrzellen bewirkt. Diese bietet zwar keinen hundertprozentigen Schutz vor einer Infektion, jedoch sinkt das Erkrankungsrisiko, und auch etwaige Komplikationen treten im Fall einer Erkrankung seltener auf. Die Impfung wird in erster Linie bei bestimmten Risikogruppen wie z.B. medizinischem Personal oder bei Menschen, in deren Umgebung bereits eine Tuberkulose-Erkrankung aufgetreten ist, durchgeführt.

Typhus

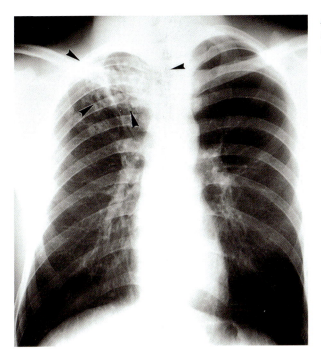

Auf dem Röntgenbild zeigen sich Tuberkulose-Herde als helle Schatten.

daraus eine **Organtuberkulose** entwickeln. Bei der Lungentuberkulose entsteht kurze Zeit nach der Infektion ein isolierter Entzündungsherd in der Lunge, der sich meist abkapselt. In diesem Stadium sind nur geringe, wenig typische Symptome zu beobachten wie leichte Temperaturerhöhung, Husten, Nachtschweiß, Appetitlosigkeit und verminderte Leistungsfähigkeit. Bei Menschen mit einem gut funktionierenden körpereigenen Abwehrsystem bleibt der Entzündungsherd auf die Lunge beschränkt, der Prozess kommt zum Stillstand, und die Tuberkulose heilt ab.

Ist das Immunsystem jedoch geschwächt, kommt es zu einer Ausbreitung der Bakterien auf dem Blutweg in andere Organe, in denen wiederum Entzündungsherde entstehen, es kommt zu einer Organtuberkulose, z.B. einer Nieren-, Knochen- oder Gehirntuberkulose. Die Erreger bilden in den Organen flüssigkeitsgefüllte Höhlen, die so genannten Kavernen. Entstehen dabei Verbindungen zu Blut- oder Lymphgefäßen, breiten sich die Bakterien auf diesem Wege wiederum weiter aus. Die Diagnose erfolgt durch Röntgenaufnahmen der Lunge und den Nachweis der Erreger z.B. im Hustenauswurf, Magensaft oder Urin. Behandelt wird die Tuberkulose mit einer Kombination verschiedener Antibiotika, um zu vermeiden, dass die Erreger eine Unempfindlichkeit gegen einen dieser Wirkstoffe entwickeln (Resistenz). Die Therapie wird über einen Zeitraum von 9 Monaten durchgeführt. Anschließend sind zwei Jahre lang Kontrollen erforderlich. Zur Linderung der Beschwerden werden Mittel gegen Husten verabreicht und je nach Bedarf Maßnahmen zur Stärkung der Körperabwehr ergriffen. Besteht Ansteckungsgefahr, muss der Patient unter Umständen im Krankenhaus behandelt werden.

Typhus

Die schwere fieberhafte Erkrankung wird durch das Bakterium Salmonella typhi verursacht. Typhus kommt in Mitteleuropa kaum vor, ist jedoch in nicht industrialisierten Ländern häufig und kann von dort leicht durch Reisende eingeschleppt werden. Die Erreger werden über den Stuhl ausgeschieden, und zwar sowohl von Kranken als auch von Menschen, die die Krankheit früher einmal gehabt und nicht vollständig behandelt haben (so genannte Dauerausscheider). Über Umwege können die Bakterien ins Trinkwasser gelangen und so Massenerkrankungen auslösen. Der direkte Kontakt mit Kranken ist wenig gefährlich, normale Hygienemaßnahmen wie sorgfältiges Händewaschen nach dem Kontakt sind ausreichend. Unbehandelt kann Typhus zum Tod führen.

Ein bis zwei Wochen nach der Ansteckung kommt es zu Kopfschmerzen, Abgeschlagenheit, ausgeprägtem Krankheitsgefühl, hohem Fieber und starker Verstopfung. Husten und Bronchitis treten manchmal zusätzlich auf. Typisch sind kleine rote Flecken am Oberbauch („rose spots"). Die Erreger werden im Blut, später auch im Urin oder Stuhl nachgewiesen. Die Behandlung erfolgt mit einem Antibiotikum. Durch die Medikamente sollte das Fieber nach etwa 6 Tagen zurückgehen. Die Antibiotikabehandlung muss noch mindestens 10 Tage fortgeführt werden, um alle Erreger abzutöten und so zu verhindern, dass der Betroffene zum Dauerausscheider wird. Etwas harmloser, kürzer und leichter verläuft der so genannte **Paratyphus**, der von einem ähnlichen Erreger, Salmonella paratyphi, übertragen wird. Die Diagnose erfolgt durch den Nachweis des Bakteriums in Blut, Urin oder Stuhl.

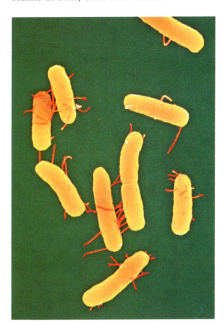

Schon der Verdacht auf eine Infektion mit Typhus-Bakterien ist in Deutschland meldepflichtig.

457

Ungeziefer

Ungeziefer

Eine große Anzahl von schmarotzenden Lebewesen ernähren sich vom Blut von Säugetieren (also auch vom Menschen) und nisten sich gerne in Haut und Haaren oder den Wohn- und Schlafstätten ein. Als Überträger von Infektionskrankheiten gilt vor allem der Rattenfloh, der durch die Übertragung der Pest-Bakterien im Mittelalter entscheidend an der Entvölkerung ganzer Landstriche mitverantwortlich war. Neben Flöhen befallen Läuse, Zecken und Wanzen Menschen und Tiere.

Bettwanzen

Vor allem Reisende, die entfernte Gegenden und Quartiere mit niedrigen Reinlichkeitsstandards besuchen, machen nicht selten Bekanntschaft mit der Bettwanze – einem kleinen, rotbraun gefärbten ovalen und flachen Insekt mit verkümmerten Flügeln. Die Bettwanze war bis zum Zweiten Weltkrieg auch in Europa weit verbreitet, durch moderne Insektenvernichtungsmittel nahm ihre Verbreitung allerdings stark ab. Inzwischen werden aus dem osteuropäischen Raum wieder vermehrt Bettwanzen eingeschleppt. Die Parasiten verstecken sich tagsüber in Ritzen und Spalten und werden nachts aktiv. Den Schlafenden nehmen sie mithilfe von Wärmesensoren wahr und saugen ihm nach einem Stich einige Minuten lang Blut ab. Die Wanze kann dabei ein Vielfaches ihres Körpergewichtes an Blut aufnehmen. Erst später macht sich der Stich durch eine kleine, juckende Schwellung (Quaddel) bemerkbar, die etwa eine Woche bestehen bleiben kann. Bettwanzen übertragen keine Krankheiten. Sie geben einen unangenehmen Geruch ab, den man im Zimmer unter Umständen erkennen kann. Um sie in ihren Verstecken vollständig auszurotten, bleibt nur die Hilfe eines professionellen Kammerjägers, der spezielle lang wirksame Giftstoffe (Insektizide) einsetzt.

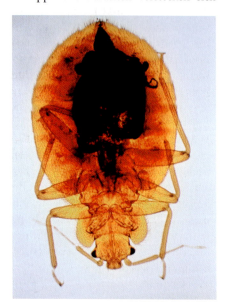

Wanzen sind etwa 5 bis 8 mm groß. Ihr Biss ist unangenehm, überträgt aber keine Krankheiten.

Flöhe

Bis zu einem halben Meter weit und über 30 cm hoch kann ein Floh, der sich auf der Haut von Menschen und anderen Säugetieren von ihrem Blut ernährt aus dem Stand springen. Außerdem können sie während ihres mehrjährigen Lebens mehrere Monate ohne Nahrung auskommen. In ihrer Puppenhülle verharren schlüpfreife Flöhe manchmal über Monate, bis eine Erschütterung des Bodens die Ankunft eines neuen Wirtes signalisiert. Schnell schlüpfen die Tiere dann aus und fallen in großer Zahl über den ahnungslosen Menschen her, der z.B. einen schon länger nicht mehr benutzten Raum betritt. Flöhe können Krankheitserreger übertragen: Der Hunde- und Katzenfloh verbreitet nicht selten Bandwürmer.

Der Menschenfloh (Pulex irritans) ist wegen der guten hygienischen Verhältnisse im westlichen Europa kaum noch anzutreffen. Eingeschleppt durch den Hund, können Hunde- und Katzenflöhe auch den Menschen befallen und dort an den Bissstellen kleine rötliche Schwellungen (Quaddeln) und starken Juckreiz hervorrufen. Bisweilen verraten sich die Flöhe durch ihren krümeligen Kot im Fell der Tiere. Mehrere Flohstiche liegen häufig in einer Reihe angeordnet, da die Tiere kurz hintereinander an verschiedenen Hautstellen auf die Suche nach Nahrung gehen. Flöhe legen ihre Eier in Bodenritzen und Polstermöbeln, Teppichen und Vorhängen ab. Wenn man eines Flohbefalls von Mensch und Haustier Herr werden will, muss man daher oft große Teile der Wohnung ebenfalls mit wirksamen Mitteln entseuchen, denn sonst schlüpfen von dort auch nach mehreren Wochen neue Flöhe aus. Wirksame Insektengifte, mit denen die Haut von Tier und Mensch und eben auch die Wohnumgebung behandelt werden, stehen zur Verfügung. Bei einem starken Flohbefall der Wohnung hilft oft nur noch der Kammerjäger. Gesundheitsämter vermitteln die entsprechenden Adressen fachkundiger Ungezieferbekämpfer. Zur Vorbeugung empfiehlt es sich, Haustieren ein spezielles Flohhalsband anzulegen, das abstoßend auf die Parasiten wirkt.

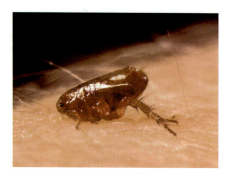

Flöhe springen nur zum Stechen auf die Haut von Tier und Mensch. Ansonsten sitzen sie z.B. in Teppichen und Polstern.

Läuse

Drei Arten dieser Kleinlebewesen befallen den Menschen: Kopf-, Kleider- und Filzläuse saugen nach einem Stich mit ihrem spitzen Rüssel Blut auf und hinterlassen unangenehm juckende rötliche Stellen. Der Speichel der Läuse löst den quälenden Juckreiz aus. Durch das heftige Kratzen wird oft zusätzlich Kot der Läuse in die Wunde gerieben, was zu vermehrtem Jucken und zu Entzündungen führt. Mit ihren geformten Füßen klammern sich Läuse regelrecht an Haaren oder Kleidungsfasern fest.

Die Vermehrung erfolgt über die Ablage von Eiern; die Eihüllen (Nissen) werden an den Haaren und Kleidungsfasern ge-

Ungeziefer

klebt bleiben. Aus jedem Ei entsteht in etwa 10 Tagen eine Larve, und aus der wiederum eine Laus, die wiederum nach 10 Tagen geschlechtsreif ist und dann erneut Eier legt.

Bekämpft werden Läuse mit speziellen Insekten abtötenden Substanzen (Insektiziden), deren Inhaltsstoffe auf das Nervensystem der Läuse und deren Nissen giftig wirken. Die Einwirkzeit sollte nur kurz sein, um Nebenwirkungen für den Menschen zu vermeiden. Auf pflanzlicher Basis kann auch ein Extrakt aus Chrysanthemenblüten eingesetzt werden. Der Juckreiz kann mit einem lindernden Gel behandelt werden. Da Läuse leicht von Mensch zu Mensch oder über Kleidungsstücke übertragen werden können, empfiehlt es sich, bei einer Behandlung immer auch die nächsten Bezugspersonen mit einzubeziehen.

Besonders leicht können in Kindergärten oder Schulen die immer noch weit verbreiteten **Kopfläuse** übertragen werden. Davor schützen auch eine besondere Reinlichkeit oder tägliches Haarewaschen und Duschen nicht. Die etwa drei Millimeter kleinen Insekten saugen alle zwei bis drei Stunden Blut, bleiben aber auf den ersten Blick wegen ihres flachen und ungefärbten Körpers oft unentdeckt. Bei einer genaueren Untersuchung fallen häufig die nahe der Kopfhaut an den Haaren klebenden Nissen als aneinander gereihte kleine Kügelchen auf.

Quälender Juckreiz führt nicht selten dazu, dass sich Befallene die Kopfhaut

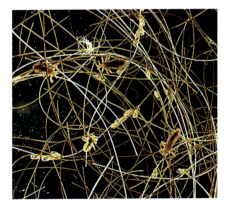

Bei dem Befall mit Kopfläusen sind ihre Eier – die Nissen – als weißliche Ablagerungen an den Haaren zu sehen.

> **Kopfläuse bekämpfen**
> Stellt man Kopfläuse fest, sollte man unverzüglich mit der Bekämpfung beginnen. Geeignete Mittel bekommt man rezeptfrei in der Apotheke; doch gerade bei der Behandlung von kleinen Kindern oder Babys sollte man den Kinderarzt um Rat fragen und sich ein geeignetes Mittel verschreiben lassen. Schwangere und Stillende sollten keine chemischen Läusemittel anwenden.
> Nach der Behandlung werden die Haare mit Essigwasser gespült und mit einem speziellen, sehr feinen Nissenkamm ausgekämmt, um auch die klebrigen Eihüllen zu entfernen.
> Die gebräuchlichen Läuse-Shampoos wirken allerdings nur gegen die lebenden Läuse und die Larven, nicht aber gegen die Eier, die in den Nissen überleben; deshalb muss eine Behandlung nach etwa 8 Tagen wiederholt werden, wenn die nächste Generation Läuse aus den Nissen geschlüpft ist.
> Nach den Vorschriften des Infektionsschutzgesetzes dürfen die Betroffenen die Schule oder den Kindergarten erst wieder besuchen, wenn vom Arzt festgestellt wird, dass es nicht mehr zu einer Übertragung kommen kann.

blutig kratzen. Da sich die Kopfläuse ausschließlich am Kopfhaar aufhalten, können sie dort leicht mit Spezialshampoos behandelt werden. Auch durch eine Wärmebehandlung lassen sich Kopfläuse bekämpfen. Unter einer Trockenhaube sterben die Insekten ab, wenn man sie für mehr als eine halbe Stunde einer Temperatur von über 44 °C aussetzt. Eine Behandlung mit Haus- oder ausschließlich pflanzlichen Mitteln ist nicht zu empfehlen; sie ist in der Regel sehr langwierig und nicht zuverlässig. Einzige wirksame Methode zur Bekämpfung der Kopfläuse ohne chemische Mittel ist das komplette Abschneiden der Haare; hier finden die Läuse keine geeignete Möglichkeit mehr,

ihre Nissen abzulegen. Der Juckreiz kann durch eine wiederholte Behandlung mit Essigsäure 2 % gelindert werden, die Läuse stechen dann auch weniger häufig.

Die nur 1,5 Millimeter kleine **Filzlaus** wird vor allem bei intimem Kontakt von Mensch zu Mensch übertragen. Sie lebt in menschlicher Körperbehaarung, vor allem im Schambereich und wo sonst noch viele Schweißdrüsen angesiedelt sind, z.B. in den Achselhöhlen und an der Brust. Die Filzlaus ist auf den Menschen als Lebensgrundlage angewiesen, nur für etwa 24 Stunden kann sie ohne eine Blutmahlzeit überleben. Um die Einstichstelle herum bilden sich manchmal bis zu zwei Zentimeter große blaue Flecken (so genannte Taches bleues) durch einen kleinen Bluterguss. An der Kleidung fallen „Rostflecken" auf, die durch kleine Mengen des ausgetretenen Blutes und den Kot der Tiere verursacht werden. Um die Filzläuse zu bekämpfen, muss immer auch der Partner mit den Medikamenten mitbehandelt werden. Benutzte Wäsche muss bei 60 °C gewaschen werden.

Unter den allgemein guten hygienischen Bedingungen, wie sie in Westeuropa derzeit herrschen, haben **Kleiderläuse** kaum eine Chance, sich zu verbreiten. In Entwicklungsländern allerdings kann die Kleiderlaus gefährliche Erkrankungen wie das Rückfallfieber und das Fleckfieber übertragen. Günstige Bedingungen findet der Schmarotzer immer dann vor, wenn viele Menschen unter schlechten hygienischen Bedingungen eng zusammenleben. Die etwa drei bis vier Millimeter großen gelblich gefärbten Tiere legen ihre Eier in den Fasern der Kleidung ab, bevorzugt innen an der Unterbekleidung, aber auch am Bettzeug. Dort entwickelt sich innerhalb von etwa drei Wochen erst ein Larvenstadium und dann schließlich die neue Läusegeneration. Wirksam bekämpfen lässt sich die Kleiderlaus am einfachsten, indem man häufig die Bekleidung wechselt und sie stets gründlich wäscht.

Zecken

Ebenso wie die Krätzmilben (**Krätze**, S. 378) gehören die Zecken zu den Spin-

Unterbauchschmerzen, chronische

nentieren. Die im ausgehungerten Zustand meist weniger als einen Millimeter kleinen weiblichen Tiere lauern im Wald oder in dichter Vegetation auf ihre Opfer. Im Frühsommer kommen sie am häufigsten vor. Sie können Wärme, Erschütterung und auch Bestandteile des Schweißes wahrnehmen und sich aktiv auf Tier und Mensch zubewegen. Die verbreitete Meinung, dass sich Zecken von Bäumen fallen lassen, trifft nicht zu. Mit ihren krallenartigen Beinen halten sich die Zecken am Wirt fest, stechen mit ihren Mundwerkzeugen in die Haut ein und saugen Blut. Dabei schwellen sie um ein Vielfaches an, wobei sie mehrere Millimeter groß werden können. Besonders wenn sie länger an der Haut verbleiben, können Zecken gefährliche Krankheiten wie die **FSME** (Frühsommer. Meningoenzephalitis, S. 337) oder die **Borreliose** (S. 317) übertragen.

In der Regel werden die gefährlichen Krankheitserreger erst einige Stunden nach dem Beginn des Blutsaugens übertragen. Mit einer speziellen Zeckenzange kann man Zecken so entfernen, dass sie wenig oder sogar gar keinen eigenen und möglicherweise infizierten Speichel in die Bissstelle abgeben und so die Erreger auf den Menschen übertragen. Greifen Sie die Zecke nahe an der Haut und üben Sie leichten Zug aus, während Sie die Zange vorsichtig hin und her bewegen. Beobachten Sie für einige Tage die Bissstelle: Wenn sich eine Rötung bildet, die sich immer weiter kreisförmig ausdehnt, besteht der Verdacht auf eine Borreliose. Wer in den Tagen nach dem Biss ungewöhnlich starke Kopfschmerzen und grippeähnliche Beschwerden sowie eine Nackensteifigkeit verspürt, sollte sich auf eine mögliche Infektion mit FSME-Erregern untersuchen lassen.

Unterbauchschmerzen, chronische

Chronische Schmerzen im Unterbauch kommen bei Frauen relativ häufig vor. Oft wird durch aufwendige Diagnostik festgestellt, dass die inneren Organe vollkommen gesund sind. Die quälenden, leicht ziehenden und krampfartigen Schmerzen sind ununterbrochen mehr oder weniger stark zu spüren (Dauerschmerz), sie beeinträchtigen den Alltag erheblich und behindern bei nahezu jeder Tätigkeit. Manchmal sind sie von Verstopfung oder Durchfall begleitet.

Einer solchen Funktionsstörung liegen in der Regel seelische Probleme zugrunde. Diese **psychosomatischen Störungen** (S. 428) beruhen oft auf der Schwierigkeit, bestimmte Erfahrungen im Leben zu verarbeiten. Dabei kann es sich um als verletzend empfundene Ereignisse handeln: eine erschreckende erste Periode bei einem jungen Mädchen, eine belastete Schwangerschaft oder Entbindung, eine nicht verkraftete gynäkologische Operation oder Erfahrungen von sexueller Gewalt. Auch eine bisher unerkannte **Depression** (S. 323) können zu den körperlich spürbaren Beschwerden führen.

Grundlage für jede Therapie ist die ausführliche frauenärztliche Untersuchung. Um Krankheiten der inneren Organe oder der Wirbelsäule auszuschließen, werden oftmals eine internistische und eine orthopädische Untersuchung ergänzt. Hierdurch und durch die dauernden, zermürbenden Beschwerden sind viele Betroffene verunsichert und machen sich Sorgen um ihre Gesundheit. Sie sind oft skeptisch und zweifeln daran, dass sie tatsächlich organisch gesund sind. Deshalb wechseln sie häufig den Arzt und lassen viele Untersuchungen mehrfach vornehmen. Sie können und wollen immer weniger glauben, dass ihr Leiden eine psychosomatische Ursache haben könnte.

Auch manche Ärzte geraten in den Kreislauf von Hilflosigkeit und Irritation, den die langwierige Suche nach der Schmerzursache auslöst. So kann es zu völlig unsinnigen Vorschlägen kommen: Eierstockoperationen, Gebärmutterentfernung oder andere Eingriffe sollen eventuell bestehende Verwachsungen lösen und die Schmerzen beseitigen. Diese Eingriffe bleiben aber letztlich alle erfolglos, weil sie nicht das eigentliche Problem behandeln.

Der erste Schritt zu einer Linderung und späteren Heilung chronischer Unterbauchschmerzen ist meist eine Psychotherapie, um die zugrunde liegenden seelischen Ursachen der Beschwerden zu erkennen und zu überwinden. Oftmals reichen wenige Gespräche oder eine Kurztherapie für eine Klärung und Entlastung, mit deutlicher Besserung der Beschwerden. Bei manchen Frauen stellt sich heraus, dass die Schmerzen tiefer liegende Probleme verdeckt hatten, die einer längeren Therapie bedürfen. In manchen Fällen ist sogar eine stationäre psychosomatische Kur sinnvoll, um einen intensiven Einstieg in die Ursachen zu finden. Eine ambulante Therapie schließt sich später an.

Für alle psychosomatischen Beschwerden gilt, dass Seele und Körper gleichermaßen leiden. Ergänzend zur Psychotherapie können deshalb im Einzelfall auch Schmerzmittel angebracht sein.

Unterschenkelgeschwür

Das Unterschenkelgeschwür (**Ulcus cruris**) wird im Volksmund auch als offenes Bein bezeichnet. Häufigste Ursache ist ein Rückstau des Blutes in den Venen der Beine im Rahmen von **Krampfadern** (S. 376), nach einer **Venenentzündung** (S. 462) oder nach einem Gefäßverschluss (**Thrombose**, S. 452). Durch den Rückstau des Blutes werden die feinen Verästelungen der Blutgefäße, die Kapillaren, langsam zerstört. Diese Schädigung führt zu einer anhaltenden Stoffwechselstörung in diesem Bereich, die sich zunächst durch eine rötlich-bräunliche Verfärbung der Haut (Stauungsdermatose) bemerkbar macht. Kleinere Wunden heilen nur schlecht oder gar nicht mehr ab und infizieren sich häufig.

Als weitere Ursache für ein Unterschenkelgeschwür kommt ein verminderter Zustrom von Blut über die Arterien infolge einer **Arteriosklerose** (S. 305) infrage. Die Haut der Beine fühlt sich bei der so genannten peripheren arteriellen Verschlusskrankheit meist kühl an und ist rötlich-lila verfärbt.

Bei einer **Polyneuropathie** (S. 424), die oft als Folge von **Diabetes** (S. 324) oder Alkohol-

Unterschenkelgeschwür

Geschwüren vorbeugen

Besonders bei Patienten, die an arteriellen oder venösen Durchblutungsstörungen (auch infolge eines Diabetes) leiden, oder bei Nervenbeschwerden, die zu einer gestörten Wahrnehmung in den Extremitäten führen, kommt es infolge von Verletzungen leicht zu Geschwüren. Hier sind Vorbeugung und eine sorgfältige Pflege und Selbstbeobachtung wichtig.

- Nehmen Sie auch kleine Wunden und Verletzungen an Beinen und Füßen ernst. Denn aus unscheinbaren geröteten Hautstellen kann sich leicht ein großes Geschwür bilden.
- Lassen Sie regelmäßig eine fachkundige Fußpflege durchführen.
- Tragen Sie bequemes Schuhwerk, denn Druckstellen können sich leicht entzünden.
- Trockene Haut sollten Sie regelmäßig mit einer leicht fettenden Creme ohne weitere kosmetische Zusätze einreiben.
- Rauchen verengt die Gefäße und verschlechtert vor allem die Durchblutung der Beine. Meiden Sie daher dieses Genussgift.
- Sorgen Sie für ausreichende Bewegung, gehen Sie viel spazieren, machen Sie Fußgymnastik und legen Sie regelmäßig die Beine hoch.

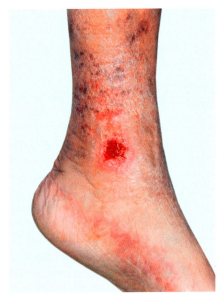

Bei einem Unterschenkelgeschwür ist zum Abheilen ein möglichst keimfreies, feuchtes Wundmilieu wichtig.

missbrauch entsteht, sind die Nerven vor allem an den Füßen so geschädigt, dass sie ihre wichtige Steuerungs- und Wahrnehmungsfunktion nicht mehr leisten können. Auch dies kann zu Hautgeschwüren führen. Typischerweise macht sich die Polyneuropathie durch Missempfindungen wie Kribbeln und das so genannte Ameisenlaufen auf der Haut bemerkbar.

Offene Wunden an den Beinen, die nur schlecht oder gar nicht heilen, sollten dringend von einem Arzt versorgt werden. Durch verschiedene Untersuchungen kann unterschieden werden, welche Ursache zu den Geschwüren führt: Die Durchgängigkeit der Venen kann durch eine spezielle Ultraschalluntersuchung (Doppler-Sonographie) überprüft werden. Durch das Tasten der Pulse am Fuß können wichtige Hinweise auf die arterielle Durchblutung erhalten werden. Eine Polyneuropathie lässt sich durch neurologische Untersuchungen feststellen, bei denen das Vibrationsempfinden und das Wahrnehmungsempfinden an der Haut für verschiedene Reize untersucht werden.

Zur Behandlung wird die Wunde gründlich gereinigt und mit einer so genannten feuchten Wundauflage versorgt. Bis zu einer Woche verbleiben die speziellen Pflasterverbände auf der Wunde, um das empfindliche neu gebildete Gewebe zu schützen.

Wenn der Rückstau von venösem Blut für die Erkrankung verantwortlich ist, müssen die Beine mit einer elastischen Binde fachgerecht vom Fuß her bis zum Oberschenkel gewickelt werden, um durch den leichten gleichmäßigen Druck den Abtransport des Blutes über die Venen zum Herzen zu verstärken. Wenn die Wunden verheilt sind, müssen bis zu einer eventuell nötigen Venenoperation spezielle, individuell angepasste Kompressionsstrümpfe getragen werden. Falls eine durch Arteriosklerose bedingte Minderdurchblutung vorliegt, können Medikamente helfen, die in Form von Infusionen verabreicht werden.

Ist die Erkrankung bereits weiter fortgeschritten, hilft oft nur noch eine Operation, bei der man die verengten Gefäßabschnitte durch künstliche Gefäße ersetzt (Angioplastie).

Varikozele

Ein verzweigtes Venengeflecht im Hodensack sorgt dafür, dass die Umgebungstemperatur der Hoden zuverlässig unterhalb der des übrigen Körpers liegt. Diese Venen münden auf beiden Seiten in größere ein, die das Blut weiter in Richtung Herz transportieren. Die Vene des linken Hodens mündet bei den allermeisten Männern mit einem stärkeren Knick in diese abführende Vene ein. Ein Rückstau des Blutes führt zu einer Aufweitung der Venen im Hodensack und zu Krampfaderbildung; dies ist bei ca. 15 % der erwachsenen Männer im Alter zwischen 15 und 25 Jahren der Fall. Aber auch gutartige und bösartige Tumoren im Bauchraum können die ableitenden Venen des Hodens verengen und so zu diesen Krampfadern führen.

Bemerkbar macht sich ein **Krampfaderbruch im Hodensack** bei vielen Betroffenen erst bei einem Kinderwunsch. Durch die Blutstauung im Hoden kann die Temperatur für die empfindlichen Samenzellen dauerhaft zu hoch werden. Eine verminderte Fruchtbarkeit ist die Folge. Manchmal treten auch eine Hodenschwellung und ein Spannungsgefühl am linken Hoden oder Schmerzen auf.

Durch Abtasten des Hodens im Stehen, Liegen und beim Pressen in der Hocke kann sich der Arzt einen Eindruck verschaffen, wie ausgeprägt der Befund ist. Bei Unklarheiten kann eine Ultraschalluntersuchung Zweifel ausräumen, bei der es möglich ist, die Hodenvenen an ihrer Einmündungsstelle darzustellen und Tumoren im Bauchraum auszuschließen. In seltenen Fällen muss ein Kontrastmittel in die Vene gespritzt werden, um den Blutfluss in einer Röntgenaufnahme sichtbar zu machen (Phlebographie). Bei einem unerfüllten Kinderwunsch wird außerdem eine Spermienuntersuchung durchgeführt, bei der die Anzahl der befruchtungsfähigen Samenzellen festgestellt wird.

Die Krampfadern können durch das Einspritzen eines Medikamentes verödet werden. Alternativ werden im Rahmen einer kleinen Operation Teile der Venen abgebunden und entfernt. Wenn die Behandlung früh genug einsetzt, erreicht man bisweilen auch eine Verbesserung der Fruchtbarkeit.

Venenentzündung

Strangförmige Schwellung, Verhärtung, Überwärmung und Schmerzen einer oberflächlich liegenden Vene kennzeichnen eine **Phlebitis**. Bildet sich in der betroffenen Vene auch ein Blutpfropf (Thrombus), spricht man von einer **Thrombophlebitis**. Im Gegensatz dazu wird der Verschluss einer tief liegenden Vene als Thrombose (S. 452) bezeichnet.

Oft sind Ursache und Wirkung nicht sicher zu unterscheiden: Einerseits kann ein verschlepptes Blutgerinnsel in einer Vene stecken bleiben und dort die Entzündung auslösen. Andererseits können über das Blut verschleppte Krankheitserreger oder eine Entzündung des umliegenden Gewebes auf die Vene übergreifen und erst hier eine Erkrankung verursachen, wodurch es dann zur Bildung eines Thrombus kommt. Besonders häufig entzünden sich Krampfadern (S. 376), weil dort der Blutfluss ohnehin gestört ist.

Wer die Anzeichen einer Phlebitis bei sich feststellt, sollte umgehend einen Arzt aufsuchen. Oft sind auch tiefe Venen betroffen, und es besteht die Gefahr, dass sich Blutgerinnsel lösen, in die Lunge wandern, wo sie eine Lungenembolie (S. 385) auslösen können. Durch eine spezielle Ultraschalluntersuchung (DopplerSonographie) kann die Durchgängigkeit besonders der tiefen Venen überprüft werden. Nach Möglichkeit sollten die auslösenden Ursachen für die Venenentzündung herausgefunden werden. Hierfür ist eventuell auch eine Blutuntersuchung erforderlich.

Wenn eine Beteiligung der tiefen Venen ausgeschlossen ist, genügen oft kalte Umschläge mit Alkohol oder Salben mit dem blutgerinnungshemmenden Wirkstoff Heparin. Wichtig ist das Wickeln der betroffenen Extremität mit einer elastischen Binde oder das Tragen von Kompressionsstrümpfen, um den Rückfluss des Blutes über die Venen zu unterstützen.

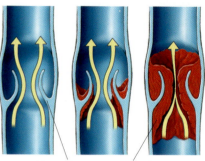

Vor allem an den Venenklappen lagern sich feste Blutbestandteile an. Hieraus kann dann ein Thrombus entstehen.

Bettruhe muss nicht eingehalten werden, sie wäre in diesem Fall sogar schädlich. Nachts unterstützt das Hochlagern des Beines das Abklingen der Krankheitszeichen. Wenn diese Maßnahmen alle nicht ausreichen, kann der Arzt durch eine kleine Operation das Blutgerinnsel aus der Vene entfernen.

Verrenkung

Wird Gewalt auf ein Gelenk ausgeübt, können die Gelenkflächen gegeneinander verschoben und aus ihrer normalen Position gebracht werden. Verbleiben sie in dieser Stellung und ist eventuell eine unnormale Gelenkstellung sichtbar, liegt eine Verrenkung (**Luxation**) vor. Man spricht auch von einem **ausgekugelten Gelenk**. Dabei kommt es häufig zu Verletzungen der Gelenkkapsel und zu Bänderrissen (S. 309). Das Gelenk kann nicht mehr bewegt werden und schwillt an. Verrenkungen treten oft am Schultergelenk auf. Aber auch am Knie- und Ellenbogengelenk sowie an den Fingergelenken sind besonders nach Stürzen Luxationen eine häufige Verletzungsfolge.

Bei einer Verrenkung ist das betroffene Gelenk ruhig zu stellen. Auf keinen Fall sollte versucht werden, das Gelenk selbst einzurenken.

Nach der Einrenkung durch einen Arzt ist das Gelenk für 8 bis 10 Tage zu schonen, danach erfolgt eine langsame Bewegungsphase. Die Ruhigstellung sollte nicht zu lange dauern, da sonst die Gefahr einer Kapselschrumpfung besteht.

Verstauchung

Bei einer Verstauchung oder **Distorsion** handelt es sich um eine Gelenkverletzung, bei der der normale Bewegungsspielraum des Gelenks mit Gewalt stark überschritten wird. Die Folge sind Zerrungen der Bänder (**Bänderzerrung**, S. 309) und eventuell auch der Sehnen (**Sehnenzerrung**, S. 444) und Muskeln (**Muskelzerrung**, S. 405). Die Gelenkkapsel kann einreißen. Schäden können auch im Bereich des Knochens und Gelenkknorpels entstehen. Nach der Überbeanspruchung schmerzt das Gelenk und schwillt an. Bewegung ist ebenfalls schmerzhaft und nur eingeschränkt möglich. Sind kleinere Blutgefäße gerissen, kann ein Bluterguss auftreten. Am häufigsten ist das Sprunggelenk durch Umknicken oder Verdrehen betroffen. Aber auch das Knie- und das Daumengelenk sowie die Fingergelenke werden häufig, z.B. beim Fußball oder Basketball, verstaucht.

Ein verstauchtes Gelenk ist sofort ruhig zu stellen, möglichst zu kühlen und anschließend mit einem stützenden Kompressionsverband zu versehen. Ein Arzt sollte klären, ob Bänder oder Knochen verletzt sind. Dazu kann eine Röntgenaufnahme erforderlich sein.

Vestibularisausfall

Ein meist einseitiger Ausfall des Gleichgewichtsorgans im Innenohr (Vestibularapparat) ist gekennzeichnet durch schlagartig einsetzenden Drehschwindel, der von Übelkeit und Erbrechen begleitet wird, aber nicht mit Hörstörungen einhergeht. Der Drehschwindel dauert Stunden bis Tage an und geht dann langsam in einen geringeren Dauerschwindel über. Störungen der Blutzirkulation in den kleinsten Blutgefäßen, Autoimmunerkrankungen sowie eine Schädigung des Gleichgewichtsorgans durch Infektionen im Kopfbereich werden als Ursachen angenommen.
Die Untersuchung erfolgt beim Hals-Nasen-Ohren-Arzt, der neben einer Ohruntersuchung und einer Hörprüfung auch eine Augenuntersuchung durchführt. Hier findet sich als wichtiger Hinweis eine beständige horizontale Bewegung der Augäpfel (**Nystagmus**, S. 415).
Zur Behandlung werden Mittel gegen Übelkeit gegeben und eine Infusionstherapie zur Verbesserung der Durchblutung durchgeführt. Das Arbeiten auf Leitern, Gerüsten und mit gefährlichen Maschinen muss unterbleiben, bis die Betroffenen völlig beschwerdefrei sind.

Vitaminmangelzustände

Ein Vitaminmangel tritt bei ausgewogener, ausreichender Ernährung nicht auf; Vitaminmangelzustände sind daher in den westlichen Ländern selten. Die häufigste Ursache in Deutschland ist der chronische Alkoholismus, bei dem insbesondere die Vitamine B_1 und Folsäure fehlen. Zu einem Vitamin-B_{12}-Mangel kommt es bei schweren **Magenschleimhautentzündungen** (S. 391).
Ursachen für einen Vitaminmangel können Magen-Darm-Erkrankungen oder die Einnahme bestimmter Antibiotika sein. Bettlägerige Menschen, die zu wenig Sonnenlicht bekommen, leiden häufig unter einem Vitamin-D-Mangel, da der Körper einige Minuten Sonne pro Tag braucht, um es selbst bilden zu können. Vegetarier, die neben Fleisch auch auf Milchprodukte verzichten, riskieren einen Mangel an den Vitaminen B_2, B_{12} und D und dem Mineral Kalzium, die der Mensch normalerweise über tierische Nahrungsmittel aufnimmt. Ein fundiertes Wissen über Ernährung und eine stets bewusste Zusammenstellung der Mahlzeiten ist erforderlich, um das zu verhindern; alternativ können Vitaminpräparate zum Ausgleich eingenommen werden. Ein erhöhter Bedarf an Vitaminen besteht während Schwangerschaft und Stillzeit. Deshalb sollte man gerade in dieser Zeit auf eine gesunde, abwechslungsreiche Ernährung achten.
Die Symptome des Vitaminmangels sind sehr vielfältig. Allgemein äußert er sich durch Müdigkeit, Konzentrationsstörungen und eine erhöhte Infektanfälligkeit. Bei Alkoholabhängigen entsteht durch einen Mangel an Vitamin B_1 die so genannte Wernicke-Enzephalopathie: eine schwere Gehirnschädigung mit unsicherem Gang, Bewusstseinsstörungen und Konzentrationsschwäche. Folsäuremangel führt zu Zungenbrennen und Blutarmut (**Anämie**, S. 303). Auch ein Mangel an Vitamin B_{12} führt zur Anämie.
Vitamin-D-Mangel bei Kindern führt zur **Rachitis** (S. 430). Wichtig ist, die zugrunde liegende Ursache festzustellen und zu behandeln und die fehlenden Vitamine zu ersetzen.

Wer sich abwechslungsreich ernährt und dabei viel frisches Obst und Gemüse verzehrt, versorgt seinen Körper optimal.

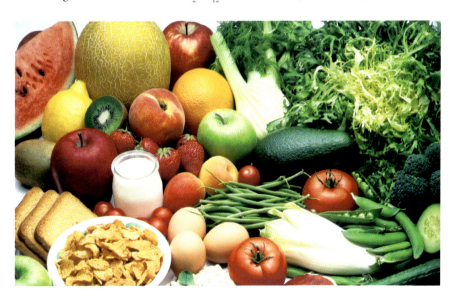

Wadenkrampf

Bei einem Wadenkrampf ziehen sich die Wadenmuskeln plötzlich unter heftigen Schmerzen zusammen und werden hart. Am häufigsten treten Wadenkrämpfe einseitig spontan während Ruhe oder auch während des Schlafes auf. In der Regel sind die Krämpfe harmlos, die Schmerzen allerdings äußerst unangenehm. Eine übermäßige Belastung der Beinmuskulatur, z.B. bei sportlicher Betätigung, kann ebenfalls Wadenkrämpfe auslösen. Magnesiummangel, Durchblutungsstörungen in den Beinen oder eine gestörte Funktion der Nerven in den Muskelfasern können ebenfalls die Ursache sein. Bei gehäuft auftretenden Wadenkrämpfen sollte der Arzt aufgesucht werden, um eine krankhafte Ursache auszuschließen oder diese zu behandeln.

Bei einem Wadenkrampf hilft die passive Dehnung des Wadenmuskels am schnellsten: Ist man allein, setzt man sich auf den Boden, streckt das betroffene Bein aus, fasst die Zehen und zieht diese zum Körper; ansonsten drückt ein Helfer beim nach oben ausgestreckten Bein die Zehen vorsichtig nach unten.

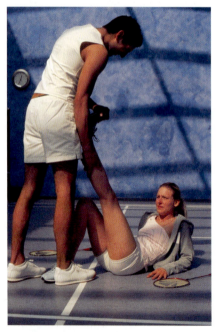

Bei einem Wadenkrampf verschafft das sofortige Dehnen des betroffenen Muskels schnell Linderung.

Warzen

Die gutartigen, von Viren verursachten Wucherungen der Haut können stecknadelkopf- bis erbsengroß sein. Die Oberfläche kann rau, schuppig oder zerklüftet sein. Warzen können einzeln oder an einer Stelle gehäuft auftreten. Bevorzugt betroffen sind Hände und Füße.

Keine Selbstbehandlung

Jeder Mensch entwickelt irgendwann in seinem Leben Warzen. Viele versuchen sofort, diese selbst zu entfernen. Davon ist abzuraten, denn Warzen sind häufig nur ein vorübergehendes Problem und verschwinden in der Regel nach einiger Zeit wieder. Bei einer Selbstbehandlung kommt es oft zu einer Weiterverbreitung der Viren auf andere Körperstellen.
Sind die Warzen sehr störend und will man nicht warten, ist unbedingt der Hautarzt zu befragen, welche Behandlungsmethode bei der vorliegenden Art von Warzen am günstigsten ist.

Es gibt eine ziemlich große Zahl an Warzenviren, die unterschiedliche Warzen hervorrufen:

- **Flachwarzen** kommen meist im Kindes- und Jugendalter vor, sitzen häufig im Gesicht oder an den Armen und bilden sich von selbst zurück.
- **Stachelwarzen**, auch **gemeine Warzen** genannt, bilden harte Knötchen, die mit der Zeit verhornen und sich rau anfühlen.
- **Dornwarzen** entstehen an der Fußsohle und wachsen durch den Druck des Körpergewichts nach innen.
- **Feigwarzen** entstehen häufig im Genitalbereich (Genitalinfektion, S. 347), besonders in feuchten, warmen Hautfalten (After, Schamlippen, Scheide, Vorhaut); sie können durch Geschlechtsverkehr übertragen werden.

Warzen sind zwar meist harmlos, aber eine Entstehung von Hautkrebs ist nicht ausgeschlossen, wenn schädigende Faktoren wie intensive Sonnenbestrahlung, hoher Nikotinkonsum oder eine zusätzliche Infektion der Warzen hinzukommen. Warzen verschwinden häufig von selbst, besonders Flachwarzen, deshalb sollte man einfach abwarten. Eine Behandlung auf Empfehlung des Hautarztes kann mit Warzentinkturen erfolgen, die Säuren enthalten, z.B. Salicylsäure oder Milchsäure. Allerdings ist im Umgang mit diesen Mitteln Vorsicht geboten, damit die umgebende Haut nicht geschädigt wird. Auch eine chirurgische Abtragung ist möglich. Andere Methoden zur Beseitigung von Warzen sind die Kältetherapie (Vereisen mit flüssigem Stickstoff) und die Laserbehandlung.

Wechseljahresbeschwerden

Deutliches Zeichen für den Beginn der Wechseljahre (**Klimakterium**) ist, wenn die Periodenblutung unregelmäßig wird und schließlich ausbleibt. In den Wechseljahren verlangsamt sich allmählich die Arbeit der Eierstöcke und damit auch die Hormonproduktion. Deshalb vermindern sich die Östrogen- und Gestagenspiegel im Blut, und der Eisprung bleibt nun aus. Wegen der sinkenden Hormon-

Begriffe rund um die Wechseljahre

- Das Klimakterium ist die Zeit der Wechseljahre zwischen dem 45. und 60. Lebensjahr: die Phase der hormonellen Umstellung von der ersten Zyklusunregelmäßigkeit bis zum völligen Ausbleiben der Regel.
- Die Menopause bezeichnet das endgültige Ausbleiben der Periodenblutung um das 50. Lebensjahr. Die Postmenopause ist die Lebensphase danach.
- Von vorzeitiger Menopause spricht man, wenn die Menopause vor dem 35. Lebensjahr beginnt, von später Menopause, wenn sie nach dem 55. Lebensjahr beginnt.

Weißfleckenkrankheit

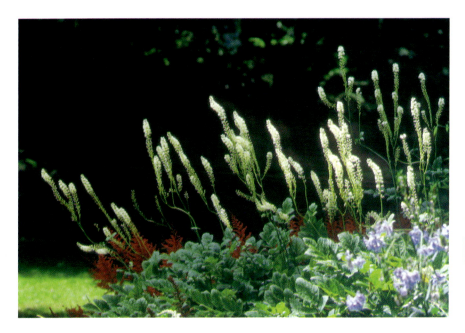

Die Wirkstoffe der weiß blühenden Traubensilberkerze beeinflussen den weiblichen Hormonhaushalt ausgleichend.

spiegel baut sich die Schleimhaut in der Gebärmutter nicht mehr wie zuvor in jedem Zyklus auf. Sie blutet dementsprechend immer weniger, bis die Blutung schließlich komplett ausbleibt. Die ausbleibende Regel markiert den Beginn der Menopause.

Für viele Frauen verlaufen die Wechseljahre körperlich unbeschwert. Es können jedoch auch ernste und belastende Schwierigkeiten im Zusammenhang mit den Veränderungen des Wechsels auftreten. In den meisten Fällen liegt das an der Art und Weise, wie die Hormonspiegel sinken. Geschieht das sprunghaft, werden Symptome spürbar: Es kommt zu Hitzewallungen, Schweißausbrüchen, Schwindelgefühl und emotionaler Labilität (so genanntes klimakterisches Syndrom), außerdem werden die Schleimhäute dünner und trockener, es treten Schlafstörungen und Nervosität auf. Die Umstellungen des Körpers in den Wechseljahren sind Teil des ganz natürlichen Lebensprozesses. Keinesfalls jedoch ist die Menopause Anzeichen für eine krankhafte Störung des Hormonhaushalts, denn die Beschwerden in dieser Zeit sind Zeichen eines normalen, gesunden Alterns.

Pflanzliche oder homöopathische Mittel bieten viele Möglichkeiten, Beschwerden zu lindern. So wirken Präparate mit Traubensilberkerze (Cimicifuga racemosa) oder Mönchspfeffer (Agnus castus) harmonisierend auf den Hormonspiegel. Salbeitee hilft gegen Hitzewallungen, Baldrian bei Schlafstörungen, Johanniskraut hellt die Stimmung auf.

Durch eine ausgeglichene Lebensführung mit viel Bewegung an frischer Luft lassen sich viele der körperlichen Begleiterscheinungen lindern. Bei wiederkehrenden depressiven Verstimmungen, die das Leben beeinträchtigen, kann man psychotherapeutische Beratung in Anspruch nehmen. Hormonpräparate können den veränderten Hormonspiegel zwar ausgleichen, wegen der möglichen und noch nicht vollständig erforschten Nebenwirkungen sollte man aber vorsichtig sein.

Weichteilrheuma

Unter dem Sammelbegriff werden unterschiedliche rheumatische Erkrankungen, bei denen die Muskeln und der Kapsel-Band-Apparat der Gelenke und Sehnen betroffen sind, zusammengefasst. Die Anzeichen sind plötzlich auftretende, diffuse Schmerzen in verschiedenen Körperregionen. Die Schmerzen ähneln denen der rheumatischen Krankheitsbildern (Rheuma, S. 432), die Auslöser sind jedoch nicht bekannt. Allgemein ist bei den Betroffenen eine erniedrigte Schmerzschwelle feststellbar. Im Vordergrund stehen vor allem Muskelschmerzen (Myalgie, S. 406) und Gelenkschmerzen. Begleitend können Migräne (S. 399), Schlafstörungen, ein Abgeschlagenheitsgefühl und eine leicht erhöhte Temperatur auftreten.

Die Behandlung besteht aus allgemeinen Maßnahmen zur Schmerzlinderung und in der Vermeidung von Überlastungen einzelner Muskel- und Gelenkgruppen.

Weißfleckenkrankheit

Bei der Weißfleckenkrankheit oder auch **Vitiligo** tritt ein Farbstoffmangel in der Haut auf. Der Erkrankungsbeginn kann schon in der Jugendzeit liegen. Es entstehen scharf begrenzte unregelmäßige Flecken von unterschiedlicher Größe besonders im Gesicht, am Hals, an den Händen und im Genitalbereich. Mit zunehmendem Alter nimmt die Depigmentierung zu, d.h., die weißen Flecken werden größer und können auch ineinander übergehen. Es handelt sich um keine ansteckende Krankheit, es treten auch keine zusätzlichen Beschwerden auf, außer dass diese Hautbereiche extrem sonnenempfindlich sind. Die Ausprägung und das Fortschreiten sind individuell unterschiedlich.

Die Ursachen sind unklar. Häufig findet man in einer Familie mehrere Betroffene. Man nimmt an, dass es sich um eine Autoimmunerkrankung handelt. Aber auch nervenbedingte Prozesse, bei denen es zur Zerstörung der Pigmentzellen kommt, werden vermutet. Zerstörungsmechanismen durch giftige Stoffwechselprodukte, die der Körper selbst produziert, werden ebenfalls als Ursache diskutiert. Häufig führt eine außergewöhnliche psychische Belastung wie der Tod eines Angehörigen, eine Scheidung oder auch eine Schwangerschaft zum Ausbruch der weißen Flecken. Ebenso können besonders belastende Ereignisse den Verlauf der Erkrankung ungünstig beeinflussen, d.h. eine weitere Zunahme der weißen Flecken bewirken.

Windpocken

Eine Behandlung gibt es nicht. Es besteht lediglich die Möglichkeit, die Flecken kosmetisch abzudecken (Camouflage), wodurch der störende Kontrast zwischen der depigmentierten und der normalen Haut verringert wird.

Windpocken

Die weit verbreitete Regel, dass man Kinderkrankheiten nur einmal im Leben bekommen kann, trifft bei den Windpocken (**Varizellen**) nur bedingt zu. Zwar tritt der typische über den ganzen Körper verteilte juckende Hautausschlag tatsächlich nur einmal auf, doch kann sich das auslösende Varicella-Zoster-Virus im Nervensystem über Jahrzehnte einnisten und wieder aktiv werden, wenn die körpereigene Abwehr einmal nicht optimal arbeitet. Der Ausbruch ist dann aber auf einzelne Körperbereiche entsprechend dem Ausbreitungsgebiet eines Nervenastes beschränkt, und es kommt zu einer Gürtelrose (S. 352).

> **Selbsthilfe bei Windpocken**
> - Das erkrankte Kind soll so lange zu Hause bleiben, bis alle Bläschen mit einer Kruste bedeckt sind und sich keine neuen mehr bilden. Auf diese Weise wird eine weitere Ausbreitung vermieden.
> - Direkte Sonneneinstrahlung kann zu fleckförmigen Verfärbungen führen.
> - Kurz geschnittene Fingernägel verhindern das Aufkratzen der Bläschen.
> - Baden sollte man das Kind erst wieder, wenn keine frischen Bläschen mehr entstehen und sich überall feste Krusten gebildet haben.
> - In einer kühlen Umgebung ist der Juckreiz oft geringer. Enge Kleidung oder Wollstoffe sollte man meiden, da sie den Juckreiz verstärken.
> - Wadenwickel helfen, das Fieber zu senken.

Ihren Namen haben die Windpocken deswegen erhalten, weil sich die Infektion sehr schnell durch Speicheltröpfchen über die Luft, quasi wie der Wind, von Mensch zu Mensch überträgt. Schon ein bis zwei Tage vor dem Auftreten des Hautausschlages sind infizierte Personen ansteckend. Etwa zwei Wochen nach einer Infektion bilden sich zuerst im Gesicht und am Rumpf, schließlich am ganzen Körper die typischen, stark juckenden rötlichen Flecken, aus denen sich Pickel und Bläschen entwickeln. Die Bläschen platzen auf oder werden aufgekratzt, und es bildet sich eine Kruste. Der Ausschlag wird wegen seines vielfältigen Bildes mit zum Teil neu entstehenden, gleichzeitig zum Teil abheilenden Bläschen auch als sternenhimmelartig bezeichnet. Die Gefahr, andere Personen anzustecken ist erst vorüber, wenn alle Bläschen mit einer Kruste bedeckt sind. Begleitend kann leichtes Fieber auftreten, das Allgemeinbefinden erkrankter Kinder ist meist nicht sehr stark beeinträchtigt. Nach sieben bis zehn Tagen sind die Windpocken meist überstanden.

Wenn ein Erwachsener an Windpocken erkrankt, ist der Krankheitsverlauf schwerer. Bei Personen, die an einer Immunschwäche leiden, z.B. an AIDS Erkrankte, oder Patienten, die immunschwächende Medikamente einnehmen, kann die Infektion lebensbedrohliche Ausmaße annehmen. Selten führt das Virus zu einer Entzündung der Hirnhäute oder sogar des Gehirns, des Herzens, des Mittelohres oder der Lunge. Eine Infektion der Bläschen mit Eiter bildenden Bakterien ist möglich. Wenn schwangere Frauen erkranken, besteht die Gefahr, dass das Kind geschädigt wird.

Die Krankheit ist aufgrund des typischen Ausschlags einfach zu diagnostizieren. Im Zweifel kann das Virus durch aufwendige Laboruntersuchungen direkt nachgewiesen werden.

Bei der Behandlung steht die Bekämpfung des quälenden Juckreizes im Vordergrund. Zinkschüttelmixtur, die auf die Haut aufgetragen wird, lindert den Juckreiz und trocknet die Bläschen aus. Auch Medikamente, die üblicherweise bei

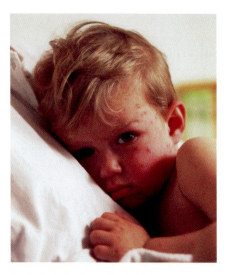

Die Flüssigkeit aus den kleinen Bläschen ist ansteckend. Über sie kann man sich ebenfalls mit Windpocken infizieren.

Allergien eingesetzt werden (Antihistaminika), können helfen. Wenn die Erkrankung einen sehr schweren Verlauf nimmt, besteht die Möglichkeit, das Virus durch spezielle Medikamente direkt zu bekämpfen.

Zur Vorbeugung steht eine Impfung gegen Windpocken zur Verfügung, deren Schutz für einige Jahre anhält. Der Impfstoff kann einmalig bei Kindern im Alter zwischen neun Monaten und sechs Jahren gespritzt werden. Die Impfung gehört nicht zum Standard-Impfprogramm, wie es von der Ständigen Impfkommission (STIKO) am Robert-Koch-Institut empfohlen wird. Impfen lassen sollten sich Frauen mit Kinderwunsch, wenn sie die Erkrankung noch nicht durchgemacht haben. Auch bei Kindern mit Neurodermitis (S. 412) kann eine Impfung sinnvoll sein, da Windpocken zu einem schweren Verlauf der Neurodermitis führen können.

Wirbelbruch

Ein Wirbel besteht aus dem Wirbelkörper, dem Wirbelbogen und dem Wirbelfortsatz. An allen Teilen eines Wirbels kann ein Bruch auftreten. Die Ursache ist in der Regel eine größere Gewalteinwirkung, z.B. bei einem Unfall. Ein Wirbelbruch kann besonders bei älteren Menschen auch durch eine fortgeschrittene

Osteoporose (S. 417) entstehen oder durch Tumoren verursacht werden. Symptome eines Wirbelbruchs sind Rückenschmerzen, eine Schonhaltung und die Einschränkung der Beweglichkeit – so kann das Aufrichten unmöglich sein. Wenn das Rückenmark durch den Bruch verletzt wurde, treten Lähmungen und Empfindungsstörungen auf. Im schlimmsten Fall ist eine komplette Querschnittslähmung (S. 429) zu beobachten.

Der Verletzte darf bei einem Verdacht auf einen Wirbelbruch nicht bewegt werden. Die Diagnose erfolgt durch Röntgenaufnahmen. Die Behandlung richtet sich nach der Schwere der Verletzung: Bei stabilen Brüchen sind zu Beginn Bettruhe und schmerzlindernde Medikamente erforderlich. Sobald die Schmerzen abgeklungen sind, wird langsam mit Krankengymnastik begonnen. Zur Stabilisierung kann das Tragen eines Korsetts verordnet werden, was meist auch die Schmerzen verringert. Bei instabilen Brüchen und starken Deformierungen ist eine operative Versorgung notwendig.

Wirbelgleiten

Unter Wirbelgleiten (**Spondylolisthesis**) versteht man eine Verschiebung der Wirbel nach vorn oder nach hinten. Die Ursache kann eine angeborene Fehlbildung oder eine sich entwickelnde Arthrose (S. 306) der Wirbelgelenke sein. Es kommt frühzeitig zu Verschleißerscheinungen, besonders an den Bändern. Die Folge ist eine nachlassende Stabilität der Wirbelsäule. Das Wirbelgleiten tritt häufig im Bereich der Lendenwirbelsäule auf. Die typischen Beschwerden sind Kreuzschmerzen und eventuell Sensibilitätsstörungen. Beim Fortschreiten des Krankheitsprozesses und einem ausgeprägten Wirbelgleiten können sich Ischias-Beschwerden (S. 368) oder eine Spinalkanalstenose (S. 449) entwickeln.

Wirbelsäulensyndrome

Unter dem allgemeinen Begriff Wirbelsäulensyndrom oder **Vertebralsyndrom** versteht man akute oder chronische Erkrankungen der Wirbelsäule. Eine Vielzahl von Veränderungen im Bereich der Wirbelsäule können die Ursache für Schmerzen und Beschwerden sein:
- degenerative Veränderungen wie ein Bandscheibenvorfall (S. 309) oder Osteoporose (S. 417)
- entzündliche Erkrankungen wie die Polymyalgia rheumatica (S. 424) oder die Bechterew-Krankheit (S. 312)
- Verletzungen wie das Schleudertrauma (S. 442) oder ein Wirbelbruch (S. 466)
- Rückenmarktumoren (S. 434).

Besonders häufig sind die Hals- und die Lendenwirbelsäule betroffen, da hauptsächlich in diesen Bereichen die Bewegung der Wirbelsäule stattfindet.

Auch Schmerzen an inneren Organen können von der Wirbelsäule ausgehen, da die Nerven, die die entsprechenden inneren Organe versorgen, durch relativ enge Räume aus der Wirbelsäule austreten. Schon geringste Veränderungen an diesen Stellen können zu Druckstellen oder Einklemmungen an den Rückennerven und zu Schmerzen an den Organen oder Missempfindungen an den Extremitäten führen.

Wundliegen

Das Gewebe des Körpers ist auf eine ständige Versorgung mit Sauerstoff und Nährstoffen über das Blut angewiesen. Wenn auf einzelnen Körperpartien über einen Zeitraum von mehr als etwa zwei Stunden ein unnatürlich hoher Druck lastet, können Gewebsbezirke so stark geschädigt werden, dass sie absterben. Besonders alte oder sehr schlanke Menschen, die sich wenig bewegen oder bettlägerig sind, leiden häufig unter solchen **Druckgeschwüren** (**Dekubitus**). Gefährdet sind vor allem die Körperbezirke, an denen Knochen nur von einer dünnen Schicht aus Haut und Unterhautfettgewebe überzogen sind, also Steißregion, Schulterblätter, Ellenbogen, Hüfte, Ferse. Auch schlecht sitzende Gipsverbände oder Prothesen können Druckgeschwüre hervorrufen.

Ein sich entwickelnder Dekubitus ist anfangs an einer Rötung und Überwärmung zu erkennen, die auch nach dem Umlagern nicht mehr verschwindet. Als Zeichen der oberflächlichen Hautschädigung bildet sich relativ schnell eine nässende Hautabschürfung. Danach dringt

Typische Stellen für das Auftreten eines Dekubitus sind Steißbein, Hüften, Schulterblätter und Schultergelenke, Kniegelenke, Fersen und Knöchel. Auch Ellenbogen und Ohren sind gefährdet.

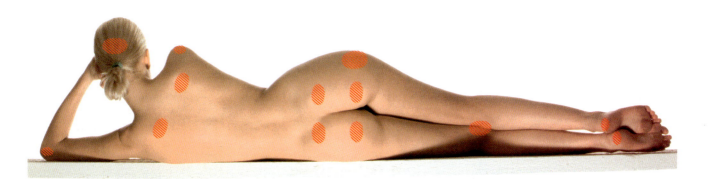

Wurmerkrankungen

das Geschwür zunehmend tiefer vor, bis alle Hautschichten und das unter der Haut liegende Binde- und Fettgewebe zerstört werden. Eine durch starkes Schwitzen, schlechte Belüftung, Wundsekrete und Ausscheidungen aufgeweichte Haut leistet einem beginnenden Druckgeschwür Vorschub.

Einen Dekubitus vor allem bei älteren Menschen und schwer Kranken zu verhindern stellt eine Herausforderung für das Pflegepersonal dar, die von vorneherein versuchen, mit mehrmals täglichen Lagewechseln, intensiver Hautpflege und speziellen Hilfsmitteln zur Druckentlastung einem Dekubitus entgegenzuwirken.

Durch die ständige Belastung heilt ein einmal entstandener Dekubitus nur schlecht ab. Es werden spezielle Wundauflagen eingesetzt, die vor Infektionen schützen und einer weiteren Ausbreitung entgegenwirken. In schweren Fällen muss das zerstörte Gewebe entfernt und der Defekt im Rahmen einer plastischen Operation verschlossen werden.

Wurmerkrankungen

Wurmerkrankungen werden durch Band-, Faden- und Saugwürmer verursacht. In Mitteleuropa kommen vor allem durch Bandwürmer und Madenwürmer verursachte Erkrankungen vor. Daneben gibt es insbesondere in tropischen Ländern zahlreiche Wurmkrankheiten, die als Reisekrankheiten eine Rolle spielen. Vor Fernreisen sollte daher ein Beratungsgespräch mit einem reisemedizinisch erfahrenen Arzt geführt werden, um zu klären, wie man sich am besten schützen kann.

Die meisten Wurmkrankheiten werden mit Wurmmitteln behandelt, die ausschließlich im Darm wirken und dort die Würmer und ihre Eier unschädlich machen oder abtöten, sodass sie mit dem Stuhl ausgeschieden werden können.

Rinderbandwurm

Die **Taeniasis** ist die typische Bandwurmkrankheit, die meist durch den Rinderbandwurm, sehr selten durch den Schweinebandwurm verursacht wird. Durch Essen von rohem oder ungenügend erhitztem Fleisch werden die Erreger übertragen, die sich im Darm zu langen Würmern ausbilden. Die typischen Bandwurm-Segmente sind im Stuhl erkennbar. Weitere Untersuchungen sind nicht erforderlich. Die Behandlung erfolgt mit Wurmmitteln.

Hunde- oder Fuchsbandwurm

Die **Echinokokkenkrankheit** wird durch die Eier des Hunde- oder Fuchsbandwurms übertragen. Beide Wurmarten sind sehr verbreitet, zu einer Erkrankung des Menschen kommt es eher selten. Beim Hundebandwurm entwickelt sich meist eine große Geschwulst in der Leber, die über Jahre unbemerkt bleiben kann. Bei einer Ultraschalluntersuchung des Bauches oder einer Computertomographie lässt sie sich leicht nachweisen. Die Geschwulst wird operativ entfernt.

Beim Fuchsbandwurm wandern die Erreger in Körpergewebe wie die Leber ein, vermehren sich dort und zerstören das Gewebe. Diese schwere Erkrankung wird mit besonderen Wurmmedikamenten behandelt.

Fischbandwurm

Der Fischbandwurm wird durch den Genuss von rohem Fisch, z.B. Sushi, übertragen. Der Bandwurm kann bis zu 12 Meter lang werden. Beschwerden sind Appetitlosigkeit, Blutarmut, Bauchschmerzen und Durchfall. Die Wurmeier werden im Stuhl nachgewiesen. Die Behandlung erfolgt mit Wurmmitteln.

Madenwürmer

Von den Fadenwurmerkrankungen tritt nur die Madenwurmkrankheit (**Enterobiasis**, **Oxyuriasis**) in Mitteleuropa häufiger auf. Sie kommt oft bei Kindern im Kindergarten- und Grundschulalter vor. Die Eier des Madenwurms werden z.B. über verunreinigte Nahrungsmittel aufgenommen. Im Darm entwickeln sich die etwa 1,2 cm großen Würmer. Die weiblichen Würmer kriechen meist nachts aus dem Anus und legen in den Analfalten ihre Eier ab. Dadurch kann sich der Betroffene selbst, z.B. durch verunreinigte Wäsche, immer wieder anstecken.

Es tritt ein sehr starker Juckreiz am After auf, außerdem kommt es zu Appetitverlust und Gewichtsabnahme. Die Erkrankung wird mit nebenwirkungsarmen Wurmmitteln behandelt. Auf peinliche Sauberkeit des Körpers und der Wäsche ist zu achten, um die erneute Selbstansteckung zu verhindern.

Spulwürmer

Die bei Mensch und Tier häufigsten Parasiten siedeln sich vorzugsweise im Dünndarm an und befallen von hier aus unter Umständen andere Organe wie Leber, Galle oder Blase. Die Eier der Spulwürmer werden mit dem Stuhl ausgeschieden und können jahrelang im Boden überleben. Von hier aus gelangen sie über erdverschmutzte Hände, ungereinigtes Gemüse oder Obst in den Körper. Auch intensiver Kontakt mit Hunden birgt Ansteckungsgefahren, da die Eier des Spulwurms im Hundefell haften. Darüber hinaus stecken sich Kinder oftmals beim Spielen in mit Hundekot verunreinigten Sandkästen öffentlicher Spielplätze an. In den ersten Wochen nach der Infektion mit dem Spulwurm können hohes Fieber, grippeähnliche Symptome und eine Bronchitis auftreten. Handelt es sich um die Ansteckung mit einem Hundespulwurm, kommt es möglicherweise auch zu Magen-Darm-Störungen und zu einer Leber- und Milzschwellung. Spulwürmer müssen in mehreren Kuren mit speziellen Medikamenten bekämpft werden.

Zähneknirschen

Das Zähneknirschen wird zusammen mit dem Zähnepressen als **Bruxismus** bezeichnet. Das meist unbewusste, ständige Aneinanderreiben oder -pressen von Ober- und Unterkieferzähnen kann am Tage besonders bei geistigen Anspannungsphasen auftreten; es tritt aber auch insbesondere nachts auf. Der Zahnarzt kann Zähneknirschen meist aufgrund von Veränderungen und Abnutzungserscheinungen an den Zähnen erkennen. Die Folgen besonders des nächtlichen Zähneknirschens können Zahnschäden, Zahnlockerungen und auch Schäden am knöchernen Zahnhalteapparat sein. Im Schlaf wird das Zähneknirschen selbst nicht, vielleicht aber vom Partner bemerkt.

Eine Verspannung der Gesichtsmuskulatur, ein schmerzendes Kiefergelenk und eventuell Gesichtsschmerzen am Morgen können jedoch Hinweise auf nächtliches Zähneknirschen sein. Die Auslöser sind bei den meisten Menschen seelische Belastungen wie ungelöste Probleme, Ärger und Sorgen. Eine ursächliche Behandlung gibt es nicht. Die Auswirkungen können allerdings durch speziell gefertigte Schienen, so genannte Aufbiss-Schienen, gemildert werden.

Zahnfleischentzündung

Bei der Zahnfleischentzündung oder **Gingivitis** ist das Zahnfleisch geschwollen, gerötet und blutet verstärkt (besonders beim Zähneputzen). Zusätzlich ist es sehr empfindlich und schmerzt bei Berührung, besonders mit heißen und kalten Speisen. Es können sich auch Geschwüre oder Wucherungen bilden.

Die Ursachen können vielfältig sein. Sehr häufig führt ungenügende Zahnhygiene zur Bildung von Zahnbelägen, die dann von Bakterien besiedelt werden, die wiederum die Entzündung auslösen. Auch Verletzungen des Zahnfleisches durch zu starkes Bürsten mit zu harten Zahnbürsten oder Verbrennungen (heiße Pizza) können zu Entzündungen des Zahnfleisches führen. Hormonelle Um-

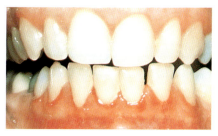

Bei Zahnfleischentzündung wie hier am Unterkiefer kann es durch die Beläge zu Taschenbildungen kommen.

stellungen z.B. während der Pubertät oder der Schwangerschaft bzw. während der Einnahme der Antibabypille können ebenfalls die Ursache sein. Eine chronische, also andauernde, Zahnfleischentzündung entwickelt sich meist bei vermehrter Zahnsteinbildung. Durch den verkalkten harten Belag am Zahn kommt es zu einer ständigen Reizung des Zahnfleisches. Bei der Behandlung der Gingivitis steht die Beseitigung von Zahnbelägen und Zahnstein im Vordergrund.

Wird eine Gingivitis nicht behandelt, breitet sie sich mit der Zeit aus und greift auf den so genannten Zahnhalteapparat über: Eine **Parodontitis** entsteht. Dabei entwickeln sich zunächst Zahnfleischtaschen zwischen Zahn und Zahnfleisch. Das Zahnfleisch liegt nicht mehr fest am Zahnhals an; im weiteren Verlauf der Erkrankung wird dann der Knochen angegriffen, es kann zur Lockerung der Zähne kommen. Eine Parodontitis kann in jedem Lebensalter auftreten und führt letztlich zu einer Zerstörung des Zahnbetts und des Kieferknochens. Stoffwechselstörungen, Stress, Rauchen und ein erhöhter Alkoholkonsum können den Krankheitsverlauf verschlimmern. Zur Behandlung wird eine so genannte Kürettage durchgeführt, bei der eine gewebeschonende Säuberung der Zahnfleischtaschen und der Zahnoberfläche, die unter dem Zahnfleisch liegt, vorgenommen wird. In sehr schweren Fällen kann die chirurgische Entfernung von Schleimhautbezirken notwendig werden.

Zur Bekämpfung und Verringerung der mit Bakterien befallenen Plaque werden Mundspülungen mit antibakteriellen Wirkstoffen angewendet. In schweren Fällen kann der Einsatz von Antibiotika erforderlich werden, die am besten lokal direkt in die Zahnfleischtaschen eingebracht werden können oder in Form von Tabletten einzunehmen sind.

Vorbeugung durch Zahnpflege

Den besten Schutz vor allen Erkrankungen der Zähne und des Zahnfleischs stellt die tägliche, gründliche Zahnpflege zur Entfernung der Zahnbeläge dar.
Sie wird mithilfe geeigneter Zahnbürsten und weiterer Hilfsmittel wie der Zahnseide, Interdentalbürsten sowie geeigneten Zahnpasten und Mundspüllösungen durchgeführt. Darüber hinaus sollte man zweimal im Jahr die harten Zahnbeläge entfernen lassen.

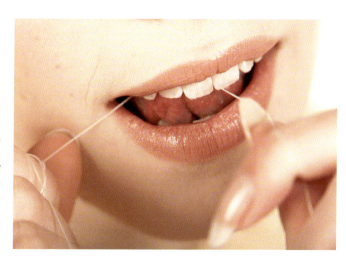

Die regelmäßige Verwendung von Zahnseide und Bürstchen für die Zahnzwischenräume beugt Entzündungen des Zahnfleischs vor.

Zahnwurzelerkrankungen

Entzündet sich die Zahnwurzel, kann es zu einer Zyste (S. 471) oder auch zu einem Abszess (S. 295) kommen. Manchmal entwickelt sich eine Fistel (S. 337) zwischen der Zahnwurzel und der Mundhöhle, durch die sich der Eiter entleert.

Die Ursache ist häufig eine unbehandelte Karies. Der kranke Zahn schmerzt stark, wobei sich die Schmerzen als rhythmisches Klopfen oder Pochen bemerkbar machen. Breitet sich der Eiter in die Wange aus, kann diese anschwellen und Fieber auftreten. Da sich die Erreger vom Zahn aus im gesamten Körper ausbreiten können, ist eine sofortige Behandlung erforderlich. Die Zahnschmerzen sind in der Regel so unerträglich stark, dass sie ohnehin einen Zahnarztbesuch erfordern. Bei einem Entzündungsherd, der nicht sofort behandelt wird, kann die Entzündung chronisch werden: Vom Abszess an der Zahnwurzel gelangen ständig Erreger in die Blutbahn und können Infektionen und chronische Erkrankungen an inneren Organen auslösen.

Zwangserkrankung

Menschen mit Zwangserkrankungen können bestimmte innere Impulse, die sie zu zwanghaft wiederholten Gedanken oder Handlungen antreiben, nicht unterdrücken. So hat ein Betroffener z.B. beim Verlassen der Wohnung Zweifel, ob alle Elektrogeräte wirklich ausgeschaltet sind. Normalerweise genügt ein Blick, um sich zu vergewissern; beim Zwangskranken jedoch treten die Zweifel und Ängste nach jeder Kontrolle immer wieder und immer stärker auf: Der einfache Weg zur Arbeit kann durch den ständigen Kontrollzwang zur mehrstündigen Tortur werden. Eine andere häufige Form der Zwangserkrankung ist der Waschzwang, bei dem (meist aus Angst vor Infektion) ständig die Hände gewaschen werden oder mehrmals täglich geduscht wird.

Der Bezug zur Realität ist erhalten, die Betroffenen erkennen die Sinnlosigkeit ihres Tuns und Denkens, sie vermögen es aber nicht zu ändern. Häufig treten im Krankheitsverlauf Depressionen hinzu. Der Versuch, die Ängste mit Alkohol zu betäuben, kann zu Abhängigkeit (S. 294) und Suchterkrankungen (S. 450) führen. Versuchen die Betroffenen, die Zwangsgedanken oder Zwangshandlungen zu unterdrücken, kommt es zu einer ausgeprägten und quälenden Angst. Verschiedene Erkrankungen des Gehirns und psychiatrische Erkrankungen wie die Depression (S. 323) oder die Schizophrenie (S. 440) können mit Zwangsphänomenen einhergehen. Eine gründliche Untersuchung zur Sicherung der Diagnose ist in jedem Fall erforderlich.

Vermutet wird, dass der Zwangsstörung ein Mangel des Botenstoffs Serotonin in bestimmten Gehirnbereichen zugrunde liegt. Daher können bestimmte gegen Depressionen eingesetzte Medikamente, die so genannten Serotonin-Wiederaufnahmehemmer, Linderung bringen. Am besten wirkt eine Kombination aus medikamentöser Behandlung und einer Psychotherapie, bei der die Betroffenen unter Begleitung lernen, sich mit Angst auslösenden Situationen oder Gedanken intensiv auseinander zu setzen. Entscheidend dabei ist, dass die Angst, ohne dabei die entsprechenden Zwangshandlungen auszuführen, so lange ertragen wird, bis sie schließlich von selbst wieder abklingt. Eine vollständige Heilung ist bei der Zwangserkrankung nicht zu erwarten. Es kann immer wieder – gerade in Stresssituationen – zu Rückfällen kommen. Allerdings ist eine erhebliche Besserung für fast alle Betroffenen zu erreichen.

Bei Kindern sind zwanghaft anmutende Verhaltensweisen, wie das Gehen nur auf ganz bestimmten Platten des Gehwegs, mit der Vorstellung verbunden, durch dieses Verhalten etwas Unangenehmes zu verhindern. Dieses Phänomen wird als magisches Denken bezeichnet und klingt normalerweise in der Jugend wieder ab.

Formen der Zwangserkrankung
- Zwangshandlungen, vor allem der Kontrollzwang und der Waschzwang
- Zwangsbewegungen, die sinnlos sind, aber nicht unterdrückt werden können und ständig wiederholt werden
- Zwangsgedanken, die unsinnig sind, in den Gedanken aber immer wiederkehren
- der Impuls, obszöne Dinge zu sagen oder sich aggressiv zu verhalten, woraus zwangsläufig zwischenmenschliche Konflikte entstehen

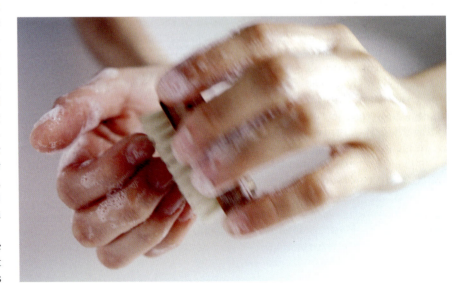

Bei einem Waschzwang wird die Haut selbst dann noch „geschrubbt", wenn sie stark in Mitleidenschaft gezogen ist.

Zwerchfellbruch

Bei der häufigsten Form des Zwerchfellbruchs, der **Hiatushernie**, ist das Zwerchfell am Übergang von der Speiseröhre zum Magen nur schwach ausgebildet. Der Magen kann sich teilweise in den Brustkorb schieben. Die Ursache ist unbekannt. Die Erkrankung kann erblich bedingt sein; sie tritt mit zunehmendem Alter häufiger auf. Übergewicht fördert die Entstehung eines Zwerchfellbruchs. Oft verursacht ein Zwerchfellbruch keine Beschwerden. Gelegentliches Aufstoßen, ein Druckgefühl in der Herzgegend, selten auch Sodbrennen können auftreten. Es kann zu einer Speiseröhrenentzündung (S. 448) kommen. Bestehen keine Beschwerden, ist in der Regel auch keine Behandlung erforderlich. Bei sehr großen Zwerchfellbrüchen oder stärkeren Beschwerden kann eine Operation durchgeführt werden.

Zwölffingerdarmgeschwür

Vom häufigen Zwölffingerdarmgeschwür (**Ulcus duodeni**) sind meist jüngere Menschen betroffen und Männer öfter als Frauen. Verursacht wird das Geschwür durch zu viel Magensäure, die die Wände des Zwölffingerdarms angreift. Häufig besteht eine erbliche Neigung zu der Erkrankung.
Das Zwölffingerdarmgeschwür wird wie das Magengeschwür (S. 390) oft durch das Bakterium Helicobacter pylori verursacht. Rauchen, Stress und die Einnahme entzündungshemmender Medikamente fördern seine Bildung. Die Symptome bestehen aus immer wieder auftretenden Schmerzen im rechten und mittleren Oberbauch. Typisch ist, dass die Schmerzen nüchtern, d.h. mit längerem Abstand zur letzten Nahrungsaufnahme auftreten und sich nach dem Essen bessern.

Es sind die gleichen Untersuchungen erforderlich wie beim Magengeschwür. Auch eine Magenspiegelung muss durchgeführt werden. Ebenso gleicht die Behandlung der Therapie des Magengeschwürs. Es werden Medikamente gegeben, die die Magensäure binden oder die Herstellung von Magensäure verringern. Besteht eine Besiedlung mit Helicobacter pylori, werden zusätzliche Antibiotika eingesetzt. Die Behandlung wird etwa 3 Wochen lang durchgeführt. Nach 4 bis 8 Wochen ist eine erneute Magenspiegelung erforderlich, um den Behandlungserfolg zu überprüfen.
Eine spezielle Diät muss nicht eingehalten werden. Häufig werden der Verzicht auf Rauchen und Kaffee sowie kleine leichte Mahlzeiten als angenehm empfunden. Auch nach erfolgreicher Behandlung tritt das Zwölffingerdarmgeschwür häufig wieder auf. Auslöser können Rauchen, Stress oder schwerste körperliche Arbeit sein.

Zyste

Die kleinen, flüssigkeitsgefüllten Hohlräume können nahezu an jeder Stelle des Körpers entstehen. Sie sind meist harmlos und bereiten erst dann Probleme, wenn sie so groß werden, dass sie auf umliegendes Gewebe drücken. Wenn sie Schmerzen verursachen, Organe beeinträchtigen, sich entzünden oder zu platzen drohen, müssen sie chirurgisch entfernt werden.

Zystennieren

Bei dieser erblichen Nierenerkrankung sind die Nieren mit Hohlräumen (Zysten) durchsetzt. Diese Hohlräume werden im Laufe des Lebens größer und verdrängen das gesunde Nierengewebe. Meist treten erste Beschwerden schon zwischen dem 30. und 40. Lebensjahr auf.

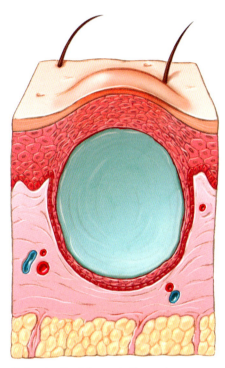

Unter der Haut liegende Zysten lassen sich meist als schmerzlose, weiche Knoten tasten.

Auch Kinder können erkranken, dies ist jedoch sehr selten. Meist bestehen untypische Beschwerden wie Abgeschlagenheit, Müdigkeit, Leistungsschwäche und Blässe. Der Blutdruck ist erhöht. Hinzu kommen Flankenschmerzen und eventuell auch gehäuft Nierenbeckenentzündungen (S. 413) oder Blut im Urin.
Zystennieren lassen sich durch eine Ultraschalluntersuchung nachweisen. Da die Erkrankung vererbt wird, sollten die Verwandten ebenfalls untersucht werden, um rechtzeitig Maßnahmen ergreifen zu können.
Eine ursächliche Behandlung ist nicht möglich. Meist verschlechtert sich die Nierenfunktion im Laufe des Lebens langsam. Kommt es zum endgültigen Nierenversagen (S. 415), sind eine regelmäßige Blutwäsche (Dialyse) oder eine Nierentransplantation erforderlich.

REGISTER

Fett gedruckte Einträge weisen auf Haupteinträge in den Kapiteln Symptome von A bis Z oder Krankheiten von A bis Z hin.

A

ABCD-Regel, Muttermale und Leberflecken 25–26
Abführmittel 41
Abgeschlagenheit 196–197
– Blutdruck, niedriger 175
– Gewichtszunahme 197
– Kopfschmerzen 196
– Medikamente 197
– morgendliche 197
– symptomlose 196
– Wetteränderung 196
Abhängigkeit 10, 78, 91, 106–108, 136, 172, 186, 188, 193, 195, 220, 222, 239, 258, 261, 265, 267, 270, 294–295
– s.a. Alkoholabhängigkeit/
-missbrauch
– s.a. Medikamente
Abort 334–335
Abszess 117, 295
ACE-Hemmer 42
Achillessehne, Schmerzen 88
Acquired Immunodeficiency Syndrome s. AIDS
ADAC, Ambulance-Service 37
Addison-Krankheit 295
Adenom 296
– Brust 100
Adipositas 258, 296–297
ADS (Aufmerksamkeits-Defizit-Syndrom) 308
affektive Störung, bipolare 394
After
– Brennen 284
– Juckreiz 283–284
– Schmerzen 283–284
– Warzen 284
Agoraphobie 421
AIDS 166, 259, 297–299
– s.a. HIV-Infektion
Akne vulgaris 157, 299–300
– Blutdruck, hoher 176
Akupressur
– Schmerzen 245
Akustikusneurinom 217, 227, 229, 300, 344
Alkoholabhängigkeit/-missbrauch 66, 91–92, 107
– s.a. Abhängigkeit
– Husten 136
– Nervosität/Reizbarkeit 261
alkoholfreie Arzneimittel 39
alkoholische Getränke 16
Allergien 53, 57, 60, 62, 116, 135, 154–155, 190, 194, 199, 202, 211, 225, 282, 300–302
Allergiepass 301
Allergietests 300
Alopecia areata 168

Altersschwerhörigkeit 226–227, 302
Alterssichtigkeit 335
Alzheimer-Krankheit 106, 220, 222, 264, 302
Ambulance-Service des ADAC 37
Ameisenlaufen 51, 78, 214
Amenorrhoe 397–398
Amöbenruhr 281, 435
– s.a. Ruhr
Anaerobierinfektion, genitale 348
Analfissur 283, 302–303
Anämie 133, 162, 167, 173, 197, 303
Aneurysma 72, 236, 302–303
Anfallskalender 332
Angina pectoris 54, 304
Angina tonsillaris
s. Mandelentzündung
Angiographie 342
Angioödem 429
Angst(störungen) 54, 91, 129, 172, 264–266, 304–305
– attackenartige 266
– diffuse 265–266
– Gewichtsabnahme 266
– Herzschmerzen 174
– Kaltschweißigkeit 261
– Körperempfindungen 266
– körperliche Krankheiten 265
– plötzliche 266
– Schlafstörungen 266
– Schwitzen 258
– Stimme, belegte 261–262
Anorexie s. Magersucht
Antibiotika 41
Antikörper, spezifische, Allergien 300
Antriebslosigkeit 197
Aortenaneurysma 96
Aortenklappenstenose 360
apallisches Syndrom 375
Aphthen 202, 305
Apnoe s. Schlafapnoe
Apoplexie 441–442
apothekenpflichtige Medikamente 40
Appendizitis s. Blinddarmentzündung
Appetitlosigkeit 106–107
Appetitzügler 108
– Blutdruck, hoher 176
Appetitzunahme 108
Arme 46–51
– Missempfindungen 50–51
Armfrakturen 49
Armschmerzen 46–48
– anhaltende 47
– ziehende 47
arterielle Durchblutungsstörung 327
Arteriosklerose (Arterienverkalkung) 106, 159, 166, 193, 212, 305
– Erektionsprobleme 193
Arthritis 48, 79, 81–84, 249, 305–306
– rheumatoide 424
Arthrose 48, 50, 78–80, 83, 87, 167, 249, 306–307

– Hüftgelenk 364–365
Arthroskopie 367
Ärzte für Naturheilverfahren 36
Arztsuche 34–37
ASS (Acetylsalicylsäure) 42
Asthma bronchiale 54, 57, 95, 98, 307
– Verhalten 307
Astigmatismus 307–308
Atembeschwerden 52–53
Atemnot 53–55, 98
– Blaufärbung der Lippen 54
– Brust-/Herzschmerzen 55
– Druckgefühl 98
– Erstickungsangst 54
– plötzliche 53–54, 101
– Rückenschmerzen 236
– Schwindel 218
Atemschmerzen 53–55
Atmung 52–58
– aussetzende 93
– übersteigerte, schnelle, oberflächliche 91
Aufmerksamkeits-Defizit-Syndrom (ADS) 308
Aufstoßen 276
– s.a. Sodbrennen
– Geschmack, saurer 276
– Magenschmerzen 276
– Völlegefühl 276
Augapfel
– Äderchen, geplatzte 64
– Gelbfärbung 162
– hervortretender 63–64
– Veränderungen 62
Augen 59–67
– Gelbfärbung 63, 106
– Juckreiz 60
– schöne große 61
– tränende 59–61
– verklebte 60
Augenentzündungen 62–63
– Rückenschmerzen 234
Augenerkrankungen 67
Augenflimmern 66
Augenlider 62
– Erkrankungen 62
– flatternde 187
– Schwellungen 60, 62
– Veränderungen 62–63
– verklebte 61–63
– Verkrampfungen 188
Augenmuskeln
– Lähmungen 66
– Verkrampfungen 188
Augenrötung 59–61
– Bildschirmarbeit 60
– Fremdkörpergefühl 60
– Schmerzen 60
– Sehverschlechterung 60
– starke 59
– Tränenbildung 60
Augenschmerzen 61
– Erbrechen 272
– leichte 60
– Sehkraftverschlechterung 62
Augenveränderungen 62–63
Augenverätzung 290
Ausfluss 118–119
– blutiger, übel riechender 119

– eitriger 131
– fleischfarbener 119
– gelblich-schaumiger 118
– grau-weißlicher, fischig riechender 118
– Penis 190
– salbenartiger 118
– schleimig-eitrig 118
– Schwangerschaft 256
– Unterbauchschmerzen 119, 128
– verstärkter 127
– weißlich-zähflüssiger 118
Auswurf 55
– blutiger 57–58
Autismus 308

B

Balanitis 419–420
Balanoposthitis 419–420
Ballenzehe 353
Ballondilatation 327
Bänderriss 83, 88
Bänderzerrung 88, 309
Bandscheibenvorfall 47, 51, 78–79, 87, 214–216, 232–235, 309–310
Bandwurm 468
Barotrauma 455–456
Basaliom (Basalzellkarzinom/-krebs) 310
Basedow-Krankheit 63–64, 310–311
Bauch 68–76
Bauch, aufgeblähter/aufgequollener 110, 277
Bauchdecke, gespannte 70
Bauchhöhlenschwangerschaft 75, 121, 124, 311
Bauchschmerzen 68–76
– Appetitlosigkeit 71
– Blähungen 69, 277
– Durchfall 281
– gesamter Bauch 73
– gespannter Bauch 73–74
– Gewichtsverlust 70–71
– kolik-/krampfartige 69, 73
– länger anhaltende 74
– nach der letzten Regel 126
– Oberbauch 70–73
– schneidende 124–125, 127
– Schwangerschaft 125, 127
– Übelkeit/Erbrechen 70
– Unterbauch 74–76
– Verstopfung 280
– Völlegefühl 71
– wechselnde 73
– ziehende 127
Bauchspeicheldrüsenentzündung 71–72, 74, 96, 107, 271–272, 278, 285, 311
Bauchspeicheldrüsenkrebs 107, 285, 311–312
Bauchwandbruch 355
Bechterew-Krankheit 234–235, 237, 312
Beckenschiefstand 81
Beckenschwäche 146
Beinbeschwerden 78–79
– Ameisenlaufen 78
– Missempfindungen 78

Beine 77–88
– Blässe 86
– bläuliche Verfärbung 85
– bräunliche Verfärbung 86
– dicke 84, 110
– geschwollene 110, 277
– Missempfindungen 79
– Nachziehen 80
– Taubheitsgefühl 79
Beinschmerzen 77–88
– ausstrahlende 79
– brennende 133
– Schulkinder 83
– vorübergehende 78
– wechselnde 79
– wiederkehrende 83
– ziehende 78
Beinschwäche 79
Beinschwellungen 110
– s.a. Ödem bzw. Schwellungen
– Schweregefühl 84
– weiche, schmerzlose 84
Beinvenenthrombose 85, 452
Beipackzettel, Medikamente 38
Beklemmungsgefühl 98
Belastungsinkontinenz 367
Belastungsschmerzen, Fuß/Knöchel 87
Belastungsstörungen, posttraumatische 129, 174, 239–240, 263, 266, 425
Benommenheit, Kopfschmerz 182
Benzodiazepine, Missbrauch 295
Beruhigungsmittel 41–42
Berührung, heilsame 23
Beschwerden-Tagebuch 33
Betarezeptorenblocker 42
Bettwanzen 458
Beugehemmung, Finger 50
Bewegungsschmerzen
– Fuß/Knöchel 87
Bewusstlosigkeit 89–93
– andauernde 92–93
– kurze 90–92
– Vergiftungen 290
Bewusstseinstrübung 89–90
Beziehungen pflegen 23
Bindehautentzündung 60–63, 312
Biofeedback-Verfahren 447
bipolare affektive Störung 394
Bisswunden 288
Blähungen 69, 75, 277–278
– Bauchschmerzen 69, 277–278
– Durchfall 278
– Gewichtsverlust 279
– nach dem Essen 277
– Verstopfung 280
– Völlegefühl 277
Bläschen 153, 159
– Lippen 158, 199
– Mundgeruch 204
– Mundhöhle 202
– Penis 190
– Scheideneingang 127
Blase 142–151

A – E

Blasenentzündung 75, 117, 126, 143–147, 149–150, 313
Blasenfistel 146
Blasenkrebs **313**
Blasenschmerzen
– plötzliche 150
– starke 148
Blasenschwäche **367**
Blasensteine 76, 146, 148–151, **414–415**
Blässe, auffällige 197
Blaufärbung der Lippen 54
Blinddarmentzündung 70–71, 74, 119, 128, 271, **313–314**
Blut im Stuhl 285
Blutarmut s. Anämie
Blutdruck, hoher 63–64, 98, 175–179, 181, 184, 212, 217, 226, 273, **314–315**
– Gewichtszunahme 176
– Herzinfarkt **358**
– Herzklopfen 176
– Kopfschmerzen 184
– Medikamente 176
– Nierenerkrankungen 176
– Ödem 176
– Schwangerschaft 176
– seelische Belastung/ Stress 176
Blutdruck, niedriger 63, 86, 91–92, 132, 174–175, 177, 181, 197, 217, **315**
Bluterguss 291
– Verletzung 291
Bluterkrankheit **315–316**
Blutgefäße, spinnennetzartige 162
Bluthusten 57–58
Blutschwamm 163–164, **316**
Blutungen
– Geschlechtsverkehr 123, 127
– häufige, seltene bzw. überstarke 398
– Nasen-Rachen-Raum 58
– Schwangerschaft 124, 254–255
– Wechseljahre 125
Blutvergiftung 113–114, 133, 163, 288, **316**
Blutverlust, starker 92
Blutzuckerselbstkontrolle 326
Body-Mass-Index (BMI) **17**, 296
Borderline-Störung **316–317**
Borreliose 155, **317**
Brand **340**
Brandblasen 289
Brandwunden 289
Brechdurchfall 272
Brechreiz s. Erbrechen
Brennen 97, 214
– beim Wasserlassen 118, 124, 131, 144–145, 150, 190, 256
Bronchialkarzinom s. Lungenkrebs
Bronchitis 55, 57, 95–96, 98, 114, **317–318**
– chronische 98
Bronchoskopie 387

Bruch **355–356**
Brustbeinschmerzen 54
– Schluckstörungen 139
Brustbeschwerden/-schmerzen 54, **94–98**
– atemabhängige 95
– Atembeschwerden 97
– mit Bläschenbildung 97
– einseitig auftretende 174
– Fieber 97
– Herzjagen 97
– Husten 57, 97
– linksseitige 97
– nachts und im Liegen 95
– plötzliche, heftige 97
– mit Rückenschmerzen 96
Brust, weibliche **99–103**
– Hauteinziehungen 102
– Hautveränderungen 101–102
– Hormonpräparate 100
– Knoten 102
– Schwangerschaft 255–256
– Selbstuntersuchung **26**, 101, 381
– Spannungsgefühl 100
– ungleich große 102
– (nicht) zyklusabhängige 100
Brustentzündung 100–102, **318**
Brustfellentzündung 96
Brustkrebs 26, 100–103, **318**
Brustwarze
– Ausfluss 101
– eingezogene 101
– schmerzende 101
– Veränderungen 101–102
Brustwirbelsäulensyndrom s. BWS-Syndrom
Bruxismus **469**
BSE (Rinderwahnsinn) **320–321**
Bulimie **333**
Bursitis **442**
Busen **99–103**
– s.a. Brust, weibliche
BWS-Syndrom 72, 95–97, 166–167, 174, 181, 214, 232, 237, 249, **366**

C

Café-au-lait-Flecken 406
Candida-Infektion/ Candidiasis 138–139, 199–200, **319**
Chalazion 353
Chinarestaurant-Syndrom **408–409**
Chlamydien(infektion) **118**, 124, 131, 256, 348
Cholera **319–320**
Cholesteatom 455
Cholesterinsenker 42
Cholezystitis 339
Chondromatose 49, **320**
chronische Beschwerden 32–33
Colitis ulcerosa 74, 108, 277, 282–283, **320**
Colon irritabile **431**

Commotio cerebri 343
Computertomographie (CT) 339, 342, 344
Condylomata acuminata 347
Contusio cerebri 343
Coxa saltans **365–366**
Creutzfeldt-Jakob-Krankheit 320–321
Crohn-Krankheit 74–76, 108, 278, 282, **321**
CT s. Computertomographie
Cushing-Krankheit 110, 163, 168, 176, 234, **321**

D

Dämmerung, Sehprobleme 67
Darminfektion s. Magen-Darm-Infektion
Darmkrebs 71, 75, 285, **322**
Darmpilze **322**
Darmspiegelung 320, 322
Darmverschluss 73–74, 271, 278, 280, 322–323
Dauerausscheider, Typhus **457**
Daumen, Überstreckung 50
Dekubitus 159, **467–468**
Demenz 147, 220, 222, **323**
– Alzheimer-Krankheit 302
Depression 123, 129, 197, 221, 262–264, 266–267, **323–324**
– Interesselosigkeit 263
– Lebensereignis, einschneidendes 262
– Niedergeschlagenheit 263
Dermatitis, atopische 159
Descensus uteri **341–342**
Desorientiertheit 221–222
Diabetes mellitus 78, 93, 105, 107, 109, 117, 127, 144–145, 156, 159, 175, 186, 193, 204, 222, 259, 280, **324–326**, 358
– Erektionsprobleme 193
Dickdarmdivertikel 76, 280, 283, **326**
Dickdarmkrebs 322
Dickdarmpolypen 326
Digitalispräparate 42
Diphtherie 259, **326–327**
Distorsion 463
Diuretika 42–43
Doppelbilder 66–67
Doppler-Sonographie 461
Dornwarzen 464
Dranginkontinenz 367
Drehschwindel 179, 218
Drogenabhängigkeit 106–107
– s.a. Abhängigkeit
– Nervosität/Reizbarkeit 261
Druckgefühl
– Brust 98
– Ohr 224
– Unterbauch 126
Druckgeschwüre **467–468**
Durchblutungsstörungen, arterielle 85–86, 133, 166, 214, 327

Durchfall 69, 105–106, 272, 280–283, **327**
– Bauchschmerzen 281
– Blähungen 278
– Blutbeimengungen 283
– Blutdruck, niedriger 175
– Durst 105
– Erbrechen 272, 281–282
– Fieber 282–283
– Hautausschlag 282
– Hautausschlag, juckender 282
– länger anhaltender 282
– Medikamente 283
– plötzlicher 280–281
– Vergiftungen 290
Durchschlafstörungen 239
– Nervosität/Reizbarkeit 261
Durst
– fehlender 106
– geringer 106–107
– gesteigerter 107
– Harndrang 145
– Harnmengen, große 105
– Schweißausbrüche 105
– starker 104–105, 175
Dyspepsie **431**

E

Echinokokkenkrankheit 468
EEG s. Elektroenzephalogramm
Eichel
– gerötete 190
– Krusten, Knötchen 190
– Schmerzen 194
Eierstockentzündung 74–75, 119, 126, 128, **328**
Eierstockkrebs 122, 126, **328**
Eierstockzysten 76, 120, 126–127, 168, **328–329**
Eileiterentzündung 119, 126, 128, 130, **328**
Eileiterschwangerschaft 75, 121, 124–126, **311**
Einnässen 148
Einschlafstörungen 239–240
– Nervosität/Reizbarkeit 261
EKG s. Elektrokardiogramm
Ekzem 154–155, 159, 168, 284, **329–330**
– atopisches/endogenes 412
Elektroenzephalogramm 331–332
Elektrokardiogramm (EKG) **358**
Elektrostromtherapie, Schmerzen 245
Ellenbogenschmerzen 48–49
Embolie, Lunge **385–386**
Empfindungen, vollständiges Fehlen 167
Emphysem, Lunge **386**
Encephalomyelitis disseminata **403**
Endokarditis **330**
Endometriose 120–121, 130, **330**
Endometritis **340**
Endometriumkarzinom **341**

Enterobiasis **468**
Enteromykose 322
Enteropathie, glutensensitive **409**
Entspannung 12, 21–22
Enzephalitis **343**
EPH-Gestose 87, 109, 176, 256, **330–331**
Epididymitis **410**
Epiglottitis **372**
Epikondylitis 48, **331**
Epikutantest **300**
Epilepsie 92, 187–188, **331–332**
Epilepsie-Pass 332
Erbrechen **268–270**
– absichtlich herbeigeführtes 274
– Augenschmerzen 272
– Bauchschmerzen 70
– Blut, dunkelrotes 272
– Blutdruck, niedriger 175
– Durchfall 272, 281–282
– Genussmittel 270
– Gleichgewichtsstörungen 272
– Heißhunger 108
– kaffeesatzartiges, Magenschmerzen 279
– Kinder 270
– Kopfschmerzen 272
– Mageninhalt, saurer 274
– Medikamente 270
– morgendliches 270
– nach übermäßigem und fettem Essen 270
– plötzliches 272
– Schmerzen in der Herzgegend 274
– schwallartiges 139
– Schwangerschaft 252
– Schwindel 179, 272–273
– seelische Probleme 270
– Sturz 272
– Vergiftungen 290
Erektionsprobleme 193–194
– Arteriosklerose/Diabetes 193
– Genussmittel/Medikamente 193
– Herz-Kreislauf-Erkrankungen 193
– Schmerzen 194
– Stress 193
Erkältungskrankheit 53, 114, 133–135, 137, 182, 210–211, 224, 228, 233, 259, 270, 272, 303, **332–334**
Ermüdbarkeit, Verstopfung 280
Ernährung 14–17
Erstickungsangst, Atemnot 54
Erysipel 85–86, 160, **333**
Erythema infectiosum **433**
Ess-Brech-Sucht 108, 120, 123, 274, **333**
Essen 12, 17, **104–110**
– Widerwillen 108

REGISTER

F

Fachärzte 35
– für Psychiatrie und Psychotherapie 36
– für psychosomatische Medizin und Psychotherapie 36
Farmerlunge **387**
Fazialislähmung 184, 219, **334**
Fehlgeburt 125–126, **334–335**
Fehlhaltungen 236–237
– Schulterschmerzen 247
Fehlsichtigkeit 64, 217, **335**
Feigwarzen 27, 117, 164, 191–192, 284, 340, **347**, 464
Fersenschmerzen 87
Fersensporn 87, **335–336**
Fetteinlagerungen, Körperstamm 110
Fettgewebsgeschwülste **385**
Fettleber **336**
Fettstoffwechselstörungen **336**
Feuermal 163, **336–337**
Fibromyalgie **406**
Fibrose, zystische **401**
Fieber **111–114**, 148, 172, 197, 199, 221, 267
– Abgeschlagenheit 133
– behandeln 113
– Durchfall 282–283
– Frieren 133
– Halsschmerzen 135
– Hautrötung 159–160
– hohes 89, 133
– Müdigkeit 133
– Nierenschmerzen 151
– rheumatisches **433**
– Schluckbeschwerden 138
– Schüttelfrost 112
– Schwitzen 112
– Symptome 114
– Typen 113
Fieberbläschen **356**
Finger
– blasse oder blutleere 162
– feinschlägiges Zittern 186
– Missempfindungen 50–51
– schnappende 50
– schnellender 50, **337**
Fingerbruch 50
Fischbandwurm **468**
Fistel **337**
Flachwarzen **464**
Flechte **337**
Flecken, rote
– hirsekorngroße 160
– runde oder ovale 160
Flöhe **458**
Flugangst **421**
Fraktur (s.a unter den einzelnen Brüchen) **373–374**
Frauenbeschwerden **115–131**, 234
Fremdkörpergefühl, Schluckstörungen 139
Frieren **132–133**
– mit Fieber 133
– ohne Fieber 132
– Untergewicht 133

– Verstopfung 280
Friseur-Ekzem **329**
Frösteln, häufiges 132
FSME (Frühsommer-Meningoenzephalitis) 155, **337–338**, 343
Fuchsbandwurm **468**
Furunkel 157, 164, 224, **338**
Fußbeschwerden 86–88
– Kinder 88
Füße **86–88**
– kalte 86
– Schwellung 86
– Verformungen 88
Fußfehlformen 79, **338**
Fußnägel, gerötete, schmerzhafte 169
Fußsohle, Brennen/Missempfindungen 87

G

Gallenblasenentzündung 71–72, 114, 249, 271, 276, **339**
Gallenblasenkrebs/-karzinom **339**
Gallenkolik 71, **271**, 339
Gallensteine 71–72, 74, 162, 249, 276, **339**
Gangrän 88, 163, **340**
Gangunsicherheit 79–80
– Alter 79
– Nackenschmerzen 232
– Schwindel 179, 218
Gasser-Syndrom **354**
Gastritis **391**
Gastroenteritis **390**
Gastroskopie **390**
Gebärmutterentzündung 126–127, **340**
Gebärmutterhalskrebs 119, 124, 127, **340–341**
Gebärmutterkrebs 119, 122, 124, 125, 128, **341**
Gebärmuttersenkung 126–127, 146, **341–342**
Gedächtnisstörungen 220–221
Gefäßverschluss 133
– akuter, peripherer 85–86, **342**
Gehirn **213–222**
Gehirnblutung 92, 181, 183, 273, **342**
Gehirnentzündung 114, 231, **343**
Gehirnerschütterung 92, 184, 220, 272–273, **343**
Gehirnhautentzündung 65, 114, 182–183, 231, 272–273, **343**
Gehirnödem 181
Gehirnprellung 92, 182–184, **343**
Gehirnschlag **441–442**
Gehirnschwellung **344**
Gehirntumor 80, 183, 211, 219, 262, 273, **344**
Gehörgangsentzündung 224, 226, **344–345**
Gehstörungen 79–80
– Kindesalter 79

Gelbfärbung der Haut 72, 162, 345
Gelbfieber(impfung) **345**
Gelbsehen 66
Gelbsucht 162, **345**
Gelenkentzündung s. Arthritis
Gelenkerguss 247, **345**
Gelenkinfektion 84, 225, **345–346**
Gelenkpunktion 345
Gelenkschnappen 247
Gelenksperre 49, **346**
Gelenksprengung 248, **346**
Gelenksteifigkeit, Rückenschmerzen 234
Gelenkverletzung 83, 247–248, 250, **346–347**
Genitalherpes 117, **347**
Genitalinfektion 117–118, 124, 131, 150, 164, 190–192, 194, 256, 284, **346–347**
Genitalsoor 117–118, **347–348**
Gerstenkorn 62, **348–349**
Geschlechtskrankheiten 118–119, 131, 190, **349**
Geschlechtsverkehr
– Blutungen 123, 127
– Probleme/Schmerzen 120, 126–128, 193–194
Geschwüre, Vorbeugen 461
Gesicht **180–184**
Gesichtsfeldausfall 66–67
Gesichtsrötung
– Blutdruck, hoher 176
Gesichtsschmerzen 184
– vorübergehende 184
Gestose s. EPH-Gestose
Gesundheits-Check beim Arzt 30
– Leistungen, individuelle (IGEL) 29
Gesundheitsvorsorge 25–31
Getreide 15
Gewichtsprobleme **104–110**
Gewichtsverlust 106–108
– Bauchschmerzen 70
– Monatsblutung, unregelmäßige 70
Gewichtszunahme 109–110
– Blutdruck, hoher 176
– Heiserkeit 137
Gicht 83, 88, **349–350**
Gingivitis **469**
Glaskörperblutung 66
Glaskörpertrübung 66
Glatzenbildung 168
Glaukom/Glaukomanfall s. grüner Star
Gleichgewichtsstörungen 217–218
– Schwerhörigkeit 229
Gliederschmerzen, Rückenschmerzen 233
Glomerulonephritis **414**
Glossitis **350**
Glutamat **408–409**
glutensensitive Enteropathie **409**
Golferarm 49, **331**
Gonorrhö 119, 131, **349**
grauer Star 65, **350–351**

grippaler Infekt **332**
Grippe 95, 113, 134–135, 210, 256, 259, 333, **351–352**
– Schutzimpfung 351
grüner Star 60, 65–66, 218, 272–273, **312**, 351–352
Guillain-Barré-Syndrom **411**
Gürtelrose (s.a Herpes zoster) 96–97, 155, **352**

H

Haare 152, **167–168**
– Ausfall 168
– brüchige 167
Haarwachstum, Störungen 167–169
Haarwuchs
– verstärkter bei Frauen 168–169
– Zyklusstörungen 168
Haemoccult® 322
Hagelkorn 63, **353**
Hallux valgus 88, **353**
Halluzinationen 266–267
– Alkohol 267
Hals **134–141**
Hals- und Brustwirbelsäulen-Syndrom **366**
Halslymphknoten, angeschwollene 140
Halsschmerzen 134–135, 140
– Heiserkeit 136
– Husten 135
– juckende und laufende Nase 135
– Mundgeruch 204
– Nackenschmerzen 232
– Rachenschleimhaut, tiefrote und entzündete 135
– Schluckstörungen 138
– Schnupfen 210
– Schwellungen 165
– Schwellungen im Halsbereich 135
Halsschwellung, äußere 140–141
– Knötchen im Nacken 140
Halsumfang, Zunahme 139
Haltungsschäden 353
Hämangiom **316**
Hammerzehen 88, **354**
hämolytisch-urämisches Syndrom 149, **354**
Hämophilie **315–316**
Hämorrhoiden 280, 283, 285, **354**
Hand **49–51**
Handgelenkschmerzen 50
Handschmerzen 49–50
Harn, dunkler 148
Harnabgang
– Husten, Niesen 145–146
– im Alter 147
– ungewollter 145–147
Harndrang
– Brennen beim Wasserlassen 145
– Durstgefühl 145
– häufiger 143–145
– nächtlicher 145

– Schwangerschaft 143
– starker 146–147
Harninkontinenz 367
Harnmenge
– abnehmende 148
– große 105
– verringerte 148
Harnröhre, Schmerzen beim Geschlechtsverkehr 194
Harnröhrenentzündung 150, 190, 194–195, **354**
Harnröhrenfistel 146
Harnträufeln 146–147
Harnverfärbung 148–149
Harnverhalt, kompletter 148
Harnwege **142–151**
Haut **152–170**
– Beobachtung 25
– brennendes Gefühl 167
– fettige 153
– Gelbfärbung 106
– trockene 153
Hautausschlag
– erhabener 160
– juckender, Durchfall 282
– mit Fieber 159–161
– roter 156
Hauterhebungen, Scheide 117
Hautfarbe 153
– blasse, eher weißliche 162
Hautflecken 161
Hautknoten 164–165
Hautkrebs 161, 165, **354–355**, **396**
Hautrötung 153, 156–161
– bettlägerige Menschen 159
– Bläschen/Pusteln 159
– erhabene 160
– feuerrote 160
– Fieber 159–160
– flächenhafte 158
– Flecken 157
– Flecken im Gesicht 160
– gangartige Streifen 159
– Gesicht 158
– großflächige 156
– Haarwurzeln 157
– Knoten, eitrige 157
– Kopfhaut 157
– Lippenbläschen 158
– Mund 160
– runde, Juckreiz 155
– Schuppen 157
– streifenartige 163
– zwischen den Zehen 158
Hautschuppen s. Schuppen
Hautstellen
– juckende, hellrot verfärbte 155
– offene, nicht blutende, nässende 153
Hautveränderungen
– Brust, weibliche 102
– knotenförmige 153
– rote s. Hautrötung
Hautverfärbungen 161–163
– bläulich, marmoriert aussehende 161
– dunkelbraune 161
– gelblich-bräunliche 161
– gelbliche 162
– hellbraune 161

474

F – K

– hellrötlich-violette, streifenförmige 163
– Schwarzfärbung 163
– tiefrote bis violette 163
– Unterschenkel 162
– weiße 163
Hautwucherungen 164–165
– blumenkohlartige 164
– erhabene, tiefrote oder bläulich verfärbte 164
– wulstige oder platte 164
Hebephrenie **440**
Heilpraktiker 36
Heilverfahren, alternative/komplementäre 36
Heiserkeit 135–137
– chronische 57
– Gewichtszunahme 137
– Halsschmerzen 136
– Pubertät 137
– Schluckstörungen 135–136
– Stimme, veränderte 135–136
Heißhunger, Gewichtszunahme 108–109
Hepatitis 63, 71–72, 106, 114, 149, 156, 162, 277, 285, **355**
– Impfung 355
Hernia inguinalis 355
Hernie 166, 191, **355–356**
Herpes genitalis 347, **356**
Herpes labialis 356
Herpes zoster 352
Herpes-Infektion 117, 127, 158, 190, 199, 284, **356–357**
Herz **171–179**
Herzbeutelentzündung 96–97, **357**
Herzerkrankungen 199
Herzfrequenz 20
Herzinfarkt 48, 55, 93, 96–97, 172, 174–175, 232, 248, 259, 271, 274, 279, **357–359**
– Armschmerzen 46
– Verhalten 358
Herzinsuffizienz s. Herzschwäche
Herzkatheteruntersuchung **359**
Herzklappen, künstliche 360
Herzklappenfehler 170, **359–360**
Herzklopfen 91, 171–173
– Blutdruck, hoher 176
– Schwindel 218
Herz-Kreislauf-Medikamente 42
Herzmuskelentzündung **360**
Herzrasen 171–174
– Schwindel 179
Herzrhythmusstörungen 171, 178–179
– Atemnot 46
– Blässe/Mattigkeit 173
– Essen 172
– Genussmittel 172
– Gewichtsabnahme 173
– Händezittern 173
– Herzerkrankungen 172
– Kopfschmerzen 173

– körperliche Anstrengung 172
– Pulsbeschleunigung 172
– seelische Belastung 172
– Sehstörungen 173
– Stress 172
Herzschmerzen 54, 173–174
– Angstgefühl 174
– körperliche Belastung 173
– starke 174
Herzschwäche 54, 56–57, 62–63, 85, 87, 110, 144–145, 172, 176, 218, 277, **360–361**
Herzstolpern 171–173
– Schwindel 179
Heuschnupfen 61, 210, **361**
Hexenschuss 233, 235, **361–362**
Hiatushernie **356**, **470**
Hinken 80
Hirndurchblutungsstörungen 215, 222, **362**
Hirnleistungsschwäche s. Demenz
Hirnödem **344**
Histamin **408**
Hitzewallungen **257–259**
Hitzschlag 91, 114, **362**
HIV-Infektion (s.a. AIDS)
– HIV-Test **298**
– Schutz 299
– Übertragungswege 298
Hoden
– akut schmerzhafte 191
– nicht tastbarer 192
– Selbstuntersuchung 192, **363**
Hodenentzündung 191, 195, **362–363**
Hodenhochstand 192, **363**
Hodenkrebs/-karzinom 27, 192, **363**
Hodensack
– Geschwüre 192
– Papeln 192
– schmerzhafter 192
– Schwellung 192
– Vergrößerung, schmerzlose 192
– Verhärtung/Quetschung 192
– Warzen 192
Hodenveränderungen 191–192
Hodenvergrößerung, allmähliche 192
Hodgkin-Lymphom **389**
Höhenschwindel 177–178
Hordeulum **348–349**
Hören von Geräuschen und Stimmen 267
Hörgeräte 302
Hormonstörungen 123
Hornhautentzündung 60, 62, **363**
Hörschwäche, leichte 224
Hörstörungen 226–228
– Schwindel 179
Hörsturz 227, 229, **363–364**
HPV-Infektion 347
Hüftbeschwerden 80–81
Hüftgelenksarthrose 80–82, **364–365**

Hüftgelenksschmerzen, starke 81
Hüftgelenksverrenkung 365
Hüftluxation/-dysplasie 80, 82, **365**
Hüftschmerzen 81–82
– Alter 82
– belastungsabhängige 81
– plötzliche 82
Hüftschnappen 82, **365–366**
Hülsenfrüchte 15
Hundebandwurm **468**
Hungern 108
Husten 55–58, 95, 97, 256
– Auswurf 55
– Auswurf, blutiger 57–58
– bellender 56
– Brustschmerzen 57, 97
– Druckgefühl 98
– Halsschmerzen 135
– Harndrang 145
– nach dem Essen 57
– plötzlicher 57
– Rückenschmerzen 236
– Schluckstörungen 139
– schmerzhafter 55–56
– Schwitzen, nächtliches 57
– trockener 54
HWS-Syndrom 51, 72, 95–97, 166–167, 174, 181, 214, 232, 237, 249, **366**, **439**
Hyperakusis 226, **366**
hyperglykämische Krise 90
Hyperkaliämie **400**
hyperkinetisches Syndrom **308**
Hypermenorrhoe **398**
Hypernephrom **414**
Hyperopie **335**
Hyperthyreose **439**
Hypertonie, arterielle **314–315**
Hyperventilation 54, 91
Hyperventilationstetanie 51
hypoglykämische Krise 90
Hypokaliämie **400**
Hypomagnesiämie **400**
Hypothyreose **439–440**
Hypotonie, arterielle 315
Hypoxie 93

I

Ileus (s.a. Darmverschluss) **322–323**
Impfkommission, Ständige (STIKO) 31
Impfungen 30–31
– Empfehlung 31
– Gelbfieber **345**
– Grippe **351**
– Hepatitis **355**
– Masern **395**
– Mumps 395, **404**
– Tollwut **454**
Impingement-Syndrom 249, **367**, **369**
Impotenz 193–194
Individuelle Gesundheitsleistungen (IGEL) 29
Infektionskrankheit 89, 114, 253

Influenza 351–352
Inkontinenz 147, 367–368
Interkostalneuralgie 234–235, **368**
Intrakutantest **300**
Ischias(syndrom) **368**

J

Juckreiz 156
– am After 283–284
– am ganzen Körper 156
– Augen-/Hautverfärbung, gelbliche 156
– Bauch/Brustkorb 155
– Hautrötung, runde 155
– Hautschuppen 154–156
– Kopf 154
– Medikamenteneinnahme 154
– Ohrenschmerzen 225
– Schwellungen 165
– Wasserlassen, häufiges 156
– Würmer 284
– Zeckenbiss 155

K

Kalium **401**
Kalkaneussporn **335–336**
Kalkschulter 247, **369**
Kälteanwendungen, Schmerzen 245
Kältegefühl 132
Kaltschweißigkeit, Angst 261
Kalzium **401**
Kalziumantagonisten 43
Karies 206, **369**
Karotissinus-Syndrom 91, 178–179, **369–370**
Karpaltunnel-Syndrom 51, 167, 214, **369–370**
Karzinom s. Krebs
Katarakt s. grauer Star
Katatonie **440**
Kaubeschwerden 208–209
– Kinder 208
Kauda-Syndrom **370**
Kaumuskeln, verspannte 206
Kehldeckelentzündung **371**
Kehlkopfentzündung 136, **370–371**
Kehlkopfkrebs 136–137, **371–372**
Keloid **409**
Keratitis **363**
Kernspintomographie 370
Keuchhusten 55, **372**
KHK s. Koronare Herzkrankheit
Kieferbeschwerden/-schmerzen 208–209
– Ohrenschmerzen 224
Kiefergelenkentzündung 208, **372**
Kieferknacken 208
Kinderkrankheiten 30
Kinderlähmung **372–373**
Kinderlosigkeit, ungewollte 129–130, 195
Klaustrophobie **421**

Kleiderläuse **459**
Klimakterium **464**
Kloßgefühl 141
Knickfuß **338**
Kniebeschwerden/-schmerzen 82–84
– bei Belastung 83
– plötzliche 82, 84
– Schulkinder 83
– Schwellung 83
– wiederkehrende 83
Knöchelbeschwerden 86–88
– Schwellung 86
Knochenbruch 47, 49, 88, 215, 247, 291, **373–374**
Knochenerweichung **430**
Knochenmarkentzündung **417**
Knochenmetastasen 235
Knochenschwund **417–418**
Knochentumor, bösartiger **418**
Knorpelschäden **374**
Knötchen
– geschwollene, Halsbereich 165
– Mundraum 203
– Penis 190
Knoten 164–165
– an der Haut 164–165
– gerötet, schmerzhaft und druckempfindlich 164
– harte, schmerzlose 165
– in der Brust 103
– nicht verschiebbare, am Hals 166
Kolik **374**
Kollagenosen **374–375**
Kolonkarzinom 322
Kolpitis **438**
Koma 93, **375**
Konjunktivitis 312
Konstitutionstypen 13
Kontaktekzem/-dermatitis **329**
Kontrastmitteluntersuchung 303
Kontrollzwang **470**
Konzentrationsstörungen 197, 220–221
– mangelnde 197
– Verstopfung 280
Kopf **180–184**
– Juckreiz 154
– Schuppenbildung 154
Kopfläuse 154, 158, **459**
Kopfschmerzen 91, 98, 180–184
– Abgeschlagenheit 196
– anfallsartige 184
– Bildschirmarbeit 182
– Blutdruck, hoher 176, 184
– einseitige 183
– Erbrechen 272
– Flimmern vor Augen 182
– Genussmittel/Medikamente 181–182
– Halsschmerzen 134
– hintere 181
– Mundgeruch 204
– Nacken-/Schulterschmerzen 181
– Nackenschmerzen 232
– Nackensteifigkeit 182

475

REGISTER

– Rückenschmerzen 233
– Schnupfen 210
– Schwarzwerden vor Augen 182
– Schwerhörigkeit 229
– Schwindel 179, 182, 218
– Schwitzen 258
– Sehstörungen 183
– Sonnenstich 91
– Sturz 181–182, 184
– Übelkeit 269
– Vergiftungen 290
– Verhaltens-/Wesensänderung 183
Kopfverletzungen 220
– schwere 93
Koronare Herzkrankheit (KHK) 96–98, 174, 178, 218, 232, **375–376**
Körperpflege 12, 18–19
Korpuskarzinom 341
Kortikoide 43
Koxarthrose 364–365
Krallenzehen 354
Krampfadern 84, 87, 188, **376**
– im Hodensack 462
– Speiseröhre 416–417
Krampfanfälle 92, **377**
– Epilepsie 331
– Vergiftungen 290
Krämpfe **185–188**
Krankheit, im Urlaub 37
Krätze 159, **378**
Krätzmilben 378
Krebs 108, 113–114, 141, 167, 190–191, 203, 236, **378–381**
– Entstehung **378**
– Früherkennung/Vorsorge 28–30
– Risikofaktoren meiden **381**
– Therapiemöglichkeiten **380–381**
– Vorsorgeuntersuchungen **381**
– Warnsignale **379**
Kreislauf **171–179**
Kribbeln 166–167, 213–214
Kropf 135–139, 141, **381**
Kupferfinnen **433–434**
Kurzatmigkeit 53–54
Kurzsichtigkeit 335
Kusskrankheit **420–421**

L

Lachen und Weinen 264
Lagerungsschwindel 178–179, 218, **382**
Lähmungen 214–216
– einseitige 215
– Gleichgewichtsstörungen 215
– halbseitige 92, 219
– Rückenschmerzen 236
– Sturz 215
Laktamasemangel **408–409**
Lallen 219
Lärmempfindlichkeit 226
Lärmschwerhörigkeit 227
Laryngitis **371**

Laryngitis subglottica **427–428**
Lasertherapie, Netzhautablösung 411
Laugenverätzung 290
Läuse 458
Laxanzien 41
LE s. Lupus erythematodes
Lebensmittelvergiftung 66–67, 272, 281, **382**
Leberentzündung s. Hepatitis
Lebererkrankungen 92, 141, 149, 205, 277
Leberflecken 25–26
– ABCD-Regel 25–26
Leberkrebs/Leberzellkarzinom **382–383**
Leberzirrhose 106, 110, 200, **383**
Lederhaut 152
Legionärskrankheit/Legionellose 383
Leishmaniase 383
Leistenbruch 75, 76, **355**
Leistenschmerzen 81
Leistungsabfall 220
– Nervosität/Reizbarkeit 261
Lendenwirbelschmerzen 233
Leukämie 259, **383–385**
Lichen ruber 385
Lichtblitze, im Auge 65
Lichtempfindlichkeit/-scheu 65
– Übelkeit 269
Lidekzem 329
Lidkrämpfe 63
Lidränder, gerötete 60
Lidschwellung 63
Lipom 165, **385**
Lippen 199–200
– aufgesprungene 199
– blaue 199
– Blaufärbung 54, 200
– geschwollene, gerötete 199
Lippenbläschen 184
– schmerzhafte, juckende rote 199
Lippenherpes 356
Locked-in-Syndrom 375
Lues 349
Luftnot, Blutdruck, hoher 176
Lumbago 361–362
Lungenblähung 386
Lungenembolie 55, 57, 96–97, **385–386**
Lungenemphysem 57, **386**
Lungenentzündung 56–57, 95–96, 113–114, 133, **387**
Lungenerkrankungen 170, 199
Lungenfibrose 387
Lungenfunktionsprüfung **300**, 386
Lungeninfarkt 388
Lungenkrebs 57, 204, **388**
Lungenödem 101, **388**
Lungentuberkulose 57, **456**
Lupus erythematodes (LE) 158, 168, **388–389**
Lustlosigkeit 197
Luxation **463–464**

Lyme-Borreliose 317
Lymphdrüsenkrebs 114, 156, 166, 259, **389**
Lymphknoten, geschwollene 256
Lymphödem 48, 85
Lymphogranulomatose 389
Lyssa **454**

M

Madenwürmer **468**
Magen-Darm-Infektion 73, 108, 148, 270–272, 281, 283, 286, **390**
Magengeschwür 72, 74, 107, 204, 278–279, 285, **390**
Magenkrebs/-karzinom 107, 279, **390–391**
Magenschleimhautentzündung 71–72, 200, 204, 269–271, 276, 278–279, **391**
Magenschmerzen 278–279
– Aufstoßen 276
– Brustschmerzen 279
– Erbrechen, kaffeesatzartiges 279
– Genussmittel 278
– Medikamente 278
– Mundgeruch 203
– nach dem Essen 279
– Übelkeit 269
– Völlegefühl 279
Magenspiegelung 390
Magersucht 108, 120, 123, 133, 167, 261, **391–392**
Magnesium(mangel) 400
Magnetresonanztomographie (MRT) 370
Makuladegeneration 67, **392**
Malaria 113, **392–393**
– Vorbeugung 393
Mammakarzinom s. Brustkrebs
Mammographie **318**
Mandelentzündung (Angina) 135, **137**, 138, 165, 204, **303, 304, 393–394**
– eitrige 437
Manie 263–264, **394**
Männerbeschwerden 129, **189–195**
Masern 65, 160, 202, 259, **394–395**
– Impfung 395
Mastitis 318
Mastoiditis 225, **395**
Mastopathie 100, 103, **395–396**
Mattigkeit, Kältegefühl, inneres 197
Medikamente
– Abhängigkeit 38
– apothekenpflichtige 40
– Aufbewahrung und Haltbarkeit 40
– Beipackzettel 38
– Blutdruck, niedriger 175
– Gruppen 41–43
– Halluzinationen 267
– Juckreiz 154
– Kältegefühl 267

– Missbrauch 91
– Nebenwirkungen **38, 39, 40–43**, 92, 100, 110, 120, 128, 132, 139, 140, 144, 146, 149, 154, 159, 161, 163, 168, 170, 172, 175–177, 186, 188, 193, 195, 197, 202–203, 205, 207, 212, 217, 221–222, 227, 235, 239, 253, 261, 263, 265, 270, 278, 280, 282–283, 295
– Ohrenschmerzen 229
– rezeptpflichtige/-freie 40–43
– Schwangerschaft 39
– Stillzeit 39
Mehrfachmedikation 39
Melanom 396
Menière-Krankheit 178, 218, 227, 272–273, **396–397**
Meningeom 344
Meningitis 343
Meniskusriss 83
Meniskusschaden 84, **397**
Menopause s. Wechseljahresbeschwerden
Menstruationsbeschwerden 109, **397–399**
Menstruationszyklus, Nervosität/Reizbarkeit 262
Merkstörungen 221
Metrorrhagie 398
Migräne 61, 65, 181–183, 196, 269, 272–273, **399**
Milben 378
Milch(produkte) 16, 256
Milchschorf 412
Mineralhaushaltsstörungen 85, 188, 197, 222, **399–400**
Mischhaut 154
Missed Abortion 334
Missempfindungen 166–167, 213–214
– Arme 50–51
– Arme, Hände und Finger 167
– Beine 79
– Finger 50–51
– kribbelnde, stechende 166
– Nackenschmerzen 232
– Rückenschmerzen 233, 236, 244
Mitral(klappen)insuffizienz 359–360
Mitralklappenprolaps 330
Mittelfußschmerzen 88
Mittelmeerfieber 112
Mittelohrentzündung 208, 224, **401**
Monatsblutungen 120
– ausbleibende 122–123
– außerhalb des Zyklus 123–125
– Blutdruck, hoher 176
– Gewichtsverlust 120, 122
– schmerzhafte 120–122, 126–127, 130–131
– starke 122
– unregelmäßige 119–121, 126, 130
– Unterbauchschmerzen, einseitige 121

– verlängerte 121
– verstärkte 120, 127
Mononucleosis infectiosa **420–421**
MRT s. Magnetresonanztomographie
Mückenschwärme im Auge/Mouches volantes 65
Müdigkeit **196–197**
– Abgeschlagenheit 196
– anhaltende 197
– Blutdruck, niedriger 175
Mukoviszidose **402–403**
Multiple Sklerose (MS) 79–80, 86, 147, 186, 215, 219, **403**
Mumps 30, 138, 140, 225, 259, **403–404**
– Impfung 404
Mund **198–208**
Mundgeruch 203–204
– ammoniakartiger/erdigmuffiger 205
– anhaltender 204
– Aufstoßen/Brechreiz 205
– azetonartiger 204–205
– Bläschen 204
– Halsschmerzen 204
– Kopfschmerzen 204
– Magenschmerzen 203
– Medikamente 205
– Mundtrockenheit 203
– Oberbauchschmerzen 204
– Schluckbeschwerden 139, 204
– Übelkeit 204
– urinartiger 205
Mundhöhle
– Beläge 201
– Bläschen 202
– Flecken 202
– Schmerzen 202
Mundhygiene **18–19**, 202, 205
Mundraum
– Flecken, rote 203
– Knötchen 203
– Probleme 201–203
Mundschleimhaut, schmerzende, geschwollene, brennende 202
Mundschleimhautentzündung 200, 204, **404**
Mundsoor 138, **319**
Mundtrockenheit 201–202
– Mundgeruch 203
Mundwinkel
– eingerissene 199
– einseitig herabhängende 215
Muskelatrophie 405
Muskelfaserriss 47, 86, 95, **404**
Muskelkater 47, 86, **404–405**
Muskelkrämpfe 187–188
– Bein 188
– Fußgewölbe 187
– Zunge 188
Muskellücke **355–356**
Muskelriss 47, **405**
Muskelschmerzen **406**
Muskelschwund 79, 86, **405**
Muskelspannung, erhöhte 189

L – R

Muskelzerrung 47, 86, **406**
Muskelzuckungen, unwill-
  kürliche 92
Muttermal 161, **406**
– ABCD-Regel 25–26
Muttermundkrebs 340–341
Muttermundpolypen 123,
  127, **406**
Myalgie 249, **406**
Myasthenie/Myasthenia gra-
  vis **406–407**
Mykosen **422**
Myokarditis 360
Myom 121–122, 127, **407**
Myopie 335

N

Nabelbruch 355
Nachtblindheit 67
Nacken **230–232**
Nackenschmerzen 231–232
– Missempfindungen 232
– nächtliche 247
– plötzliche 232
– Schwindel 231
– zunehmende 232
Nackensteifigkeit 231–232
Naevus flammeus **336–337**
Nagel 152, **169–170**
– Ablösung 170
– brüchiger 169
– Verdickung 170
– vergrößerter, extrem ge-
  wölbter 170
– weiße Flecken/Punkte 169
Nagelbettentzündung 50,
  169, **408**
Nagelgrübchen 170
Nagelpilz 169–170, **408**
Nagelveränderungen
  169–170
– Längsriffelung 170
– Rillen 170
Nagelverfärbungen 170
– bläuliche 170
– bräunliche bis schwarze
  170
Nahrungsergänzungsmittel
  40
Nahrungsmittelunverträg-
  lichkeit 277, 281–282,
  408–409
Narbenwucherung 164, **409**
Nase **209–212**
– verstopfte 209–210
Nasenatmung, behinderte
  209–212
– Schnupfen 210–211
Nasenbluten 212
– Blutdruck, hoher 176
Nasenjucken 210
Nasenlaufen 210
Nasennebenhöhlenentzün-
  dung 60–61, 182, 204,
  210–211, **409–410**
Nasenpolypen 53, 210–211,
  410
Nasen-Rachen-Raum, Blu-
  tung 58
Nasentropfen
– Blutdruck, hoher 176
Nävi **406**

Nebenhodenentzündung
  191–192, 217, **410**
Nebenwirkungen s. Medika-
  mente/Nebenwirkungen
Nephroblastom 414
Nervenentzündung 224, **411**
Nervenstimulation, transku-
  tane elektrische (TENS)
  245
Nervensystem **213–222**
Nervosität 107, 260–262
– plötzlich einsetzende, auf-
  fällige 262
– Wesensveränderungen
  262
Nesselsucht 166, **411**
Netzhautablösung 66–67,
  411
Netzhautdurchblutungsstö-
  rung 66–67, **411–412**
Neuralgie, interkostale 368
Neurodermitis 155–156,
  412–413
Neurose **413**
Niedergeschlagenheit 221
Nieren **142–151**
Nierenarterienstenose 176,
  413
Nierenbeckenentzündung
  149–151, 176, 271, **413**
Nierenentzündung 133,
  150–151, **413–414**
Nierenerkrankungen 92,
  148, 176
– Blutdruck, hoher 176
Niereninsuffizienz **415**
Nierenkolik 75, 271
Nierenschmerzen 150
– dumpfe 150–151
– Fieber 151
– krampfartige 151
Nierensteine 75–76,
  148–149, 151, **414–415**
Nierenversagen 62–63, 87,
  110, 148, 205, 222, **415**
Nieren(zell)karzinom 414
Niesen 210–211
Nystagmus **415**

O

O-Beine 79
Oberbauchschmerzen
  70–73, 107
– gürtelförmige 72
– krampfartige 73
– Mundgeruch 204
– rechtsseitige 72
– unter dem Rippenbogen
  72
– vom Rücken ausgehend
  72
Oberhaut 152
Oberlid, Knoten 63
Oberschenkelschmerzen/-be-
  schwerden 80–82
– im Alter 82
Obstipation s. Verstopfung
Ödem 48, 62, 84–85, 87, 110,
  165, 183, **416**
– Blutdruck, hoher 176
Ohnmacht **90–92**
– Armbewegungen 179

– Schwindel 177, 179
Ohrabsonderungen 225–226
– Flüssigkeit 226
Ohren **223–229**
Ohrenschmalz 226–227
Ohrenschmerzen 140,
  223–225
– beim Kauen 224–225
– Druckgefühl 224
– Juckreiz 225
– Lärmeinwirkung 225
– leichte 229
– plötzliche 224
– Schluckbeschwerden 225
– Schwerhörigkeit 224–225,
  228–229
– Zahn-/Kieferschmerzen
  224
Ohrenstechen, leichtes 224
Ohrgeräusche 226–228, **453**
– Blutdruck, hoher 176
– Schwerhörigkeit 229
– Schwindel 179, 218
Oligomenorrhoe **398**
Onychomykose **408**
Orangenhaut 102
Orchitis **362–363**
Organtuberkulose 457
Orgasmus, ausbleibender
  129
Ösophagitis 448
Ösophaguskarzinom
  448–449
Ösophagusvarizen 285,
  416–417
Osteochondrose 47, 49,
  81–82, 84, 87, **417**
Osteochondrosis dissecans
  83, **417**
Osteomyelitis 81, 236, **417**
Osteoporose 82, 234–235,
  237, **417–418**
Osteosarkom 84, **418**
Otitis externa **344–345**
Otitis media 401
Otosklerose 227, 229, **418**
Ovarialkarzinom 328
Ovarialzysten **328–329**
Oxyuriasis 468

P

Panaritium 50, 169, **408**
Panikstörung 265–266, 304,
  419
Pankreaskarzinom s. Bauch-
  speicheldrüsenkrebs
Pankreatitis s. Bauchspei-
  cheldrüsenentzündung
Papeln
– genitale 164
– Hodensack 192
– Penis 191
Papilloma-Virus
– Krebsrisiko 347
Paralysis agitans 419
paranoid-halluzinatorische
  Schizophrenie 440
Paratyphus 457
Parkinson-Krankheit 80,
  175, 186, 219, 259, **419**
Parodontitis 469
Paronychie 419

Parotitis epidemica **403–404**
Pendelhoden 363
Penis
– Ausfluss 190
– Bläschen 190
– Papeln 191
– Rötungen 190
– Schwellungen, schmerz-
  hafte 190
– Warzen 191
Penisentzündung **419–420**
Penisgeschwür 190
Peniskrebs 27
Penisschaftgeschwür 190
Penisveränderungen/-be-
  schwerden 189–191
– Brennen beim Wasserlas-
  sen 190
Perikarditis 357
Periodenschmerzen
– starke 122
– sich verschlimmernde 122
Persönlichkeitsstörungen
  420
– emotional instabile
  316–317
Pertussis 372
Pfeiffer-Drüsenfieber 135,
  165, **420–421**
Pfötchenstellung 91
Phäochromozytom 173, **421**
Pharyngitis 303, 445
Phimose 190, 194, **421**
Phlebitis **462**
Phlebothrombose **452**
Phobien 265, 304, **421–422**
Physiotherapie
– Schmerzen 245
Pickel 157
Pilzerkrankungen 139, 158,
  168, **422**
Pilzvergiftung 281
Plattfuß 79, 88, **338**
Platzangst 421
Plazentalösung, vorzeitige
  253
Pleuraerguss **422–423**
Pleuritis **433**
Plexuslähmung 250, **423**
PMS s. prämenstruelles Syn-
  drom
Pneumonie s. Lungenentzün-
  dung
Pneumothorax 55, 96–97,
  423
Pocken **424–425**
Poliomyelitis **372–373**
Polyarthritis, chronische 50,
  249, **424**
Polymenorrhoe **398**
Polymyalgia rheumatica 247,
  424–425
Polyneuropathie 51, 79,
  85–87, 167, 214, 216,
  425–426
posttraumatische Belas-
  tungsstörungen s. Belas-
  tungsstörungen, posttraumatische
Präeklampsie
  s. EPH-Gestose
prämenstruelles Syndrom
  (PMS) 100, 125, 234, 258,
  264, **426–427**

Prellung 95, 191–192, 291,
  426
Presbyopie 335
Prick-Test **300**
Prostataentzündung 150,
  194–195, **427**
Prostatakrebs/-karzinom 27,
  143–144, **426–427**
Prostatavergrößerung/
  -hyperplasie bzw. -ade-
  nom 27, 143–147,
  150–151, **427–428**
Prostatitis s. Prostataentzün-
  dung
Pseudokrupp 56, **427–428**
Psoriasis vulgaris **443–444**
Psychose 267, **428**
psychosomatische Störungen
  33, 36, 73, 120, 123, 126,
  129–130, 137–138, 156,
  174, 179, 206, 217, **428**
Psychotherapeuten 37
psychotherapeutische Ver-
  fahren
– bei Schmerzen 245
Pubertät
– Heiserkeit 137
Punktion
– Gelenk 345
Pusteln 153, 157, 159
Pyelonephritis **413**

Q

Quaddeln 165
Querschnittslähmung
  215–216, 236, **429**
Quincke-Ödem 62, 165, **429**

R

Rabies 454
Rachen **134–141**
Rachitis **430**
Rauchschwaden, im Auge 65
Raynaud-Zeichen/-Krank-
  heit 51, 162, 214, **430**
Regel
– Ausbleiben 398
Reisdurchfall 281
Reisekrankheit 178, 273
Reizbarkeit 260–262
– Menstruationszyklus 262
Reizblase 126, 143–144,
  430–431
– Inkontinenz 367
Reizdarm 73, 277, 280,
  282–283, 286, **431**
Reizhusten 95
– trockener, schmerzhafter
  57
Reizmagen 73, 203–204, 270,
  276, 279, **431**
Restless-legs-Syndrom 85,
  188, **431–432**
rezeptfreie Medikamente
  40–43
rezeptpflichtige Medikamen-
  te 40–43
Rhagaden 199, **432**
Rheuma 48, 78, 80–81,
  83–84, 112–113, 234, **432**

477

REGISTER

rheumatisches Fieber **433**
rheumatoide Arthritis **424**
Rhinitis **443**
Riechstörungen 212–213
Rinderwahnsinn (BSE) **320–321**
Ringelröteln **433**
Rippenbruch 55, **374**
Rippenfellentzündung 55, 97, **433**
Rohmilchprodukte, Krankheiten, übertragbare 256
Rosazea **433–434**
Rotatorenmanschettenruptur 248, 250, **434**
Röteln 30, 160, 202, 259, **434**
Rubella/Rubeola **434**
Rücken **230–237**
Rückenmarktumoren 216, 236, **435–436**
Rückenschmerzen 97, 233–236
– bei Frauen 234
– bei Kindern 236
– bohrende 236
– Erschütterungen 234
– Flankenschmerzen 234
– Gelenksteifigkeit 234
– gürtelartige 234
– Husten 236
– im Alter 233
– Kopfschmerzen 233
– krampfartige 234
– Lähmungen 236
– mit Augenentzündungen 234
– mit Brustschmerzen 96
– mit Missempfindungen 234, 236
– mit Schluckbeschwerden 236
– mit Schwindel 236
– mit Taubheitsgefühl 236
– morgendliche 233
– plötzliche 233
– zunehmende 236
Ruhr 272, 283, **435**
– s.a. Amöbenruhr
Rülpsen 276
Rundrücken **435**

S

Salmonellen 281
Salz 16
Samenerguss
– Schmerzen 194
– vorzeitiger/ausbleibender 194
Sarkom **379**
SARS (Severe Acute Respiratory Syndrome) 57, **436**
Säureverätzung 290
Schädel-Hirn-Verletzungen 90, 182, 212, 216, **436–437**
Scharlach 135, 160, 200, 203, 259, **437**
Schaufensterkrankheit 80, 85, **437–438**
Scheidenausfluss 118–119
Scheidenbeschwerden 116–118
– Bläschen, juckende 117

– Brennen 117
– Hauterhebungen 117
– juckende, brennende 116
– Juckreiz 116–117
– mit geschwollenen Lymphknoten 118
– nässende, harte schmerzfreie Stelle 118
– Rötung 116–117
– Schwellung 117
– Warzen 117
– Wasserlassen 117
Scheideneingang, Bläschen 117, 127
Scheidenentzündung 123, 149–150, **438**
Scheideninfektion 256
Scheidenschleimhaut, trockene 127
Schenkelbruch **355**
Schenkelhalsbruch **373**
Scheuermann-Krankheit 236–237, **438**
Schiefhals 232, 237, **438–439**
Schielen **335**
Schilddrüsenentzündung 138
Schilddrüsenerkrankungen 123, 135–136, 138–139, 141, 208
Schilddrüsenkrebs 139
Schilddrüsenszintigraphie **310, 437**
Schilddrüsenüberfunktion 93, 105, 107, 109, 173, 186, 258, 261, 266, 282, **439**
Schilddrüsenunterfunktion 109, 130, 133, 137, 168, 211, 280, **439–440**
Schizophrenie 264, 267, **440**
Schlafapnoe 240, **441**
Schlafmittel 41–42
Schläfrigkeit, abnorme 89–90
Schlafstörungen **238–240**
– Angst 266
– Frauen 240
– Schweiß 240
– Schwitzen 258
Schlag auf den Kopf 92
Schlaganfall 79–80, 92–93, 147, 215–216, 218–219, 222, **441–442**
Schlankhungern, Nervosität/Reizbarkeit 261
Schleimbeutelentzündung 49, 81, 88, 247, **442**
Schleudertrauma 231–232, **442–443**
Schluckauf 53
Schluckbeschwerden/-störungen 135, 137–139
– Aufstoßen 139
– Brustbeinschmerzen 139
– Druck-/Engegefühl 138–139, 141
– Fieber 138
– Fremdkörpergefühl 139
– Gewichtsabnahme 139
– Hals, geröteter 137
– Halsschmerzen 136
– Halsumfang, zunehmender 141
– Heiserkeit 135–136

– Kloßgefühl 137
– Mundgeruch 139, 204
– Ohrenschmerzen 225
– Rückenschmerzen 236
– Sodbrennen 139
Schlucklähmung 138
Schmerzen 34, **241–245**
– akute 244
– bei Verletzungen 291
– beim Geschlechtsverkehr 120, 126–128, 193–194
– beim Samenerguss 194
– beim Stuhlgang, Verstopfung 280
– beim Wasserlassen 124, 131, 149–151
– brennende 97
– chronische 244
– Dauer 243–244
– Entstehung 241–242
– im Körperinneren 242
– nach der Geburt 127
– Nervenreizung 242
– Physiotherapie 245
– psychotherapeutische Verfahren bei 245
– Smiley-Skala 243
– Stärke 243
– Wahrnehmung 242–244
Schmerzmittel 43
Schmerztherapie
– alternative 245
– Medikamente 244–245
– nichtmedikamentöse 245
Schmierblutungen 123, 125
– Geschlechtsverkehr 124–125
– Schwangerschaft 254
schnellender Finger 50
Schnupfen 53, 209, 211, 228, **443**
– Nase, verstopfte 210
– Nasenatmung, behinderte 211
Schock **374**
Schreien, haltloses 264
Schritte, kleine, schlurfende 80
Schulter **246–250**
Schulter-Arm-Syndrom 250, **443**
Schultergelenk, Kraftverlust 250
Schulterschmerzen 246–250
– akute 246–247
– anhaltende/wiederkehrende 249
– bei Aufwärtsdrehung 250
– bewegungsabhängige 248
– brennende, ziehende 249
– chronische 248–249
– dumpfe 250
– links 249
– mit Fehlstellungen 247
– mit Gelenkschwellung 248
– mit Nackenschmerzen 232
– mit Reibegeräuschen 249
– mit Schwellungen 247, 249
– nach einem Sturz 248
– nächtliche 247
– plötzliche, scharfe 247

– rechts 249
– seitliche 249
Schuppen 153–154
– Hautrötung 157
– Kopf 154
Schuppenflechte 154, 157, 169–170, **443–444**
Schüttelfrost 112, **133**
Schüttellähmung **419**
Schwäche **196–197**
– anhaltende 197
Schwangerschaft 91, 101, 109, 124–126, 143, **251–256**, 258, 269–270
– Ausfluss 256
– Bauchschmerzen 127
– Blutdruck, hoher 176
– Blutungen 124, 254–255
– Brennen beim Wasserlassen 256
– Brustschmerzen 255
– EPH-Gestose 330–331
– Erbrechen 252
– Harndrang 143
– Hartwerden des Bauchs 254
– Medikamenteneinnahme 39
– Präeklampsie s. EPH-Gestose
– Schmierblutungen 254
– Streifen 251
– Übelkeit 252
– übertragbare Krankheiten 256
– Unterleibsschmerzen 252–254
– Wasserabgang 254
– Wassereinlagerungen 256
– Zeichen 251
Schwangerschaftstoxikose 331
Schwankschwindel 177
schwarze Punkte im Auge 65
Schwarzwerden vor den Augen 91, 179–180, 217
– Kopfschmerzen 182
Schweißausbruch s. Schwitzen
Schwellungen 165–166, 291
– Hals 166
– Halsschmerzen 165
– Juckreiz 166
– Leistengegend 166
– Schulterschmerzen 247, 249
– Verletzungen 291
– Zahnschmerzen 206
Schweregefühl
– Beinschwellung 84
Schwerhörigkeit 228–229
– Lärmbelästigung 229
– Ohrenschmerzen 224–225
– Ohrgeräusche 229
Schwindel 91, 98, 177–179, 217–218
– Atemnot 218
– Benommenheit 177
– Blutdruck, hoher 176
– Erbrechen 272
– Gangunsicherheit 218
– gelegentlicher 175
– Herzklopfen 218

– Herzrasen 179
– Herzstolpern 179
– Höhenaufenthalt 177
– Konflikte/Stress 217
– Kopfdruck 177
– Kopfschmerzen 179, 181
– Medikamente 217
– Nackenschmerzen 231–232
– Ohnmacht 177
– Ohrgeräusche 218
– plötzlicher 217
– Reisen 177
– Rückenschmerzen 236
– Schwerhörigkeit 229
– Sehen, unscharfes 218
– Sehstörungen 179
– Sonnenstich 91
– Übelkeit/Erbrechen 179
– Vergiftungen 290
Schwindsucht s. Tuberkulose
Schwitzen 257–259
– bei Angst 258
– bei Kindern 259
– ohne Fieber 258
– hormonelle Schwankungen 258
– Husten 57
– körperliche Belastung 258
– nach dem Essen 259
– mit Fieber 112
– mit Talgbildung, vermehrter 259
– nächtliches 240
– prämenstruelles Syndrom 258
– Schweiß, kalter, klebriger 259
seelische Störungen 36, 137, 193, **260–267**
Sehen, verschwommenes 64–65
– Schwindel 217–218
Sehfähigkeit, Verschlechterung 66
Sehnenriss/-ruptur 48, 88, 247, 250, **444**
Sehnenscheidenentzündung 48, 247, **444–445**
Sehnenzerrung **445–446**
Sehstörungen 64–67, 98
– Blutdruck, hoher 176
– Gelbsehen 65
– Kopfschmerzen 183
– Ringe, farbige 65
– Schwindel 179
Seitenstrangangina 303, **445**
Selbstbeobachtung 25–27
Selbsthilfegruppen 37
Selbstuntersuchung 25–27
– Brust **26**, 101
– Hoden 192, **363**
Senkfuß **338**
Senk-Spreiz-Fuß **338**
Sepsis s. Blutvergiftung
Serotonin **408**
Severe Acute Respiratory Syndrome s. SARS
Sexualprobleme 129–130, 193–194, **445**
sexuelles Verlangen
– fehlendes 129
– mangelndes 129
Shigellenruhr 281

R – W

Sinusitis **409–410**
Skabies **378**
Sklerodermie (progressive/
zirkumskripte) **445–446**
Skoliose 236–237, **446**
Smiley-Skala, Schmerzstärke
243
Sodbrennen 239, 274, 276,
446
– s.a. Aufstoßen
somatische Beschwerden s.
psychosomatische Störun-
gen
Sonnenstich 91, 114,
272–273, **446–447**
Soor, genitaler **347–348**
Soor(angina) **319**
Spannungskopfschmerz
181–182, **447**
Spastik 188, **447**
Speicheldrüsenentzündung
138
Speicheldrüsenschwellung
140–141
Speichelsteine 140, **447–448**
Speiseröhrendivertikel 57,
138–139, **448**
Speiseröhrenentzündung 71,
96, 203–204, 276, **448**
Speiseröhrenerkrankungen
53, 175
Speiseröhrenkrebs 138–139,
203, 274, **448–449**
Spinaliom **449**
Spinalkanalstenose 79, 232,
234–235, **449**
spinozelluläres Karzinom
449
Spondylitis ankylosans 312
Spondylolisthese **466–467**
Sport
– im Alter 20
– regelmäßiger 19–21
Sprache, verwaschene 222
Sprachstörungen 92, 219
Sprechen, roboterartiges,
monoton-leises 219
Sprechstörungen 219
Spreizfuß **338**
Spreizhose **365**
Sprue **409**
Sprunggelenk
– Schmerzen 88
– Unsicherheitsgefühl 87
Sprunggelenkbruch **373**
Spulwürmer **468**
Stabsichtigkeit **307–308**
Stachelwarzen **464**
Stachelzellkrebs **449**
Standunsicherheit, Schwin-
del 179
Staublunge **387**
STIKO (Ständige Impfkom-
mission) 31
Stillzeit 101, 124
– Medikamenteneinnahme
39
Stimmbandentzündung 136,
449–450
Stimme, undeutliche 219
Stimmprobleme 135–137
Stimmqualität, rascher
Wechsel 137
Stimmung, gedrückte 197

Stimmungsschwankungen
263–264
– vor der Menstruation 264
Stomatitis **404**
Strabismus **335**
Streckhemmung
– Finger 50
Stress 21–22
– Symptome 21
Stressinkontinenz **367**
Struma s. Kropf
Stuhl
– Bestandteile, grobe 285
– Blutbeimengungen 272,
285
– dunkel- bis schwarzbraun
285
– fahlgelber, fettiger 285
– heller, weißgrauer, lehm-
farbener 285
– salbenartiger 285
– Schleimbeimengungen
286
– Veränderungen 69
– Würmer 286
Stuhlentleerung
– Afterschmerzen 284
Stuhlinkontinenz **368**
Stuhlveränderungen
285–286
– Unterbauchschmerzen 76
Subclavian-steal-Syndrom
178–179, **450**
Suchterkrankungen 106,
186, 222, 261, 267,
450–451
Sumpffieber **392–393**
Syphilis **349**
Szintigraphie 310, 439

T

Taeniasis **468**
Taubheitsgefühl 166–167,
213–214
– Arme 166
– Beine 79, 166
– Finger 166
– plötzliches 215
– Rückenschmerzen 236
– Verletzungen 167
– Zittern 186
Tbc s. Tuberkulose
Teerstuhl 285
Tennisarm 49, **331**
Tennisbein **405**
TENS (transkutane elektri-
sche Nervenstimulation)
245
Tetanus 288, **452**
Thrombophlebitis **462**
Thrombose 85, 93, **452**
TIA (transitorisch ischämi-
sche Attacke) 215–216,
219, 362, 452, **453**
Tics 187, **453**
Tierphobie **421**
Tietze-Syndrom 95, **453**
Tinnitus 226–227, 229, 267,
453
TNM-Klassifikation **380**
Tollwut 288, 343, **454**
– Impfung **454**

Tonsillitis **393**, 394
s.a. Mandelentzündung
Torticollis spasticus **439**
Toxoplasmose 140, 256,
454–455
Tränensekretion, verminder-
te 66–67
Tränenträufeln beim Klein-
kind 60
Tränenwege, Entzündung 60
transitorische ischämische
Attacke s. TIA
Traurigkeit 262–263
Trichomonadeninfektion
118, **348**
Trigeminusneuralgie 184,
206, **455**
Trinken **104–106**
Tripper **349**
Trommelfellentzündung 224
Trommelfellerkrankungen
225–226, **455–456**
Trommelfellperforation **455**
Trommelschlegelfinger 170
Tubenkatarrh 227–228, **456**
Tuberkulose 57, 108,
112–113, 259, **456–457**
Tumoren
– bösartige **378**
– gutartige/bösartige **378**
Tüpfelnägel 170
Typhus 113, **457**
Tyramin **408**

U

Übelkeit 91, **269–274**
– bei Schwangerschaft 252
– bei Sonnenstich 91
– bei Vergiftungen 290
– mit Bauchschmerzen 70
– mit Drehschwindel 179
– mit Kopfschmerzen 269
– mit Magenschmerzen 269
– mit Mundgeruch 204
– mit Nackenschmerzen
232
– mit Schwindel 179, 273
– morgendliche 269
– nach dem Essen 269
Überlaufinkontinenz **367**
übertragbare Krankheiten,
auf das ungeborene Kind
256
Übungswehen 253
Ulcus
– cruris **461–462**
– duodeni **471**
– ventriculi **390**
Umknicken, häufiges 87
Ungeziefer **458–460**
Unlust 197
– sexuelle 129
Unruhe 107
Unterarmbruch **373**
Unterbauchschmerzen 70,
74–76, 125–127
– anfallsweise 76
– Ausfluss 119, 128, 131
– bei Frauen 74–76
– chronische **460**
– Druckgefühl 126
– Geschlechtsverkehr 125

– krampfartige 76
– Monatsblutung 121
– prämenstruelles Syndrom
125
– rechtsseitige 74
– schneidende 126
– Schwangerschaft 252–254
– Stuhlunregelmäßigkeiten
76
– ziehende 74–76, 254
Unterhaut 152
Unterleibschmerzen s. Unterbauchschmerzen
Unterschenkelbeschwerden
84–86
– krampfartige 85
– Muskelschwäche 86
– zunehmende 86
Unterschenkelgeschwür 85,
162, **461–462**
Urethritis **354**
Urtikaria s. Nesselsucht

V

Vaginitis **438**
Varikozele 192, **462**
Varizellen **465–466**
Varizen/Varikosis **376**
vasospastisches Syndrom **430**
Venenentzündung 85, **462**
Venenstrang, Verdickung,
schmerzhafte 85
Verätzung 290
Verbrennungen 156, 289
Verbrühungen 289
Verdauungsbeschwerden
275–286
Verfärbungen der Haut
161–163
Vergiftung 290
Verletzungen 212, **287–291**
– Amputation 288
– Gewalteinwirkung 291
– stumpfe 291
Verrenkung 247, 291,
463–464
Verstauchung 87, 291, **463**
Verstimmung, depressive
262
Verstopfung 69, 106,
279–280
– Bauchschmerzen 280
– Blähungen 280
– Ermüdbarkeit, Konzentra-
tionsschwäche und Frie-
ren 280
– Medikamente 280
– Schmerzen beim Stuhl-
gang 280
Vertebralsyndrom **467**
Verwirrtheit/Verwirrung 92,
221–222
Vestibularis-Ausfall
178–179, 273, **463**
Vitaminmangel 51, 67, 85,
133, 141, 169–170, 197,
200, 261, **463**
Vitiligo **465**
Vogelzüchterlunge **387**
Völlegefühl 69–70, 277–278
– Aufstoßen 276
– Magenschmerzen 279

– nach dem Essen 277
Vollmondgesicht 110
Vorbeugung
– Allergien 301
– Bandscheibenvorfall 309
– Endokarditis 330
– Erkältungskrankheiten
332
– Geschwüre 461
– Koronare Herzkrankheit
376
– Krampfadern 376
– Lippenherpes 356
– Malaria 393
– Ödeme 416
– Toxoplasmose 455
– Zahnfleischentzündung
469
– Zeckenbiss 317
Vorhaut
– Krusten, Knötchen 190
– Schmerzen 194
– Verengung **421**
Vorsorgeuntersuchungen
25–30
– für Kinder 29
– Krebs 28–29, **381**

W

Wachkoma **375**
Wadenkrampf **464**
– nächtlicher 85
– plötzlicher 85
Wadenschmerzen 84
Wahnvorstellungen 266–267
Wanzen **458**
Wärmeanwendung, Schmer-
zen 245
Warzen 117, 164–165, **464**
– After 284
– Hodensack 192
– Penis 191
– Scheide 117
Warzenfortsatz, Entzündung
395
Waschzwang **470**
Wasser **400**
Wasserabgang, Schwanger-
schaft 254
Wassereinlagerungen,
Schwangerschaft 256
Wasserlassen
– Brennen 118, 124, 131,
144–145, 150, 190, 256
– häufiges 109
– Schmerzen 124, 131,
149–151
Watschelgang 80
Wechselfieber **392–393**
Wechseljahresbeschwerden
100, 116, 119, 123, 127,
137, 140, 168, 240, 258,
262, **464–465**
– Heiserkeit 137
Wehen, vorzeitige 253
Weichteilrheuma 249, 432,
465
Weinen, haltloses 264
Weißfleckenkrankheit 162,
465–466
Weißwerden im Gesicht 91
Weitsichtigkeit **335**

479

REGISTER / BILDNACHWEIS

Widerwillen gegen Essen 108
Wilms-Tumor **414**
Windelekzem **329–330**
Windpocken 160, 202, 259, **465**
Wirbelbruch 234, 374, **466–467**
Wirbelgleiten 235, **466–467**
Wirbelsäule
– Vertiefung, tastbare 234
– Wirbelsäulensyndrom 47, 79, 233, **467**
– Wirbelsäulenverkrümmung 446
Wucherungen der Haut 164–165
Wunden 287–289
– blutende 288
– Ränder, unregelmäßige 288
– schlecht heilende 288
Wundliegen 159, **467–468**
Wundstarrkrampf 452
Wurmerkrankungen 284–286, **468**
– Stuhluntersuchung 286

X

X-Beine 79

Z

Zähne **205–207**
Zähneknirschen 206–207, **469**
Zahnfäule 369
Zahnfleischbeschwerden 205–207
Zahnfleischbluten 207
Zahnfleischentzündung 200, 205, 207, 224, **469**
Zahnfleischerkrankungen 225
Zahnhygiene **18–19**, 202, 205
Zahnlockerungen 207
Zahnpflege **19**, **469**
Zahnschmerzen 205–207
– Kaumuskeln, verspannte 206
– Kinder 206, 207
– Ohrenschmerzen 224
– Wange, geschwollene 206

Zahnstein 206
Zahnverfärbungen, bräunliche 205
Zahnvorsorge 29
Zahnwurzelerkrankungen 205–206, **469**
Zecken 155, **459–460**
– Borreliose **317**, 460
– FSME **337**, 460
Zehen, Verfärbungen 88
Zehenschmerzen 88
Zenker-Divertikel **448**
Zervixkarzinom 340–341
Zervixpolypen **406**
Ziegenpeter **403–404**
Zittern **185–186**
– feines 186
– Genussmittel/Medikamente 186
– haltloses 264
– Hände 186
– Kälte 186
– Medikamenteneinnahme 186
– Nervosität/Reizbarkeit 261
– Schwitzen 258
Zöliakie **409**

Zucker 16
Zuckerkrankheit s. Diabetes
Zuckungen 187
– Körperhälfte 189
– unwillkürliche 187
Zunge
– blaurotes Aussehen 200
– Belag 200
– Brennen 201
– Veränderungen 200–201
Zwangserkrankung **470**
Zwerchfellbruch 95, **470**
Zwerchfellhernie 356
Zwischenblutungen 123, 125–126, **398**
– Ausfluss, eitriger 124
– Geschlechtsverkehr 125
Zwölffingerdarmgeschwür 71, 107, 204, 271–272, **471**
Zyklus, normaler 397
Zysten **471**
– Brust 100
– Eierstock **328**
– Nieren 148, **471**
zystische Fibrose **402–403**
Zystitis **313**

Bildnachweis

Alle im Bildnachweis nicht separat aufgeführten Fotografien stammen von MAURITIUS-IMAGES, Mittenwald.

Einband (von rechts nach links): Dr. med. Lothar Reinbacher, Kempten; MAURITIUS-IMAGES, Mittenwald; FOCUS, Hamburg; Reader's Digest, Stuttgart; SUPERBILD, Unterhaching.

Fotoaufleger und Zeichnungen von Luitgard Kellner: Seite 47, 49, 51, 72, 74, 79, 81, 87, 95, 107, 151, 153, 173, 181, 183, 184, 208, 210, 215, 232, 237, 243, 248, 276, 278, 328, 338 re.o., 371, 387, 389, 414, 429 li., 444, 467

Elsevier (Urban & Fischer):
Altenpflege Konkret/Gesundheits- und Krankheitslehre: Seite 323
Altenpflege Konkret/Sozialwissenschaften: Seite 349
Bierbach, Elvira (Hrsg.), Naturheilpraxis Heute: Seite 141, 199
Classen/Diehl/Kochsiek, Innere Medizin: Seite 439 re.u., 448, 457
Klinik der Frauenheilkunde und Geburtshilfe. Band 8, Gutartige gynäkologische Erkrankungen I: Seite 117, 284
Klinik der Frauenheilkunde und Geburtshilfe. Band 11, Spezielle Gynäkologische Onkologie I: Seite 101
Lexikon der Gesundheit: Seite 57, 74, 108, 130, 154, 157, 192, 218, 220, 228, 255, 295, 298, 303, 305, 306, 309, 311, 313, 316 li., 318 re.o., 322 li., 322 m., 327, 328, 330, 332, 341, 351, 354, 356, 358, 359, 360, 367, 369, 370, 371, 374, 375, 376, 379, 381, 383, 386li., m., 387, 388, 390 m., 394, 397, 399, 400, 401, 403, 407, 409 m., 414, 417, 421, 422 m., 427, 428, 431, 434, 435 li., 439 m., 439 re., 441 re., 446 re., 449, 451, 462, 469 m., 471
Pflege Heute: Seite 312
Praxis der Zahnheilkunde. Kinderzahnheilkunde: Seite 140, 199 u., 200, 202, 204, 206
Rassner, Dermatologie: Seite 156, 161, 162, 166, 310, 317, 329 re., 336, 338 li., 378, 396, 404, 406, 429 re., 430, 433
Sanfte Medizin: Seite 72, 74, 95, 107, 170, 173, 215, 237, 296, 308, 362, 447, 450 li.

Reader's Digest Deutschland Verlag Das Beste: Seite 405

Kopfschmerzen	KOPF UND GESICHT	180
Kopfschmerzen, anfallsartige	KOPF UND GESICHT	183
Kribbeln	HAUT, HAARE UND NÄGEL	166
Lähmungen	NERVENSYSTEM UND GEHIRN	214
Lippenbeschwerden	MUND UND ZÄHNE	198
Magenschmerzen	VERDAUUNGSSYSTEM	278
Missempfindungen	HAUT, HAARE UND NÄGEL	166
Missempfindungen	NERVENSYSTEM UND GEHIRN	213
Missempfindungen in Armen	ARME UND HÄNDE	50
Missempfindungen in Fingern	ARME UND HÄNDE	50
Monatsblutung, Ausbleiben	FRAUENBESCHWERDEN	122
Monatsblutung, schmerzhafte	FRAUENBESCHWERDEN	121
Monatsblutung, unregelmäßige	FRAUENBESCHWERDEN	119
Mundgeruch	MUND UND ZÄHNE	203
Mundraum, Probleme im	MUND UND ZÄHNE	201
Muskelkrämpfe	KRÄMPFE, ZITTERN, ZUCKUNGEN	187
Nackenschmerzen	RÜCKEN UND NACKEN	231
Nagelveränderungen	HAUT, HAARE UND NÄGEL	169
Nasenatmung, behinderte	NASE	209
Nasenbluten	NASE	212
Nervosität	SEELISCHE STÖRUNGEN	260
Nierenschmerzen	HARNWEGE, BLASE UND NIEREN	150
Niesen	NASE	210
Oberbauchschmerzen	BAUCH	70
Oberschenkelbeschwerden	BEINE UND FÜSSE	80
Ohnmacht	BEWUSSTLOSIGKEIT, OHNMACHT	90
Ohr, Absonderungen aus dem	OHREN	225
Ohrenschmerzen	OHREN	223
Ohrgeräusche	OHREN	226
Penisbeschwerden und -veränderungen	MÄNNERBESCHWERDEN	189
Reizbarkeit	SEELISCHE STÖRUNGEN	260
Riechstörung	NASE	211

Rötung des Auges	AUGEN	59
Rückenschmerzen	RÜCKEN UND NACKEN	233
Scheidenbeschwerden	FRAUENBESCHWERDEN	116
Schläfrigkeit, abnorme	BEWUSSTLOSIGKEIT, OHNMACHT	89
Schluckbeschwerden	HALS UND RACHEN	137
Schmerzbehandlung mit Medikamenten	SCHMERZEN	244
Schmerzbehandlung, nichtmedikamentöse	SCHMERZEN	245
Schmerzen – After	VERDAUUNGSSYSTEM	283
Schmerzen – Arm	ARME UND HÄNDE	46
Schmerzen – Atmen	ATMUNG	53
Schmerzen – Augen	AUGEN	61
Schmerzen – Bauch, gesamter	BAUCH	73
Schmerzen – Bauch, Oberbauch	BAUCH	70
Schmerzen – Bauch, Unterleib	BAUCH	74
Schmerzen – Brust	BRUST	95
Schmerzen – Brust	BUSEN, WEIBLICHE BRUST	99
Schmerzen – Ellenbogen	ARME UND HÄNDE	48
Schmerzen – Geschlechtsverkehr	FRAUENBESCHWERDEN	127
Schmerzen – Gesicht	KOPF UND GESICHT	184
Schmerzen – Hals	HALS UND RACHEN	134
Schmerzen – Hand	ARME UND HÄNDE	49
Schmerzen – Herz	HERZ UND KREISLAUF	173
Schmerzen – Kopf	KOPF UND GESICHT	180
Schmerzen – Magen	VERDAUUNGSSYSTEM	278
Schmerzen – Nacken	RÜCKEN UND NACKEN	231
Schmerzen – Nierengegend	HARNWEGE, BLASE UND NIEREN	150
Schmerzen – Oberbauch	BAUCH	70
Schmerzen – Ohr	OHREN	223
Schmerzen – Rücken	RÜCKEN UND NACKEN	233
Schmerzen – Schulter, akute	SCHULTER	246
Schmerzen – Schulter, chronische	SCHULTER	249